# 实 用 药 物 手 册

（第六版）

复旦大学附属儿科医院

**主　编　张爱知　马伴吟**

上海科学技术出版社

**图书在版编目(CIP)数据**

实用药物手册/张爱知,马伴吟主编. —6 版. —上海:上海科学技术出版社,2011.1(2023.4 重印)

ISBN 978－7－5478－0041－6

Ⅰ.①实...　Ⅱ.①张...②马...　Ⅲ.①药物－手册　Ⅳ.①R97－62

中国版本图书馆 CIP 数据核字(2009)第 183372 号

**实用药物手册(第六版)**
**主编　张爱知　马伴吟**

上海世纪出版(集团)有限公司
上海科学技术出版社　出版、发行
(上海市闵行区号景路159弄A座9F-10F)
邮政编码 201101　www.sstp.cn
山东韵杰文化科技有限公司印刷
开本 787×1092　1/32　印张 35.125　插页 4
字数 1100 千字
1969 年 8 月第 1 版
2011 年 1 月第 6 版　2023 年 4 月第 33 次印刷
ISBN 978－7－5478－0041－6/R·5
定价:50.00 元

# 内 容 提 要

本书共收载药品近 1 690 种，在第五版的基础上，做了较大幅度的修改，增加了近年来国内研制、投产或即将投产的新药和制剂(包括新剂型)，以及部分进口药品共 300 余种，删除了少部分非处方用药(OTC)、少用或不用，以及临床认为疗效较差、不良反应较多的药品 200 余种。

本版仍采用表格形式，药品名称规范，剂量、用法准确，作用及用途、不良反应和注意点详实。突出特点是编排巧妙、栏目清楚、查阅方便、一目了然，具有较强的科学性和实用性，是广大医学、药学、护理工作者必备的工具书，也可供家庭用药参考。

# 主 编 简 介

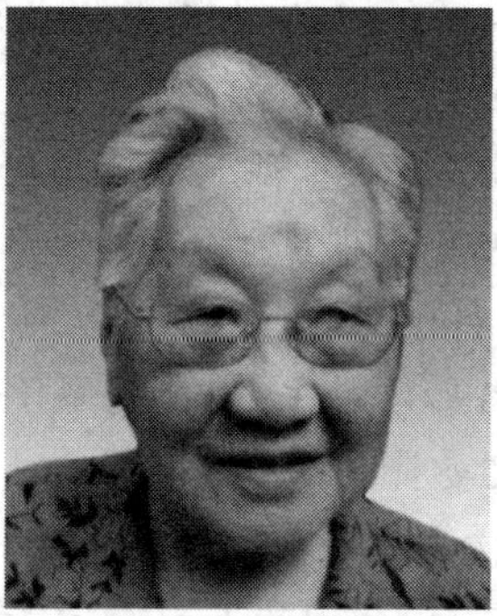

张爱知，女，回族，1918年12月生，1947年毕业于山东济南齐鲁大学理学院药学系。为原上海医科大学附属儿科医院主任药师，组建并主持药剂科工作40余年。受聘为上海医科大学、儿科医院专家委员会委员，儿科医院学术委员会委员，中国药学会上海分会终身会员，上海退（离）休高级专家荣誉会员。

集数十年临床药学和教学工作经验，领导有关人员成功研制了20余种儿童用药新剂型。先后主编《小儿常用药物剂量手册》、《实用儿科药物手册》和《实用药物手册》，参编《儿科临床手册》、《上海市医院制剂手册》、《临床药学工作手册》、《不合理用药分析》（434例）等诸多工具书。

一生致力于药学药剂工作，退休后仍笔耕不辍，坚持不断地汲取药学科学新成果，以充实更新著作，为临床、教学和广大读者家庭用药提供了宝贵的参考资料。

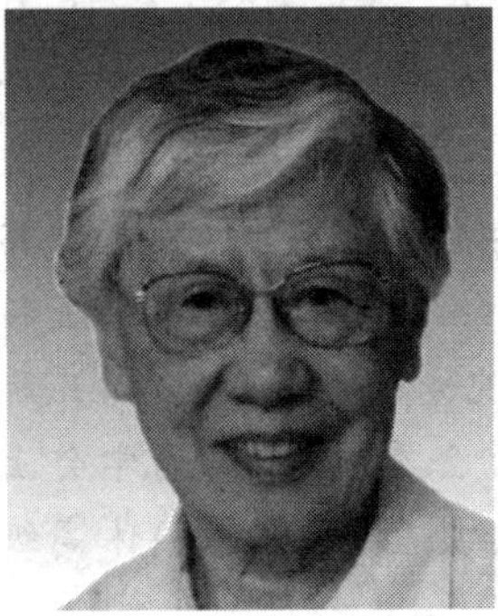

马伴吟，女，1925 年 6 月生，1949 年毕业于国立上海医学院(现复旦大学上海医学院)医学本科。在该校附属儿科医院从事临床医学、教研工作 50 余年，为儿科学教授、博士生导师。曾任儿科医院儿内科主任，上海医科大学学位评定委员会及专家委员会委员，中华儿科学会血液组副组长，上海市血液学组组长，全国小儿铁缺乏症防治研究协作网中片片长，临床儿科杂志副主编及其他 4 本杂志编委。

主攻小儿血液病，发表血液病论文近 80 篇，主办全国性学习班 3 次，获上海市科技进步奖 2 次。主编《实用药物手册》、《实用儿科药物手册》及《儿科疾病处方》，参编大型参考书 12 本，儿科学教材 3 本。培养硕士及博士研究生各 5 名。曾获国家教委、上海市高教局及上海医科大学教育工作表彰和奖励。享受国务院特殊津贴。

# 编 写 人 员

**主　编**　张爱知　马伴吟

**副主编**　张灵恩　李智平　陆铸今

**编写者**　(以姓氏笔画为序)

丁俊杰　马伴吟　王晓川

刘豫阳　汤顺荣　李智平

沈水仙　沈　刚　张灵恩

张爱知　张维煌　陆铸今

周水珍　周以明　施莺燕

徐　虹　高鸿云　黄　瑛

盛　锋　曾纪骅

**秘　书**　高　璇　陈秀娟　曹　迪

## 审 阅 人 员(以姓氏笔画为序)

丁小强教授 (复旦大学附属中山医院)
王侠生教授 (复旦大学附属华山医院)
石凤英教授 (复旦大学附属中山医院)
吕传真教授 (复旦大学附属华山医院)
李志善教授 (复旦大学附属中山医院)
吴肇汉教授 (复旦大学附属中山医院)
何礼贤教授 (复旦大学附属中山医院)
张永信教授 (复旦大学附属华山医院)
张永康教授 (复旦大学附属中山医院)
张希德教授 (复旦大学附属中山医院)
周达新教授 (复旦大学附属中山医院)
赵体平教授 (复旦大学附属肿瘤医院)
钮善福教授 (复旦大学附属中山医院)
徐俊冕教授 (复旦大学附属中山医院)
翁心华教授 (复旦大学附属华山医院)
梅振武教授 (复旦大学附属中山医院)
盛丹菁教授 (复旦大学附属中山医院)
谢　毅教授 (复旦大学附属华山医院)

参加审阅的还有复旦大学附属儿科医院放射科帕米尔主任及复旦大学附属眼耳鼻喉科医院朱月菊主任药师,并得到复旦大学附属肿瘤医院董承岱副主任药师的大力协助。

# 前　言

本手册在我院各届领导的直接关怀和支持下，在1968年原《小儿常用药物剂量手册》出版后，根据上海科学技术出版社的建议，将上述手册改为《实用药物手册》，仍由我院内外科专家教授和主任药师等编著，并请相关成人医院各专科教授主任审阅。改名后手册扩充了内容，增添了成人用药及其作用、用途、用法、用量和注意点等，于1970年、1977年、1984年、1992年及2002年先后5次修订再版，累积印数158万余册，显示本手册在近40年中深受广大读者的欢迎与支持。

改革开放30年来，在科教兴国大好形势的鼓舞下，各行各业的创新业绩层出不穷、令人振奋，我国的医药事业也蒸蒸日上、迅速发展，许多疗效好、不良反应少的新药、新制剂、新剂型又陆续面市，对本手册的修订提出了新的要求，因此本修订版充实了大量新的内容。

本版在修订过程中参阅了大量国内外近年来的有关书籍、刊物，除了增加300余种新药外，还修订和充实了某些药物的新剂型（如控释、缓释剂等）近期的用法、用量，药物的相互作用及其他注意点的资料，在原第五版的基础上又增添了一些老人用药的参考剂量。

本版药名的中、英文名称仍以国家药典委员会编著的《中华人民共和国药典》和《临床用药须知》（均2005年版）为准，部分未收载入编的药品则采用常用名称，并尽量注意收入一些经销商采用的商品名称，以方便医师和患者查阅。

本版仍保留原手册表格式的基本特点，尽量做到文字简练、条理清晰、重点突出、通俗易懂、一目了然，为各级医师、药师、护理工作者、基层卫生保健医护人员和家庭用药提供参考。

因篇幅有限，药品种类繁多，有关资料不可能全面收集。此外，随着用药经验的不断积累，特别是新药的应用指征、用法、用量、注意点等可能有新的发展，务请广大读者在用药之前详细参阅该生产厂家的说明书，以确保用药更加安全有效。

限于水平，不足不妥之处在所难免，敬请广大读者批评指正，不胜感激并致谢意。

**编 者**
2010 年 8 月
复旦大学附属儿科医院

# 编 写 说 明

1. 本手册内所用重量、容量等计量单位及其他常用符号、缩略词如下：

kg＝千克；g＝克；mg＝毫克；μg＝微克；ng＝纳克；L＝升；dl＝分升；ml＝毫升；d＝日；h＝小时；min＝分；s＝秒；$m^2$＝平方米；cm＝厘米；kPa＝千帕；mmol/L＝毫摩/升；U＝单位；IU＝国际单位；$t_{max}$＝血药浓度达峰时间；$t_{1/2}$＝消除半衰期；Vol＝容积；pH＝酸碱度；HCT＝血细胞比容；BE＝碱剩余；AKP＝碱性磷酸酶；ALT＝丙氨酸转氨酶；AST＝天冬氨酸转氨酶；CPK＝血肌酸磷酸激酶；G-6PD＝葡萄糖-6-磷酸脱氢酶；LDH＝乳酸脱氢酶；TC＝总胆固醇；LDL-C＝低密度脂蛋白胆固醇；HDL-C＝高密度脂蛋白胆固醇；DIC＝弥散性血管内凝血；HIV＝人类免疫缺陷病毒；BUN＝血尿素氮；Cr＝肌酐；DNA＝脱氧核糖核酸；RNA＝核糖核酸；HBsAg＝乙型肝炎表面抗原；GS＝葡萄糖；NS＝生理盐水；GNS＝葡萄糖生理盐水；EKG＝心电图。

2. 用法栏内："静注"为静脉注射；"静滴"为静脉滴注；"动注"为动脉注射；肌内、皮下及鞘内等后面"注射"二字均略去。

3. 剂量栏中括号内表示的是注射液应用时的一般浓度，有时该内容有所延伸则写在注意点内。

4. 为了方便读者更好地掌握用药规律，便于查询，药动学$t_{max}$及$t_{1/2}$参数均编作该药注意点第一条。

5. 有些药品的复方制剂或新剂型如缓释剂、控释剂等，其主要成分大多数分别列在注意点项内，仍有索引可查。

6．有些药品在不同章节重复出现时，只在主要应用章节内作重点介绍，在另一章内则仅介绍该章节有关内容，内容相同时，以参见形式表示。

7．中文索引按拼音顺序排列，成酸性盐的药品名称，均以该药的盐基名称排列，如“盐酸肾上腺素”排为“肾上腺素，盐酸”，余类推。

# 药物分类索引

（本索引中的页码为目录的页码）

## 内科、儿科用药

## 外 科 外 用 药



## 麻 醉 科 用 药



## 妇 产 科 用 药

## 眼耳鼻咽喉口腔科用药



## 皮肤科外用制剂

## 附　录

# 目　　录

## 内科、儿科用药

# 外科外用药

# 麻醉科用药

## 妇产科用药

## 眼耳鼻咽喉口腔科用药

## 皮肤科外用制剂

# 附　录

# 内科、儿科用药

# 一、中枢神经系统药物

## (一) 催眠药、镇静药、抗惊厥药

| 药品名称 | 剂型规格 | 用法 | 成人剂量 | 小儿剂量 |
| --- | --- | --- | --- | --- |
| **苯巴比妥**<br>(鲁米那)<br>Phenobarbital<br>(Luminal) | 片剂<br>0.015 g<br>0.03 g<br>0.1 g | 口服 | 镇静:<br>每次 0.015～0.03 g<br>每日 2～3 次<br>催眠:<br>每次 0.03～0.1 g<br>睡前服<br>肝内胆汁淤积性黄疸:<br>每次 0.03～0.04 g<br>每日 3 次<br>极量<br>1 次 0.25 g<br>1 d 0.5 g | 镇静:<br>每次 1～2 mg/kg<br>每日 2～3 次<br>催眠:<br>每次 2～5 mg/kg<br>睡前服<br>新生儿高胆红素血症:<br>每次 1.5～2.5 mg/kg<br>每日 3 次 |
| | 注射剂<br>0.05 g<br>0.1 g<br>0.2 g | 深部肌内或静注 | 镇静:<br>每次 0.1 g<br>抗惊厥:<br>每次 0.1～0.2 g<br>必要时 4～6 h 可重复使用<br>静注<br>每分钟＜0.06 g<br>极量<br>1 次 0.25 g<br>1 d 0.5 g | 镇静:<br>每次 1～2 mg/kg<br>抗惊厥:<br>每次 5～8 mg/kg<br>必要时 4～6 h 可重复使用<br>静注速度每分钟＜1 mg/kg |

| 作用及用途、不良反应、注意点 |
|---|
| 【作用及用途】 为长效巴比妥类药。有镇静、催眠、抗惊厥作用,有诱导葡萄糖醛酸转移酶活性及增加肝细胞 Y 蛋白的作用。用于失眠、惊厥、麻醉前给药、癫痫、新生儿高胆红素血症及肝内胆汁淤积性黄疸。<br>【不良反应】 嗜睡、精神不振、头晕、乏力等,少数有过敏反应,严重皮疹、粒细胞及血小板减少、肝脏损害,久用致骨质软化,可产生耐药性及成瘾性,老人用药少数产生兴奋症状,儿童用药产生多动现象。<br>【注意点】 ① 口服后 30～60 min 起效,$t_{max}$ 2～18 h,作用持续时间平均10～12 h,$t_{1/2}$成人为 50～144 h,儿童为 40～70 h。② 对本品过敏,卟啉病,严重肝、肾、肺功能不全,支气管哮喘患者及孕妇、乳母忌用;严重贫血、心脏病、糖尿病、高血压或低血压、甲状腺功能亢进或减退患者及老人慎用。③ 注射剂为钠盐,注射液不可与酸性药物配伍。④ 静注过快可产生呼吸抑制。⑤ 长期服用时不能突然停药。⑥ 长期服用应随访血钙与碱性磷酸酶,必要时加服维生素 D。⑦ 有过敏性皮疹或巨幼细胞贫血时立即停药。⑧ 饮酒、全麻药、中枢性抑制药或单胺氧化酶抑制药等与本品合用时,可相互增效。⑨ 可使苯妥英钠、丙戊酸钠、卡马西平、琥珀酰胺类及氯霉素血药浓度降低。⑩ 可降低皮质激素、洋地黄类、口服避孕药、口服抗凝药等的药效。⑪ 催眠药、安定药、肝酶抑制剂如西咪替丁、氯霉素、红霉素等及单胺氧化酶抑制剂如呋喃唑酮等可增加本品抑制作用。 |

| 药品名称 | 剂型规格 | 用法 | 成人剂量 | 小儿剂量 |
|---|---|---|---|---|
| **异戊巴比妥**<br>(阿米妥)<br>Amobarbital<br>(Amytal) | 片剂<br>0.03 g<br>0.05 g<br>0.1 g | 口服 | 镇静:<br>每次 0.03～0.05 g<br>每日 2～3 次<br>极量<br>1 次 0.2 g<br>1 d 0.6 g<br>催眠:<br>每次 0.1～0.2 g<br>睡前服 | 镇静:<br>每次 1～2 mg/kg<br>每日 3 次<br>催眠:<br>每次 3～6 mg/kg |
| | 注射剂<br>0.1 g<br>0.25 g<br>0.5 g | 深部肌内或静注 | 镇静:<br>每次 0.03～0.05 g<br>每日 2～3 次<br>抗惊厥:<br>每次 0.25～0.5 g<br>极量<br>1 次 0.25 g<br>1 d 0.5 g | 镇静:<br>每次 1.5 mg/kg<br>每 6 h 1 次<br>抗惊厥:<br>每次 5～7 mg/kg |
| **司可巴比妥钠**<br>(速可眠)<br>Secobarbital<br>Sodium<br>(Seconal) | 胶囊<br>0.1 g | 口服 | 催眠:<br>每次 0.1～0.2 g<br>睡前服<br>麻醉前给药:<br>每次 0.2～0.3 g<br>术前 1～2 h 服 | 镇静:<br>每次 2～3 mg/kg<br>每日 2～3 次<br>催眠:<br>每次 3～5 mg/kg<br>睡前服 |

| 作用及用途、不良反应、注意点 |
|---|
| 【作用及用途】 为中效巴比妥类药。用于镇静、催眠及麻醉前给药，大剂量用于抗惊厥。<br>【不良反应】 参阅3页苯巴比妥。<br>【注意点】 ① 口服后15～30 min起效，静注很快发生作用，$t_{max}$依给药途径而异，个体差异大，作用持续时间3～6 h，$t_{1/2}$ 14～40 h，易通过血脑屏障。② 肝、肾、肺功能严重不全者，孕妇及乳母忌用；糖尿病及老人慎用。③ 注射剂为钠盐，临用时配成5%～10%溶液；静注速度每分钟成人<0.1 g，儿童<0.06 g/m$^2$，注射至惊厥停止为度。④ 老人减半量慎用。⑤ 其他注意事项与苯巴比妥类似。 |
| 【作用及用途】 为短效巴比妥类药物。用于起始失眠及麻醉前给药。<br>【不良反应】 同本页异戊巴比妥。<br>【注意点】 ① 服药后15 min起效，作用持续时间较短，为2～3 h，$t_{1/2}$ 20～28 h。② 催眠：老人用量应减半。③ 参阅本页异戊巴比妥。 |

| 药品名称 | 剂型规格 | 用法 | 成人剂量 | 小儿剂量 |
|---|---|---|---|---|
| **地西泮**<br>(安定)<br>Diazepam<br>(Valium) | 片剂<br>2.5 mg<br>5 mg | 口服 | 镇静:<br>每次 2.5～10 mg<br>每日 2～3 次<br>催眠:<br>每次 5～10 mg<br>睡前服 | 镇静:<br>>5 岁<br>每次<br>0.04～0.1 mg/kg<br>每日 3～4 次 |
| | 注射剂<br>2 ml<br>10 mg | 深部肌内 | 镇静催眠:<br>每次 10～20 mg<br>自小剂量开始,按需每隔 3～4 h 加 5～10 mg,总剂量 24 h 40～50 mg | 镇静:<br>每次<br>0.1～0.3 mg/kg<br>每 2～4 h 1 次<br>最大剂量<br>1 次 10 mg |
| | | 静注 | 镇静催眠:<br>剂量同上<br>静注速度<br>每分钟 2 mg | 抗惊厥:<br>剂量同上<br>缓注至少 3 min<br>并注意呼吸情况 |
| **盐酸氟西泮**<br>(氟安定,妥眠多)<br>Flurazepam Hydrochloride<br>(Dalmadorm) | 胶囊<br>15 mg<br>30 mg | 口服 | 每次 15～30 mg<br>睡前服 | |
| **硝西泮**<br>(硝基安定)<br>Nitrazepam<br>(Mogadan, Nitrados) | 片剂<br>5 mg<br>10 mg | 口服 | 催眠:<br>每次 5～10 mg<br>睡前服 | |

| 作用及用途、不良反应、注意点 |
| --- |
| 【作用及用途】 为长效苯二氮䓬类药物。具有镇静、催眠、抗焦虑、中枢性肌肉松弛、抗惊厥及抗震颤等作用。用于焦虑症、镇静、催眠、癫痫、破伤风、抗惊厥、麻醉前给药、肌肉痉挛、恐惧症、紧张性头痛、震颤等。<br>【不良反应】 常见嗜睡、头昏、乏力、便秘等，大剂量偶可引起共济失调、震颤、尿潴留、皮疹、粒细胞减少等，久用有依赖性，骤然停用可致撤药症状，静注易发生静脉血栓或静脉炎，静注过快可引起低血压、心动过缓、心跳停止、呼吸暂停。<br>【注意点】 ① 口服 $t_{max}$ 30～120 min，肌注 30～90 min，静注 15 min，$t_{1/2}$ 20～70 h，长期用药有蓄积。② 重症肌无力、青光眼(闭角型)患者，孕妇及乳母忌用；年老体弱患者应减量慎用，肺、肝、肾功能不全者及对本类药物过敏者慎用。③ 久用宜逐渐停药。④ 注射后宜静卧＞3 h。⑤ 肌注吸收慢、不规则、不完全。⑥ 治疗破伤风时剂量可增加。⑦ 用药期间应避免饮酒、驾驶车辆、操纵机器。⑧ 避免与镇痛药、三环类抗抑郁药、单胺氧化酶抑制剂、吩噻嗪类药物同用。⑨ 大环内酯类抗生素、丙戊酸、口服避孕药、异烟肼可使本品血药浓度增高。⑩ 利福平可使本品血药浓度下降。⑪ 本品可使地高辛、苯妥英钠血药浓度升高。 |
| 【作用及用途】 为长效苯二氮䓬类药物。有催眠、镇静、抗焦虑作用，能缩短诱导睡眠时间和延长睡眠时间，对焦虑所致的失眠效果好。用于各种类型失眠及手术前镇静。<br>【不良反应】 见本页地西泮项下。<br>【注意点】 ① 服药后 15～45 min 起效，$t_{max}$ 30～60 min，$t_{1/2}$ 30～100 h。② 孕妇及＜15 岁儿童忌用；肝肾功能不全者，急性乙醇中毒、急性闭角型青光眼、对本类药物过敏者及乳母慎用。③ 久用宜逐渐停药。④ 催眠：老人每次 7.5～15 mg，睡前服。⑤ 药物相互作用见地西泮。 |
| 【作用及用途】 为苯二氮䓬类药物。有镇静、催眠、肌肉松弛、抗惊厥等作用。用于失眠症、肌阵挛性癫痫及婴儿痉挛，亦可用于麻醉前给药。<br>【不良反应】 乏力、嗜睡、头晕、恶心、便秘，老年人可有精神紊乱，儿童服药剂量过大时，可有唾液及支气管分泌物增多。<br>【注意点】 ① $t_{max}$ 1～2 h，$t_{1/2}$ 8～36 h。② 重症肌无力患者、妊娠早期忌用；脑、心、肝、呼吸系统功能障碍者，对苯二氮䓬类药物过敏者及老人慎用。③ 服药期勿饮酒。④ 长期服用可产生成瘾性。⑤ 不宜骤然停药。⑥ 药物相互作用轻，余参见本页地西泮注意点⑦⑧⑩。 |

| 药品名称 | 剂型规格 | 用法 | 成人剂量 | 小儿剂量 |
|---|---|---|---|---|
| **夸西泮**<br>(四氟硫安定)<br>Quazepam<br>(Prosedar) | 片剂<br>7.5 mg<br>15 mg | 口服 | 7.5～15 mg<br>睡前服 | |
| **替马西泮**<br>(羟基安定)<br>Temazepam<br>(Levanxol,<br>Restoril) | 片剂<br>7.5 mg<br>10 mg<br>胶囊<br>10 mg<br>20 mg | 口服 | 失眠症:<br>7.5～30 mg<br>睡前服<br>从小剂量开始 | |
| **奥沙西泮**<br>(羟苯二氮䓬,<br>去甲羟安定,舒宁)<br>Oxazepam<br>(Adumbram,<br>Serax) | 片剂<br>15 mg | | 抗焦虑、镇静、催眠、急性乙醇戒断症状:<br>均每次 15～30 mg<br>每日 3～4 次<br>一般性失眠:<br>15 mg<br>睡前服 | |

| 作用及用途、不良反应、注意点 |
|---|
| 【作用及用途】 选择性地与苯二氮䓬Ⅰ型受体结合，产生镇静、催眠、抗焦虑、抗惊厥等作用。用于镇静催眠等。<br>【不良反应】 少见精神错乱、情绪抑郁、头痛、恶心、呕吐、排尿障碍等；超量时有持续的精神紊乱、嗜睡深沉、震颤、语言不清、站立不稳、心动过缓、呼吸短促或困难、严重者肌无力。<br>【注意点】 ① 本品、代谢产物2-氧夸西泮、去烃氟西泮 $t_{1/2}$ 分别为39.3 h、39 h及30～100 h。② 对苯二氮䓬类药过敏、重症肌无力、急性闭角型青光眼患者及孕妇、乳母忌用；中枢神经系统处于抑制状态的急性乙醇中毒，昏迷，肝、肾、肺功能不全，低蛋白血症，严重的精神抑郁患者及儿童慎用。③ 突然停药后要注意可能发生撤药症状。④ 年老体弱者每次7.5 mg，按需调整剂量。 |
| 【作用及用途】 为苯二氮䓬类中枢神经抑制药，为地西泮的代谢产物。用于镇静、催眠，亦用于睡眠习惯突然改变时预防或治疗失眠。<br>【不良反应】 较少，长期用药可产生依赖性。<br>【注意点】 ① $t_{max}$ 1～2 h，$t_{1/2}$ 3.8～18.4 h。② 对本品或其他苯二氮䓬类过敏、重症肌无力、严重呼吸功能不全、睡眠呼吸暂停综合征患者及孕妇、儿童忌用；严重抑郁症、慢性肺功能不全、肝肾功能不全、酗酒者，老人及乳母慎用。③ 丙磺舒可影响本品与葡糖醛酸结合，使本品疗效增强以致过度嗜睡。 |
| 【作用及用途】 为苯二氮䓬类催眠药和镇静药。具有抗惊厥、抗癫痫、抗焦虑、镇静、催眠、中枢性骨骼肌松弛和暂时性记忆缺失（遗忘）作用。用于短期缓解焦虑、紧张、激动，也可用于催眠、焦虑伴有精神抑郁的辅助用药，并能缓解急性乙醇戒断症状。<br>【不良反应】 常见嗜睡、头昏、乏力等，大剂量可有共济失调、震颤；罕见皮疹、白细胞减少；个别患者发生兴奋、多语、睡眠障碍甚至幻觉。停药后，上述症状很快消失。<br>【注意点】 ① $t_{max}$ 2～4 h，$t_{1/2}$ 5～12 h。② 孕妇、乳母、<6岁儿童忌用。③ 长期应用后，停药可能发生撤药症状，表现为激动或忧郁。④ 有成瘾性。⑤ 老人较敏感，抗焦虑时开始用小量，每次7.5 mg，每日3次，按需增至15 mg，每日3～4次。⑥ 与中枢抑制药合用可增加呼吸抑制作用。⑦ 与易成瘾及其他可能成瘾药合用时，成瘾的危险性增加。⑧ 与酒及全麻药、可乐定、镇痛药、吩噻嗪类、单胺氧化酶A型抑制药和三环类抗抑郁药合用时，可彼此增效，应调整用量。⑨ 与抗高血压药和利尿降压药合用，可使降压作用增强。⑩ 与西咪替丁、普萘洛尔合用，本药清除减慢，血浆半衰期延长。⑪ 与扑米酮合用，由于减慢后者代谢，需调整扑米酮的用量。⑫ 与左旋多巴合用时，可降低后者的疗效。⑬ 与利福平合用，增加本品的消除，血药浓度降低。⑭ 异烟肼抑制本品的消除，致血药浓度增高。⑮ 与地高辛合用，可增加地高辛血药浓度而致中毒。 |

| 药品名称 | 剂型规格 | 用法 | 成人剂量 | 小儿剂量 |
|---|---|---|---|---|
| **劳拉西泮**<br>(氯羟安定,罗拉)<br>Lorazepam<br>(Ativan, Lora, Lorax) | 片剂<br>0.5 mg<br>1 mg<br>2 mg | 口服 | 催眠:<br>每次 1.5～3 mg<br>睡前服 | |
| | 注射剂<br>2 mg<br>4 mg | 深部肌内或静注 | 催眠:<br>每次 0.05 mg/kg | |
| **艾司唑仑**<br>(舒乐安定,优虑定)<br>Estazolam<br>(Eurodin, Surazepam) | 片剂<br>1 mg<br>2 mg | 口服 | 镇静、抗焦虑:<br>每次 1～2 mg<br>每日 1～3 次<br>催眠:<br>每次 2～4 mg<br>睡前服 | 镇静:<br>每次<br>0.02～0.04 mg/kg<br>催眠、麻醉前给药:<br>每次<br>0.04～0.08 mg/kg |
| **阿普唑仑**<br>(佳乐定,三唑安定,佳静安定)<br>Alprazolam<br>(Xanax) | 片剂<br>0.25 mg<br>0.4 mg<br>0.5 mg | 口服 | 催眠:<br>每次 0.4～0.8 mg<br>睡前服 | |
| **三唑仑**<br>(三唑林,海尔神)<br>Triazolam<br>(Halcion, Trizolin) | 片剂<br>0.125 mg<br>0.25 mg | 口服 | 催眠:<br>每次 0.25～0.5 mg<br>睡前服 | |

| 作用及用途、不良反应、注意点 |
| --- |
| 【作用及用途】 为中效苯二氮䓬类药物。有催眠和抗焦虑、抗惊厥和骨骼肌松弛作用。用于失眠症、焦虑状态及其他情绪障碍、抗躁狂、惊厥或癫痫持续状态及抑制化疗后患者的恶心、呕吐。<br>【不良反应】 头晕、无力、共济失调,抑制心脏、呼吸功能,静脉用药可发生静脉炎或静脉血栓形成。<br>【注意点】 ① 口服 $t_{max}$ 1～6 h,肌注 $t_{max}$ 1～1.5 h,$t_{1/2}$ 10～20 h。② 青光眼、重症肌无力者及孕妇、乳母忌用;<12 岁儿童、对本类药物过敏及肝肾功能不全者慎用。③ 静注每分钟<2 mg,静注时应观察呼吸情况。④ 服药后 24 h 内不宜驾车及操纵机器。⑤ 服药期间不能饮酒。⑥ 停药时应逐渐减量。 |
| 【作用及用途】 为高效苯二氮䓬类药物。有较强镇静、催眠、抗惊厥及抗焦虑作用。其镇静、催眠作用比硝西泮强 2.4～4 倍。用于镇静、催眠、抗癫痫等,亦用于麻醉前给药。<br>【不良反应】 剂量过大时有口干、嗜睡、头晕、无力等,长期服用可产生依赖性。<br>【注意点】 ① $t_{max}$ 3 h,$t_{1/2}$ 10～24 h。② 余同 7 页地西泮注意点②③⑦⑧。 |
| 【作用及用途】 有抗焦虑、催眠和镇静作用。用于抗焦虑症,亦用于惊恐及失眠症。<br>【不良反应】 可见倦睡、头晕、无力、心悸、腹泻、口干、恶心、呕吐、皮疹及体重改变等,久用有依赖性。<br>【注意点】 ① $t_{max}$ 1～2 h,$t_{1/2}$ 12～15 h。② 闭角型青光眼患者、妊娠初 3 个月及乳母忌用;肺、肝、肾功能不全者及幼儿慎用。③ 老人和体弱患者开始用小量。④ 西咪替丁可影响本品清除率。⑤ 余同 7 页地西泮注意点③⑦⑧⑩⑪。 |
| 【作用及用途】 为短效苯二氮䓬类药物。有镇静、催眠作用。用于失眠症,尤其入睡困难、夜间觉醒频繁、醒得过早者。<br>【不良反应】 嗜睡、头晕、无力、心动过速等,长期用药产生依赖性和幻觉。<br>【注意点】 ① 服后 15～30 min 起效,$t_{max}$ 0.8～2.2 h,$t_{1/2}$ 1.5～5.5 h。② 妊娠早期、乳母及重症肌无力患者忌用;肝、肾、肺功能不全者,老人及体弱者慎用。③ 与其他中枢镇静药、乙醇和抗组胺药物合用可相互增强作用。④ 异烟肼和红霉素可使本品血药浓度增高。⑤ 催眠:老人剂量每次 0.125 mg,睡前服。 |

| 药品名称 | 剂型规格 | 用法 | 成人剂量 | 小儿剂量 |
|---|---|---|---|---|
| **马来酸咪达唑仑**<br>(速眠安,咪唑安定,多美康)<br>Midazolam Maleate<br>(Dormicum) | 片剂<br>15 mg | 口服 | 催眠:<br>每次 7.5～15 mg<br>睡前服<br>术前用药:<br>每次 15 mg | 催眠、术前用药:<br>均每次 0.3 mg/kg |
| | 注射剂<br>1 ml<br>5 mg<br>2 ml<br>10 mg<br>3 ml<br>15 mg | 肌内 | 术前用药:<br>0.1～0.15 mg/kg | 术前用药:<br>每次<br>0.15～0.2 mg/kg |
| | | 静注 | 术前用药:<br>2.5～5 mg<br>麻醉诱导:<br>0.15～0.2 mg/kg<br>一般用 10～15 mg | 麻醉诱导:<br>0.2 mg/kg |
| **酒石酸唑吡坦**<br>(思诺思)<br>Zolpidem Tartrate<br>(Stilnox) | 片剂<br>5 mg<br>10 mg | 口服 | 每次 10 mg<br>重症:<br>每次 15～20 mg<br>均睡前服 | |
| **佐匹克隆**<br>(忆梦返)<br>Zopiclone<br>(Imovane) | 片剂<br>胶囊<br>7.5 mg | 口服 | 催眠:<br>每次 7.5 mg<br>睡前服 | |

| 作用及用途、不良反应、注意点 |
| --- |
| 【作用及用途】 为短效苯二氮䓬类药物。具有镇静、催眠、抗焦虑、肌肉松弛及抗惊厥作用。用于各种失眠症、睡眠障碍，亦用于外科术前给药。<br>【不良反应】 静注有轻微疼痛，偶见呼吸功能抑制，麻醉诱导时少见恶心、呕吐、呃逆、咳嗽，长期用药可产生依赖性。<br>【注意点】 ① 口服吸收完全，$t_{max}$ 30 min，$t_{1/2}$ 1.5～2.5 h。② 孕妇及重症肌无力、对本类药物过敏者忌用；器质性脑损伤、严重呼吸功能不全者及老人或一般状况差的患者慎用。③ 不宜用于精神病和严重抑郁症者的失眠。④ 与中枢抑制药及乙醇合用增强镇静作用。⑤ 肝酶抑制剂如红霉素、西咪替丁、酮康唑等可升高本品血药浓度。 |
| 【作用及用途】 有强的镇静及快速的催眠作用。用于失眠症。<br>【不良反应】 少，半夜起床可有反应迟钝、眩晕、嗜睡、摔倒，头痛、恶心、腹泻、遗忘等，长期服用可引起抑郁症、依赖性及停药后有戒断症状。<br>【注意点】 ① 口服吸收快，7～27 min 起效，$t_{max}$ 2 h，作用持续 6 h，$t_{1/2}$ 2～2.5 h。② 重症肌无力者、孕妇、乳母及＜15 岁的儿童忌用；呼吸、肝肾功能不全者慎用。③ 用药期限于 4 周以内。④ 与其他催眠、抗焦虑药、抗抑郁药及酒类等合用可有相加作用。⑤ 服药期间避免驾驶机器和从事其他危险操作。⑥ 老人每次 6 mg，不超过 10 mg。 |
| 【作用及用途】 能缩短入睡时间，显著改善睡眠质量，有催眠作用。用于失眠症。<br>【不良反应】 嗜睡、口苦、口干、肌无力、遗忘、醉态、头痛、胃痛。<br>【注意点】 ① 服后吸收迅速，15～30 min 起效，$t_{max}$ 90～120 min，$t_{1/2}$ 约 5 h。② 严重肝功能不全者、孕妇、乳母、儿童及重症肌无力者忌用；机械操作人员及司机、肺功能不全者、老人慎用。③ 长期服药者突然停药可引起戒断症状，故宜逐步减量至停药。④ 服药期忌饮酒。⑤ 与肌松药或其他中枢神经抑制药同用会增加镇静作用，与苯二氮䓬类抗焦虑药或催眠药合用，戒断症状出现增加。⑥ 催眠：老人每次 3.75 mg，睡前服。 |

| 药品名称 | 剂型规格 | 用法 | 成人剂量 | 小儿剂量 |
|---|---|---|---|---|
| **扎来普隆**<br>(安维得，思威坦)<br>Zaleplon | 片剂<br>胶囊<br>5 mg | 口服 | 每次 5～10 mg<br>睡前或入睡困难时服<br>持续用药时间最多 7～10 d | |
| **格鲁米特**<br>(导眠能，多睡丹)<br>Glutethimide<br>(Doriden) | 片剂<br>0.25 g | 口服 | 镇静：<br>每次 0.25 g<br>每日 2～3 次<br>催眠：<br>每次 0.25～0.5 g<br>极量<br>1 d 1 g | |
| **氯美扎酮**<br>(芬那露，氯甲噻酮)<br>Chlormezanone<br>(Fenarol，Rexan) | 片剂<br>0.2 g | 口服 | 每次 0.2 g<br>每日 3 次 | 每次 3～5 mg/kg<br>每日 3 次 |

| 作用及用途、不良反应、注意点 |
| --- |
| 【作用及用途】 为催眠药。可能通过作用于γ氨基丁酸-苯二氮䓬(GABA-BZ)受体复合物而发挥其药理作用。用于入眠困难的失眠症的短期治疗。<br>【不良反应】 较轻的头痛、嗜睡、眩晕、口干、出汗、厌食、腹痛、恶心、呕吐、乏力、记忆困难、多梦、情绪低落、震颤、站立不稳、复视、精神错乱等。长期服用可能会产生依赖性。<br>【注意点】 ① $t_{max}$约1 h,$t_{1/2}$约1 h,高脂饮食或进难以消化的食物后即用本品会延迟吸收2 h。② 对本品过敏、严重肝肾功能不全、睡眠呼吸暂停综合征、重症肌无力、严重呼吸困难或胸部疾病者,孕妇,乳母及<18岁者忌用。③ 服药期间不得驾驶车辆或操纵机器。④ 不宜与乙醇、丙咪嗪、硫利达嗪、酶诱导及抑制药物合用。⑤ 老人推荐剂量为5 mg。 |
| 【作用及用途】 具有镇静、催眠及抗惊厥等作用。用于失眠、夜间易醒及麻醉前给药,又适用于忌巴比妥类的患者。<br>【不良反应】 恶心、口干、头晕、日间嗜睡,偶致皮疹、白细胞及血小板减少,久服可产生耐药性。<br>【注意点】 ① 服后30 min起效,维持4~8 h,$t_{1/2}$ 10~12 h。② 乳母、孕妇、老人及前列腺增生、消化道溃疡、心律失常、严重肾功能不全者慎用。③ 久服突然停药可发生撤药综合征,停药时宜分阶段减少用量。④ 饮酒后与其他镇静、安定药合用可增加本品中枢抑制作用。⑤ 可减弱抗凝药的作用,增强抗胆碱能药物的作用。 |
| 【作用及用途】 为弱安定药。具有安定、抗焦虑、肌肉松弛作用。用于慢性疲劳、精神紧张、恐惧焦虑、烦躁不安及震颤麻痹。与解热镇痛药合用可起强力镇静镇痛作用。用于背酸、颈痛、关节痛、血管硬化及脑震荡等。<br>【不良反应】 嗜睡、潮红、皮疹、厌食、抑郁等。<br>【注意点】 ① 服后吸收迅速,作用持续4~6 h。② 孕妇及乳母慎用。③ 不宜与氯丙嗪类、单胺氧化酶抑制剂、乙醇和其他中枢抑制药合用。④ 老人每次0.1~0.15 g,每日3次。 |

| 药品名称 | 剂型规格 | 用法 | 成人剂量 | 小儿剂量 |
|---|---|---|---|---|
| **水合氯醛**<br>Chloral Hydrate | 溶液<br>10% | 口服 | 催眠、麻醉前给药：<br>每次 5～15 ml<br>极量<br>1 次 20 ml | 镇静、催眠：<br>每次<br>0.25～0.5 ml/kg<br>极量<br>1 d 10 ml |
| | | 灌肠 | 催眠：<br>每次 15～20 ml<br>稀释 1～2 倍后用<br>极量<br>1 d 30 ml<br>抗惊厥：<br>每次 15～30 ml<br>极量<br>1 d 40 ml | 镇静：<br>每日<br>0.25～0.5 ml/kg<br>分 6～8 h 1 次<br>最大剂量<br>1 次 5 ml<br>催眠、抗惊厥：<br>每次<br>0.25～0.5 ml/kg |
| **硫酸镁**<br>Magnesium Sulfate | 注射剂<br>10 ml<br>1 g<br>2.5 g | 肌内或静滴 | 每次 1～2.5 g<br>静滴用 10%GS 稀释成 10%<br>滴速每分钟<4 ml | 镇静、抗惊厥：<br>每次<br>0.02～0.04 g/kg<br>低镁血症：<br>每次 0.025 g/kg |
| **天麻素**<br>(天麻苷)<br>Gastrodin | 片剂<br>25 mg<br>50 mg<br>胶囊<br>50 mg | 口服 | 每次 25～50 mg<br>每日 3 次 | |

| 作用及用途、不良反应、注意点 |
| --- |
| 【作用及用途】 为较安全的催眠、抗惊厥药。用于失眠、惊厥状态，亦用于麻醉和手术前及睡眠脑电图检查前。<br>【不良反应】 久用可产生耐药性和成瘾性，对胃肠道黏膜有刺激作用，大剂量可抑制心肌，致血压下降，亦可抑制呼吸。<br>【注意点】 ① 口服后 10～20 min 起效，1～2 h 最显著，持续 4～8 h，$t_{1/2}$ 7～10 h。② 心脏病、动脉硬化、肝肾功能严重不全者及老人、乳母忌用或慎用。③ 胃、十二指肠溃疡或胃炎者不宜口服，结肠炎不宜灌肠。④ 长期服用突然停药可有撤药综合征。⑤ 先服水合氯醛再静注呋塞米可有血管扩张、出汗、心动过速、高血压等反应。⑥ 用药期间勿饮酒。⑦ 对肝药酶亦有诱导作用，可使双香豆素等药物代谢加快，药理作用减弱。⑧ 中枢抑制药、可乐定、硫酸镁、单胺氧化酶抑制剂、三环类抗抑郁药可使本品作用增强。⑨ 水溶液久贮或遇碱性溶液能逐渐分解。 |
| 【作用及用途】 注射给药可使血管扩张，血压下降，抑制中枢神经系统，有镇静、止痉、松弛骨骼肌的作用，也能降低颅内压。用于先兆子痫、子痫、高血压危象及补充镁离子不足。<br>【不良反应】 滴速过快、用量过大可引起潮红、腱反射消失、心跳停止、呼吸抑制、血压下降等。<br>【注意点】 ① 肌注 20 min 起效，静注后几乎立即起效。作用持续 30 min。② 经期妇女，肠道出血、急腹症、严重肾功能不全、心肌损害、心传导阻滞等患者及孕妇产前 2 h(子痫除外)忌用；呼吸衰竭、低血压者及老人慎用。③ 静滴时半量在 15～20 min 内滴入，余量在 90 min 内滴完，每 15 min 观察血压、脉搏、呼吸、膝反射 1 次，应备有 10% 葡萄糖酸钙或 5% 氯化钙以供解救之需。④ 用洋地黄者使用本品应特别注意有无心律紊乱。 |
| 【作用及用途】 为镇静、催眠药。可恢复大脑皮质兴奋与抑制过程间的平衡失调，具有镇静、催眠和镇痛等作用。用于神经衰弱、神衰综合征及血管神经性头痛等症(如偏头痛、三叉神经痛、枕骨大神经痛)等。<br>【不良反应】 少数有口鼻干燥、头昏、胃不适等。<br>【注意点】 ① $t_{1/2}$ 7.47 h。② 对本品过敏者忌用。 |

## (二) 解热镇痛消炎药、抗风湿药、抗痛风药

| 药品名称 | 剂型规格 | 用法 | 成人剂量 | 小儿剂量 |
|---|---|---|---|---|
| **阿司匹林**<br>(乙酰水杨酸,醋柳酸)<br>Aspirin<br>(Acetylsalicylic Acid) | 片剂<br>0.1 g<br>0.3 g<br>0.5 g<br>肠溶片<br>25 mg<br>50 mg<br>0.3 g<br>0.5 g<br>肠溶缓释片<br>0.05 g<br>0.1 g | 口服 | 解热、镇痛:<br>每次 0.3～0.6 g<br>每日 3 次<br>风湿病:<br>每次 0.75～1.25 g<br>每日 4 次<br>防治血栓性疾病及冠心病:<br>每次 0.05～0.15 g<br>每日 1 次 | 解热、镇痛:<br>每日 30～60 mg/kg<br>分 4～6 次<br>皮肤黏膜淋巴结综合征发热期、风湿病:<br>每日<br>0.08～0.12 g/kg<br>分 3～4 次<br>皮肤黏膜淋巴结综合征退热后:<br>逐渐减至每日<br>3～5 mg/kg,共 8 周,或至血小板数正常或冠状动脉病变消失 |
| **布洛芬**<br>(异丁苯丙酸)<br>Ibuprofen<br>(Brufen) | 片剂<br>胶囊<br>0.1 g<br>0.2 g | 口服 | 类风湿关节炎:<br>每次 0.4～0.8 g<br>每日 3～4 次<br>痛经,轻、中度疼痛:<br>每次 0.2～0.4 g<br>每 4～6 h 1 次<br>最大剂量<br>1 d 2.4 g<br>均餐后服 | 类风湿关节炎:<br>每日 30～50 mg/kg<br>分 3～4 次<br>解热:<br>每次 5～10 mg/kg<br>每 4～8 h 1 次<br>最大剂量<br>1 d 40 mg/kg<br>均餐后服 |

| 作用及用途、不良反应、注意点 |
| --- |
| 【作用及用途】 为非类固醇类解热镇痛消炎药。通过抑制前列腺素合成而起作用，另尚能抑制血小板的前列腺素环氧酶，有抑制血小板聚集作用。用于伤风、感冒、头痛、神经痛、关节痛、痛经、活动性风湿病及皮肤黏膜淋巴结综合征，亦用于防治冠心病及其他血栓性疾病。<br>【不良反应】 恶心、呕吐、上腹不适，大剂量久用可引起水杨酸反应及出血倾向，肝肾损害、特异质者可发生皮疹、哮喘等。<br>【注意点】 ① $t_{max}$ 1～2 h，$t_{1/2}$为 15～20 min，水解后水杨酸盐的 $t_{1/2}$(反复应用后)为 5～18 h。② 溃疡病有出血症状、活动性出血、血友病、血小板减少症患者及孕妇分娩前 2～5 周忌用；有哮喘或过敏史，痛风，心、肝、严重肾功能不全者及孕妇、乳母、老人、新生儿有高胆红素血症者慎用。③ 急性发热性疾病，尤其流感及水痘患儿，应用本品可能与发生瑞氏综合征有关，国内不多见。④ 宜与食物同服。⑤ 胃及十二指肠溃疡者宜与抗酸药同服或用肠溶片。⑥ 长期大量服用者宜定期查血细胞比容及肝肾功能。⑦ 尿碱化药可降低本品血药浓度，尿酸化药可增加本品血药浓度。⑧ 可增加甲氨蝶呤的血药浓度，亦可增加巴比妥类、胰岛素及口服降糖药的效果。⑨ 本品可使锂和地高辛中毒的危险性增加。⑩ 可降低降压药和利尿药的作用。⑪ 与非类固醇类消炎药合用，不良反应增加。⑫ 与抗凝药、抗血小板药合用，可增加出血危险。⑬ 乙醇可加强本品导致出血时间延长及胃出血的作用。⑭ 糖皮质激素可降低本品血药浓度。⑮ 老人约用成人剂量之 1/2，用法同成人。 |
| 【作用及用途】 为非类固醇类解热、镇痛、消炎药。用于类风湿关节炎、痛经、牙痛、各种手术及肌肉骨骼疼痛及发热等。<br>【不良反应】 偶有皮疹、胃部烧灼感、胃痛、胃肠道出血、恶心、呕吐、头痛、倦睡、视力模糊、下肢水肿、哮喘、肝肾损害等。<br>【注意点】 ① $t_{max}$ 70～120 min，$t_{1/2}$ 2 h 左右。② 忌用及慎用情况同 24 页双氯芬酸钠。③ 食物能延迟本品吸收，但不影响吸收量。④ 药物相互作用同双氯芬酸钠注意点④⑤⑥。⑤ 另有缓释胶囊(芬必得，Fenbid)，每粒 0.3 g，每次 1～2 粒，每日 2 次。控释片(芬尼康)，每片 0.2 g、0.3 g，每次 1～2 片，每 12 h 1 次。臣功再欣(Cuccess)颗粒剂，每包含葡萄糖酸锌 0.1 g、本品 0.15 g、氯苯那敏 2 mg。>14 岁，每次 1～2 包，5～14 岁，每次 1 包，3～5 岁，每次 1/2 包，均每日 3 次。美林混悬液，每毫升含本品 20 mg；美林混悬滴剂，每毫升含本品 40 mg，用于儿童退热，每日 5～10 mg/kg，每 6～8 h 1 次。⑥ 老人剂量减半。 |

| 药品名称 | 剂型规格 | 用法 | 成人剂量 | 小儿剂量 |
|---|---|---|---|---|
| **萘普生**<br>(消痛灵)<br>Naproxen<br>(Naprosyn) | 片剂<br>胶囊<br>0.125 g<br>0.25 g | 口服 | 风湿性及类风湿关节炎:<br>每次 0.25～0.5 g<br>每日 2 次<br>最大剂量 1 d 1 g<br>痛经:<br>首剂 0.5 g<br>必要时每次 0.25 g<br>每 6～8 h 1 次<br>均餐后服 | |
| **芬布芬**<br>(联苯丁酮酸)<br>Fenbufen | 片剂<br>0.15 g<br>0.3 g<br>胶囊<br>0.15 g<br>0.5 g | 口服 | 每日 0.6 g<br>分 1～2 次<br>最大剂量<br>1 d 1.0 g | |
| **酮洛芬**<br>(酮基布洛芬)<br>Ketoprofen | 肠溶胶囊<br>25 mg<br>50 mg | 口服 | 风湿性及类风湿关节炎:<br>每次 50 mg<br>每日 3～4 次<br>最大剂量<br>1 d 0.2 g<br>痛经:<br>每次 50～75 mg<br>每 6～8 h 1 次<br>均餐后吞服 | 风湿性及类风湿关节炎:<br>每日 2～4 mg/kg<br>分 2～4 次<br>最大剂量<br>1 d 4 mg/kg<br>痛经:<br>每次 1 mg/kg<br>每 6～8 h 1 次<br>均餐后吞服 |
| **洛索洛芬**<br>(乐松)<br>Loxoprofen<br>(Loxonin) | 片剂<br>60 mg | 口服 | 镇痛、消炎:<br>每次 60 mg<br>每日 3 次<br>或每次 0.06～0.12 g<br>每日 1 次 顿服 | |

| 作用及用途、不良反应、注意点 |
| --- |
| 【作用及用途】 为非类固醇类解热镇痛消炎药。用途同 19 页阿司匹林及 23页吲哚美辛。疗效与二药相似。<br>【不良反应】 同 19 页布洛芬。<br>【注意点】 ① $t_{max}$ 2～4 h,$t_{1/2}$ 13 h。② 忌用慎用情况见 24 页双氯芬酸钠。③ 长期用药应定期进行血象、肝肾功能及眼科检查。④ 药物相互作用同双氯芬酸钠注意点⑤⑥。⑤ 另有萘普生栓,每粒 0.25 g,每日 1～2 次直肠给药。 |
| 【作用及用途】 为长效的非类固醇类解热镇痛消炎药。作用比阿司匹林强,比吲哚美辛弱,不良反应较二者小。用途同上述二药,见 19 页、23 页。<br>【不良反应】 极少有胃痛,胃烧灼感,恶心,头晕,皮疹,白细胞轻微下降,ALT、AST 微升等。<br>【注意点】 ① 活性物质 $t_{max}$ 5～8 h,$t_{1/2}$ 7 h。② 忌用慎用情况参阅其他非类固醇类消炎药。③ 药物相互作用参见阿司匹林。④ 老人剂量减半。 |
| 【作用及用途】 为非类固醇类解热镇痛消炎药。作用比布洛芬强,不良反应较小。用途同 19 页布洛芬。<br>【不良反应】 同 19 页布洛芬但较轻,偶见粒细胞或血小板减少、溶血性贫血等。<br>【注意点】 ① $t_{max}$ 30～120 min,$t_{1/2}$ 3 h。② 忌用慎用情况同布洛芬,孕妇及乳母应权衡利弊,预产期前 1 周应停本品。③ 老人用药从半量开始。④ 药物相互作用同布洛芬。⑤ 缓释胶囊(欧露维,Oruvail),$t_{max}$ 6～8 h,$t_{1/2}$ 8 h,每粒0.1 g、0.2 g,每次 0.1～0.2 g,每日 1 次。⑥ 凝胶剂,名法斯通凝胶(Fastum),2.5%,外用,按照痛处大小,涂抹适量,每日 1～4 次,禁用于皮肤破损或化脓处。 |
| 【作用及用途】 为非类固醇类解热、镇痛、消炎药。用于慢性风湿性关节炎、变形性关节炎、腰痛、肩周炎、颈肩腕综合征、术后镇痛消炎、急性上呼吸道炎的解热镇痛。<br>【不良反应】 皮疹,腹痛,食欲减退,胃肠道反应,口腔炎,困倦,头痛,AST、ALT 升高,浮肿等,偶见休克、溶血性贫血、急性肾功能不全、间质性肺炎、白细胞及血小板减少等。<br>【注意点】 ① $t_{1/2}$约 80 min。② 对本品或阿司匹林过敏,消化性溃疡,严重血液学异常,严重肝、肾、心功能不全及过敏性疾患史者,儿童,妊娠晚期及乳母忌用;老人应从小剂量开始并慎重给药。③ 应仔细观察不良反应,若发生异常应减量或停药。④ 避免长期应用,长期应用者应定期检查尿、血常规及肝肾功能。⑤ 有感染时应适当应用抗菌药。⑥ 慎与双香豆素类抗凝药、磺酰脲类降糖药、新一代喹诺酮类药及其他消炎镇痛药合用。⑦ 可减弱噻嗪类利尿药作用。 |

| 药品名称 | 剂型规格 | 用法 | 成人剂量 | 小儿剂量 |
|---|---|---|---|---|
| **奥沙普嗪**<br>(噁丙嗪,苯噁丙酸,诺松)<br>Oxaprozin<br>(Actirin) | 片剂<br>胶囊<br>0.2 g | 口服 | 每次 0.4 g<br>每日 1 次<br>或分 2 次<br>最大剂量<br>1 d 0.6 g | |
| **吲哚美辛**<br>(消炎痛)<br>Indomethacin<br>(Inteban,<br>Indocin) | 片剂<br>胶囊<br>肠溶片<br>25 mg | 口服 | 风湿性及类风湿关节炎:<br>开始<br>每次 25 mg<br>每日 2～4 次,渐增至<br>每日<br>0.1～0.15 g<br>急性痛风性关节炎:<br>首剂 0.1 g<br>以后每次 50 mg<br>每日 3 次 | 每次<br>0.5～1 mg/kg<br>每日 2～3 次 |
| | 缓释胶囊<br>25 mg<br>50 mg | 口服 | 风湿性关节炎:<br>每次 25～50 mg<br>每日 2 次 | |
| | 控释片<br>25 mg<br>50 mg<br>75 mg | 口服 | 风湿性关节炎:<br>每次 75 mg<br>每日 1 次 或<br>每次 25 mg<br>每日 2 次 | |
| **阿西美辛**<br>(顺松)<br>Acemetacin<br>(Acemix) | 胶囊<br>30 mg | 口服 | 每次 30 mg<br>每日 3 次<br>可增至<br>每次 60 mg<br>每日 3 次<br>均餐时服 | |
| | 缓释胶囊<br>0.09 g | 口服 | 每次 0.09 g<br>每日 1 次<br>可增至每次 0.09 g<br>每日 2 次<br>均进餐时吞服 | |

| 作用及用途、不良反应、注意点 |
|---|
| 【作用及用途】 为非类固醇类解热镇痛消炎药。抑制前列腺素合成,消化道损伤轻,作用持久。用于风湿性关节炎、骨关节炎、脊髓炎、颈肩腕综合征、肩周炎及各种疼痛。<br>【不良反应】 偶见轻度恶心、胃不适、腹胀、口渴、头晕、困倦等。<br>【注意点】 ① $t_{max}$ 6～8 h,$t_{1/2}$ 50～60 h。② 对本品或其他非类固醇类消炎、镇痛、解热药过敏者,溃疡病患者,严重肝肾功能不全者,血液病患者,孕妇,乳母及儿童忌用;老人慎用。③ 慎与阿司匹林合用。④ 其他药物相互作用见 25 页舒林酸注意点⑤⑥⑧⑨⑪⑫。 |
| 【作用及用途】 非类固醇类解热镇痛消炎药。能抑制前列腺素合成,作用于体温调节中枢,起消炎、镇痛、解热作用。用于强直性脊椎炎、痛风急性发作、风湿性关节炎、类风湿关节炎及癌性发热。<br>【不良反应】 恶心、呕吐、上腹不适、腹泻、胃肠道出血、头痛、眩晕及精神症状较多见,另有视物模糊、高血压、肝肾损害、皮疹、粒细胞及血小板减少等。<br>【注意点】 ① 片剂,$t_{max}$ 1～4 h,$t_{1/2}$变化较大,平均 4.5 h。② 对本品、阿司匹林或其他非类固醇类消炎药过敏,癫痫,精神障碍,心、肝、肾功能严重不全,血友病等出血性疾病,坏死性结肠炎,活动性溃疡病患者及孕妇、乳母忌用;老人及新生儿高胆红素血症患者慎用。③ 进餐时或餐后服。④ 治疗痛风时,一俟疼痛缓解,即应尽快逐渐减量停药。⑤ 药物的相互作用同 19 页阿司匹林注意点⑧⑨⑩⑪⑫。⑥ 栓剂每粒 25 mg、50 mg。风湿性关节炎:成人每次 50 mg,每日 1～2 次,可减少胃肠道不良反应。⑦ 控释胶囊(久保新,Jupocin)每粒 25 mg、75 mg。类风湿关节炎:成人每次 25 mg,每日 2 次或每次 75 mg,每日 1 次,必要时每日 2 次,不良反应较吲哚美辛少而轻。⑧ 控释片又名意思丁(Indocontin)。类风湿关节炎:开始每次 50～75 mg,每日 1 次,1 周后逐渐增加 25～50 mg,每日最大总量<0.2 g;痛风性关节炎:开始每次 0.1 g,每日 1 次,以后改 75 mg,每日 2 次,疼痛控制后迅速减量并停止服用。 |
| 【作用及用途】 为一种吲哚类非类固醇类解热镇痛消炎药,可影响炎症反应的多个环节而发挥其消炎镇痛作用,亦可抑制血小板聚集。用于退行性关节病、类风湿关节炎、强直性脊椎炎、骨关节炎、痛风发作、腱鞘炎、滑囊炎、坐骨神经痛、血管炎等。<br>【不良反应】 同 23 页吲哚美辛,但较其轻。<br>【注意点】 ① 胶囊口服后本品及主要代谢产物吲哚美辛的 $t_{max}$分别为 2.4 h 和 4 h,$t_{1/2}$分别为 1.1 h 和 7.1 h;缓释胶囊(又名优妥,Rantudil)$t_{1/2}$ 4.5 h,在滑液、滑膜、肌肉和骨中的活性成分水平均明显高于血药浓度。② 长期服用时应定期检查尿、血常规,肝功能。③ 青霉素能减少本品排泄。④ 忌用慎用情况及药物相互作用见 23 页吲哚美辛注意点②⑤。 |

| 药品名称 | 剂型规格 | 用法 | 成人剂量 | 小儿剂量 |
|---|---|---|---|---|
| **舒林酸**<br>(奇诺力,枢力达)<br>Sulindac<br>(Clinoril,<br>Imbaron,<br>Zulida) | 片剂<br>0.1 g<br>0.2 g<br>胶囊<br>0.1 g | 口服 | 每次 0.1～0.2 g<br>每日 2 次<br>最大剂量<br>1 d 0.4 g<br>餐时服 | 幼年型类风湿关节炎:<br>>2 岁<br>每日 4.5 mg/kg<br>分 2 次<br>餐时服<br>最大剂量<br>1 d<6 mg/kg<br>分 2 次 |
| **双氯芬酸钠**<br>(双氯灭痛,扶他林)<br>Diclofenac<br>Sodium<br>(Voltaren) | 肠溶片<br>25 mg<br>50 mg | 口服 | 每次 50 mg<br>每日 2～3 次<br>达满意疗效后减至最小有效量<br>餐后吞服 | 每日 1～3 mg/kg<br>分 2～3 次<br>餐后吞服 |
| | 缓释片<br>缓释胶囊<br>0.05 g<br>0.1 g | 口服 | 每次 0.05 g<br>每日 2 次<br>吞服 | |
| | 双缓释胶囊<br>0.1 g | 口服 | 每次 0.1 g<br>每日 1 次<br>吞服 | |
| | 注射剂<br>2 ml<br>50 mg | 深部肌内 | 每次 50 mg<br>每日 1 次 | 每次 1 mg/kg<br>每日 1 次 |
| | 栓剂<br>0.05 g<br>0.1 g | 塞肛 | 每次 50 mg<br>每日 1～2 次 | |

| 作用及用途、不良反应、注意点 |
| --- |
| 【作用及用途】 为非类固醇类解热、镇痛、消炎药。在体内转化为硫化物而发挥较强的上述作用。用于下列疾病的急性和长期治疗：骨关节炎、类风湿关节炎、幼年型类风湿关节炎、关节周围疾病、急性痛风关节炎、疼痛的低背综合征及上呼吸道感染体征和症状。<br>【不良反应】 上腹疼痛、消化不良、恶心、腹泻、腹痛、便秘、气胀、食欲减退、头晕、头痛、皮疹、支气管痉挛、血细胞减少等。<br>【注意点】 ① 服后 $t_{max}$ 1～2 h，$t_{1/2}$ 7～8 h，硫化物 $t_{max}$ 2～4 h，$t_{1/2}$ 16～18 h。② 忌用情况同 27 页噻洛芬酸，儿童除幼年型类风湿关节炎外亦忌用，肝功能不全、有肾结石史及有出血时间延长者慎用。③ 疗程中若出现过敏综合征，应即停药，且不能再用。④ 阿司匹林可降低本品疗效。⑤ 可增加甲氨蝶呤及环孢素的毒性。⑥ 与华法林合用可使凝血酶原时间延长。⑦ 可抑制磺酰脲类药的代谢，增加低血糖发生的危险。⑧ 可降低血管紧张素转换酶抑制剂、β 肾上腺受体阻断药降压作用。⑨ 可降低襻利尿药、噻嗪类利尿药的降压及利尿作用。⑩ 与保钾利尿药合用可导致高钾血症。⑪ 与左氧氟沙星、氧氟沙星合用，癫痫发作的危险性增加。⑫ 与免疫抑制剂合用，可能导致肾衰。 |
| 【作用及用途】 为非类固醇类解热、镇痛、消炎药。作用较强而不良反应较小。用于风湿性及类风湿关节炎、红斑狼疮及术后疼痛等。<br>【不良反应】 胃部不适、皮疹、头晕、头痛等，注射部位疼痛、硬结，个别出现急性肾功能衰竭或急性重型肝炎。<br>【注意点】 ① 肠溶片 $t_{max}$ 2 h，$t_{1/2}$ 1～2 h。② 对阿司匹林及其他非类固醇类消炎药严重过敏者、消化性溃疡活动期、孕妇及乳母忌用；哮喘，心、肝、肾功能不全，高血压，凝血机制或血小板功能障碍，消化道溃疡患者及老人慎用。③ 定期检查血象及肝肾功能。④ 维拉帕米、硝苯啶可升高本品血药浓度。⑤ 其他药物相互作用同阿司匹林注意点⑧⑨⑩⑪⑫。⑥ 与保钾利尿药合用时可引起高钾血症。⑦ 缓释胶囊又名英太青(Antine)，双释放胶囊又名戴芬(Difene)。⑧ 另有奥湿克每片含本品 50 mg、米索前列醇 0.2 mg，后者起保护胃及十二指肠黏膜作用，可预防由双氯芬酸钠诱发的胃及十二指肠溃疡，每次 1 片，每日 2～3 次，进餐时吞服。⑨ 另有双氯芬酸钾(Potassium Diclofenac)(凯扶兰，Cataflam)每片 25 mg，成人每次 25～50 mg，＞14 岁，每次 25 mg，均每日 3～4 次。⑩ 老人剂量减半。 |

| 药品名称 | 剂型规格 | 用法 | 成人剂量 | 小儿剂量 |
|---|---|---|---|---|
| **噻洛芬酸**<br>(异噻酮布洛芬,苯噻丙酸)<br>Tiaprofenic Acid<br>(Artiflam, Surgan) | 片剂<br>0.1 g<br>0.2 g | 口服 | 每次 0.2 g<br>每日 3 次<br>餐时服 | |
| | 缓释片<br>0.3 g | 口服 | 每次 0.6 g<br>每日 1 次 | |
| | 注射剂<br>0.2 g | 肌内 | 每次 0.2 g<br>每日 1～2 次<br>最大剂量<br>1 d 0.6 g | |
| **吡罗昔康**<br>(安尔克,吡西康)<br>Piroxicam<br>(Algitrat) | 片剂<br>胶囊<br>10 mg<br>20 mg | 口服 | 关节炎:<br>每次 10 mg<br>每日 2 次或<br>每日 20 mg<br>每日 1 次<br>急性痛风:<br>每次 40 mg<br>每日 1 次<br>餐后服 | 每日<br>0.2～0.3 mg/kg<br>每日 1 次<br>最大剂量<br>1 d 15 mg |
| **美洛昔康**<br>(莫比可)<br>Meloxicam<br>(Mobic) | 片剂<br>7.5 mg | 口服 | 类风湿关节炎:<br>每日 7.5～15 mg<br>根据治疗反应,可减至每日 7.5 mg<br>骨关节炎:<br>每日 7.5 mg<br>需要时可增至<br>每日 15 mg<br>均每日 1 次吞服<br>最大剂量<br>1 d 15 mg | |
| **氯诺昔康**<br>(劳诺昔康)<br>Lornoxicam<br>(Clolotenoxicam) | 片剂<br>4 mg<br>8 mg | 口服 | 骨关节炎、类风湿关节炎:<br>每日 12 mg<br>分 2～3 次<br>最大剂量<br>1 d 16 mg | |

| 作用及用途、不良反应、注意点 |
| --- |
| 【作用及用途】 为非类固醇类解热镇痛消炎药。用于术后疼痛、急性风湿病、各种运动器官疼痛及创伤引起的疼痛。<br>【不良反应】 消化道症状、嗜睡、疲劳、头痛、眩晕、过敏反应、皮肤干燥、白细胞增多、短暂 ALT 及 AST 升高、血小板凝聚受抑、注射部位疼痛及局部反应。<br>【注意点】 ① 口服后 $t_{max}$ 1 h，$t_{1/2}$ 2 h，注射后 30 min 起效，1～3 h 达高峰，作用维持 4 h。② 对本品过敏或对阿司匹林和其他非类固醇类消炎药引起哮喘或皮疹者、进行性胃及十二指肠溃疡患者忌用；孕妇、乳母及驾驶员慎用。③ 用苯甲醇溶解，每次注射应更换部位。④ 与抗凝血药、降血糖药、磺胺类、苯妥英及强效利尿药合用时，须调整后者剂量。 |
| 【作用及用途】 为非类固醇类解热镇痛消炎药。用于多种关节炎、风湿性和类风湿关节炎等。<br>【不良反应】 恶心、胃痛、食欲减退、消化不良、粒细胞减少、贫血，长期服用可引起胃溃疡及大出血。<br>【注意点】 ① 对本品过敏者、胃及十二指肠溃疡患者、孕妇、乳母及儿童忌用；凝血机制或血小板功能障碍，哮喘，心、肝、肾功能不全，高血压患者及老人慎用。② 用药期间注意检查血象、肝肾功能及大便隐血试验。③ 饮酒或与其他非类固醇类消炎药合用会增加胃肠道溃疡及出血危险性。 |
| 【作用及用途】 为非类固醇类解热镇痛消炎药。通过抑制炎症介体前列腺素的生物合成而发挥作用。用于类风湿关节炎、骨关节病、退行性骨关节病。<br>【不良反应】 胃肠道反应、贫血、瘙痒、皮疹、头晕、头痛、水肿，少见者尚有消化道溃疡，白细胞、血小板计数减少，眩晕，耳鸣，嗜睡，血压升高，心悸，潮红等。<br>【注意点】 ① $t_{1/2}$ 20 h。② 对本品过敏或使用阿司匹林、非类固醇类消炎镇痛药后出现哮喘、鼻腔息肉、血管神经性水肿、荨麻疹、活动性消化道溃疡、严重肝肾功能不全患者，老人，孕妇，乳母及＜15 岁者忌用；有胃肠道疾病史或正在应用抗凝剂、脱水、充血性心力衰竭、肝硬化、肾病综合征、大手术后血容量减少者慎用。③ 同时使用一种以上非类固醇类消炎药可增加胃肠道溃疡及出血可能性。④ 能降低宫内避孕药疗效。⑤ 其他药物相互作用见 25 页舒林酸⑤～⑫。 |
| 【作用及用途】 为非类固醇类解热镇痛消炎药。作用较吡罗昔康稍弱。用于骨关节炎、类风湿关节炎及强直性脊柱炎等。<br>【不良反应】 恶心、呕吐、胃灼热感、腹泻、胀气、口干燥、血压升高、心悸、寒战、多汗、白细胞和血小板减少等。<br>【注意点】 ① $t_{max}$ 2.5 h，$t_{1/2}$ 3～5 h。② 对本品过敏，有出血性疾病，严重心、肝、肾功能不全，急性胃肠出血或溃疡患者及孕妇，乳母，＜18 岁者忌用；哮喘、肝肾功能不全者及老人慎用。③ 长期服用，应定期检查血象及肝肾功能。④ 与甲氨蝶呤、地高辛、华法林、降压药、襻利尿剂、环孢素、左氧氟沙星均有药物相互作用。 |

| 药品名称 | 剂型规格 | 用法 | 成人剂量 | 小儿剂量 |
| --- | --- | --- | --- | --- |
| **萘丁美酮**<br>(萘普酮,瑞力芬)<br>Nabumetone<br>(Relafen,<br>Relifen) | 片剂<br>0.25 g<br>0.5 g<br>0.75 g | 口服 | 每次 1 g<br>每晚睡前服<br>症状严重时于次日早餐后加服 0.5～1 g | |
| **依托度酸**<br>(依特)<br>Etodolac<br>(Etolac) | 片剂<br>0.2 g<br>0.4 g<br>胶囊<br>0.2 g<br>缓释片<br>0.4 g | 口服 | 急性疼痛:<br>每次 0.2～0.4 g<br>每8 h 1 次<br>最大剂量 1 d 1.2 g<br>(<60 kg 者<br><0.02 g/kg)<br>骨性关节炎、类风湿关节炎:<br>常规制剂<br>每日 0.4～1.2 g<br>分次服<br>最大剂量 同上<br>缓释片<br>每日 0.4～1 g<br>每日 1 次 | |
| **尼美舒利**<br>(美舒宁)<br>Nimesulide<br>(Mesulid) | 片剂<br>0.05 g<br>0.1 g<br>混悬液<br>1% | 口服 | 每次 0.1～0.2 g<br>每日 2 次<br>餐后服 | 每日 5～10 mg/kg<br>分 2～3 次<br>餐后服 |
| | 栓剂<br>0.1 g<br>0.2 g | 塞肛 | 每次 0.2 g<br>每日 2 次 | |
| | 凝胶剂<br>3% | 外用 | | |

| 作用及用途、不良反应、注意点 |
| --- |
| 【作用及用途】 为长效非类固醇类解热镇痛消炎药。其体内代谢产物可抑制前列腺素合成,从而发挥消炎、解热及镇痛作用,对血小板的抑制作用弱。用于类风湿关节炎、骨关节炎和软组织损伤。<br>【不良反应】 恶心、消化不良、胃溃疡、腹胀及便秘等,偶见头痛、眩晕、嗜睡、皮疹和皮肤瘙痒等。<br>【注意点】 ① 吸收代谢迅速,$t_{1/2}$ 12～36 h。② 严重肝功能不全、活动性消化道溃疡患者,孕妇,乳母及儿童忌用;肾功能不全者适当调整剂量,对阿司匹林过敏者慎用。③ 可增加抗凝血药、磺酰脲降糖药、乙酰类抗惊厥药的作用。④ 老人剂量 1 d 0.5 g,最大剂量 1 d 1 g。 |
| 【作用及用途】 为非类固醇类解热镇痛消炎药。用于缓解手术后、拔牙后疼痛及痛经,缓解骨性关节炎、类风湿关节炎、强直性脊柱炎、痛风性关节炎的症状和体征,也用于缓解软组织风湿的肿痛症状。<br>【不良反应】 便秘、腹痛、腹泻、消化不良、腹胀、胃炎、黑便、恶心、呕吐等;焦虑、抑郁、头晕;瘙痒、皮疹;视物模糊、耳鸣;乏力、寒战、发热等。<br>【注意点】 ① $t_{1/2}$ 7.3±4 h。② 使用阿司匹林或其他非类固醇类消炎药发生过支气管哮喘、荨麻疹或其他变态反应、胃肠道溃疡或有出血史、活动性消化性溃疡患者忌用。③ 与利尿药合用应谨慎。④ 如氨基转移酶持续增高、出现肝功能不全的症状、出现全身不良反应(如嗜酸粒细胞增多、皮疹等)及肾脏不良反应时,应停药。⑤ 与免疫抑制剂合用,有导致急性肾衰竭的危险。⑥ 抗酸药可使本品血药浓度峰值下降 15%～20%,但不影响达峰时间。⑦ 余药物相互作用见 19 页阿司匹林注意点⑧⑨⑩⑪。 |
| 【作用及用途】 为新型非类固醇类解热镇痛消炎药。用于骨关节炎、软组织风湿病、急性创伤或手术后疼痛和炎症、痛经等。<br>【不良反应】 偶见短暂轻微上腹烧灼感、恶心和胃痛,罕见过敏性皮疹、头痛、眩晕。<br>【注意点】 ① 口服吸收良好,$t_{max}$ 1～2 h,$t_{1/2}$ 2～3 h,直肠给药 $t_{max}$ 4 h,$t_{1/2}$ 5 h。② 消化道溃疡活动期、严重肝肾功能不全、对本品过敏者及孕妇忌用;乳母及对阿司匹林或其他非类固醇类消炎药过敏者慎用。③ 本品可干扰茶碱、降糖药及抗凝药的肝代谢,降低口服呋塞米的血药浓度及生物利用度。 |

| 药品名称 | 剂型规格 | 用法 | 成人剂量 | 小儿剂量 |
| --- | --- | --- | --- | --- |
| **塞来昔布**<br>(西乐葆)<br>Celecoxib<br>(Celebrex) | 胶囊<br>0.1 g<br>0.2 g | 口服 | 类风湿关节炎:<br>每次 0.1～0.2 g<br>每日 2 次<br>骨关节炎:<br>每次 0.1 g<br>每日 2 次或<br>每次 0.2 g<br>每日 1 次<br>急性疼痛、痛经:<br>首剂 0.4 g<br>必要时加 0.2 g<br>随后根据需要<br>每次 0.2 g<br>每日 2 次 | |
| **对乙酰氨基酚**<br>(扑热息痛,醋氨酚)<br>Paracetamol<br>(Acetaminophen) | 片剂<br>0.3 g<br>0.5 g | 口服 | 每次 0.25～0.5 g<br>每日 3～4 次<br>最大剂量 1 d<2 g<br>1 疗程<10 d | 每次 10～15 mg/kg<br>必要时每 4～6 h 1 次,每日最多服 5 次 |
| | 控释膜片<br>0.5 g<br>0.65 g | 口服 | 每次 1～2 片<br>每日 3～4 次<br>总剂量<br>1 d<4 g | |
| | 栓剂<br>0.15 g<br>0.3 g | 塞入肛内 | 每次 0.3～0.6 g<br>每日 1 次 | 每次 10～15 mg/kg<br>必要时每 4～6 h 1 次 |
| **安乃近**<br>(诺瓦经)<br>Metamizole Sodium<br>(Analgin, Novalgin) | 片剂<br>0.5 g | 口服 | 每次 0.25～0.5 g<br>每日 3 次 | |
| | 注射剂<br>1 ml<br>0.25 g<br>2 ml<br>0.5 g | 深部肌内 | 每次 0.25～0.5 g<br>必要时 6 h 重复 1 次 | 每次 5～10 mg/kg<br>必要时 6 h 重复 1 次 |
| | 灌肠剂<br>2 ml<br>0.2 g | 灌肠 | | 每次 15～20 mg/kg |

| 作用及用途、不良反应、注意点 |
| --- |
| 【作用及用途】 为非类固醇类解热镇痛消炎药。用于类风湿关节炎、慢性关节炎、痛经等。<br>【不良反应】 腹痛、腹泻、消化不良、胀气、呕吐、头痛、头晕等，偶见肝肾功能损害，用药超过 3 个月，可能发生胃或十二指肠溃疡等。<br>【注意点】 ① $t_{max}$ 3 h，$t_{1/2}$ 10～12 h。② 对本品或其他非类固醇类消炎药、磺胺类药物过敏者，严重肝功能不全者，进行性肾病患者，孕妇，乳母及＜18 岁儿童忌用；有支气管哮喘、荨麻疹、过敏鼻炎史者等慎用。③ 与氟康唑合用，能抑制本品代谢，使本品血药浓度约增加 1 倍。④ 与锂盐合用，可使后者血药浓度增高，导致锂中毒。⑤ 与抗酸药合用，可使本品血药浓度下降。⑥ 与阿司匹林、华法林合用，可增加出血危险。⑦ 与血管紧张素转换酶抑制药、襻利尿药、噻嗪类利尿药合用，可使后者降压及利尿作用降低。 |
| 【作用及用途】 通过体温调节中枢扩张外周血管而起散热作用；抑制前列腺素等的合成而起镇痛作用，但较弱。用于发热、关节痛及神经痛、头痛、牙痛、痛经，癌症或手术引起疼痛。<br>【不良反应】 皮疹、发热、粒细胞和血小板减少、高铁血红蛋白血症，久服可致肾脏损害，过量可致肝脏损害甚至坏死。<br>【注意点】 ① 成人口服后 $t_{max}$ 0.5～2 h，$t_{1/2}$ 1～4 h。② 肝肾功能不全者、孕妇及乳母慎用。③ 长服或大量使用应定期查血常规及肝肾功能。④ 散利痛，每片含本品 0.25 g，丙基非那宗 0.15 g 及咖啡因 0.05 g，成人每次 1～2 片，＞6 岁，每次 1/2～1 片，均每日 3 次。⑤ 氨酚待因片每片含本品 0.5 g，可待因 8.4 mg，每次 1～2 片，每日 3 次，＜7 岁小儿不宜使用，不明原因疼痛者慎用，1 疗程＜2 周。⑥ 路盖克为本品和可待因的复方制剂。⑦ 栓剂又名退热栓。⑧ 老人每次 0.125～0.25 g，每日 3～4 次，1 疗程＜7 d。 |
| 【作用及用途】 有解热、镇痛作用。用于高热、头痛、肌肉痛、牙痛、关节痛、痛经等。<br>【不良反应】 长期应用可致粒细胞和血小板减少、再生障碍性贫血，特异质者可有皮疹、剥脱性皮炎、过敏性休克，肌注可致局部红肿、坏死，肌注剂量过大可因大汗淋漓而致休克。<br>【注意点】 ① $t_{max}$＜2 h，$t_{1/2}$ 1～4 h。② 对氨基匹林、保泰松、阿司匹林过敏者忌用，儿童忌口服；老人及体弱者减量慎用。③ 注射剂启瓶后应立即使用，不宜放置再用。④ 不得与其他药物混合注射。⑤ 使用 1 周以上应经常检查血象。⑥ 老人每次 0.125～0.25 g，每日 3 次。⑦ 灌肠剂又名退热灵。 |

| 药品名称 | 剂型规格 | 用法 | 成人剂量 | 小儿剂量 |
|---|---|---|---|---|
| **金诺芬**<br>(瑞得)<br>Auranofin<br>(Ridaura,<br>Ridauran) | 片剂<br>胶囊<br>薄膜片<br>3 mg | 口服 | 每日 6 mg,早餐后顿服或早、晚餐后各服 3 mg<br>或开始剂量每日 3 mg,2 周后每日 6 mg,用法同上<br>服用 6 个月后疗效不显著可每日 9 mg,分 3 次服;连服 3 个月后疗效仍不显著,应停药 | 用量酌减 |
| **硫酸羟氯喹**<br>Hydroxychloroquine Sulfate<br>(Oxychloroquine) | 片剂<br>0.1 g<br>0.2 g | 口服 | 类风湿关节炎、系统性红斑狼疮:<br>开始<br>每日 0.4 g<br>分 1～2 次<br>维持量<br>每日 0.2 g<br>分 1～2 次<br>最大剂量 1 d 0.4 g<br>进餐时服 | 类风湿关节炎、系统性红斑狼疮:<br>开始<br>每日 5～6 mg/kg<br>分 1～2 次<br>进餐时服 |
| **雷公藤多苷**<br>Tripterygium Glycosides | 片剂<br>10 mg | 口服 | 见 624 页 | 见 624 页 |
| **白芍总苷**<br>(帕夫林)<br>Total Glucosides of Pacony | 胶囊<br>0.3 g | 口服 | 开始<br>每次 0.6 g<br>每日 3 次<br>起效后<br>每次 0.6 g<br>每日 2 次 | 每日 30 mg/kg<br>分 2 次早晚服 |

| 作用及用途、不良反应、注意点 |
|---|
| 【作用及用途】 为含金慢作用抗风湿药。用于活动性类风湿关节炎(尤适于对非类固醇类消炎药效果不明显或无法耐受者),可缓解类风湿关节炎病变的发展,改善症状。<br>【不良反应】 腹泻、稀便,偶伴腹痛、恶心或其他胃肠道反应,呼吸困难、咳嗽、肺部浸润、皮疹、瘙痒,偶见口腔炎、结膜炎、白细胞及血小板减少、蛋白尿、肝酶谱升高等。<br>【注意点】 ① $t_{max}$ 12 周,血浆 $t_{1/2}$ 11～31 d,体内 $t_{1/2}$ 80 d。② 对金过敏、严重结肠炎、肺纤维化、剥脱性皮炎、骨髓再生障碍及其他血液系统疾病、进行性肾病、严重肝病患者及孕妇、乳母忌用。③ 本药起效慢,宜与非类固醇类消炎药同用。④ 与青霉胺合用时,应监测药物的骨髓毒性,必要时停药。⑤ 治疗开始前应检查血、尿常规,肝肾功能。前两项在服药后至少每月检查 1 次。⑥ 出现明显的嗜酸粒细胞增多、白细胞减少、贫血、血小板减少、镜下血尿、蛋白尿、皮疹等现象时,应停药。⑦ 出现呼吸系统症状时应停药并给皮质激素治疗。⑧ 本品 3 mg 含金 0.87 mg。 |
| 【作用及用途】 可减弱抗体对抗原的吸附能力,稳定溶酶体膜,从而产生消炎效果,减轻组织的损伤。用于自身免疫病如类风湿关节炎及系统性红斑狼疮。<br>【不良反应】 头晕、恶心、呕吐、腹痛、皮疹、白细胞减少,长期服用可有角膜及视网膜病变、毛发脱落变白、剥脱性皮炎等。<br>【注意点】 ① $t_{max}$ 2～4.5 h,$t_{1/2}$ 32～40 d。② 孕妇,乳母,色素性视网膜炎、重症肌无力者忌用;肝肾功能不全者及老人宜减量慎用。③ 见效甚慢,6 个月无效应停用。④ 治前宜作全面眼科检查,治后每 3 个月 1 次,一旦发现角膜或视网膜病变即停药。⑤ 本品可增加地高辛血药浓度。⑥ 西咪替丁可增加本品血药浓度。⑦ 抗酸剂可抑制本品的吸收。 |
| 【作用及用途】<br>【不良反应】 }见 625 页雷公藤多苷项下。<br>【注意点】 |
| 【作用及用途】 具有抗炎、免疫调节、镇痛及保护肝脏作用。用于类风湿关节炎、系统性红斑狼疮、干燥综合征及强直性脊柱炎等。<br>【不良反应】 大便变软、变稀及次数增多,少见腹胀、食欲减退、恶心、头昏等。<br>【注意点】 ① 应餐后冲服。② 如初服后出现大便性状改变,可自每次 0.3 g,每日 2 次开始,1 周后改常规剂量。③ 本品 0.3 g 含芍药苷>0.104 g。 |

| 药品名称 | 剂型规格 | 用法 | 成人剂量 | 小儿剂量 |
|---|---|---|---|---|
| **柳氮磺吡啶**<br>(水杨酸偶氮磺胺吡啶)<br>Sulfasalazine<br>(Azulfidine,<br>SASP) | 肠溶片<br>0.25 g<br>0.5 g | 口服 | 类风湿关节炎:<br>每次 1 g<br>每日 2 次<br>治疗2个月后未出现反应,剂量可增至每日3 g<br>分 3 次 | >6 岁<br>每日<br>30～50 mg/kg<br>分 2 次<br>最大剂量 1 d 2 g<br>从小剂量开始 |
| **青霉胺**<br>(D-青霉胺)<br>Penicillamine<br>(D-Penicillamine,<br>Depen) | 片剂<br>0.125 g<br>0.25 g | 口服 | 类风湿关节炎:<br>每日 0.125～0.25 g<br>以后每 1～2 个月增加 0.125～0.25 g<br>平均日剂量<br>0.5～0.75 g<br>最大剂量 1 d<1.5 g<br>常用维持量<br>每次 0.25 g<br>每日 4 次<br>症状改善后剂量减半 | 类风湿关节炎:<br>每日 30 mg/kg<br>分 2～3 次 |
| **甲氨蝶呤**<br>(氨甲蝶呤,氨甲叶酸)<br>Methotrexate<br>(Amethopterin,<br>MTX) | 片剂<br>2.5 mg<br>5 mg | 口服 | 见 566 页 | 见 566 页 |
| **硫唑嘌呤**<br>(依木兰)<br>Azathioprine<br>(Imuran) | 片剂<br>0.05 g<br>0.1 g | 口服 | 类风湿关节炎:<br>开始<br>每日 1～3 mg/kg<br>疗效明显后以最小有效量维持<br>每日 1 次<br>或分 2 次<br>进餐时或餐后服<br>1 疗程>1 年 | |
| **环孢素**<br>Ciclosporin | 胶囊<br>25 mg<br>0.1 g<br>溶液<br>50 ml<br>5 g | 口服 | 类风湿关节炎:<br>每日 3～3.5 mg/kg<br>4～8 周后疗效不佳者可增至每日 5 mg/kg<br>均每日 1 次<br>或分 2 次<br>病情稳定后减量 | 同成人 |

| 作用及用途、不良反应、注意点 |
| --- |
| 【作用及用途】 为水杨酸与磺胺吡啶(SP)的偶氮化合物。其抗风湿作用可能与 SP 抑制肠道中某些抗原性物质有关。用于类风湿关节炎及幼年类风湿关节炎。余参见 531 页柳氮磺吡啶项下。<br>【不良反应】<br>【注意点】 见 531 页柳氮磺吡啶项下。 |
| 【作用及用途】<br>【不良反应】<br>【注意点】 ① 参见 623 页青霉胺项下。② 用前作青霉素皮肤试验。 |
| 【作用及用途】<br>【不良反应】<br>【注意点】 参见 567 页及 615 页甲氨蝶呤项下。 |
| 【作用及用途】 为巯嘌呤的咪唑衍生物,具有免疫抑制作用的抗代谢剂。除用于抑制器官移植的排斥反应外,亦用于类风湿关节炎等自身免疫性疾病。<br>【不良反应】<br>【注意点】 参见 569 页巯嘌呤项下。 |
| 【作用及用途】<br>【不良反应】<br>【注意点】 参见 617 页环孢素项下。 |

| 药品名称 | 剂型规格 | 用法 | 成人剂量 | 小儿剂量 |
|---|---|---|---|---|
| **环磷酰胺**<br>Cyclophosphamide<br>(CTX) | 片剂<br>0.05 g | 口服 | 类风湿关节炎：<br>每日<br>1.5～2.5 mg/kg<br>每日1次 | |
| | 注射剂<br>0.1 g<br>0.2 g | 静注 | 每次0.2 g<br>每两周1次 | |
| **来氟米特**<br>(爱诺华)<br>Leflunomide<br>(Arava) | 片剂<br>10 mg<br>20 mg<br>0.1 g | 口服 | 每次50 mg<br>每日1次<br>3 d后用维持量<br>每次20 mg<br>每日1次 | |
| **秋水仙碱**<br>Colchicine | 片剂<br>0.25 mg<br>0.5 mg<br>1 mg | 口服 | 痛风急性发作：<br>首剂1 mg，以后每1～2 h 0.5 mg，直至剧痛缓解为止<br>一般需3～5 mg，不宜＞6 mg，症状在24～48 h内控制，以后48 h内不需服本品。以后可每次0.5 mg，每日2～3次，共7 d<br>预防痛风急性发作：<br>每次0.5 mg<br>每日2次 | |
| **丙磺舒**<br>(羧苯磺胺)<br>Probenecid<br>(Benemid) | 片剂<br>0.25 g<br>0.5 g | 口服 | 每次0.25 g<br>每日2次<br>1周后增至<br>每次0.5 g<br>每日2～3次<br>最大剂量1 d＜2 g | |

| 作用及用途、不良反应、注意点 |
| --- |
| 【作用及用途】 为一种周期非特异性烷化剂。能抑制 DNA 合成和各种细胞增殖,特别是 IL－2 依赖的某些免疫细胞。用于类风湿关节炎等自身免疫病。<br>【不良反应】<br>【注意点】 参见 559 页环磷酰胺项下。 |
| 【作用及用途】 为抗增殖活性的异噁唑类免疫抑制剂。用于活动性类风湿关节炎。<br>【不良反应】 恶心、呕吐、口腔溃疡病、腹痛、腹泻、消化不良;AKP、ALT、AST 升高,瘙痒,皮疹,脱发等。<br>【注意点】 ① 其活性代谢产物 $t_{max}$ 6～10 h,$t_{1/2}$ 约 10 d。② 免疫缺陷、活动性胃肠道疾病、肾功能不全患者及孕妇、乳母忌用;肺部疾病患者及＜1 岁儿童慎用。③ 服药期注意血白细胞计数。④ 准备生育的男性应中断本品,并服用考来烯胺。⑤ 与其他肝毒性药物合用可增加不良反应。 |
| 【作用及用途】 能抑制白细胞趋化、黏附及吞噬作用,减少单核和中性粒细胞释放前列腺素和白三烯,抑制局部细胞产生白介素-6 等,从而减轻炎性反应并止痛。用于痛风发作时缓解疼痛及间隙用药预防痛风发作。<br>【不良反应】 恶心、呕吐、腹痛、腹泻,长期服用可有手脚疼痛、刺麻或软弱、发热、出血、骨髓抑制、肝损害。<br>【注意点】 ① $t_{max}$ 0.5～2 h,12～24 h 起效,24～48 h 疼痛消失,停药后药物持续排泄约 10 d。② 对本品过敏、骨髓增生低下者及孕妇、乳母忌用;老人,心、肝、肾及骨髓造血功能不全者,胃肠疾病患者慎用。③ 预防用药时疗程酌定,出现不良反应时即停药,不宜作为长期预防发作的药物。④ 可使中枢神经系统抑制药增效,拟交感神经药的反应加强。⑤ 可导致可逆性维生素 $B_{12}$ 吸收不良。⑥ 乙醇、儿茶酚胺、化疗制剂、利尿剂、左旋多巴、乙胺丁醇可升高血尿酸水平,不宜与本品同用。⑦ 有致畸作用。 |
| 【作用及用途】 用于慢性痛风病的治疗。<br>【不良反应】 胃肠道反应、皮疹、药热等,偶见诱发急性痛风发作。<br>【注意点】 ① 口服 0.5 g 后,$t_{max}$ 2～4 h,$t_{1/2}$ 3～8 h。② 对磺胺类药过敏、肾功能不全、尿酸性肾结石、痛风急性发作、血液病患者及孕妇、乳母忌用;消化道溃疡患者慎用。③ 忌与水杨酸盐合用;饮酒、氯噻酮、依他尼酸、呋塞米、吡嗪酰胺及噻嗪类可增加血尿酸浓度。 |

| 药品名称 | 剂型规格 | 用法 | 成人剂量 | 小儿剂量 |
| --- | --- | --- | --- | --- |
| **磺吡酮**<br>(硫氧唑酮)<br>Sulfinpyrazone<br>(Anturan) | 片剂<br>0.05 g<br>0.1 g | 口服 | 开始<br>每次 0.1～0.2 g<br>每日 2 次<br>必要时 1 周后渐增至<br>每次 0.2～0.4 g<br>每日 2 次<br>维持量<br>每次 0.1～0.4 g<br>每日 2 次 | |
| **苯溴马隆**<br>(立加利仙,痛风利仙)<br>Benzbromarone<br>(Narcaricin) | 片剂<br>0.025 g<br>0.05 g<br>0.1 g | 口服 | 开始<br>每日 0.025～0.05 g<br>1～3 周后按血尿酸值调整剂量<br>维持量<br>每日 0.05～0.1 g<br>均早餐时顿服 | |
| **别嘌醇**<br>(别嘌呤醇,痛风宁)<br>Allopurinol<br>(Bleminol,<br>Isopurinol,<br>Zyloric) | 片剂<br>0.1 g | 口服 | 开始每日 0.1 g<br>每周增加<br>每日 0.05～0.1 g<br>维持量<br>每次 0.1～0.2 g<br>每日 2～3 次 | 高尿酸血症预防:<br>每日 10～20 mg/kg<br>分 2～3 次<br>餐后服 |
| **奥西嘌醇**<br>Oxipurinol<br>(Oxypurinol) | 片剂<br>0.1 g | 口服 | 高尿酸血症:<br>开始前 2 周<br>每次 0.1 g<br>每日 1 次<br>必要时每 2 周增加日剂量 0.1 g<br>最大剂量 1 d 0.8 g | |

| 作用及用途、不良反应、注意点 |
| --- |
| 【作用及用途】 抑制肾小管对尿酸的再吸收,促进尿酸的排泄,降低血尿酸水平。用于慢性痛风性关节炎和高尿酸血症,尚有抗血小板聚集和黏附作用,亦用于动脉血栓性疾病的防治。<br>【不良反应】 恶心、呕吐、腹痛、皮疹、咽痛、肝损害等。<br>【注意点】 ① $t_{max}$ 1～2 h,促尿酸排泄作用持续4～6 h。② 严重肝肾功能不全者忌用;血液病、消化性溃疡、肾结石患者慎用。③ 服药期间应多饮水,服药初期宜用碳酸氢钠。④ 忌酒,勿与水杨酸盐合用。⑤ 定期随访血象、血尿酸及肾功能等。⑥ 老人剂量减半。 |
| 【作用及用途】 可促进肾脏排泄尿酸。用于高尿酸血症和痛风,尤其对丙磺舒或别嘌醇过敏者。<br>【不良反应】 腹泻、腹痛、恶心、肾绞痛、过敏性皮疹等。<br>【注意点】 ① 口服0.1 g,$t_{max}$ 6 h。② 孕妇及乳母忌用;肾功能不全者慎用。③ 初服时可与秋水仙碱或其他消炎药合用。④ 服药期宜大量饮水或碱化尿液。⑤ 阿司匹林及其他水杨酸制剂可减弱本品作用。⑥ 不宜与抗凝药、吡嗪酰胺合用。⑦ 另有复方别嘌醇(通益风宁)每片含别嘌醇 0.1 g、本品 20 mg,每次 1 片,每日 1～3 次,从小剂量开始,餐后吞服。 |
| 【作用及用途】 抑制黄嘌呤氧化酶,减少尿酸合成及尿酸盐结晶沉积,防止痛风性关节炎和肾病。用于原发性痛风、尿酸性结石病、急性尿酸性肾病、继发性高尿酸症等。<br>【不良反应】 荨麻疹、斑丘疹、剥脱性皮炎、腹泻、恶心、呕吐、白细胞和血小板减少、全身不适、头痛、白内障、肝肾损害等。<br>【注意点】 ① $t_{max}$ 2～6 h,$t_{1/2}$ 1～3 h,其代谢产物之 $t_{max}$ 为 4.5～5 h,$t_{1/2}$ 12～30 h。② 严重肝肾功能损害、明显血细胞底下者及孕妇、乳母忌用。③ 服药期忌饮酒、茶及咖啡,避免服大量维生素 C,但应多饮水。④ 定期检查血象、肝肾功能、尿酸,并根据其水平调整剂量。⑤ 治疗初期宜与秋水仙碱合用以防痛风急性发作。⑥ 与嘌呤类合用时,应将嘌呤类用量减为一般剂量之 1/4。⑦ 与阿糖胞苷合用时,二者毒性增强。⑧ 苯溴马隆可加强疗效。⑨ 老人剂量减半。⑩ 忌与布美他尼、呋塞米、噻嗪类利尿药、吡嗪酰胺合用。⑪ 可使茶碱血药浓度增高。 |
| 【作用及用途】 为别嘌呤主要代谢产物。通过抑制黄嘌呤氧化酶而减少尿酸的生成,降低血液和尿中的尿酸浓度。用于高尿酸血症、对别嘌醇耐受不良的痛风发作。<br>【不良反应】 恶心、呕吐、头痛等。<br>【注意点】 ① $t_{1/2}$ 16～30 h。② 对本类药物过敏者、孕妇、乳母及儿童忌用;肝肾功能不全及骨髓抑制者慎用。③ 用药期间应足量饮水,并注意尿液维持中性或弱碱性。④ 用药前后及期间,应定期检测血尿酸水平、全血细胞计数和肝肾功能。⑤ 与巯嘌呤或硫唑嘌呤合用时应谨慎。 |

## (三) 镇痛药

| 药品名称 | 剂型规格 | 用法 | 成人剂量 | 小儿剂量 |
|---|---|---|---|---|
| **盐酸吗啡**<br>Morphine Hydrochloride | 片剂<br>5 mg<br>10 mg | 口服 | 每次 5～15 mg<br>每日 3～4 次<br>极量 1 次 30 mg<br>1 d 0.1 g | 每次<br>0.1～0.2 mg/kg<br>必要时 4 h 重复 1 次 |
| | 控释片<br>10 mg<br>30 mg<br>60 mg | 口服 | 开始<br>每次 10～20 mg<br>每 12 h 1 次<br>整片吞服<br>可根据病情逐渐加量 | |
| | 注射剂<br>0.5 ml<br>5 mg<br>1 ml<br>10 mg | 皮下或肌内 | 每次 5～15 mg<br>每日 2～3 次<br>极量 1 次 20 mg<br>1 d 60 mg | 同口服 |
| | | 静注 | 镇痛:<br>每次 5～10 mg<br>每日 3～4 次<br>极量 1 次 30 mg<br>1 d 0.1 g | 以口服之 1/2 量开始,3～5 min 注完<br>必要时每 3～4 h 可重复 1 次 |
| **盐酸哌替啶**<br>(度冷丁,哌啶)<br>Pethidine Hydrochloride (Dolantin, Meperidine) | 片剂<br>25 mg<br>50 mg | 口服 | 镇痛:<br>每次 0.05～0.1 g<br>每日 3 次<br>极量 1 次 0.15 g<br>1 d 0.6 g | 镇痛:<br>每次 1～1.5 mg/kg<br>必要时每 3～4 h 1 次 |
| | 注射剂<br>1 ml<br>50 mg<br>2 ml<br>0.1 g | 皮下或肌内 | 镇痛:<br>每次 0.025～0.1 g<br>每日 3～4 次<br>极量同口服 | 镇痛:<br>每次<br>0.8～1.3 mg/kg<br>必要时每 3～4 h 1 次 |
| | | 静注 | 镇痛:<br>1 次<0.3 mg/kg | |

| 作用及用途、不良反应、注意点 |
|---|
| 【作用及用途】 中枢抑制药。具有镇痛、镇静、镇咳、抑制呼吸及肠蠕动、增强括约肌紧张性等作用。其镇痛是通过对丘脑等处阿片受体作用所致。另尚可缩瞳、催吐及兴奋胆道、输尿管及支气管平滑肌。用于各种剧烈疼痛、心源性哮喘、肺水肿,亦用于麻醉前给药。<br>【不良反应】 瞳孔缩小、视力模糊或复视、直立性低血压;便秘、恶心、呕吐、尿潴留、眩晕、嗜睡、头痛、面颊潮红、多汗;过量可致昏迷、血压降低、心动过缓、呼吸抑制等,极易成瘾。<br>【注意点】 ① 片剂 $t_{1/2}$ 1.7~3 h。② 严重肺功能不全、中毒性腹泻、呼吸抑制、肠蠕动差、肺源性心脏病、支气管哮喘、颅内压增高患者及孕妇、乳母忌用;婴幼儿、老人及精神失常、心律失常、肝肾功能不全、甲状腺功能低下、恶液质者慎用。③ 治胆、肾绞痛时,应与有效解痉剂合用。④ 剂量应根据不良反应及疗效调整。⑤ 重度癌痛时,首次剂量可较大,每日 3~6 次。⑥ 药液不得与其他药物及铁、锌、铝、镁、银等化合物接触。⑦ 在单胺氧化酶抑制剂停用后 2~3 周才可应用本品。⑧ 中毒时可静注纳洛酮(见 785 页)。⑨ 控释片又名美菲康,婴幼儿忌用,其他忌用慎用情况同上,$t_{1/2}$ 5 h。⑩ 老人皮下注射剂量减半,最大剂量 1 d 20 mg。⑪ 另有硫酸吗啡(路泰,美施康定,Morphine Sulfate, SMR-Rhotard, MS Contin),为控释片,镇痛作用强,镇静作用明显。用于缓解剧痛、晚期癌症疼痛、手术后疼痛。 |
| 【作用及用途】 镇痛和对平滑肌的作用与吗啡相似,但较弱。用于剧烈疼痛、麻醉前给药、强化麻醉。<br>【不良反应】 类似吗啡。<br>【注意点】 ① 口服可吸收,15 min 起效,$t_{max}$ 1~2 h,$t_{1/2}$ 3.2~4.1 h;肌注后 10 min 起效,维持 2~4 h。② 禁忌证同吗啡,唯孕妇、乳母慎用。③ 余同吗啡注意点③④⑥⑦⑧。④ 老人剂量减半。 |

| 药品名称 | 剂型规格 | 用法 | 成人剂量 | 小儿剂量 |
|---|---|---|---|---|
| **盐酸美沙酮**<br>(阿米酮，非那酮)<br>Methadone Hydrochloride (Amidon, Phenadon) | 片剂<br>5 mg<br>10 mg | 口服 | 每次 5～10 mg<br>每日 2～3 次<br>极量 1 次 10 mg<br>1 d 20 mg | 每次 0.1 mg/kg<br>每 4 h 1 次<br>2～3 次后根据病情延长间隔时间 |
| | 注射剂<br>1 ml<br>5 mg<br>10 mg | 皮下或肌内 | 每次 2.5～5 mg<br>每日 2～3 次<br>极量同口服 | 剂量同口服 |
| **磷酸可待因**<br>(甲基吗啡)<br>Codeine Phosphate | 片剂<br>15 mg<br>30 mg<br>糖浆<br>0.5% | 口服 | 镇痛：<br>每次 15～30 mg<br>每日 2～3 次<br>极量 1 次 0.1 g<br>1 d 0.25 g | 镇痛：<br>每次 0.5～1 mg/kg<br>每 4～6 h 1 次<br>最大剂量<br>1 d 3 mg/kg |
| | 缓释片<br>45 mg | 口服 | 每次 45 mg<br>每日 2 次吞服 | |
| | 注射剂<br>1 ml<br>15 mg<br>30 mg | 皮下 | 每次 15～30 mg<br>每日 2～3 次 | 镇痛：<br>同口服 |
| **阿司待因**<br>Aspirin and Codeine Phosphate | 片剂<br>含阿司匹林0.325 g<br>磷酸可待因15 mg | 口服 | 每次 1～2 片<br>每日 3～4 次<br>餐时服<br>可根据情况遵医嘱加大剂量 | |
| **枸橼酸芬太尼**<br>Fentanyl Citrate | 注射剂<br>1 ml<br>0.05 mg<br>2 ml<br>0.1 mg | 肌内或静注 | 镇痛：<br>每次 0.05～0.1 mg<br>宜缓慢静注 | 镇痛：<br>每次<br>0.002～0.003 mg/kg |

| 作用及用途、不良反应、注意点 |
|---|
| 【作用及用途】 镇痛作用与吗啡相等或稍强，镇静及平滑肌兴奋作用轻微，起效慢，作用时间较长。用于慢性疼痛、阿片、吗啡、海洛因成瘾者的戒断治疗。<br>【不良反应】 同 41 页吗啡，但较轻，性功能减退，成瘾性发生较慢，但戒断症状较轻，脱瘾较难。<br>【注意点】 ① 口服后 5～30 min 显效，$t_{1/2}$ 7.6 h，反复给药可产生蓄积作用。② 长期应用时给药间距应延长。③ 注射液不能与碱性药物、氧化剂混合应用。④ 苯妥英钠和利福平可加快本品代谢，合用时应增加本品剂量。⑤ 同吗啡注意点②⑦⑧。 |
| 【作用及用途】 作用于中枢神经系统，具有镇痛作用，但比吗啡弱。另有镇咳作用。用于轻度或中度疼痛及刺激性干咳。<br>【不良反应】 见 125 页可待因项下。<br>【注意点】 ① 镇痛起效时间：口服 30～45 min，皮下 10～30 min，镇痛最大作用时间：口服 1～2 h，皮下 30～60 min。作用持续时间：镇痛 4 h，镇咳 4～6 h。② 痰多者忌用，其余忌用慎用情况同 41 页吗啡。③ 单用本品镇痛作用弱，与对乙酰氨基酚或阿司匹林合用可增强镇痛作用。④ 双氢可待因-对乙酰氨基酚（路盖克）（Dihydrocodeine-paracetamol，Galake）每片含双氢可待因 10 mg、对乙酰氨基酚 0.5 g，用于各种疼痛及各种剧烈咳嗽，尤其是非炎症性干咳、感冒引起的头痛、发热、咳嗽。成人及＞12 岁儿童每 4～6 h 服 1～2 片，最大剂量1 d 8 片，忌用慎用情况、不良反应及注意点见可待因及对乙酰氨基酚（31 页）。⑤ 老人剂量减半，最大剂量 1 次 30 mg。 |
| 【作用及用途】 本品是由阿司匹林和可待因组成的复方制剂，两者使用可加强镇痛作用。用于癌痛、手术后及骨科慢性疾患的中至重度疼痛。<br>【不良反应】 最常见轻微头痛、头晕、嗜睡、恶心、呕吐、便秘甚至呼吸抑制。<br>【注意点】 对阿司匹林、可待因过敏或不能耐受者，严重出血、凝血障碍、接受抗凝治疗者，消化性溃疡或严重胃肠道疾病患者忌用；G－6PD 缺陷、痛风患者，老人及体弱者慎用。 |
| 【作用及用途】<br>【不良反应】 } 见 835 页芬太尼及 41 页吗啡项下。<br>【注意点】 贴片用于中至重度慢性疼痛。贴片注意点：① 能在 72 h 内持续释放芬太尼，12～24 h 达相对稳态，血药浓度与贴片大小成正比。② 忌用慎用情况见 41 页吗啡注意点②；＜18 岁及体重＜50 kg 者慎用。③ 已用过阿片类药物者请详阅说明书使用本品。④ 慢性肺部疾病患者剂量应减少，发热者剂量应减少 1/3。⑤ 选用无毛发部位，用清水清洗，贴时皮肤应完全干燥，贴后用力平压 2 min，避免贴用部位直接与热源接触。⑥ 更换贴片时应更换粘贴部位。⑦ 不能将贴片分拆、切割或损坏。⑧ 出现严重不良反应，应停止使用本品后继续观察 24 h。⑨ 本品规格均按每小时释放芬太尼的量计。⑩ 贴片又名多瑞吉。⑪ 余参见芬太尼及吗啡项下。 |

| 药品名称 | 剂型规格 | 用法 | 成人剂量 | 小儿剂量 |
| --- | --- | --- | --- | --- |
| | 贴片<br>25 μg<br>50 μg<br>75 μg<br>0.1 mg | 局部给药 | 未使用过阿片类药物者:<br>开始<br>每小时 25 μg<br>每 3 d 按反应调整剂量,换贴片 1 次 | |
| **盐酸阿芬太尼**<br>Alfentanil Hydrochloride | 注射剂<br>2 ml<br>1 mg<br>10 ml<br>5 mg | 静注或静滴 | 见 832 页 | |
| **枸橼酸舒芬太尼**<br>Sufentanil Citrate | 注射剂<br>1 ml<br>50 μg<br>5 ml<br>0.25 mg | 静注 | 见 834 页 | |
| **盐酸丁丙诺啡**<br>(布诺啡,沙菲,叔丁啡)<br>Buprenorphine Hydrochloride<br>(Buprenex, Lepen, Subutex) | 舌下片<br>0.2 mg<br>0.4 mg | 含服 | 每次 0.2～0.8 mg<br>每 6～8 h 1 次 | |
| | 注射剂<br>1 ml<br>0.15 mg<br>0.3 mg<br>2 ml<br>0.6 mg | 肌内或静注 | 每次 0.15～0.3 mg<br>每隔 6～8 h 或按需注射,疗效不佳时可适当增加用量<br>最大剂量<br>1 次 0.6 mg | |
| **盐酸羟考酮**<br>(羟氢可待因酮)<br>Oxycodone Hydrochloride<br>(Thecodine) | 片剂<br>5 mg | 口服 | 每次 10～30 mg<br>每 4 h 1 次<br>未使用过阿片类镇痛药的患者开始剂量<br>每次 5～15 mg<br>每 4～6 h 1 次 | |

| 作用及用途、不良反应、注意点 |
|---|
| |
| 【作用及用途】<br>【不良反应】<br>【注意点】 见833页阿芬太尼项下。 |
| 【作用及用途】<br>【不良反应】<br>【注意点】 见835页舒芬太尼项下。 |
| 【作用及用途】 为阿片 $\mu$ 受体部分激动药，属激动-拮抗药。镇痛作用强于哌替啶、吗啡。用于各种手术后疼痛、癌性疼痛、烧伤、肢体痛、心绞痛等，也可作为戒瘾的维持治疗。<br>【不良反应】 类似吗啡，常见头晕、嗜睡、恶心、呕吐、便秘等；对呼吸有抑制作用，亦有一定依赖性。<br>【注意点】 ① 静注后 $t_{1/2}$ 约3 h。作用持续6～8 h。② 对本品过敏或有过敏史者、孕妇、乳母及<7岁儿童忌用；颅脑损伤、呼吸功能障碍、已接受其他中枢神经抑制剂治疗者，老人及虚弱者慎用。③ 静注宜缓。④ 本品与受体亲和力高，常规剂量拮抗剂如纳洛酮，对已引起呼吸抑制者无用，推荐使用呼吸兴奋剂(如多沙普仑)。 |
| 【作用及用途】 为半合成纯阿片受体激动药，作用机制与41页吗啡相似，镇痛效力中等，还有镇咳、抗焦虑、镇静作用。用于缓解中至重度疼痛，如关节痛、背痛、癌性疼痛、牙痛、手术后疼痛等。<br>【不良反应】 类似吗啡。可产生耐受性和依赖性。<br>【注意点】 ① 速释片 $t_{max}$ 1.6 h，作用持续时间3～4 h，$t_{1/2}$ 3.2 h，控释片 $t_{max}$ 2.1～3.2 h，作用持续时间12 h，$t_{1/2}$ 4.5～8 h。② 胃排空延迟者、高碳酸血症患者忌用；余参见吗啡；急性乙醇中毒、黏液水肿、低血压、血容量不足、肾上腺皮质功能不全、甲状腺功能低下、前列腺增生、肠道炎性疾病患者及<18岁患 |

| 药品名称 | 剂型规格 | 用法 | 成人剂量 | 小儿剂量 |
|---|---|---|---|---|
| | 控释片<br>5 mg<br>10 mg<br>20 mg<br>40 mg | 口服 | 开始<br>每次 5 mg<br>每 12 h 1 次<br>整片吞服<br>最大剂量<br>1 次 0.2 g<br>每 12 h 1 次 | |
| **喷他佐辛**<br>(镇痛新,戊唑星)<br>Pentazocine<br>(Talwin) | 片剂<br>25 mg<br>50 mg | 口服 | 每次 25～50 mg<br>必要时每 3～4 h<br>1 次<br>最大剂量<br>1 d 0.6 g | 6～12 岁<br>每次 25 mg<br>每 4 h 可重复 1 次 |
| | 注射剂<br>1 ml<br>15 mg<br>30 mg | 皮下或肌内 | 每次 30 mg<br>必要时<br>每 3～4 h 1 次<br>最大剂量<br>1 d 0.36 g | 每次 0.5 mg/kg<br>最大剂量<br>1 次<1 mg/kg |
| | | 静注 | 每次 10～30 mg | 每次 0.5 mg/kg |
| **富马酸异丙吡仑**<br>(异哌丙吡胺,波比宁)<br>Isopropiram Fumurate<br>(Probne) | 片剂<br>0.05 g | 口服 | 每次 0.05～0.1 g<br>每日 1～2 次<br>中度至严重疼痛:<br>每次 0.15～0.2 g<br>最大剂量<br>1 d<0.45 g | |
| **盐酸布桂嗪**<br>(强痛定,布新拉嗪)<br>Bucinnazine Hydrochloride<br>(Bucinperazine, Fortanodyn) | 片剂<br>30 mg<br>60 mg | 口服 | 每次 30～60 mg<br>每日 3 次 | 每次 1 mg/kg |
| | 注射剂<br>1 ml<br>0.05 g<br>2 ml<br>0.05 g<br>0.1 g | 皮下 | 每次 0.05～0.1 g<br>每日 1～2 次 | |

| 作用及用途、不良反应、注意点 |
| --- |
| 者等慎用。③ 已接受口服吗啡治疗改用本品时，口服本品 10 mg 相当于口服吗啡 20 mg。④ 手术前或手术后 24 h 内不宜应用。⑤ 使用单胺氧化酶抑制剂者，须停药 2 周后方可用本品。⑥ 可能与西咪替丁、酮康唑、红霉素等发生相互作用。⑦ 控释片又名奥施康定(Oxycontin)。⑧ 停用控释片时应逐渐减量。⑨ 同吗啡注意点⑦⑧。 |
| 【作用及用途】 为阿片受体部分激动剂，又为较弱的拮抗剂。有镇痛作用，但较吗啡弱，另有轻度抗阿片碱类作用。用于各种中度疼痛。<br>【不良反应】 眩晕、恶心、呕吐、困倦、出汗、口干、便秘、尿闭及精神异常等，超量可抑制呼吸、血压升高、心动过速，成瘾性小。<br>【注意点】 ① 口服 50 mg，1 h 起效，$t_{max}$ 1～3 h，持续 4～5 h，肌注 30 mg 后 $t_{max}$ 15 min，$t_{1/2}$ 2 h。② 脑外伤、支气管哮喘、癫痫、呼吸功能不全者忌用；心肌损害、肝肾功能不全者及孕妇慎用。③ 对吗啡类成瘾者，应用本品后可促发戒断现象。④ 中毒时可用纳洛酮(见 785 页)解救。⑤ 忌与头孢哌酮配伍。⑥ 片剂为盐酸盐，注射剂为乳酸盐。⑦ 老人剂量减半，最大剂量 1 d 口服 0.4 g，肌内 0.25 g。 |
| 【作用及用途】 通过调节神经递质的释放和吸收，阻断内源性致痛因子兴奋性传递，降低疼痛冲动，从而增加中枢神经对疼痛下行抑制作用，镇咳作用较可待因强。用于各种病因及术后引起的急、慢性疼痛，对其他镇痛药有耐受性或需长期用镇痛药者。<br>【不良反应】 轻微嗜睡、恶心、呕吐、头晕、出汗、头痛，口干及便秘少见。<br>【注意点】 ① $t_{max}$ 30～60 min，$t_{1/2}$ 7 h。② 乳母及婴儿忌用；分娩止痛慎用。 |
| 【作用及用途】 镇痛作用为吗啡 1/3，对内脏器官的疼痛效果较差。用于偏头痛、炎症性及外伤性疼痛、关节痛、痛经、三叉神经痛及癌症疼痛。<br>【不良反应】 恶心、眩晕、困倦，长期应用可致依赖性及耐药性。<br>【注意点】 口服 10～20 min、皮下注射 10 min 起效，镇痛作用持续 3～6 h。 |

| 药品名称 | 剂型规格 | 用法 | 成人剂量 | 小儿剂量 |
|---|---|---|---|---|
| **复方丙氧氨酚**<br>Propoxyphene Napsylate and Paracetamol Co | 片剂<br>含无水萘磺酸右丙氧芬<br>0.05 g<br>对乙酰氨基酚<br>0.25 g | 口服 | 每次1～2片<br>每日3～4次<br>餐后服 | 儿童酌减或遵医嘱 |
| **匹米诺定**<br>(去痛定)<br>Piminodine | 片剂<br>25 mg | 口服 | 1次25～50 mg | |
| | 注射剂<br>10 mg | 皮下或肌内 | 1次10～20 mg<br>必要时每4 h给药1次 | |
| **酒石酸麦角胺**<br>Ergotamine Tartrate | 片剂<br>0.5 mg<br>1 mg<br>2 mg | 口服 | 每次1～2 mg<br>间隔30 min可再服1次<br>极量<br>1 d 6 mg<br>1周<10 mg | |
| | 注射剂<br>1 ml<br>0.25 mg<br>0.5 mg | 皮下或肌内 | 每次0.25～0.5 mg<br>必要时隔1 h重复1次<br>极量<br>1 d<1 mg | |
| **琥珀酸舒马普坦**<br>(英明格,磺马曲坦)<br>Sumatriptan Succinate<br>(Imigran) | 片剂<br>25 mg<br>0.05 g<br>0.1 g | 口服 | 偏头痛:<br>首次0.05～0.1 g<br>若无效,不必再服;若好转,可于2 h后加服1次;<br>若症状消失后又复发,应在24 h后再次服药<br>总剂量24 h内<0.2 g | 每次2 mg/kg<br>如症状复发24 h内可加服<br>最大量24 h内<br>6 mg/kg |

| 作用及用途、不良反应、注意点 |
| --- |
| 【作用及用途】 为中等程度的镇痛药。用于各种中轻度癌性疼痛,也可用于神经性疼痛、手术后疼痛、血管性头痛、骨关节痛、二线脱瘾等,但不宜长期连续服用。<br>【不良反应】 少数病例出现恶心、呕吐、上腹部不适。偶见头晕、嗜睡、便秘、食欲减退、口干、乏力等。<br>【注意点】 ① 丙氧氨酚 $t_{max}$ 1～2 h, $t_{1/2}$ 6 h;对乙酰氨基酚 $t_{max}$ 30～120 min, $t_{1/2}$ 1～4 h。② 孕妇、乳母及<7 岁儿童忌用;肝肾功能不全、甲状腺功能减退患者及老人慎用。③ 与乙醇合用有协同作用,但易引起过量中毒反应。④ 与中枢抑制药并用时,可致相加作用。 |
| 【作用及用途】 为强效麻醉性镇痛药,镇痛作用较哌替啶强。用于胆囊炎合并胆石、胰腺炎、癌症等引起的剧痛。<br>【不良反应】 同 41 页哌替啶。<br>【注意点】 有成瘾性。 |
| 【作用及用途】 有收缩血管作用,使扩张的脑动脉搏动恢复正常。用于偏头痛、脑动脉扩张性头痛。<br>【不良反应】 手、趾、脸部麻木和刺痛感,脚和下肢肿胀、四肢乏力、恶心、呕吐,严重者精神错乱、昏迷等。<br>【注意点】 ① 口服 $t_{max}$ 0.5～3 h, $t_{1/2}$ 2 h。② 冠心病、严重高血压、消化性溃疡、脑卒中、青光眼、甲状腺功能亢进、闭塞性血栓性脉管炎、肝肾功能不全、对本品过敏者,孕妇及乳母忌用;老人慎用。③ 不能用于预防偏头痛,用药后静卧 2 h。④ 与四环素、红霉素、克拉霉素、茚地那韦、利托那韦等合用可引起急性麦角中毒。⑤ 与多巴胺合用可导致外周血管痉挛,引起坏疽。⑥ 与咖啡因合用效果较好,不良反应也较轻。⑦ 麦角胺咖啡因片每片含本品 1 mg、咖啡因 0.1 g,剂量按本品计。⑧ 口服过量时洗胃并吸入亚硝酸戊酯。⑨ 遇光、热均易变质失效。 |
| 【作用及用途】 为选择性 5-羟色胺受体激动剂,这种受体绝大部分在颅脑血管内,激活后可引起颅脑血管收缩。用于缓解偏头痛,注射剂也可用于丛集性头痛的急性发作。<br>【不良反应】 注射部位暂时性疼痛、麻刺感、发热、沉重、发胀等,疲劳、嗜睡,个别出现恶心、呕吐、间隙性血压升高,偶见肝功能受损。<br>【注意点】 ① 口服 $t_{max}$ 45 min,皮下注射后 $t_{max}$ 25 min,单剂量 $t_{1/2}$ 2 h,重复给药后 $t_{1/2}$ 延长。② 对本品过敏、未控制的高血压、曾有心肌梗死或缺血性心脑及周围血管病、服用本品曾出现过胸痛及胸部紧缩感、偏瘫型偏头痛、椎基底动脉型偏头痛患者,孕妇,乳母及老人忌用;潜在心脏障碍、有冠状动脉明显 |

| 药品名称 | 剂型规格 | 用法 | 成人剂量 | 小儿剂量 |
| --- | --- | --- | --- | --- |
| | 注射剂<br>0.5 ml<br>6 mg | 皮下 | 偏头痛:<br>每次 6 mg<br>如症状复发,可在24 h内再次注射 6 mg,间隔至少 1 h<br>丛集性头痛:<br>每次 6 mg<br>极量 24 h 内 12 mg<br>两次间隔 6 h | |
| **佐米曲普坦**<br>(佐米格)<br>Zolmitriptan<br>(Zomig) | 片剂<br>胶囊<br>2.5 mg | 口服 | 每次 2.5 mg<br>如需第二次服药,最少间隔 2 h,如 2.5 mg 未能明显减轻头痛,随后发作中可用 5 mg,反复发作时,总剂量24 h内<15 mg | |
| **苯噻啶**<br>Pizotifen<br>(Pizotyline) | 片剂<br>0.5 mg | 口服 | 每次 0.5~1 mg<br>每日 3 次<br>或每日 1.5 mg<br>晚上 1 次顿服 | 每次 0.25~0.5 mg<br>每日 2~3 次<br>最大剂量<br>1 d 1.5 mg<br>或每日 0.5~1 mg<br>晚上 1 次顿服<br>最大剂量<br>1 晚 1 mg |
| **氯唑沙宗**<br>Chlorzoxazone | 片剂<br>胶囊<br>0.2 g | 口服 | 每次 0.2~0.4 g<br>每日 3 次<br>餐后服<br>症状严重者可酌情加量 | |

| 作用及用途、不良反应、注意点 |
| --- |
| 危险因素、肝肾功能不全及癫痫患者慎用，老人暂不推荐使用。③ 不应与麦角胺同用，必须使用时至少间隔 24 h 服用。 |
| 【作用及用途】 为一种选择性 5-羟色胺受体激动剂，激活后引起颅内血管收缩，还能抑制神经肽的释放，缓解偏头痛。用于有(无)先兆偏头痛的急性发作。<br>【不良反应】 轻微、短暂，可有恶心，头晕，嗜睡，温热感，无力，口干，感觉异常或感觉障碍，咽喉部、颈部、四肢及胸部沉重感、紧缩感和压迫感，肌痛，肌无力。<br>【注意点】 ① 1 h 内达 75%峰浓度，血浆浓度维持 4～6 h，$t_{1/2}$平均为 2.5～3 h。② 忌用慎用情况见 49 页舒马普坦；心脏旁路传导有关的心律失常患者忌用。③ 服药后不宜驾车或操纵机器。④ 使用本品 12 h 内避免使用其他曲坦类药物。⑤ 使用单胺氧化酶-A 抑制剂者，24 h 内服用本品的最大剂量为 7.5 mg。 |
| 【作用及用途】 为 5-羟色胺对抗剂，并有较强的抗组胺及较弱的抗乙酰胆碱作用。用于偏头痛、红斑性肢痛症、血管神经性水肿、慢性荨麻疹以及房性和室性早搏等。<br>【不良反应】 嗜睡、头昏、口干、食欲和体重增加。<br>【注意点】 ① 闭角型青光眼、前列腺增生患者及孕妇忌用。② 服药后不宜驾驶车辆、高空作业或操纵机器。 |
| 【作用及用途】 为中枢性肌肉松弛药。用于各种急、慢性软组织扭伤，挫伤，运动后肌肉酸痛，肌肉劳损后引起的疼痛，慢性筋膜炎，由中枢神经病变引起的肌肉痉挛。<br>【不良反应】 恶心、呕吐、头晕、嗜睡。<br>【注意点】 ① 口服 0.6 g 后 1 h 起效，$t_{max}$ 3～4 h，$t_{1/2}$ 66 min。② 肝肾功能不全者、孕妇、乳母及儿童慎用。③ 服药期间避免驾车、操纵机器及高空作业。④ 服药后尿呈橙色。⑤ 与中枢神经抑制剂及单胺氧化酶抑制剂合用时，应减量。⑥ 复方氯唑沙宗(鲁南贝特)片，每片含本品 0.125 g、对乙酰氨基酚 0.15 g，成人每次 2 片，每日 3～4 次，1 疗程 10 d。 |

| 药品名称 | 剂型规格 | 用法 | 成人剂量 | 小儿剂量 |
|---|---|---|---|---|
| **盐酸曲马朵**<br>(马伯龙,舒敏,奇曼丁)<br>Tramadol Hydrochloride<br>(Mabron, Tramal) | 胶囊<br>0.05 g<br>滴剂<br>1 ml<br>0.1 g<br>(40 滴) | 口服 | 每次 0.05～0.1 g<br>每日 3～4 次<br>连续用药＜48 h<br>极量 1 d 0.4 g | ＞25 kg<br>每次 1～2 mg/kg<br>余同成人<br>＞14 岁用法用量同成人 |
| | 缓释片<br>0.1 g | 吞服 | 每次 0.05～0.1 g<br>每日 2 次<br>最大剂量 1 d 0.4 g | ＞25 kg<br>每次 1～2 mg/kg |
| | 注射剂<br>1 ml<br>0.05 g<br>2 ml<br>0.1 g | 肌内或静注 | 急性疼痛:<br>首次 0.1 g<br>必要时可每隔 10～20 min 缓慢静注 0.05 g<br>第 1 h 内最大用量＜0.25 g<br>以后可每次 0.05～0.1 g<br>每 4～6 h 1 次<br>最大剂量 1 d 0.6 g | |
| | 栓剂<br>0.1 g | 直肠给药 | 每次 0.1 g<br>每日 1～2 次 | |
| **克洛曲**<br>Ketongning<br>(Tramadol Hydrochloride and Ibuprofen) | 片剂<br>含克痛宁(按眼镜蛇神经毒蛋白计)<br>0.16 mg<br>曲马朵<br>25 mg<br>布洛芬<br>50 mg | 口服或含化 | 每次 1～2 片<br>每日 2～3 次 | |

| 作用及用途、不良反应、注意点 |
| --- |
| 【作用及用途】 为阿片受体完全激动剂。另可通过抑制神经元对去甲肾上腺素的再吸收和增加5-羟色胺的释放,从而增强中枢神经系统对疼痛下行传导的抑制作用。对呼吸抑制和胃肠道运动功能的影响极低,对心血管系统的作用轻微。用于中度至重度的急、慢性疼痛。<br>【不良反应】 偶见嗜睡、头晕、恶心、呕吐、口干,长期服用可产生耐药性和依赖性。<br>【注意点】 ① 口服 $t_{max}$ 2 h,作用维持4～6 h,$t_{1/2}$ 5 h。② 乙醇、催眠药、镇痛药或精神药物急性中毒者忌用;孕妇、乳母仅能单次应用,对吗啡类制剂过敏者慎用;老人及肝肾功能不全者应延长间隔时间。③ 静注宜缓慢,每次2～3 min,过快可出现面部潮红、一过性心动过速。④ 不宜与单胺氧化酶抑制剂合用或于后者停用后2周以内应用。⑤ 作用可被纳洛酮中和,中毒时出现的痉挛可被苯二氮䓬类抑制。⑥ 滴剂和栓剂应30℃以下保存。⑦ 缓释片又名奇曼丁(Tramcotin),每片0.1 g,中度疼痛:每次0.1 g,最大剂量1 d 0.4 g,癌症疼痛时剂量可较大。舒敏(Tramal):缓释片每片、滴剂、注射剂、栓剂规格见剂型规格项。 |
| 【作用及用途】 由克痛宁、曲马朵和布洛芬按1∶150∶300配比组成。克痛宁主要通过抑制乙酰胆碱释放、曲马朵通过与中枢的阿片受体结合、布洛芬通过抑制环氧化酶而起镇痛作用;三者又通过不同的作用机制发挥镇痛的协同作用。用于晚期癌症疼痛、手术后疼痛及其他原因所致的中、重度疼痛。<br>【不良反应】 头晕、恶心、呕吐、心悸、多汗、乏力、气短、嗜睡、便秘、腹泻、排尿困难等;偶见皮疹或转氨酶升高。<br>【注意点】 ① 对各成分过敏者,乙醇、催眠药、镇痛药或其他中枢神经系统药物急性中毒者,活动期消化道溃疡者,妊娠最后3个月及乳母忌用;妊娠初6个月及老人慎用。② 肝肾功能不全患者酌情使用。③ 对胃肠道绞痛、血管扩大性头痛效果不显著。④ 注意耐药性或药物依赖性形成。⑤ 布洛芬有引起胃肠道出血、加重溃疡的报道。⑥ 不宜与单胺氧化酶抑制剂合用。 |

| 药品名称 | 剂型规格 | 用法 | 成人剂量 | 小儿剂量 |
|---|---|---|---|---|
| **罗通定**<br>(左旋四氢帕马丁,颅痛定)<br>Rotundine<br>(L-Tetrahydro-palmatine) | 片剂<br>30 mg<br>60 mg | 口服 | 镇痛:<br>每次 0.06～0.12 g<br>每日 1～4 次<br>催眠:<br>0.03～0.09 g<br>睡前服 | |
| | 注射剂<br>2 ml<br>60 mg | 肌内 | 每次 0.06～0.09 g | |
| **奈福泮**<br>(平痛新)<br>Nefopam<br>(Acupan) | 片剂<br>胶囊<br>20 mg | 口服 | 每次 20～60 mg<br>每日 3 次 | |
| | 注射剂<br>2 ml<br>20 mg | 肌内<br>或<br>静注 | 每次 20 mg<br>每日 3 次<br>必要时 3～4 h 1 次 | |
| **夫洛非宁**<br>(伊达拉克)<br>Floctafenine<br>(Idarac, Idalon) | 片剂<br>0.2 g | 口服 | 急性疼痛:<br>0.4 g 即服<br>必要时可再服 0.2 g<br>平均每日 0.8 g<br>慢性疼痛:<br>每日 0.4～0.6 g<br>均分 2～3 次 | 每日<br>10～20 mg/kg<br>分 2～3 次 |
| **牛痘疫苗接种家兔炎症皮肤提取液**<br>(神经妥乐平)<br>Extract from Inflammatory Cutaneous Tissue of Rabbit Inoculated with Vaccina Virus<br>(Neurotropin) | 片剂<br>4 NU | 口服 | 每日 4 片<br>分早晚 2 次<br>整片吞服<br>根据年龄和症状酌量增减 | |
| | 注射剂<br>3.6 NU | 皮下<br>肌内<br>或<br>静注 | 每次 3.6 NU<br>每日 1 次<br>SMON 后遗症:<br>每次 7.2 NU<br>每日 1 次静注<br>1 疗程 6 周 | |

| 作用及用途、不良反应、注意点 |
| --- |
| 【作用及用途】 具有镇痛、催眠、镇静、镇吐作用。用于头痛、胃痛、腹痛、痛经、分娩后的宫缩痛、紧张性失眠等。<br>【不良反应】 嗜睡、眩晕、乏力、恶心等。<br>【注意点】 ① 口服 10～30 min 起作用，3～5 h 后作用消失。② 大剂量对呼吸中枢有抑制作用，有时可引起锥体外系症状，勿久用。③ 老人口服剂量减半，肌内注射每次 0.06～0.075 g。 |
| 【作用及用途】 为非成瘾性镇痛药。用于慢性疼痛及内脏平滑肌绞痛。<br>【不良反应】 轻度出汗、恶心、头痛、头晕等。<br>【注意点】 ① 肌注 20 mg，5～20 min 产生镇痛作用，持续 2～4 h，$t_{1/2}$ 4～8 h。② 严重心血管疾患或有惊厥史者忌用；青光眼、尿潴留及肝肾功能不全者慎用。③ 忌与单胺氧化酶抑制剂合用。④ 静注宜缓慢。⑤ 老人剂量减半。 |
| 【作用及用途】 通过对疼痛点受体的作用，防止痛楚蔓延至中枢神经系统，因而有局部止痛作用。用于各种原因引起的急、慢性疼痛。<br>【不良反应】 胃肠道不适、眩晕、嗜睡、头痛及排尿灼伤感，偶见过敏反应、过敏性休克。<br>【注意点】 ① $t_{max}$ 30～60 min。② 对本品及格拉非宁过敏者忌用。③ 应避免单剂量重复服用以减少致敏因素。④ 忌与β受体阻滞剂合用。 |
| 【作用及用途】 为提取分离的非蛋白性生理活性物质。对于慢性疼痛性疾病较急性疼痛性疾病具更明显的镇痛作用，并且对慢性疼痛所伴随的冷感及麻木感有明显的改善作用。注射剂用于腰痛症，颈肩腕综合征，症状性神经痛，亚急性神经脊髓病(SMON)后遗症的冷感、疼痛、异常知觉症状等，片剂用于腰痛症、颈肩腕综合征、肩周炎和变形性关节炎。<br>【不良反应】 口服可有胃部不适，恶心，腹痛，腹泻，困倦，感觉异常，潮红，出汗，过敏，意识障碍，ALT、AST 值上升。注射剂较片剂反应少，注射部位疼痛、硬结。<br>【注意点】 ① 对本品过敏者忌用；老人、孕妇及乳母慎用。② 用于 SMON 后遗症如给药 2 周后仍未见效，应停药。③ 与麻醉性镇痛药、非麻醉性镇痛药、弱镇静剂、解热镇痛药、局部麻醉药等合用时，合用药物的作用会增大，应减少合用药物剂量。④ 不宜与地西泮、阿米替林混合注射。 |

| 药品名称 | 剂型规格 | 用法 | 成人剂量 | 小儿剂量 |
| --- | --- | --- | --- | --- |
| **高乌甲素**<br>(拉巴乌头碱)<br>Lappaconitine | 糖衣片<br>5 mg<br>10 mg | 口服 | 每次 5～10 mg<br>每日 1～3 次 | |
| | 注射剂<br>2 ml<br>4 mg | 肌内 | 每次 4 mg<br>每日 1～2 次<br>或遵医嘱 | |
| | | 静滴 | 每日 4～8 mg<br>溶于 GNS 注射液 500 ml 中静滴 | |

## (四) 抗癫痫药、抗震颤麻痹药

| 药品名称 | 剂型规格 | 用法 | 成人剂量 | 小儿剂量 |
| --- | --- | --- | --- | --- |
| **苯妥英钠**<br>(大仑丁)<br>Phenytoin Sodium<br>(Dilantin) | 片剂<br>0.05 g<br>0.1 g | 口服 | 每次 0.05～0.2 g<br>每日 2～3 次<br>餐后即服<br>从小剂量开始<br>极量<br>1 次 0.3 g<br>1 d 0.5 g | 每日 3～8 mg/kg<br>分 2～3 次<br>餐后即服<br>极量<br>1 d 0.25 g |
| | 注射剂<br>0.1 g<br>0.25 g | 静注或静滴 | 癫痫持续状态:<br>每次 0.15～0.25 g<br>稀释后缓注<br>每分钟<50 mg<br>极量<br>1 d 0.5 g<br>静滴以 NS 稀释,<br>滴注 20～30 min | 惊厥持续状态:<br>负荷剂量<br>15～20 mg/kg<br>12 h 后<br>维持量<br>每日 4～6 mg/kg |

| 作用及用途、不良反应、注意点 |
| --- |
| 【作用及用途】 为非成瘾性镇痛药,具有较强的镇痛作用。本品还具有局部麻醉、降温、解热和抗炎消肿作用。用于中度以上疼痛。<br>【不良反应】 个别出现荨麻疹、心慌、胸闷、头晕等,停药后很快消失。<br>【注意点】 本品中毒的早期表现为EKG变化(可逆性)。 |

| 作用及用途、不良反应、注意点 |
| --- |
| 【作用及用途】 对大脑皮质运动区有高度选择性抑制作用,具有抗癫痫、抗神经痛作用。用于全身性强直阵挛性发作、部分性发作、三叉神经痛、坐骨神经痛及肌强直等,尚可用于某些类型心律失常。<br>【不良反应】 胃肠反应、行为改变、步态不稳、眼球震颤、发音不清、肌力减弱、神经质;齿龈增生、造血系统抑制、骨质疏松、过敏性皮疹;对幼儿可致永久性脑损伤等。<br>【注意点】 ① 口服 $t_{max}$ 4～12 h,$t_{1/2}$平均为22 h(7～42 h)。② 孕妇,乳母,对乙内酰脲类过敏,窦性心动过缓,Ⅱ～Ⅲ度房室传导阻滞者忌用;贫血,严重感染,心、肝、肾疾病,糖尿病及甲状腺功能异常者及老人慎用。③ 剂量须个体化,可根据血药浓度调整剂量,有效血药浓度为10～20 μg/ml。④ 静注需心电监护,老人不宜静注。⑤ 定期检查血象、血钙、肝功能、脑电图、甲状腺功能及血药浓度。⑥ 骤然停药可诱发癫痫发作。⑦ 可加速维生素D代谢,长期服用需补充维生素D。⑧ 可使血糖升高,对糖尿病患者需调整降血糖药剂量。⑨ 与卡马西平合用,使后者血药浓度降低。⑩ 与苯巴比妥合用,本品血药浓度降低,后者血药浓度增加。⑪ 与西咪替丁、香豆素类药、氯霉素、异烟肼、磺胺类药、氯丙嗪等合用时,本品血药浓度增高。⑫ 可降低肾上腺皮质激素、雌激素、洋地黄类、奎尼丁的药效。⑬ 有致癌报道。⑭ 老人每次<75 mg。 |

| 药品名称 | 剂型规格 | 用法 | 成人剂量 | 小儿剂量 |
|---|---|---|---|---|
| **卡马西平**<br>(酰胺咪嗪,痛痉宁,得理多)<br>Carbamazepine<br>(Tegretol,<br>Tegretal) | 片剂<br>0.1 g<br>0.2 g | 口服 | 癫痫、镇痛:<br>每次 0.1～0.2 g<br>每日 2～3 次<br>极量<br>1 d 1.2 g<br>餐后服 | 癫痫:<br>每日 10～20 mg/kg<br>分 3 次<br>极量<br><6 岁 1 d 0.4 g<br>>6 岁 1 d 1 g |
| | 缓释片<br>0.2 g<br>0.4 g<br>缓释胶囊<br>0.1 g | 口服 | 每日 0.2～0.4 g<br>分 1～2 次 | |
| **奥卡西平**<br>(氧痛惊宁,确乐多,卡西平)<br>Oxcarbazepine<br>(Trileptal) | 片剂<br>0.15 g<br>0.3 g<br>0.6 g<br>溶液<br>1 ml<br>60 mg | 口服 | 开始每日 0.6 g<br>以后每周增加日剂量<br>0.6 g<br>维持量<br>每日 0.6～2.4 g<br>均分 2 次 | 开始<br>每日 8～10 mg/kg<br>以后每周增加日剂量<br>10 mg/kg<br>维持量<br>每日 30～45 mg/kg<br>均分 2 次 |
| **苯巴比妥**<br>(鲁米那)<br>Phenobarbital<br>(Luminal) | 片剂<br>0.015 g<br>0.03 g<br>0.1 g | 口服 | 抗癫痫:<br>每次 0.03 g<br>每日 2～3 次<br>极量 1 次 0.25 g<br>1 d 0.5 g,日剂量亦可睡前 1 次顿服 | 抗癫痫:<br>每日 3～5 mg/kg<br>分 2 次或睡前 1 次顿服 |
| **扑米酮**<br>(扑痫酮,麦苏林,去氧苯巴比妥)<br>Primidone<br>(Mysoline) | 片剂<br>0.05 g<br>0.1 g<br>0.25 g | 口服 | 每次 0.25 g<br>每日 2～3 次<br>极量<br>1 d 1.5 g | <8 岁<br>开始每次 50 mg<br>睡前服,经 10 d<br>后根据情况可逐渐增至<br>每次 0.125～0.25 g<br>每日 3 次或<br>每日 10～25 mg/kg<br>分次服<br>>8 岁<br>同成人 |

| 作用及用途、不良反应、注意点 |
|---|
| 【作用及用途】 抗癫痫作用类似苯妥英钠，尚有镇痛、抗心律失常、抗精神病和抗利尿作用。用于部分性发作、全身性强直阵挛性发作、难治性癫痫；亦可用于三叉神经痛、舌咽神经痛、室性早搏、原发性尿崩症、躁狂症及强直性肌病等。<br>【不良反应】 嗜睡、眩晕、皮疹、口干、恶心、呕吐、白细胞减少；尚可引起共济失调、视力模糊、复视、抽搐、昏迷；偶见再生障碍性贫血、肝功能损害、房室传导阻滞、尿潴留等。<br>【注意点】 ① $t_{max}$ 4～6 h，$t_{1/2}$ 平均 12～17 h。② 心、肾、肝功能不全者，房室传导阻滞及有骨髓抑制史者，妊娠初期，乳母忌用；糖尿病、青光眼、有心血管严重疾患者及老人慎用。③ 与奥卡西平及苯妥英钠有交叉耐药性。④ 服药宜从小量开始，先给予计量的 1/3，经 2～4 周加至治疗所需剂量。⑤ 有效血药浓度为 4～12 μg/ml。⑥ 定期查血象、肝功能及尿常规，作眼底检查及测定血浓度。⑦ 骤然停药可诱发癫痫发作。⑧ 大环内酯类抗生素、西咪替丁、抗抑郁药及异烟肼可使本品血药浓度增高。⑨ 苯巴比妥与扑米酮可使本品血药浓度降低。⑩ 忌与单胺氧化酶抑制剂合用。⑪ 单用本品抗利尿剂量每日 0.3～0.6 g，分 3 次。 |
| 【作用及用途】 为卡马西平的衍生物，作用可能在于阻断脑细胞的电压依赖性钠通道阻滞病灶放电的扩散。用于三叉神经痛和癫痫，其抗痫谱与卡马西平同。<br>【不良反应】 类似卡马西平，但不良反应较其轻。可出现过敏反应、低钠血症等。<br>【注意点】 ① $t_{max}$ 4～6 h，$t_{1/2}$ 1～2.5 h，代谢产物 $t_{1/2}$ 8～14 h。② 对本品过敏者、孕妇及乳母忌用；肝肾功能不全者及婴幼儿慎用。③ 老人和大剂量使用者应定期测定血钠浓度。④ 长期服用不可突然停药。⑤ 可升高苯巴比妥、苯妥英钠血药浓度。⑥ 与卡马西平、拉莫三嗪合用时，三药血药浓度均降低。 |
| 【作用及用途】<br>【不良反应】 见 3 页苯巴比妥项下。<br>【注意点】 |
| 【作用及用途】 化学结构和作用与苯巴比妥相似，在体内部分转化为苯巴比妥。用于全身性强直-阵挛性发作及部分性发作；还可用于特发性震颤和老年性震颤的治疗。<br>【不良反应】 与 3 页苯巴比妥同，但眩晕、共济失调及呕吐以初始服用者多见，对儿童可引起严重嗜睡，偶见巨幼细胞贫血、皮疹、骨质疏松等。<br>【注意点】 ① $t_{max}$ 4 h(0.5～9 h)，$t_{1/2}$ 10 h。其代谢产物苯乙基二酰胺和苯巴比妥的 $t_{1/2}$ 分别为 24～48 h 及 50～144 h。② 孕妇及乳母忌用；对苯巴比妥类药物过敏、肝肾功能严重不全、卟啉病、哮喘、肺气肿患者及老人慎用。③ 本品宜小剂量每日 50 mg 开始，经 10 d 后逐渐增至治疗剂量。④ 定期检查全血象、本品及其代谢产物苯巴比妥血药浓度。⑤ 忌与苯巴比妥同用。⑥ 骤然停药可能诱发癫痫发作。⑦ 药物相互作用参见苯巴比妥。⑧ 丙戊酸钠可增加本品血药浓度。⑨ 本品有效血药浓度为 5～15 μg/ml、苯巴比妥 20～40 μg/ml。⑩ 老人每次 12.5 mg，每日 2～3 次。 |

| 药品名称 | 剂型规格 | 用法 | 成人剂量 | 小儿剂量 |
|---|---|---|---|---|
| **地西泮**<br>(安定,苯甲二氮䓬)<br>Diazepam<br>(Valium) | 片剂<br>2.5 mg | 口服 | 每次 2.5～10 mg<br>每日 3 次 | ＞6 月<br>每次 0.04～0.1 mg/kg<br>每日 3～4 次 |
| | 注射剂<br>2 ml<br>10 mg | 肌内 | 每次 10 mg<br>2～4 h 可重复 1 次 | |
| | | 静注 | 癫痫持续状态:<br>10 mg<br>稀释后,缓慢静注<br>每隔 10～15 min 后可按需要重复达最大总剂量 30 mg,需要时可每隔 3～4 h 重复治疗<br>总剂量 1 d＜0.1 g | 癫痫持续状态:<br>＜5 岁<br>每 2～5 min<br>0.2～0.5 mg<br>极量 5 mg<br>＞5 岁<br>每 2～5 min 1 mg<br>极量 10 mg<br>必要时 2～4 h 内均可重复 |
| **硝西泮**<br>(硝基安定)<br>Nitrazepam | 片剂<br>5 mg | 口服 | 每次 5～10 mg<br>每日 3 次<br>极量 1 d 0.2 g | ＜30 kg<br>每日 0.3～1 mg/kg<br>分 3 次 |
| **氯硝西泮**<br>(氯硝安定)<br>Clonazepam<br>(Clonopin) | 片剂<br>0.5 mg<br>2 mg | 口服 | 开始<br>每次 0.5 mg<br>每日 2 次<br>以后每 3 d 增加日剂量 0.5～1 mg<br>分 2 次,直至发作控制或出现不良反应,并以此维持<br>极量 1 d＜20 mg | ＜10 岁<br>开始<br>每日 0.02～0.2 mg/kg<br>从小剂量开始<br>以后每 3 d 增加日剂量 0.25～0.5 mg<br>极量 1 d 0.2mg/kg<br>均分 1～2 次 |
| | 注射剂<br>1 ml<br>1 mg | 静注 | 每次 1～4 mg<br>缓慢静注＞0.5 min<br>病情未控制者<br>每隔 20 min 可重复 1～2 次<br>极量 1 d＜20 mg | 0.02～0.06 mg/kg<br>缓注＞0.5 min<br>病情未控制者每隔 20 min 可重复 1～2 次 |

| 作用及用途、不良反应、注意点 |
| --- |
| 【作用及用途】<br>【不良反应】<br>【注意点】 见7页地西泮项下。 |
| 【作用及用途】<br>【不良反应】<br>【注意点】 ① 老人每次2.5～5 mg。② 见7页硝西泮项下。 |
| 【作用及用途】 为苯二氮䓬类药物。作用与地西泮相似，但抗惊厥作用强5倍。用于控制各型癫痫，尤其对失神发作和肌阵挛性发作效果好；对失张性发作、婴儿痉挛、Lennox－Gastaut综合征也有效；静注治疗癫痫持续状态。<br>【不良反应】 嗜睡、共济失调、行为及个性改变、眼球震颤、眩晕、流涎，偶有白细胞或血小板减少、呼吸抑制、呼吸道分泌物增加等。<br>【注意点】 ① 口服 $t_{max}$ 1～2 h，$t_{1/2}$ 20～40 h。② 对本类药物过敏、肝肾功能不全及闭角型青光眼患者，孕妇及乳母忌用；有呼吸道疾患者慎用。③ 久用突然停药可致癫痫发作，宜每周减量＜0.04 mg/kg。④ 有效血药浓度0.015～0.05 μg/ml。⑤ 与卡马西平合用，两药的血药浓度均有降低；与丙戊酸合用，少数病例发生失神持续状态；与扑米酮合用，需减少后者用量。⑥ 老人口服量为成人的1/2，静注每次0.5～1 mg。⑦ 余参见7页地西泮项下。 |

| 药品名称 | 剂型规格 | 用法 | 成人剂量 | 小儿剂量 |
|---|---|---|---|---|
| **丙戊酸钠**<br>(抗癫灵,德巴金)<br>Valproate Sodium<br>(Depakine) | 片剂<br>0.1 g<br>0.2 g<br>糖浆<br>4%<br>肠溶片<br>0.25 g<br>0.5 g | 口服 | 每日 0.6~1.2 g<br>分 2~3 次<br>餐后即服<br>自上述 1/3 量开始,每周递增剂量 1 次,直至有效<br>极量 1 d 2.4 g | 每日 20~40 mg/kg<br>自小剂量开始<br>分 3 次<br>餐后服用<br>极量<br><20 kg<br>1 d 40 mg/kg<br>>20 kg<br>1 d 35 mg/kg |
| | 控释片<br>0.5 g<br>1 g | 口服 | 剂量同上<br>每日 1 次<br>整片或半片吞服 | 剂量同上<br>每日 1 次 |
| | 注射剂<br>0.4 g | 静注或静滴 | 15~30 mg/kg 于>5 min内静注,30 min后以每小时 1 mg/kg 的速度静滴,病前用过本品者,剂量减半 | 同成人 |
| **丙戊酰胺**<br>(丙缬草酰胺,癫健安)<br>Valpramide<br>(Depamide) | 片剂<br>0.1 g<br>0.2 g | 口服 | 每日 0.6~1.2 g<br>分 2~3 次<br>自每日 0.1 g 开始逐渐增加剂量<br>极量 1 d 1.8 g | 每日 10~30 mg/kg<br>分 2~3 次<br>餐后即服 |
| **拉莫三嗪**<br>(拉米克妥,利必通)<br>Lamotrigine<br>(Lamictal) | 片剂<br>25 mg<br>50 mg<br>0.1 g<br>0.2 g | 口服 | 与丙戊酸钠合用:<br>第 1~2 周<br>每日 12.5 mg<br>第 3~4 周<br>每日 25 mg<br>以后每隔 1~2 周增加最大日剂量 25~50 mg,直至达到最佳疗效<br>维持量<br>每日 0.1~0.2 g<br>分 1~2 次<br>与其他抗癫痫药合用: | 与丙戊酸钠合用:<br>第 1~2 周<br>每日 0.2 mg/kg<br>第 3~4 周<br>每日 0.5 mg/kg<br>以后每隔 1~2 周增加最大日剂量 0.5~1 mg/kg,直至达最佳疗效<br>维持量<br>每日 1~5 mg/kg<br>分 1~2 次<br>与其他抗癫痫药合用: |

| 作用及用途、不良反应、注意点 |
| --- |
| 【作用及用途】 使脑内抑制性介质γ-氨基丁酸(GABA)浓度增高,从而控制癫痫发作。用于各种类型的癫痫发作,特别是失神发作、肌阵挛性发作、全身性强直阵挛性发作;亦是预防偏头痛发作的常用药物。<br>【不良反应】 胃肠道不适、厌食、嗜睡、头晕、脱发、皮疹、血小板减少,偶可引起 ALT、碱性磷酸酶升高等。<br>【注意点】 ① 普通片剂及糖浆口服后 $t_{max}$ 1～4 h,$t_{1/2}$ 7～10 h。② 孕妇,严重肝功能不全、对丙戊酸类药物过敏者忌用;乳母,肾功能不全、器质性脑病、有血液病患者慎用。③ 有效血药浓度为 40～100 μg/ml。④ 用药期避免饮酒。⑤ 骤然停药可能诱发癫痫发作。⑥ 与苯巴比妥、氯硝西泮、苯妥英钠、扑米酮合用可增加四者的血药浓度;与卡马西平合用,可降低本品血药浓度。⑦ 氟哌啶醇、单胺氧化酶抑制剂、吩噻嗪类可降低本品药效,但本品可增加单胺氧化酶抑制剂的疗效。⑧ 西咪替丁、红霉素、克拉霉素可增加本品血药浓度。⑨ 丙戊酸类药物还包括丙戊酸镁(片剂 0.1 g、0.2 g),抗癫痫作用同本品,成人每次 0.2～0.4 g,每日 3 次,视病情可增至每次 0.6 g,每日 3 次。 |
| 【作用及用途】 为丙戊酸钠的前体。毒性较低,在肝内转变为丙戊酸而起作用,特点为作用强、见效快。用于多种类型的癫痫发作。<br>【不良反应】 食欲减退、恶心、头晕、头痛、乏力、皮疹等。<br>【注意点】 ① $t_{max}$ 5～14 h,$t_{1/2}$ 15 h。② 有效血药浓度为 50～100 μg/ml。③ 余见 63 页丙戊酸钠。 |
| 【作用及用途】 能使脑内谷氨酸释放减少,并阻断突触前膜电压依赖钠通道,有抗癫痫作用。用于各种类型癫痫发作。<br>【不良反应】 恶心、共济失调、视物模糊、复视、头痛或眩晕、嗜睡、过敏性皮疹等,极少出现 Stevens-Johnson 综合征、血管性水肿。<br>【注意点】 ① $t_{max}$ 2.5 h,$t_{1/2}$ 24 h,儿童 $t_{1/2}$ 短于成人。② 对本品过敏者、孕妇及乳母忌用;心功能不全、明显肝肾功能不全者慎用。③ 单药治疗时,成人:第 1～2 周每日 25 mg;第 3～4 周,每日 50 mg,均每日 1 次,以后每隔 1～2 周增加最大剂量 1 d 0.05～0.1 g,直至最佳疗效,维持量:1 d 0.1～0.2 g,分 1～2 次。④ 宜餐后整片吞服。⑤ 治疗后 1 个月内应特别注意肝肾功能和出凝血障碍。⑥ 服药期间避免驾车或操纵机器。⑦ 非必要时不宜突然停药,应于 2 周内逐渐减量。⑧ 肝酶诱导剂如卡马西平、苯妥英钠、苯巴比妥能使本品血药浓度下降,丙戊酸能使本品血药浓度上升。 |

| 药品名称 | 剂型规格 | 用法 | 成人剂量 | 小儿剂量 |
|---|---|---|---|---|
| | | | 第1～2周<br>每日50 mg<br>第3～4周<br>每日0.1 g<br>以后每1～2周增加最大日剂量0.1 g,直至最佳疗效<br>维持量<br>每日0.2～0.4 g<br>分1～2次 | 第1～2周<br>每日2 mg/kg<br>第3～4周<br>每日5 mg/kg<br>以后每隔1～2周增加最大日剂量2～3 mg/kg,直至最佳疗效<br>维持量<br>每日5～15 mg/kg<br>分2次 |
| **托吡酯**<br>(妥泰)<br>Topiramate<br>(Topamax) | 片剂<br>25 mg<br>50 mg<br>0.1 g | 口服 | 开始<br>每晚50 mg<br>以后每周增加日剂量25～50 mg直至有效,一般每日0.2～0.4 g,分2次<br>整片吞服 | 开始<br>每晚25 mg<br>每1～2周每日增加1～3 mg/kg直至有效,一般每日5～9 mg/kg,分2次,整片吞服<br>极量1 d 30 mg/kg |
| **加巴喷丁**<br>(诺立汀)<br>Gabapentin<br>(Neurontin) | 片剂<br>0.1 g<br>0.3 g<br>0.4 g | 口服 | 开始每日0.3 g<br>分3次<br>数日后每次0.3 g<br>每日3次<br>极量<br>1 d 1.8～2.4 g | 每日10～40 mg/kg<br>分3次<br>由小剂量开始,<br>逐日增加<br>极量<br>1 d<50 mg/kg |
| **氨己烯酸**<br>(喜得宁)<br>Vigabatrin<br>(Sabril,Sabrilex) | 片剂<br>0.5 g | 口服 | 每日2 g<br>分2次<br>由小量开始逐渐加量<br>最大剂量<br>1 d <4 g<br>分2次 | 每日40～80 mg/kg<br>分2次<br>由小量开始逐渐加量<br>最大剂量<br>1 d 0.08～0.1 g/kg<br>分2次 |

| 作用及用途、不良反应、注意点 |
|---|
| |
| 【作用及用途】 选择性阻断钠离子通道，增强 γ-氨基丁酸介导的神经抑制作用，阻断谷氨酸介导的神经兴奋作用。用于婴儿痉挛、部分性发作、Lennox-Gastaut 综合征和原发性全身性强直阵挛性发作等。<br>【不良反应】 腹痛、共济失调、厌食、无力、嗜睡、言语障碍、注意力不集中以及少汗、低热等。<br>【注意点】 ① $t_{1/2}$ 21 h。② 孕妇、乳母、对药物成分过敏者忌用；肾功能不全者应减量慎用。③ 大量饮水以减少肾结石发生的可能性。④ 停药应逐渐进行。⑤ 本品使苯妥英钠血药浓度增加，苯妥英钠和卡马西平能降低本品的血药浓度。 |
| 【作用及用途】 结构与神经递质的 γ-氨基丁酸(GABA)有关，有抗癫痫作用。用于部分性发作或继发性全身性强直阵挛性发作的联合治疗。<br>【不良反应】 嗜睡、头晕、共济失调、乏力、眼球震颤及体重减轻，长期服用常见有良性肿瘤。<br>【注意点】 ① $t_{max}$ 2～3 h，$t_{1/2}$ 5～7 h。② 对婴儿痉挛、Lennox-Gastaut 综合征、肌阵挛发作和失神发作无效。③ 对本品过敏、急性胰腺炎患者，孕妇及乳母忌用；肾功能不全及糖尿病患者慎用。④ 制酸剂能减少本品的吸收 29%以上，因此必须在服制酸剂 2 h 后服用。 |
| 【作用及用途】 为 γ-氨基丁酸(GABA)转氨酶的可逆性抑制剂，有抗癫痫作用。用于难治性癫痫的添加治疗，尤其对部分性发作疗效好，亦可用于婴儿痉挛。<br>【不良反应】 头昏、头痛、易激动、精神压抑等；偶有记忆力减退、复视、体重增加、胃肠功能紊乱；可发生氨基酸尿；行为障碍和精神病史患者用后少数产生攻击行为和精神病复发，服用 2 年以上者常发生视野缺损。<br>【注意点】 ① 口服吸收良好，$t_{max}$ 45～120 min，$t_{1/2}$ 5～7 h。② 对本品过敏者、有精神病史者、孕妇及乳母忌用；肾功能不全者及老人慎用。③ 对失神发作无效，甚至加重肌阵挛发作。④ 服药期间每 6 个月检查视野 1 次。⑤ 换药或停药时应在 2～4 周逐渐减量，以免癫痫发作次数增加。⑥ 与苯巴比妥、扑米酮及苯妥英钠合用，能引起三种药物血药浓度降低。⑦ 本品可使卡马西平血药浓度升高。 |

| 药品名称 | 剂型规格 | 用法 | 成人剂量 | 小儿剂量 |
|---|---|---|---|---|
| **唑尼沙胺**<br>(唑利磺胺)<br>Zonisamide<br>(Aleviatin) | 片剂<br>0.1 g<br>0.4 g<br>散剂 | 口服 | 开始<br>每日 0.1～0.2 g<br>分 1～3 次<br>1～2 周内增至<br>每日 0.2～0.4 g<br>分 1～3 次<br>最大剂量<br>1 d 0.6 g<br>分 2～3 次 | 开始<br>每日 2～4 mg/kg<br>分 1～3 次<br>1～2 周内增至<br>每日 4～8 mg/kg<br>分 1～3 次<br>最大剂量<br>1 d 12 mg/kg<br>分 2～3 次 |
| **左乙拉西坦**<br>(开浦兰)<br>Levetiracetam<br>(Keppra) | 片剂<br>0.25 g<br>0.5 g | 口服 | 开始<br>每次 0.5 g<br>每日 2 次<br>每 2～4 周<br>每次增加 0.5 g<br>每日 2 次<br>维持量<br>每日 1.0～3.0 g<br>分 2～3 次 | >4 岁<br>开始<br>每次 10 mg/kg<br>每日 2 次<br>每 2～4 周<br>每次增加 10 mg/kg<br>每日 2 次<br>维持量<br>每日 40～60 mg/kg<br>分 2 次 |
| **左旋多巴**<br>(左多巴)<br>Levodopa<br>(L-Dopa) | 片剂<br>0.05 g<br>0.1 g<br>0.25 g<br>0.5 g<br>胶囊<br>0.1 g<br>0.125 g<br>0.25 g | 口服 | 震颤麻痹:<br>开始每次 0.1 g<br>每日 3～4 次<br>必要时可每隔 3～7 d<br>每日增加<br>0.1～0.75 g,至有效而能耐受的剂量<br>最大剂量 1 d 6 g<br>分 4～6 次<br>肝昏迷:<br>2～5 g,溶于 100 ml<br>NS 口服或鼻饲 | |

| 作用及用途、不良反应、注意点 |
| --- |
| 【作用及用途】 作用与苯妥英钠及卡马西平相似,且持续时间长,对癫痫病灶的异常放电有抑制作用。用于全身性大发作、部分性发作癫痫。<br>【不良反应】 嗜睡、食欲减退、共济失调、乏力、白细胞减少、AST 及 ALT 等升高,偶见过敏反应、视觉异常。<br>【注意点】 ① $t_{max}$ 5～6 h,$t_{1/2}$ 60 h。② 对本品或磺胺类药物过敏者、孕妇及乳母忌用;操作机器者慎用。③ 连续用药时不可急剧减量或突然停药。④ 苯妥英钠、苯巴比妥、卡马西平和丙戊酸钠可降低本品的血药浓度。⑤ 由于本品的不良反应可能与碳酸酐酶抑制作用有关,故避免与其他碳酸酐酶抑制(托吡酯、乙酰唑胺等)合用。⑥ 散剂 1 g 含本品 0.2 g。 |
| 【作用及用途】 与中枢神经元突触小泡蛋白 SV2A 结合,调节神经递质释放,发挥抗癫痫作用。适用于 4 岁以上癫痫患者部分性发作以及肌阵挛发作的添加治疗。<br>【不良反应】 困倦、嗜睡、乏力、头痛、头晕、哮喘等。<br>【注意点】 ① $t_{max}$ 15～96 min,$t_{1/2}$ 6～8 h。② 对本品过敏或者对吡咯烷酮衍生物及其他任何成分过敏者、孕妇及乳母忌用。③ 与其他抗癫痫药物、口服避孕药、地高辛、华法林和丙磺舒之间不存在临床有意义的药动学相互作用。④ 对于肾功能受损、严重肝功能受损的患者,减量使用。 |
| 【作用及用途】 是体内合成多巴胺的前体,能通过血脑屏障,经脱羧成为多巴胺。用于震颤麻痹(帕金森病及症状性帕金森综合征)。另外本品被肾上腺素能神经摄取,转化为多巴胺和去甲肾上腺素后,可将肝昏迷患者的假性神经递质自神经末梢和受体部位排斥,从而改善肾上腺素能神经功能,改善症状。<br>【不良反应】 恶心、呕吐、食欲减退、运动增多,长期治疗后有“开关”现象(多动不安称为开,一定时间后出现肌强直,运动不能症状,称为关)及终末剂量效应(剂末作用减弱),另有直立性低血压,心律紊乱,抑郁,幻觉,排尿困难,惊厥,瞳孔扩大,ALT、碱性磷酸酶升高等。<br>【注意点】 ① 空腹吸收后 $t_{max}$ 1～3 h,$t_{1/2}$ 1～3 h。② 严重精神病、闭角型青光眼患者,孕妇,乳母,需用拟肾上腺素药物的支气管哮喘患者及＜5 岁儿童忌用;内分泌失调,肝、肾、心、肺功能不全,消化道溃疡或有癫痫史患者慎用,脑炎后及老人应酌减剂量。③ 出现舞蹈样不自主异常运动时,要控制剂量。④ 出现严重精神抑郁时,应减量甚至停药。⑤ 长期服用应注意经常检查血象及肝肾功能。⑥ 原用抗胆碱药物治疗者,需用本品时不宜突然停用前药。⑦ 维生素 $B_6$(剂量＞10 mg)及吩噻嗪类药物可降低本品疗效。⑧ 原使用单胺氧化酶抑制剂者应停用该类药物 2 周后才能使用本品。⑨ 全麻时宜暂时停用本品。⑩ 同时使用降压药,可增强本品降压作用。⑪ 苯妥英或苯二氮䓬类药使本品疗效降低。⑫ 制酸药可增加本品吸收。⑬ 甲基多巴可改变本品作用并促使精神病发作。⑭ 食物能减少本品吸收并降低疗效。⑮ 本品潮解后渐氧化变色,若溶于水中服用,应尽快用完。 |

| 药品名称 | 剂型规格 | 用法 | 成人剂量 | 小儿剂量 |
|---|---|---|---|---|
| **复方卡比多巴**<br>(复方 α-甲基多巴肼,信尼麦)<br>Carbidopa Co<br>(α-Methyldopa Hydrazine Co, Carbidopa-Levodopa, Sinemet) | 片剂<br>0.11 g<br>(卡比多巴 10 mg,左旋多巴 0.1 g)<br>0.125 g<br>(卡比多巴 25 mg、左旋多巴 0.1 g)<br>0.275 g<br>(卡比多巴 25 mg,左旋多巴 0.25 g)<br>控释片<br>0.125 g<br>0.25 g | 口服 | 未用过左旋多巴:<br>每次 0.11 g<br>每日 3~4 次<br>每隔 1~2 d,每日增加 0.11 g,<br>用过左旋多巴:<br>每日<1.5 g 者剂量用法同上,<br>剂量每日>1.5 g 者,<br>每次 0.275 g,<br>每日 3~4 次<br>每隔 1~2 d 每日增加 0.275 g<br>以上均加至卡比多巴每日 0.2 g,左旋多巴每日 2 g 为限<br>维持量<br>卡比多巴每日 50 mg,左旋多巴每日 0.5 g | |
| **多巴丝肼**<br>(苄丝肼多巴,复方苄丝肼,美多巴)<br>Levodopa and Benserazide<br>(Madopar) | 片剂<br>胶囊<br>0.125 g<br>(含苄丝肼 25 mg、左旋多巴 0.1 g)<br>0.25 g<br>(含苄丝肼 50 mg、左旋多巴 0.2 g) | 口服 | 第 1 周<br>每次 0.125 g<br>每日 3 次<br>以后每周每日增加 0.125 g,直至适宜剂量<br>1 d 总剂量<1 g<br>分 3~4 次<br>维持量<br>每次 0.25 g<br>每日 3 次 | |

| 作用及用途、不良反应、注意点 |
| --- |
| 【作用及用途】 为左旋多巴的复方制剂。卡比多巴抑制外周的多巴脱羧酶，使左旋多巴在外周的代谢受到抑制，血药浓度提高，进入脑内量增加，故可减少约75%左旋多巴的用量并减轻其外周不良反应。用于震颤麻痹。<br>【不良反应】 强直、呕吐、恶心、厌食、失眠、肌痉挛、血压降低、心律失常，长期服药者常见药效降低、维持时间缩短、运动障碍及其他精神神经系统症状等。<br>【注意点】 ① 原用左旋多巴片剂或控释片者改用本品时，须先分别停用左旋多巴 8 h、12 h。② 剂量过大时将出现多动症。③ 控粹片名息宁(Sinemet Control Release Tablet)，有 25 mg/100 mg 及 50 mg/200 mg 两种规格，分别含卡巴多巴 25 mg、50 mg，左旋多巴 100 mg、200 mg。在 4～6 h 内释放出有效成分，能稳定左旋多巴血药浓度，减少“开关”现象及剂末作用减弱，峰剂量过高的多动现象。需整片或半片吞服。已用左旋多巴复合剂者换至息宁时，左旋多巴日量应比原先复合剂中左旋多巴量多 10%～30%以上，分 2～3 次吞服。未用左旋多巴的轻中度患者，口服 50 mg/200 mg 片 1 片，晨 1 次吞服，以后每 3 日增加1片，直至最适宜剂量，一般不超过每日 3 片，分 3 次服，两次间隔至少6 h。④ 余参见 67 页左旋多巴。 |
| 【作用及用途】 为左旋多巴的复方制剂。苄丝肼为脱羧酶抑制药，抑制外周的左旋多巴脱羧，使更多左旋多巴进入脑内代谢成多巴胺，从而减少左旋多巴用量及外周不良反应，作用类似卡比多巴。用于震颤麻痹。<br>【不良反应】 与 67 页左旋多巴相似，但较轻。<br>【注意点】 ① 片剂 $t_{max}$ 30～60 min，控释片 $t_{max}$ 3～3.5 h。② 老人精神病、闭角型青光眼患者，孕妇及乳母忌用；严重肝、肾、心、肺功能不全及骨质疏松者慎用。③ 维生素 $B_6$ 可增加本品疗效。④ 另有美多巴控释胶囊(Madopar HBS)，每粒 0.125 g，其优点及服用注意点同息宁(见本页)，用法初次为 1 粒，早晨 1 次整粒吞服，以后每 5 d 增加 1 粒，直至最适剂量。 |

| 药品名称 | 剂型规格 | 用法 | 成人剂量 | 小儿剂量 |
|---|---|---|---|---|
| **盐酸金刚烷胺**<br>(金刚胺,三环癸胺)<br>Amantadine Hydrochloride<br>(Symmetrel) | 片剂<br>胶囊<br>0.1 g | 口服 | 震颤麻痹:<br>每次 0.1 g<br>每日 1～2 次<br>极量 1 d 0.4 g | |
| **盐酸苯海索**<br>(安坦)<br>Trihexyphenidyl Hydrochloride<br>(Artane,<br>Benzhexol) | 片剂<br>2 mg<br>胶囊<br>5 mg | 口服 | 震颤麻痹:<br>开始<br>每日 1～2 mg<br>以后每 3～5 d 增加日剂量 2 mg,至适宜剂量<br>最大剂量<br>1 d 10～15 mg<br>分次餐后服 | |
| **司来吉兰(司立吉林)**<br>Selegiline<br>(Deprenyl,<br>Eldepryl) | 片剂<br>5 mg | 口服 | 震颤麻痹:<br>开始每日 5 mg,如有效,渐增至最高量每日 10 mg,分 2 次,早餐及午餐后服<br>最好隔日用药,清晨与左旋多巴同服 | |
| **甲磺酸苯扎托品**<br>(苄托品)<br>Benzatropine Mesylate<br>(Banztropine,<br>Cogentin) | 片剂<br>0.5 mg<br>1 mg<br>2 mg | 口服 | 震颤麻痹:<br>每日 0.5～6 mg<br>分 3 次<br>自小剂量开始渐增 | >3 岁用量酌情调整 |
| | 注射剂<br>2 ml<br>2 mg | 肌内或静注 | 震颤麻痹:<br>每日 1～2 mg<br>剂量视需要及耐受力而定 | |

| 作用及用途、不良反应、注意点 |
| --- |
| 【作用及用途】 进入脑组织能增加多巴胺释放或延缓多巴胺的破坏，亦能阻止病毒穿入人体细胞，且影响病毒脱壳。用于震颤麻痹及亚洲 $A_2$ 型流感病毒感染的预防和早期治疗。<br>【不良反应】 注意力不集中、精神错乱、头痛、激动、震颤、失眠、嗜睡、幻觉、言语不清、运动失调等，偶有胃肠道不适，严重者有直立性低血压、尿潴留，甚至惊厥等。<br>【注意点】 ① $t_{max}$ 2～4 h，$t_{1/2}$ 11～15 h。② 中枢神经系统疾病(震颤麻痹除外)、老年性痴呆、癫痫、心力衰竭患者，孕妇及乳母忌用；精神病、肝肾功能不全及闭角型青光眼患者慎用。③ 有非特异性退热作用。④ 最后一次用药应在下午 4 时前，以免引起失眠。⑤ 用药期间勿饮酒，以免引起醉酒状态。⑥ 用药期间勿操作精密仪器或驾车。⑦ 不宜突然停药，但如用药后症状恶化，应立即停用。⑧ 用大剂量抗胆碱药患者，用本品前应减少抗胆碱药剂量。⑨ 不宜与糖皮质激素合用。⑩ 慎与中枢神经系统兴奋药合用。 |
| 【作用及用途】 有中枢性抗胆碱作用，周围抗胆碱作用较弱。用于震颤麻痹、利舍平和吩噻嗪类药物引起的锥体外系反应及肝豆状核变性等。<br>【不良反应】 头晕、眩晕、视力模糊、瞳孔散大、口干、便秘、尿潴留、心率加快，少数可致精神紊乱等。<br>【注意点】 ① 服后 1 h 起效，$t_{1/2}$ 1.7～3.7 h。② 尿潴留、前列腺增生、青光眼患者，孕妇及乳母忌用；高血压，心、肝、肾功能不全，重症肌无力者及老人慎用。③ 脑炎后震颤麻痹者需要剂量偏大，日量不超过 30 mg。④ 服药期间不宜驾车或操纵机器。⑤ 突然停药可使震颤麻痹症状加重。⑥ 与吩噻嗪类或三环类抗抑郁剂同用可引起肠麻痹。⑦ 与左旋多巴合用，可增效。⑧ 金刚烷胺、单胺氧化酶抑制剂可加强本品抗胆碱作用，发生麻痹性肠梗阻。⑨ 乙醇、中枢神经系统抑制药可加强本品镇静作用。⑩ 抗酸药或吸附性止泻药可减弱本品作用。⑪ 可增加强心苷类药吸收。⑫ 老人剂量同成人，总剂量 1 d＜10 mg。 |
| 【作用及用途】 为 B 型单胺氧化酶抑制剂。选择性地阻断多巴胺代谢，抑制其降解，并可抑制多巴胺受体对多巴胺的再吸收，增强左旋多巴的作用，因而可减少后者的用量约 30%。用于震颤麻痹。<br>【不良反应】 运动障碍、精神障碍、恶心、口干、眩晕、失眠和低血压等。<br>【注意点】 ① $t_{max}$ 1 h。② 胃溃疡患者慎用。③ 很少单独使用，与左旋多巴合用时应减少本品及左旋多巴剂量。④ 忌与哌替啶合用。⑤ 与三环类抗抑郁药合用有相互作用的不良反应。 |
| 【作用及用途】 为阿托品类衍生物。具中枢性抗胆碱作用，抗震颤麻痹作用较强，尚有抗组胺作用及轻度局部麻醉作用。用于震颤麻痹，也可用于药物引起的锥体外系反应。<br>【不良反应】 口干、散瞳、视力模糊等阿托品样不良反应。<br>【注意点】 ① $t_{1/2}$ 6～8 h。② 余见 71 页苯海索项下。 |

| 药品名称 | 剂型规格 | 用法 | 成人剂量 | 小儿剂量 |
|---|---|---|---|---|
| **氢溴酸东莨菪碱**<br>(海俄辛)<br>Scopolamine Hydrobromide<br>(Hyoscine) | 片剂<br>0.2 mg | 口服 | 震颤麻痹:<br>每次 0.2 mg<br>每日 3～4 次<br>极量 1 次 0.6 mg<br>1 d 2 mg | 每次 0.006 mg/kg<br>每日 3 次<br>极量<br>1 次 0.012 mg/kg<br>1 d 0.024 mg/kg |
| | 注射剂<br>1 ml<br>0.3 mg<br>0.5 mg | 皮下 | 每次 0.3～0.5 mg<br>极量 1 次 0.5 mg<br>1 d 1.5 mg | 同口服 |
| | | 静注或静滴 | 乙脑呼吸衰竭:<br>每次<br>0.02～0.04 mg/kg<br>根据病情隔<br>20～30 min 可重复<br>总剂量 1 d<6 mg | 乙脑呼吸衰竭:<br>每次<br>0.02～0.04 mg/kg<br>根据病情隔 20～30 min<br>可重复<br>总剂量按成人量酌减 |
| **甲磺酸溴隐亭**<br>Bromocriptine Mesylate<br>(Parlodol) | 片剂<br>2.5 mg | 口服 | 震颤麻痹:<br>开始每日 1.25 mg<br>隔 1～5 d 每日增加<br>1.25 mg,每日达 20～40 mg,分 2～3 次,必要时尚可继续增加剂量<br>最大剂量 1 d 0.1 g<br>均进餐时服 | |
| **吡贝地尔**<br>(泰舒达)<br>Piribedil<br>(Trastal,<br>Trivastal) | 缓释片<br>50 mg | 口服 | 单独用药:<br>每日 0.15～0.25 g<br>分 2～3 次<br>与左旋多巴合用<br>每日 0.05～0.15 g<br>分 2～3 次<br>均餐后整片吞服 | |

| 作用及用途、不良反应、注意点 |
| --- |
| 【作用及用途】 有外周和中枢抗胆碱作用,对大脑有明显的抑制作用,但对呼吸中枢却有兴奋作用。用于震颤麻痹、麻醉前给药、晕动症、狂躁性精神病等,亦用于脑炎引起的呼吸衰竭、有机磷中毒及感染性休克。<br>【不良反应】 口干、声音哑、畏光、视力模糊、眩晕、嗜睡;剂量过大可引起谵妄、激动不安甚至惊厥。<br>【注意点】 ① 青光眼、前列腺增生、幽门梗阻、严重器质性心脏病、严重高血压、肝肾功能严重不全、重症甲亢以及肌肉松弛药禁忌者均忌用。② 如有中毒现象,可用巴比妥类药物解救,亦可用新斯的明以对抗其周围作用。③ 老人口服剂量每次 0.1 mg,每日 3～4 次。 |
| 【作用及用途】 为麦角生物碱的衍生物。具兴奋多巴胺受体的功能,并通过多巴胺来抑制催乳素的分泌,刺激纹状体内源性多巴胺的释放。对纹状体多巴胺缺乏的震颤麻痹有效,亦用于闭经、乳溢症、肢端肥大症。<br>【不良反应】 恶心、呕吐、头晕、直立性低血压,大剂量时可出现精神紊乱、不自主躯体运动、夜间腿部痉挛,偶有胃肠道出血等。<br>【注意点】 ① $t_{max}$ 1～2 h,$t_{1/2}$ 48 h。② 严重心血管疾病患者、孕妇、乳母、对麦角生物碱有过敏者忌用;精神病、高血压、肝功能不全、消化性溃疡患者及老人慎用。③ 利舍平、吩噻嗪类(如氯丙嗪、奋乃静)、丁酰苯类(如氟哌啶醇等)药物能拮抗本品抗震颤麻痹作用,不能与本品合用。④ 前述三类药及单胺氧化酶抑制剂等能升高催乳素浓度,干扰本品效能。⑤ 能增强降压药及左旋多巴的药效。⑥ 大环内酯类抗生素、平滑肌解痉药及多巴胺拮抗药可使本品血药浓度升高。⑦ 老人剂量:开始每日 0.625 mg,以后每1～5 d 每日增加 0.625 mg,逐渐增至每日 10～20 mg,分 3 次。 |
| 【作用及用途】 为多巴胺受体激动剂。用于震颤麻痹,特别是治疗以震颤为主要症状的患者。<br>【不良反应】 偶有胃肠道不适、直立性低血压及嗜睡。<br>【注意点】 ① $t_{max}$ 1 h,$t_{1/2}$ 1.7～6.9 h。② 孕妇,乳母,循环衰竭、急性心肌梗死患者忌用。③ 避免与单胺氧化酶抑制剂及神经节阻滞药合用。④ 剂量每 3 d 增加 1 片,可单独用药,或与左旋多巴合用作为初期或后期治疗。 |

| 药品名称 | 剂型规格 | 用法 | 成人剂量 | 小儿剂量 |
|---|---|---|---|---|
| **甲磺酸培高利特**<br>(硫丙麦角林)<br>Pergolide Mesylate<br>(Celance) | 片剂<br>0.05 mg<br>0.25 mg<br>1 mg | 口服 | 震颤麻痹:<br>开始2 d,每晚0.05 mg<br>以后每间隔2 d每日增加0.1 mg<br>12 d后每隔2 d每日增加0.25 mg<br>维持量 每日3 mg 分3次<br>极量 1 d 5 mg | 抽动秽语综合征:<br>开始剂量<br>0.025 mg,逐步增加至<br>每次0.05 mg每日3次<br>最大剂量1 d 0.3 mg |

## (五) 抗精神障碍药

### 1. 抗精神病药

| 药品名称 | 剂型规格 | 用法 | 成人剂量 | 小儿剂量 |
|---|---|---|---|---|
| **盐酸氯丙嗪**<br>(冬眠灵,氯普吗嗪)<br>Chlorpromazine Hydrochloride<br>(Wintermin,<br>Thorazine) | 片剂<br>12.5 mg<br>25 mg<br>50 mg | 口服 | 精神分裂症:<br>开始<br>每日25~50 mg<br>根据病情逐渐增至<br>每日0.3~0.6 g<br>最大剂量1 d 0.8 g<br>均分次餐后即服<br>维持量<br>每日0.1~0.3 g<br>镇吐:<br>每次12.5~25 mg<br>每日2~3次 | 镇吐:<br>每次0.5~1 mg/kg |
| | 注射剂<br>1 ml<br>25 mg<br>2 ml<br>50 mg | 深部肌内 | 每次25~50 mg<br>极量1次0.1 g<br>1 d 0.4 g | 每次0.5~1 mg/kg |
| | | 静滴 | 剂量同肌注<br>(1 mg/ml)<br>滴速每分钟<1 mg | 剂量同肌注<br>(1 mg/ml)<br>滴速每分钟0.5 mg |

| 作用及用途、不良反应、注意点 |
| --- |
| 【作用及用途】 为麦角的衍生物。主要激动多巴胺 $D_2$ 受体,对 $D_1$ 受体作用很少,抑制催乳素和生长激素的分泌。临床应用范围类似溴隐亭,用于肢端肥大症、青光眼、高催乳素血症、垂体催乳素腺瘤及震颤麻痹。<br>【不良反应】 与73页溴隐亭相似,常见消化道不适反应。<br>【注意点】 ① 对本品或麦角衍生物过敏者及乳母忌用;心律紊乱患者、孕妇慎用。② 应进食时服用。③ 尤其在剂量调整阶段,应避免发生直立性低血压。④ 不能突然停药,以免引起幻觉和精神异常。⑤ 治疗震颤麻痹时在剂量摸索阶段,应小心地降低同服的左旋多巴剂量。⑥ 药物相互作用见溴隐亭。 |

| 作用及用途、不良反应、注意点 |
| --- |
| 【作用及用途】 为吩噻嗪类药。对中枢神经系统有强的安定、镇静作用,显著的控制兴奋骚动以及抗幻觉、妄想作用,另可镇吐、降低新陈代谢、扩张血管。用于精神分裂症及镇吐。<br>【不良反应】 口干、便秘、皮疹、药热、粒细胞减少、胆汁淤积性黄疸、直立性低血压、锥体外系症状、视物不清等,肌注部位易发生硬结。<br>【注意点】 ① 口服 $t_{max}$ 2～4 h,作用维持 6 h。② 孕妇、乳母忌用;对吩噻嗪类药过敏、严重肝功能不全、中枢神经系统明显抑制、青光眼、原发性癫痫、严重心血管疾病、尿潴留、严重呼吸系统疾病、尿毒症、大脑有器质性病变者及<6个月小儿慎用,老人减量慎用。③ 肌注与普鲁卡因并用以减少局部疼痛。④ 注射后平卧 1～2 h。⑤ 静滴时应经常测体温、心率和血压。⑥ 溶液应避免与皮肤接触,以防发生接触性皮炎。⑦ 长期治疗停药时应逐渐减量,骤然停药可促发迟发性运动障碍,老人中尤多。⑧ 长期用药应定期检查白细胞计数、肝功能及眼科检查。⑨ 与乙醇或中枢神经系统抑制药,尤其全麻药合用时,剂量应减至 1/4～1/2。⑩ 止酸及止泻药可抑制氯丙嗪吸收。⑪ 与抗胆碱药并用时,效应彼此加强。⑫ 与肾上腺素并用时,可导致明显低血压及心动过速。⑬ 与抗高血压药物合用易致直立性低血压。⑭ 遇光或空气色泽变深者不宜使用。⑮ 忌与近碱性或碱性药物配伍。 |

| 药品名称 | 剂型规格 | 用法 | 成人剂量 | 小儿剂量 |
|---|---|---|---|---|
| **奋乃静**<br>(羟哌氯丙嗪,<br>过非那嗪)<br>Perphenazine<br>(Trilafon) | 片剂<br>2 mg<br>4 mg | 口服 | 精神分裂症:<br>开始每日 2～4 mg<br>以后每隔 1～2 d 增加<br>日剂量 6 mg 至<br>每日10～60 mg<br>均分 2～4 次<br>镇吐:<br>每次 2～4 mg<br>每日 2～3 次 | 镇吐:<br><6 岁<br>每日 4 mg<br>>6 岁<br>每日 6 mg<br>均分 3～4 次 |
| | 注射剂<br>1 ml<br>5 mg | 肌内 | 精神分裂症:<br>每次 5～10 mg<br>每日 2 次或<br>6 h 1 次 | |
| | | 静注 | 精神分裂症:<br>每次 5 mg<br>待合作后改口服 | |
| **盐酸氟奋乃静**<br>Fluphenazine<br>Hydrochloride<br>(Flunazine) | 片剂<br>2 mg<br>5 mg | 口服 | 精神病:<br>每日 6～30 mg<br>分 2～3 次<br>从小剂量开始,每日<br>递增 1～2 mg | |
| | 注射剂<br>1 ml<br>2 mg<br>5 mg<br>2 ml<br>10 mg | 肌内 | 每次 2～5 mg<br>每日 1～2 次<br>从小剂量开始 | |
| **盐酸三氟拉嗪**<br>(三氟吡拉嗪,<br>甲哌氟丙嗪)<br>Trifluoperazine<br>Hydrochloride<br>(Stelazine,<br>Terflazine) | 片剂<br>1 mg<br>5 mg | 口服 | 精神分裂症:<br>开始每次 5 mg<br>每日 1～2 次<br>以后根据病情及耐受<br>情况调整至<br>每日 30～40 mg<br>平均维持量<br>每日 5～20 mg<br>最大剂量 1 d 60 mg<br>均分 2～4 次 | >6 岁<br>每日 1～15 mg<br>分 2～3 次 |

| 作用及用途、不良反应、注意点 |
|---|
| 【作用及用途】 为吩噻嗪类药。其抗精神病作用较氯丙嗪强 6～10 倍，但镇静作用较弱。用于精神分裂症、偏执性障碍、躁狂症。<br>【不良反应】 锥体外系症状较多见，另可引起皮疹、黄疸等。<br>【注意点】 ① 口服 $t_{max}$ 4～8 h，肌注后 10 min 起效，1～2 h 达最大效应，作用维持 6 h。② 静注时以 NS 稀释至 0.5 mg/ml，注射速度<1 mg/min。③ 余参阅 75 页氯丙嗪注意点。 |
| 【作用及用途】 为吩噻嗪类中最强的抗精神病药。作用强、快而持久，有镇静及镇吐作用。用于妄想型及紧张型精神分裂症，对急、慢性分裂症均有效，尤其对少语、退缩、木僵、违拗的患者更为适宜，亦用于呕吐及扼逆。<br>【不良反应】 见 75 页氯丙嗪。<br>【注意点】 ① 口服 $t_{max}$ 2 h，肌注后 1～2 h 作用最强，$t_{1/2}$ 12 h。② 忌用慎用情况参阅氯丙嗪注意点。③ <6 岁儿童忌用。④ 癸酸氟奋乃静（保列神，Fluphenazine Decanoate，Modecate）为长效制剂，每支 1 ml(25 mg)，适用于需长期治疗或口服不合作者，开始剂量每次 12.5～25 mg，每 2～4 周 1 次，肌内注射，随疗效和个体反应调节剂量，最大维持量每次 0.1 g。⑤ 老人剂量减半。 |
| 【作用及用途】 为吩噻嗪类药。抗精神病作用强而快，有较强镇吐作用。用于幻觉妄想型及木僵型精神分裂症、慢性退缩患者及偏执性精神病。<br>【不良反应】 同 75 页氯丙嗪，锥体外系反应较氯丙嗪明显。<br>【注意点】 ① 不宜晚间服用。② <6 岁儿童忌用。③ 锥体外系症状出现时可用苯海索使其减轻或消失。④ 1 疗程 3 个月。⑤ 余参阅 75 页氯丙嗪注意点。 |

| 药品名称 | 剂型规格 | 用法 | 成人剂量 | 小儿剂量 |
| --- | --- | --- | --- | --- |
| **盐酸硫利达嗪**<br>(甲硫达嗪)<br>Thioridazine<br>Hydrochloride<br>(Mellaril) | 片剂<br>10 mg<br>25 mg<br>50 mg<br>0.1 g | 口服 | 开始<br>每次 25～50 mg<br>每日 2～3 次<br>以后视病情及耐受<br>情况可渐增至<br>每日0.4～0.8 g<br>最大剂量<br>1 d 0.8 g<br>维持量<br>每日 0.1～0.2 g | 每日 1 mg/kg<br>分 3 次 |
| **棕榈酸酯哌泊噻嗪**<br>(安乐嗪)<br>Pipotiazine<br>Palmitate<br>(Piportil) | 注射剂<br>1 ml<br>25 mg<br>4 ml<br>0.1 g | 深部<br>肌内 | 开始<br>每次 25～50 mg<br>可渐增至<br>每次 0.05～0.2 g<br>每 4 周 1 次 | |
| **氟哌啶醇**<br>(氟哌丁苯，氟哌醇)<br>Haloperidol<br>(Haldol) | 片剂<br>2 mg<br>4 mg | 口服 | 精神分裂症：<br>开始<br>每次 2 mg<br>每日 1～2 次<br>以后根据病情及耐受<br>情况调整剂量<br>常用量<br>每日 10～40 mg<br>维持量<br>每日 4～20 mg<br>均分 2～3 次 | 抽动障碍：<br>开始<br>每日 0.05 mg/kg<br>以后渐增至<br>每日 0.075 mg/kg<br>分 2～3 次<br>孤独症：<br>＞2 岁<br>每日 0.5～4 mg<br>每日 1 次<br>精神病：<br>6～12 岁<br>每日<br>0.025～0.05 mg/kg<br>逐渐增至每日<br>0.05～0.15 mg/kg<br>分 2 次 |
| | 注射剂<br>1 mg<br>2 mg<br>5 mg | 肌内 | 兴奋、躁动：<br>每次 5～10 mg<br>每日 2～3 次 | 精神病：6～12 岁<br>每次 1～3 mg<br>每 4～8 h 1 次<br>最大剂量<br>1 d 0.1 mg/kg |

| 作用及用途、不良反应、注意点 |
| --- |
| 【作用及用途】 抗精神病作用虽不强，但为吩噻嗪类中锥体外系反应最少者。用于轻型急、慢性精神分裂症，躁狂症，中毒性精神病，对癫痫性精神病也有一定疗效。<br>【不良反应】 见75页氯丙嗪项下。<br>【注意点】 ① $t_{max}$ 1～4 h，$t_{1/2}$ 13 h。② 严重肝功能不全、器质性心脏病患者，孕妇，乳母及<2岁小儿忌用。③ 定期进行肝肾功能、EKG及眼底检查。④ 大剂量与碳酸锂、内咪嗪或阿托品合用可引起严重不良反应。⑤ 可增加奎尼丁对心肌收缩的抑制作用。⑥ 苯巴比妥可降低本品血药浓度。 |
| 【作用及用途】 为吩噻嗪类衍生物。作用与氯丙嗪相似，降压、降温作用较氯丙嗪弱。用于慢性妄想型和未分化型精神分裂症的维持治疗。<br>【不良反应】 同75页氯丙嗪；另有不完全性右束支传导阻滞。<br>【注意点】 ① $t_{max}$ 2～3 d，$t_{1/2}$ 14 d。② 粒细胞减少、闭角型青光眼患者及孕妇忌用；心、肝、肾疾病患者，乳母及老人慎用。 |
| 【作用及用途】 为丁酰苯类较强的抗精神病药，且有镇吐作用。用于急、慢性各型精神分裂症，躁狂症，反应性精神障碍及其他具有兴奋、躁动、幻觉、妄想等重症精神病，儿童抽动障碍，儿童手淫症，葵酸酯用于慢性精神分裂症的维持治疗。<br>【不良反应】 锥体外系反应多见，另有迟发性运动障碍、口干、尿潴留、皮疹等，偶可导致药源性抑郁反应等。<br>【注意点】 ① 口服 $t_{max}$ 3～6 h，肌注 $t_{max}$ 10～20 min，$t_{1/2}$ 21 h，葵酸酯 $t_{max}$ 4～11 d，$t_{1/2}$ 3周。② 孕妇、乳母、震颤麻痹及中毒性中枢神经系统抑制状态者忌用；心脏病，癫痫，青光眼，肝、肾、肺功能不全、甲亢患者及老人慎用。③ 小儿用药时，每日增加量不超过0.5 mg。④ 静注时每次10～30 mg，以25% GS稀释，于1～2 min注入，每8 h 1次，好转后改口服。⑤ 出现低血压时，忌用肾上腺素，可用去甲肾上腺素。⑥ 有锥体外系反应时可用苯海索或减量。⑦ 肌注时症状控制后即改口服。⑧ 久用停药时应在几周内逐渐减量，以免发生迟发性运动障碍。⑨ 勿与本品水溶液接触，以防发生接触性皮炎。⑩ 服药期忌饮酒。⑪ 与麻醉、镇痛及抗惊厥药合用时，应酌减此类药物剂量。⑫ 茶或咖啡可影响本品吸收。⑬ 与锂盐及甲基多巴合用时，神经及精神毒性增加。⑭ 葵酸氟哌啶醇（安度利多）(Haloperidol Decanoate, Serenase)每支1 ml(50 mg)，3 ml(0.15 g)，深部肌内，首剂为0.05 g，以后轻症每次0.05～0.1 g，重症0.15～0.2 g，每4周1次。⑮ 长期注射应更换注射部位，大剂量时应分两个不同部位。 |

| 药品名称 | 剂型规格 | 用法 | 成人剂量 | 小儿剂量 |
|---|---|---|---|---|
| **盐酸三氟哌多**<br>(三氟哌啶醇,三氟哌丁苯)<br>Trifluperidol Hydrochloride<br>(Triperidol) | 片剂<br>0.5 mg | 口服 | 治疗量<br>每日 2～10 mg<br>维持量<br>每日 1～5 mg<br>均分 1～3 次 | 5～12 岁<br>每日 0.25～2 mg<br>分 1～3 次 |
| | 注射剂<br>1 ml<br>2.5 mg | 肌内静注或静滴 | 每日 2.5～10 mg<br>分 1～3 次 | |
| **五氟利多**<br>Penfluridol<br>(Semap) | 片剂<br>5 mg<br>20 mg | 口服 | 首次 20 mg<br>每周 1 次<br>以后根据病情及耐受情况渐增至<br>每周 40～60 mg<br>最大剂量<br>1 周 0.12 g<br>维持量<br>每周 20～40 mg | |
| **氯普噻吨**<br>(泰尔登,氯丙硫蒽)<br>Chlorprothixene<br>(Tardan) | 片剂<br>12.5 mg<br>25 mg<br>50 mg | 口服 | 精神分裂症:<br>开始<br>每次 25～50 mg<br>每日 2～3 次<br>根据需要及耐受程度渐增至<br>每日 0.3～0.6 g<br>维持量<br>每日 0.1～0.2 g<br>焦虑性神经症:<br>每次 5～25 mg<br>每日 3 次 | 6～12 岁<br>开始<br>每次 10～25 mg<br>每日 3～4 次<br>逐渐增至<br>每日 0.15～0.3 g<br>维持量<br>每日 0.05～0.15 g |
| | 注射剂<br>1 ml<br>30 mg | 肌注 | 精神分裂症:<br>每日 0.09～0.15 g<br>分 2～3 次<br>好转后改口服 | |

| 作用及用途、不良反应、注意点 |
|---|
| 【作用及用途】 作用同 79 页氟哌啶醇,作用较其快且强。用于精神分裂症、慢性精神分裂症淡漠、退缩状态。<br>【不良反应】 锥体外系反应常见,失眠。余见氟哌啶醇,但较轻。<br>【注意点】 ① 心、肾功能不全患者及孕妇忌用。② 与镇静药、巴比妥类及麻醉药合用时应减量。③ 大剂量长期服用可引起心律失常、心肌损伤,亦可影响肝功能,需定期检查肝功能。 |
| 【作用及用途】 为长效口服抗精神病药。用于各型精神分裂症,更适于症状控制后的维持治疗。<br>【不良反应】 主要为锥体外系反应,另有乏力、头昏、睡眠障碍、焦虑、抑郁及胃肠道症状,偶见 ALT 增高。<br>【注意点】 ① $t_{max}$ 12～24 h,$t_{1/2}$ 65～70 h。② 震颤麻痹、骨髓抑制、肝肾功能不全者及乳母忌用;老人、体弱或并发躯体病症者及孕妇慎用。③ 与乙醇或其他中枢神经系统抑制药合用,中枢抑制作用增强。④ 与抗高血压药合用,有增加直立性低血压危险。⑤ 与其他抗精神病药合用,发生锥体外系反应的危险性增加。 |
| 【作用及用途】 为硫杂蒽类抗精神病药。有安定、抗抑郁、抗焦虑及镇吐作用。用于精神分裂症、躁狂症及反应性精神障碍以及伴有焦虑、兴奋的其他精神障碍。<br>【不良反应】 口干、便秘、头晕、嗜睡、尿频、肌肉痉挛、血压下降、皮疹、粒细胞减少、眼部细微沉积物及黄疸等,大剂量可引起药源性癫痫发作。<br>【注意点】 ① 口服后 $t_{max}$ 1～3 h,$t_{1/2}$ 约 30 h,肌注后作用维持>12 h。② 基底神经节病变、震颤麻痹、骨髓抑制、尿潴留、癫痫、中枢神经系统抑制、青光眼患者,孕妇,乳母及<6 岁儿童忌用;消化性溃疡,心、肝功能不全,儿童呼吸系统疾病患者及老人慎用。③ 与吩噻嗪或硫杂蒽类药物可能有交叉过敏。④ 剂量应个体化,达临床疗效时应巩固数周,然后逐渐减至较低有效维持量。⑤ 长期服用应监测血象、肝功能并作眼科检查。⑥ 见 79 页氟哌啶醇注意点⑤、⑧、⑪。⑦ 可降低苯丙胺、胍乙啶、左旋多巴等药物的作用。⑧ 制酸药及泻药可影响本品吸收。⑨ 与抗胆碱药物合用时药效可相互加强。⑩ 可掩盖某些抗生素耳毒性。⑪ 避免药物与皮肤接触,以免发生接触性皮炎。 |

| 药品名称 | 剂型规格 | 用法 | 成人剂量 | 小儿剂量 |
| --- | --- | --- | --- | --- |
| **盐酸替沃噻吨**<br>(氨砜噻吨)<br>Tiotixene Hydrochloride<br>(Thiothixene, Navane) | 片剂<br>胶囊<br>5 mg<br>10 mg | 口服 | 开始每次 5 mg<br>每日 2 次<br>逐渐增加至<br>每日 20～30 mg<br>分 2～3 次<br>最大剂量<br>1 d 60 mg | <12 岁<br>每日 0.25 mg/kg<br>分 2～4 次<br>>12 岁<br>用法用量同成人 |
| | 注射剂<br>2 ml<br>4 mg<br>10 mg | 肌内 | 每次 4 mg<br>每日 2～4 次<br>最大剂量<br>1 d 30 mg | >12 岁<br>用法用量同成人 |
| **二盐酸氟哌噻吨**<br>(三氟噻吨，孚岚素)<br>Flupentixol Dihydrochloride<br>(Fluanxol) | 片剂<br>0.5 mg<br>3 mg<br>5 mg | 口服 | 开始<br>每日 3～15 mg<br>可渐增加至<br>每日 40 mg<br>维持量<br>每日 5～20 mg<br>均分 2～3 次<br>餐后服<br>最大剂量<br>1 d 40 mg | |
| **氟哌噻吨癸酸酯**<br>(长效孚岚素)<br>Flupentixol Decanoate<br>(Fluanxol Depot) | 注射剂<br>1 ml<br>20 mg<br>40 mg | 肌内 | 每次 20～40 mg<br>每周 1 次<br>维持量同上<br>每 2～4 周 1 次 | |
| **二盐酸珠氯噻醇**<br>(高抗素)<br>Zuclopenthixol Dihydrochloride<br>(Clopixol) | 片剂<br>2 mg<br>10 mg<br>25 mg | 口服 | 急性精神分裂症、躁狂症：<br>开始每日 10～50 mg<br>每隔 2～3 d 每日增加 10～20 mg<br>至每日 20～75 mg<br>最大剂量<br>1 d 0.15 g 分次服<br>慢性精神分裂症及其他慢性精神病维持量<br>每日 20～40 mg<br>睡前单次服 | |

| 作用及用途、不良反应、注意点 |
| --- |
| 【作用及用途】 抗精神病药,有安定及镇吐作用。用于慢性精神分裂症,对淡漠、孤独、主动性减退等症状疗效较好。<br>【不良反应】 锥体外系反应常见,尚有呕吐、头晕、口干、乏力、视力模糊、心悸、直立性低血压等。<br>【注意点】 ① 口服后 $t_{max}$ 1～3 h,$t_{1/2}$ 34 h。② 有中枢神经系统抑制、循环衰竭者及孕妇忌用;白细胞减少、震颤麻痹、癫痫、青光眼、心血管疾病患者及<12 岁儿童慎用。③ 与苯二氮䓬类药物合用,有引起食管弛缓可能。④ 长期应用偶可发生晶体混浊。 |
| 【作用及用途】 为硫杂蒽类抗精神病药。用于精神分裂症,特别是有幻觉、妄想、淡漠、有退缩症状者。癸酸酯用于慢性精神分裂症的维持治疗。<br>【不良反应】 主要为锥体外系反应,偶见一过性失眠,长期用药可致迟发性运动障碍。<br>【注意点】 ① $t_{max}$ 4 h,$t_{1/2}$ 35 h,癸酸酯 $t_{max}$约 1 周,$t_{1/2}$ 17 d。② 急性乙醇、巴比妥及鸦片中毒,昏迷,兴奋或过度活动者及孕妇、乳母忌用;心、肝、肾功能不全,有癫痫史者及老人慎用。③ 可影响驾驶和操作机器。④ 大剂量能增加乙醇、巴比妥类等中枢抑制药的作用。⑤ 能阻断胍乙啶的降压作用,减弱左旋多巴、肾上腺素类药物作用。⑥ 与甲氧氯普胺合用可增加锥体外系反应。 |
| 【作用及用途】 为硫杂蒽类抗精神病药,具有抗躁狂作用。用于急、慢性精神分裂症伴幻觉,妄想及思维障碍,躁狂症。<br>【不良反应】 同本页氟哌噻吨。<br>【注意点】 ① $t_{max}$ 4 h,$t_{1/2}$ 20 h。② 余同本页氟哌噻吨。③ 珠氯噻醇葵酸酯(长效高抗素,Zuclopenthixol Decanoate,Clopixol Depot),每支 1 ml,含0.1 g 或 0.2 g,可用于慢性精神分裂症,每次 0.2～0.4 g, 每 2～4 周肌注 1 次。④ 血药最高浓度于 1 周后出现,$t_{1/2}$约 3 周。 |

| 药品名称 | 剂型规格 | 用法 | 成人剂量 | 小儿剂量 |
|---|---|---|---|---|
| **舒必利**<br>(硫苯酰胺，止呕灵)<br>Sulpiride<br>(Dogmatil) | 片剂<br>0.05 g<br>0.1 g | 口服 | 精神分裂症：<br>开始<br>每日 0.1～0.3 g<br>渐增至<br>每日 0.6～1.2 g<br>维持量<br>每日 0.2～0.4 g<br>均分次餐后服 | |
| | 注射剂<br>2 ml<br>0.05 g<br>0.1 g | 肌注 | 木僵：<br>每日 0.2～0.4 g<br>分 2～3 次 | |
| | | 静滴 | 木僵：<br>剂量同肌内<br>用 5% GNS 稀释<br>滴注时间>4 h | |
| **盐酸硫必利**<br>(泰必利)<br>Tiapride<br>Hydrochloride<br>(Tiapridal) | 片剂<br>0.05 g<br>0.1 g | 口服 | 老年性精神运动障碍：<br>开始<br>每次 0.05～0.1 g<br>渐增至<br>每次 0.1～0.2 g<br>均每日 3 次<br>餐后服<br>维持量<br>每日 0.15～0.3 g | 抽动障碍：<br>每日 5～10 mg/kg<br>分 2～3 次 |
| | 注射剂<br>2 ml<br>0.1 g | 肌注<br>或<br>静注 | 急性乙醇中毒：<br>每次 0.1～0.2 g<br>每日 3～6 次<br>3～4 d 后减量，然后改口服<br>每日 0.15～0.8 g | |

| 作用及用途、不良反应、注意点 |
| --- |
| 【作用及用途】 为抗精神病及镇吐药,具精神安定作用和情感赋活作用。用于精神分裂症及抑郁症,小剂量可镇吐。<br>【不良反应】 失眠、早醒、头痛、烦躁、乏力、食欲减退、口渴、视物模糊、心动过速、排尿困难、便秘,大剂量可导致锥体外系反应、阳痿、高血压、乳溢、男子乳房发育、月经失调、闭经、体重增加等。<br>【注意点】 ① 口服 $t_{max}$ 2～8 h,$t_{1/2}$ 8～9 h。② 高血压、嗜铬细胞瘤患者,乳母及幼儿忌用;震颤麻痹、癫痫、中枢严重抑制、严重心血管疾病和肝功能不全者及孕妇慎用。③ 增量过快可出现一过性 EKG 改变、血压上升或下降、胸闷、脉速等。④ 抗胆碱药可能降低本品疗效。⑤ 除氯氮平外,几乎所有抗精神病药和中枢抑制药与本品合用时,均可增强中枢抑制作用。⑥ 镇吐:成人每次 0.1～0.2 g,每日 3 次。 |
| 【作用及用途】 为抗精神病药物,尚有镇吐、镇痛作用。用于老年性运动障碍、抽动障碍、迟发性运动障碍、慢性乙醇中毒所致精神障碍及各种疼痛等。<br>【不良反应】 少,嗜睡、头痛、乏力、恶心、头昏、失眠、乳溢、闭经等。<br>【注意点】 ① 口服 $t_{max}$ 1 h,$t_{1/2}$ 4 h。② 严重肾及心功能不全患者、孕妇、乳母及幼儿忌用;白细胞减少、造血功能不良及严重肝功能不全者慎用。③ 用于各种疼痛,每日 0.2～0.4 g,分次服用,连服 3～8 d,维持量:每次 50 mg,每日 3 次;或每日 0.2～0.4 g,分次肌内注射,连续 3 d 后改口服。④ 用药期间不宜驾驶车辆或操纵机器及高空作用。⑤ 大剂量长期应用时,应注意心、肝、肾毒性。⑥ 能增强镇痛药、催眠药、安定药、抗抑郁药、抗震颤麻痹药及抗癫痫药的作用。 |

| 药品名称 | 剂型规格 | 用法 | 成人剂量 | 小儿剂量 |
| --- | --- | --- | --- | --- |
| **氯氮平**<br>(氯扎平)<br>Clozapine<br>(Leponex) | 片剂<br>25 mg<br>50 mg | 口服 | 开始 每次 25 mg<br>每日 1～2 次<br>以后每日增加<br>25～50 mg<br>治疗量<br>每日 0.3～0.6 g<br>维持量<br>每日 0.05～0.15 g<br>均分次服 | |
| | 注射剂<br>1 ml<br>25 mg | 肌内 | 每次 0.05～0.1 g<br>每日 1～2 次 | |
| **利培酮**<br>(维思通,恒德)<br>Risperidone<br>(Risperidal,<br>Risperdal<br>CONSTA) | 片剂<br>1 mg<br>2 mg<br>溶液<br>30 ml<br>30 mg | 口服 | 开始<br>每日 0.5～1 mg<br>每周调整剂量 1 次,<br>每次增加 1～2 mg,至<br>每日 4～6 mg<br>每日 1 次<br>或分 2 次<br>最大剂量<br>1 d 16 mg | |
| | 注射剂<br>25 mg<br>37.5 mg | 深部<br>肌内 | 每次 25～37.5 mg<br>每 2 周 1 次<br>最大剂量<br>每 2 周<50 mg<br>剂量上调频率<br><4 周 1 次 | |
| **奥氮平**<br>(再普乐,悉敏)<br>Olanzapine<br>(Zyprexa) | 片剂<br>5 mg<br>10 mg | 口服 | 每日 10 mg<br>可按 1 d 5 mg 增加,<br>剂量调整间隔时<br>间>24 h<br>至 1 d 5～20 mg<br>每日 1 次 | |

| 作用及用途、不良反应、注意点 |
|---|
| 【作用及用途】 有较强抗精神病作用，尚有镇静、催眠作用。用于急、慢性精神分裂症和兴奋躁狂为主要症状的各种精神病。<br>【不良反应】 流涎、嗜睡、便秘、发热、心率加快、血压降低、粒细胞减少，用量过大可引起癫痫样发作，有引起肠麻痹的可能。<br>【注意点】 ① 口服 $t_{max}$ 2.5(1～6)h，8～10 d 达稳态血药浓度，$t_{1/2}$ 9 h。② 严重心、肾、肝功能不全，昏迷，谵妄、低血压者，有白细胞或粒细胞减少病史者及孕妇，<6 岁者忌用；癫痫、心血管病、闭角型青光眼、前列腺增生者及老人慎用。③ 用药后每周检测白细胞计数及分类。④ 不可突然停药。⑤ 可加重中枢神经抑制剂的作用。⑥ 可增加抗胆碱药的作用。⑦ 与地高辛、肝素、苯妥英、华法林合用，可加重骨髓抑制作用。⑧ 与碳酸锂合用，可增加产生惊厥、精神错乱等危险。⑨ 红霉素可抑制本品代谢，使之毒性增加。⑩ 肌内注射最大剂量 1d 不超过 0.3 g。⑪ 老人剂量为成人的 1/2。 |
| 【作用及用途】 非典型抗精神病药，作用迅速且较氟哌啶醇作用强。用于精神分裂症，对阳性和阴性症状都有效。<br>【不良反应】 常见月经障碍、嗜睡、疲乏、失眠、流涎，另有体重增加，少数有注意力不易集中、轻度记忆障碍，锥体外系反应少而轻。过量时不良反应加重，有心动过速、低血压、锥体外系症状。<br>【注意点】 ① $t_{max}$ 1～2 h，$t_{1/2}$ 3 h，其活性代谢产物 $t_{1/2}$ 24 h。② 对本品过敏者、孕妇、乳母及<15 岁儿童忌用；心血管疾病、肝肾功能不全、震颤麻痹、癫痫患者及老人慎用。③ 慎与其他中枢神经系统药合用。④ 可拮抗左旋多巴及其他多巴胺受体促效剂的作用。⑤ 卡马西平及其他肝酶诱导剂会降低本品活性成分的血浆浓度。⑥ 三环类抗抑郁药和一些 β 受体阻断剂会增加本品的血药浓度。⑦ 口服液无色无味，用于依从性差的患者。⑧ 注射时应使用附带的注射用针头。⑨ 老人应从成人 1/2 量开始，每周增减剂量也应减半，每日分 2 次服。 |
| 【作用及用途】 为新型非典型抗精神病药，具有 5－HT 和多巴胺受体拮抗作用。用于精神分裂症有阳性症状和(或)阴性症状或躁狂患者的急性期和维持治疗，亦可缓解继发性的情感症状。<br>【不良反应】 头晕，嗜睡，体重增加，食欲增加，水肿，直立性低血压，震颤麻痹症状，静坐不能，肌张力障碍，口干，便秘，一过性 ALT、AST 增高。<br>【注意点】 ① $t_{max}$ 5～8 h，$t_{1/2}$平均 33 h。② 闭角型青光眼患者、孕妇、乳母忌用；低血压倾向的心、脑血管病患者，肝功能不全、前列腺增生、麻痹性肠梗阻、癫痫患者，操作危险性机器者及白细胞减少者慎用。③ 吸烟及服卡马西平可增加本品廓清率。④ 与乙醇合用可增强镇静作用。⑤ 与作用于中枢神经系统的药物合用时应谨慎。⑥ 避免与可能延长 Q－T 时间的药物合用。⑦ 中、重度肾功能及中度肝功能不全者及老人开始 5 mg，剂量递增为每次 5 mg，间隔至少 1 周。 |

| 药品名称 | 剂型规格 | 用法 | 成人剂量 | 小儿剂量 |
|---|---|---|---|---|
| **富马酸喹硫平**<br>(思瑞康,启维,舒思)<br>Quetiapine Fumarate<br>(Seroquel) | 片剂<br>25 mg<br>0.1 g<br>0.2 g | 口服 | 第1 d 50 mg<br>第2 d 0.1 g<br>第3 d 0.2 g<br>第4 d 0.3 g<br>均分2次<br>以后每2 d调整剂量1次,每次增加25～50 mg<br>最大剂量<br>1 d 0.75 g | |
| **盐酸齐拉西酮**<br>(卓乐定)<br>Ziprasidone Hydrochloride<br>(Zeldox) | 胶囊<br>20 mg<br>40 mg<br>60 mg | 口服 | 开始<br>每次20 mg<br>每日2次,餐时服<br>视病情逐渐增加,剂量调整间隔>2 d<br>一般有效剂量为<br>每日0.04～0.16 g<br>分2～3次 | |
| | 注射剂<br>20 mg | 肌内 | 每次10 mg<br>每2 h 1次 或<br>每次20 mg<br>每4 h 1次<br>最大剂量<br>1 d 40 mg<br>1疗程3 d | |
| **阿立哌唑**<br>(博思清,安律凡,奥派)<br>Aripiprazole<br>(Abilify, Brisking) | 片剂<br>5 mg<br>10 mg | 口服 | 开始<br>每日5 mg<br>第2周<br>每日10 mg<br>用药2周后,可根据个体的疗效和耐受情况增加剂量至<br>每日15 mg<br>最大剂量<br>1 d 30 mg<br>均每日1次 | |

| 作用及用途、不良反应、注意点 |
| --- |
| 【作用及用途】 为新型非典型抗精神病药。用于精神分裂症。<br>【不良反应】 困倦、头晕、便秘、直立性低血压、口干及肝酶异常等。<br>【注意点】 ① $t_{max}$ 2 h,$t_{1/2}$ 4～12 h。② 孕妇、乳母及儿童忌用;心脑血管疾病、低血压倾向、肝肾功能不全、甲状腺疾病及有抽搐病史的患者慎用。③ 与苯妥英合用可增加本品清除率,应增加剂量。④ CYP3A4 的强抑制剂(如全身应用的酮康唑或红霉素)可使本品血药浓度升高。⑤ 老年人的开始剂量每日 25 mg,每日增加剂量,幅度为 25～50 mg,直到有效剂量,有效剂量可能较一般年轻患者低。 |
| 【作用及用途】 为新型非典型抗精神病药。用于精神分裂症。<br>【不良反应】 静坐不能、皮疹、乏力、失眠、直立性低血压、厌食、口干、流涎增加、关节痛、焦虑、头晕、肌张力障碍、肌张力亢进、嗜睡、震颤、鼻炎、乳溢、Q-T 时间延长和视觉异常等。<br>【注意点】 ① $t_{max}$ 6～8 h,$t_{1/2}$ 7 h。② 有 Q-T 间期延长病史和明显心血管病史、对本品过敏者及乳母忌用;有脑血管病史或易于出现低血压者(脱水、血容量不足和服用抗高血压药)及孕妇慎用。③ 本品治疗期间又服用利尿剂的患者,应定期监测血清电解质。④ 本品不能与延长 Q-T 间期的药物合用。⑤ 与其他中枢活性药物合用应十分慎重。⑥ 能诱发低血压,增强抗高血压药物的疗效。⑦ 能拮抗左旋多巴胺和多巴胺激动剂的作用。⑧ 老人开始选用较低剂量,缓慢进行剂量调整,并进行监控。 |
| 【作用及用途】 为新型非典型抗精神病药。用于精神分裂症。<br>【不良反应】 头痛、无力、发热、恶心、呕吐、便秘、焦虑、失眠、头晕、嗜睡、静坐不能、震颤、鼻炎、咳嗽、皮疹、视力模糊。<br>【注意事项】 ① 本品及其活性代谢产物去氢阿立哌唑 $t_{max}$分别为 3 h、12 h,$t_{1/2}$分别为 75 h、94 h。② 对本品过敏者、孕妇及乳母忌用;心血管疾病(心肌梗死、缺血性心脏病、心脏衰竭或传导异常病史)、脑血管疾病患者或诱发低血压情况(脱水、血容量过低和降压药治疗)的患者,有癫痫病史或癫痫阈值较低者(如阿尔茨海默病性痴呆)及有吸入性肺炎风险者慎用。③ 应警告患者小心驾驶汽车。④ 慎与其他作用于中枢神经系统的药物和乙醇合用。⑤ 本品有增强某些降压药作用的可能性。⑥ CYP3A4 诱导剂(如卡马西平)将会引起本品的清除率升高和血药浓度降低。⑦ CYP3A4 抑制剂(如酮康唑)或 CYP2D 抑制剂(如奎尼丁、氟西汀、帕罗西汀)可以抑制本品的消除,使血药浓度升高。 |

2. 抗抑郁药

| 药品名称 | 剂型规格 | 用法 | 成人剂量 | 小儿剂量 |
|---|---|---|---|---|
| **盐酸氯米帕明**<br>(氯丙咪嗪,安拿芬尼)<br>Clomipramine Hydrochloride<br>(Anafranil) | 片剂<br>10 mg<br>25 mg | 口服 | 抑郁症、强迫症和恐怖症:<br>开始<br>每次 25 mg<br>每日 2～3 次<br>每隔 2～3 d<br>增加 25 mg,直至<br>每日 0.1～0.15 g<br>最大剂量<br>1 d 0.25 g<br>维持量<br>每日 0.05～0.1 g<br>均餐后服 | 抑郁症、强迫症和恐怖症:<br>开始<br>每日 10 mg<br>10 d 内逐渐增加至每日 20～50 mg<br>均分 2～3 次<br>餐后服<br>遗尿:<br>每日 20～75 mg<br>晚餐后顿服 |
| | 注射剂<br>2 ml<br>25 mg | 肌内 | 每日 25 mg<br>可每日增加 25 mg 至<br>每日 0.1～0.15 g<br>并尽早改口服 | |
| | | 静滴 | 开始<br>每日 25 mg<br>每日 1 次<br>可渐增至<br>每日 0.05～0.1 g<br>好转后减量,并改口服 | |
| **盐酸丙咪嗪**<br>(米帕明)<br>Imipramine Hydrochloride<br>(Tofranil) | 片剂<br>12.5 mg<br>25 mg | 口服 | 开始<br>每次 25～50 mg<br>每日 2～4 次<br>以后渐增至每日 0.1～0.3 g,见效后巩固 4～8 周,再渐减量维持数月<br>维持量<br>每日 0.05～0.15 g | 抑郁症:<br>开始<br>每日 1.5 mg/kg<br>分 1～4 次<br>每 3～4 d 可增加 1 mg/kg<br>最大剂量<br>1 d 5 mg/kg |

| 作用及用途、不良反应、注意点 |
| --- |
| 【作用及用途】 为三环类抗抑郁药。有很强的抗抑郁作用及较强抗胆碱能作用。用于各种病因和表现的抑郁状态、强迫症、恐怖症、惊恐发作、遗尿症。<br>【不良反应】 嗜睡、不安、疲劳、定向力障碍、躁狂、记忆损害、震颤、头痛、语言障碍、直立性低血压、窦性心动过速、心电图改变、恶心、呕吐、口干、视力模糊、排尿障碍、瞳孔放大、乳房增大、性功能失调、过敏反应;突然停药可出现戒断症状,老人可出现谵妄。<br>【注意点】 ① 口服后 $t_{max}$ 3 h,$t_{1/2}$ 20～26 h,抑郁症者 $t_{1/2}$ 30～36 h。② 对三环类抗抑郁药过敏者、心肌梗死急性发作期、孕妇及乳母忌用;心血管功能障碍、心律不齐、闭角型青光眼、梗阻性排尿障碍、脑损害引起癫痫、乙醇中毒、严重肝肾功能疾病、甲亢、白细胞过低者及老人慎用。③ 治疗期应定期监测白细胞计数、血压、心及肝功能。④ 静滴以 5% GS 250～500 ml 稀释,滴注 1.5～3 h,减量后以 125 ml 稀释,滴注 45 min。⑤ 忌与单胺氧化酶抑制剂合用,二药相继应用必须绝对保证相隔至少 14 d。⑥ 能减少或消除可乐定、胍乙啶、倍他尼定、利舍平和甲基多巴的抗高血压作用。⑦ 能增强拟交感神经药对心血管的作用。⑧ 能增加乙醇、中枢抑制药及抗胆碱能药物的作用。⑨ 奎尼丁类抗心律失常药可降低本类药物的血药浓度,而神经松弛剂、类固醇激素、哌醋甲酯及西咪替丁可升高本品的血药浓度。⑩ 能升高苯妥英的血药浓度。⑪ 对精神分裂症伴发的抑郁状态无效,反可使幻觉、妄想恶化。⑫ 治疗入睡不久遗尿者,应在下午 4 时给予部分剂量,1 周无效时应增加剂量,达预期疗效后,应逐渐减量并持续治疗 1～3 个月。 |
| 【作用及用途】 为三环类抗抑郁药。抗胆碱作用及镇静作用均属中等,作用类似氯米帕明。用于抑郁症,对反应性及更年期抑郁症亦有效,亦可用于小儿遗尿症。<br>【不良反应】 口干、眩晕、便秘、失眠、精神错乱、共济失调、恶心、心肌损害、直立性低血压、黄疸、尿潴留、眼痛、震颤等。<br>【注意点】 ① $t_{1/2}$ 6～20 h。② 同本页氯米帕明注意点②、⑤、⑥、⑦、⑧、⑨、⑩、⑪。③ 老人开始每日剂量为 30～40 mg,分次服。 |

| 药品名称 | 剂型规格 | 用法 | 成人剂量 | 小儿剂量 |
| --- | --- | --- | --- | --- |
| **盐酸多塞平**<br>(凯舒)<br>Doxepin Hydrochloride<br>(Sinequan) | 片剂<br>25 mg<br>50 mg | 口服 | 开始每次 25 mg<br>每日 3 次<br>以后渐增至<br>每日 0.15～0.3 g<br>分 3 次 | |
| | 注射剂<br>1 ml<br>25 mg | 肌内 | 每次 25～50 mg<br>每日 2 次 | |
| **盐酸阿米替林**<br>(阿密替林)<br>Amitriptyline Hydrochloride<br>(Amitid, Elavil) | 片剂<br>25 mg | 口服 | 开始<br>每次 25 mg<br>每日 2～3 次<br>2 周后可渐增至每次<br>0.05～0.1 g<br>每日 2 次 餐后服<br>最大剂量 1 d 0.3 g<br>维持量<br>每次 25～50 mg<br>每日 2 次 | |
| **盐酸马普替林**<br>(路滴美,麦普替林)<br>Maprotyline Hydrochloride<br>(Ludiomil) | 片剂<br>10 mg<br>25 mg<br>50 mg<br>75 mg | 口服 | 开始<br>每日 25～75 mg<br>分次服<br>至少 2 周后根据需要可每日增加 25 mg,必要时至<br>每日0.15～0.2 g<br>维持量<br>每日 0.05～0.15 g<br>重症可增至<br>每日 0.2 g<br>均分 1～2 次服 | |
| | 注射剂<br>5 ml<br>25 mg | 静滴 | 每日 25～100 mg<br>自小剂量开始<br>以 NS 或 10% GS 250 ml稀释后缓慢滴注,见效后改为口服 | |

| 作用及用途、不良反应、注意点 |
| --- |
| 【作用及用途】 为三环类中镇静作用较强的抗抑郁药之一。用于焦虑性抑郁症或恶劣心境。<br>【不良反应】 嗜睡、口干、乏味、便秘等。<br>【注意点】 ① $t_{1/2}$ 8～25 h。② 忌用慎用情况见 91 页氯米帕明。③ 忌与单胺氧化酶抑制剂同用。④ 症状严重或拒绝服药者可先用注射剂。 |
| 【作用及用途】 为三环类中镇静作用最强的抗抑郁药，抗胆碱的作用亦突出。用于焦虑性或激动性抑郁症，对伴失眠的抑郁症效果良好。<br>【不良反应】 口干、便秘、嗜睡、眩晕、胃肠道不适、视觉模糊、心悸、心律失常，偶见肝功能损害、迟发性运动障碍及诱发轻度躁狂发作。<br>【注意点】 ① $t_{1/2}$ 32～40 h。② 同 91 页氯米帕明注意点②、③、⑤、⑥、⑦、⑧、⑨、⑩、⑪。 |
| 【作用及用途】 为四环类抗抑郁药。有较强抗抑郁作用，且具抗焦虑及抗胆碱作用。用于抑郁症、恶劣心境。<br>【不良反应】 口干、便秘、眩晕、视力模糊等，但较三环类抗抑郁药轻，偶见皮疹、心动过速和低血压，大剂量时可引起抽搐。<br>【注意点】 ① 口服后 $t_{max}$ 12 h，$t_{1/2}$ 27～58 h，活性代谢产物 $t_{1/2}$ 60～90 h。② 癫痫或有惊厥史、急性心肌梗死者及乳母忌用；肝肾功能不全、青光眼、排尿困难者，老人及有心血管疾病患者慎用。③ 与抗组胺药合用可加强胆碱能作用，应调整两者剂量。④ 同 91 页氯米帕明注意点⑥、⑦、⑧、⑨、⑩。⑤ 西咪替丁可增加本品血药浓度。⑥ 不宜与氟西汀合用。⑦ 老人开始每日25 mg，逐渐增加至每日 50～75 mg 维持，分次服。 |

| 药品名称 | 剂型规格 | 用法 | 成人剂量 | 小儿剂量 |
|---|---|---|---|---|
| **盐酸米安舍林**<br>(脱尔烦)<br>Mianserin Hydrochloride<br>(Tolvon) | 片剂<br>20 mg<br>30 mg<br>60 mg | 口服 | 开始<br>每日 30 mg<br>逐渐调整至<br>有效剂量<br>每日 30～90 mg<br>分次服用或睡前 1 次<br>顿服 | |
| **盐酸氟西汀**<br>(百忧解,优克)<br>Fluoxetine Hydrochloride<br>(Prozac) | 片剂<br>10 mg<br>胶囊<br>20 mg | 口服 | 抑郁症:<br>开始每日 20 mg<br>可增至每日 60 mg<br>强迫症:<br>开始剂量同上<br>逐渐增加剂量<br>一般每日 20～60 mg<br>贪食症:<br>每日 20～60 mg<br>均早晨 1 次服 | 抑郁症:<br>开始<br>每日 5 mg<br>每 7～10 d 增加 5 mg<br>最大剂量<br>1 d 20 mg<br>强迫症:<br>开始每日 20 mg<br>可增加至每次 20 mg,<br>每日 2 次 |
| **盐酸帕罗西汀**<br>(赛乐特,乐友,舒坦罗)<br>Paroxetine Hydrochloride<br>(Seroxat) | 片剂<br>20 mg<br>30 mg | 口服 | 每日 20～30 mg<br>早餐时完整吞服,<br>2～3 周后可根据病情<br>逐渐增至<br>每日 30～40 mg<br>最大剂量<br>1 d 50 mg | |
| **马来酸氟伏沙明**<br>(氟戊肟胺,兰释)<br>Fluvoxamine Maleate<br>(Fevarin) | 片剂<br>0.05 g<br>0.1 g | 口服 | 每日 0.1～0.2 g<br>晚餐时或晚餐后服<br>最大剂量<br>1 d 0.3 g<br>分次服 | 强迫症:<br>>8 岁<br>开始 3 d<br>每日睡前 25 mg<br>每 3～4 d 增加 25 mg<br>最大剂量<br>1 d 0.2 g<br>分 2 次 |

| 作用及用途、不良反应、注意点 |
|---|
| 【作用及用途】 为四环类抗抑郁药,兼有抗焦虑及一定的镇静作用。用于各种抑郁症。<br>【不良反应】 比三环类抗抑郁药心血管毒性小,抗胆碱能反应轻,偶有肝功能损害,少数老人有 EKG 变化等。<br>【注意点】 ① $t_{max}$ 2～3 h,$t_{1/2}$ 18～32 h。② 糖尿病、心脏病、肝肾功能不全、闭角型青光眼、疑有前列腺增生者,孕妇,乳母及老人慎用。③ 本品为水溶性薄膜衣片,宜用少量水吞服。④ 服药最初几日应避免从事危险性工作。⑤ 出现黄疸或抽搐应停药。⑥ 应定期检查血象及肝肾功能。⑦ 同 91 页氯米帕明注意点⑥、⑦、⑧、⑨、⑩。 |
| 【作用及用途】 为选择性 5-羟色胺再摄取抑制剂($SSRI_S$)类抗抑郁药。用于各种抑郁症、强迫症及贪食症。<br>【不良反应】 口干、食欲减退、恶心、失眠、乏力,少数可见焦虑、激越、头痛,偶有过敏反应。<br>【注意点】 ① $t_{max}$ 6～8 h,$t_{1/2}$ 2～3 d,代谢产物 $t_{1/2}$ 7～9 d。② 孕妇、乳母及儿童忌用;肝肾功能不全者、老人及有自杀意图的患者慎用。③ 完全抗抑郁效果可能在 4 周或＞4 周才显现。④ 不应与单胺氧化酶抑制剂同用或于后者停药 2 周后始可应用,至少于停用本品 5 周后才能用单胺氧化酶抑制剂。⑤ 可使其他抗抑郁药血药浓度增加 2 倍以上,使地西泮 $t_{1/2}$ 延长。⑥ 与锂合用时,必须监测锂的血药浓度。 |
| 【作用及用途】 为选择性 5-羟色胺再摄取抑制剂类抗抑郁药,有较强抗焦虑作用。用于各种抑郁症、惊恐障碍、社交恐怖症等。<br>【不良反应】 口干、恶心、厌食、便秘、腹泻、头痛、头晕、视力模糊、震颤、乏力和性功能障碍,偶有过敏反应、直立性低血压等。<br>【注意点】 ① $t_{max}$ 5.2 h,$t_{1/2}$ 24 h。② 孕妇、乳母及儿童忌用;肝肾功能不全、癫痫、躁狂患者及老人慎用。③ 服药期间不宜驾驶或操作机器。④ 停药时需逐渐减量,不宜骤停。⑤ 服用期间应避免饮酒。⑥ 服用前后 2 周内不能使用单胺氧化酶抑制剂。⑦ 与锂合用时应慎重。⑧ 抗惊厥药可降低本品血药浓度,增加不良反应发生。⑨ 口服抗凝药及强心药者应慎用。⑩ 不宜与色氨酸合用。 |
| 【作用及用途】 为选择性 5-羟色胺再摄取抑制剂类抗抑郁药。用于抑郁症及自杀风险大的患者,对恶劣心境、精神分裂症伴发抑郁、惊恐障碍、强迫症和心身疾病亦有效;可用于儿童青少年强迫症。<br>【不良反应】 恶心、呕吐、嗜睡、便秘、焦虑不安、疲乏等。<br>【注意点】 ① $t_{max}$ 1.5～8 h,$t_{1/2}$ 15 h。② 孕妇及乳母忌用;癫痫、肝肾功能不全者及老人慎用。③ 可增加普萘洛尔及华法林血药浓度,但对其引起的心律减慢影响很小。④ 与锂盐合用时应慎重。⑤ 同时饮酒可影响警觉性、定向力及注意力。⑥ 不宜与单胺氧化酶抑制剂合用,须在后者停用 2 周后方可使用。 |

| 药品名称 | 剂型规格 | 用法 | 成人剂量 | 小儿剂量 |
|---|---|---|---|---|
| **盐酸舍曲林**<br>(氯苯萘胺，左洛复)<br>Sertraline Hydrochloride<br>(Lustral, Zoloft) | 片剂<br>0.05 g<br>0.1 g | 口服 | 每次 0.05 g<br>早或晚 1 次顿服<br>可增至<br>每日 0.1～0.15 g<br>>0.1 g 时分 2 次<br>最大剂量<br>1 d 0.2 g 分次服 | 强迫症：<br>6～12 岁<br>开始 25 mg<br>每日早或晚 1 次顿服，可根据病情增加剂量，至少间隔 7 d |
| **氢溴酸西酞普兰**<br>(喜普妙)<br>Citalopram Hydrobromide<br>(Cipramil) | 片剂<br>胶囊<br>20 mg<br>40 mg | 口服 | 开始每日 20 mg<br>2～3 周后根据病情需要可增至<br>每日 40 mg<br>最大剂量<br>1 d 60 mg<br>均顿服 | |
| **草酸艾司西酞普兰**<br>(来士普)<br>Escitalopram Oxalate<br>(Lexapro) | 薄膜片<br>5 mg<br>10 mg | 口服 | 开始<br>每日 10 mg<br>1 周后可增至<br>每日20 mg<br>顿服 | |
| **盐酸文拉法辛**<br>(博乐欣，怡诺思)<br>Venlafaxine Hydrochloride<br>(Blossom, Efexor XR) | 片剂<br>胶囊<br>25 mg<br>50 mg<br>75 mg | 口服 | 开始<br>每次 25 mg<br>每日 3 次<br>以后每 4 d 增加 75 mg 直至奏效<br>治疗量<br>每日 0.225 g<br>最大剂量<br>1 d 0.375 g<br>分 3 次 | |

| 作用及用途、不良反应、注意点 |
| --- |
| 【作用及用途】 为选择性5-羟色胺再摄取抑制剂类抗抑郁药。用于各种类型抑郁症及强迫症，可用于儿童青少年强迫症。<br>【不良反应】 恶心、口干、腹泻、头痛、失眠、震颤、疲劳等，可有射精延迟等。<br>【注意点】 ① $t_{max}$ 4～8 h，$t_{1/2}$ 26 h。② 对本品过敏、肝功能严重不全者及不稳定性癫痫患者忌用；肝肾功能不全者、孕妇及乳母慎用。③ 用药7 d可见疗效，完全疗效需2～4周。④ 调整剂量的间隔时间不应＜1周。⑤ 用药过量应尽早(12 h内)洗胃并反复用活性炭处理。⑥ 同95页氟伏沙明注意点④、⑤、⑥、⑦。 |
| 【作用及用途】 为选择性5-羟色胺再摄取抑制剂类抗抑郁药。用于抑郁症、强迫症、广泛性焦虑、惊恐发作以及伴发于躯体疾病的抑郁焦虑状态。<br>【不良反应】 轻度恶心、呕吐、头痛、出汗、口干、震颤、失眠等。<br>【注意点】 ① $t_{max}$ 2～4 h，$t_{1/2}$ 33 h。② 孕妇及乳母忌用；肝功能不全者慎用，老人宜减量。③ 可轻度增高其他抗抑郁药的血药浓度。④ 忌与单胺氧化酶抑制剂合用，或至少需在停用后者2周以上才可用。 |
| 【作用及用途】 为选择性5-羟色胺再摄取抑制剂，并能增进中枢神经系统5-羟色胺能的作用。用于重度抑郁症和广泛性焦虑的治疗，起效快。<br>【不良反应】 失眠、阳痿、性欲降低、食欲增加、恶心、便秘、腹泻、多汗、口干、疲劳、发热、嗜睡、头痛、背痛、鼻窦炎和焦虑等。<br>【注意点】 ① $t_{max}$5 h，$t_{1/2}$ 27～32 h。② 不稳定癫痫患者、乳母及＜18岁儿童忌用；严重肾功能不全者、孕妇及有惊厥史的患者慎用。③ 与乙醇和抗抑郁药并用时应慎重。④ 与阿司匹林、华法林等抗凝血药合用时有引起上消化道出血的危险，应慎用。⑤ 锂盐可能增加本品的作用，合用时应慎用。⑥ 酶诱导剂卡马西平可能增加本品的代谢，两者合用时应增加后者的剂量。⑦ 本品不应与西肽普兰合用。⑧ 至少停用单胺氧化酶抑制剂(MAOI)14 d后才可以换用本品，同样，停用本品14 d后才可以用单胺氧化酶抑制剂。⑨ 应在1～2周内逐渐减量再停药。⑩ 老年患者或肝功能不全者建议用1/2成人量。 |
| 【作用及用途】 为5-羟色胺和去甲肾上腺素双重再摄取抑制剂(SNRIs)。抗抑郁作用相当或强于三环类抗抑郁药。用于重度抑郁症，起效迅速。<br>【不良反应】 较三环类抗抑郁药轻，可有头晕、嗜睡、失眠、盗汗、恶心、性功能减退等；大剂量时血压升高。<br>【注意点】 ① $t_{max}$ 1～2 h，$t_{1/2}$ 7 h。② 高血压病、冠心病、癫痫、眼内压升高、肝肾功能不全患者，老人，孕妇及儿童慎用。③ 用药前后应定期检测血压。④ 宜缓慢停药，减量时间＞2周。⑤ 忌与单胺氧化酶抑制剂合用，或至少需在停用后者2周以上才可用本品；停用本品7 d后用后者。⑥ 服药期间忌饮酒。⑦ 忌与华法林合用。⑧ 缓释胶囊名怡诺思(Efexor XR)，$t_{max}$ 5.5 h，代谢产物9 h。 |

| 药品名称 | 剂型规格 | 用法 | 成人剂量 | 小儿剂量 |
| --- | --- | --- | --- | --- |
| | 缓释胶囊<br>75 mg<br>0.15 g | | 开始<br>每次 75 mg<br>每日 1 次<br>增量间隔及最大剂量同上 | |
| **盐酸度洛西汀**<br>(欣百达)<br>Duloxetine Hydrochloride<br>(Cymbalta) | 胶囊<br>30 mg<br>60 mg | 口服 | 抑郁症:<br>每日 40～60 mg<br>分 2 次<br>或<br>每日 60 mg<br>顿服 | |
| **甲磺酸瑞波西汀**<br>(叶洛抒)<br>Reboxetine Mesylate | 胶囊<br>4 mg | 口服 | 开始<br>每次 4 mg<br>每日 2 次<br>3～4 周后视需要可增至每次 4 mg<br>每日 3 次<br>最大剂量<br>1 d<12 mg | |
| **米氮平**<br>(米塔扎平，瑞美隆)<br>Mirtazapine<br>(Remeron) | 片剂<br>胶囊<br>15 mg<br>30 mg | 口服 | 每日 15 mg<br>睡前顿服<br>根据病情可逐渐增加剂量至<br>每日 30～45 mg<br>剂量改变间隔为<br>1～2 周<br>应连续服药，最好至症状消失后 4～6 个月后再逐渐停药 | |

| 作用及用途、不良反应、注意点 |
| --- |
| |
| 【作用及用途】 为5-羟色胺和去甲肾上腺素双重再摄取抑制剂类抗抑郁药。用于抑郁症。<br>【不良反应】 恶心、口干、便秘、食欲减退、疲乏、嗜睡、出汗增多、尿急、性功能异常、肝功能异常等。<br>【注意点】 ① $t_{max}$ 6 h,$t_{1/2}$ 8～17 h。② 未经治疗的闭角型青光眼患者、孕妇、乳母、肝功能不全和晚期肾脏疾病患者忌用;习惯性饮酒者、有癫痫发作史者及儿童慎用。③ 不可骤停药物。④ 单胺氧化酶抑制剂停药后至少14 d才可开始本品的治疗。本品停药后至少5 d才可以开始单胺氧化酶抑制剂的治疗。⑤ CYP1A2抑制剂(氟伏沙明、西咪替丁等)能增加本品的血药浓度。 |
| 【作用及用途】 为选择性去甲肾上腺素再吸收抑制剂(NRI)。用于抑郁症。<br>【不良反应】 口干、便秘、多汗、失眠、勃起困难、排尿困难、尿潴留、心率加快、静坐不能、眩晕或直立性低血压等。<br>【注意点】 ① $t_{max}$ 2 h,$t_{1/2}$ 13 h。② 肝肾功能不全、癫痫、青光眼、排尿困难、低血压、心脏病、近期发生心血管意外事件的患者,孕妇及乳母忌用;老人慎用。③ 本品停用7 d以内不宜使用单胺氧化酶抑制剂;停用单胺氧化酶抑制剂不超过2周者,亦不宜使用本品。④ 能减少CYP3A4活性的药物,如酮康唑、氟康唑可能增加本品的血药浓度。⑤ 与氯丙嗪、其他抗抑郁剂、红霉素、环孢素、降压药、美沙酮、利多卡因等药物有协同作用。 |
| 【作用及用途】 为去甲肾上腺素能与特异性5-羟色胺能抗抑郁药(NaSSA)。用于各种抑郁症。<br>【不良反应】 口干、食欲和体重增加、嗜睡和镇静等。<br>【注意点】 ① $t_{max}$ 2 h,$t_{1/2}$ 20～40 h。② 孕妇、乳母及儿童忌用;有自杀倾向、双相障碍、精神分裂症及其他精神病患者慎用。③ 对癫痫和器质性脑综合征、肝肾功能不全、心脏病、低血压、前列腺增生、青光眼和眼内压增高、糖尿病患者,应定期检查。④ 若发现有发热、喉痛或其他感染症状,应立即停药并作周围血象检查。⑤ 忌与单胺氧化酶抑制剂合用,或至少需间隔2周以上。⑥ 本品可加重乙醇的抑制作用,因此在治疗期间应禁止饮酒。⑦ 有可能影响注意力和机动性。⑧ 能加重苯二氮䓬类的镇静作用。 |

| 药品名称 | 剂型规格 | 用法 | 成人剂量 | 小儿剂量 |
|---|---|---|---|---|
| **噻奈普汀钠**<br>(达体朗)<br>Tianeptine Sodium<br>(Tatinol) | 片剂<br>12.5 mg | 口服 | 每次 12.5 mg<br>每日 3 次<br>餐前服 | |
| **盐酸安非他酮**<br>(乐孚亭)<br>Amfebutamone Hydrochloride<br>(Bupropion) | 片剂<br>75 mg | 口服 | 开始<br>每次 75 mg<br>每日 2～3 次<br>缓慢增至每日 0.3 g<br>最大剂量<br>1 d 0.45 g | |
| | 缓释片<br>0.15 g | 口服 | 开始<br>每次 0.15 g<br>晨 1 次顿服<br>最大剂量<br>1 d 0.4 g | |
| | 延释片<br>0.15 g | 口服 | 开始<br>每次 0.15 g<br>晨 1 次顿服<br>最大剂量<br>1 d 0.45 g | |
| **盐酸曲唑酮**<br>(美抒玉,每素玉)<br>Trazodone Hydrochloride<br>(Desyrel, Clesyril) | 片剂<br>25 mg<br>0.05 g<br>0.1 g | 口服 | 开始<br>每日 0.025～0.05 g<br>餐后分次服或睡前服<br>每 3 d 增加 0.05 g 至每日 0.2～0.3 g<br>最大剂量<br>1 d 0.4 g | |

| 作用及用途、不良反应、注意点 |
|---|
| 【作用及用途】 为选择性5-羟色胺再摄取增强剂(SSRA),抗抑郁、抗焦虑。用于各种抑郁症。<br>【不良反应】 上腹疼痛、口干、厌食、恶心、呕吐、便秘、胀气;失眠、嗜睡、噩梦、虚弱;心动过速、早搏、心前区疼痛;眩晕、头痛、晕厥、震颤、颜面潮红;呼吸不畅、喉部堵塞感;肌痛、背痛。<br>【注意点】 ① $t_{max}$ 0.8～1.8 h,$t_{1/2}$ 2.5 h。② 孕妇、乳母及<15岁者忌用。③ 带有遗传性自杀倾向的抑郁症患者服用本品时必须密切监护,特别是在治疗开始阶段。④ 对>70岁老人、肾功能不全患者,剂量应限制在每日25 mg。⑤ 使用单胺氧化酶抑制剂的患者必须停药2周后方能服用本品;而停用本品24 h后,即可使用单胺氧化酶抑制剂。⑥ 停药时需逐渐减量,减量时间>7～14 d。⑦ 对驾车或操纵机械能力有影响。⑧ 同时服用高剂量水杨酸时,应减少本品的剂量。 |
| 【作用及用途】 为氨基酮类抗抑郁药。用于抑郁症。<br>【不良反应】 口干、失眠、头晕、头痛、偏头痛、易怒、恶心、呕吐、便秘、水肿、皮疹、尿频等;偶见肝功能异常、胃炎、幻觉、食欲减退和体重改变等。<br>【注意点】 ① 片剂及缓释片 $t_{max}$<3 h,$t_{1/2}$ 21 h,三种活性代谢产物 $t_{1/2}$ 分别为20 h,37 h及33 h。② 癫痫患者、骤然戒酒或停用镇静药者、孕妇、乳母及<18岁者忌用;有癫痫史或癫痫倾向、颅脑肿瘤、肝肾功能不全、过度使用镇静药、失眠及高血压患者慎用。③ 如能耐受初始剂量,最早在第4 d增加剂量,片剂及缓释剂1次最大剂量0.15 g,两次服药间隔:片剂>4 h,缓释片8 h,延释片(extended-release tablet)24 h。④ 一般服用4周后才能出现明显疗效,如数周无改善,可增加至最大剂量。⑤ 本品不能与单胺氧化酶抑制剂合用,两者的合用间隔至少应为14 d。⑥ 正在使用CYP2D6酶代谢药物(如部分抗抑郁药、抗精神病药、β肾上腺受体阻滞药、Ic类抗心律失常药)治疗者服用本品时,应考虑减少原来药物的剂量。 |
| 【作用及用途】 为5-羟色胺拮抗和再摄取抑制剂(SARI)类抗抑郁药,亦有镇静及轻度抗胆碱能作用,另有催眠及抗阳痿作用。用于抑郁症伴焦虑失眠者。<br>【不良反应】 嗜睡、口干、便秘、视力模糊、疲乏、头昏、头痛、失眠、紧张、震颤,少见低血压、心律不齐等,偶见粒细胞减少、痛性阴茎勃起等。<br>【注意点】 ① $t_{max}$ 1.5 h,$t_{1/2}$ 5～9 h。② 孕妇、乳母及<18岁者忌用;心血管病、癫痫、肝肾功能不全者慎用。③ 睡前服用日剂量的2/3,可减轻嗜睡感。④ 治疗期间应避免驾车及操纵机器。⑤ 治疗期间有发热及喉痛、长时间阴茎异常勃起,应停药。⑥ 可增加中枢抑制药的效应、地高辛及苯妥英钠血药浓度。⑦ 与单胺氧化酶抑制剂合用时本品应从小剂量开始。⑧ 避免联合应用电休克治疗。 |

| 药品名称 | 剂型规格 | 用法 | 成人剂量 | 小儿剂量 |
|---|---|---|---|---|
| **复方氟哌噻吨**<br>(黛力新)<br>Flupentixol Co<br>(Deanxit) | 片剂 | 口服 | 每日2片<br>早晨、中午各1片<br>重症<br>每日3片<br>早晨2片,中午1片<br>维持量<br>每日1片<br>早晨服 | |
| **吗氯贝胺**<br>(甲氯苯酰胺,朗天)<br>Moclobemide<br>(Aurorix,<br>Manerix) | 片剂<br>胶囊<br>0.1 g<br>薄膜片<br>75 mg<br>0.15 g | 口服 | 开始<br>每日0.3～0.45 g<br>分2～3次<br>餐后服<br>最大剂量<br>1 d 0.6 g | |
| **碳酸锂**<br>Lithium<br>Carbonate | 片剂<br>0.25 g<br>0.5 g | 口服 | 开始<br>每次0.25 g<br>每日3次<br>以后每隔1～2 d增加剂量1次,至7～10 d时达<br>每次0.5 g<br>每日3次<br>维持量<br>每次0.25 g<br>每日3次<br>(剂量均须参照血药浓度调整) | >12岁<br>开始每日0.15～0.3 g<br>以后每5～7 d日剂量加0.15～0.3 g<br>急性躁狂:<br>治疗量<br>每日1.8 g<br>长期维持<br>每日0.9～1.2 g<br>均分3次<br>(剂量均须参照血药浓度调整) |

| 作用及用途、不良反应、注意点 |
| --- |
| 【作用及用途】 有抗焦虑、抗抑郁作用。用于广泛性焦虑症、恶劣心境及某些心身障碍和疼痛。<br>【不良反应】 轻微,可有口干、出汗、轻度震颤等。<br>【注意点】 ① 每片含氟哌噻吨 0.5 mg、美利曲辛 10 mg,氟哌噻吨及美利曲辛的 $t_{max}$分别为 4 h 及 3.5 h,$t_{1/2}$分别为 35 h 与 19 h。② 心梗恢复早期、束支传导阻滞、闭角型青光眼、乙醇及巴比妥类药物中毒者忌用;孕妇及乳母忌用或慎用。③ 晚上服药可能影响睡眠。④ 增加乙醇、中枢抑制剂的作用,降低胍乙啶等抗高血压作用。⑤ 与单胺氧化酶抑制剂合用可引起高血压危象。⑥ 老人剂量每日 1 片,早晨服。 |
| 【作用及用途】 为选择性好、强效的可逆性 A 型单胺氧化酶抑制剂。具抗抑郁作用且同时能改善睡眠质量。用于各种类型抑郁症、惊恐障碍、社交恐怖症等。<br>【不良反应】 恶心、口干、头晕、头痛、出汗、心悸、睡眠障碍、直立性低血压等。<br>【注意点】 ① $t_{max}$ 1～2 h,$t_{1/2}$ 2～3 h。② 精神分裂症、急性精神紊乱、嗜铬细胞瘤、意识障碍者及儿童忌用;肝功能不全、甲亢患者,孕妇及乳母慎用。③ 避免驾车、操纵机器及高空作业。④ 避免摄入大量含酪胺的食物如干酪、酵母及大豆发酵制品。⑤ 忌与哌替啶及右美沙芬、卡马西平、氟哌利多和其他抗抑郁药合用。⑥ 与西咪替丁合用时剂量宜减少。 |
| 【作用及用途】 有稳定情感、降低兴奋性作用。用于情感性障碍、躁狂症,尤其对躁狂抑郁型反复发作有预防作用;亦用于分裂情感性障碍。<br>【不良反应】 头昏、恶心、呕吐、腹痛、腹泻、双手震颤、多尿、烦渴、浮肿、血压下降、EKG 改变,长期应用可导致低血钾、甲状腺功能减退等。<br>【注意点】 ① $t_{max}$ 0.5 h,$t_{1/2}$ 24 h,少年 18 h,老人 36～48 h。缓释片 $t_{max}$ 4 h。② 心血管疾病、癫痫、震颤麻痹、脱水、糖尿病、甲状腺功能低下、肾功能不全、严重耗竭、严重感染、尿潴留患者,孕妇,乳母及低钠饮食者忌用;老人、体弱者慎用。③ 治疗期内,氯化钠摄入量不应减少。④ 治疗期间如发生体液丢失情况,应及时补充液体和钠。⑤ 治疗期每 2 周测定血锂浓度 1 次,血锂浓度应在 0.8～1.2 mmol/L 间,维持期在 0.6～0.8 mmol/L 间。⑥ 常用量及中毒量比较接近,血药浓度>1.5 mmol/L,应即减量或停药。⑦ 过量将产生锂中毒性脑病、肌张力增高、全身粗大、震颤、锥体束征、持续癫痫发作、昏迷,所列不良反应也可能是早期中毒症状。⑧ 定期检查肾功能及甲状腺功能、白细胞计数及分类。⑨ 氯丙嗪及其他吩噻嗪类药、抗利尿药易引起锂中毒。⑩ 氨茶碱、咖啡因、碳酸氢钠可使本品血药浓度降低。⑪ 与碘化物合用可促发甲状腺功能低下。⑫ 另有缓释片,每片 0.3 g,成人每日 0.9～1.5 g,分 1～2 次,维持量,每日 0.6～0.9 g。 |

3. 抗焦虑药

| 药品名称 | 剂型规格 | 用法 | 成人剂量 | 小儿剂量 |
|---|---|---|---|---|
| **地西泮**<br>(安定,苯二甲氮䓬)<br>Diazepam<br>(Valium) | 片剂<br>2.5 mg<br>5 mg | 口服 | 焦虑症:<br>每次 2.5～10 mg<br>每日 2～4 次 | |
| **硝西泮**<br>(硝基安定)<br>Nitrazepam<br>(Nitrados, Mogadon) | 片剂<br>5 mg | 口服 | 见 6 页硝西泮 | |
| **氟西泮**<br>(氟安定)<br>Flurazepam<br>(Dalmane) | 胶囊<br>15 mg<br>30 mg | 口服 | 每次 15～30 mg<br>睡前服 | |
| **氯硝西泮**<br>(氯硝安定)<br>Clonazepam<br>(Clonopin) | 片剂<br>0.5 mg<br>1 mg<br>2 mg | 口服 | 开始<br>每日 0.75～1 mg<br>分 2～3 次<br>以后逐渐增加<br>维持量<br>每日 4～8 mg | 青春期前<br>开始<br>每日 0.25 mg<br>最大剂量<br>1 d 0.1～0.2 mg/kg<br>青春期<br>每日 0.5 mg<br>最大剂量<br>1 d 0.1～0.2 mg/kg<br>均分 2～3 次 |
| **劳拉西泮**<br>(氯羟去甲安定)<br>Lorazepam<br>(Ativan, Lora) | 片剂<br>0.5 mg<br>1 mg<br>2 mg | 口服 | 焦虑症:<br>每日 2～6 mg<br>分 2～3 次<br>可逐渐增加至<br>每日 10 mg<br>分次服 | |
| **艾司唑仑**<br>(舒乐安定)<br>Estazolam<br>(Surazepam) | 片剂<br>1 mg<br>2 mg | 口服 | 每次 1～2 mg<br>每日 3 次 | |

| 作用及用途、不良反应、注意点 |
| --- |
| 【作用及用途】 有抗焦虑、肌肉松弛和抗惊厥作用。用于焦虑性障碍、癫痫。<br>【不良反应】<br>【注意点】 见 7 页地西泮项下。 |
| 【作用及用途】 作用类似 7 页地西泮，催眠镇静作用更为显著。用于焦虑症、失眠及癫痫。<br>【不良反应】<br>【注意点】 见 7 页硝西泮项下。 |
| 【作用及用途】 作用似地西泮(7 页)，催眠作用显著。用于焦虑症及失眠。<br>【不良反应】<br>【注意点】 见 7 页氟西泮项下。 |
| 【作用及用途】 作用比地西泮强，具有抗焦虑、抗抑郁、抗躁狂与抗癫痫作用。用于焦虑症(惊恐障碍)、癫痫等。<br>【不良反应】<br>【注意点】 见 61 页氯硝西泮项下。 |
| 【作用及用途】 抗焦虑作用比地西泮强 5 倍。用于焦虑性障碍及失眠。<br>【不良反应】<br>【注意点】 ① 老人及虚弱者：每日剂量＜3 mg。② 见 11 页劳拉西泮项下。 |
| 【作用及用途】 为苯二氮䓬类药。具有高效的镇静、催眠、抗焦虑作用。用于焦虑、紧张、恐惧、失眠、癫痫。<br>【不良反应】<br>【注意点】 见 11 页艾司唑仑项下。 |

| 药品名称 | 剂型规格 | 用法 | 成人剂量 | 小儿剂量 |
|---|---|---|---|---|
| **阿普唑仑**<br>(佳静安定)<br>Alprazolam<br>(Xanax) | 片剂<br>0.25 mg<br>0.4 mg<br>0.5 mg | 口服 | 焦虑症:<br>每日 1.2 mg<br>最大剂量<br>1 d 4 mg<br>恐惧症:<br>剂量同上<br>最大剂量<br>1 d 10 mg<br>均分次服 | 青春期前<br>开始<br>每日 0.25 mg<br>最大剂量<br>1 d 1～4 mg<br>青春期<br>每日 0.5 mg<br>最大剂量<br>1 d 8～10 mg<br>均分 2～3 次 |
| **马来酸咪达唑仑**<br>(多美康)<br>Midazolam<br>Maleate<br>(Dormicum) | 片剂<br>7.5 mg<br>15 mg | 口服 | 每次 7.5～15 mg<br>每日 1 次<br>睡前服 | |
| **依替唑仑**<br>Etizolam<br>(Depas) | 片剂<br>0.5 mg<br>1 mg | 口服 | 焦虑症:<br>每次 1 mg<br>每日 3 次<br>睡眠障碍:<br>每次 1～3 mg<br>睡前服 | |
| **美沙唑仑**<br>(甲氯唑仑)<br>Mexazolam<br>(Melex) | 片剂<br>0.5 mg<br>1 mg | 口服 | 每次 0.5～1 mg<br>每日 3 次 | |

| 作用及用途、不良反应、注意点 |
| --- |
| 【作用及用途】 强效苯二氮䓬类药。镇静及催眠作用分别为地西泮的 25～30 倍及 3.5～11 倍。用于焦虑、紧张、恐惧、顽固性失眠及癫痫等。<br>【不良反应】<br>【注意点】 } 见 11 页阿普唑仑项下。 |
| 【作用及用途】 为短效苯二氮䓬类药。具有迅速而短效的镇静与催眠作用，还具有抗焦虑、抗惊厥和肌肉松弛作用。<br>【不良反应】 嗜睡、感情麻木、警觉减退、意识模糊、乏力、头痛、头晕、肌无力、运动失调或复视等。<br>【注意点】 ① $t_{max}$ 0.5～1 h，$t_{1/2}$ 2～3 h。② 对本类药物过敏、严重呼吸功能不全、睡眠呼吸暂停综合征、重症肌无力、精神分裂症、严重抑郁状态患者，妊娠早期及乳母忌用；脑损伤，心、肺、肝、肾功能不全者慎用。③ 应尽量缩短治疗时间。治疗期限通常为数日，最多为 2 周，随后根据患者的具体情况逐渐减量至停药。④ 与中枢神经系统抑制剂合用可能会加强中枢系统的抑制作用。⑤ 老人与虚弱者推荐剂量为每次 7.5 mg。⑥ 余参见 13 页咪达唑仑项下。 |
| 【作用及用途】 为苯二氮䓬类衍生物。有强的镇静、催眠和抗焦虑作用，尚有肌肉松弛作用。用于各种原因引起的焦虑、紧张和睡眠障碍。<br>【不良反应】 参阅 7 页地西泮项下。<br>【注意点】 ① $t_{max}$ 3 h，$t_{1/2}$ 4 h。② 不能与单胺氧化酶抑制剂合用。③ 老人每日<1.5 mg。④ 余同 11 页阿普唑仑注意点②、⑤、⑥。 |
| 【作用及用途】 具有苯二氮䓬类的镇静、抗痉挛及肌肉松弛作用，抗焦虑作用比地西泮强而毒性低。用于神经症的不安、紧张、易疲劳和睡眠障碍。<br>【不良反应】 困倦、步态蹒跚、口渴，偶见 AST、ALT 升高，血压下降，过敏性皮疹，白细胞、红细胞及血红蛋白减少等。<br>【注意点】 ① 代谢产物氯去甲安定 $t_{max}$ 1～2 h。② 老人每日剂量<1.5 mg。③ 余同 11 页阿普唑仑②、④、⑤、⑥。 |

| 药品名称 | 剂型规格 | 用法 | 成人剂量 | 小儿剂量 |
|---|---|---|---|---|
| **盐酸丁螺环酮**<br>(布斯帕,苏新,奇比特,一舒)<br>Buspirone Hydrochloride<br>(Buspar) | 片剂<br>5 mg<br>10 mg | 口服 | 每次 5 mg<br>每日 3 次<br>根据治疗效应,每隔 2～3 d可增加 5～15 mg,至每日 20～40 mg<br>最大剂量<br>1 d 60 mg | |
| **枸橼酸坦度螺酮**<br>(希德,律康)<br>Tandospirone Citrate<br>(Sediel) | 片剂<br>胶囊<br>10 mg | 口服 | 每次 10 mg<br>每日 3 次<br>最大剂量<br>1 d 60 mg | |
| **盐酸羟嗪**<br>(安泰乐)<br>Hydroxyzine Hydrochloride<br>(Atarax) | 片剂<br>25 mg<br>糖浆剂<br>0.25% | 口服 | 每次 25～50 mg<br>每日 3 次 | >6 岁<br>每次 0.6 mg/kg<br>每 6 h 1 次<br>最大剂量<br>1 d 0.1 g |

## (六) 中枢兴奋药

| 药品名称 | 剂型规格 | 用法 | 成人剂量 | 小儿剂量 |
|---|---|---|---|---|
| **苯甲酸钠咖啡因**<br>(安纳加)<br>Caffeine and Sodium Benzoate | 注射剂<br>1 ml<br>0.25 g<br>2 ml<br>0.5 g | 皮下或肌内 | 每次 0.25～0.5 g<br>极量<br>1 次 0.75 g<br>1 d 3 g | 每次 6～12 mg/kg |

| 作用及用途、不良反应、注意点 |
| --- |
| 【作用及用途】 为非苯二氮草类药。具明显抗焦虑作用、轻度抗抑郁作用。用于各种焦虑症、焦虑抑郁状态、适应不良行为。<br>【不良反应】 胃肠道不适、头晕、头痛、激动、失眠等。<br>【注意点】 ① $t_{max}$ 0.5～1 h，$t_{1/2}$ 2～3 h。② 严重肝肾功能不全、青光眼、重症肌无力患者，儿童，孕妇及乳母忌用；心、肺、肝、肾功能不全者慎用。③ 不宜与乙醇、中枢抑制药、降压药、降糖药、抗凝药、避孕药及单胺氧化酶抑制剂合用。④ 老人每日<15 mg，分次服。 |
| 【作用及用途】 抗焦虑、抗抑郁作用。用于广泛性焦虑症、原发性高血压等伴发的焦虑状态。<br>【不良反应】 嗜睡，步态蹒跚，恶心，倦怠感，情绪不佳，食欲下降，AST、ALT升高等。<br>【注意点】 ① $t_{max}$ 0.8～1.4 h，$t_{1/2}$ 1.2～1.4 h。② 儿童忌用；器质性脑功能障碍，中度或严重呼吸功能衰竭，心、肝、肾功能障碍患者及孕妇和乳母慎用。③ 应定期做肝功能检查。④ 用药期间不得从事伴有危险的机械性作业。⑤ 用于难治型焦虑患者可能难以产生疗效，当日剂量达 60 mg 仍未见效时，不得随意长期应用。⑥ 与氟哌啶醇等丁酰苯类药物合用，有可能增强后者的药理作用。⑦ 与尼卡地平、氨氯地平、硝苯吡啶等钙拮抗剂合用，可能增强降压作用。⑧ 老人剂量从每次 5 mg 开始。 |
| 【作用及用途】 有弱的镇静、安定、镇吐及抗组胺作用。用于神经症的焦虑、紧张、激动等症状，皮肤瘙痒及手术后恶心、呕吐等。<br>【不良反应】 较少，可产生嗜睡、震颤、口干、心动过速、视野模糊等。<br>【注意点】 ① 婴儿忌用；有癫痫史者、肝肾功能不全者、孕妇及儿童慎用。② 长期用宜随访血象及肝功能。③ 久服可产生耐药性。④ 对其他中枢神经抑制剂有加强作用，合用时应将此类药物剂量减少。⑤ 老人剂量每次 12.5～37.5 mg，每日 3 次。 |

| 作用及用途、不良反应、注意点 |
| --- |
| 【作用及用途】 小剂量能增强大脑皮质的兴奋过程，较大剂量能兴奋延髓的呼吸和血管运动中枢。用于中枢性呼吸、循环功能不全。<br>【不良反应】 心悸、早搏、多尿、肌肉震颤等。<br>【注意点】 ① 孕妇，乳母，胃溃疡、心脏病、青光眼患者及新生儿高胆红素血症者忌用。② 本品 0.25 g、0.5 g 内含无水咖啡因 0.12 g、0.24 g，苯甲酸钠 0.13 g、0.26 g。 |

| 药品名称 | 剂型规格 | 用法 | 成人剂量 | 小儿剂量 |
|---|---|---|---|---|
| **尼可刹米**<br>(可拉明)<br>Nikethamide<br>(Coramine) | 注射剂<br>1 ml<br>0.25 g<br>1.5 ml<br>0.375 g | 皮下<br>肌内<br>或<br>静注 | 每次 0.25～0.5 g<br>极量 1 次 1.25 g | 6 个月<br>每次 0.075 g<br>1 岁<br>每次 0.125 g<br>4～7 岁<br>每次 0.175 g |
| **盐酸多沙普仑**<br>(吗乙苯吡酮)<br>Doxapram<br>Hydrochloride | 注射剂<br>1 ml<br>20 mg<br>5 ml<br>0.1 g | 静注<br>或<br>静滴 | 中枢抑制催醒：<br>1～2 mg/kg<br>必要时隔 5 min 可重复 1 次<br>维持量<br>每 1～2 h 1～2 mg/kg<br>直至获效<br>总剂量 1 d <3 g<br>术后催醒：<br>0.5～1 mg/kg<br>必要时至少隔 5 min 后才能重复 1 次<br>总剂量<2 mg/kg,<br>如用静滴<br>总剂量<4 mg/kg | |
| **盐酸洛贝林**<br>(山梗菜碱)<br>Lobeline<br>Hydrochloride | 注射剂<br>1 ml<br>3 mg<br>10 mg | 皮下<br>或<br>肌内 | 每次 10 mg<br>极量 1 次 20 mg<br>1 d 50 mg | 每次 1～3 mg |
| | | 静注 | 每次 3 mg<br>极量 1 次 6 mg<br>1 d 20 mg | 每次 0.3～3 mg<br>必要时每隔 30 min 可重复使用 |
| **阿米三嗪-萝巴新**<br>(都可喜,复方阿米三嗪)<br>Almitrine<br>Raubasine<br>(Duxil) | 片剂 | 口服 | 每次 1 片<br>每日 2 次<br>维持量餐后服<br>每日 1 片<br><50 kg 者开始即用<br>每日 1 片 | |

| 作用及用途、不良反应、注意点 |
|---|
| 【作用及用途】 为呼吸中枢兴奋药,对血管运动中枢的兴奋作用较弱。用于中枢性呼吸功能不全、慢性阻塞性肺疾患伴高碳酸血症。<br>【不良反应】 少,多汗、恶心、血压升高、心律失常,大剂量可引起阵挛性惊厥等。<br>【注意点】 ① 静注作用维持 5～10 min。② 小儿高热时慎用。③ 静注速度不宜过快。 |
| 【作用及用途】 为呼吸兴奋药。用于药物引起的呼吸抑制、全麻术后苏醒。<br>【不良反应】 呼吸困难、心律失常、高血压、呕吐、胸痛、胸闷、喘鸣等,过量时可有反射亢进、肢体震颤、惊厥。<br>【注意点】 ① 静注后 20～40 s 起效,1～2 min 效应最显,作用持续 5～12 min。② 甲亢、惊厥、心脏病、严重高血压、脑外伤、脑水肿及对本品过敏者忌用;气道阻塞、气胸或神经肌功能失常引起的呼吸衰竭患者及孕妇慎用。③ 吸入全麻停用后 10～20 min 才能使用本品。④ 静滴浓度 1 mg/ml,术后催醒时开始滴速每分钟 5 mg,获效后减至每分钟 1～3 mg。⑤ 静滴过速可引起溶血危险。⑥ 药液外漏可引起局部刺激,滴注时间过长可引起血栓性静脉炎。⑦ 给药前和后 30 min 应作动脉血血气分析。⑧ 用药期间,随访血压、脉搏及深腱反射。⑨ 不宜与肾上腺素受体激动药、咖啡因或单胺氧化酶抑制剂合用。⑩ 术后肌松药的残余效应可使本品的中枢兴奋作用不显著。⑪ 忌与碱性药物合用。 |
| 【作用及用途】 能刺激颈动脉窦和主动脉体化学感受器,反射性地兴奋呼吸中枢,对血管运动中枢也有兴奋作用。用于各种原因引起的呼吸抑制及新生儿窒息。<br>【不良反应】 恶心、呕吐、呛咳、头痛、心悸等,大剂量时可有心动过缓、传导阻滞、呼吸抑制、惊厥等。<br>【注意点】 静注速度宜慢。 |
| 【作用及用途】 阿米三嗪为抗缺氧药,能通过肺泡-毛细血管交换系统的效率来提高肺部血液带氧量;萝巴新为血管扩张药,可使阿米三嗪提高血氧浓度的作用增强而持久。用于老人智能障碍、精神行为障碍、脑血管意外后遗症、脉络膜-视网膜及耳蜗-前庭缺血所致功能障碍。<br>【不良反应】 体重减轻、周围神经病变、上腹部不适、消化不良、排空障碍、失眠、嗜睡、激动、焦虑及心悸等。<br>【注意点】 ① 萝巴新 $t_{max}$ 1～2 h,$t_{1/2}$ 7～15 h。② 周围神经病变、严重肝功能不全者,孕妇及乳母忌用。③ 忌与单胺氧化酶抑制剂及其他含有阿米三嗪药物合用。④ 与硝苯地平合用,可降低本品疗效。⑤ 与茶碱合用可诱导茶碱毒性。⑥ 每片含阿米三嗪 30 mg、萝巴新 10 mg。 |

| 药品名称 | 剂型规格 | 用法 | 成人剂量 | 小儿剂量 |
|---|---|---|---|---|
| **盐酸哌甲酯**<br>(利他林)<br>Methylphenidate Hydrochloride<br>(Ritalin) | 片剂<br>5 mg<br>10 mg | 口服 | 每次 5～20 mg<br>每日 2～3 次<br>餐前 45 min 服<br>极量 1 d 60 mg | 多动综合征:<br>>6 岁<br>开始每次 0.2 mg/kg<br>每日 2 次<br>以后根据疗效每周每次递增<br>0.1 mg/kg<br>极量 1 d 40 mg |
| | 注射剂<br>1 ml<br>20 mg | 皮下<br>肌内<br>或<br>静注 | 每次 5～20 mg<br>每日 1～2 次 | 每次 0.75 mg/kg |

## (七)脑代谢功能活化剂及神经细胞营养药

| 药品名称 | 剂型规格 | 用法 | 成人剂量 | 小儿剂量 |
|---|---|---|---|---|
| **盐酸吡硫醇**<br>(脑复新)<br>Pyritinol Hydrochloide<br>(Neuroxin) | 片剂<br>胶囊<br>0.1 g | 口服 | 每次 0.1～0.2 g<br>每日 3 次 | 每次 2～4 mg/kg<br>每日 3 次 |
| | 糖浆<br>1% | 口服 | 每次 10～20 ml<br>每日 3 次 | 每次 5～10 ml<br>每日 3 次 |
| | 注射剂<br>0.1 g<br>0.2 g | 静滴 | 每次 0.2～0.4 g<br>每日 1 次 | 每次 4～6 mg/kg<br>每日 1 次 |
| **醋谷胺钠**<br>(乙酰谷酰胺钠)<br>Acetglutamide Sodium<br>(Acetylglutamide) | 注射剂<br>2 ml<br>0.1 g<br>5 ml<br>0.25 g | 肌内 | 每次 0.1～0.3 g<br>每日 2 次 | 每次 0.1～0.3 g<br>每日 1 次 |
| | | 静滴 | 每次 0.25～0.75 g<br>每日 1 次<br>以 5%～10% GS<br>250 ml 稀释后缓滴 | 每次 0.1～0.5 g<br>每日 1 次<br>以 5%～10% GS<br>250 ml 稀释后缓滴 |
| | | 穴位注射 | 每次 0.1 g<br>每日 1 次<br>按病情选择穴位 | 同成人 |

| 作用及用途、不良反应、注意点 |
| --- |
| 【作用及用途】 为中枢兴奋药,能兴奋中枢的多种精神性活动。用于消除催眠药引起的嗜睡、镇静剂过量、发作性睡病、小儿多动综合征。<br>【不良反应】 食欲减退、紧张激动、不能入睡、心动过速、腹痛、头痛,偶见中毒性精神病,注射剂能引起血压明显升高。<br>【注意点】 ① 小儿口服 $t_{max}$ 1.9 h,作用维持 4 h。② 青光眼、焦虑、烦躁者忌用;高血压、癫痫、语言障碍者慎用,<6 岁儿童尽量避免使用。③ 餐前服用,最后一次服药离开睡眠至少 4 h。④ 长期服药可产生耐药性和习惯性,应逐渐减量停用。⑤ 可增高抗癫痫药、抗凝剂及三环类抗抑郁药的血药浓度。⑥ 可降低抗高血压药的疗效。⑦ 与中枢兴奋药合用时作用相加。⑧ 与单胺氧化酶抑制剂合用时宜谨慎。 |

| 作用及用途、不良反应、注意点 |
| --- |
| 【作用及用途】 为维生素 $B_6$ 衍生物,能增强大脑对缺氧的耐受性,还能促进脑内葡萄糖及氨基酸代谢,通过血脑屏障的葡萄糖量增加,改善全身同化作用,还可增加脑血流量,改善脑生物电活动。用于脑震荡、脑炎及脑膜炎后遗症、老年性痴呆、脑动脉硬化症。<br>【不良反应】 偶可出现皮疹、恶心、注射部位静脉炎等。<br>【注意点】 孕妇及乳母慎用。 |
| 【作用及用途】 有改善神经细胞代谢及降低血氨作用。用于肝昏迷、脑外伤性昏迷、腰痛、偏瘫、脊髓灰质炎后遗症、神经性头痛等。<br>【不良反应】 静滴偶有血压下降。<br>【注意点】 治疗腰痛、偏瘫、脊髓灰质炎后遗症,采用穴位注射。 |

| 药品名称 | 剂型规格 | 用法 | 成人剂量 | 小儿剂量 |
|---|---|---|---|---|
| **胞磷胆碱**<br>(胞二磷胆碱)<br>Citicoline<br>(Cytidine Diphosphate Choline, Cyscholin) | 注射剂<br>2 ml<br>0.1 g<br>0.2 g<br>0.25 g | 肌内 | 每日 0.1～0.3 g<br>分 1～2 次 | 每日 4 mg/kg<br>分 1～2 次 |
| | | 静滴 | 每日 0.2～0.5 g<br>每日 1 次<br>1 疗程 5～10 d<br>以 5%～10% GS 稀释后缓滴 | 每日 4～8 mg/kg<br>用法同成人 |
| **γ-氨基丁酸**<br>(γ-氨酪酸)<br>γ-Aminobutyric Acid<br>(GABA) | 片剂<br>0.25 g<br>0.5 g | 口服 | 每次 1.0 g<br>每日 3 次 | 每次 0.25～0.5 g<br>每日 3 次 |
| | 注射剂<br>5 ml<br>1 g | 静滴 | 每次 1～4 g<br>每日 1 次<br>以 5%～10% GS 250～500 ml 稀释后 2～3 h 滴完 | 每次 20～80 mg/kg<br>稀释后 2～3 h 滴完 |
| **盐酸甲氯芬酯**<br>(氯酯醒)<br>Meclofenoxate Hydrochloride<br>(Centrophenoxine) | 片剂<br>胶囊<br>0.1 g | 口服 | 每次 0.2 g<br>每日 3～4 次<br>至少服用 1 周 | 每次 0.1 g<br>每日 3 次 |
| | 注射剂<br>0.06 g<br>0.1 g<br>0.25 g | 肌内或静滴 | 每次 0.1～0.25 g<br>每日 3 次 | 每次 0.06～0.1 g<br>每日 2 次 |
| **吡拉西坦**<br>(吡乙酰胺，脑复康)<br>Piracetam | 片剂<br>胶囊<br>0.4 g<br>0.8 g<br>干糖浆<br>0.1 g | 口服 | 每次 0.8～1.6 g<br>每日 3 次<br>餐后服<br>1 疗程 6 周<br>症状缓解后可减半量 | 每次 0.4～0.8 g<br>每日 3 次<br>餐后服 |
| | 注射剂<br>5 ml<br>1 g<br>10 ml<br>2 g | 肌内 | 每次 1 g<br>每日 2～3 次 | 每次 0.5 g<br>每日 2 次 |
| | | 静注或静滴 | 每次 4～8 g<br>每日 1 次 | 每次 2 g<br>每日 1 次 |

| 作用及用途、不良反应、注意点 |
| --- |
| 【作用及用途】 为胞嘧啶核苷酸的衍生物,是卵磷脂合成的主要辅酶,能改善脑的功能,具改善意识状态、调节血管运动张力和催醒作用。用于急性颅脑外伤、脑手术所引起的意识障碍、脑梗死及其后遗症;亦可用于其他中枢神经系统急性损伤引起的功能和意识障碍。<br>【不良反应】 偶有恶心、呕吐、失眠、血压下降、肝功能异常等,罕见兴奋、休克。<br>【注意点】 ① 过敏体质、癫痫、低血压、心肾功能不全、颅内活动性出血者及孕妇、乳母慎用。② 头部外伤及脑手术患者,宜与止血药及降低颅内压药合用。③ 治疗震颤麻痹应与抗胆碱药并用。④ 尽量少作肌内注射。 |
| 【作用及用途】 有降低血氨及促进大脑新陈代谢作用。用于肝昏迷、尿毒症、催眠药等所致昏迷,口服用于脑血管障碍引起的偏瘫、儿童智力发育迟缓。<br>【不良反应】 灼热感、恶心、失眠,大剂量可致运动失调、血压降低、呼吸抑制。<br>【注意点】 ① 静滴速度宜慢(静滴时间＞2 h)。② 静滴过程中如出现胸闷、气急、头昏等症状,应立即停止滴注。 |
| 【作用及用途】 能促进细胞氧化还原,增加对糖类利用和调节神经细胞的新陈代谢,有兴奋神经、消除疲劳的效果。用于外伤性昏迷、新生儿缺氧、儿童遗尿、儿童精神迟钝、乙醇和一氧化碳中毒性精神障碍。<br>【不良反应】 偶有兴奋、激动、失眠、胃部不适、疲乏无力等。<br>【注意点】 ① 高血压、精神过度兴奋、锥体外系疾病及有明显感染者忌用。② 临用前配制,静滴时以 5% GS 250～500 ml 稀释。③ 肌注或静滴用于缺氧及昏迷。 |
| 【作用及用途】 抗大脑皮质缺氧,提高大脑对氨基酸和磷脂的吸收、蛋白质合成以及葡萄糖的利用和能量的储存。用于脑动脉硬化症及脑血管意外所致的记忆和思维功能减退、低智能儿的智力提高,药物及一氧化碳中毒引起的思维和记忆障碍等,注射还可用于促进神经外科手术后昏迷的苏醒。<br>【不良反应】 偶有口干、食欲减退、头晕、头痛、睡眠障碍、抑郁、焦虑不安、易兴奋、运动过多及荨麻疹等。<br>【注意点】 ① $t_{max}$ 30～40 min, $t_{1/2}$ 4～6 h。② 孕妇、乳母、新生儿及锥体外系疾病患者忌用;老人及肝肾功能不全、消化道溃疡患者慎用。③ 可使华法林等抗凝药作用增强。 |

| 药品名称 | 剂型规格 | 用法 | 成人剂量 | 小儿剂量 |
|---|---|---|---|---|
| **阿尼西坦**<br>(三乐喜，茴拉西坦)<br>Aniracetam | 胶囊<br>0.1 g<br>0.2 g | 口服 | 每次 0.2 g<br>每日 3 次<br>1 疗程 1～2 个月 | 每日 10 mg/kg<br>分 2～3 次 |
| **石杉碱甲**<br>(双益平)<br>Huperzine－A | 片剂<br>胶囊<br>50 μg | 口服 | 每次 0.1～0.2 mg<br>每日 2 次<br>最大剂量<br>1 d 0.45 mg<br>1 疗程 1～2 个月 | |
| **盐酸多奈哌齐**<br>(安理申)<br>Donepezil Hydrochloride<br>(Aricept) | 膜衣片<br>5 mg | 口服 | 开始每次 5 mg<br>每日 1 次<br>睡前服<br>1 个月后可酌情增加至每次 10 mg<br>每日 1 次<br>最大剂量<br>1 d 10 mg<br>1 疗程 3～6 个月 | |
| **重酒石酸利斯的明**<br>(卡巴拉汀，艾斯能)<br>Rivastigmine Hydrogen Tartrate<br>(Exelon) | 胶囊<br>1.5 mg<br>3 mg<br>4.5 mg<br>6 mg | 口服 | 开始每次 1.5 mg<br>每日 2 次<br>如能耐受，至少 2 周以后可将剂量加倍，并逐渐增至每次 4.5 mg和 6 mg，<br>最大剂量 1 次 6 mg<br>1 d 12 mg，分 2 次 | |
| **甲磺酸双氢麦角碱**<br>(氢化麦角碱，喜得镇，海得琴) | 片剂<br>1 mg | 口服 | 每次 1～2 mg<br>每日 3 次<br>1 疗程 12 周 | |

| 作用及用途、不良反应、注意点 |
| --- |
| 【作用及用途】 为脑功能改善药，选择性作用于中枢神经系统，对抗缺氧引起的记忆力减退和障碍等。用于中老年记忆减退、脑血管病后的记忆减退、脑溢血、脑梗死、短暂性脑缺血、儿童智力低下、脑炎、脑外伤后及精神障碍者的脑功能障碍。<br>【不良反应】 偶有口干、兴奋、嗜睡，停药后消失。<br>【注意点】 ① $t_{max}$ 20～40 min，$t_{1/2}$ 22 min。② 严重肝肾功能不全者忌用；孕妇及乳母慎用。 |
| 【作用及用途】 为可逆的乙酰胆碱酯酶抑制剂，易透过血脑屏障，对脑内乙酰胆碱酯酶有选择性抑制作用，提高脑内乙酰胆碱水平，具有促进记忆再现和增强记忆保持的作用。用于良性记忆障碍，提高患者指向记忆，对痴呆患者及脑器质性病变引起的记忆障碍亦有改善作用。<br>【不良反应】 过量可引起不同程度的头晕、恶心、呕吐、出汗及视力模糊等。<br>【注意点】 癫痫、肾功能不全、机械性肠梗阻、尿路梗阻、心绞痛、心动过缓及支气管哮喘患者忌用。 |
| 【作用及用途】 为特异的可逆性乙酰胆碱酯酶抑制剂，通过增强中枢神经系统的胆碱能功能而发挥作用。用于轻、中度阿尔茨海默病。<br>【不良反应】 腹泻、肌肉痉挛、乏力、恶心、呕吐、失眠和头晕等。<br>【注意点】 ① $t_{max}$ 3～4 h，$t_{1/2}$ 70 h。② 对本品或哌啶衍生物过敏者、孕妇及乳母忌用；麻醉时、心动过缓、室上性传导疾病、溃疡病、癫痫、哮喘、阻塞性肺部疾病史者及非类固醇类药物服用者慎用。③ 与琥珀胆碱、其他神经肌肉阻滞剂或胆碱能激动剂合用可能有协同作用。 |
| 【作用及用途】 为乙酰胆碱酯酶抑制剂。用于轻、中度阿尔茨海默型痴呆，也可用于可疑的阿尔茨海默病。<br>【不良反应】 恶心、呕吐、腹痛、腹泻、食欲减退、消化不良、头晕、头痛。<br>【注意点】 ① $t_{max}$约 1 h，$t_{1/2}$ 1.4～1.7 h。② 对本品或氨基甲酸盐衍生物过敏者忌用；病窦综合征、重度心律不齐、胃及十二指肠溃疡活动期、呼吸系统疾病、尿道梗阻、癫痫患者及孕妇、乳母慎用。③ 出现不良反应时，可考虑减量至前一耐受量。④ 不应与其他拟胆碱药合用。 |
| 【作用及用途】 为脑细胞代谢改善剂，能改善大脑神经传递；又为 α 受体阻滞剂，能缓解血管痉挛、降低血管阻力，因而增加脑血流量和对氧的利用。用于老年性脑功能衰退，急、慢性脑血管病后的功能、智力减退及偏头痛的预防。<br>【不良反应】 鼻塞、面部潮红、眩晕、恶心、心率减慢，严重者可有直立性低血压。 |

| 药品名称 | 剂型规格 | 用法 | 成人剂量 | 小儿剂量 |
|---|---|---|---|---|
| Dihydroergo-toxine Mesylate (Hydergine) | 缓释胶囊<br>2.5 mg | 口服 | 每次 2.5 mg<br>每日 2 次<br>进餐时用 | |
| | 含片<br>0.25 mg<br>0.5 mg<br>1 mg | 舌下含 | 每次 0.5～2 mg<br>每日 4～6 h 1 次 | 9～10 岁<br>每次 0.25 mg<br>11～12 岁<br>每次 0.25～0.5 mg<br>均每日 3～4 次 |
| | 注射剂<br>1 ml<br>0.3 mg | 皮下或肌内 | 每次 0.3 mg<br>每日 2 次 | 9～10 岁<br>每次 0.15～0.3 mg<br>11～12 岁<br>每次 0.2～0.45 mg<br>每日 1 次或隔日 1 次 |
| **尼麦角林**<br>(麦角溴烟酯,脑通,瑟米恩)<br>Nicergoline<br>(Sermion) | 片剂<br>5 mg<br>10 mg | 口服 | 每次 10～20 mg<br>每日 3 次<br>空腹服 | |
| | 注射剂<br>2 mg<br>4 mg | 肌内或静滴 | 每次 2～4 mg<br>每日 1～2 次 | |
| **甲磺酸双氢麦角胺**<br>(二氢麦角胺,舒脑宁)<br>Dihydroergo-tamine Mesylate<br>(Ischelium) | 片剂<br>1 mg | 口服 | 血管性头痛:<br>每次 1～2 mg<br>每日 3 次 | |
| | 注射剂<br>1 ml<br>1 mg | 肌内 | 血管性头痛:<br>每次 1～2 mg<br>每日 1～2 次 | |
| | | 静注 | 每次 2 mg<br>每日 1 次 | |

| 作用及用途、不良反应、注意点 |
| --- |
| 【注意点】 ① 对本品过敏，严重动脉硬化，急、慢性精神病，低血压，心脏器质性疾病，严重肝肾功能不全者及孕妇、乳母忌用；明显心动过缓应引起重视，卟啉病患者慎用。② 皮下或肌内以 NS 或注射用水稀释，静注或静滴剂量及用法同肌内，分别以 20 ml 或 250 ml NS 或 5% GS 稀释后缓注或缓滴。③ 注射后必须卧床 2 h 以上。④ 避免与西咪替丁、吩噻嗪、降压药、多巴胺类药物、大环内酯类抗生素等合用。 |
| 【作用及用途】 为半合成麦角衍生物，有较强 α 受体阻滞作用，能降低血管阻力，从而显著地增加脑血流量，加强脑细胞能量的新陈代谢，改善智能障碍，还能增加神经递质如多巴胺的转换等，有效刺激神经传导，改善精神和情绪异常，能改善肢体供血情况，并有一定抗血小板聚集和抗血栓形成作用。用于急、慢性血管性或代谢性脑供血不足所产生的症状，如头晕、失眠、行动不便、感觉迟钝、注意力不集中、记忆力衰退、精神抑郁。<br>【不良反应】 低血压、耳鸣、头晕、嗜睡、低热及轻度胃肠不适等。<br>【注意点】 ① $t_{max}$ 1.5～2 h。② 急性出血或有出血倾向、严重心动过缓、近期心肌梗死者及儿童、孕妇、乳母忌用。③ 注射给药偶有暂时性直立性低血压及眩晕，故注射后应平卧数分钟。④ 静滴时药液应溶于 100 ml NS 或 5%～10% GS 中缓滴。⑤ 忌与降压药合用。⑥ 注射剂溶解后在室温避光下可保存 48 h。 |
| 【作用及用途】 为大脑功能调节药。促进神经细胞能量代谢，改善能量平衡，从而改善神经元的功能；尚能激活突触传递，改善神经传递功能；改善脑循环并能使周围血管阻力降低，起到降压作用。用于急性缺血性和出血性脑血管病、脑水肿，亦可用于中风后半身不遂、口角歪斜，脑功能衰退症状，预防偏头痛和血管性头痛。<br>【不良反应】 少数可见一过性胃部不适及恶心，个别出现烦躁不安、意识模糊程度加重、持续性窦性心动过缓、皮疹、直立性低血压等。<br>【注意点】 对本药过敏及急、慢性精神病患者忌用。 |

| 药品名称 | 剂型规格 | 用法 | 成人剂量 | 小儿剂量 |
|---|---|---|---|---|
| **脑蛋白水解物**<br>(丽珠赛乐,欣普善,脑活素)<br>Cerebroprotein Hydrolysate<br>(Cerebrolysin) | 注射剂<br>1 ml<br>1 g<br>2 ml<br>2 g<br>5 ml<br>5 g<br>10 ml<br>10 g | 皮下 | 每次 2 ml<br>每日 1 次 | 剂量酌减 |
| | | 肌内 | 每次 5 ml<br>每日 1 次 | |
| | | 静滴 | 每次 10～30 ml 以 NS 或 5% ～ 10% GS 250 ml中滴注 1～2 h | |
| **单唾液酸四己糖神经节苷酯**<br>(神经节苷脂,施捷因)<br>Monosialotetra-hexosylganglio-side | 注射剂<br>2 ml<br>0.02 g<br>5 ml<br>0.1 g | 肌内或静滴 | 中枢神经创伤性或血管性病变:<br>每次 20～40 mg<br>每日 1～3 次<br>中枢神经系统创伤性或血管性病变急性期:<br>每日 0.1 g,静滴连用 21 d,继以每日 40 mg 肌内,每日 1 次,连用 6 周 | 每次 20～40 mg<br>每日 1 次 |
| **鼠神经生长因子**<br>(恩经复)<br>Mouse Nerve Growth Factor<br>(NGF) | 注射剂<br>4 μg | 肌内 | 每次 4～12 μg<br>每日 1 次 | 每次 2～4 μg<br>每日 1 次<br>年长儿<br>每次 4～8 μg<br>每日 1 次 |

## (八) 其他

| 药品名称 | 剂型规格 | 用法 | 成人剂量 | 小儿剂量 |
|---|---|---|---|---|
| **茶苯海明**<br>(晕海宁,乘晕宁)<br>Dimenhydrinate<br>(Theohyramine, Dramamine) | 片剂<br>25 mg<br>50 mg | 口服 | 防止晕动:<br>每次 50 mg,于乘车、船前 30 min 服下,必要时隔 4 h 重复<br>抗过敏:每次 50 mg<br>每日 2～3 次<br>极量 1 d 0.3 g | 每次 1 mg/kg<br>每日 2～3 次 |

| 作用及用途、不良反应、注意点 |
| --- |
| 【作用及用途】 为脑蛋白水解物，促进神经细胞蛋白质合成，改善脑能量供应，有利于脑细胞记忆功能的恢复。用于脑血管病及其后遗症、大脑发育不全、痴呆症等。<br>【不良反应】 偶可引起过敏反应，有时可见胸闷不适、头痛、呕吐；诱发癫痫发作，血尿素氮升高等，注射过快可有轻至中度灼热感。<br>【注意点】 ① $t_{1/2}$几秒钟至几小时。② 癫痫发作或癫痫持续状态者、严重肾功能不全者及孕妇忌用；过敏体质者及乳母慎用。③ 一般 10～20 次为一个疗程。④ 开始每日注射，以后每周 2～3 次。 |
| 【作用及用途】 为神经节苷脂的成分之一。对神经细胞有较大的亲和性，能促进神经修复，维持细胞内外离子平衡，还能促进轴突生长及突触生成。用于中枢神经系统病变，包括脑脊髓外伤、脑血管意外、震颤麻痹。<br>【不良反应】 少数患者有过敏反应。<br>【注意点】 ① 对本品过敏、神经节苷酯累积症、遗传性糖代谢异常、严重肝肾功能不全者忌用；孕妇及乳母慎用。② 疗程一般为数周。③ 未发现本品与其他药物之间发生相互作用。 |
| 【作用及用途】 神经生长因子对中枢和周围神经元的生长、发育、正常状态的维持、损伤后的保护、轴突的有效再生都有极重要的作用。用于中枢及周围神经损伤、急性脑血管病、老年性痴呆、新生儿缺血缺氧性脑病、脑性瘫痪等。<br>【不良反应】 无严重不良反应。<br>【注意点】 ① 对本品过敏者忌用。② 用 2 ml 注射用水溶解。③ 一般 4 周为一个疗程。④ 4 μg≈2 000 AU。 |

| 作用及用途、不良反应、注意点 |
| --- |
| 【作用及用途】 有较强的抗晕动作用及较弱的抗组胺作用。用于防治因晕动而引起的恶心、呕吐、眩晕及梅尼埃病，偶用于皮肤过敏性疾患。<br>【不良反应】 嗜睡、头昏、滞呆、注意力不集中常见，幻觉、视力下降、锥体外系反应及皮疹少见，过量可致昏迷、惊厥、呼吸衰竭。<br>【注意点】 ① 妊娠早期、乳母、儿童及老人慎用。② 服药期间不宜驾车及从事高难度、有危险性的机器操作。③ 服药后忌饮酒，勿与其他中枢神经抑制药同服。④ 与耳毒性药物一起应用时可掩盖耳毒性药物引起的症状。 |

| 药品名称 | 剂型规格 | 用法 | 成人剂量 | 小儿剂量 |
| --- | --- | --- | --- | --- |
| **盐酸倍他司汀**<br>(抗眩啶,陪他胺)<br>Betahistine Hydrochloride<br>(Betaserc, Merislon) | 片剂<br>4 mg<br>6 mg | 口服 | 每次 4～8 mg<br>每日 3 次<br>极量 1 d<48 mg | |
| | 注射剂<br>2 ml<br>2 mg<br>4 mg | 肌内 | 每次 2～4 mg<br>每日 2 次 | |
| | | 静滴 | 20 mg 加入 5% GS 或 NS 500 ml 中,滴速每分钟 30 滴,每日 1 次 | |
| **盐酸托哌酮**<br>(甲哌酮,脑脉宁,美肌松)<br>Tolperisone Hydrochloride<br>(Mydocalm) | 片剂<br>50 mg | 口服 | 每次 0.05～0.1 g<br>每日 3 次 | 每次 1～2 mg/kg<br>每日 3 次 |
| **盐酸氟桂利嗪**<br>(西比灵,氟脑嗪)<br>Flunarizine Hydrochloride<br>(Sibelium) | 片剂<br>胶囊<br>5 mg | 口服 | 脑动脉硬化:<br>每次 5～10 mg<br>每日 1 次<br>睡前服<br>眩晕症、椎动脉供血不足:<br>每日 10～30 mg<br>每晚 1 次睡前服 | 每次 0.2 mg/kg<br>每日 1 次<br>睡前服 |
| **巴氯芬**<br>(力奥来素)<br>Baclofen<br>(Baclospas, Lioresal) | 片剂<br>5 mg<br>10 mg | 口服 | 开始每次 5 mg<br>每日 3 次<br>以后每 3 d 每次增加 5 mg 至最少有效量<br>最大剂量<br>1 d<80 mg<br>常用剂量<br>1 d 30～75 mg<br>分 3 次 | 开始每次<br>0.1 mg/kg<br>每日 3 次<br>以后每 3 d 每次增加<br>0.1 mg/kg<br>一般有效剂量为每次<br>0.5 mg/kg<br>最大剂量 1 d<br>2～7 岁 30～40 mg<br>≥8 岁 60 mg<br>分 4 次 |

| 作用及用途、不良反应、注意点 |
| --- |
| 【作用及用途】 为一种组胺类药物，有扩张血管作用，增加脑血流，并能松弛内耳毛细血管前括约肌。用于梅尼埃病、脑动脉硬化及脑供血不足所引起的眩晕、头晕及耳鸣等。<br>【不良反应】 恶心、头晕、出汗、心悸、溃疡病加重、皮肤瘙痒等。<br>【注意点】 ① 儿童忌用；孕妇，乳母，消化道溃疡、支气管哮喘、嗜铬细胞瘤患者慎用。② 忌与抗组胺药同用。 |
| 【作用及用途】 具有血管扩张及中枢性肌肉松弛作用，能降低骨骼肌张力，尚能使外周血流量增加。用于闭塞性血管病、中风后遗症、脑性麻痹症、脊髓末梢神经疾患，对各种脑血管疾病引起的头痛、眩晕、失眠、肢体发麻、记忆力减退、耳鸣等症状也有一定疗效。<br>【不良反应】 头晕、嗜睡、面红、下肢无力、肢体肿痛、乏力等。<br>【注意点】 ① $t_{max}$ 1～2 h。② 孕妇及肝功能不全者慎用。 |
| 【作用及用途】 为一选择性钙离子拮抗剂，可阻滞各种病因引起的钙离子内流造成的细胞损伤和死亡。引起血管扩张，对脑血管的扩张作用尤佳。用于脑血管功能障碍、脑动脉硬化症、偏头痛、晕动症、头晕、耳鸣、外周血管病、癫痫辅助治疗等。<br>【不良反应】 短期内出现嗜睡、疲惫症状，罕有抑郁、冷淡、锥体外系反应，可增加颅内压。<br>【注意点】 ① $t_{max}$ 2～4 h，$t_{1/2}$ 19 d。② 孕妇，乳母及急性脑出血、震颤麻痹、锥体外系疾病、脑梗死急性期患者忌用；肝功能不全者及儿童慎用。③ 用药后若出现神情呆滞、锥体外系反应应停止用药，症状缓解后可减量，重新开始治疗。④ 生效较慢，常需服药 1～2 个月后发挥最大效果。⑤ 不宜用含乙醇饮料冲服。 |
| 【作用及用途】 为骨骼肌松弛药。用于改善锥体束损害造成的肌张力增高、不同原因造成的痉挛性偏瘫和截瘫；改善 Duchenne 肌营养不良症患者中十二指肠梗阻出现的反复呕吐；缓解三叉神经痛、带状疱疹后神经痛。<br>【不良反应】 头昏、乏力、低血压、恶心、呕吐、腹泻、欣快、幻觉、忧郁、耳鸣、麻木、震颤、皮疹及肝脏损害，过量时有呼吸抑制、昏迷、抽搐。<br>【注意点】 ① $t_{max}$ 1～3 h，$t_{1/2}$ 3～4 h。② 张力增高性膀胱尿潴留、糖尿病患者及妊娠初 3 个月忌用；乳母，十二指肠溃疡、肝肾功能不全者、严重精神病和癫痫患者慎用，并应减少剂量。③ 剂量应个体化。④ 服药期间忌饮酒。⑤ 忌与中枢神经系统抑制药合用。⑥ 避免驾驶车辆、操作机器及高空作业。⑦ 避免发生戒断综合征，减量应在 2 周内完成。 |

# 二、呼吸系统药物

## (一) 镇咳、祛痰药

| 药品名称 | 剂型规格 | 用法 | 成人剂量 | 小儿剂量 |
|---|---|---|---|---|
| **磷酸可待因**<br>(甲基吗啡)<br>Codeine Phosphate | 片剂<br>15 mg<br>30 mg | 口服 | 镇咳:<br>每次 15～30 mg<br>每日 2～3 次 | 镇咳:<br>5～12 岁<br>每次<br>0.3～0.5 mg/kg<br>每日 3 次 |
| | 糖浆<br>0.5% | 口服 | 镇咳:<br>每次 3～6 ml<br>每日 3 次<br>最大剂量 1 d 0.1 g | 镇咳:<br>每次 0.06～0.1 ml/kg<br>每日 3 次 |
| **复方磷酸可待因糖浆**<br>(奥亭)<br>Cofetol Syrup | 糖浆<br>60 ml<br>150 ml | 口服 | 每次 10 ml<br>每日 3 次<br>重症最后 1 次于睡前服,剂量加倍 | 2～5 岁<br>每次 2.5 ml<br>每日 3 次<br>重症服法同成人<br>6～12 岁<br>每次 5 ml<br>每日 3 次<br>重症服法同成人<br>睡前服 10 ml |
| **可非糖浆**<br>Kefei Syrup | 糖浆 | 口服 | 每次 5～10 ml<br>每日 3 次 | 每次<br>2～6 岁 1～2 ml<br>7～12 岁 2～5 ml<br>均每日 3 次 |
| **联邦止咳露**<br>Anticol | 糖浆<br>120 ml | 口服 | 每次 10～15 ml<br>每日 3 次 | |

| 作用及用途、不良反应、注意点 |
| --- |
| 【作用及用途】 对咳嗽中枢有直接和较强的抑制作用,又可抑制支气管腺体;兼有镇痛作用。但对呼吸中枢抑制作用较弱。用于刺激性剧烈干咳。<br>【不良反应】 呼吸慢弱或不规则、便秘、胃肠痉挛,久用可产生耐药性和成瘾性。<br>【注意点】 ① 服后吸收快而完全,$t_{max}$约 1 h,$t_{1/2}$ 2～4 h。② 痰液过多、哮喘患者及<1 岁儿童忌用;急腹症、胆道疾患、腹泻、前列腺增生及体弱者慎用。③ 可加重抗胆碱药引起的便秘。④ 可加重吗啡的呼吸中枢抑制作用。 |
| 【作用及用途】 为镇咳祛痰药。用于呼吸道感染、支气管刺激所引起的咳嗽、咳痰、干咳、流涕、鼻塞。<br>【不良反应】 胃肠不适、腹痛、便秘、恶心、口干、嗜睡及头晕。<br>【注意点】 ① 严重高血压,冠心病或使用单胺氧化酶抑制剂,对抗组胺药、愈创木酚甘油醚、可待因过敏者忌用;严重肝肾功能损害者、驾驶员和儿童慎用。② 本品每 5 ml 含溴苯那敏 2 mg、可待因 4.5 mg、麻黄素 5 mg 及愈创木酚甘油醚 0.1 g。 |
| 【作用及用途】 为抗感冒和镇咳药。用于呼吸道感染、支气管刺激所引起的咳嗽、干咳、流涕、鼻塞。<br>【不良反应】 头痛、头昏、嗜睡、视觉障碍、惊厥、恶心、呕吐、便秘、尿潴留、口干等。<br>【注意点】 ① 对本品过敏、哮喘、严重高血压、冠心病及使用单胺氧化酶抑制剂者忌用;严重肝肾功能损害、甲状腺功能低下、溃疡性结肠炎患者,驾驶员及儿童慎用。② 本品每 1 ml 含可待因 2 mg,异丙嗪 1.25 mg。③ 可增加其他中枢抑制药的镇静作用。 |
| 【作用及用途】 为复方可待因糖浆,具有镇咳、祛痰及抗过敏等复合作用。用于各种剧烈咳嗽、咳痰和过敏性咳嗽。<br>【不良反应】 口干、便秘、头晕、心悸等。<br>【注意点】 ① 本品每 5 ml 含可待因 5 mg、麻黄碱 4 mg、愈创木酚氯化铵 110 mg 及氯苯那敏 1 mg。② 痰黏不易咳出、呼吸功能不全患者,孕妇,乳母,儿童,老人,驾驶员及昏迷者慎用。③ 勿与单胺氧化酶抑制剂合用。④ 久用有产生耐药性、成瘾性的可能。 |

| 药品名称 | 剂型规格 | 用法 | 成人剂量 | 小儿剂量 |
|---|---|---|---|---|
| **盐酸二氧丙嗪**<br>(双氧异丙嗪,克咳敏)<br>Dioxopromethazine Hydrochloride<br>(Prothanon) | 片剂<br>5 mg | 口服 | 每次<br>5～10 mg<br>每日 2～3 次<br>极量<br>1 次 10 mg<br>1 d 30 mg | 每次<br>0.1～0.2 mg/kg<br>每日 2～3 次<br>＞12 岁同成人 |
| **枸橼酸奥昔拉定**<br>(咳乃定,压咳定)<br>Oxeladin Citrate<br>(Neobex) | 片剂<br>10 mg<br>20 mg<br>糖衣片<br>20 mg | 口服 | 每次 10～20 mg<br>每日 3～4 次 | 每次<br>0.2～0.4 mg/kg<br>每日 3～4 次 |
| **依普拉酮**<br>(苯丙哌酮,易咳嗪)<br>Eprazinone<br>(Mucitux, Resplen) | 糖衣片<br>40 mg | 口服 | 每次 40～80 mg<br>每日 3～4 次 | 每次 20～40 mg<br>每日 3 次 |
| **磷酸苯丙哌林**<br>(咳快好,咳福乐)<br>Benproperine Phosphate<br>(Pirexyl, Cofrel) | 片剂<br>胶囊<br>20 mg | 口服 | 每次 20～40 mg<br>每日 3 次<br>整片或整粒吞服 | |
| **氢溴酸右美沙芬**<br>(美沙芬,右甲吗喃)<br>Dextromethorphan Hydrobromide<br>(Romilar, Delsym) | 片剂<br>10 mg<br>15 mg | 口服 | 每次<br>10～20 mg<br>每日 3 次 | 每日<br>1～2 mg/kg<br>分 3～4 次 |

| 作用及用途、不良反应、注意点 |
| --- |
| 【作用及用途】 具有较强的镇咳作用，其强度较可待因大数倍，另具有组胺$H_1$受体阻断作用，故对组胺诱发的哮喘有较强的预防效果。用于急、慢性支气管炎及各种原因引起的咳嗽、荨麻疹、皮肤瘙痒症、变应性鼻炎等。<br>【不良反应】 镇静、头晕、嗜睡、精神不振等。<br>【注意点】 ① 服后 0.5～1 h 即见效，维持时间 4～6 h，最长可达 7～8 h。② 中毒量与治疗量较接近，服用时应注意用量。③ 高空作业、驾驶员等忌用；癫痫及肝功能不全者慎用。④ 有较强的催眠作用，忌与其他催眠、镇静、安定药合用。⑤ 可使利舍平等降压药作用减弱或失效，故高血压患者慎用。 |
| 【作用及用途】 为非麻醉性镇咳药，能选择性抑制咳嗽中枢，而对呼吸中枢无抑制作用。用于各种原因引起的咳嗽。<br>【不良反应】 恶心、呕吐、头晕、嗜睡、皮疹等。<br>【注意点】 ① 服后 15～30 min 见效，1 h 达最大效应。② 肝、心脏功能不全及肺淤血者慎用。③ 对痰多者效果较差。 |
| 【作用及用途】 为中枢性非成瘾性祛痰镇咳药。具有局部麻醉和抗组胺作用，且能溶解黏痰，使之黏度下降，从而产生祛痰效果。镇咳作用比可待因弱。用于急、慢性支气管炎，肺炎，哮喘，肺结核等引起的咳嗽。<br>【不良反应】 偶有头晕、口干、胃部不适、恶心等。<br>【注意点】 口服吸收快，$t_{max}$ 1～2 h。 |
| 【作用及用途】 为非麻醉性中枢性和末梢性镇咳药。用于各种刺激引起的咳嗽，对刺激性干咳效佳。<br>【不良反应】 偶见口干、胃部烧灼感、食欲减退、乏力、头晕和药疹等。<br>【注意点】 ① 服后 15～20 min 起效，维持 4～7 h。② 对本品过敏者忌用；孕妇和儿童慎用。 |
| 【作用及用途】 为非麻醉性中枢镇咳药。作用与可待因相似，但起效更快，作用时间更长。用于各种原因引起的咳嗽。<br>【不良反应】 偶有头晕、嗜睡、食欲减退、恶心等。<br>【注意点】 ① 服后 15～30 min 起效，作用时间可持续 3～6 h。② 哮喘，心、肝、肺功能不全及痰液过多者慎用。 |

| 药品名称 | 剂型规格 | 用法 | 成人剂量 | 小儿剂量 |
|---|---|---|---|---|
| **复方美沙芬片**<br>(帕尔克)<br>Dextromethorphan<br>Co Tablet | 片剂 | 口服 | 每次1～2片<br>每日4次 | 6～12岁<br>每次1/2～1片<br>每6 h 1次 |
| **复方美沙芬糖浆**<br>(速立糖浆)<br>Dextromethorphan<br>Hydrobromide<br>Co Syrup | 糖浆 | 口服 | 每次5～10 ml<br>每日3次 | 每次<br>每岁0.5～1 ml<br>每日3次<br>最大剂量<br>每次10 ml |
| **愈美甲麻敏糖浆**<br>(美可糖浆)<br>Dextromethorphan Co Syrup<br>(Meicol Syrup) | 糖浆<br>60 ml<br>120 ml | 口服 | 每次10 ml<br>每日3次 | 每次<br><1岁2 ml<br>1～3岁3 ml<br>6～12岁4～10 ml<br>均每日3次 |
| **泰诺酚麻美敏片**<br>(泰诺感冒片)<br>Tylenol Cold<br>Tablet | 片剂 | 口服 | 每次<br>1～2片<br>每4～6 h 1次<br>1 d≤4次 | 每次<br>6～12岁1片<br>>12岁1～2片<br>每4～6 h 1次<br>1 d不超过4次 |
| **枸橼酸替培啶**<br>(安嗽灵，阿斯维林，必嗽定)<br>Tipepidine<br>Citrate<br>(Asverin,<br>Bithiodine,<br>Antupex) | 片剂<br>10 mg<br>20 mg | 口服 | 每次20～30 mg<br>每日3次 | 每次<br>0.5～1 mg/kg<br>每日3次 |
| **复方甘草口服液**<br>Glycyrrhizae<br>Co Oral Solution | 溶液 | 口服 | 每次10 ml<br>每日3～4次 | 每岁每次1 ml<br>每日3～4次 |

| 作用及用途、不良反应、注意点 |
| --- |
| 【作用及用途】 具有解热、镇咳、抗组胺及收缩血管作用。用于感冒引起的发热、头痛、周身及四肢酸痛、咳嗽、鼻塞、流涕、流泪等。<br>【不良反应】 头晕、嗜睡、胃部不适、恶心、呕吐等。<br>【注意点】 ① 对抗组胺药和对乙酰氨基酚过敏者忌用;高血压、心脏病、糖尿病、哮喘等患者及驾驶员慎用。② 每片含对乙酰氨基酚 325 mg、苯丙醇胺 12.5 mg、右美沙芬 10 mg、马来那敏 1 mg。③ 其他注意点参见有关药物。 |
| 【作用及用途】 为右美沙芬和愈创木酚甘油醚组成的复方制剂,兼具镇咳、祛痰作用。用于呼吸道炎症引起的咳嗽、咳痰。<br>【不良反应】 偶有头晕、恶心等。<br>【注意点】 ① 本品每 10 ml 含右美沙芬 30 mg 及愈创木酚甘油醚 0.2 g。② 其他注意点参见 127 页美沙芬。 |
| 【作用及用途】 为右美沙芬复方制剂,兼具镇咳、祛痰、平喘、抗过敏及解除卡他症状等作用。用于呼吸道炎症引起的咳嗽、咳痰和过敏性咳嗽。<br>【不良反应】 偶有头晕、恶心等。<br>【注意点】 ① 本品每 10 ml 含右美沙芬 15 mg、愈创木酚甘油醚 50 mg、DL-甲基麻黄碱 10 mg 及氯苯那敏 1 mg。② 其他注意点参见有关药物。 |
| 【作用及用途】 为氢溴酸右美沙芬复方制剂,兼具解热、镇痛、镇咳、抗组胺及解除卡他症状等作用。用于上呼吸道感染的对症处理。<br>【不良反应】 偶有皮疹、头晕、倦怠等。<br>【注意点】 ① 心脏病、高血压、甲亢、糖尿病、哮喘、青光眼及抑郁症患者慎用。② 忌与降血压药、抗抑郁药及镇静催眠药同时应用。③ 片剂每片含对乙酰氨基酚 325 mg、伪麻黄碱 30 mg、右美沙芬 15 mg 及氯苯那敏 2 mg。 |
| 【作用及用途】 抑制咳嗽中枢而发挥较强的镇咳作用,亦能兴奋迷走神经,使支气管分泌增加,痰液变稀,易于咳出,并能促进纤毛运动,加速痰液排出。用于急、慢性支气管炎,肺炎,肺结核等引起的咳嗽。<br>【不良反应】 偶有头晕、嗜睡、食欲减退、口干、便秘、皮疹、皮肤瘙痒等。<br>【注意点】 ① 口服吸收良好,$t_{max}$ 0.5～1 h。② 对呼吸中枢无抑制作用。 |
| 【作用及用途】 镇咳,祛痰。用于一般咳嗽。<br>【注意点】 每 100 ml 含甘草流浸膏和甘油各 12 ml,复方樟脑酊 18 ml,愈创木酚甘油醚 0.5 g 及浓氨溶液和蒸馏水适量。 |

| 药品名称 | 剂型规格 | 用法 | 成人剂量 | 小儿剂量 |
|---|---|---|---|---|
| **敌咳**<br>Dicough | 糖浆 | 口服 | 每次 10 ml<br>每日 3～4 次 | 每岁每次<br>0.5～1 ml<br>每日 3～4 次 |
| **盐酸溴己新**<br>(必嗽平,溴己铵)<br>Bromhexine Hydrochloride<br>(Bisolvon, Broncovin) | 片剂<br>4 mg<br>8 mg | 口服 | 每次 8～16 mg<br>每日 2～3 次 | 每次 0.2 mg/kg<br>每日 2～3 次 |
| | 溶液<br>0.2% | 雾化吸入 | 每次 0.5～1 ml<br>每日 2～3 次 | |
| **乙酰半胱氨酸**<br>(痰易净,易咳净)<br>Acetylcysteine<br>(Broncholysin, Mucofilin, Mucomyst) | 颗粒剂<br>0.1 g | 口服 | 每次 0.2 g<br>每日 2～3 次 | |
| **N-乙酰半胱氨酸**<br>(富露施)<br>N-Acetylcysteine | 颗粒剂<br>0.1 g<br>0.2 g | 口服 | 每次 0.2 g<br>每日 2～3 次<br>1 疗程 5～10 d | >12 岁<br>每次 0.1 g<br>每日 2～4 次 |
| | 泡腾片<br>0.6 g | 口服 | 每次 0.6 g<br>每日 1～2 次 | |
| **羧甲司坦**<br>(霸灵,羧甲半胱氨酸)<br>Carbocisteine<br>(Carboxymethylcysteine) | 口服液<br>10 ml<br>0.2 g<br>0.5 g | 口服 | 每次 0.2～0.5 g<br>每日 3 次 | 每次<br>10 mg/kg<br>每日 3 次 |
| | 片剂<br>0.25 g | 口服 | 每次<br>0.25～0.5 g<br>每日 3 次 | |

| 作用及用途、不良反应、注意点 |
| --- |
| 【作用及用途】 为祛痰药。可使痰液变稀，易于咳出。用于一般咳嗽。<br>【注意点】 每100 ml含氯化铵0.7 g、氯仿0.15 ml、愈创木酚磺酸钾0.15 g、海葱醋0.45 ml、麻黄碱0.05 g、百部流浸膏及桔梗流浸膏各1 ml、吐根酊0.4 ml。 |
| 【作用及用途】 为祛痰药。有分化和裂解痰中黏多糖和黏蛋白的作用，使痰液变稀，易于咳出。用于急、慢性支气管炎，哮喘等有白色黏痰难以咳出的患者。<br>【不良反应】 偶有恶心，胃部不适及偶见ALT和AST暂时性升高。<br>【注意点】 ① 成人口服吸收后 $t_{max}$ 1 h，$t_{1/2}$ 6.5 h。② 胃炎、胃溃疡及肝功能不全患者慎用。 |
| 【作用及用途】 可溶解痰液，使之变稀，易于咳出，从而改善通气状况。用于术后咳痰困难及肺合并症的治疗，急、慢性支气管炎，支气管阻塞所致痰液黏稠、咳痰困难等患者。<br>【不良反应】 恶心和呕吐，极少出现皮疹和支气管痉挛。<br>【注意点】 ① $t_{max}$ 30 min。② 哮喘患者忌用或慎用。③ 避免同服强力镇咳药。④ 不宜与铁、铜、橡胶及氧化剂接触。⑤ 与青霉素、头孢菌素、四环素等合用，可降低其抗菌作用。⑥ 支气管痉挛可用异丙肾上腺素解除。 |
| 【作用及用途】 具有分解黏蛋白复合物、核酸及溶解黏液作用，可使痰液变稀，易于咳出。并有抗氧化和抗弹性酶作用。用于下呼吸道炎症引起的痰液黏稠、咳痰困难和肺特发性肺纤维化等。<br>【不良反应】 恶心、呕吐，罕见皮疹和支气管痉挛。<br>【注意点】 ① 尿毒症忌用；严重哮喘、糖尿病患者，孕妇及乳母慎用。② 泡腾片溶于半杯温开水(<40℃)后一次服完，不可吞服。颗粒剂亦应用水混匀后服用。③ 本品大剂量(每次0.6 g每日2次)与泼尼松(或硫唑嘌呤)合用可用于治疗特发性肺纤维化。 |
| 【作用及用途】 为黏痰溶解药。用于呼吸系统各种炎症引起的痰液稠厚、咳痰困难、气管阻塞，也可用于慢性副鼻窦炎、渗出性中耳炎。<br>【不良反应】 偶有头晕、恶心、胃部不适、腹泻、胃肠道出血及皮疹。<br>【注意点】 ① $t_{max}$ 2 h，$t_{1/2}$ 1.39 h。② 活动性胃溃疡忌用；心、肝功能不全患者慎用。 |

| 药品名称 | 剂型规格 | 用法 | 成人剂量 | 小儿剂量 |
|---|---|---|---|---|
| **盐酸氨溴索**<br>(溴环已胺醇,沐舒坦,美舒痰,兰苏)<br>Ambroxol Hydrochloride<br>(Mucosolvan, Musco) | 片剂<br>30 mg<br>糖浆<br>100 ml<br>0.6 g | 口服 | 每次 30 mg<br>每日 2～3 次 | <5 岁每日<br>1.2～1.6 mg/kg<br>分 2～3 次<br>5～10 岁<br>每次 15～30 mg<br>每日 3 次 |
| | 缓释胶囊<br>75 mg | 口服 | 每次<br>75～150 mg<br>每日 1 次 | <5 岁 1.5 mg/kg<br>5～10 岁 75 mg<br>均每日 1 次 |
| | 注射剂<br>2 ml<br>15 mg | 静滴 | 每次 15～30 mg<br>每日 2～3 次 | <6 岁每次 7.5 mg<br>6～12 岁每次 15 mg<br>均每日 2～3 次 |
| **桃金娘醇**<br>(吉诺通,强化稀化黏素)<br>Gelomyrtol Forte<br>(Myrtenol) | 肠溶胶囊<br>0.12 g<br>0.3 g | 口服 | 每次 0.3 g<br>每日 2～4 次<br>餐前 30 min 凉开水吞服 | <10 岁<br>每次 0.12 g<br>每日 2～4 次<br>餐前 30 min 凉开水吞服 |
| **复方氨溴索口服液**<br>(易坦静)<br>Ambroxol Co Oral Solution<br>(Ambrocol) | 口服液<br>60 ml<br>75 ml<br>100 ml<br>120 ml | 口服 | 每次 10～20 ml<br>每日 2～3 次 | <1 岁<br>每次 2.5～5 ml<br>2～5 岁<br>每次 7.5～10 ml<br>6～12 岁<br>每次 15 ml<br>>12 岁<br>每次 15 ml<br>均每日 2 次 |
| **糜蛋白酶**<br>(胰凝乳蛋白酶)<br>Chymotrypsin<br>(Chymar, Chymase) | 注射剂<br>1 mg<br>5 mg | 肌内 | 每次 5 mg<br>每日 1～2 次 | 每次 0.1 mg/kg<br>每日 1 次 |
| | | 雾化吸入或气管滴入 | 每次 1～1.5 mg<br>稀释至 2～3 ml<br>每日 2～4 次 | 每次<br>20～50 μg/kg<br>稀释至 1～3 ml<br>每日 2～4 次 |

| 作用及用途、不良反应、注意点 |
| --- |
| 【作用及用途】 为黏液溶解药。能促进浆液分泌及减少黏液分泌，改善纤毛运动，使痰液易于咳出，同时还能促进呼吸道表面活性物质的形成及分泌。用于急、慢性支气管炎，支气管扩张，肺炎，肺脓疡及手术后咳痰困难等。<br>【不良反应】 偶有胃肠不适等。<br>【注意点】 ① 口服吸收良好，起效快，空腹服后 $t_{max}$ 2.5 h，$t_{1/2}$ 9～10 h；缓释胶囊 $t_{max}$ 4 h，$t_{1/2}$ 7 h。② 孕妇及乳母慎用。③ 餐后服用。④ 与抗生素合用，疗效更显著。⑤ 避免同时服用强力镇咳药。⑥ 缓释胶囊又名百沫舒(Bromussyl)。⑦ 婴儿呼吸窘迫综合征治疗剂量为 1 d 30 mg/kg，分 4 次静滴。 |
| 【作用及用途】 能使呼吸道黏液迅速溶解，并促进其分泌，有助于痰液排出，另具有抗炎作用，可以减轻支气管黏膜肿胀而使支气管舒张，对细菌和真菌亦具杀菌作用。用于急、慢性鼻窦炎，支气管炎，支气管扩张，慢性阻塞性肺部疾病和真菌感染，肺结核等的咳嗽、咳痰和痰液黏稠。<br>【不良反应】 偶有胃肠道不适。<br>【注意点】 ① 本品为肠溶胶囊，胃病患者可用。② 不可嚼碎或用热水送服。 |
| 【作用及用途】 为氨溴索和克仑特罗的复方制剂，具备化痰平喘作用。用于急、慢性支气管炎，支气管哮喘和肺气肿引起的咳嗽、痰液黏稠、排痰困难、喘息。<br>【不良反应】 偶见胃肠不适、头痛、手颤、嗜睡、四肢发麻、心动过速、转氨酶升高等。<br>【注意点】 ① 肥厚型心肌病患者忌用；甲亢、高血压、心脏病、糖尿病、肾功能不全患者，老人，孕妇及乳母慎用。② 忌与儿茶酚胺、非选择性 β 受体阻断药合用；慎与单胺氧化酶抑制剂、三环类抗抑郁药合用。③ 本品 1 ml 含氨溴索 1.5 mg 及克仑特罗 1 μg。 |
| 【作用及用途】<br>【不良反应】<br>【注意点】<br>见 725 页糜蛋白酶项下。 |

| 药品名称 | 剂型规格 | 用法 | 成人剂量 | 小儿剂量 |
|---|---|---|---|---|
| **沙雷肽酶**<br>(达先,舍雷肽酶)<br>Serrapeptase<br>(Dasen) | 肠溶片<br>5 mg<br>10 mg | 口服 | 每次<br>5～10 mg<br>每日 2～3 次<br>餐后整片吞服 | |

## (二) 平喘药

| 药品名称 | 剂型规格 | 用法 | 成人剂量 | 小儿剂量 |
|---|---|---|---|---|
| **氨茶碱**<br>Aminophylline | 片剂<br>0.05 g<br>0.1 g<br>0.2 g | 口服 | 每次 0.1～0.2 g<br>每日 3 次<br>餐后服 | 每次 3～5 mg/kg<br>每日 3 次<br>餐后服 |
| | 注射剂<br>10 ml<br>0.25 g | 静注 | 每次 0.125～0.25 g<br>每 25～100 mg 以 5% GS 25～40 ml 稀释,静注>10 min<br>每 8～12 h 1 次 | 每次<br>2～4 mg/kg<br>静注>10 min<br>(稀释方法同成人)<br>每 8～12 h 1 次 |
| | | 静滴 | 负荷量<br>4～6 mg/kg<br>于 30 min 滴完<br>维持量<br>每小时<br>0.6～0.8 mg/kg<br>(浓度 1～2 mg/ml)<br>最大剂量 1 次 0.5 g<br>1 d 1.0 g | 负荷量<br>4～6 mg/kg<br>于 30 min 滴完<br>维持量<br>每小时<br>0.5～1 mg/kg |
| **茶碱缓释胶囊,片**<br>(茶喘平,迪帕米,舒弗美,确乐苏)<br>Theophylline Slow Release Capsule, Tablet<br>(Theovent - LA, Etipramid) | 片剂<br>胶囊<br>0.1 g<br>0.125 g<br>0.25 g | 口服 | 每次 0.1～0.25 g<br>每日 1～2 次<br>最大剂量 1 d 0.6 g | 每次 0.05～0.1 g<br>每 12 h 1 次<br>最大剂量<br>1 d 10 mg/kg |

| 作用及用途、不良反应、注意点 |
| --- |
| 【作用及用途】 能分解支气管患者的黏痰，使痰液黏度下降，易于咳出。用于慢性支气管炎痰液黏稠不易咳出的患者。<br>【不良反应】<br>【注意点】 } 见727页沙雷肽酶项下。 |

| 作用及用途、不良反应、注意点 |
| --- |
| 【作用及用途】 具有缓解支气管平滑肌痉挛、强心、利尿、扩张冠状动脉及胆道平滑肌、兴奋中枢神经等作用。用于支气管哮喘，阻塞性肺气肿，心源性哮喘，心、肾性水肿，胆绞痛等。<br>【不良反应】 口服可有恶心、呕吐、胃部不适，静注过快、浓度过高、剂量过大，可致心悸、脉速、心律不齐、血压剧降，严重时可致肢体震颤、惊厥甚至危及生命。<br>【注意点】 ① 成人 $t_{max}$ 1 h，$t_{1/2}$ 3～9 h；儿童 $t_{1/2}$ 3～6 h。② 心律失常、严重心脏病、充血型心力衰竭、急性心肌损害、肝肾疾病、高血压、严重低氧血症、甲亢、消化道溃疡患者，老人，孕妇及乳母慎用。③ 有效血药浓度范围窄，个体间差异大，大剂量应用时，须监测血药浓度。有效药物血浓度为 5～15 μg/ml，超过 20 μg/ml 提示过量或中毒。④ 注射剂 pH 8.6～9，忌与酸性药物如维生素C、氢化可的松、去甲肾上腺素等配伍。⑤ 与林可霉素、克林霉素、红霉素合用时，可降低本品在肝脏的清除率，使血药浓度升高，故用药前后应调整本品剂量。⑥ 与普萘洛尔合用可能使本品的支气管扩张作用受到抑制。⑦ 巴比妥类、卡马西平、利福平等可降低本品血药浓度。 |
| 【作用及用途】 为长效茶碱制剂，作用与氨茶碱相似。用于慢性支气管炎、肺气肿及支气管哮喘的防治，对慢性支气管哮喘疗效更佳。<br>【不良反应】 与氨茶碱相似。<br>【注意点】 ① 作用维持 12 h。② 心、肝、肾功能不全，高血压，低氧血症及脱水，急性心肌损伤，心律失常，活动性消化道溃疡患者慎用。③ 不适用于哮喘发作状态或急性支气管痉挛发作。④ 其余参阅氨茶碱。 |

| 药品名称 | 剂型规格 | 用法 | 成人剂量 | 小儿剂量 |
|---|---|---|---|---|
| **强力阿斯米通**<br>(阿斯美,强力安喘通)<br>Asmeton "Strong" | 胶囊 | 口服 | 每次2粒<br>每日3次 | 8~15岁<br>每次1粒<br>每日3次<br>>15岁同成人 |
| **复方茶碱胆酸片**<br>(复方胆氨片)<br>(Fufang Dan An Tablet) | 糖衣片 | 口服 | 每次1片<br>每日3次<br>餐后服用 | |
| **二羟丙茶碱**<br>(喘定,甘油茶碱,丙羟茶碱)<br>Diprophylline<br>(Dyphylline, Neothylline) | 片剂<br>0.1 g<br>0.2 g | 口服 | 每次0.2 g<br>每日3次<br>最大剂量1次0.5 g | 每次<br>3~5 mg/kg<br>每日3次 |
| | 控释片<br>0.2 g | 吞服 | 每次0.6 g<br>每12 h 1次 | |
| | 注射剂<br>2 ml<br>0.25 g | 肌内 | 每次0.25~0.5 g<br>每日1~2次 | 每次<br>2.5~5 mg/kg<br>每日1~2次 |
| | | 静注 | 每次0.25~0.5 g<br>每日3~4次 | |
| | | 静滴 | 每次0.25~0.75 g<br>每日1~2次<br>总剂量1 d<2 g | 每次<br>10~20 mg/kg<br>每日1~2次 |
| **茶碱控释片**<br>(葆乐辉,优喘平)<br>Theophylline Control Release Tablet<br>(Protheo) | 片剂<br>0.4 g<br>0.6 g | 吞服 | 开始 每次0.4 g<br>根据病情每隔3 d可增加25%剂量<br>维持量<br>每次0.4 g<br>均每日1次<br>最大剂量1 d 0.9 g<br>分2次 | >12岁<br>同成人 |

| 作用及用途、不良反应、注意点 |
| --- |
| 【作用及用途】 为氨茶碱复方制剂,具有镇咳、平喘和抗过敏作用。用于支气管哮喘和喘息性支气管炎。<br>【不良反应】 皮疹、恶心、呕吐、食欲减退、头晕等。<br>【注意点】 ① 对本品过敏者,驾驶员,哮喘危象、严重心脏病患者,乳母,<8岁的儿童忌用;孕妇、高血压、青光眼、心脏病、排尿困难等患者慎用。② 每粒含氨茶碱 25 mg、甲氧那明 12.5 mg、那可丁 7 mg 及氯苯那敏 2 mg。③ 不宜与其他镇静剂、镇咳药、抗组胺药合用。 |
| 【作用及用途】 具有镇咳、平喘和抗过敏作用。用于支气管炎、支气管哮喘急性发作、肺气肿及早期肺心病。<br>【不良反应】 恶心、胃部不适、头昏、嗜睡、乏力、便秘、口干。<br>【注意点】 ① 对本品成分过敏者,高血压、冠心病、心动过速、活动性溃疡病、甲亢患者,孕妇及乳母忌用;<5 岁儿童及驾驶员慎用。② 每片含氨茶碱 50 mg、麻黄碱 15 mg、胆酸钠 0.2 g、异丙嗪 6.25 mg 及氯氮䓬 5 mg。 |
| 【作用及用途】 与 135 页氨茶碱相似。但平喘及兴奋心脏作用均较氨茶碱弱。用于支气管哮喘、喘息性支气管炎等。<br>【不良反应】 对胃肠道的刺激性较氨茶碱轻,肌注部位有酸痛感。<br>【注意点】 ① 口服后 $t_{max}$ 1～3 h, 注射后 $t_{max}$ 15～30 min,达最大效应 $t_{1/2}$ 2～2.5 h,作用维持 4 h。② 静注时以 25%～50%GS 20～40 ml 稀释,于 15～20 min 内缓注;静滴时以 GS 稀释至 1～2 mg/ml 浓度,用量根据症状和反应进行调整。③ 遇光易变质。④ 不可与氨茶碱同用。⑤ 其他参阅氨茶碱。 |
| 【作用及用途】 为长效茶碱制剂,作用与 135 页氨茶碱相似。用于支气管哮喘的防治。<br>【不良反应】 与氨茶碱相似。<br>【注意点】 ① 作用维持 24 h。② 片剂可根据需要掰开后吞服,不可嚼碎,否则会影响缓释效果及缩短药物作用时间。③ 其余参阅氨茶碱。 |

| 药品名称 | 剂型规格 | 用法 | 成人剂量 | 小儿剂量 |
|---|---|---|---|---|
| **多索茶碱**<br>(枢维新)<br>Doxofylline<br>(Ansimar) | 片剂<br>胶囊<br>0.2 g<br>0.3 g | 口服 | 每次0.2～0.4 g<br>每日2次 | |
| | 注射剂<br>10 ml<br>0.1 g | 静注 | 每次0.1 g<br>每6 h 1次 | |
| | | 静滴 | 每次0.2 g<br>每12 h 1次<br>滴注>20 min | |
| **盐酸肾上腺素**<br>Adrenaline<br>Hydrochloride<br>(Epinephrine) | 注射剂<br>1 ml<br>1 mg | 皮下 | 每次0.1～0.5 mg<br>必要时20 min～4 h<br>重复1次 | 每次<br>0.01 mg/kg |
| **硫酸特布他林**<br>(间羟叔丁肾上腺素，博利康尼，喘康速，特林)<br>Terbutaline<br>Sulfate<br>(Brethine,<br>Bricanyl,<br>Bricasol) | 片剂<br>2.5 mg | 口服 | 每次1.25～5 mg<br>自小剂量开始<br>数周后每日2～3次<br>最大剂量1 d 15 mg<br>餐后服 | 每次<br>40～80 μg/kg<br>每日2～3次 |
| | 气雾剂<br>0.25 mg<br>×200揿 | 吸入 | 每次1～2揿<br>每4～6 h 1次<br>最大剂量1 d 24揿 | 5～12岁<br>每次1揿<br>每4～6 h 1次<br>最大剂量1 d 8揿<br>>12岁同成人<br>最大剂量1 d 12揿 |
| | 雾化溶液<br>2 ml<br>5 mg | 吸入 | 每次5 mg<br>每6 h 1次 | <20 kg<br>每次2.5 mg<br>每6 h 1次<br>>20 kg同成人 |

| 作用及用途、不良反应、注意点 |
| --- |
| 【作用及用途】 本品是甲基黄嘌呤的衍生物，能抑制平滑肌磷酸二酯酶，松弛平滑肌。用于支气管哮喘及喘息性慢性支气管炎等。<br>【不良反应】 轻微的胃肠道反应。<br>【注意点】 ① $t_{max}$ 1.2 h，$t_{1/2}$ 7.4 h。② 对本品过敏者、急性心肌梗死患者及乳母忌用；心脏病、高血压、胃溃疡、肝肾功能不全患者及孕妇慎用。③ 忌与其他黄嘌呤类药物同时服用；慎与麻黄素或肾上腺素类药物同用。 |
| 【作用及用途】 为肾上腺素能受体激动剂，具有很强的支气管舒张和抗过敏反应作用。用于急性哮喘发作和哮喘持续状态的急症处理。<br>【不良反应】 苍白、心悸、头痛、烦躁、心动过速等，大剂量可致严重心律失常。<br>【注意点】 ① 皮下注射 6～15 min 起效，维持作用 1～2 h。② 心脏病、高血压、糖尿病、甲亢、洋地黄中毒、快速心律失常、氯丙嗪或酚妥拉明引起的低血压患者忌用；青光眼患者慎用。③ 与其他拟交感药物有交叉过敏。④ 忌与碱性药物混合。 |
| 【作用及用途】 为高选择性 $\beta_2$ 受体激动剂。兼有促进纤毛运动、抑制肥大细胞释放组胺，减轻支气管黏膜水肿作用。用于支气管哮喘及慢性阻塞性肺病。<br>【不良反应】 头痛、震颤、心悸、心率增快及心律不齐等。<br>【注意点】 ① 口服 30 min 起效，$t_{max}$ 2～4 h，维持 4～6 h；喷雾吸入 3～5 min 起效，$t_{max}$ 1～2 h，维持 4～6 h。② 急性发作时可于一次药物吸入 5 min 后重复 1 次。③ 洋地黄中毒引起的心动过速忌用；未控制的心脏病、高血压、糖尿病、甲亢患者及妊娠初 3 个月内慎用。④ 过量连续使用或与肾上腺素、异丙肾上腺素同用，应注意可能发生心律失常。 |

| 药品名称 | 剂型规格 | 用法 | 成人剂量 | 小儿剂量 |
|---|---|---|---|---|
| **氢溴酸非诺特罗**<br>(备劳特,酚间羟异丙肾上腺素,酚丙喘宁)<br>Fenoterol Hydrobromide<br>(Berotec) | 片剂<br>2.5 mg | 口服 | 每次 2.5～7.5 mg<br>每日 3 次 | 每次<br>0.25 mg/kg<br>每 8 h 1 次 |
| | 溶液<br>0.5%<br>20 ml | 雾化吸入 | 每次<br>2～8 滴<br>必要时每 6 h 1 次 | 每次<br><6 岁 1～2 滴<br>>6 岁 2～6 滴<br>必要时<br>每 6 h 1 次 |
| | 气雾剂<br>每揿<br>0.2 mg | 吸入 | 每次 1～2 揿<br>必要时<br>每 6 h 1 次 | 同成人 |
| **硫酸沙丁胺醇**<br>(羟甲叔丁肾上腺素,柳丁氨醇,舒喘灵)<br>Salbutamol Sulfate<br>(Albuterol, Saltamol, Proventil) | 片剂<br>2 mg | 口服 | 每次 2～4 mg<br>每 6～8 h 1 次 | 每次<br>0.1～0.15 mg/kg<br>每日 2～3 次 |
| | 控释胶囊<br>4 mg<br>8 mg | 吞服 | 每次 8 mg<br>每 12 h 1 次 | <3 岁<br>同口服<br>3～12 岁<br>每次 4 mg<br>每日 2 次 |
| | 雾化吸入液<br>20 ml<br>0.1 g | 吸入 | 每次 0.5～1 ml<br>加 NS 2.5 ml<br>每日 4 次 | 每次 0.5 ml<br>加 NS 2.5 ml<br>每日 4 次 |
| | 粉雾剂<br>每泡<br>0.2 mg<br>0.4 mg | 吸入 | 每次 0.2～0.4 mg<br>每日 4 次 | 每次 0.2 mg<br>每日 4 次 |
| | 气雾剂<br>0.1 g<br>×200 揿 | 吸入 | 每次 2 揿<br>每日 3～4 次 | 每次 1～2 揿<br>每日 3～4 次 |

| 作用及用途、不良反应、注意点 |
| --- |
| 【作用及用途】 为选择性 $\beta_2$ 受体激动剂。作用强度为异丙肾上腺素的 15 倍，且维持时间长，对心血管系统影响小。用于支气管哮喘、喘息性支气管炎等。<br>【不良反应】 头晕、震颤、心动过速及心律不齐等。<br>【注意点】 ① 口服 $t_{max}$ 2 h，维持作用 6～8 h；吸入数分钟起效。② 肥厚梗阻型心肌病患者忌用；高血压、心律失常、心功能不全、甲亢等患者慎用。③ 雾化吸入时，将药液用 NS 2 ml 稀释后使用。④ 雾化液每 2 滴(瓶内滴管)为 0.1 ml，含本品 0.5 mg。 |
| 【作用及用途】 为选择性 $\beta_2$ 受体激动剂。作用比异丙肾上腺素和间羟异丙肾上腺素强，起效快，维持时间长，且对心血管系统和中枢神经系统影响小。用于支气管哮喘、喘息性支气管炎、变应性鼻炎、肺气肿等。<br>【不良反应】 恶心、头晕、心悸、失眠，偶有肌肉和手指震颤、血压波动等。<br>【注意点】 ① 口服吸收好，15～30 min 即起效，$t_{max}$ 2～4 h，$t_{1/2}$ 2.7～5 h，维持 4～6 h；气雾吸入 5 min 内起效，$t_{max}$ 1 h，$t_{1/2}$ 2.7～5 h，维持 4～6 h；其中爱纳灵(Etinoline)、全特宁(Volmax)为控释制剂，可维持有效血药浓度达 12 h。② 孕妇，乳母，高血压、糖尿病、甲亢等患者及对 β 受体兴奋剂过敏者慎用。③ 年幼儿使用爱纳灵时，可将胶囊拆开，将其中微丸用水送服。④ 久用本品药效可降低。⑤ 与其他 β 受体兴奋剂或茶碱类药物合用时，作用及不良反应均可增强。⑥ 忌与三环类抗抑郁药合用。⑦ 万托林(Ventolin)有气雾剂、雾化溶液两种，粉雾剂为喘宁碟(Ventodisk)和速克喘(Cyclocaps，Cyclohaler)。⑧ 连续雾化吸入疗法：1～2 ml，加 NS 稀释至 100 ml，采用喷雾方式治疗，给药速率是每小时 1～2 mg。 |

| 药品名称 | 剂型规格 | 用法 | 成人剂量 | 小儿剂量 |
|---|---|---|---|---|
| | 注射剂<br>1 ml<br>0.5 mg | 肌内 | 每次 0.25～0.5 mg<br>必要时 4 h 1 次 | 每次 0.1～0.25 mg<br>必要时 4 h 1 次 |
| | | 静注 | 每次 0.25～0.5 mg<br>(10 μg/ml)缓注 | 每次 0.125～0.25 mg<br>(10 μg/ml)缓注 |
| | | 静滴 | 剂量及浓度同静注<br>滴速 3～10 μg/min | 剂量、浓度及<br>滴速同成人 |
| **盐酸丙卡特罗**<br>(普鲁卡地鲁，美喘清，美普清)<br>Procaterol Hydrochloride<br>(Meptin) | 片剂<br>25 μg<br>50 μg | 口服 | 每次 50 μg<br>每日 1～2 次 | <6 岁<br>每次 1 μg/kg<br>>6 岁<br>每次 25 μg<br>均每日 1～2 次 |
| | 糖浆<br>30 ml<br>0.15 mg | 口服 | | <6 岁<br>每次 0.25 ml/kg<br>>6 岁<br>每次 5 ml<br>均每日 1～2 次 |
| **富马酸福莫特罗**<br>(奥克斯都保，安通克)<br>Formoterol Fumarate<br>(Atock) | 片剂<br>20 μg<br>40 μg<br>干糖浆<br>20 μg | 口服 | 每日 80～160 μg<br>分 2 次 | 每日 4 μg/kg<br>分 2～3 次 |
| | 干粉吸入剂<br>4.5 μg<br>×60 喷 | 吸入 | 每次 1～2 喷<br>每日 1～2 次<br>最大剂量 1 次 4 喷 | 每次 1 喷<br>每日 1～2 次 |
| **盐酸班布特罗**<br>(帮备)<br>Bambuterol Hydrochloride<br>(Bambec) | 片剂<br>10 mg | 口服 | 每次 10 mg<br>每晚 1 次 | 2～5 岁<br>每次 5 mg<br>每晚 1 次<br>>5 岁<br>同成人 |
| | 糖浆<br>100 ml<br>0.1 g | 口服 | 每次 10 ml<br>每晚 1 次 | 2～5 岁<br>每次 5 ml<br>每晚 1 次<br>> 5 岁同成人 |

| 作用及用途、不良反应、注意点 |
| --- |
| |
| 【作用及用途】 为高选择性 $\beta_2$受体激动剂。使支气管明显扩张,作用强而持久,另具有抗过敏、镇咳及祛痰作用。用于支气管哮喘、喘息性支气管炎、肺气肿等引起的气道阻塞导致呼吸困难的患者。<br>【不良反应】 头痛、眩晕、耳鸣、肌颤,偶有心律失常、心悸、鼻塞、嗜睡、面色潮红、口干、恶心、胃部不适、皮疹等。<br>【注意点】 ① 服后迅速吸收,$t_{max}$ 1～2 h,$t_{1/2}$ 8.4 h。② 对本品过敏者、严重心脏病患者、早产儿、新生儿忌用;高血压、心脏病、糖尿病、甲亢等患者,孕妇,乳母及婴幼儿慎用。③ 连续过量使用或与肾上腺素、异丙肾上腺素等儿茶酚胺类药物合用,可导致心律失常,甚至心脏骤停。④ 因本品有抗过敏作用,故评估其他药皮试时,应提前 12 h 中止使用本品。 |
| 【作用及用途】 为选择性长效 $\beta_2$受体激动剂,并兼有抗过敏和抑制肺水肿作用。用于支气管哮喘、喘息性支气管炎及慢性阻塞性肺疾病等。<br>【不良反应】 头痛、震颤、恶心、心悸、心动过速等。<br>【注意点】 ① 口服后 $t_{max}$ 0.5～1 h,$t_{1/2}$ 2 h,维持作用 10 h;吸入 $t_{max}$ 15 min。② 肥厚梗阻型心肌病患者忌用;糖尿病、高血压、心律失常、甲亢、肝肾功能不全患者,老人,孕妇及乳母慎用。③ 单用本品或与茶碱、类固醇药物或利尿剂合用可能引起低血钾。 |
| 【作用及用途】 为选择性长效 $\beta_2$受体激动剂,在体内转化为特布他林而发挥作用,其维持作用时间长。用于支气管哮喘、喘息性支气管炎和慢性阻塞性肺疾病等。<br>【不良反应】 头痛、震颤、心悸、肌肉痉挛和皮疹等。<br>【注意点】 ① $t_{max}$ 2～6 h,活性代谢产物 $t_{1/2}$ 17 h。② 肥厚梗阻型心肌病患者忌用;糖尿病、高血压、心律失常、甲亢、肝肾功能不全等患者慎用。③ 与拟交感胺类药合用时作用及毒性增加。④ 不宜与肾上腺素能受体阻滞剂合用。 |

| 药品名称 | 剂型规格 | 用法 | 成人剂量 | 小儿剂量 |
|---|---|---|---|---|
| **盐酸氯丙那林**<br>(氯喘通,邻氯喘息定)<br>Clorprenaline Hydrochloride<br>(Asthone) | 片剂<br>5 mg<br>10 mg | 口服 | 每次 5～10 mg<br>每日 3～4 次<br>或临睡前服 5～10 mg | |
| **复方氯喘片**<br>(咳喘平)<br>Chlorprenaline Co Tablet | 片剂 | 口服 | 每次 1～2 片<br>每日 2～3 次 | <6 岁<br>每次 1/2 片<br>>6 岁<br>每次 1 片<br>均每日 2～3 次 |
| **昔萘酸沙美特罗**<br>(祺泰)<br>Salmeterol Xinafoate<br>(Salmaterol) | 气雾剂<br>36.25 μg ×200 | 吸入 | 每次 1～2 揿<br>每日 1～2 次 | |
| **盐酸克仑特罗**<br>Clenbuterol Hydrochloride | 片剂<br>20 μg<br>40 μg | 口服 | 每次 20～40 μg<br>每日 3 次 | 每次 5～20 μg<br>每日 3 次 |
| | | 舌下含 | 每次 60～120 μg | |
| | 气雾剂<br>10 μg ×200 揿 | 吸入 | 每次 1～2 揿<br>每日 3 次 | |
| | 栓剂<br>60 μg | 直肠塞入 | 每次 60 μg<br>每日 2 次<br>或睡前给药 | |
| **盐酸妥洛特罗**<br>(洛布特罗,丁氯喘)<br>Tulobuterol Hydrochloride<br>(Lobuterol, Chlobamol) | 片剂<br>0.5 mg<br>1 mg<br>2 mg | 口服 | 每次 0.5～2 mg<br>每日 2～3 次 | 每次<br>0.02 mg/kg<br>每日 2 次 |

| 作用及用途、不良反应、注意点 |
| --- |
| 【作用及用途】 为选择性 $\beta_2$ 受体激动剂。用于支气管哮喘及喘息性支气管炎等。<br>【不良反应】 头痛、心悸、震颤、胃肠道不适等。<br>【注意点】 ① $t_{max}$ 1 h,维持作用 4～6 h。② 甲亢、糖尿病、前列腺增生、高血压及心脏病患者慎用。③ 与其他 $\beta_2$ 受体激动剂、抗胆碱药或茶碱并用,作用和不良反应均增加。 |
| 【作用及用途】 为氯丙那林复方制剂。兼有解除支气管痉挛、抗过敏及使痰液变稀作用。用于支气管哮喘及喘息性支气管炎。<br>【不良反应】 偶有嗜睡、口干、头晕、头痛、心悸、震颤、胃肠道不适等。<br>【注意点】 ① 甲亢、高血压及心脏病患者慎用。② 每片含氯丙那林 5 mg、去氯羟嗪 25 mg 及溴已新 10 mg。 |
| 【作用及用途】 为选择性长效 $\beta_2$ 受体激动剂。有较强的支气管舒张作用,兼有抑制气道炎症作用。用于支气管哮喘、喘息性支气管炎等。<br>【不良反应】 头痛、震颤、心悸、心动过速、低血钾和过敏反应等。<br>【注意点】 ① 吸入后维持作用 12 h。② 一般与吸入皮质激素合用,用于哮喘稳定期的症状控制和预防。③ 对本品过敏者忌用;高血压、冠心病、糖尿病、心动过速、长 Q－T 综合征、甲亢患者,孕妇及乳母慎用。④ 不宜同时用 $\beta$ 受体阻断剂、单胺氧化酶抑制剂及三环类抗抑郁药。 |
| 【作用及用途】 为选择性 $\beta_2$ 受体激动剂,作用强而持久。有增强纤毛运动、溶解黏液的作用,对心血管系统影响较少。用于支气管哮喘、喘息性支气管炎等。<br>【不良反应】 头痛、震颤、心悸等。<br>【注意点】 ① 口服后 10 min 起效,$t_{max}$ 2～3 h 维持作用 6～8 h;气雾剂维持 2～4 h;栓剂维持 8～24 h。② 孕妇,冠心病、心功能不全、心律失常、高血压和甲状腺功能亢进症患者慎用。③ 舌下含服待哮喘缓解后,剩余部分用温水送下。 |
| 【作用及用途】 为选择性 $\beta_2$ 受体激动剂。支气管平滑肌舒张作用强而久的,对心脏兴奋作用轻微,并兼有抗过敏、止咳、祛痰作用。用于支气管哮喘、喘息性支气管炎、慢性支气管炎和肺气肿等。<br>【不良反应】 偶有心悸、心律失常、手颤抖、口干、头痛、眩晕、恶心、食欲减退和胃部不适等。<br>【注意点】 ① 服后吸收完全,$t_{max}$ 1 h,$t_{1/2}$ 3.1 h。② 甲亢、心功能不全、高血压、糖尿病患者慎用。③ 出现过敏反应时,应即刻停药。④ 忌与肾上腺素、异丙肾上腺素等儿茶酚胺类制剂合用。 |

| 药品名称 | 剂型规格 | 用法 | 成人剂量 | 小儿剂量 |
|---|---|---|---|---|
| **异丙托溴铵**<br>(爱全乐,溴化异丙阿托品)<br>Ipratropine Bromide<br>(Atrovent) | 气雾剂<br>20 μg<br>×200 揿 | 吸入 | 每次 2 揿<br>每日 4 次 | 6～12 岁<br>每次 2 揿<br>每日 3～4 次 |
| | 雾化溶液<br>2 ml<br>0.25 mg<br>0.5 mg | 雾化吸入 | 每次 0.5 mg<br>每日 3～4 次 | 6～12 岁<br>每次 0.25 mg<br>每日 3～4 次<br>12 岁以上<br>剂量同成人 |
| **可必特**<br>Combivent | 气雾剂<br>10 ml<br>(200 揿) | 吸入 | 每次 2 揿<br>每日 4 次<br>最大剂量 1 d 12 揿 | 6～12 岁<br>每次 1 揿<br>每日 3～4 次<br>>12 岁<br>同成人 |
| | 雾化溶液<br>2.5 ml | 雾化吸入 | 每次 2.5～5 ml<br>每日 3～4 次 | 每次 2.5 ml<br>每日 3～4 次 |
| **噻托溴铵**<br>(思力华)<br>Tiotropium Bromide<br>(Spiriva) | 胶囊<br>18 μg | 吸入 | 每次 18 μg<br>每日 1 次 | |
| **丙酸倍氯米松**<br>(倍氯米松,必可酮,贝可乐)<br>Beclomethasone Dipropionate<br>(Becotide) | 气雾剂<br>0.05 mg<br>×200 揿<br>0.25 mg<br>×80 揿 | 吸入 | 每次<br>0.05～0.25 mg<br>每日 2～4 次<br>最大剂量 1 d 1 mg | >4 岁<br>每次 0.05～0.1 mg<br>每日 3～4 次<br>最大剂量<br>1 d 0.4 mg |
| | 粉雾剂<br>每泡<br>0.1 mg<br>0.2 mg | 吸入 | 每次 0.2 mg<br>每日 3～4 次 | 每次 0.1 mg<br>每日 3～4 次 |

| 作用及用途、不良反应、注意点 |
|---|
| 【作用及用途】 为胆碱能 M 受体阻滞剂。吸入对支气管平滑肌有较高的选择性和较强的支气管扩张作用。用于支气管哮喘、慢性阻塞性肺疾病的联合治疗。<br>【不良反应】 偶有口干、咽部刺激感，大剂量可引起一过性视力模糊。<br>【注意点】 ① 吸入后约 5 min 起效，0.5～1 h 达作用高峰，$t_{1/2}$ 3～4 h，作用时间 4～6 h。② 对阿托品、花生及大豆卵磷脂过敏者忌用；心功能不全、尿潴留、闭角型青光眼、高血压患者慎用。③ 一般与 $\beta_2$ 受体激动剂和茶碱联合应用。④ 每日用量不宜过大，以免不良反应增加。 |
| 【作用及用途】 为异丙托溴铵和沙丁胺醇的复合制剂。两药联用起到协同作用，疗效优于单一用药。用于支气管哮喘、喘息性支气管炎等。<br>【不良反应】 参见本页异丙托溴铵和 141 页沙丁胺醇。<br>【注意点】 ① 对本品、阿托品及其衍生物过敏、快速心律失常、肥厚梗阻性心肌病患者忌用；对花生及大豆卵磷脂过敏者忌用气雾剂；孕妇，乳母，青光眼及肝肾功能不全者慎用。② 与吸入皮质激素合用，用于哮喘稳定期的症状控制和预防。③ 气雾剂每揿含异丙托溴铵 20 μg、沙丁胺醇 120 μg；雾化溶液每支 2.5 ml，含异丙托溴胺 0.5 mg、沙丁胺醇 3 mg。 |
| 【作用及用途】 噻托溴铵为一种长效、特异性的抗毒蕈碱药物。通过可逆性抑制 $M_3$ 受体使气道平滑肌松弛。用于慢性阻塞性肺疾病、慢性支气管炎的维持治疗、预防发作。<br>【不良反应】 口干、便秘、鼻窦炎、念珠菌感染、心动过速、排尿困难。<br>【注意点】 ① $t_{max}$ 5 min，$t_{1/2}$ 为 5～6 d。② 不作为支气管痉挛急性发作的初始治疗。③ 对本品和阿托品过敏、闭角型青光眼、前列腺增生、肾功能不全患者，孕妇，乳母及儿童慎用。④ 需用 HandiHaler(药粉吸入器)吸入装置吸入，不得吞服。⑤ 不推荐与其他抗胆碱能药物合用。 |
| 【作用及用途】 为局部用糖皮质激素。具有很强的抗炎及抗过敏作用。用于中度及中度以上支气管哮喘发作的预防和控制，以及其他慢性阻塞性肺病等。<br>【不良反应】 偶有咽喉刺激感，声嘶及口、咽念珠菌感染等。<br>【注意点】 ① 吸入治疗 1～2 周作用达到高峰，维持作用 4～6 h。体内 $t_{1/2}$ 3～15 h。② 肺结核、呼吸道真菌或病毒感染者慎用。③ 吸入药物后立即漱口。④ 哮喘急性发作时，宜先用支气管扩张药或口服或静脉给糖皮质激素，并注意控制感染。⑤ 长期应用应缓慢减量。⑥ 剂量过大可影响肾上腺皮质功能。 |

| 药品名称 | 剂型规格 | 用法 | 成人剂量 | 小儿剂量 |
| --- | --- | --- | --- | --- |
| **布地奈德**<br>(普米克,英福美)<br>Budesonide<br>(Pulmicort,<br>Inflammide) | 气雾剂<br>0.2 mg<br>×100 撤<br>粉雾剂<br>0.1 mg<br>×200 吸 | 吸入 | 开始剂量<br>每日 0.2~1.6 mg<br>分 2~4 次 | 2~7 岁<br>每日 0.2~0.4 mg<br>>7 岁<br>每日 0.2~0.8 mg<br>均分 2~4 次 |
| | 雾化溶液<br>2 ml<br>1 mg | 雾化<br>吸入 | 每次 1~2 mg<br>每日 2 次<br>维持量减半 | 每次 0.5~1 mg<br>每日 2 次<br>维持量减半 |
| **布地奈德-福莫特罗**<br>(信必可都保)<br>Budesonide-<br>Formoterol<br>(Symbicort,<br>Turbuhaler) | 吸入剂<br>80 μg/<br>4.5 μg<br>160 μg/<br>4.5 μg | 吸入 | 每次 1~2 吸<br>每日 2 次 | >12 岁<br>同成人 |
| **丙酸氟替卡松**<br>(辅舒酮)<br>Fluticasone<br>Propionate<br>(Flixotide) | 气雾剂<br>0.05 mg<br>×120 撤<br>0.125 mg<br>×60 撤 | 吸入 | 轻度哮喘:<br>每次 0.1~0.25 mg<br>中度哮喘:<br>每次 0.25~0.5 mg<br>严重哮喘:<br>每次 0.5~1 mg<br>均每日 2 次<br>依病情调整剂量 | >4 岁<br>每次<br>0.05~0.1 mg<br>每日 2 次<br>依病情调整剂量 |
| **沙美特罗-氟替卡松**<br>(舒利迭)<br>Salmeterol<br>Xinafoate-<br>Fluticasone<br>Propionate<br>(Seretide) | 粉雾剂<br>0.05 mg/<br>0.1 mg<br>0.05 mg/<br>0.25 mg<br>0.05 mg/<br>0.5 mg<br>×60 吸 | 吸入 | 每次 1 吸<br>(0.05 mg/0.1 mg<br>或 0.05 mg/0.25 mg<br>或 0.05 mg/0.5 mg)<br>每日 2 次 | >4 岁<br>每次 1 吸<br>(0.05 mg/0.1 mg)<br>每日 2 次<br>>12 岁<br>同成人 |

| 作用及用途、不良反应、注意点 |
|---|
| 【作用及用途】 为局部用糖皮质激素。具有很强的抗炎及抗过敏作用。用于中度及中度以上支气管哮喘发作的预防和控制，以及其他慢性阻塞性肺病等。<br>【不良反应】 咽喉部有轻度微刺激感，声音嘶哑，偶有该部位有念珠菌感染。<br>【注意点】 ① 吸入治疗 1～2 周作用达到高峰。② 对本品过敏者忌用；肺结核患者、气道真菌和病毒感染者慎用，或同时加服抗真菌和抗病毒药物。③ 哮喘发作期应与支气管扩张剂联合应用。④ 剂量过大可影响肾上腺皮质功能。⑤ 年幼儿及不会使用气雾剂者，可采用雾化溶液吸入方法给药。⑥ 粉雾剂又名普米克都保，雾化液又名普米克令舒。 |
| 【作用及用途】 为布地奈德和福莫特罗的复合制剂。用于需要联合应用吸入皮质激素和长效 $\beta_2$受体激动剂的哮喘患者常规治疗。<br>【不良反应】 头痛、心悸、震颤、口咽念珠菌感染、咽部不适等。<br>【注意点】 ① 对本品成分过敏者忌用；甲亢、嗜铬细胞瘤、糖尿病、未治疗的低钾血症、严重心血管疾病患者，孕妇，乳母及儿童慎用。② 长期高剂量可能出现全身作用。③ 勿与酮康唑、奎尼丁、吩噻嗪、抗组胺药、β 受体阻滞剂、单胺氧化酶抑制剂、三环类抗抑郁药和 β 肾上腺素药物合用。④ 注意监测血钾。⑤ 本品分别含布地奈德 80 μg/160 μg 和福莫特罗 4.5 μg。 |
| 【作用及用途】 为局部用糖皮质激素。具有很强的抗炎及抗过敏作用。用于中度及中度以上支气管哮喘发作的预防和控制，以及其他慢性阻塞性肺病等。<br>【不良反应】 咽、喉部有轻微刺激感，声音嘶哑，偶有该部位有念珠菌感染等。<br>【注意点】 ① 吸入治疗 4～7 d 后显效。② 肺结核患者、气道真菌和病毒感染者慎用，或同时加用抗感染药物。③ 哮喘发作期应与支气管扩张剂联合应用。④ 剂量过大可影响肾上腺皮质功能。 |
| 【作用及用途】 为沙美特罗与丙酸氟地卡松的复合制剂。两者联合具有抗炎和支气管扩张协同作用。用于中度及中度以上支气管哮喘发作的症状控制和预防，以及其他慢性阻塞性肺病等。<br>【不良反应】 参见 145 页和本页两种有关药物。<br>【注意点】 ① 对本品成分过敏者忌用；肺结核、严重心血管疾病、糖尿病、气道真菌和病毒感染、甲亢患者，孕妇及乳母慎用。② 三种规格制剂中沙美特罗/氟地卡松的含量分别为 0.05 mg/0.1 mg、0.05 mg/0.25 mg 和 0.05 mg/0.5 mg。③ 一般用于哮喘稳定期的症状控制和预防。④ 剂量过大可影响肾上腺皮质功能。⑤ 避免同时用 β 受体阻滞剂。⑥ 慎与利托那韦合用。 |

| 药品名称 | 剂型规格 | 用法 | 成人剂量 | 小儿剂量 |
|---|---|---|---|---|
| **扎鲁司特**<br>(安可来)<br>Zafirlukast<br>(Accolate) | 片剂<br>20 mg<br>40 mg | 口服 | 每次 20 mg<br>以后增至 40 mg<br>维持量每次 20 mg<br>均每日 2 次 | >12 岁<br>每次 20 mg<br>每日 2 次 |
| **孟鲁斯特钠**<br>(顺尔宁)<br>Montelukast<br>Sodium<br>(Singulair) | 咀嚼片<br>4 mg<br>5 mg<br>颗粒剂<br>4 mg<br>包衣片<br>10 mg | 口服 | 每次 10 mg<br>睡前服 | 2～5 岁<br>每次 4 mg<br>6～14 岁<br>每次 5 mg<br>>15 岁<br>剂量同成人<br>均睡前服 |
| **异丁司特**<br>(维畅)<br>Ibudilast<br>(Ketas) | 缓释胶囊<br>10 mg | 口服 | 每次 10 mg<br>每日 2 次 | |

## (三) 其他

| 药品名称 | 剂型规格 | 用法 | 成人剂量 | 小儿剂量 |
|---|---|---|---|---|
| **羧甲基淀粉钠**<br>(卡慢舒，405 糖浆)<br>Carboxymethyl Starch Sodium | 糖浆<br>100 ml<br>儿童 22.5 g<br>成人 45 g | 口服 | 每次<br>(成人糖浆)<br>10～15 ml<br>每日 3 次<br>1 疗程 3 个月 | 每次<br>(儿童糖浆)<br><4 岁 7 ml<br>4～7 岁 10 ml<br>>7 岁 15 ml<br>均每日 3 次<br>1 疗程 3～6 个月 |
| **核酸酪素**<br>(核酪)<br>Nucleic Acid and Casein Hydrolysate | 口服液<br>10 ml | 口服 | 每次 10 ml<br>每日 2 次 | 每次 5 ml<br>每日 2 次 |
| | 注射剂<br>2 ml | 皮下或肌内 | 每次 2～4 ml<br>每周 2 次<br>3 周后改为每周 1 次 | 每次 2 ml<br>每周 2 次<br>3 周后改为每周 1 次 |

| 作用及用途、不良反应、注意点 |
|---|
| 【作用及用途】 为选择性白三烯受体拮抗剂。用于老慢支和哮喘的治疗及哮喘的预防。<br>【不良反应】 轻微的头痛或胃肠道反应。<br>【注意点】 ① 不推荐用于包括肝硬化在内的肝损害患者。② 餐前用。 |
| 【作用及用途】 为选择性白三烯受体拮抗剂,能抑制半胱氨酸白三烯受体,阻断白三烯诱发的支气管痉挛和变应性气道高反应性。用于支气管哮喘的长期治疗和预防,缓解季节性过敏性鼻炎症状,并可用于降低激素依赖哮喘患者的糖皮质激素用量。<br>【不良反应】 很少见,偶有轻微头痛和腹痛。<br>【注意点】 ① $t_{1/2}$ 2.7～5.5 h。② 对本品过敏者忌用。③ 一般不单独用于哮喘发作的治疗。④ 与肾上腺皮质激素合用时可酌情减少后者的剂量。⑤ 过敏性鼻炎剂量同哮喘,不一定临睡前用。 |
| 【作用及用途】 本品可缓解白三烯 D4 等炎性介质引发的气道平滑肌痉挛和过敏反应。用于轻、中度支气管哮喘的治疗和预防。<br>【不良反应】 食欲减退、腹不适、恶心、眩晕、皮疹、皮肤瘙痒,偶见心悸、肝酶及总胆红素升高。<br>【注意点】 ① $t_{max}$ 5.4 h,$t_{1/2}$ 7.4 h。② 孕妇、乳母、儿童、颅内出血者忌用。③ 胶囊应吞服,禁止嚼碎。 |

| 作用及用途、不良反应、注意点 |
|---|
| 【作用及用途】 在体内水解为羧甲基葡萄糖,能使胸腺细胞增多,选择性地刺激 T 细胞,增强免疫活性,提高机体抵抗力。用于反复呼吸道感染、支气管哮喘等疾病的辅助治疗。<br>【不良反应】 用药初期偶有腹泻。<br>【注意点】 对有原发性免疫缺陷基础患者无效。 |
| 【作用及用途】 增强机体非特异性免疫功能,从而提高机体抗病能力。用于反复呼吸道感染、哮喘性支气管炎、慢性支气管炎。<br>【注意点】 ① 在发病季节前提早使用,效果更佳。② 对患有免疫缺陷者疗效差。③ 本品内含核酸和酪蛋白的水解物及多种氨基酸。④ 糖浆中的主要成分为注射剂的 100 倍。 |

| 药品名称 | 剂型规格 | 用法 | 成人剂量 | 小儿剂量 |
| --- | --- | --- | --- | --- |
| **酮替芬**<br>(噻哌酮)<br>Ketotifen<br>(Zaditen) | 片剂<br>1 mg | 口服 | 每次 1 mg<br>每日 2 次 | 每次 0.5～1 mg<br>每日 1～2 次 |
| | 溶液<br>5 ml<br>1 mg | 口服 | 每次 5 ml<br>每日 2 次 | 每次 2.5～5 ml<br>每日 1～2 次 |
| | 鼻吸式<br>气雾剂<br>14 g | 鼻腔<br>吸入 | 每次 1～2 揿<br>每日 2～3 次 | 每次 1～2 揿<br>每日 2～3 次 |
| **细菌溶解产物**<br>(泛福舒)<br>Bacterial<br>Lysates<br>(Bronch-Vaxom) | 胶囊<br>3.5 mg<br>7 mg | 口服 | 每次 7 mg<br>每日 1 次空腹服<br>连服 10 d 后停 20 d 为 1 疗程<br>一般连用 3 个疗程 | >6 个月<br>每次 3.5 mg<br>每日 1 次<br>空腹服<br>连服 10 d 后停 20 d 为 1 疗程,连用 3 个疗程 |
| **兰菌净**<br>Lantigen B | 滴剂<br>18 ml | 舌下 | 每次 15 滴<br>每日早餐前及临睡前各 1 次 | 3 个月至 10 岁<br>每次 7 滴<br>>10 岁<br>每次 15 滴<br>均每日早餐前及临睡前各 1 次 |
| **卡介菌多糖核酸**<br>(卡舒宁,斯奇康)<br>Bacillus<br>Caimette<br>Guerin<br>Poly-saccharide and Nucleic Acid<br>(BCG－PSN) | 注射液<br>1 ml<br>0.5 mg | 肌内 | 每次 1 ml<br>每周 2～3 次<br>1 疗程 3 个月 | <6 岁<br>每次 0.5 ml<br>≥6 岁<br>每次 1 ml<br>均每周 2～3 次<br>1 疗程 3 个月 |

| 作用及用途、不良反应、注意点 |
|---|
| 【作用及用途】 为强而持久的组胺 $H_1$受体拮抗剂。具有阻止肥大细胞脱颗粒、抑制炎症介质的释放和降低气道高反应性等作用。用于支气管哮喘、变应性鼻炎、荨麻疹等的防治。<br>【不良反应】 用药初期可有嗜睡、乏力、头晕、目眩、恶心、口干、体重增加等。<br>【注意点】 ① 成人口服 $t_{max}$ 2～4 h;$t_{1/2}$ 21 h。② 用药初期如出现嗜睡,可减半量,1～2 周好转后恢复原量;驾驶员及 6 个月以下婴儿慎用。③ 本品无直接扩张支气管作用,控制哮喘时应与平喘药同时应用。④ 对预防哮喘的作用始于服药后 2～3 周,2～3 个月达最大效应。⑤ 对镇静剂、催眠药、抗组胺药等有增效作用。⑥ 本品 1 mg=1.375 mg 富马酸酮替芬;气雾剂每揿含富马酸酮替芬 0.2 mg。 |
| 【作用及用途】 为免疫调节剂。内含的 8 种常见呼吸道病原细菌的冻干溶解物,能刺激巨噬细胞和 B 淋巴细胞,增强机体免疫力。用于反复呼吸道感染的预防治疗。<br>【不良反应】 较少,可有恶心、腹痛、呕吐、皮疹、发热等。<br>【注意点】 ① 制备本品的 8 种细菌为:流感嗜血杆菌、肺炎链球菌、肺炎克雷伯菌、臭鼻克雷伯菌、金葡菌、化脓性链球菌、草绿色链球菌及卡他奈瑟菌。② 对本品过敏者忌用。③ 不会吞服者可将胶囊拆开,加入少量水后服用。 |
| 【作用及用途】 为免疫调节剂,内含 6 种呼吸道病原菌抗原提取物。口腔局部使用可激发局部特异性免疫反应,产生 S - IgA。用于预防和治疗上呼吸道细菌感染。<br>【不良反应】 偶有恶心。<br>【注意点】 ① 药液滴入口中后须保持几分钟,以促进黏膜吸收。② 推荐疗程: >10 岁儿童连续服完 2 瓶后停药 2～3 周,再服用 1 瓶作为巩固治疗。<10岁儿童服完 1 瓶后停药 2～3 周,再加用半瓶巩固。③ 制备本品的 6 种细菌为:流感嗜血杆菌、肺炎链球菌、肺炎克雷伯菌、金葡菌、化脓性链球菌及卡他莫拉菌。④ 在寒冷季节预防治疗须在寒冷初期开始使用。 |
| 【作用及用途】 为一种非特异性免疫调节剂。内含卡介菌多糖核酸等多种具有免疫原性物质,能增强机体免疫功能。用于防治各种呼吸道感染,以及作为哮喘、结核、风湿病、乙型病毒性肝炎和肿瘤的辅助治疗。<br>【不良反应】 偶见注射部位红肿、结节,热敷后自然消退。<br>【注意点】 ① 对本品过敏者忌用;急性眼结膜炎、急性中耳炎、急性传染病发热期、特应性体质者慎用。② 初次应用应注意观察过敏反应。③ 每 1 ml 含卡介菌多糖 0.35 mg,核酸>30 μg。 |

| 药品名称 | 剂型规格 | 用法 | 成人剂量 | 小儿剂量 |
|---|---|---|---|---|
| **23价肺炎球菌多糖疫苗**<br>(纽莫法23，优博23)<br>23 Pneumococcal Vaccine Polyvalent<br>(Pneumovax, Pneumo 23) | 注射液<br>0.5 ml | 皮下或肌内 | 见746页 | 见746页 |
| **匹多莫德**<br>(芙露饮，万适宁)<br>Pidotimod | 片剂<br>0.4 g<br>口服液<br>10 ml<br>0.2 g<br>0.4 g | 口服 | 急性感染期：<br>每次0.8 g<br>每日2次<br>1疗程2周<br>预防：<br>每次0.8 g<br>每日1次<br>1疗程60 d | 急性感染期：<br>每次0.4 g<br>每日2次<br>1疗程2周<br>预防：<br>每次0.4 g<br>每日1次<br>1疗程60 d |

# 三、消化系统药物

## (一) 治溃疡病药

### 1. 制酸药

| 药品名称 | 剂型规格 | 用法 | 成人剂量 | 小儿剂量 |
|---|---|---|---|---|
| **氢氧化铝**<br>Aluminum Hydroxide | 片剂<br>0.3 g | 口服 | 每次0.6～0.9 g<br>每日3～4次<br>餐前15 min～1 h或痛时嚼碎服 | >5岁<br>每次1～2片<br>每日3次<br>服法同成人 |
| | 凝胶<br>4% | 口服 | 每次5～10 ml<br>每日3次 | 每次2～8 ml<br>每日3次 |
| **复方氢氧化铝**<br>(胃舒平)<br>Aluminum Hydroxide Co<br>(Gastropine) | 片剂 | 口服 | 每次2～4片<br>每日3次<br>餐前30 min或痛时嚼碎服 | <5岁<br>每次1/2片<br>>5岁<br>每次1片<br>均每日2～3次<br>用法同成人 |

| 作用及用途、不良反应、注意点 |
|---|
| 【作用及用途】<br>【不良反应】<br>【注意点】 见747页23价肺炎球菌多糖疫苗项下。 |
| 【作用及用途】 为人工合成的口服免疫刺激剂，通过刺激和调节细胞介导的免疫反应而起作用。用于细胞免疫功能低下反复感染患者的感染预防和急性感染的辅助用药。<br>【不良反应】 少见头痛、眩晕、恶心、腹痛、腹泻、皮疹。<br>【注意点】 ① 成人口服 $t_{max}$ 1.9 h；$t_{1/2}$ 4 h。② 对本品过敏、妊娠初3个月内妇女忌用；乳母，<2岁儿童以及高敏体质者慎用。③ 餐前或餐后2 h左右服用。 |

| 作用及用途、不良反应、注意点 |
|---|
| 【作用及用途】 不溶于水，在胃内形成凝胶，抗酸作用起效较慢，但时间持久。所产生的氧化铝有收敛、吸附作用。凝胶可保护溃疡面，愈合溃疡疗效低。用于胃酸过多、胃及十二指肠溃疡病的辅助治疗。<br>【不良反应】 可妨碍磷的吸收及引起便秘；进行性肾衰患者，可引起全身铝中毒。<br>【注意点】 ① 胆汁、胰液分泌不足或排泄障碍及限钠饮食者忌用；胃肠大出血者慎用。② 尿毒症患者服用大剂量后可减少磷酸盐的吸收。③ 能影响四环素、地高辛、异烟肼、普萘洛尔等药物的吸收，宜至少间隔1 h服用，或改用其他抗酸剂。④ 不宜长期大剂量服用，长期应用可导致低磷血症、骨质疏松和骨软化症等。⑤ 治疗胃出血，宜用凝胶剂。⑥ 与西咪替丁或雷尼替丁合用应间隔1 h。⑦ 复方氢氧化铝片每片含氢氧化铝0.245 g、三硅酸镁0.105 g、颠茄流浸膏0.026 g。⑧ 凝胶需密闭防冻保存。 |

| 药品名称 | 剂型规格 | 用法 | 成人剂量 | 小儿剂量 |
| --- | --- | --- | --- | --- |
| **铝镁加**<br>(铝镁格特)<br>Almagate | 咀嚼片<br>0.5 g<br>混悬剂<br>7.5 ml<br>1 g | 口服 | 每次 1 g<br>每日 4 次<br>餐后 1～2 h 及睡前服 | |
| **铝碳酸镁**<br>(碱式碳酸铝镁,达喜,胃达喜)<br>Hydrotalcite (Aluminium Magnesium Carbonate Hydroxide Hydrate, Talcid) | 片剂<br>0.5 g | 口服 | 每次 2 片<br>每日 3 次<br>餐后 1 h 或症状出现时服<br>胃溃疡 1 疗程 8 周,十二指肠溃疡 1 疗程 6 周 | 每次 20 mg/kg<br>每日 3 次<br>用法同成人 |

2. 胃酸分泌抑制剂

| 药品名称 | 剂型规格 | 用法 | 成人剂量 | 小儿剂量 |
| --- | --- | --- | --- | --- |
| **盐酸西咪替丁**<br>(甲氰咪胍,泰胃美)<br>Cimetidine Hydrochloride (Tagamet) | 片剂<br>胶囊<br>0.2 g<br>0.4 g<br>0.8 g | 口服 | 每次 0.2 g<br>每日 3 次,餐后服,睡前加服 0.4 g 或<br>每日单次<br>0.4～0.8 g 睡前服 | 每次 5～10 mg/kg<br>每日 2～4 次 |
| | 注射剂<br>2 ml<br>0.2 g<br>0.3 g | 肌内 | 每次 0.2～0.3 g<br>每 6～8 h 1 次 | 同上 |
| | | 静注 | 每次 0.2 g<br>每 4～6 h 1 次<br>加 5% GS 20 ml<br>缓注>5 min<br>最大剂量 1 d 2 g | |
| | | 静滴 | 每日 0.9 g 以 5% GS 稀释后持续静滴 | |

| 作用及用途、不良反应、注意点 |
|---|
| 【作用及用途】 为作用快且中和胃酸能力强的制酸药,可使胃内 pH 值长时间维持于 3～5。用于胃酸过多、胃炎、胆汁反流性食管炎、食管裂孔疝及消化不良等。<br>【不良反应】 偶见恶心、肠蠕动增加、腹泻或便秘。<br>【注意点】 本品中铝及镁离子几乎不吸收,中和胃酸的作用长达 90 min,而氢氧化铝为 30 min。 |
| 【作用及用途】 为抗酸药。制酸迅速而温和且持久,亦可吸附胃蛋白酶,有利于溃疡面的修复;对组胺、胆汁酸和盐酸诱导的胃溃疡有抑制作用,并能加强溃疡的愈合质量。用于胃、十二指肠溃疡,胆汁反流性胃炎。<br>【不良反应】 偶有腹泻、口渴、食欲减退。<br>【注意点】 ① 本品无铝的吸收,镁有极微量的吸收。② 高镁、高钙血症者及严重心、肾功能不全者慎用。③ 不宜与四环素族抗生素配伍。 |

| 作用及用途、不良反应、注意点 |
|---|
| 【作用及用途】 为组胺 $H_2$ 受体拮抗剂,可抑制基础胃酸和各种刺激引起的胃酸分泌。用于胃、十二指肠溃疡,胃食管反流,上消化道出血及卓-艾综合征等。<br>【不良反应】 偶有头晕、头痛、皮疹、腹泻,个别有男性乳房发育,Cr 轻度升高,ALT、AST 一度升高,粒细胞或全血细胞减少,蛋白尿及精神紊乱等。<br>【注意点】 ① 口服 0.3 g 后,$t_{max}$ 90 min,$t_{1/2}$ 约 2 h。② 孕妇、乳母忌用;肝肾功能不全、严重心肺疾病患者慎用。③ 治疗胃、十二指肠溃疡分别服 6 周及 4 周。④ 治疗病理性胃酸分泌过多相关疾病,剂量为: 每次 0.3 g,每日 4 次,总量 1d<2.4 g。⑤ 为强效肝酶抑制剂,可使茶碱、咖啡因、华法林钠、卡马西平、地西泮、苯妥英钠、普萘洛尔、美托洛尔、地高辛、奎尼丁血药浓度升高。⑥ 可降低硫糖铝、四环素等作用。⑦ 忌与氨基糖苷类抗生素药物合用。⑧ 老人参考剂量: 口服每次 0.2 g,每日 3 次,注射用量酌减。 |

| 药品名称 | 剂型规格 | 用法 | 成人剂量 | 小儿剂量 |
|---|---|---|---|---|
| **盐酸雷尼替丁**<br>(甲硝呋胍,呋喃硝胺,善胃得)<br>Ranitidine Hydrochloride<br>(Zantac) | 片剂<br>胶囊<br>0.15 g | 口服 | 每次 0.15 g<br>每日 2 次<br>清晨及睡前服或 0.3 g 睡前服,每晚 1 次。胃溃疡 1 疗程 6 周,十二指肠溃疡 4 周 | >8 岁<br>每次 3～5 mg/kg<br>每日 2～3 次<br>清晨及睡前服<br>胃溃疡,1 疗程 6 周,十二指肠溃疡 4 周 |
| | 注射剂<br>2 ml<br>0.05 g<br>0.1 g | 肌内或静注 | 每次 50 mg<br>每 6～8 h 1 次 | 上消化道出血:<br>>8 岁<br>每日 1～2 mg/kg<br>每 8～12 h 1 次 |
| | | 静滴 | 每小时 25 mg<br>滴注 2 h<br>每日 2 次<br>或 6～8 h 1 次 | >8 岁<br>每日 2～4 mg/kg<br>(0.5 mg/ml)<br>连续滴注 24 h |
| **盐酸法莫替丁**<br>(信法丁,高舒达)<br>Famotidine Hydrochloride<br>(Gaster, Pepcidine) | 片剂<br>胶囊<br>20 mg | 口服 | 每次 20 mg<br>每日 2 次<br>清晨及睡前服<br>或 40 mg 睡前服 | 每次 0.4 mg/kg<br>每日 2 次<br>清晨及睡前服 |
| | 注射剂<br>2 ml<br>20 mg | 静注或静滴 | 每次 20 mg<br>每 12 h 1 次<br>1 疗程 5 d,如情况允许,尽早改口服 | 每次 0.4 mg/kg<br>视情况重复或加大剂量 |
| **尼扎替丁**<br>(爱希)<br>Nizatidine<br>(Axid, Nizax) | 胶囊<br>0.15 g<br>0.3 g | 口服 | 每次 0.15 g<br>每日 2 次<br>维持量<br>每日 0.15 g<br>睡前服 | 每次 3 mg/kg<br>每日 2 次 |
| **乙酸罗沙替丁**<br>(醋罗沙替丁)<br>Roxatidine Acetate<br>(Xarcin, Altat) | 缓释胶囊<br>75 mg | 口服 | 每次 75 mg<br>每日 2 次<br>早餐后及睡前服 | 每次 1.5 mg/kg<br>每日 2 次 |

| 作用及用途、不良反应、注意点 |
| --- |
| 【作用及用途】 第二代强效组胺 $H_2$ 受体拮抗剂。能抑制基础胃酸及刺激后引起的胃酸分泌，作用较西咪替丁强 5～8 倍且更持久。适应证同 157 页西咪替丁。<br>【不良反应】 与西咪替丁相似，影响肾、性腺功能及中枢神经系统较轻。<br>【注意点】 ① 口服后 $t_{max}$ 1～2 h，$t_{1/2}$ 约 2～2.7 h。② 孕妇、乳母忌用；＜8 岁儿童慎用。③ 肾功能严重不全者，剂量宜减为每晚服 1 片。④ 一般不推荐静注，如需静注，速度宜慢，不少于 5 min；静滴以 5% GS 或 NS 稀释。⑤ 本品可降低维生素 $B_{12}$ 的吸收，降低普鲁卡因胺的清除率，延缓普萘洛尔、利多卡因等的作用。⑥ 老人剂量及用法应适当调整。 |
| 【作用及用途】 第三代强效组胺 $H_2$ 受体拮抗剂。抑制胃酸的作用比西咪替丁大 20～30 倍，比雷尼替丁大 6～10 倍。用于胃及十二指肠溃疡、反流性食管炎等。<br>【不良反应】 口干、腹泻或便秘、头痛、头晕、血压升高、颜面潮红、失眠、皮疹和白细胞减少。<br>【注意点】 ① 口服 $t_{max}$ 2～3 h，$t_{1/2}$ 约 4.2 h。② 孕妇及乳母忌用；肝肾功能不全者慎用。③ 静注浓度 1～2 mg/ml，缓注＞2 min，静滴浓度 0.2 mg/ml，滴注＞15～30 min。④ 可使茶碱类药物毒性增强。⑤ 老人剂量同成人。 |
| 【作用及用途】 新型强效组胺 $H_2$ 受体拮抗剂。使基础胃酸降低，亦可抑制刺激后的胃酸分泌。作用较西咪替丁强 5～10 倍。用于胃、十二指肠溃疡和预防十二指肠溃疡复发。<br>【不良反应】 偶见头痛、头晕、腹痛、腹泻、腹胀、消化不良、失眠、皮疹等。<br>【注意点】 ① $t_{1/2}$ 1.3 h。② 孕妇、乳母及严重肾功能不全者忌用；儿童及老人慎用。 |
| 【作用及用途】 第四代强效组胺 $H_2$ 受体高度选择性拮抗剂，作用快而强。抑制组胺诱导的胃酸分泌，作用类似雷尼替丁。用于十二指肠溃疡、胃溃疡、反流性食管炎、吻合口溃疡和胃酸过多，也可用于麻醉前防止吸入性肺炎。<br>【不良反应】 偶见皮疹、嗜酸粒细胞增多、白细胞减少、腹泻、便秘、恶心、AST 及 ALT 升高等。<br>【注意点】 ① $t_{max}$ 3 h，$t_{1/2}$ 4～6 h。② 恶性溃疡、严重肝肾功能不全者及乳母忌用；孕妇及儿童慎用。③ 麻醉前用药，术前 1 d 临睡前和术前 2 h 各服 1 次。 |

| 药品名称 | 剂型规格 | 用法 | 成人剂量 | 小儿剂量 |
| --- | --- | --- | --- | --- |
| **奥美拉唑**<br>(洛赛克,奥克)<br>Omeprazole<br>(Losec) | 肠溶片<br>肠溶胶囊<br>10 mg<br>20 mg | 口服 | 每次 20 mg<br>消化性溃疡:<br>每日 1 次吞服<br>1 疗程 4～6 周<br>根除幽门螺杆菌:<br>每次 20 mg<br>每日 2 次吞服<br>1 疗程 1 周 | 消化性溃疡:<br>每次 0.6～0.8 mg/kg<br>每日 1 次吞服<br>1 疗程 4～6 周<br>根除幽门螺杆菌:<br>疗程 1 周<br>每日 2 次吞服 |
| | 注射剂<br>40 mg | 静注 | 40 mg 加专用溶媒 10 ml,缓慢静注 >2.5 min<br>每日 1～2 次 | 每次 0.8 mg/kg |
| | 注射剂<br>40 mg | 静滴 | 每次 40 mg<br>溶于 NS 或 5% GS 100 ml 中<br>滴注>20～30 min<br>每日 1～2 次 | |
| **兰索拉唑**<br>(达克普隆,兰悉多)<br>Lansoprazole<br>(Lanzor, Ogast, Takepron) | 肠溶片<br>肠溶胶囊<br>15 mg<br>30 mg | 口服 | 每次 30 mg<br>消化性溃疡:<br>每日 1 次清晨服<br>1 疗程 4～6 周<br>根除幽门螺杆菌:<br>每日 2 次<br>1 疗程 1～2 周 | 每次 0.6 mg/kg<br>每日 1 次 |
| **泮托拉唑钠**<br>(潘妥洛克)<br>Pantoprazole Sodium<br>(Pantoloc) | 肠溶片<br>20 mg<br>40 mg | 口服 | 每次 40 mg<br>消化性溃疡:<br>每日 1 次,吞服<br>1 疗程 4～6 周<br>根除幽门螺杆菌:<br>每日 2 次<br>1 疗程 1～2 周 | |
| | 注射剂<br>40 mg | 静注或静滴 | 每次 40 mg 加入 NS 20 ml 中,缓慢注入 >2 min 或加入 NS 100～250 ml 中稀释后缓慢静滴 15～60 min<br>每日 1～2 次 | |

| 作用及用途、不良反应、注意点 |
| --- |
| 【作用及用途】 抑制 $H^+-K^+-ATP$ 酶活性,阻止壁细胞内的 $H^+$ 转运到胃内,减少基础和刺激后胃酸分泌。起效快,作用强而持久。与阿莫西林、克拉霉素、甲硝唑等合用,可有效消除幽门螺杆菌。用于胃、十二指肠溃疡,反流性食管炎,卓-艾综合征及急性胃黏膜出血。<br>【不良反应】 头痛、恶心、呕吐、腹泻、便秘、腹胀等,偶见转氨酶升高、皮疹、眩晕、嗜睡或失眠。<br>【注意点】 ① 口服后 $t_{max}$ 0.5～3.5 h,$t_{1/2}$ 0.5～1 h。② 严重肾功能不全者及婴幼儿忌用;肝肾功能不全者、儿童、孕妇及乳母慎用。③ 难治性消化性溃疡患者每日口服 40 mg,卓-艾综合征初用量每日 60 mg,每日剂量＞80 mg 者,应分 2 次服用。④ 必须整片或整粒吞服,片剂至少用半杯液体送服,但可将其分散在水或果汁中,分散液必须在 30 min 内服用。⑤ 可延长地西泮、华法林钠及苯妥英钠在肝内的灭活,同用时,此类药物剂量应减少。⑥ 老人无需调整剂量。⑦ 注射剂有静注及静滴两种。 |
| 【作用及用途】 作用与奥美拉唑相似,抗幽门螺杆菌能力与铋制剂相仿。用于胃、十二指肠溃疡,反流性食管炎,卓-艾综合征。<br>【不良反应】 偶有腹泻,便秘,恶心,头痛,困倦,失眠,皮疹,ALT、AST 升高,白细胞减少,发热,血清胆固醇升高,尿酸值升高等。<br>【注意点】 ① 口服不受食物影响。空腹服用 $t_{max}$ 2 h,餐后服 $t_{max}$ 3～4 h,虽然 $t_{1/2}$ 为 1.3～1.7 h,但作用持续时间很长。② 孕妇、乳母、肝肾功能不全者及老人慎用。③ 药物相互作用同奥美拉唑。 |
| 【作用及用途】 为第三代质子泵抑制剂。疗效与奥美拉唑相似。用于胃、十二指肠溃疡及中、重度反流性食管炎。<br>【不良反应】 偶有头痛、腹泻、恶心、上腹痛、腹胀、皮疹、皮肤瘙痒及头晕;个别出现水肿和一过性视力障碍。<br>【注意点】 ① $t_{max}$ 2.5 h,$t_{1/2}$ 0.9～1.9 h。② 妊娠初 3 个月及乳母忌用;严重肝肾功能不全者慎用。③ 早餐前服药抑酸效果较强。 |

| 药品名称 | 剂型规格 | 用法 | 成人剂量 | 小儿剂量 |
|---|---|---|---|---|
| **埃索美拉唑**<br>(耐信)<br>Esomeprazole<br>(Nexium) | 肠溶片<br>20 mg<br>40 mg | 吞服 | 糜烂性反流性食管炎：每次 40 mg，每日 1 次，连服 4 周。食管炎未治愈或症状持续者再用 4 周<br>食管炎长期维持：<br>每次 20 mg<br>每日 1 次<br>胃食管反流性疾病的症状控制：<br>每次 20 mg<br>每日 1 次<br>症状消除后，需要时每次 20 mg，每日 1 次 | |
| **雷贝拉唑钠**<br>(波利特)<br>Rabeprazole Sodium<br>(Pariet) | 肠溶片<br>10 mg<br>20 mg | 口服 | 每次 10 mg<br>重症每次 20 mg<br>均每日 1 次<br>十二指肠溃疡：<br>每次 10～20 mg<br>每日 1 次早晨吞服<br>1 疗程 2～4 周<br>胃溃疡：<br>每次 20 mg<br>每日 1 次早晨吞服<br>1 疗程 4～6 周<br>胃食管反流：<br>剂量用法同胃溃疡，1 疗程 6～10 周 | |
| **米索前列醇**<br>(喜克溃)<br>Misoprostol<br>(Cytotec) | 片剂<br>0.2 mg | 口服 | 每次 0.2 mg<br>每日 4 次<br>餐前或睡前服<br>1 疗程 4～8 周 | 每次 4 μg/kg<br>每日 4 次<br>餐前或睡前服 |

| 作用及用途、不良反应、注意点 |
| --- |
| 【作用及用途】 为奥美拉唑的S-异构体，呈弱碱性，比奥美拉唑具有更高的生物利用度，且呈时间-剂量依赖性。用于胃食管反流性疾病，胃、十二指肠溃疡等。<br>【不良反应】 同××页奥美拉唑。<br>【注意点】 ① 对本品、奥美拉唑或其他苯并咪唑类化合物过敏者忌用；严重肾功能不全者、肝脏疾病患者、孕妇及乳母慎用。② 于餐前1 h整片吞服。③ 根除幽门螺杆菌：本品每次20 mg，餐前1 h服用，联合阿莫西林每次1 g，克拉霉素每次0.5 g，均每日2次餐后服，联用7～14 d。④ 药物相互作用见奥美拉唑。 |
| 【作用及用途】 为一种新型的质子泵抑制剂。用于消化性溃疡、胃食管反流性疾病、卓-艾综合征等；与奥美拉唑相比，本品抑制 $H^+-K^+-ATP$ 酶作用更强，而且抑制可恢复；对血浆胃泌素水平影响较小；具有选择性强烈抑制幽门螺杆菌作用。<br>【不良反应】 有过敏反应、便秘、心悸、头痛和腹泻等。<br>【注意点】 ① 对本品、苯并咪唑衍生物或剂型中任何成分过敏者，孕妇，乳母及<12岁儿童忌用；重度肝炎患者慎用。② 使用本品前应排除恶性病变的可能性。③ 用时需从小剂量开始并监测肝功能。④ 可影响地高辛或酮康唑的药动学。 |
| 【作用及用途】 为前列腺素 $E_1$ 衍生物。具有强大的抑制胃酸分泌及保护胃黏膜细胞作用，另有子宫收缩作用。用于胃、十二指肠溃疡，出血性胃炎，急性胃黏膜损伤，尤适用于防治非类固醇类消炎药引起的溃疡。<br>【不良反应】 偶有消化不良、肠胀气、腹痛、腹泻、腹部不适、恶心、呕吐、月经过多、阴道出血、皮肤瘙痒、头晕及头痛等。<br>【注意点】 ① 口服吸收良好，$t_{max}$ 0.5 h，$t_{1/2}$ 20～40 min，肝、肾、胃肠等组织浓度高于血药浓度。② 对前列腺素过敏者、孕妇及乳母忌用；低血压或冠状动脉病变者慎用。③ 制酸剂可减少本品的吸收。④ 老人剂量及用法同成人。 |

| 药品名称 | 剂型规格 | 用法 | 成人剂量 | 小儿剂量 |
|---|---|---|---|---|
| **恩前列素**<br>(胃前素)<br>Enprostil<br>(Gardrine) | 胶囊<br>35 μg | 口服 | 每次 35 μg<br>每日 2 次<br>清晨和睡前服<br>1 疗程 4～8 周 | 每次 0.5～0.7 μg/kg<br>每日 2 次<br>清晨和睡前服 |
| **奥诺前列素**<br>Ornoprostil<br>(Alloca、Ronok) | 片剂<br>5 μg<br>软胶囊<br>2.5 μg | 口服 | 每次 5 μg<br>每日 4 次<br>餐间和临睡前服 | |
| **罗沙前列素**<br>Rosaprostol<br>(Rosal) | 片剂<br>0.5 g | 口服 | 每次 0.5 g<br>每日 4 次 | |
| **盐酸哌仑西平**<br>(哌吡酮,哌吡氮平,必舒胃)<br>Pirenzepine Hydrochloride<br>(Lablon, Gastrozepin) | 片剂<br>25 mg<br>50 mg | 口服 | 每次 50～75 mg<br>每日 2 次<br>1 疗程 4～8 周<br>餐前 30 min 服 | 每次 1～1.5 mg/kg<br>每日 2 次<br>餐前 30 min 服用<br>维持量<br>1 d 1～2 mg/kg |
| | 注射剂<br>2 ml<br>10 mg | 肌内或静注 | 每次 10 mg<br>每日 2 次 | |

3. 胃黏膜保护药

| 药品名称 | 剂型规格 | 用法 | 成人剂量 | 小儿剂量 |
|---|---|---|---|---|
| **硫糖铝**<br>(胃溃宁,舒克捷)<br>Sucralfate<br>(Ulcerlmin) | 片剂<br>0.25 g<br>0.5 g<br>混悬剂 | 口服 | 每次 1 g<br>每日 3～4 次<br>餐前 1 h 及睡前服<br>片剂宜嚼碎后服 | 每次 20 mg/kg<br>每日 3～4 次<br>餐前 1 h 服<br>片剂宜嚼碎后服 |

| 作用及用途、不良反应、注意点 |
| --- |
| 【作用及用途】 为合成的前列腺素 $E_2$ 衍生物。有抗攻击因子、抑制胃酸和胃蛋白酶分泌、降低血清胃泌素及细胞保护作用，促进上皮细胞分泌碳酸氢盐，还能增进结肠及子宫收缩。用于胃炎、胃和十二指肠溃疡等。<br>【不良反应】 腹痛、腹泻、便秘、头痛、恶心等。<br>【注意点】 ① $t_{max}$ 0.5～1 h，$t_{1/2}$ 34.3±10.4 h。② 对前列腺素过敏者、孕妇和严重心脑血管疾病者忌用。 |
| 【作用及用途】 为前列腺素类抗溃疡药。用于胃炎、胃溃疡及十二指肠溃疡。<br>【不良反应】 偶见肝功能异常、腹胀、腹泻、恶心、呕吐及皮疹、白细胞增多、血小板减少及胃溃疡出血等。<br>【注意点】 对前列腺素过敏、出血性溃疡病者及孕妇忌用。 |
| 【作用及用途】 为合成的前列素制剂，对胃和十二指肠黏膜都有保护作用。用于胃、十二指肠溃疡，胃炎，十二指肠炎和非类固醇类药引起的胃、十二指肠溃疡。<br>【不良反应】 少数出现头痛、恶心、呕吐、便秘和腹泻等。<br>【注意点】 ① $t_{max}$ 3 h，$t_{1/2}$ 4.8 h。② 对前列腺素过敏者忌用；支气管哮喘、阻塞性肺部疾患、青光眼患者，孕妇及乳母慎用。③ 老人参考剂量：每次0.5 g，每日 3 次。 |
| 【作用及用途】 为新型选择性抗 M 胆碱药。在 M 胆碱部位与乙酰胆碱产生竞争性抑制，在低剂量时可抑制胃酸的分泌，对胃蛋白酶的分泌和碳酸酐酶亦有较强的抑制作用，一般剂量对平滑肌、心肌、唾液腺等 M 受体亲和力低，也不影响中枢神经系统。用于胃、十二指肠溃疡，应激性溃疡，急性胃黏膜出血和胃泌素瘤的辅助治疗。<br>【不良反应】 轻微口干、视力模糊、便秘、腹泻、头痛、精神错乱等。<br>【注意点】 ① 口服吸收较差，$t_{max}$ 2～3 h，$t_{1/2}$ 约 11 h。② 妊娠初 3 个月及乳母忌用；幼儿、前列腺增生、肝肾功能不全、心血管疾病及青光眼患者慎用。③ 乙醇、咖啡等可减弱本品作用。④ 与 $H_2$ 受体阻滞剂合用将明显减少胃酸分泌，且可改善胃肠道对此类药物的耐受性。 |

| 作用及用途、不良反应、注意点 |
| --- |
| 【作用及用途】 为碱性硫酸多糖的氢氧化铝盐，在胃酸中水解成氢氧化铝和硫酸化蔗糖，起抗酸及抑制胃蛋白酶分解蛋白质等作用，且与胃黏膜的清蛋白和纤维蛋白结合形成保护膜，覆盖溃疡面，促进溃疡愈合。此外有刺激上皮生长因子，能促进黏膜再生；还能刺激胃黏膜内源性前列腺素合成，刺激上皮细胞 |

| 药品名称 | 剂型规格 | 用法 | 成人剂量 | 小儿剂量 |
|---|---|---|---|---|
| | 5 ml<br>1 g<br>10 ml<br>1 g | | | |
| **麦滋林-S**<br>Marzulene-S | 颗粒剂<br>每包<br>0.67 g | 口服 | 每次 1 包<br>每日 3 次<br>餐后服 | 每日 30～40 mg/kg<br>分 3～4 次<br>餐后服 |
| **双八面体蒙脱石**<br>(思密达，必奇，肯特令)<br>Dioctahedral Smectite<br>(Smecta) | 粉剂<br>每袋<br>3 g | 口服 | 每次 3 g<br>每日 3 次<br>加温开水 50 ml<br>摇匀服用<br>急性腹泻：<br>首剂加倍 | <1 岁 每次 1 g<br>1～2 岁 每次 1.5 g<br>>2 岁 每次 1.5～3 g<br>均每日 3 次<br>用法参考成人<br>急性腹泻：<br>首剂加倍 |
| **枸橼酸铋钾**<br>(次枸橼酸铋，德诺，得乐，迪乐)<br>Bismuth Potassium Citrate | 片剂<br>胶囊<br>0.11 g | 口服 | 每次 1 片<br>每日 4 次，于三餐前 30 min 各服 1 次，晚餐后 2 h 加服 1 次或每次 2 片，每日 2 次<br>治疗消化性溃疡，1 疗程 4～6 周 | 6～10 岁<br>每次 1/2 片<br>>10 岁<br>每次 2/3 片<br>每日 3～4 次<br>餐前 30 min 服用<br>1 疗程 4～6 周 |

<table>
<tr><th>作用及用途、不良反应、注意点</th></tr>
<tr><td>分泌碳酸氢盐，增强黏膜防御能力。用于胃、十二指肠溃疡，急性胃黏膜损伤或出血，应激性溃疡，反流性食管炎。<br>【不良反应】 少数人有便秘、口干、恶心，偶见皮疹。长期服用可致低磷血症等。<br>【注意点】 ① 口服后仅5%经胃肠道吸收，作用持续约5 h。② 对本品过敏者及习惯性便秘者忌用；肾功能不全者慎用。③ 若出现便秘，可加服镁剂。④ 胃痛剧烈可与抗胆碱药合用。⑤ 服药前30 min内不宜服用制酸剂；亦可减少西咪替丁的吸收；另可干扰脂溶性维生素的吸收。⑥ 老人剂量与成人相同。</td></tr>
<tr><td>【作用及用途】 主要成分为水溶性薁及L-谷氨酰胺。L-谷氨酰胺能促进多种生物活性物质的合成，具有消炎和修复溃疡组织的作用，对非类固醇类消炎药诱发的胃黏膜损伤有防治作用。水溶性薁能增加黏膜内$PGE_2$的合成，并可明显改善恶心、胃部灼热感及疼痛等症状。用于慢性胃炎、胃及十二指肠溃疡的辅助治疗。<br>【不良反应】 恶心、呕吐、腹泻、腹痛及饱胀感，偶有胃部不适及面部潮红。<br>【注意点】 每克中含水溶性薁3 mg、L-谷氨酰胺990 mg。可直接倒入口中服用。</td></tr>
<tr><td>【作用及用途】 对消化道内的病毒、病菌及其产生的毒素有较强的选择性固定、抑制作用；吸附消化道内气体；对消化道黏膜有很强的覆盖能力，并能修复提高黏膜屏障对攻击因子的防御功能。对消化道局部还有止血的作用。用于胃食管反流、食管炎、胃炎、结肠炎、功能性腹泻的症状性治疗；成人及儿童急、慢性腹泻，对儿童急性腹泻效果尤佳。<br>【不良反应】 可能发生便秘等。<br>【注意点】 ① 口服不吸收，2 h后均匀覆盖胃肠表面，6 h后连同吸附的攻击因子等排出体外。② 不可将本品直接倒入口中服用，以免药物在胃肠黏膜上分布不均。③ 治疗结肠炎、功能性结肠病时可用保留灌肠法。④ 治疗胃食管反流、食管炎宜餐后服用；胃炎、结肠炎宜餐前服用；腹泻宜于两餐之间服用。⑤ 联合用药时，应在服用本品前1 h服用其他药物。⑥ 粉剂含双八面体蒙脱石3 g、葡萄糖0.749 g、糖精钠0.007 g、香兰素0.004 g。</td></tr>
<tr><td>【作用及用途】 为三价铋螯合物。在胃酸条件下，在溃疡表面或溃疡基底肉芽组织上形成不溶性蛋白，使病变组织不受胃酸和胃蛋白酶的侵蚀，起屏障作用。刺激内源性前列腺素释放，加强黏膜保护作用。尚能阻止幽门螺杆菌对上皮细胞的黏附，并抑制此菌产生的蛋白酶对黏膜层的降解作用。用于胃、十二指肠溃疡，慢性胃炎，尤其是幽门螺杆菌相关性胃炎。<br>【不良反应】 偶见恶心、便秘、舌苔及大便呈灰黑色等，偶见ALT一过性升高。</td></tr>
</table>

| 药品名称 | 剂型规格 | 用法 | 成人剂量 | 小儿剂量 |
|---|---|---|---|---|
| (Tripotassium Dicitrate Bismuth, TDB, De-nol) | 冲剂<br>0.11 g | 口服 | 每次1袋<br>每日4次，三餐前30 min和晚餐后2 h服 | 6～10岁<br>每次1/2袋<br>>10岁<br>每次2/3袋<br>餐前服 |
| **胶体果胶铋**<br>(碱式果胶铋钾，维敏)<br>Colloidal Bismuth Pectin | 胶囊<br>0.05 g<br>0.1 g | 口服 | 每次0.15～0.2 g<br>每日4次，3餐前30 min各服1次，睡前加服1次<br>消化性溃疡：<br>1疗程4～6周 | 每次0.05～0.15 g<br>用法同成人 |
| **复方铝酸铋**<br>(胃必治)<br>Bismuth Aluminate Co | 片剂 | 口服 | 每次1～2片<br>每日3次<br>餐后嚼碎服<br>1疗程1～3个月 | |
| **吉法酯**<br>(惠加强-G)<br>Gefarnate<br>(Wycakon-G) | 片剂<br>0.4 g | 口服 | 每次0.4～0.8 g<br>每日3次<br>餐后服 | 剂量酌减 |
| **甘草锌**<br>Licorzinc | 胶囊<br>0.125 g<br>0.25 g | 口服 | 每次0.25～0.5 g<br>每日3次<br>餐后服 | 每日<br>0.01～0.03 g/kg<br>分3次<br>餐后服 |
| **瑞巴哌特**<br>(膜固思达)<br>Rebamipide<br>(Mucosta) | 片剂<br>0.1 g | 口服 | 胃溃疡：<br>每次0.1 g，每日3次<br>早、晚及睡前服<br>急性胃炎、慢性胃炎急性期：<br>每次0.1 g，每日3次 | |

| 作用及用途、不良反应、注意点 |
| --- |
| 【注意点】 ① 在胃中形成不溶性铋沉淀，很难被消化道吸收。② 年幼小儿、严重肾功能不全者及孕妇忌用。③ 服药前后 30 min 不喝牛奶、茶、咖啡和含乙醇及碳酸饮料和制酸剂，以免影响疗效。④ 不宜长期大量应用，以防血药浓度过高而发生精神紊乱、运动失调等。⑤ 服药期间不得服用其他含铋制剂。⑥ 老人剂量同成人。 |
| 【作用及用途】 为果胶酸与铋离子和钾离子形成的复合盐，作用同 167 页枸橼酸铋钾。胶体特性为枸橼酸铋钾的 7.4 倍，对消化道出血有止血作用。用于胃、十二指肠溃疡，慢性浅表性胃炎，慢性萎缩性胃炎和消化道出血。<br>【不良反应】 偶有轻度便秘，不宜长期服用。<br>【注意点】 服药期间大便呈黑褐色。 |
| 【作用及用途】 本品在溃疡面形成一层保护膜，具有抗酸作用。用于胃、十二指肠溃疡，慢性浅表性胃炎，十二指肠球炎及胃酸过多等。<br>【不良反应】 偶见恶心、腹泻。<br>【注意点】 ① 服药期间粪便呈黑色，如为黑稀便，可减量服用。② 每片含铝酸铋及碳酸氢钠各 0.2 g、甘草浸膏 0.3 g、碳酸镁 0.4 g、弗郎鼠李皮 25 mg、茴香 10 mg。 |
| 【作用及用途】 主要成分是合欢香叶酯。服用后能迅速在肠、胃黏膜散布，通过增加胃黏膜血流、促进溃疡部位上皮细胞再生、提高胃黏膜组织内前列腺素水平等，加强黏膜保护作用，且能调整肠胃功能，协助吸收食物营养。用于胃、十二指肠溃疡，空肠溃疡，急、慢性胃炎，胃痉挛，胃酸过多及消化不良等。<br>【不良反应】 偶见口干、恶心、心悸、便秘等。<br>【注意点】 ① 孕妇及乳母慎用。② 服药期间忌服酒类、咖啡等饮料及过分油腻的食品。 |
| 【作用及用途】 为甘草提取物和锌盐的结合物。甘草有效成分可促进黏膜上皮增生，加速溃疡愈合，微量元素锌可加速创伤组织和溃疡愈合。用于胃、十二指肠溃疡以及缺锌引起的疾病。<br>【不良反应】 大量长期服用偶致排钾储钠和轻度浮肿。<br>【注意点】 ① 心、肾功能不全和重度高血压者慎用或忌用。② 出现浮肿时，可对症处理后继续服药。③ 每粒 0.25 g 含锌 12.5 mg。 |
| 【作用及用途】 有增加胃黏膜前列腺素合成、促进黏液分泌、增加胃黏膜微循环、清除自由基、保护胃黏膜等作用。用于胃溃疡、急性胃炎、慢性胃炎急性期的胃黏膜病变（糜烂、出血、充血、水肿）。<br>【不良反应】 偶见皮疹、瘙痒感、药疹样湿疹、麻木、眩晕、嗜睡、便秘、腹胀、腹泻、白细胞及血小板减少、肝功能障碍、黄疸等。<br>【注意点】 对本品成分有过敏既往史的患者、孕妇及乳母忌用。 |

## (二) 助消化药

| 药品名称 | 剂型规格 | 用法 | 成人剂量 | 小儿剂量 |
|---|---|---|---|---|
| **多酶片**<br>Multienzyme Tablets<br>(Diastase Pancreatin and Pepsin Tablets) | 片剂 | 口服 | 每次 1~2 片<br>每日 3 次<br>餐前服 | >5 岁<br>每次 1 片<br>每日 3 次 |
| **复方康彼身片**<br>(复方多酶片,胆盐多酶片)<br>Combizym Co Tablets | 双层片 | 口服 | 每次 1 片<br>每日 3 次<br>餐时或餐后吞服 | 每次 1 片<br>每日 3 次 |
| **复合消化酶**<br>(达吉)<br>(Dages) | 胶囊 | 口服 | 每次 1~2 粒<br>每日 3 次<br>餐后服 | |
| **胰酶**<br>(得每通)<br>Pancreatin<br>(Creon) | 肠溶片<br>0.3 g<br>0.5 g<br>胶囊<br>0.15 g | 口服 | 开始<br>每次 0.15~0.3 g<br>然后根据症状调整剂量,有效剂量<br>每次 0.3~0.9 g<br>均每日 3 次<br>餐前或餐时吞服 | |

| 作用及用途、不良反应、注意点 |
| --- |
| 【作用及用途】 能消化蛋白质和淀粉，对脂肪亦有一定的消化作用。用于消化酶缺乏引起的消化不良。<br>【注意点】 ① 不宜与酸性药物同服。② 每片含淀粉酶 0.12 g、胃蛋白酶 0.04 g、胰酶 0.12 g，为双层糖衣片，外层为普通糖衣，内层为肠溶片，为保证药效，不宜嚼碎服。 |
| 【作用及用途】 为双层片，外层含米麴菌酶、植物纤维素酶、淀粉酶等，能分解胃及十二指肠内的碳水化合物与蛋白质；内层含胰酶和牛胆浸膏，胰酶在回肠和空肠内能完全分解食物蛋白质、碳水化合物和脂肪；牛胆浸膏能增加脂肪分解。用于消化不良和肝、胰腺疾病引起的消化障碍，尤适用于老年性消化不良。<br>【注意点】 ① 不可嚼碎，以免引起口腔溃疡。② 不宜与碱性或酸性药物同服。 |
| 【作用及用途】 用于胃肠道、胰腺消化功能不全，急、慢性肝脏疾患所致的胆汁分泌不足、胆道疾患，胆囊切除患者的消化不良，病后恢复期过食及高脂食物引起的消化不良、食欲减退、腹胀、脂肪便、胆石症、胆囊炎、胆管炎、黄疸等。<br>【不良反应】 偶有呕吐、软便或腹泻等。<br>【注意点】 ① 急性重症肝炎有肝内胆管闭塞者、胆道完全性阻塞者慎用。② 本品内含胃蛋白酶、木瓜蛋白酶、淀粉酶、熊去氧胆酸、纤维素酶、胰酶、胰脂酶等。 |
| 【作用及用途】 胰酶制剂，对脂肪、碳水化合物和蛋白质有水解作用。本品只在胃肠道发挥作用，不被人体吸收。用于慢性胰腺炎、胰腺切除术或胃切除术后、肿瘤引起的胰管或胆管阻塞；亦可用于胰腺疼痛及老年性胰外分泌不足，以及由于胰酶缺乏所引起的消化不良。<br>【不良反应】 偶见腹泻、便秘、胃不适感、恶心及皮疹等。<br>【注意点】 ① 急性胰腺炎早期、已知对猪源性胰酶制剂过敏者忌用；孕妇及乳母慎用。② 不宜与酸性药物同服。③ 与等量碳酸氢钠同服可增加疗效。 |

## (三) 解痉药

| 药品名称 | 剂型规格 | 用法 | 成人剂量 | 小儿剂量 |
|---|---|---|---|---|
| **硫酸阿托品**<br>Atropine<br>Sulfate | 片剂<br>0.3 mg | 口服 | 每次 0.3～0.6 mg<br>每日 3 次<br>极量 1 次 1 mg<br>1 d 3 mg | 每次 0.01 mg/kg<br>每日 2～3 次 |
| | 注射剂<br>1 ml<br>0.5 mg<br>1 mg<br>2 mg | 皮下<br>或<br>静注 | 内脏绞痛：<br>每次 0.3～0.5 mg<br>极量 1 次 1 mg | 每次 0.01 mg/kg<br>极量<br>1 次<br>0.03～0.05 mg/kg |
| **氢溴酸山莨菪碱**<br>Anisodamine<br>Hydrobromide<br>(654, 654-2) | 片剂<br>5 mg<br>10 mg | 口服 | 每次 5～10 mg<br>每日 3 次 | 每次 0.1～0.2 mg/kg<br>每日 3 次 |
| | 注射剂<br>1 ml<br>5 mg<br>10 mg<br>20 mg | 肌内<br>或<br>静注 | 每次 5～10 mg<br>每日 1～2 次 | 每次 0.1～0.2 mg/kg |
| **地泊溴铵**<br>(胃欢)<br>Diponium<br>Bromide<br>(Spaston) | 片剂<br>15 mg | 口服 | 每次 15～30 mg<br>每日 4 次 | 每次 0.3～0.5 mg/kg<br>每日 3 次 |

| 作用及用途、不良反应、注意点 |
| --- |
| 【作用及用途】 为抗胆碱药。能解除平滑肌痉挛,抑制腺体分泌,较大剂量(1～2 mg)可解除迷走神经对心脏的抑制,使心率加快;解除血管痉挛,扩大瞳孔,致使虹膜增厚,前房间隙变小,房水回流受阻,眼压升高;兴奋呼吸中枢。用于胃、肠、胰、胆、肾等内脏绞痛,早期感染性休克,麻醉前给药抑制腺体分泌,阿斯综合征,有机磷中毒,散瞳以治疗虹膜睫状体炎等。<br>【不良反应】 口干、皮肤潮红、灼热、兴奋、散瞳、心跳加快、排尿困难等。<br>【注意点】 ① 心律不齐、心衰、冠心病、心动过速、青光眼、前列腺增生、器质性幽门梗阻及肠梗阻、溃疡性结肠炎、休克伴心动过速患者及乳母忌用;急腹痛诊断未明确前不宜轻易使用,心肌梗死患者、孕妇及老人慎用。② 与碳酸酐酶抑制剂、碳酸氢钠、枸橼酸盐等配伍,本品排泄延迟,毒性增加;与抗酸药合用时,宜分开服。③ 可增强丙吡胺和抗精神病药的抗胆碱效应,延迟对乙酰氨基酚的镇痛作用,减少左旋多巴的吸收。④ 扑米酮、普鲁卡因胺、组胺药、氯丙嗪可增加本品不良反应。⑤ 本品可使舌下含服药的吸收减慢。⑥ 与单胺氧化酶抑制剂如呋喃唑酮等合用时,应减少本品剂量。⑦ 可拮抗甲氧氯普胺促进胃肠运动的作用。⑧ 中毒症状包括口干、心率加快、瞳孔散大、心悸、烦躁不安、谵妄等。 |
| 【作用及用途】 为胆碱能神经阻滞药。能松弛平滑肌,并有镇痛作用,扩瞳及抑制腺体分泌作用较弱。用于感染性休克、平滑肌痉挛所致绞痛、眩晕病、各种神经痛、脑血栓、脑血管栓塞或痉挛造成的早期偏瘫、中心性视网膜病变、视神经萎缩、视网膜色素变性、眼底动脉阻塞、栓塞性脉管炎,亦可用于耳聋(配合新针)、遗尿症等。<br>【不良反应】 同 173 页阿托品,但较轻。<br>【注意点】 ① 颅内压增高、脑出血急性期及青光眼、前列腺增生、器质性幽门梗阻者及乳母忌用;孕妇、严重心衰者、心律失常及严重肺功能不全者慎用。② 口干明显时,含酸梅或维生素 C 片可缓解。③ 静滴时出现排尿困难,可肌注新斯的明。④ 药物相互作用见阿托品注意点⑤、⑦。⑤ 老人参考剂量: 口服每次 5 mg,每日 3 次,肌注每次 5～7.5 mg,每日 1～2 次。 |
| 【作用及用途】 具有较强的阿托品样解痉作用,也能抑制胃酸分泌。用于胃、十二指肠溃疡,幽门痉挛,胆道及胆囊痉挛。<br>【不良反应】 与 173 页阿托品类似。<br>【注意点】 ① 冠脉功能不全、心力衰竭、幽门梗阻、前列腺增生、青光眼及手术前忌用。② 出现口渴、散瞳、排尿困难时须减量。 |

| 药品名称 | 剂型规格 | 用法 | 成人剂量 | 小儿剂量 |
|---|---|---|---|---|
| **盐酸异可利定**<br>(解痉宁)<br>Isocorydine<br>Hydrochloride | 片剂<br>10 mg | 口服 | 每次 10 mg<br>每日 3 次 | |
| | 注射剂<br>2 ml<br>10 mg | 肌内 | 每次 10 mg | |
| **丁溴东莨菪碱**<br>(解痉灵)<br>Scopolamine<br>Butylbromide<br>(Hyoscine<br>Butylbromide,<br>Buscopan) | 片剂<br>10 mg<br>20 mg<br>溶液剂<br>5 ml<br>5 mg | 口服 | 每次 10～20 mg<br>每日 3～5 次吞服<br>每次 10～20 ml<br>每日 3～5 次 | >1 岁<br>每次 5～10 ml<br>每日 3 次<br>>6 岁<br>每次 10～20 ml<br>每日 3～5 次 |
| | 注射剂<br>1 ml<br>20 mg | 皮下<br>肌内<br>或<br>静注 | 每次 20 mg<br>每日数次 | 婴幼儿严重患者:<br>每次 5 mg<br>每日 3 次 |
| **盐酸米尔维林**<br>(苯吡胺)<br>Milverine<br>Hydrochloride<br>(Fenpyramine,<br>Femprin) | 片剂<br>27.5 mg | 口服 | 每次 1 片<br>每 4 h 1 次 | |
| | 栓剂<br>0.11 g | 直肠<br>给药 | 每次 1 只<br>每日 1～2 次 | |
| **盐酸美贝维林**<br>(杜适林)<br>Mebeverine<br>Hydrochloride<br>(Duspatalin) | 片剂<br>50 mg | 口服 | 每次 0.05～0.1 g<br>每日 3 次<br>进餐时整片吞服 | |
| **獐牙菜苦苷**<br>(獐牙菜苦素)<br>Swertiamarin | 胶囊<br>0.05 g<br>0.1 g<br>0.2 g | 口服 | 每次 0.1～0.2 g<br>一般 1 次即可奏效,需要时 4 h 后重复 1 次 | 每次 5～7 mg/kg |

| 作用及用途、不良反应、注意点 |
| --- |
| 【作用及用途】 能广泛拮抗乙酰胆碱、组胺、肾上腺素和垂体后叶素，为非特异性、非竞争性平滑肌松弛剂，解痉强度与罂粟碱相近，对中枢有镇静、镇痛作用。用于胃肠炎，胃、十二指肠溃疡，胆管炎，急性胰腺炎等。<br>【不良反应】 轻度口干、面部微红、嗜睡、头晕、心悸、恶心等。<br>【注意点】 注射后 5～10 min 起作用，由于镇痛作用时间不等(3～24 h)，故用药间隔时间可酌定。 |
| 【作用及用途】 为外周抗胆碱药，能选择性地缓解胃肠道、胆道及泌尿道平滑肌痉挛和抑制其蠕动。用于胃、十二指肠、结肠的内镜检查，胰、胆道逆行造影，腹部 CT 检查前以抑制肠道蠕动，亦用于各种原因引起的胃肠道痉挛、胆绞痛、肾绞痛或胃肠道蠕动亢进。<br>【不良反应】 类似阿托品，但少见；大剂量注射偶可致暂时性眼调节障碍等。<br>【注意点】 ① 起效快，口服后 20～30 min，静注后 3～5 min，皮下或肌内注射后 8～10 min 即可出现解痉作用，维持时间为 2～6 h。② 严重心脏病、器质性幽门狭窄、麻痹性肠梗阻、青光眼、前列腺增生伴尿潴留及巨结肠患者忌用。③ 静注速度不宜过快。④ 皮下或肌注时要避开神经和血管，宜左右肢体交替注射。 |
| 【作用及用途】 对内脏平滑肌有迅速而强大的解痉作用。用于各种内脏痉挛性疼痛、痛经等。<br>【不良反应】 少数有嗜酸粒细胞增多、食欲减退、恶心、呕吐、皮疹、眩晕、乏力、出汗和偏头痛。<br>【注意点】 ① $t_{max}$ 3～5 h。② 对本品过敏、严重肝肾功能不全、青光眼患者忌用；尿潴留患者和孕妇慎用。③ 与巴比妥类合用作用增强，长期使用可产生便秘。 |
| 【作用及用途】 为选择性胃肠道钙离子拮抗剂，是对肠平滑肌组织有特别亲和力的解痉剂，有助于恢复正常的肠道运动功能。用于肠易激综合征，对症治疗与肠功能紊乱有关的腹痛、肠蠕动异常不适、结肠痉挛、便秘等，也可用于钡灌肠前准备。<br>【不良反应】 极少数可有头痛、头晕、腹胀、荨麻疹等。<br>【注意点】 ① 儿童忌用；孕妇、乳母慎用。② 胃肠钡餐检查前，用药每次 0.1 g，每日 2 次，连服 3 d 以及检查当日早晨服 0.1 g。③ 服用时切勿嚼碎或含化。④ 不宜躺着或就寝前吞服。 |
| 【作用及用途】 能解除内脏平滑肌痉挛，且有一定镇痛作用。用于胃肠痉挛、胃肠炎、肠蛔虫症、胆道蛔虫症、胆囊炎、胆石症及其他胆道疾患引起的疼痛。<br>【不良反应】 少数有轻微口干、潮红、头昏、恶心、呕吐、嗜睡等。<br>【注意点】 ① 口服吸收良好，$t_{1/2}$ 约 6 h。② 本品安全范围大，不良反应少，对小儿尤为适用。 |

| 药品名称 | 剂型规格 | 用法 | 成人剂量 | 小儿剂量 |
| --- | --- | --- | --- | --- |
| **盐酸屈他维林**<br>(定痉灵,诺仕帕)<br>Drotaverine Hydrochloride<br>(Nospasin) | 片剂<br>40 mg | 口服 | 每次 40～80 mg<br>每日 2～3 次 | |
| | 注射剂<br>2 ml<br>40 mg | 皮下或肌内 | 每次 40～80 mg<br>每日 1～3 次 | |
| | | 静注 | 剂量同皮下<br>用 GS 稀释后缓慢注入 | |
| **枸橼酸阿尔维林**<br>(使痛乐)<br>Alverine Citrate<br>(Spacolin) | 胶囊<br>60 mg | 口服 | 每次 0.06～0.12 g<br>每日 1～3 次吞服 | 6～12 岁<br>每次 0.06 g<br>每日 1～3 次吞服 |
| **奥替溴胺**<br>(斯巴敏)<br>Otilonium Bromide<br>(Spasmomen) | 片剂<br>40 mg | 口服 | 每次 40 mg<br>每日 2～3 次 | |

## (四) 促胃肠动力药及镇吐药

| 药品名称 | 剂型规格 | 用法 | 成人剂量 | 小儿剂量 |
| --- | --- | --- | --- | --- |
| **甲氧氯普胺**<br>(灭吐宁,灭吐灵,胃复安)<br>Metoclopramide<br>(Primperan, Maxolon, Paspertin) | 片剂<br>5 mg<br>10 mg<br>20 mg | 口服 | 每次 5～10 mg<br>每日 3 次<br>餐前 30 min 服 | 每日 0.3～0.5 mg/kg<br>分 3 次<br>餐前 30 min 服 |
| | 注射剂<br>1 ml<br>10 mg<br>20 mg | 肌内或静注 | 每次 10～20 mg<br>静注>1～2 min | 每日 0.3～0.5 mg/kg<br>分 3 次 |

| 作用及用途、不良反应、注意点 |
|---|
| 【作用及用途】 是一种新型的直接作用于平滑肌纤维的解痉止痛剂，解痉作用较罂粟碱类强，且持续时间长($t_{1/2}>10$ h)。具有扩张冠状动脉，松弛平滑肌及明显解痉止痛和症状缓解作用。用于消化性溃疡、胆绞痛、急性胰腺炎、胃痉挛、肠易激综合征、阑尾炎、尿路结石等引起的腹痛。<br>【不良反应】 偶有头痛、头晕、恶心、心悸和低血压。<br>【注意点】 ① $t_{max}$ 1～3 h。② 严重肝、肾、心功能不全者忌用；孕妇及乳母慎用。 |
| 【作用及用途】 为人工合成的罂粟衍生物，具有选择性平滑肌松弛作用。用于肠痉挛、肠易激综合征、腹痛、憩室炎疼痛、胆道痉挛、痛经、子宫痉挛、泌尿道结石、膀胱痉挛等。<br>【不良反应】 过量服用可能会出现中枢神经系统兴奋的症状和低血压。<br>【注意点】 ① 麻痹性肠梗阻者忌用；妊娠初 3 个月慎用。② 三环类抗抑郁药及类似药、普鲁卡因胺或衍生物、$H_1$抗组织胺药可加强本品的作用。③ 全身性胆碱能药物可降低本品的作用。 |
| 【作用及用途】 对消化道平滑肌有选择性的、强烈的解痉作用。服用后，很少被吸收，被吸收的部分多通过胆道经大便排出体外。用于胃肠道痉挛和运动功能障碍，如肠易激综合征、胃炎、十二指肠炎、肠炎；也可用于内镜检查前准备。<br>【不良反应】 较少。<br>【注意点】 对本品过敏者、孕妇及乳母忌用；青光眼、前列腺增生、幽门狭窄者慎用。 |

| 作用及用途、不良反应、注意点 |
|---|
| 【作用及用途】 为延髓催吐化学感应区多巴胺受体拮抗剂，并能兴奋 5-$HT_4$受体。有强大的中枢镇吐作用，可促进胃排空和上段肠道的蠕动。用于功能性呕吐、神经性呕吐及胃下垂、胃炎、晕动症、内耳眩晕等各种原因引起的恶心、呕吐；对消化不良、食欲减退、嗳气亦有效。<br>【不良反应】 倦怠、嗜睡、头晕、便秘、腹泻、皮疹、乳溢等；大剂量或长期应用可有锥体外系反应，如突然斜颈、面部肌肉抽动、发音困难、不自主运动等；注射后偶可引起直立性低血压。<br>【注意点】 ① 作用开始时间：口服 30～60 min，肌内 10～15 min，静注 1～3 min；作用持续时间 1～2 h，$t_{1/2}$ 4～6 h。② 对普鲁卡因及普鲁卡因胺过敏、胃肠道出血、机械性梗阻或穿孔者及孕妇忌用；严重肝肾功能不全者剂量应减少；婴儿、老人及癫痫患者慎用。③ 与抗胆碱类药物合用，可减弱本品作用。④ 忌与吩噻嗪类如氯丙嗪合用，可增加锥体外系反应。⑤ 可减少地高辛吸收。⑥ 可降低西咪替丁的口服生物利用度，如需合用，宜间隔 1 h。⑦ 遇光变黄时，毒性增大。 |

| 药品名称 | 剂型规格 | 用法 | 成人剂量 | 小儿剂量 |
| --- | --- | --- | --- | --- |
| **多潘立酮**<br>(吗丁啉)<br>Domperidone<br>(Motilium) | 片剂<br>10 mg<br>混悬剂<br>0.1% | 口服 | 每次 10 mg<br>每日 3～4 次<br>餐前 15～30 min 服<br>必要时睡前服 | 每次 0.3 mg/kg<br>每日 3～4 次 |
| | 注射剂<br>2 ml<br>10 mg | 肌内 | 每次 10 mg<br>必要时可重复 | |
| **西沙比利**<br>(普瑞博思)<br>Cisapride<br>(Prepulsid) | 片剂<br>5 mg<br>10 mg<br>混悬剂<br>0.1% | 口服 | 每次 5～10 mg<br>每日 3 次<br>餐前服<br>1 疗程 6～12 周 | 每次 0.2 mg/kg<br>每日 3 次<br>餐前服 |
| **枸橼酸莫沙比利**<br>(贝络纳,加斯清)<br>Mosapride Citrate | 片剂<br>5 mg | 口服 | 每次 5 mg<br>每日 3 次<br>餐前或餐后服 | |

| 作用及用途、不良反应、注意点 |
| --- |
| 【作用及用途】 为外周多巴胺受体拮抗剂，使胃肠道上部的蠕动和张力恢复正常，促进胃排空，增强胃窦和十二指肠蠕动，协调幽门收缩，不能抑制呕吐中枢，但可抑制血脑屏障外的呕吐化学感受器。用于胃排空延缓、胃食管反流、食管炎引起的消化不良及多种原因引起的恶心、呕吐。<br>【不良反应】 偶有瞬时性、轻度腹部痉挛，<1 岁婴儿可能有神经系统不良反应。<br>【注意点】 ① 口服 $t_{max}$ 15～30 min，$t_{1/2}$ 7 h。以胃肠局部浓度最高，不易透过血脑屏障。② 嗜铬细胞瘤、乳腺癌、机械性肠梗阻、胃肠出血患者忌用；心律失常及低血钾者、<1 岁婴儿及孕妇慎用。③ 抗胆碱能药可能会减弱本品的作用。④ 注射给药偶可致过敏性休克。⑤ 可减少地高辛吸收，但可增加对乙酰氨基酚、氨苄西林的吸收。⑥ 偶见血清泌乳素水平升高，停药后可恢复正常。 |
| 【作用及用途】 为苯甲酰胺类，为 5-羟色胺($5-HT_4$)受体激动剂。通过间接拟胆碱作用，增加肠道运动神经元乙酰胆碱的释放，为新型全胃肠道促动力药。其作用较甲氧氯普胺强 10～100 倍，可明显地增强胃体和胃窦部收缩，加速胃排空，缩短胃肠道内半固体物质的运输时间。用于胃食管反流、胃轻瘫、功能性消化不良、神经性厌食、假性肠梗阻、慢性便秘等。<br>【不良反应】 腹部痉挛、腹痛、肠鸣及腹泻，罕见可逆性肝功能异常、部分用药过量或对药物过敏者可致 Q-T 间期延长和严重的心律失常。<br>【注意点】 ① $t_{max}$ 1～2 h，$t_{1/2}$ 7～10 h。② 妊娠初期、乳母、胃肠道出血、穿孔及机械性肠梗阻者忌用；肝肾功能不全者及老人减量慎用。③ 用药前后宜监测心电图，尤其心、肾功能不全者。④ 本品可加速中枢神经系统药物如巴比妥类镇静药物的吸收。⑤ 与西咪替丁合用可增加本品生物利用度。⑥ 与红霉素、酮康唑、伊曲康唑等合用可导致本品血药浓度增加。 |
| 【作用及用途】 为苯甲酰胺类新一代的 $5-HT_4$ 受体激动剂，作用机制同西沙比利。无 Q-T 间期延长等心脏不良反应。主要用于胃食管反流、胃轻瘫、功能性消化不良、便秘型肠易激综合征和功能性便秘等。<br>【不良反应】 腹痛、腹胀及腹泻，肝功能损害，嗜酸性粒细胞增多及甘油三酯升高等。<br>【注意点】 ① $t_{max}$ 0.8 h，$t_{1/2}$ 2 h。② 孕妇、乳母、儿童、青少年、老人及肝肾不全者慎用。③ 抗胆碱能药物能减弱本品作用。 |

| 药品名称 | 剂型规格 | 用法 | 成人剂量 | 小儿剂量 |
|---|---|---|---|---|
| **巴氯芬**<br>(氯苯氨丁酸,力奥来素)<br>Baclofen<br>(Lioresal) | 片剂<br>10 mg<br>25 mg | 口服 | 开始第1～3 d<br>每次5 mg<br>第4～6 d<br>每次10 mg<br>第7～9 d<br>每次20 mg<br>均每日3次<br>最大剂量<br>1 d<80 mg<br>分3～4次 | |
| **盐酸昂丹司琼**<br>(恩丹西酮,枢复宁,枢丹)<br>Ondansetron Hydrochloride<br>(Zofran,Zudan) | 片剂<br>4 mg<br>8 mg | 口服 | 高度催吐的化疗和放疗镇吐:<br>化疗前缓慢静注(15 min内)8 mg,此后24 h内可持续静滴每小时1 mg,第2～6 d每8 h口服8 mg,连用5 d,餐前1 h服<br>中度催吐的化疗和放疗镇吐:<br>化疗前缓慢静注(15 min内)8 mg,或化疗前1～2 h口服8 mg,以后每8 h口服8 mg,连服5 d | >4岁<br>化疗前<br>缓慢静注(15 min内)5 mg/m²之后,每8～12 h口服0.1 mg/kg(最大剂量4 mg)<br>连用5 d |
| | 注射剂<br>2 ml<br>4 mg<br>8 mg | 静注或静滴 | | |
| **盐酸格拉司琼**<br>(格雷西隆,凯特瑞)<br>Granisetron Hydrochloride<br>(Kytril,BRL-43694) | 片剂<br>1 mg | 口服 | 每次1 mg<br>每日2次<br>第一剂应于化疗前1 h服 | 每次20 μg/kg<br>每日2次 |
| | 注射剂<br>3 ml<br>3 mg | 静注或静滴 | 每次40 μg/kg<br>每日1次<br>以NS或5% GS稀释<br>最大剂量1次3 mg<br>1 d <9 mg | 每次40 μg/kg<br>每日1次<br>必要时10 min后可重复1次<br>最大剂量<br>1次3 mg |

| 作用及用途、不良反应、注意点 |
|---|
| 【作用及用途】 为 GABA - β 受体激动剂，有一过性食管下括约肌松弛(TLESRs)的抑制作用，能明显减少胃食管反流的发生。用于胃食管反流病的治疗。<br>【不良反应】 眩晕、嗜睡、疲乏、头痛、失眠、恶心、呕吐、鼻充血、支气管痉挛、肌无力、肌肉疼痛、尿频、皮疹、肝功能损害等。<br>【注意点】 ① $t_{1/2}$ 3～4 h。② 对本品过敏者、妊娠早期、消化性溃疡患者忌用；有癫痫病史、精神障碍、肝肾功能不全者及乳母慎用。③ 服药期间宜谨慎驾车或高空作业。④ 停药时，宜在 1～2 周内逐渐减量。⑤ 可增强降压药作用。⑥ 布洛芬可加重本品毒性反应。⑦ 忌与抗抑郁药合用。⑧ 服药期间忌饮酒。⑨ 突然停药可出现戒断综合征。 |
| 【作用及用途】 为强效、高度选择性的 5 -羟色胺($5-HT_3$)受体拮抗剂。能选择性地阻断 $5HT_3$受体引起迷走传入神经兴奋导致的呕吐反射。用于由化疗和放疗引起的恶心、呕吐。<br>【不良反应】 头痛、头部、上腹部发热感，偶有短暂 ALT 增高及便秘，罕见过敏反应。<br>【注意点】 ① $t_{max}$ 1.5 h，$t_{1/2}$ 3 h。② 对本品过敏者、妊娠初 3 个月及乳母忌用。③ 不能与其他药物混合输入。④ 与地塞米松或甲氧氯普胺合用，可增加疗效。⑤ 本品浓度为 16～160 μg/ml 时，与顺铂、氟尿嘧啶、卡铂、依托泊苷、头孢他啶、环磷酰胺、多柔比星等药物相容性良好，可按药物说明书稀释浓度规定先后给药。⑥ 老人剂量与成人同。 |
| 【作用及用途】 为强效的选择性外周和中枢神经系统 $5-HT_3$受体拮抗剂。抑制呕吐，镇吐作用比昂丹司琼强 5 倍多。用于化疗或放疗有关的恶心、呕吐。<br>【不良反应】 头痛，少见便秘，嗜睡，腹泻，一过性 ALT、AST 升高及暂时性血压变化。<br>【注意点】 ① 孕妇及乳母忌用，国内产品小儿不推荐使用。② 能减慢消化道运动，故消化道梗阻患者使用本品应仔细观察。③ 静注以 NS 或 5%GS 15 ml稀释，推注时间＞30 s，儿童推注时间＞5 min，静滴以 20～50 ml 稀释，滴注＞5 min。④ 静脉预防用药应于化疗前(30 min)完成，多数患者预防作用可维持 24 h，必要时可增加给药次数 1～2 次。⑤ 与地塞米松合用可增加疗效。 |

| 药品名称 | 剂型规格 | 用法 | 成人剂量 | 小儿剂量 |
| --- | --- | --- | --- | --- |
| **盐酸托烷司琼**<br>(托烷西隆,欧必停)<br>Tropisetron Hydrochloride<br>(Navoban) | 胶囊<br>5 mg | 口服 | 每次 5 mg<br>每日 1 次<br>早餐前>1 h 服 | >2 岁,0.2 mg/kg<br>最大剂量<5 mg<br>用法同成人 |
| | 注射剂<br>1 ml<br>5 mg | 静注或静滴 | 5 mg 溶于 100 ml 静脉输液中,化疗前 1 h 用,每日 1 次,滴注 15 min<br>或以每分钟 2 mg 速度静注(浓度为 5 mg/5 ml) | 同口服 |
| **舒必利**<br>(硫苯酰胺,止吐灵)<br>Sulpiride<br>(Dogmatil) | 片剂<br>0.05 g<br>0.1 g | 口服 | 每次 0.1～0.2 g<br>每日 3 次<br>餐前服 | |
| **盐酸伊托必利**<br>(为力苏)<br>Itopride Hydrochloride<br>(Elthon) | 胶囊<br>50 mg | 口服 | 每次 50 mg<br>每日 3 次<br>餐前服 | 根据年龄及症状适量酌减 |
| **马来酸曲美布丁**<br>(舒丽启能)<br>Trimebutine Maleate<br>(Cerekinon) | 片剂<br>胶囊<br>0.1 g | 口服 | 每次 0.1～0.2 g<br>每日 3 次 | |

| 作用及用途、不良反应、注意点 |
|---|
| 【作用及用途】 为强效、高选择性的外周神经元和中枢神经系统 5-$HT_3$ 受体拮抗剂。可选择性抑制某些药物特别是抗癌药物激发胃肠道黏膜释出 5-$HT_3$ 引起的呕吐。用于化疗所致的恶心、呕吐。<br>【不良反应】 常见有头痛、便秘、头晕、疲劳及胃肠功能紊乱。<br>【注意点】 ① 过敏患者、孕妇及乳母忌用。② 1 疗程一般 6 d,第 1 d 静脉给药,第 2～6 d 口服。③ 与利福平、苯巴比妥等肝酶诱导剂合用可使本品血药浓度降低。 |
| 【作用及用途】<br>【不良反应】<br>【注意点】<br>见 85 页舒必利项下。 |
| 【作用及用途】 为新型的阻断多巴胺 $D_2$ 受体活性和抑制乙酰胆碱酯酶活性双重机制的第三代促胃肠动力药物。通过刺激内源性乙酰胆碱释放并抑制其水解而增强胃和十二指肠运动,促进胃排空,并具有中度镇吐作用。用于功能性消化不良、慢性胃炎、肠易激综合征等引起的症状,如上腹部不适、餐后饱胀、早饱、食欲减退、恶心、呕吐等。<br>【不良反应】 偶尔出现腹泻、腹痛、便秘、唾液分泌增加、头痛、睡眠障碍、白细胞减少、皮疹、发热、瘙痒、BUN 及 Cr 升高等。<br>【注意点】 ① $t_{max}$ 0.5 h,$t_{1/2}$ 6 h。② 胃肠道出血、机械梗阻或穿孔时忌用;孕妇、乳母及老人慎用。③ 用药 2 周后症状缓解不明显,宜停药。④ 本品可增强乙酰胆碱作用。⑤ 与抗胆碱药、具有肌肉松弛作用的药物(安定类、氯唑沙宗等)联合应用,可相互抵消作用。 |
| 【作用及用途】 通过作用于胃肠道平滑肌上的离子通道和阿片受体,双向调节异常的胃肠运动,改善胃肠功能。用于胃肠道运动功能紊乱引起的食欲减退、恶心、呕吐、嗳气、腹胀、腹痛、腹泻、便秘等症状的改善,也用于肠道易激惹综合征的治疗。<br>【不良反应】 偶有口渴、口内麻木、腹鸣、腹胀、便秘、心动过速、困倦、眩晕、头痛、皮疹、AST 和 ALT 升高等。<br>【注意点】 ① 对本品过敏者忌用;孕妇及乳母慎用或忌用。② 出现皮疹时应停药观察。 |

## （五）导泻和便秘用药

| 药品名称 | 剂型规格 | 用法 | 成人剂量 | 小儿剂量 |
|---|---|---|---|---|
| **酚酞**<br>(酚夫，非诺夫他林)<br>Phenolphthalein | 片剂<br>0.05 g<br>0.1 g | 口服 | 每次 0.05～0.2 g<br>睡前服 | >2 岁<br>每次 1～3 mg/kg<br>睡前服 |
| **硫酸镁**<br>(泻盐，硫苦)<br>Magnesium Sulfate<br>(Epson Salt) | 溶液<br>50% | 口服 | 导泻：<br>每次 5～20 g<br>清晨空腹服用<br>利胆：<br>每次 2～5 g<br>每日 3 次 | 导泻：<br>每岁 每次 1 g |
| **比沙可啶**<br>(便塞停)<br>Bisacodyl | 片剂<br>5 mg | 口服 | 每次 5～10 mg<br>每日 1 次<br>整片吞服 | |
| **聚乙二醇 4000**<br>(福松)<br>Macrogol 4000<br>(Forlax) | 粉剂<br>每袋<br>10 g | 口服 | 每次 10 g<br>每日 1～2 次 | >8 岁<br>同成人 |
| **乳果糖**<br>(半乳糖苷果糖，杜秘克)<br>Lactulose<br>(Danilax) | 口服液<br>10 ml<br>5 g | 口服 | 便秘：<br>每次 10～20 g<br>分 1～2 次<br>早餐时服 | <1 岁 2.5 ml<br>1～5 岁 5 ml<br>5～10 岁 10 ml<br>均每日 2 次<br>餐后服 |

| 作用及用途、不良反应、注意点 |
| --- |
| 【作用及用途】 作用于小肠和结肠，抑制 $Na^{+}$－$K^{+}$－ATP 酶，使粪便液体增加，促进结肠蠕动，阻止肠液吸收，具有缓泻作用。服后 8～10 h 排出软便。用于慢性便秘。<br>【不良反应】 连续应用偶可有皮疹及过敏性肠炎。<br>【注意点】 ① 婴儿、阑尾炎、不明原因直肠出血、充血性心力衰竭、肠梗阻者忌用；幼儿及孕妇慎用。② 从尿中排出，碱性尿可呈红色。③ 不宜长期连续服用。④ 果导每片含本品 50 mg，并加适量矫味剂，睡前服 1～2 片。⑤ 老人参考剂量：每次 0.05～0.15 g，间断服用。 |
| 【作用及用途】 本品易溶于水，在肠腔内的 $Mg^{2+}$ 和 $SO_4^{2-}$ 都不易吸收而增加渗透压，使肠内保有多量水分，刺激肠蠕动，从而起导泻作用。服药后 4～6 h 排出液体粪便，亦可使胆道口括约肌松弛，引起胆囊排空。用于便秘、导泻，高渗溶液(33%)亦用于利胆。<br>【不良反应】 本品在肠道约有 20%被吸收，但可迅速排出，对健康无害，但肾功能不全者可出现镁吸收作用(骨骼肌松弛、中枢抑制等)。<br>【注意点】 ① 服用后 1 h 起效，作用持续 1～4 h。② 孕妇，经期妇女，急腹症、肾功能不全、肠道器质性病变及出血者忌用。③ 服时以大量水稀释后用。 |
| 【作用及用途】 为接触性缓泻药，通过与肠黏膜直接接触，刺激其感觉神经末梢，引起肠蠕动增强而导致排便。用于急、慢性和习惯性便秘。<br>【不良反应】 偶有腹痛，排便后自行消失。<br>【注意点】 ① 服后仅小量被吸收，10～12 h 内起作用。② 急腹症患者忌用；孕妇慎用。③ 服药前、后 2 h 不得服牛奶或抗酸剂。 |
| 【作用及用途】 为渗透性缓泻剂。通过增加局部渗透压使水分保留在结肠内，增加粪便的含水量，从而软化大便，促进粪便在肠腔中的推动和排泄而改善便秘。<br>【注意点】 ① 炎症性、器质性肠病、肠梗阻、未确诊的腹痛患者忌用。② 本品在消化道内不被吸收或代谢，不影响脂溶性维生素的吸收和电解质代谢。③ 服用本品时，最好与其他药物间隔 2 h。 |
| 【作用及用途】 为乳糖的衍生物，在胃和小肠中不被分解吸收。在结肠内被细菌分解为乳酸和醋酸，降低结肠 pH 值，减少氨的吸收及抑制肠道细菌产氨。尚可刺激肠蠕动，软化大便。用于血氨升高的肝昏迷及功能性便秘等。<br>【不良反应】 剂量过大可有恶心、腹胀、腹泻和低钾血症等。<br>【注意点】 ① 胃肠道梗阻、糖尿病或低糖饮食及半乳糖不耐受者忌用；妊娠早期慎用。② 本品以原型在肠道中转运，直到大肠才发挥作用，因此服用后 24～48 h 后才出现显著疗效。③ 不能与抗酸药及轻泻剂合用。 |

## (六) 止泻药

| 药品名称 | 剂型规格 | 用法 | 成人剂量 | 小儿剂量 |
|---|---|---|---|---|
| **碱式碳酸铋**<br>(次碳酸铋)<br>Bismuth Subcarbonate | 片剂<br>0.3 g | 口服 | 每次 0.3～2 g<br>每日 3 次<br>餐前服 | 1～5 岁<br>每次 0.15～0.6 g<br>>5 岁<br>每次 0.3～0.9 g<br>均每日 3 次<br>餐前服 |
| **复方地芬诺酯**<br>(复方苯乙哌啶)<br>Diphenoxylate Co<br>(Lomotil) | 片剂 | 口服 | 每次 1～2 片<br>每日 3～4 次 | 2～5 岁<br>每次 1 片<br>每日 2 次<br>6～8 岁<br>每次 1 片<br>每日 3 次<br>9～12 岁<br>每次 1 片<br>每日 4 次 |
| **盐酸洛哌丁胺**<br>(苯丁哌胺，易蒙停)<br>Loperamide Hydrochloride<br>(Imodium) | 胶囊<br>2 mg<br>溶液<br>1 ml<br>0.2 mg | 口服 | 急性腹泻：<br>首剂 4 mg，以后每次稀便后 2 mg<br>极量 1 d 16 mg<br>慢性腹泻：<br>首剂 2～4 mg<br>以后依据大便情况调节剂量<br>每日 2～12 mg<br>起效后每日 4～8 mg 至大便正常 | 每次<br>0.1～0.12 mg/kg<br>每日 2～3 次<br>大便正常后逐渐减量<br>最大剂量<br>1 d 6 mg/20 kg |
| **消旋卡多曲**<br>(杜拉宝)<br>Racecadotril | 胶囊<br>0.1 g<br>颗粒剂<br>每袋<br>10 mg<br>20 mg | 口服 | 每次 0.1 g<br>每日 3 次<br>用水或食物均匀混合后餐前服 | 每次 1.5 mg/kg<br>每日 3 次<br>服法同成人 |

| 作用及用途、不良反应、注意点 |
| --- |
| 【作用及用途】 有保护胃肠黏膜及收敛、止泻作用。用于各种不能去除病因的腹泻。<br>【注意点】 ① 细菌感染所致肠炎，宜先控制感染后使用。② 一般应用不宜超过 2 d。③ 饮用牛奶时，不宜服用本品。④ 能影响胰酶、胃蛋白酶、乳酶生等的药效，不宜同服。⑤ 可使地高辛吸收减少。⑥ 可减少四环素、喹诺酮类口服抗菌药的吸收且减少其抗菌活性。 |
| 【作用及用途】 直接作用于平滑肌，通过抑制黏膜感受器，消除局部黏膜的蠕动反射而减弱肠蠕动，使肠内容物通过缓慢而促进水分的吸收。用于急、慢性腹泻。<br>【不良反应】 偶有头晕、口干、恶心、腹部不适、便秘，大剂量可产生吗啡样欣快感。<br>【注意点】 ① 地芬诺酯 $t_{1/2}$ 2.5 h，代谢物地芬诺辛(止泻作用比母体强 5 倍)$t_{1/2}$ 12～24 h。② 青光眼患者、孕妇、乳母忌用；肝病患者慎用。③ 结构与哌替啶相似，不宜与巴比妥类或成瘾性的麻醉药同用。④ 过量服药(儿童尤应注意)可产生呼吸抑制及昏迷。⑤ 长期服用可致依赖性。⑥ 本品每片含地芬诺酯 2.5 mg、阿托品 0.025 mg。⑦ 老人剂量同成人，每日 3 次。 |
| 【作用及用途】 可抑制肠蠕动，增加液体和电解质在结肠和回肠中的吸收。用于急性腹泻后功能失调、非感染性腹泻、溃疡性结肠炎、肠易激综合征等。<br>【不良反应】 口干，偶见恶心、呕吐、腹痛、腹胀、食欲减退及皮疹等。<br>【注意点】 ① 易为肠道吸收，$t_{max}$ 2.5 h，$t_{1/2}$ 9～14 h。② <5 岁儿童，乳母，肠梗阻、便秘、肠胀气或严重脱水者忌用；孕妇、肝功能不全者慎用。③ 服用过量可出现便秘、瞳孔缩小、肌肉紧张、嗜睡和呼吸徐缓等，可用纳洛酮解救。④ 便秘时即停药。⑤ 老人参考剂量：每次 1.5 mg，每日 2～3 次。 |
| 【作用及用途】 为首个用于成人及婴幼儿(>1 个月)急性腹泻的脑啡肽酶抑制剂。能有效抑制水、电解质的过度分泌。不影响胃肠道运动和物质转运；不会导致物质吸收障碍和便秘。用于急性腹泻。<br>【不良反应】 偶见嗜睡、皮疹、便秘、恶心、腹痛等。<br>【注意点】 ① 服后 30 min 起效，1 h 作用达高峰，药理作用最长达 8 h。② 对本品过敏，不能摄入果糖，对葡萄糖、半乳糖吸收不良，缺少蔗糖酶、麦芽糖酶者忌用；肝肾功能不全者、孕妇及乳母慎用。 |

| 药品名称 | 剂型规格 | 用法 | 成人剂量 | 小儿剂量 |
| --- | --- | --- | --- | --- |
| **双八面体蒙脱石**<br>(思密达,必奇,肯特令)<br>Dioctahedral Smectite<br>(Smecta) | 粉剂<br>3 g | 口服 | 见 166 页 | 见 166 页 |
| **欧车前亲水胶**<br>(恺司乐,康赐尔)<br>Psyllium Hydrophilic Mucilloid<br>(Konsyl) | 粉剂<br>每包<br>6 g | 口服 | 每次 1 包<br>每日 1～3 次<br>餐后 30 min 服用 | 6～12 岁<br>每次 1/2 包<br>每日 1～3 次 |

## (七) 肠道微生态调节剂

| 药品名称 | 剂型规格 | 用法 | 成人剂量 | 小儿剂量 |
| --- | --- | --- | --- | --- |
| **乳酶生**<br>(表飞鸣)<br>Lactasin<br>(Biofermin) | 片剂<br>0.1 g<br>0.3 g | 口服 | 每次 0.3～0.9 g<br>每日 3 次<br>餐前服 | <5 岁<br>每次 0.1～0.3 g<br>>5 岁<br>每次 0.3～0.6 g<br>均每日 3 次 |
| **促菌生**<br>Cerebiogen | 片剂 | 口服 | 每次 4～8 片<br>每日 3 次<br>1 疗程 4～5 d | <5 岁<br>每次 1/2～1 片<br>6～10 岁<br>每次 1～2 片<br>>10 岁<br>每次 2～3 片<br>均每日 3 次 |

| 作用及用途、不良反应、注意点 |
| --- |
| 【作用及用途】<br>【不良反应】<br>【注意点】 见 167 页双八面体蒙脱石项下。 |
| 【作用及用途】 为一种无刺激性的纯天然水溶性纤维。能吸收水分后使粪便软化,体积膨胀,推进蠕动,使粪便易于排出;腹泻时可吸收多余水分,使粪便成形,能结合胃肠内胆固醇,起降低胆固醇作用。且能延缓餐后血糖浓度增高。用于功能性便秘、肠易激综合征、痔疮、肛裂、肛肠及其他手术后、非特异性腹泻、高胆固醇血症、非胰岛素依赖型糖尿病的辅助治疗。<br>【不良反应】 偶有轻微腹胀、恶心等。<br>【注意点】 ① 对本品过敏、吞咽困难、不明原因腹痛、炎症性肠道病变、肠梗阻、胃肠出血、粪便嵌塞者及婴幼儿忌用。② 需用足够量的水(200～300 ml),使本品充分溶解搅拌均匀送服,服后多饮水有助于增强疗效。③ 橙味剂型每包含苯丙氨酸 21 mg,苯丙酮尿症患者使用请遵医嘱。 |

| 作用及用途、不良反应、注意点 |
| --- |
| 【作用及用途】 为活的乳酸肠球菌或乳酸杆菌的干制剂。能分解糖类,产生乳酸,使肠内酸性增高,从而抑制腐败菌的繁殖。用于消化不良、饮食不当等引起的腹泻,广谱抗生素长期使用导致的二重感染等。<br>【注意点】 ① 与抗菌药物或吸着剂合用时,应分开服(间隔 2～3 h)。② 冷暗处保存。③ 每 0.1 g 含活乳酸杆菌不少于 100 万个。④ 另有添加维生素 B 族的复合乳酶生片。 |
| 【作用及用途】 为蜡状芽胞杆菌的干活菌制剂。在肠道大量繁殖后,消耗掉肠内过多的氧气,有利于肠内正常厌氧菌生长和恢复,从而抑制致病菌。用于急、慢性腹泻,亦可用于肝炎患者的腹胀。<br>【注意点】 ① 不得与抗菌药物合用。② 用温开水(<40℃)或牛奶冲服。 |

| 药品名称 | 剂型规格 | 用法 | 成人剂量 | 小儿剂量 |
|---|---|---|---|---|
| **地衣芽胞杆菌活菌**<br>(整肠生)<br>Live Bacillus Licheniformis | 胶囊<br>0.25 g<br>(含菌 2.5 亿个) | 口服 | 每次 0.5 g<br>每日 3 次 | 每次 0.25～0.5 g<br>每日 3 次 |
| **佳士康**<br>Gastriferm | 胶囊<br>0.25 g<br>(含菌＞2.5 亿个) | 口服 | 每次 0.25～0.5 g<br>每日 2 次 | 每次 0.25 g<br>每日 1 次 |
| **双歧三联活菌**<br>(培菲康)<br>Birid Triple Viable<br>(Bifico) | 胶囊<br>0.21 g | 口服 | 每次 3～5 粒<br>每日 2～3 次 | 每次 1/2～2 粒<br>每日 2～3 次 |
| | 散剂<br>每包<br>1 g<br>2 g | 口服 | 每次 1～2 g<br>每日 2～3 次 | 每次 1/3～1/2 包<br>每日 2～3 次 |
| **丽珠肠乐**<br>(回春生)<br>Bifidobiogen-Liv-zon | 胶囊<br>0.35 g<br>(含菌 0.5 亿个) | 口服 | 每次 1～2 粒<br>每日 2 次<br>早晚餐后服 | 每次 1/2～1 粒<br>每日 2 次<br>早晚餐后服 |
| **酪酸梭菌活菌**<br>(米雅)<br>Clostridium Butyricum | 片剂<br>1 g | 口服 | 每次 1～2 g<br>每日 3 次 | |
| | 颗粒剂<br>每包<br>1 g | 口服 | 每次 0.5～1 g<br>每日 3 次 | ＜1 岁<br>每次 1/3 g<br>1～5 岁<br>每次 0.5 g<br>＞5 岁<br>每次 1 g<br>均每日 3 次 |
| **乳酸菌素**<br>Lactobacillus | 片剂<br>0.4 g<br>1.2 g<br>颗粒剂<br>0.4 g | 口服 | 每次 1.2～2.4 g<br>每日 3 次<br>嚼碎后服 | 每次 20～30 mg/kg<br>每日 3 次<br>嚼碎后服 |

| 作用及用途、不良反应、注意点 |
| --- |
| 【作用及用途】 为地衣芽胞杆菌的干活菌制剂,作用同 189 页促菌生,用于急、慢性腹泻和肠道菌群失调症。<br>【注意点】 同 189 页促菌生。 |
| 【作用及用途】 为粪链球菌 M74 干活菌制剂,在肠道中产生大量乳酸,从而抑制病原菌。用于急、慢性腹泻和肠菌群失调。<br>【注意点】 同 189 页促菌生。 |
| 【作用及用途】 为双歧杆菌、乳酸杆菌、肠链球菌组成的活菌制剂。能抑制外来病原菌的入侵,参与合成必需的维生素和营养物质的消化吸收,激发机体免疫功能,减少肠源性毒素的吸收,增强机体免疫力。用于肠菌群失调症,急、慢性腹泻,急、慢性肝炎,肝硬化,肝昏迷,肿瘤患者化疗、放疗期间的辅助用药等;亦用于便秘及肠易激综合征。<br>【注意点】 ① 口服后第 4 d 菌量达高峰。② 同 189 页促菌生。③ 每粒胶囊含上述 3 种活菌各 70 mg。④ 散剂每克含上述 3 种活菌各 $1\times10^3$CFU。 |
| 【作用及用途】 为双歧杆菌干活菌制剂。用于长期应用免疫抑制剂,广谱抗生素所致的肠道菌群失调,急、慢性腹泻,肝病和肿瘤化疗、放疗的辅助治疗。<br>【注意点】 ① 同 189 页促菌生。② 外科手术后禁食患儿,每次 0.2 亿活菌/kg,用适量 NS 溶解后,每日或隔日保留灌肠。 |
| 【作用及用途】 进入肠道后可抑制各种有害细菌的发育,减少其增殖和产生毒素,使肠道内水分潴留明显减少;另可促进有益双歧杆菌的生长,还可抑制 5-羟色胺,达到治疗腹泻目的。用于治疗和改善各种原因引起的肠道菌群紊乱引起的消化道症状。<br>【注意点】 ① 勿放置在高温处。② 性状改变不可再使用。③ 生物活性不受抗生素影响。④ 每片内含本品不<$0.35\times10^6$ CFU,每包内含本品不<$1.0\times10^6$CFU。 |
| 【作用及用途】 为乳酸杆菌的菌体发酵液及代谢产物,能抑制多种致病菌、腐败菌作用,能防止肠道有害物质的产生,对有益菌有复壮作用,并可促进肠蠕动、胃液分泌。用于肠内异常发酵,肠炎,消化不良,急慢、性腹泻,小儿绿便等。<br>【注意点】 本品为死菌制剂,可与抗菌药同服。 |

| 药品名称 | 剂型规格 | 用法 | 成人剂量 | 小儿剂量 |
|---|---|---|---|---|
| **嗜酸乳杆菌**<br>(乐托尔)<br>Lactobacillus<br>Acidophilus<br>(Lacteol) | 胶囊 | 口服 | 每次 2 粒<br>每日 2 次<br>首剂加倍 | 每次 1 粒<br>每日 2 次<br>首剂加倍 |
| | 散剂 | 口服 | 每次 1 袋<br>每日 2 次<br>首剂加倍 | 同成人 |

## (八) 肝脏疾病辅助用药

| 药品名称 | 剂型规格 | 用法 | 成人剂量 | 小儿剂量 |
|---|---|---|---|---|
| **葡醛内酯**<br>(肝泰乐)<br>Glucurolactone<br>(Glucurone) | 片剂<br>0.05 g<br>0.1 g | 口服 | 每次 0.1～0.2 g<br>每日 3 次 | <5 岁<br>每次 0.05 g<br>>5 岁<br>每次 0.05～0.1 g<br>均每日 3 次 |
| | 注射剂<br>2 ml<br>0.1 g | 肌内<br>或<br>静注 | 每次 0.1～0.2 g<br>每日 1～2 次 | 视病情而定 |
| **乳果糖**<br>(半乳糖苷果糖,杜秘克)<br>Lactulose<br>(Danilax) | 糖浆剂<br>300 ml<br>180 g<br>杜秘克<br>每袋<br>15 ml<br>口服液<br>100 ml<br>5 g | 口服 | 肝昏迷:<br>开始每次 20～30 g<br>每日 2～3 次<br>餐时服<br>1 疗程 5～10 d | 肝昏迷:<br>较大儿童和青少年<br>每日 27～60 g<br>分 3～4 次服<br>1 疗程 5～10 d |
| **黄芩苷**<br>Baicalin | 片剂<br>0.25 g | 口服 | 每次 0.5 g<br>每日 3 次 | |

| 作用及用途、不良反应、注意点 |
|---|
| 【作用及用途】 为嗜酸乳杆菌及其代谢产物的冻干制剂。用于急、慢性腹泻。<br>【注意点】 ① 本品为死菌制剂,可与抗菌药同服。② 胶囊每粒含灭活冻干的嗜酸乳杆菌 50 亿和中和后冻干的培养基 0.08 g,散剂每袋含灭活冻干的嗜酸乳杆菌 50 亿个,中和后冻干的培养基 0.16 g。 |

| 作用及用途、不良反应、注意点 |
|---|
| 【作用及用途】 在体内酶的作用下,分解成葡萄糖醛酸,与肝脏及肠内的毒物、药物结合变为无毒的葡糖醛酸复合物而排出,可阻止糖原分解,使肝糖原增加,脂肪贮量减少,故具有保肝解毒作用。用于肝炎、肝硬化、食物及药物中毒、关节炎等。<br>【不良反应】 偶有颜面潮红、轻微胃肠不适等。<br>【注意点】 ① 注射剂为葡糖醛酸钠,每支 2 ml,内含葡糖醛酸钠 0.133 g,相当于葡醛内酯 0.1 g。② 老人参考口服剂量同成人,注射剂量每次 0.1～0.15 g,每日 1 次。 |
| 【作用及用途】<br>【不良反应】 } 见 185 页乳果糖。<br>【注意点】 ① 胃肠道梗阻、糖尿病或低糖饮食及半乳糖不耐受者忌用;妊娠早期慎用。② 用药量以保持每日 2～3 次软便为宜,大便的 pH 应保持在 5.5 左右。③ 如有上消化道出血,在用三腔管时可以从胃管中灌药,亦可灌肠。④ 与新霉素合用可提高本品疗效。⑤ 亦可用糖粉 200 g 加于 700 ml 水或 NS 中保留灌肠 30～60 min,每 4～6 h 1 次。 |
| 【作用及用途】 为黄芩的提取物,对肝细胞有保护作用。具有清热、解毒、消炎、利胆等作用,为过敏介质阻滞剂。用于急、慢性肝炎活动期。<br>【不良反应】 偶有胃部不适感。<br>【注意点】 体虚者慎用。 |

| 药品名称 | 剂型规格 | 用法 | 成人剂量 | 小儿剂量 |
|---|---|---|---|---|
| **肌苷**<br>(次黄嘌呤核苷)<br>Inosine<br>(Hypoxanthosine,<br>Hypoxanthine<br>Riboside, HXR) | 片剂<br>0.2 g | 口服 | 每次 0.4～0.8 g<br>每日 3 次 | 每次 0.1～0.4 g<br>每日 3 次 |
| | 注射剂<br>5 ml<br>0.1 g<br>0.2 g | 静注<br>或<br>静滴 | 每次 0.2～0.6 g<br>每日 1～2 次 | ≤5 岁<br>每次 0.05～0.2 g<br>>5 岁<br>每次 0.2～0.4 g |
| **水飞蓟宾**<br>(水飞蓟素，益肝灵，利肝素)<br>Silibinin<br>(Silymarin,<br>Legalon) | 片剂<br>35 mg | 口服 | 每次 0.07～0.14 g<br>每日 3 次<br>维持量<br>每次 35～70 mg<br>每日 3 次<br>1 疗程 3 个月 | 每次 1.2 mg/kg<br>每日 2～3 次 |
| **联苯双酯**<br>Bifendate<br>(Biphenyldicar-<br>boxylale) | 片剂<br>25 mg<br>50 mg | 口服 | 每次 25～50 mg<br>每日 3 次<br>1 疗程 6 个月 | 每次 0.5～1 mg/kg<br>每日 3 次 |
| **磷酸胆碱**<br>Phosphorylcho-<br>line | 胶囊<br>0.25 g | 口服 | 每次 0.25～0.5 g<br>每日 2～3 次 | 剂量酌减 |
| | 注射剂<br>2 ml<br>0.2 g | 皮下<br>或<br>肌内 | 每次 0.2 g<br>每日 1～2 次 | |
| **齐墩果酸**<br>Oleanolic Acid<br>(Oleanol) | 片剂<br>10 mg<br>20 mg | 口服 | 急性肝炎：<br>每次 30 mg<br>每日 3 次<br>1 疗程 1 个月<br>慢性肝炎：<br>每次 50 mg<br>每日 3～4 次<br>1 疗程 3 个月 | |

| 作用及用途、不良反应、注意点 |
| --- |
| 【作用及用途】 参与体内能量代谢及蛋白质合成,可直接进入细胞,参与糖代谢,能提高各种酶特别是辅酶 A 的活性,恢复低氧状态肝细胞功能,促进受损害肝脏的恢复,刺激机体产生抗体。用于肝脏、心脏疾患的辅助治疗。<br>【不良反应】 口服可见胃不适、轻度腹痛等,静注可有颜面潮红、恶心、胸部灼热感等。<br>【注意点】 ① 不能与氯霉素、双嘧达莫、硫喷妥钠等多种注射液配伍。② 可与 GS、NS、氨基酸、各种维生素混合静滴或静注。③ 静滴宜缓慢。 |
| 【作用及用途】 主要成分为水飞蓟宾(Silybin)。有增强肝脏解毒能力、改善肝功能、稳定肝细胞膜、促进肝细胞再生以及降血胆固醇和甘油三酯的作用。用于慢性肝炎、肝硬化、中毒性肝损伤、高脂血症及脂肪肝等。<br>【不良反应】 个别患者有恶心、头晕等。 |
| 【作用及用途】 诱导肝微粒体酶活性,提高肝脏的解毒能力。选择性降低 ALT 活性,并能减轻肝脏病理损害。用于慢性迁延性肝炎所致 ALT 持续升高,亦用于化学毒物、药物引起 ALT 升高者。<br>【不良反应】 个别有口干、胃部不适、轻度恶心、皮疹。<br>【注意点】 ① 孕妇及乳母忌用;慢性活动性肝炎、肝硬化等患者慎用。② 个别患者于服药过程出现一过性黄疸,应停药或加服退黄药。③ 近期降 ALT 疗效良好,但停药后易出现反跳,继续服用仍可下降。 |
| 【作用及用途】 为活性型胆碱制剂。能促进肝卵磷脂合成代谢,加速肝细胞再生,有护肝解毒作用。用于急性黄疸型及无黄疸型肝炎、慢性肝炎,亦用于肝硬化、肝脂肪浸润等。<br>【不良反应】 个别有轻微恶心、皮疹等。 |
| 【作用及用途】 有抑制肝纤维增生,防止肝硬变及促进肝细胞再生作用,可降低 ALT 及纠正异常蛋白代谢。用于急、慢性肝炎,中毒性肝损伤等。<br>【不良反应】 少数患者有口干、腹泻等。有引起血小板减少的报道。 |

| 药品名称 | 剂型规格 | 用法 | 成人剂量 | 小儿剂量 |
|---|---|---|---|---|
| **强力宁**<br>Potenline | 注射剂<br>20 ml | 静滴 | 每次 40～80 ml<br>每日 1 次<br>加入 10% GS<br>250～500 ml 内滴入 | 每次 0.8～1.6 ml/kg<br>每日 1 次,加入 10% GS 内滴入 |
| **马洛替酯**<br>Malotilate | 片剂<br>0.1 g<br>0.2 g | 口服 | 每次 0.2 g<br>每日 3 次<br><50 kg 者<br>每日 2 次<br>餐后服 | |
| **门冬氨酸钾镁**<br>Potassium Magnesium Aspartate (Aspara, Panangin Trommcardin) | 片剂<br>每片含<br>钾盐<br>0.46 mmol<br>镁盐<br>0.24 mmol | 口服 | 每次 1～2 片<br>每日 3 次<br>餐后服 | |
| | 口服液<br>10 ml | 口服 | 每次 10 ml<br>每日 3 次 | 每次 0.2～0.4 ml/kg<br>每日 3 次 |
| | 注射剂<br>10 ml<br>含钾<br>2.7～3.1 mmol<br>镁<br>1.5～1.9 mmol | 静滴 | 每日 10～20 ml<br>每日 1 次<br>以 5%～10% GS<br>250～500 ml<br>稀释后缓滴 | 每次 0.2～0.4 ml/kg<br>每日 1 次<br>以 5%～10% GS<br>100～250 ml<br>稀释后缓慢滴入 |

| 作用及用途、不良反应、注意点 |
| --- |
| 【作用及用途】 具有类似肾上腺皮质激素的作用，但无其不良反应，对肝细胞炎症有治疗作用，可防止肝脂肪变，阻止纤维化及促进肝细胞恢复，另有解毒、抗炎、抗过敏等作用。用于慢性迁延性及活动性肝炎、急性肝炎、中毒性肝炎、初期肝硬化，亦可用于过敏性疾患。<br>【不良反应】 偶有胸闷、口渴、低血钾及血压升高。<br>【注意点】 ① 长期应用，应监测血钾、血压变化。② 避免与利尿剂合用。③ 本品为甘草酸单铵(每 40 mg／20 ml)、L－半胱氨酸、甘氨酸配制而成的无色澄明注射液。 |
| 【作用及用途】 促进肝细胞蛋白质合成，改善蛋白质代谢，对四氯化碳、乙硫氨酸及氨基半乳糖引起的动物肝损伤有保护作用，从而能减轻肝细胞坏死和改善肝细胞功能。用于慢性肝炎、肝硬化代偿期和晚期血吸虫病等慢性肝病伴有低蛋白血症者。主要疗效为提高血清白蛋白，并伴临床症状的好转。<br>【不良反应】 食欲减退、恶心、呕吐、腹胀、困倦、嗜睡和头痛等，偶有皮疹及皮肤瘙痒。<br>【注意点】 ① 对本品过敏，AST、ALT 或胆红素明显增高的失代偿性肝病患者忌用；小儿、孕妇及乳母暂不使用。② 用药期间如 ALT 和胆红素明显升高，应停药观察。 |
| 【作用及用途】 可提高细胞内钾、镁离子浓度，同时促进肝细胞内三羧酸循环，对改善肝功能，降低血清胆红素浓度有一定作用。天门冬氨酸与细胞的亲和力强，可作为钾离子的载体，使其重返细胞内，镁离子是生成糖原和高能磷酸酯不可缺少的物质，可增强天门冬氨酸钾盐的治疗效应，又能改善心肌收缩功能，降低氧耗，改善心肌细胞的能量代谢。用于急性黄疸型肝炎，肝细胞功能不全，急、慢性肝病，洋地黄中毒引起的心律失常，心力衰竭，冠状动脉功能不全，尤其适用于心肌代谢障碍的各种病症。<br>【不良反应】 静滴过快可引起恶心、呕吐、血管疼痛、热感、面部潮红、血压下降等。<br>【注意点】 ① $t_{max}$ 0．5～1 h。② 高血钾、肾功能不全者忌用；房室传导阻滞(除洋地黄中毒外)者、老人、孕妇及乳母慎用。 |

| 药品名称 | 剂型规格 | 用法 | 成人剂量 | 小儿剂量 |
|---|---|---|---|---|
| **必需磷脂**<br>(易善力,肝得健,乐安)<br>Essentiale<br>(Phospholipid) | 胶囊 | 口服 | 每次1~2粒<br>每日3次<br>进餐时吞服 | 每次1粒<br>每日3次<br>进餐时吞服 |
| | 注射剂<br>(静注液<br>5 ml<br>静滴液<br>10 ml) | 静注<br>或<br>静滴 | 重症:<br>每次20~40 ml<br>每日1次静滴,2周后改为每次20 ml,每日1次静注,同时加口服每次2粒,每日3次<br>轻症:<br>每次20 ml,每日1次静注,同时加口服,剂量用法同上 | |
| **原卟啉钠**<br>(保肝能,肝补片,补肝片)<br>Protoporphrin Disodium<br>(Prolmon,Napp) | 肠溶片<br>10 mg<br>20 mg | 口服 | 每次10~20 mg<br>每日3次 | 酌减 |
| **核糖核酸**<br>Ribonucleic Acid | 注射剂<br>2 ml<br>10 mg | 肌内 | 每次6 mg<br>隔日1次<br>1疗程2~3个月 | 每次2~4 mg<br>隔日1次<br>1疗程3个月 |
| | 注射剂<br>6 mg<br>10 mg | 静注 | 每次30 mg<br>每日1次或<br>每次50 mg<br>每日或隔日1次 | 每次10~20 mg<br>每日1次或<br>每次20~30 mg<br>隔日1次 |
| **促肝细胞生长素**<br>(威佳)<br>Hepatocyte Growth Promoting Factors<br>(HGF) | 注射剂<br>10 mg<br>20 mg | 静滴 | 重症肝炎:<br>每次80~120 mg以10% GS 250 ml稀释<br>每日1次<br>1疗程1~1.5个月<br>慢性重型肝炎:<br>每次40~80 mg<br>以10% GS稀释<br>每日1次<br>1疗程2~3个月 | 重症肝炎:<br>每次1~2 mg/kg<br>以10% GS稀释<br>每日1次<br>1疗程1个月<br>慢性肝炎:<br>每次0.8~1.5 mg/kg<br>余同成人 |

| 作用及用途、不良反应、注意点 |
| --- |
| 【作用及用途】 为必需磷脂(EPL)和多种维生素复方制剂。可有效地使肝脏的脂肪代谢、蛋白质合成及解毒功能等恢复正常,防止肝细胞坏死及新结缔组织的增生,促进肝病康复。用于不同原因引起的脂肪肝,急、慢性肝炎,肝硬化,肝昏迷及继发性肝功能失调。<br>【不良反应】 偶有胃肠道反应及过敏,注射过快可引起血压下降。<br>【注意点】 ① 缓慢静注,如需稀释使用只能以患者静脉血液 1∶1 稀释,不能加入其他药物。② 静滴液必须以无电解质注射液稀释。③ 胶囊每粒含 EPL0.175 g,另尚含维生素 $B_1$、$B_2$、$B_6$、$B_{12}$、E 及烟酰胺。④ 静注液每 5 ml 含 EPL0.25 g,静滴液每 10 ml 含 EPL1 g,另均尚含维生素 $B_6$、维生素 $B_{12}$、烟酰胺及泛酸钠。 |
| 【作用及用途】 为从猪或牛血液中提取的原卟啉水溶性钠盐,能抑制血清转氨酶活性,明显降低 ALT 和 AST,改善肝功能,促进组织呼吸和氧的利用,抗休克,增加肝脏血流量,促进麻醉觉醒。用于急、慢性肝炎和改善肝功能。<br>【不良反应】 皮肤色素沉着,停药后可逐渐消失,有恶心、呕吐、腹泻、胃肠道不适,偶有心悸、面部潮红、发热、全身不适、日晒性皮炎、皮疹等。<br>【注意点】 ① 有遗传性卟啉症家族史者忌用。② 夏季服药应避免日晒。③ 加服维生素 $B_2$ 可减轻色素沉着。 |
| 【作用及用途】 能增强蛋白质合成,促使有病的肝细胞恢复正常,降低 ALT;还可激活淋巴细胞产生淋巴因子和杀伤细胞,增强机体的免疫力。用于肝炎及其他慢性肝病的辅助治疗。<br>【不良反应】 可有头晕、恶心、发热、皮疹等。<br>【注意点】 ① 过敏体质者慎用。② 粉针剂以 NS 溶解。 |
| 【作用及用途】 为多肽类活性物质。能刺激正常肝细胞 DNA 合成,促进肝细胞再生。用于重症病毒性肝炎及肝功能衰竭早期或中期、慢性肝炎、肝硬化的综合治疗。<br>【不良反应】 低热。<br>【注意点】 ① 过敏体质者慎用。② 使用时,应以全身支持疗法和综合治疗为基础。③ 本品溶解后为淡黄色透明液体,若变为棕色或新鲜配置后有沉淀、混浊者均不可使用。 |

| 药品名称 | 剂型规格 | 用法 | 成人剂量 | 小儿剂量 |
|---|---|---|---|---|
| **还原型谷胱甘肽**<br>(泰特)<br>Reduced<br>Glutathione<br>(TAD) | 注射剂<br>0.3 g<br>0.6 g | 肌内<br>或<br>静滴 | 轻症:<br>每次 0.3～0.6 g<br>重症:<br>每次 0.6～1.2 g<br>均每日 1 次<br>1 疗程 30 d | |
| **甘草酸二胺**<br>(甘利欣)<br>Diammonium<br>Glycyrrhizinate | 胶囊<br>50 mg | 口服 | 每次 0.15 g<br>每日 3 次 | >5 岁<br>每次 3 mg/kg<br>每日 3 次 |
| | 注射剂<br>10 ml<br>50 mg | 静滴 | 每次 0.15 g<br>每日 1 次<br>(0.5～0.6 mg/ml)<br>以 10%GS 稀释后缓滴 | >5 岁<br>每次 3 mg/kg<br>每日 1 次<br>(0.5～0.6 mg/ml)<br>以 10%GS 稀释后缓滴 |

## (九) 利胆药

| 药品名称 | 剂型规格 | 用法 | 成人剂量 | 小儿剂量 |
|---|---|---|---|---|
| **胆酸钠**<br>(牛胆酸钠)<br>Sodium<br>Tauroglyco-<br>cholate | 胶囊<br>0.2 g | 口服 | 每次 0.2 g<br>每日 3 次 | >3 岁<br>每次 0.1 g<br>每日 3 次 |
| **茴三硫**<br>(胆维他)<br>Anethol<br>Trithione<br>(Felviten,<br>Genebil) | 片剂<br>25 mg | 口服 | 每次 25 mg<br>每日 3 次 | |

| 作用及用途、不良反应、注意点 |
| --- |
| 【作用及用途】 为含有谷氨酸、半胱氨酸及甘氨酸的三肽。具有保护肝细胞膜,增强肝脏酶活性从而促进糖类、蛋白质及脂肪代谢、促进肝脏解毒,改善肝功能。用于各种急、慢性肝病,肝硬化和伴有肝脏损害疾病的辅助治疗。<br>【不良反应】 偶有皮疹、胃痛、恶心、呕吐等;注射部位轻微疼痛。<br>【注意点】 ① 对本品过敏者忌用。② 溶解后立即使用。③ 忌与维生素$B_{12}$、甲萘醌、泛酸钙、乳清酸、抗组胺药、磺胺药及四环素等同时使用。 |
| 【作用及用途】 具有较强的抗炎、保护肝细胞膜及改善肝功能的作用。用于伴有 ALT 升高的慢性迁延性和慢性活动性肝炎。<br>【不良反应】 少数有血压升高、头昏、头痛、恶心、上腹不适、腹胀、皮疹、高热等。<br>【注意点】 ① 口服后(禁食)$t_{max}$约 8 h。② 严重低钾血症、高钠血症、高血压、心力衰竭及肾功能衰竭者,孕妇及乳母忌用;婴幼儿暂不用;老人慎用。③ 利尿药可增强本品排钾作用。 |

| 作用及用途、不良反应、注意点 |
| --- |
| 【作用及用途】 为从胆汁中提取的胆盐复合物,由胆酸、牛磺酸和甘氨酸等组成。能刺激胆汁分泌,帮助脂肪的消化及吸收,在吸收后还有利胆作用。用于胆囊或胆道造瘘的长期引流患者及胆汁缺乏、脂肪消化不良和胆囊炎。<br>【注意点】 总胆管阻塞及严重肝肾功能减退者忌用。 |
| 【作用及用途】 能促进胆汁的排出,使胆色素、胆酸和胆固醇的分泌增加,增强肝脏解毒功能,使还原型谷光苷肽升高,并有明显的利尿作用。用于胆囊炎,胆结石,胆道运动障碍,急、慢性肝炎,并能使胆囊、胆道造影效果增强。<br>【不良反应】 腹胀、腹泻及过敏反应等。<br>【注意点】 ① 胆道阻塞者忌用。② 长期服用可引起甲亢。③ 老人参考剂量:每次 12.5 mg,每日 3 次。 |

| 药品名称 | 剂型规格 | 用法 | 成人剂量 | 小儿剂量 |
|---|---|---|---|---|
| **考来烯胺**<br>(消胆胺,降脂1号树脂)<br>Cholestyramine<br>(Cuemid,<br>Questran) | 粉剂<br>每包<br>4 g | 口服 | 黄疸止痒:<br>开始<br>每日 6~10 g<br>维持量<br>每日 3 g<br>均分 3 次 | |
| **苯丙醇**<br>(利胆醇)<br>Phenylpropanol<br>(Livonal,<br>Felicur) | 胶丸<br>0.1 g<br>0.2 g | 口服 | 每次 0.1~0.2 g<br>每日 3 次<br>餐后服 | |
| **去氢胆酸**<br>Dehydrocholic<br>Acid<br>(Dehydrocholin) | 片剂<br>0.25 g | 口服 | 每次 0.25~0.5 g<br>每日 3 次 | |
| **曲匹布通**<br>(三乙丁酮,舒胆通)<br>Trepibutone<br>(Supacal) | 片剂<br>40 mg | 口服 | 每次 40 mg<br>每日 3 次<br>餐后服<br>1 疗程 2~4 周 | |
| **羟甲香豆素**<br>(利胆素)<br>Hymecromone<br>(Cantabiline) | 片剂<br>胶囊<br>0.2 g<br>0.4 g | 口服 | 每次 0.4 g<br>每日 3 次<br>餐前服 | |

| 作用及用途、不良反应、注意点 |
|---|
| 【作用及用途】 为一种碱性阴离子交换树脂。在肠内与胆酸结合排出,使血中胆酸的浓度降低,肝内胆固醇转变为胆酸增多,因而血清胆固醇水平降低。用于原发性胆汁性肝硬化、药物引起的胆汁淤积性黄疸的瘙痒、高胆固醇血症、慢性胆囊炎、胆结石、卟啉沉着病等。<br>【不良反应】 便秘、消化不良、胃痛、恶心、呕吐、口味不佳、脂肪泻等。<br>【注意点】 ① 长期服用可致脂溶性维生素吸收不良,宜予补充并应另补钙盐。② 可与双香豆素抗凝血药结合,如同用,宜间隔 4～6 h;亦妨碍洋地黄、保泰松、四环素、苯巴比妥、甲状腺素的吸收。 |
| 【作用及用途】 为强胆汁分泌促进剂。有轻微解痉作用,可松弛胆道口括约肌,促使胆汁排出。尚能促进消化,增加食欲。加速胆固醇转变为胆酸,可减低胆固醇和血脂。用于胆囊炎、胆道炎、胆石症、高胆固醇血症等。<br>【不良反应】 偶有恶心、呕吐或腹泻。<br>【注意点】 ① 对本品过敏、严重肝功能不全、急性肝炎、高胆红素血症、胆道阻塞及肝昏迷患者忌用;妊娠早期慎用。② 如治疗超过 3 周,每日剂量不宜超过 0.1～0.2 g。 |
| 【作用及用途】 为半合成的胆酸衍生物。刺激胆汁分泌,使胆汁变稀,预防胆道感染,促进胆道内泥沙状和小结石的排出,促进脂肪的消化及吸收。用于慢性胆囊及胆道功能失调、胆囊切除后综合征、慢性胆囊炎、胆石症及某些肝脏疾病(如慢性肝炎)。<br>【不良反应】 口苦及皮肤瘙痒。<br>【注意点】 ① 胆道完全阻塞及严重肝肾功能不全者忌用;＜12 岁儿童不宜用。② 长期应用会出现胆汁减少。 |
| 【作用及用途】 为非抗胆碱作用的胆道平滑肌松弛剂。另还能促进胆汁和胰液的分泌,具解痉、镇痛、利胆作用,并利于改善食欲,消除腹胀。用于胆囊炎、胆石症、胆管运动障碍、胆囊手术后综合征、慢性胰腺炎等。<br>【不良反应】 少数有恶心、呕吐、食欲减退及腹泻等,个别有一过性过敏性皮疹。<br>【注意点】 ① $t_{max}$ 0.5～1 h,$t_{1/2}$ 1.5～2 h。② 对本品过敏、完全性胆管梗阻、急性胰腺炎患者及孕妇忌用;乳母慎用。③ 出现过敏时应停用。 |
| 【作用及用途】 为香豆素的衍生物。对消化道和胆管有罂粟碱样解痉作用,能松弛胆道口括约肌,促进胆汁排出;利胆作用明显、持久,解痉作用强于阿托品。用于急、慢性胆囊炎,胆石症,胆囊手术后综合征,胆管炎及胆汁性肝硬变等。<br>【不良反应】 偶有头晕、腹胀、胸闷、皮疹等。<br>【注意点】 ① 炎症明显时可加用抗生素。② 老人参考剂量:每次 0.2～0.3 g,每日 3 次。 |

| 药品名称 | 剂型规格 | 用法 | 成人剂量 | 小儿剂量 |
|---|---|---|---|---|
| **胆立克**<br>(胆通)<br>Eulektrol | 胶囊<br>0.1 g | 口服 | 每次 0.1 g<br>每日 3 次<br>餐后吞服<br>必要时剂量可加倍 | |
| **熊去氧胆酸**<br>(优思弗)<br>Ursodeoxycholic Acid<br>(Ursofalk) | 片剂<br>0.05 g<br>0.15 g<br>胶囊<br>0.25 g | 口服 | 溶胆石、胆汁淤积性肝病:<br>每日 10 mg/kg<br>分 2 次或睡前 1 次服<br>1 疗程 6～24 个月<br>胆汁反流性胃炎：每次 0.25 g<br>每日 1 次<br>1 疗程 10～14 d | 溶胆石:<br>每日 8～10 mg/kg<br>分 2 次或睡前 1 次服 |
| **腺苷蛋氨酸**<br>(思美泰，丁二磺酸腺苷蛋氨酸)<br>Ademetionine<br>(Transmetil) | 肠溶片<br>0.5 g | 口服 | 每日 1～2 g<br>分次两餐间吞服 | 每日 0.5 g<br>每日 1～2 次<br>两餐间吞服 |
| | 注射剂<br>0.5 g | 肌内静注或静滴 | 每日 0.5～1 g<br>分 2 次<br>2～4 周后改口服量维持 | 每日 0.5 g<br>分 2 次<br>2～4 周后改口服量维持 |

## (十) 其他

| 药品名称 | 剂型规格 | 用法 | 成人剂量 | 小儿剂量 |
|---|---|---|---|---|
| **二甲硅油**<br>Dimethicone | 片剂<br>25 mg<br>50 mg | 口服 | 每次 0.05～0.1 g<br>每日 3 次 | |
| | 气雾剂<br>1%<br>15 ml | 雾化吸入 | 每次 15～45 ml | |

| 作用及用途、不良反应、注意点 |
| --- |
| 【作用及用途】 可溶解胆固醇结石,特别对新形成的幼小结石有效。用于胆固醇胆石症及预防胆囊切除后胆石的复发。<br>【不良反应】 少数有轻度腹泻。<br>【注意点】 孕妇忌用。 |
| 【作用及用途】 能显著降低人胆汁中胆固醇及胆固醇酯的克分子数和胆固醇的饱和指数,从而有利于结石中胆固醇逐渐溶解。用于不宜手术的胆固醇型胆囊结石,对胆汁淤积性肝病、胆汁反流性胃炎也有一定疗效。<br>【不良反应】 偶见腹泻、过敏反应,罕见胰腺炎等。偶见用药 6～12 个月后出现结石钙化。<br>【注意点】 ① 胆道完全梗阻、急性胆囊炎、胆管炎、胆结石钙化、严重肝功能不全者,孕妇及乳母忌用;老人慎用。② 与考来烯胺、考来替泊、氢氧化铝等合用,应间隔 2 h。③ 与环孢素合用时,要调整环孢素的剂量。 |
| 【作用及用途】 腺苷蛋氨酸是存在于人体所有组织和体液中的生理活性成分,参与体内重要的生化反应,有助于防止肝内胆汁淤积,可促进黄疸消退和肝功能恢复。用于肝硬化前和肝硬化所致肝内胆汁淤积,妊娠期肝内胆汁淤积。<br>【不良反应】 极少。<br>【注意点】 ① 对本品过敏者忌用。② 有血氨升高的肝硬化前和肝硬化患者必须在医生指导下使用,并注意血氨水平。③ 注射前用所附溶剂溶解,不可用碱性或含钙离子的液体混合。 |

| 作用及用途、不良反应、注意点 |
| --- |
| 【作用及用途】 为硅和碳的聚合物。其表面张力小,能消除胃肠道中的泡沫,使被泡沫贮留的气体排出,胃肠道胀气缓解。多于服药后 1 h 左右见效。用于手术后、肝病或肝病后胃肠胀气,急性肺水肿抢救,也用于胃镜或 X 线胃肠气钡双重对比造影检查时消除泡沫。<br>【不良反应】 服用不当可引起胃肠不适。<br>【注意点】 ① 每片含二甲硅油 25 mg 或 50 mg、氢氧化铝 40 mg 或 80 mg。片剂又称消胀片。② 不宜用于非气性胃肠道膨胀。③ 抢救急性肺水肿时,吸入直至泡沫减少,必要时可反复使用。 |

| 药品名称 | 剂型规格 | 用法 | 成人剂量 | 小儿剂量 |
|---|---|---|---|---|
| **西甲硅油**<br>(艾普米森,柏西油)<br>Simethicone<br>(Espumisan) | 乳剂<br>30 ml | 口服 | 气胀:<br>每次 2 ml<br>每日 3~5 次<br>餐时或餐后服,可睡前服<br>腹部影像学检查:<br>每次 2 ml<br>检查前 1 d 服 3 次<br>检查当日早晨服 1 次 | 气胀:<br>1~6 岁<br>每次 1 ml<br>6~14 岁<br>每次 1~2 ml<br>均每日 3~5 次<br>餐前或餐后服 |
| **美沙拉秦**<br>(5-氨基水杨酸,马沙拉嗪)<br>Mesalazine<br>(5-Aminosalicylic Acid, 5-ASA,<br>Fisalamine) | 片剂<br>0.25 g<br>0.4 g<br>缓释片<br>缓释胶囊<br>0.5 g | 口服 | 溃疡性结肠炎:<br>急性发作:<br>每次 1 g<br>每日 4 次<br>维持量<br>每次 0.5 g<br>每日 3 次<br>克罗恩病:<br>每次 1 g<br>每日 4 次 | 克罗恩病:<br>>2 岁<br>每日 20~30 mg/kg<br>分 3~4 次 |
| | 栓剂<br>1.0 g<br>混悬剂<br>60 ml<br>4 g | 直肠给药 | 溃疡性直肠炎:<br>每次 1.0 g<br>每日 1~2 次 | 每次 0.3~1.0 g<br>每日 1~2 次<br>灌肠:<br>睡前 20~50 ml<br>保留过夜 |
| **奥沙拉秦钠**<br>(地泊坦,沙拉嗪,奥柳氮)<br>Olsalazine Sodium<br>(Azodisal, Disodium Azobis) | 胶囊<br>0.25 g | 口服 | 开始每日 1 g<br>逐步提高至每日 3 g<br>均分 3~4 次<br>维持量<br>每日 1 g<br>分 2 次<br>餐时服 | 开始<br>每日 20~40 mg/kg<br>分 3 次<br>维持量<br>每日 15~30 mg/kg<br>分 2 次<br>餐时服 |

| 作用及用途、不良反应、注意点 |
| --- |
| 【作用及用途】 本品含一种表面活性剂，可改变消化道中存在于食糜和黏液内的气泡的表面张力，并使之分解，释放出的气体可以被肠道排出。用于因气体积聚在腹部而引起的胃肠道不适，也可作为腹部影像学检查的辅助用药以及气钡双重造影剂的添加剂。药物不被人体吸收。<br>【不良反应】 少见。<br>【注意点】 ① 婴儿服用可将乳剂混合到食物中。② 本品 1 ml 相当于25 滴。 |
| 【作用及用途】 为柳氮磺吡啶(SASP)中的有效部分。对肠壁炎症有显著消炎作用，并具有消除氧自由基的能力。用于溃疡性结肠炎、克罗恩病。<br>【不良反应】 头痛、恶心、呕吐，少数有脱发等。罕见急性胰腺炎及白细胞减少。<br>【注意点】 ① 对水杨酸类药物过敏、胃及十二指肠溃疡活动期患者，孕妇，乳母及<2 岁儿童忌用；肝肾功能不全者及老人慎用。② 片剂宜整片吞服或掰开冲服，切勿嚼碎或压碎服。③ 出现皮疹等变态反应时，立即停服。④ 本品在肠道内释放，不宜与乳果糖和其他降低 pH 值的药物同服。⑤ 可影响维生素 $B_{12}$吸收。⑥ 缓释片名颇得斯安(Pentasa)，缓释胶囊名艾迪莎(Etiasa)。 |
| 【作用及用途】 达结肠后，被细菌分解出 2 分子的 5 -氨基水杨酸，作用与美沙拉秦相同。用于急、慢性溃疡性结肠炎，克罗恩病及其缓解期的长期维持治疗。<br>【不良反应】 常见有腹泻、便溏、腹部痉挛、头痛、关节痛、皮疹等。<br>【注意点】 对水杨酸过敏及严重肾功能不全者忌用；严重哮喘或有哮喘史者、严重的肝脏疾病患者、孕妇、乳母慎用。 |

| 药品名称 | 剂型规格 | 用法 | 成人剂量 | 小儿剂量 |
|---|---|---|---|---|
| **生长抑素**<br>(施他宁)<br>Somatostatin<br>(Stilamin) | 注射剂<br>0.25 mg<br>0.75 mg<br>3 mg | 静注或静滴 | 重症胰腺炎:<br>负荷量 0.25 mg 缓慢静注 3～5 min,以后每小时 0.25 mg (3.5 μg/kg)<br>持续静滴 3～5 d<br>食管静脉曲张破裂出血:<br>0.25 mg 缓慢静注3～5 min,以后每小时 0.25 mg持续静滴,出血停止后继续治疗 2～3 d<br>总疗程＜120 h<br>胰瘘、胆瘘、肠瘘的辅助治疗:<br>每小时 0.25 mg 持续静滴,瘘管闭合后继续使用 1～3 d,而后逐渐停药,以防反跳<br>总疗程＜20 d | |
| **奥曲肽**<br>(善得定,善宁)<br>Octreotide<br>(Sandostatin) | 注射剂<br>1 ml<br>0.1 mg | 皮下 | 消化道溃疡出血:<br>每次 0.1 mg<br>每 8 h 1 次<br>重症胰腺炎:<br>每次 0.1 mg<br>每 6 h 1 次<br>1 疗程 3～7 d<br>胃肠道瘘管:<br>每次 0.1 mg<br>每 8 h 1 次<br>1 疗程 7～14 d | |
| | | 静注或静滴 | 食管静脉曲张破裂出血:<br>首剂 0.1 mg 静注<br>以后每小时持续静滴 25 μg,最多 5 d | |

| 作用及用途、不良反应、注意点 |
| --- |
| 【作用及用途】 为人工合成的十四肽环状化合物。作用与本页奥曲肽相似。用于严重急性上消化道出血、胰瘘、胆瘘、肠瘘的辅助治疗,胰腺外科手术后并发症的预防和治疗。<br>【不良反应】 少数患者出现恶心、眩晕、脸红等。<br>【注意点】 ① $t_{1/2}$ 1.1～3 min,肝病、慢性肾衰患者分别为 1.2～4.8 min, 2.6～4.9 min。② 对本品过敏者和孕产妇忌用。③ 治疗初期有短暂的血糖下降。④ 应连续给药,如因换药间断>3～5 min,需重新给予 0.25 mg 的负荷量,再持续以每小时 0.25 mg 滴入。⑤ 减慢注速可减轻反应。⑥ 避免使用聚丙烯输血袋给药。⑦ 0.25 mg 规格 2～8℃保存,3 mg 规格 25℃保存。 |
| 【作用及用途】 为人工合成的八肽衍生物。具有与天然内源性生长抑素类似的作用,作用较强且持久,$t_{1/2}$较内源性的长 30 倍。能抑制生长激素、促甲状腺激素、胃肠和胰腺内分泌激素的病理性分泌过多,对胃酸、胰酶、胰高血糖素和胰岛素的分泌也有抑制作用,亦能减少内脏血流量和降低门脉压力,尚可抑制胃肠蠕动和胆囊排空,抑制缩胆囊素、促胰液素的分泌,减少胰酶分泌,对胰腺实质细胞膜有直接保护作用。用于门脉高压引起的食管静脉曲张出血、应激性溃疡及消化道出血、重症胰腺炎、突眼性甲状腺肿和肢端肥大症的治疗,胰腺手术后并发症的预防,胃肠道瘘管和胃、肠、胰内分泌肿瘤的辅助治疗。<br>【不良反应】 注射部位疼痛或针刺感,厌食、恶心、呕吐、腹泻、腹部痉挛疼痛,偶见高血糖、胆石、糖耐受异常和肝功能异常等。<br>【注意点】 ① 皮下注射后 $t_{max}$ 0.5～1 h,$t_{1/2}$ 90～120 min;静注后 $t_{1/2}$ 72～100 min。② 对本品过敏者、孕妇、乳母和儿童忌用;肾、胰腺功能异常,胆石症,全身感染,糖尿病患者及老人慎用。③ 两餐间或卧床休息时注射可减轻胃肠道反应。④ 长期应用有形成胆石可能,在治疗前后每 6～12 个月进行胆囊超声检查。⑤ 对胰岛素瘤患者,本品可能加重低血糖,应予观察。⑥ 本品可减少环孢素的吸收和延缓对西咪替丁的吸收。 |

| 药品名称 | 剂型规格 | 用法 | 成人剂量 | 小儿剂量 |
|---|---|---|---|---|
| **特利加压素**<br>(三甘氨酸-赖氨酸-加压素，可利新)<br>Terlipressin<br>(Triglycyl-Lysine-Vasopressin, Glypressin) | 注射剂<br>1 mg | 静注 | 首剂 2 mg<br>缓注>1 min<br>维持量<br>1～2 mg<br>每 4 h 1 次<br>持续使用 24～36 h<br>直至出血控制 | 首剂 0.04 mg/kg<br>缓注>1 min<br>维持量<br>0.02～0.04 mg/kg<br>每 4 h 1 次<br>持续使用 24～36 h<br>直至出血控制 |

# 四、心血管系统药物

## (一) 强心药

| 药品名称 | 剂型规格 | 用法 | 成人剂量 | 小儿剂量 |
|---|---|---|---|---|
| **地高辛**<br>(狄戈辛)<br>Digoxin | 片剂<br>0.25 mg | 口服 | 开始 0.25 mg<br>每日 2 次<br>连用 2～3 d<br>或 0.125 mg<br>每日 2 次，连用 6～8 d，能达到有效血药浓度<br>维持量<br>每日 0.25 mg<br>分 2 次 | <2 岁<br>0.04～0.06 mg/kg<br>>2 岁<br>0.03～0.04 mg/kg<br>首剂用总量的 1/2<br>余量分 2 次，<br>间隔 6～8 h<br>维持量为总量的<br>1/5～1/4<br>分 2 次 |
| | 注射剂<br>2 ml<br>0.5 mg | 肌内或静注 | 首剂 0.5 mg<br>2 h 后再注<br>0.25～0.5 mg | 为口服量的<br>2/3～3/4<br>用法同口服 |
| **甲地高辛**<br>(β-甲基狄戈辛，贝可力)<br>Metildigoxin<br>(β-Methyl-digoxin, Medigoxin) | 片剂<br>0.05 mg<br>0.1 mg | 口服 | 开始每次 0.2 mg<br>每日 2 次<br>连用 3～5 d<br>维持量<br>每次 0.1 mg<br>每日 2～3 次 | 开始 0.01 mg/kg<br>每 6 h 1 次<br>连用 2～3 d<br>维持量<br>每次 0.01 mg/kg<br>每日 1～2 次 |

| 作用及用途、不良反应、注意点 |
| --- |
| 【作用及用途】 具平滑肌收缩活性，能选择性地收缩胃肠道血管，降低内脏血流及门静脉压力。用于门静脉高压所致食管静脉曲张引起的出血。<br>【不良反应】 偶有腹痛、头痛、面色苍白、血压升高等。<br>【注意点】 ① 25～40 min起效，1～2 h达峰，$t_{1/2}$ 51～66 min，持续时间2～10 h。② 癫痫患者及孕妇忌用；心脏病、肾功能不全、高血压、哮喘患者及老人等慎用。③ 使用时应监测血压及心率。④ 室温贮存，避免日光直射。⑤ 以所附稀释液配制，并于12 h内用完。 |

| 作用及用途、不良反应、注意点 |
| --- |
| 【作用及用途】 加强心肌收缩力，使心排血量增加，肺微血管压与静脉压下降，瘀血减轻，兴奋迷走神经，使心率减慢，减慢房室传导。用于充血性心衰，非洋地黄中毒引起的房颤、房扑及室上性心动过速。<br>【不良反应】 有积蓄性。可有食欲减退、恶心、呕吐、下腹痛、软弱、黄视、早搏、室上性心动过速、房室传导阻滞等。血药浓度>2ng/ml，可发生中毒。中毒症状、解救措施见附录933页。<br>【注意点】 ① 口服30～120 min开始起效，$t_{max}$ 3～6 h，维持4～7 d，$t_{1/2}$平均36 h；静注10～30 min起效，$t_{max}$ 2～3 h，维持3～6 d。② 频繁心绞痛、完全性房室传导阻滞、显著心动过缓者忌用；肺源性心脏病、心肌炎、心肌梗死、冠心病伴心衰患者及乳母慎用。③ 老人、肾功能不全者剂量应减少。④ 静注时以25%～50% GS稀释后缓注。⑤ 服药期或服药后7 d内忌用钙剂、肾上腺素、麻黄碱等，若必须补钙时，应在严密观察下，将葡萄糖酸钙稀释后慢滴。⑥ 与利舍平或抗心律失常药合用时，宜适当减少洋地黄剂量。⑦ 用药期间应防止低钾。⑧ 如出现频发早搏呈二联律、心动过缓或室性心动过速、色视等应即刻停药，用氯化钾或苯妥英钠解救。⑨ 本品有效血药浓度为0.5～2 ng/ml。⑩ 老人参考剂量：第1 d 0.25～0.5 mg，以后改为每日0.25 mg，每日1次或分2次，2～3 d后酌情改为维持量，每日0.125～0.25 mg。 |
| 【作用及用途】 为地高辛的衍生物，作用及用途同地高辛。但作用强、用量小。不能耐受地高辛或有中毒反应者改用本品常可耐受。心衰合并肾功能不全者，本品较地高辛安全。<br>【不良反应】 少数有头痛、头晕。消化道反应较地高辛小。余同地高辛。<br>【注意点】 ① 口服后30 min起效，$t_{max}$约1 h，$t_{1/2}$ 41 h。② 本品0.3 mg相当于地高辛0.5 mg。③ 老人参考剂量：口服每日0.3 mg，分2次服，2～3 d后改维持量，每次0.1 mg，每日1～2次。④ 余同地高辛。 |

| 药品名称 | 剂型规格 | 用法 | 成人剂量 | 小儿剂量 |
|---|---|---|---|---|
| | 注射剂<br>2 ml<br>0.2 mg | 静注 | 每日 0.2～0.3 mg | |
| **洋地黄毒苷**<br>(狄吉妥辛)<br>Digitoxin<br>(Digotin) | 片剂<br>0.1 mg | 口服 | 开始<br>每次 0.1 mg<br>每日 2 次<br>2～3 d 后按病情改为维持量<br>每次 0.05～0.1 mg<br>每日 1 次 | 开始<br><2 岁 6～8 μg/kg<br>>2 岁 4～6 μg/kg<br>均每日 2 次<br>2～3 d 后按病情改为维持量<br>即上述每次剂量<br>每日 1 次 |
| | 注射剂<br>1 ml<br>0.1 mg<br>0.2 mg | 肌内或静注 | 同口服法 | 同口服法 |
| **去乙酰毛花苷**<br>(毛花强心丙，西地兰 D)<br>Deslanoside<br>(Cedilanid D) | 注射剂<br>1 ml<br>0.2 mg<br>2 ml<br>0.4 mg | 肌内或静注 | 开始每次 0.4 mg<br>必要时 4～6 h 后再给<br>0.2～0.4 mg<br>总剂量可达<br>1～1.6 mg | 开始<br><2 岁<br>0.03～0.04 mg/kg<br>2～10 岁<br>0.02～0.03 mg/kg<br>首次用饱和量的 2/3，2～4 h 后根据病情再用 1/3 |
| **毒毛花苷 K**<br>(毒毛旋花子苷 K，毒毛苷 K，康毗箭毒子素)<br>Strophanthin K<br>(Strofan K) | 注射剂<br>1 ml<br>0.25 mg | 静注 | 首剂 0.25 mg<br>必要时 2～4 h 重复 1 次<br>0.125～0.25 mg<br>总剂量<br>24 h 0.25～0.5 mg | 每次<br>0.007～0.01 mg/kg |
| **盐酸多巴胺**<br>(3-羟酪胺)<br>Dopamine Hydrochloride | 注射剂<br>2 ml<br>20 mg | 静滴 | 见 316 页 | 见 316 页 |

| 作用及用途、不良反应、注意点 |
|---|
| |
| 【作用及用途】 同 211 页地高辛。但作用缓慢而持久。用于慢性心功能不全的长期维持。<br>【不良反应】 同地高辛,但持续时间长,中毒血药浓度>35 ng/ml。<br>【注意点】 ① 口服后 1～4 h 起效,$t_{max}$ 8～12 h,持续约 14 d,$t_{1/2}$ 120～216 h。② 肝功能不全者忌用。③ 注射效果不比口服强或快,因此很少静脉用药。④ 余同地高辛。 |
| 【作用及用途】 同 211 页地高辛。但作用快、排泄也快。用于急性心衰。<br>【不良反应】 同地高辛。但较少蓄积性。<br>【注意点】 ① 静注后 5～30 min 起效,$t_{max}$ 1～2 h,维持 2～4 d, $t_{1/2}$ 33～36 h。② 静注以 25%～50% GS 20 ml 稀释后缓慢注入。③ 见效后以口服洋地黄制剂维持。④ 余同地高辛。⑤ 本品为毛花苷丙(Lanatoside)(西地兰,Cedilanid)去乙酰而得。毛花苷丙与本品用途、用法及用量均相同。⑥ 老人参考剂量:首剂 0.2～0.4 mg,2～4 h 后可再给 0.1～0.2 mg,24 h 总剂量 0.4～0.8 mg |
| 【作用及用途】 同 211 页地高辛。但作用比去乙酰毛花苷更快,排泄更易。用于急性心衰。<br>【不良反应】 同地高辛。但较少蓄积性,对心率和心脏传导抑制作用比去乙酰毛花苷小。<br>【注意点】 ① 静注 5～15 min 起效,$t_{max}$ 1～2 h,维持 1～4 d,$t_{1/2}$ 21 h。② 静注以 25%～50% GS 20 ml 稀释后缓注,注速>5 min。③ 1～2 周内用过洋地黄制剂者忌用。④ 余同洋地黄。 |
| 【作用及用途】<br>【不良反应】 }见 317 页多巴胺项下。<br>【注意点】 |

| 药品名称 | 剂型规格 | 用法 | 成人剂量 | 小儿剂量 |
|---|---|---|---|---|
| **盐酸多巴酚丁胺**<br>(独步催)<br>Dobutamine Hydrochloride<br>(Inotrex, Dobutrex) | 注射剂<br>2 ml<br>20 mg<br>5 ml<br>0.25 g | 静滴 | 0.25 g 加 5% GS 250～500 ml 稀释，滴速每分钟 2.5～10 μg/kg<br>最大剂量<br>每分钟 40 μg/kg | 稀释后以每分钟 2.5～10 μg/kg 速度滴入 |
| **普瑞特罗**<br>(异丙氧酚，对羟苯心胺)<br>Prenalterol<br>(PNL, Hypernan) | 片剂<br>10 mg | 口服 | 开始<br>每次 5～10 mg<br>每日 3～4 次<br>逐渐加量到有效量<br>总剂量 1 d＜0.2 g | |
| | 注射剂<br>5 ml<br>5 mg | 静注 | 每次 2.5～10 mg<br>以 5% GS 稀释后缓慢注入<br>(10 min 左右) | |
| | | 静滴 | 25～100 μg/kg<br>每分钟 15 μg/kg | |
| **扎莫特罗**<br>Xamoterol<br>(Corwin) | 片剂<br>0.2 g | 口服 | 每次 0.2 g<br>每日 2 次 | |
| **乳酸氨力农**<br>(氨吡酮)<br>Amrinone Lactate<br>(Inocor, Wincoram) | 注射剂<br>2 ml<br>0.05 g<br>0.1 g | 静注<br>静滴 | 0.5～0.75 mg/kg<br>每日 2 次<br>单次量＜2.5 mg/kg<br>以 NS 稀释后缓注<br>继以静滴 | 0.5～1 mg/kg<br>缓注，5～10 min 后以每分钟<br>5～10 μg/kg 静滴<br>总剂量<br>1 d ＜10 mg/kg |

| 作用及用途、不良反应、注意点 |
| --- |
| 【作用及用途】【不良反应】【注意点】 ① 见 319 页多巴酚丁胺项下。② 老人参考剂量：0.15 g 加 5% GS 500 ml 稀释，滴速每分钟 1.5～6 μg/kg。 |
| 【作用及用途】 为选择性心脏 $\beta_1$ 受体兴奋剂。可使心肌收缩力显著增加，使窦房结自律性增加，心房和房室结不应期缩短，加速房室结及心室传导，心率及收缩压轻度增加。用于急、慢性心力衰竭，可在常规应用洋地黄类制剂和利尿剂基础上加用本品。<br>【不良反应】 可有短暂心率轻度增加及心悸。少数用药后室性早搏增加。<br>【注意点】 ① 口服 $t_{max}$ 30 min，维持 4～6 h，静注 5 min 起效，$t_{max}$ 10 min，维持 3 h。② 严重室性心律失常者忌用。③ 本品个体差异大，应根据心率调节剂量，以不使心率超过每分钟 100 次为宜，大剂量可引起心肌缺血。④ 长期应用临床效果减弱。 |
| 【作用及用途】 为选择性 β 受体激动剂。具独特的双重作用，即当交感神经张力低下时，对 β 受体有激动作用，表现为正性肌力和正性频率作用，而当交感神经功能亢进时，则具拮抗作用。在运动后心排血量不变，且能降低心肌氧耗量。用于慢性充血性心力衰竭。<br>【不良反应】 偶见恶心、呕吐、头痛、头晕、胸部绞痛、心悸、肌肉痉挛、皮疹、急躁等。<br>【注意点】 ① 口服吸收差。② 孕妇及乳母忌用；主动脉瓣狭窄、肥厚性梗阻型心肌病、慢性阻塞性肺部疾病、严重心衰者慎用。③ 肾功能不全者应调整剂量。④ 与地高辛合用，有相加强心作用。⑤ 与卡托普利合用，易引起不利的相互作用。 |
| 【作用及用途】 为非苷类强心药，兼具血管扩张作用。选择性抑制磷酸二酯酶Ⅲ的活性，增强心肌收缩力，并使心肌耗氧量降低。尚能舒张血管，减轻心脏前、后负荷。用于各种原因引起的急性心力衰竭，可在常规应用洋地黄类制剂基础上加用本品，尤适用于合并房室传导阻滞者，亦可用于心源性休克。<br>【不良反应】 头痛、低血压、厌食、味觉和嗅觉迟钝、恶心、呕吐、血小板减少、肝功能损害等。 |

| 药品名称 | 剂型规格 | 用法 | 成人剂量 | 小儿剂量 |
|---|---|---|---|---|
| | | | 每分钟<br>5～10 μg/kg<br>总剂量<br>1 d ＜10 mg/kg<br>以 NS 稀释成 1～3 mg/ml后滴注 | 余同成人 |
| **米力农**<br>(甲氰吡酮)<br>Milrinone<br>(Primacor) | 注射剂<br>2 ml<br>0.05 g<br>0.1 g | 静注 | 20～50 μg/kg<br>注速每秒钟 0.1 mg | 同成人 |
| | | 静滴 | 每分钟<br>12.5～75 μg/kg<br>开始 10 min 一般为每分钟 50 μg/kg<br>维持量每分钟<br>0.375～0.75 μg/kg<br>最大剂量<br>1 d ＜1.13 mg/kg | 同成人 |
| **左西孟旦**<br>Levosimendan<br>(Simdax) | 注射剂<br>5 ml<br>12.5 mg<br>10 ml<br>25 mg | 静注 | 开始<br>6～24 μg/kg<br>10 min 内注入 | |
| | | 静滴 | 维持量<br>每分钟<br>0.05～0.2 μg/kg | |
| **枸橼酸奈西立肽**<br>Nesiritide Citrate | 注射剂<br>1.5 mg | 静注及静滴 | 开始<br>2 μg/kg<br>于 60 s 内静注<br>继以<br>每分钟 0.01 μg/kg<br>静滴 | |

| 作用及用途、不良反应、注意点 |
|---|
| 【注意点】 ① 静注 2 min 起效，$t_{max}$ 10 min，$t_{1/2}$ 5～30 min，维持 1～1.5 h。② 严重低血压、严重室性心律失常、对本品和亚硫酸氢盐过敏、严重肺动脉瓣或主动脉瓣疾患者忌用；肝肾功能不全者、孕妇、乳母及儿童慎用。③ 不能用含 GS 或右旋糖酐的溶液稀释。④ 呋塞米不应在滴注本品的管路中给药。⑤ 药液外漏可致局部组织坏死。⑥ 静注局部可有不适感。⑦ 滴药期间应监测血压、心率及心律。⑧ 定期监测血小板计数、电解质变化及肝肾功能。⑨ 老人参考剂量：静注 0.5 mg/kg，每日 2 次，单次剂量<2 mg/kg；静滴：每分钟 5～8 μg/kg，最大剂量 1 d 5～8 mg/kg。⑩ 1 疗程不超过 2 周。 |
| 【作用及用途】 为氨力农的衍生物，作用机制同氨力农。兼有正性肌力和扩张血管作用。但作用为氨力农的 10～30 倍，其增加心脏指数优于氨力农。对动脉压和心率无明显影响。用于重症充血性心衰，可在常规应用洋地黄类药物基础上加用本品。<br>【不良反应】 较氨力农少见。有头痛、失眠、肌无力、室性心律失常加重等。<br>【注意点】 ① 静注 5～15 min 起效，$t_{1/2}$ 2～3 h。② 对本品过敏、心肌梗死急性期及严重室性心律失常者忌用；低血压、心动过速、肝肾功能不全患者及孕妇慎用。② 1 疗程不超过 2 周。 |
| 【作用及用途】 为哒嗪酮-二腈衍生物，是西孟旦的活性异构体。兼有正性肌力和扩张血管作用，不影响心脏舒张。另有选择性抑制磷酸二酯酶Ⅲ的活性。用于充血性心衰。<br>【不良反应】 头痛、眩晕、恶心、反射性心率增快、低血压、血钾轻度升高、静注部位疼痛等。<br>【注意点】 ① 静注 10～20 min 起效，维持 24 h。② 对本品过敏者忌用；低血压、肝功能不全、心肌梗死急性期、肥厚性主动脉瓣下狭窄患者，孕妇和乳母慎用。 |
| 【作用及用途】 通过与利钠肽 A 型和 B 型受体结合，增加靶细胞环鸟苷酸的水平，从而促进平滑肌细胞舒张，使动脉和静脉血管扩张，发挥其利尿、血管扩张、平滑肌松弛作用。本品尚能抑制肾素-醛固酮系统，与心房利尿钠肽(阿那立肽)有类似作用。用于失代偿性急性心力衰竭。<br>【不良反应】 少数出现室性心动过速、房颤、房室传导异常、心动过缓、心绞痛和低血压、咳嗽、呼吸暂停和咯血、小腿痉挛、恶心、头痛、头晕、意识错乱、感觉异常、嗜睡和震颤、贫血、BUN 升高等，输液过程中偶见皮肤瘙痒。<br>【注意点】 ① 静注 1.5～2 h 后达稳态血药浓度，$t_{1/2}$ 18～23 min。② 对本品过敏、心源性休克患者，孕妇及乳母忌用；房性或室性心律失常和房室传导阻滞、缩窄性心包炎、心包填塞、限制型心肌病、显著瓣膜狭窄、低血压、肝肾功能不全者及儿童慎用。③ 不应在较短时间内频繁给药。④ 滴药期间应监测血压、心率及心律。⑤ 如出现低血压，应减少剂量或停药。⑥ 与血管紧张素转移酶抑制剂合用，有协同降压作用；与三氧化二砷合用，可使 Q-T 间期延长；与甘草合用，可增加低血钾风险或减弱本品效果。 |

| 药品名称 | 剂型规格 | 用法 | 成人剂量 | 小儿剂量 |
| --- | --- | --- | --- | --- |
| **多培沙明**<br>Dopexamine | 注射剂<br>5 ml<br>50 mg | 静滴 | 开始<br>每分钟 0.5 μg/kg<br>以后渐增至<br>每分钟 1 μg/kg<br>最大剂量<br>每分钟 6 μg/kg | |
| **异波帕胺**<br>Ibopamine<br>(Inopamil,<br>Scandine) | 片剂<br>0.1 g | 口服 | 每次 0.1 g<br>每日 3 次<br>肾功能衰竭和肝硬化者,剂量减半 | |
| **地诺帕明**<br>Denopamine | 片剂<br>5 mg<br>10 mg | 口服 | 每次 5～10 mg<br>每日 3 次 | |
| **依诺昔酮**<br>Enoximone<br>(Fenoximone) | 片剂<br>0.05 g<br>0.1 g | 口服 | 每次 0.15～0.2 g<br>每日 3 次 | |
| | 注射剂<br>0.05 g<br>0.1 g | 静注 | 首剂 0.5 mg/kg<br>每隔 15 min 可再注射 1 次<br>每次递增 0.5 mg/kg<br>最大剂量<br>1 次 3 mg/kg | |

| 作用及用途、不良反应、注意点 |
| --- |
| 【作用及用途】 有很强的兴奋 $β_2$ 肾上腺素受体作用，对多巴胺受体及 $β_1$ 肾上腺素受体兴奋作用较弱。具正性肌力作用，扩张动脉血管，降低后负荷，尚能扩张肾血管，增加肾血流量、肌酐清除率及肾滤过分数，并有轻微排钠利尿作用。用于心脏术后低排量心力衰竭和缺血性心脏病引起的心力衰竭，尤适用于心肌梗死早期并发心力衰竭患者，对慢性心力衰竭患者也有良好作用。<br>【不良反应】 偶有恶心、呕吐、心动过速、室性早搏和心室颤动（发生率2%～5%），过性低血压、胸痛，停药后可消失。<br>【注意点】 ① 静注后立即起效，$t_{1/2}$ 为 7 min。② 血小板减少患者忌用；缺血性心脏病、高血糖和低血钾患者慎用。 |
| 【作用及用途】 对多巴胺能和肾上腺素受体有激动作用，具正性肌力和血管扩张作用，可使每搏量、心排血量、心脏指数增加，使右心房压、肺血管阻力降低；尚有排钠利尿作用。用于慢性充血性心力衰竭及肾小球滤过率减少所致的水钠潴留。<br>【不良反应】 偶有胃部烧灼感。<br>【注意点】 ① $t_{max}$ 15～45 min，$t_{1/2}$ 1.5 h。② 嗜铬细胞瘤患者忌用；孕妇及乳母慎用。③ 与地高辛、利尿药及血管扩张剂合用有协同作用。④ 长期服用无耐药性和心律失常作用。 |
| 【作用及用途】 选择性激动 $β_1$ 肾上腺素受体，使心肌收缩力持续加强，并能扩张冠状血管，对 $β_2$ 和 α 受体几乎无兴奋作用。用于慢性充血性心力衰竭。<br>【不良反应】 恶心、呕吐、皮疹，偶可出现心动过速、室性早搏、房性早搏等。<br>【注意点】 ① $t_{max}$ 1 h，$t_{1/2}$ 4 h。② 乳母忌用；急性心肌梗死及心律失常患者慎用。③ 与洋地黄、利尿剂及血管扩张剂合用可提高治疗慢性心力衰竭的效果。④ 有心悸、胸痛、胸前区不适等症状时应严密观察，必要时减量或停药。⑤ 发现有心律失常应及时处理。 |
| 【作用及用途】 为磷酸二酯酶Ⅲ型抑制剂。有明显增加心肌收缩力和扩张血管作用，能增加心排血量、心脏指数、左室心搏做功指数，降低右房压、肺毛细血管楔嵌压、平均肺动脉压及平均动脉压，心率增快，另有改善左心室舒张期顺应性的作用。用于严重充血性心力衰竭。<br>【不良反应】 恶心、呕吐，少数可发生血小板减少和液体潴留倾向，偶有白细胞增多、高血糖和腹泻等。<br>【注意点】 ① 口服 $t_{max}$ 1 h，$t_{1/2}$ 20 h。② 静滴须慎重，应严密监测动脉压。③ 与儿茶酚胺类合用，可明显增加心排血量和每搏量。④ 长期治疗价值尚待进一步研究。 |

| 药品名称 | 剂型规格 | 用法 | 成人剂量 | 小儿剂量 |
|---|---|---|---|---|
| **硫马唑**<br>(磺甲唑)<br>Sulmazole<br>(Vardax) | 片剂<br>0.05 g | 口服 | 每次 0.05～0.2 g<br>每日 3 次 | |
| | 注射剂<br>0.05 g | 静注 | 每次 0.1～0.4 mg/kg<br>继之静滴 | |
| | | 静滴 | 滴速每分钟 0.35 mg 每隔 30 min 增加每分钟 0.35 mg，直至最大滴速每分钟 1.4 mg，持续 72 h | |
| **氟司喹南**<br>Flosequinan<br>(Manoplax) | 片剂<br>0.05 g<br>0.075 g | 口服 | 每次 0.05～0.075 g<br>每日 1 次 | |

## (二) 抗心律失常药

| 药品名称 | 剂型规格 | 用法 | 成人剂量 | 小儿剂量 |
|---|---|---|---|---|
| **硫酸奎尼丁**<br>Quinidine<br>Sulfate | 片剂<br>0.2 g | 口服 | 房颤或房扑的转复窦性心律：<br>第 1 d 先服 0.1 g，无不良反应，2 h 后开始治疗，每次 0.2 g，每 2 h 1 次，连用 5～6 次。<br>如第 1 d 心律未转，可按原剂量重复 1 d，第 3～4 d 可每次 0.3 g，每 2 h 1 次，每日连用 5 次，每日剂量不宜超过 2 g | 房颤或房扑的转复窦性心律：<br>先给予试验量 2 mg/kg，若无不良反应，1～2 h 后开始治疗，第 1 d 30 mg/kg，分 4～5 次，每 2 h 1 次，若疗效不显，第 2 d 维持原量，第 3～4 d 可增加原量的 20%，转为窦性后可改用维持量 |

| 作用及用途、不良反应、注意点 |
| --- |
| 【作用及用途】 具有类似茶碱的抑制磷酸二酯酶作用，有明显的正性肌力和血管扩张作用，对容量血管作用较慢，但维持时间较长，能使心输出量、射血分数、心脏指数增加，左室舒张末压、肺动脉压降低。用于充血性心力衰竭。<br>【不良反应】 视力模糊、一时性色盲、血小板减少及严重胃肠道反应。<br>【注意点】 ① 服后 $t_{max}$ 1～2 h，静注后 10 min 作用最强，$t_{1/2}$ 50 min。② 肝肾功能严重不全者、孕妇、乳母及小儿慎用。③ 长期使用应定期查血小板及肝肾功能。④ 治疗期间应严密观察心率、血压、电解质等变化。⑤ 与洋地黄合用，可增强其强心作用。⑥ 与肼苯哒嗪合用，使心脏指数增加。⑦ 与硝酸异山梨醇合用，可增强本品活性。 |
| 【作用及用途】 为新型独特的血管扩张药，能同时扩张周围动脉和静脉，但对心衰患者有正性肌力作用，可使左心室 dp/dt 增加，充盈压降低，心脏指数及心搏量增加，右心房压降低。用于充血性心力衰竭和高血压病。<br>【不良反应】 轻微，有头痛、胸痛、心悸、直立性低血压、心动过速、恶心、呕吐、高血糖、眩晕、乏力和味觉改变。<br>【注意点】 ① 服后 $t_{max}$ 1～2 h，$t_{1/2}$ 1.7 h。心衰者 $t_{1/2}$ 有不同程度延长。② 对本品及 4-喹诺酮类抗菌药物过敏者、孕妇、乳母及＜18 岁者忌用。③ 西咪替丁能减少本品肝脏内的代谢。④ 本品及磺基化代谢产物能增强华法林等抗凝药物的作用。⑤ 与血管紧张素转换酶抑制剂和(或)利尿剂合用时剂量宜减少。⑥ 长期应用无明显耐药现象。 |

| 作用及用途、不良反应、注意点 |
| --- |
| 【作用及用途】 为膜抑制性药物，属Ⅰa 类抗心律失常药。其主要电生理作用为：在心肌细胞膜除极时，阻滞快速流入的钠离子。对整个心肌都有抑制作用；抑制正常和异位冲动的形成，降低心房肌的动作电位最大上升速度，延长其复极时间，从而延长心肌不应期；抑制房室传导及心室内传导速度；降低心肌收缩力。此外，尚有扩张血管作用；由于有迷走神经阻滞作用，能使房室传导加快，房颤、房扑患者用药后若未能复律，心率可进一步加快，加重循环障碍。用于房颤、房扑、室上性阵发性心动过速及频发早搏等心律失常。<br>【不良反应】 恶心、呕吐、腹泻、头痛、视觉障碍、耳鸣等，心动过缓、室性心动过速、室颤、血压下降等，严重者可发生奎尼丁昏厥、心脏停搏。少数可有血小板减少或粒细胞减少等。<br>【注意点】 ① $t_{max}$ 1.5 h，$t_{1/2}$ 4～7 h。② 严重心衰、心脏损害、房室传导阻滞、显著低血压、对本品过敏者忌用；老人、孕妇、乳母及肝肾功能不全者慎用。 |

| 药品名称 | 剂型规格 | 用法 | 成人剂量 | 小儿剂量 |
|---|---|---|---|---|
| | | | 转为窦性后可改用维持量<br>每次 0.2～0.3 g<br>每 6～8 h 1 次<br>频发早搏：<br>每次 0.2 g<br>每日 3～4 次 | 每次 5～6 mg/kg 每 6～8 h 1 次<br>频发早搏：<br>每次 5～6 mg/kg<br>每日 3～4 次 |
| **盐酸普鲁卡因胺**<br>Procainamide Hydrochloride | 片剂<br>0.125 g<br>0.25 g | 口服 | 首剂 0.5～0.75 g<br>以后<br>每次 0.25～0.5 g<br>每日 3～4 次<br>快速心律失常：<br>每 2 h 1 次，每日连用 5 次，见效后每次 0.25～0.5 g<br>每 6 h 1 次<br>极量 1 次 1 g<br>1 d 3 g | 每日 40～60 mg/kg<br>分 4 次<br>快速心律失常：<br>每次 5～12.5 mg/kg<br>每 2 h 1 次，每日连用 5 次，见效后改为每 6 h 1 次 |
| | 注射剂<br>1 ml<br>0.1 g<br>2 ml<br>0.2 g<br>5 ml<br>0.5 g<br>10 ml<br>1 g | 肌内 | 室性心律失常：<br>每次 0.25～0.5 g<br>每 4～6 h 1 次<br>总剂量 1 d≤2 g | 室性心律失常：<br>每次 5～6 mg/kg<br>每 6 h 1 次<br>最大剂量<br>乳幼儿 1 d<0.2 g<br>年长儿 1 d<0.5 g |
| | | 静注 | 室性心律失常：<br>每次 0.1 g<br>静注 5 min，每隔 5～10 min 重复 1 次<br>总剂量<br><10～15 mg/kg | 室性心律失常：<br>每次 1.4 mg/kg<br>每 5 min 重复 1 次<br>总剂量<br><10～15 mg/kg |

| 作用及用途、不良反应、注意点 |
| --- |
| ③ 对心室率较快的房颤、房扑，必须在应用足量强心苷的基础上再用本品。④ 与食物或牛奶同服可减少胃肠道刺激，餐前1 h或餐后2 h服药并多饮水可加快吸收。⑤ 每次用药前应测血压及心率；定期监测心电图、血象、肝肾功能及血钾浓度。⑥ 心电图出现QRS波比原来增宽25%以上或Q－T间期延长>0.5 s应即停药。⑦ 与其他抗心律失常药合用时，可致作用相加。⑧ 与苯巴比妥、苯妥英钠、利福平合用应酌情增加本品剂量。⑨ 与降压药、扩血管药及β受体阻滞剂合用，本品可加剧降压和扩血管作用。也可加重窦房结和房室结的抑制作用。⑩ 可增强抗凝剂、抗胆碱能药的作用；减弱拟胆碱药作用。⑪ 尿碱化药、抗酸药增加本品吸收。⑫ 双氢奎尼丁（长效奎尼丁，塞利科）(Dihydroquinidine, Serecor)，用途同奎尼丁，胶囊每粒0.3 g，每次0.3 g，每12 h 1次，$t_{1/2}$ 7～9 h，血药浓度稳定。用于维持用药，小儿每次6 mg/kg，每12 h 1次。⑬ 服用本品前成人应先试服1粒，观察1 h，并在24 h内观察EKG有无QRS波增宽或Q－T间期延长，如有反应或变化，则不宜服用。 |
| 【作用及用途】 电生理作用与221页奎尼丁相似。用于室颤、室性心动过速、频发室性早搏、房颤、房扑，治疗房性异位搏动或心动过速的效果不如奎尼丁，静脉给药用于抢救危急患者。<br>【不良反应】 口服可有厌食、恶心、腹泻等；少数有发热、关节痛、肌肉痛及皮疹、红斑狼疮样症状等；P－R及Q－T间期延长、QRS波增宽等心电图改变。个别有粒细胞减少；静注过快可使血压下降而发生休克。<br>【注意点】 ① 口服后$t_{max}$ 1～1.5 h，肌注15～30 min；$t_{1/2}$ 3～6 h。② 对本品过敏，严重心衰，窦房结功能衰竭，Ⅱ、Ⅲ度房室传导阻滞，洋地黄中毒，重度低血钾及红斑狼疮患者忌用；肝肾功能不全及低血压者慎用。③ 孕妇及乳母用时需权衡利弊。④ 口服后72 h内心动过速不停止或出现QRS波增宽25%以上即停药。⑤ 静滴时出现心率明显改变，QRS波增宽应停药；出现血压明显下降，可静滴升压药和补充液体，如血压不回升，亦应停药。⑥ 一旦心律转为窦性，立即改用口服或肌注维持。⑦ 静注应取卧位，并连续监测心电图。⑧ 定期监测血象、心电图、血压、肝肾功能及抗核抗体。⑨ 与磺胺类药物并用，可使后者作用减弱。⑩ 老人参考剂量：口服首剂0.25～0.5 g，以后每6 h 0.25～0.3 g，心律控制后改维持量每次0.125～0.25 g，每日2次；肌注每次0.25 g，每6 h 1次，总剂量1 d≤1 g。 |

| 药品名称 | 剂型规格 | 用法 | 成人剂量 | 小儿剂量 |
|---|---|---|---|---|
| | | 静滴 | 室性心律失常:<br>每次 0.5～1 g,以 5% GS 100～200 ml 稀释,1 h 内滴完,如效果不显可重复 1 次<br>极量 1 次 1 g<br>1 d 2 g | 室性心律失常:<br>0.05～0.1 g,稀释为 1 mg/ml 静滴,每分钟 20～80 μg/kg<br>总剂量<1 g |
| **磷酸丙吡胺**<br>(异脉停)<br>Disopyramide Phosphate<br>(Norpace, Rythmodan, Dicorantil) | 片剂<br>0.1 g | 口服 | 每次 0.1～0.2 g<br>每日 3～4 次<br>极量 1 次 0.3 g<br>1 d <0.8 g | 每次 3～5 mg/kg<br>每日 3～4 次 |
| | 注射剂<br>2 ml<br>0.05 g<br>0.1 g | 静注或静滴 | 每次 0.05～0.1 g<br>稀释后 5～15 min 注入,再以 0.2～0.4 g<br>以 5% GS 500 ml 稀释后静滴<br>极量 1 d 0.8 g | 每次 2 mg/kg<br>5～15 min 注入 |
| **安他唑啉**<br>(安他啉,安他心,安替司丁)<br>Antazoline<br>(Antasten, Antisine, Azalone) | 片剂<br>0.1 g | 口服 | 心律失常:<br>每次 0.1～0.2 g<br>每日 2～4 次<br>餐后服<br>维持量<br>1 d ≤1.2 g<br>分次服用 | |
| | 注射剂<br>5 ml<br>0.1 g | 静注 | 心律失常:<br>每次 0.05 g<br>每 5 min 1 次,<br>直到最大剂量 0.4 g | |
| **盐酸利多卡因**<br>(赛罗卡因)<br>Lidocaine Hydrochloride<br>(Xylociane) | 注射剂<br>5 ml<br>0.1 g<br>20 ml<br>0.4 g | 静注或静滴 | 先以每次<br>0.05～0.1 g 或<br>每次 1～2 mg/kg<br>静注,5～10 min 后可重复 1 次,见效后可改为 0.1 g,以 5% GS | 每次 1～2 mg/kg 静注,5～10 min 后可重复 1 次,有效后可改为静滴,每分钟 20～40 μg/kg |

| 作用及用途、不良反应、注意点 |
|---|
| |
| 【作用及用途】 电生理作用与221页奎尼丁相似。用于室上性、室性早搏,各类心动过速及房颤、房扑,预防房颤电复律后的复发及预激综合征引起的心律失常。<br>【不良反应】 口干、恶心、胃部不适、胸闷、尿急或急性尿潴留,眼调节障碍、复视、青光眼患者眼压增高;糖尿病患者偶见低血糖。<br>【注意点】 ① $t_{max}$ 0.5～3 h,$t_{1/2}$ 6～7 h。② 严重心脏传导阻滞、病态窦房结综合征、心功能不全、尿潴留、前列腺增生、青光眼患者及老人忌用;肝肾功能不全者及孕妇慎用。③ 静滴速度每小时不超过20～30 mg。④ 静滴后心律稳定即改口服维持。⑤ 用药期经常复查心电图、血压、肝肾功能、眼压、血钾及心功能。⑥ 不宜与β受体阻滞剂或维拉帕米合用。⑦ 可增强华法林抗凝作用。⑧ 达稳态血药浓度为2～4 μg/ml。 |
| 【作用及用途】 电生理作用与221页奎尼丁相似。本品同时有轻度交感神经阻滞作用,可增加周围血管阻力,降低心排血量;对血压和心率无影响。用于房性、室性早搏、各类心动过速及房颤、房扑等心律失常。<br>【不良反应】 偶见恶心、呕吐、嗜睡、粒细胞减少;长期使用可致免疫性血小板减少性紫癜。<br>【注意点】 ① 对本品过敏者、闭角型青光眼患者、新生儿、孕妇及乳母忌用;心功能不全、器质性心脏病、高血压、高血糖、甲亢、外伤或感染患者及驾驶员慎用。② 若出现过敏症状,立即停药。 |
| 【作用及用途】 为膜抑制性药物,属Ⅰb类抗心律失常药。其电生理作用主要在心室肌,降低心室肌应激性,提高致颤阈,延长有效不应期,抑制心肌传导纤维的自律性,通常不影响房室传导速度。其强度为普鲁卡因胺的4～5倍。用于频发室性早搏、室性心动过速和心室颤动,亦用于局部麻醉。<br>【不良反应】 嗜睡、眩晕、呆滞、定向力丧失、感觉异常、听力减退;大剂量可引起局部抽搐和惊厥、心脏停搏。 |

| 药品名称 | 剂型规格 | 用法 | 成人剂量 | 小儿剂量 |
|---|---|---|---|---|
| | | | 100～200 ml<br>稀释后静滴，<br>每分钟 1～2 mg | |
| **盐酸美西律**<br>(慢心律，脉律定，脉舒律)<br>Mexiletine Hydrochloride<br>(Mexitil) | 片剂<br>0.05 g<br>0.1 g<br>0.25 g | 口服 | 开始每次 0.2 g，有效后减量至 0.1 g 维持均每日 3 次<br>极量<br>1 次 0.3～0.4 g | 每次 2.5～5 mg/kg<br>每日 3～4 次 |
| | 注射剂<br>2 ml<br>0.1 g<br>10 ml<br>0.25 g | 静注或静滴 | 先以 0.1 g，用 25%～50% GS 20 ml 稀释后，3～5 min 缓注，无效时 5～10 min 后再 0.05～0.1 g，继以1～1.5 mg/min 静滴，3 h 后滴速减半，维持 24～48 h，心律恢复后改口服 | |
| **盐酸莫雷西嗪**<br>(乙吗噻嗪)<br>Moracizine Hydrochloride<br>(Ethmozine) | 片剂<br>0.05 g<br>0.1 g<br>0.2 g | 口服 | 每次 0.15～0.2 g<br>每日 3 次，逐步增至每日 0.6～0.8 g<br>维持量<br>1 d 0.6 g | 每次 4～5 mg/kg<br>每日 3 次 |
| | 注射剂<br>2 ml<br>50 mg | 肌内 | 每次 50 mg<br>每日 1 次 | |
| | | 静注 | 每次 50 mg 加 50% GS 或 GNS 10～20 ml 缓注<br>每日 2 次 | |

| 作用及用途、不良反应、注意点 |
|---|
| 【注意点】 ① 静注后 45～90 s 即起作用，$t_{1/2}$ 0.5～2 h。② 有严重心动过缓、严重传导阻滞、阿斯综合征、癫痫、全身性强直-阵挛性发作及对本品过敏者忌用；肝功能不全、心衰或显著低血压患者慎用。③ 抢救严重快速室性心律失常，可根据病情每隔 20 min 重复静注，但 2 h 内不宜超过 3 次，初见疗效后，以每小时 0.06～0.12 mg 静滴，心律紊乱消失后逐减量停用。④ 注意监测血压、心电图、血清电解质。⑤ 苯妥英钠、苯巴比妥可降低本品血药浓度。⑥ 本品可延长或加强氯化琥珀胆碱、中枢神经抑制药的作用。 |
| 【作用及用途】 化学结构与利多卡因相似，对心肌抑制作用小。用于室性早搏、室性心动过速、心室颤动及洋地黄中毒引起的心律失常，对利多卡因无效者也可试用本品。<br>【不良反应】 恶心、呕吐、腹泻、嗜睡、震颤、头痛、眩晕、心动过缓、低血压等。<br>【注意点】 ① 口服吸收良好，$t_{max}$ 3 h，作用维持 8 h 以上，$t_{1/2}$ 10～12 h，静注 1～2 min 起效。② 严重心动过缓、Ⅱ或Ⅲ度房室传导阻滞者、心源性休克及低血压忌用；孕妇，乳母，肝功能不全、心衰或休克患者慎用。③ 中毒血药浓度与治疗血药浓度接近，剂量不宜过大。④ 静脉用药时应监测心电图与血压。⑤ 与奎尼丁或普萘洛尔合用，可产生协同作用。⑥ 苯妥英钠可加速本品代谢，本品能减慢茶碱代谢。⑦ 与西咪替丁合用可增加本品血药浓度。⑧ 与阿托品合用可延迟本品吸收。⑨ 与丙吡胺合用可明显减弱心肌收缩。 |
| 【作用及用途】 属Ⅰb 类抗心律失常药，抑制快速 $Na^+$ 内流。电生理作用：降低 0 相上升速度及幅度，缩短动作电位间期，但不影响 4 相除极坡度。其抗心律失常作用接近奎尼丁、美西律、普鲁帕酮，并有轻度冠脉扩张、解痉、抗胆碱和抗组胺作用。用于房性和室性早搏、阵发性室上性心动过速、短阵室性心动过速。<br>【不良反应】 轻微。少数有恶心、呕吐、上腹不适、头晕、视力模糊、轻度低血压；静注可有短暂头晕、耳鸣；偶可引起低血糖；可加重传导阻滞，抑制窦房结功能。<br>【注意点】 ① 口服后 $t_{max}$ 3～4 h，$t_{1/2}$ 5 h。② 窦房阻滞，Ⅱ、Ⅲ度房室传导阻滞，心源性休克，严重心衰，电解质紊乱，病窦综合征患者忌用；严重低血压及严重心动过缓，严重肝肾功能不全患者，孕妇及乳母慎用。③ 肌注时可加入 0.5%普鲁卡因 1～2 ml，以减轻疼痛。④ 使用时应避免接触皮肤和黏膜。⑤ 用药后 QRS 波增宽 25%以上，应减量或停药。⑥ 可增加地高辛血药浓度 10%～15%。⑦ 不宜与单胺氧化酶抑制剂合用。⑧ 老人参考剂量：每次 0.1 g，每日 3 次，可增至每日 0.45～0.6 g，分次服；肌注每次 30 mg，每日 1 次。 |

| 药品名称 | 剂型规格 | 用法 | 成人剂量 | 小儿剂量 |
|---|---|---|---|---|
| **苯妥英钠**<br>(大仑丁)<br>Phenytoin Sodium<br>(Dilantin) | 片剂<br>0.05 g<br>0.1 g | 口服 | 每次 0.05～0.1 g<br>每日 3 次<br>极量 1 次 0.3 g<br>1 d 0.6 g | 每日 5 mg/kg<br>分 3 次 |
| | 注射剂<br>0.1 g<br>0.25 g | 静注或静滴 | 每次 0.125～0.25 g<br>用注射用水 20 ml 稀释，于 6～10 min 注入，必要时 0.5～1 h 后再注入 0.1 g，直到心律失常纠正或 2 h 总剂量 达 0.5 g<br>极量 1 d 0.6 g | 每次 3～5 mg/kg<br>用法同成人 |
| **盐酸妥卡胺**<br>(妥卡尼，室安卡因)<br>Tocainide Hydrochloride<br>(Tonocarp) | 片剂<br>胶囊<br>0.2 g | 口服 | 每次 0.4 g<br>每日 2～3 次<br>维持量每次 0.2 g<br>每日 2 次<br>极量 1 d 2.4 g | 每次 7.5 mg/kg<br>每日 2～3 次 |
| | 注射剂<br>5 ml<br>0.1 g<br>10 ml<br>0.2 g | 静注 | 每次 0.2 g，加 5%<br>GS 20 ml 缓注<br>15～30 min | |
| | | 静滴 | 每次 0.5～0.75 g<br>以 GS 或 NS<br>50～100 ml<br>溶解后静滴 | |
| **盐酸阿普林定**<br>(安搏律定，茚丙胺)<br>Aprindine Hydrochloride<br>(Amidonal, Fiboran) | 片剂<br>25 mg<br>50 mg | 口服 | 首次 0.1 g，必要时 0.2 g，其后每 6 h 再用 0.05～0.1 g<br>总剂量 24 h <0.3 g<br>第 2～3 d<br>每日 0.1～0.15 g<br>分 2～3 次<br>维持量<br>每日 0.05～0.1 g<br>分 2 次 | |

| 作用及用途、不良反应、注意点 |
| --- |
| 【作用及用途】 为膜抑制性药物。电生理作用与225页利多卡因相似，主要是抑制心肌的自律性，对心肌的应激性和收缩性无明显抑制作用，且有加快房室传导的作用。用于室性早搏或心动过速，尤其是洋地黄中毒引起的心律紊乱。<br>【不良反应】 见57页苯妥英钠项下。<br>【注意点】 ① 口服 $t_{max}$ 4～12 h；$t_{1/2}$平均22 h，长期服用者可为15～95 h不等。② 频率极快的心动过速、高度房室传导阻滞、充血性心力衰竭、严重心肌损害及对乙内酰脲类药过敏者忌用；肝功能不全者慎用。③ 静注需缓慢，以每分钟25～50 mg为宜，速度太快或用量过大可产生低血压、心脏停搏、心室颤动或完全性房室传导阻滞。④ 静滴时先用注射用水溶解，再用NS或GS稀释。⑤ 经静注后如仍有偶发早搏，可肌注或口服维持。⑥ 静注处常有疼痛，并易致静脉栓塞，故宜选较粗的静脉注射。⑦ 其他见苯妥英钠项下。⑧ 老人静注参考剂量：每次0.1 g，需在心电图和血压监护下进行。 |
| 【作用及用途】 电生理作用与225页利多卡因相似。口服后吸收迅速。用于室性早搏及室性心动过速。<br>【不良反应】 厌食、恶心、呕吐、便秘、眩晕、头昏、嗜睡、出汗、耳鸣、震颤等，偶见皮疹、肺炎、肺纤维化等。<br>【注意点】 ① 口服 $t_{max}$ 0.5～1.5 h，$t_{1/2}$ 12～18 h。② 重度传导阻滞及对本品过敏者忌用；心衰、正在用其他抗心律失常药、窦房结功能障碍及肝肾功能不全者慎用。③ 静滴速度为每分钟0.5～0.75 mg/kg。④ 定期监测血压、心电图、肝功能、胸片、血常规。⑤ 碳酸氢钠可使本品排泄减少。⑥ 老人口服参考剂量：每次0.2～0.4 g，每日2～3次，维持量每次0.1 g，每日2次。 |
| 【作用及用途】 其电生理作用与225页利多卡因相似，但作用更显著而持久，对心肌抑制作用较小。用于室性和室上性早搏、阵发性室上性心动过速、房颤等。对各种快速型心律失常有较好疗效。<br>【不良反应】 眩晕、震颤或失眠；胃肠道反应，严重者可有癫痫样发作，停药或减量后即消失。<br>【注意点】 ① 口服 $t_{max}$ 2 h，$t_{1/2}$ 13～50 h。② 传导阻滞、窦性心动过缓、癫痫、严重肝胆疾病患者忌用；老人，肝肾功能不全、震颤麻痹等患者慎用。③ 治疗作用强，但治疗量与中毒量较接近，神经系统不良反应较明显，可留作二线药物使用。④ 不宜与利多卡因合用，因可能引起惊厥。 |

| 药品名称 | 剂型规格 | 用法 | 成人剂量 | 小儿剂量 |
| --- | --- | --- | --- | --- |
| | 注射剂<br>5 ml<br>0.05 g<br>10 ml<br>0.1 g<br>20 ml<br>0.2 g | 静滴 | 首次 0.1～0.2 g，以 5%～10% GS 100～200 ml 稀释，滴速每分钟 2～5 mg<br>滴注 30 min<br>极量 24 h<0.3 g | |
| **盐酸普鲁帕酮**<br>(心律平，悦福隆)<br>Propafenone Hydrochloride<br>(Rytmonorm) | 片剂<br>0.05 g<br>0.15 g | 口服 | 治疗量<br>每次 0.1～0.15 g<br>每 6～8 h 1 次<br>维持量<br>每次 0.15 g<br>每日 2 次 | 治疗量<br>每次 5～7 mg/kg<br>每 6～8 h 1 次<br>维持量<br>每次 3～4 mg/kg<br>每日 2～3 次 |
| | 注射剂<br>10 ml<br>35 mg<br>20 ml<br>70 mg | 静注 | 每次 70 mg，用 5% GS 20 ml 稀释，<br>约 5 min 缓慢注入<br>无效时，间隔 10～20 min可重复<br>总剂量<0.21 g | 每次 1～1.5 mg/kg<br>用法同成人 |
| | | 静滴 | 静注见效后以<br>每分钟 0.5～1 mg 速度滴入维持<br>总剂量 1 d<0.35 g | |
| **醋酸氟卡尼**<br>(氟卡胺)<br>Flecainide Acetate<br>(Tambocor) | 片剂<br>0.1 g<br>0.2 g | 口服 | 每次 0.1 g，每日 2 次，以后每隔 4 d<br>每次增加 0.05 g，<br>最大剂量 1 d 0.4 g | 年长儿<br>每次 0.05～0.1 g<br>每日 2 次 |
| | 注射剂<br>5 ml<br>0.05 g<br>10 ml<br>0.1 g | 静注或静滴 | 1～2 mg/kg，用 GS 液稀释后，推注 5 min 以上，隔 15～20 min 可重复 0.5 mg/kg 1～2 次<br>滴注<br>最大总量 1 d 0.2 g | 1～2 mg/kg<br>推注 10 min |

| 作用及用途、不良反应、注意点 |
|---|
| |
| 【作用及用途】 为膜抑制性药,属Ⅰc类抗心律失常药。其电生理作用为降低动作电位上升速率,轻度延长动作电位时间和有效不应期,提高心肌阈电位,显著降低自律性;增加冠脉流量和抑制心肌收缩力,降低心肌耗氧量。用于各种早搏、阵发性室性、室上性心动过速、预激综合征伴室上性心动过速、房扑、房颤。<br>【不良反应】 轻度头晕、恶心、口干及短暂血压下降;用量较大时有窦房或房室传导抑制,减量或停药后可恢复。<br>【注意点】 ① 口服后0.5～1 h见效,$t_{max}$ 2～3 h,多次给药$t_{1/2}$ 5～8 h。② 心力衰竭、心源性休克、严重心动过缓、Ⅱ或Ⅲ度传导阻滞、病窦综合征、严重阻塞性肺部疾病、明显低血压、明显电解质紊乱及对本品过敏者忌用;肝肾功能不全者、孕妇及乳母慎用。③ 可增加地高辛及β受体阻滞剂血药浓度。④ 忌与单胺氧化酶抑制剂合用。⑤ 其他抗心律失常药可增加本品不良反应。⑥ 降压药可使本品降压作用增强。⑦ 可使华法林血药浓度升高。 |
| 【作用及用途】 为膜抑制性药,属Ⅰc类抗心律失常药。其电生理作用为降低动作电位上升速率,延长心肌有效不应期和房室传导,减慢心房和心室自律性。对心脏有负性肌力作用。用于室性早搏或心动过速、室上性心动过速、房颤、预激综合征。<br>【不良反应】 剂量较大(血药浓度>1 μg/ml)或原有心律失常较严重者有致快速心律失常作用;另可有感觉异常、嗜睡、头昏、视力障碍、恶心、低血压、心动过缓等。<br>【注意点】 ① 口服$t_{max}$ 3 h,$t_{1/2}$ 14～22 h。② 心力衰竭、病窦综合征、严重房室传导阻滞、严重肝肾功能不全患者,孕妇及乳母忌用;老人慎用。③ 用药期间需随访血压、心电图,监测血药浓度,以防中毒。④ 严重心律失常者应在严密监护下,从小量开始。⑤ 与其他抗心律失常药、β受体阻滞剂、钙离子拮抗剂合用时应特别谨慎。⑥ 本品可增加地高辛浓度,西咪替丁可减慢本品排泄。 |

| 药品名称 | 剂型规格 | 用法 | 成人剂量 | 小儿剂量 |
|---|---|---|---|---|
| **盐酸氯卡尼**<br>(氯卡胺，劳卡胺)<br>Lorcainide Hydrochloride (Remivox) | 片剂<br>0.1 g | 口服 | 每次 0.1 g<br>每日 2～3 次<br>餐后服<br>最大剂量 1 d 0.4 g | |
| | 注射剂<br>10 ml<br>0.1 g | 静注 | 每次 1～2 mg/kg<br>10 min 注完<br>8～12 h 后可重复 1 次<br>最大剂量 1 d 0.2 g | |
| | | 静滴 | 每日 0.2～0.3 g | |
| **盐酸恩卡尼**<br>(恩卡胺，英卡胺)<br>Encainide Hydrochloride (Enkaid) | 片剂<br>胶囊<br>25 mg<br>50 mg | 口服 | 每次 25～75 mg<br>每日 3～4 次 | 每日 2～7.5 mg/kg<br>分 3～4 次 |
| | 注射剂<br>1 ml<br>25 mg<br>2 ml<br>50 mg | 静注 | 每次 0.1～1 mg/kg<br>缓注 15 min | |
| **盐酸普萘洛尔**<br>(心得安，萘心安)<br>Propranolol Hydrochloride | 片剂<br>10 mg | 口服 | 见 252 页 | |
| | 注射剂<br>5 ml<br>5 mg | 静注或静滴 | 见 252 页 | |
| **吲哚洛尔**<br>(心得静，心复宁)<br>Pindolol | 片剂<br>1 mg<br>5 mg | 口服 | 见 252 页 | |
| | 注射剂<br>1 ml<br>0.2 mg | 静注或静滴 | 见 252 页 | |

| 作用及用途、不良反应、注意点 |
|---|
| 【作用及用途】 电生理作用类似231页氟卡尼。用于室性和室上性早搏或心动过速、室颤。<br>【不良反应】 口服可有胃肠道不适、出汗、感觉异常、记忆和睡眠障碍；静脉给药速度过快可有视觉模糊、热感、出汗、震颤、头晕、耳鸣、焦虑等。少数用药后有致室性快速心律作用。<br>【注意点】 ① 口服 $t_{max}$ 1～4 h，$t_{1/2}$ 5～10 h。② 高度心脏传导阻滞患者及儿童忌用；心力衰竭、严重心动过缓、低血钾患者及孕妇慎用。③ 治疗首日应在心电图监护下进行。④ 定期监测心电图，QRS间期较原来增宽25%以上，需减量或停药。 |
| 【作用及用途】 电生理作用类似231页氟卡尼，但抑制心肌收缩力作用较弱，不影响房室结传导。用于室性早搏、室性心动过速，亦用于室上性心动过速或伴预激综合征者。<br>【不良反应】 最严重是促发或加重室性心律失常；室内传导阻滞、窦性心动过缓、窦性停搏；另有胃肠道不适、头昏、头痛、视力模糊、复视、震颤、共济失调等。<br>【注意点】 ① 口服 $t_{max}$ 0.5～1 h，$t_{1/2}$ 3～4 h。② 对本品过敏、心肌病变、充血性心衰、病窦综合征、Ⅱ或Ⅲ度房室传导阻滞、心源性休克者忌用；肝肾功能不全者、孕妇及乳母慎用。③ 治疗应从小剂量开始，在严密监护QRS波宽度及不良反应情况下逐渐增加剂量。④ 药物过量时出现QRS波增宽、Q－T间期延长、低血压、心动过缓、传导阻滞、心脏停搏等。⑤ 本品不宜与奎尼丁、阿普林定及维拉帕米合用。 |
| 【作用及用途】<br>【不良反应】<br>【注意点】 } 见253页普萘洛尔项下。 |
| 【作用及用途】<br>【不良反应】<br>【注意点】 } 见253页吲哚洛尔项下。 |

| 药品名称 | 剂型规格 | 用法 | 成人剂量 | 小儿剂量 |
|---|---|---|---|---|
| **盐酸氧烯洛尔**<br>(心得平)<br>Oxprenolol<br>Hydrochloride | 片剂<br>20 mg | 口服 | 见 252 页 | |
| | 注射剂<br>5 ml<br>5 mg | 静注<br>或<br>静滴 | 见 252 页 | |
| **盐酸阿普洛尔**<br>(心得舒)<br>Alprenolol<br>Hydrochloride | 片剂<br>50 mg | 口服 | 见 254 页 | |
| | 注射剂<br>5 ml<br>5 mg | 静注 | | |
| **纳多洛尔**<br>(纳心安)<br>Nadolol | 片剂<br>10 mg<br>20 mg<br>40 mg | 口服 | 见 256 页 | |
| **盐酸阿替洛尔**<br>(氨酰心安)<br>Atenolol<br>Hydrochloride | 片剂<br>50 mg | 口服 | 见 254 页 | |
| **酒石酸美托洛尔**<br>(美多心安，倍他乐克)<br>Metoprolol<br>Tartrate<br>(Betaloc) | 片剂<br>50 mg | 口服 | 见 254 页 | |
| | 注射剂<br>5 ml<br>5 mg | 静注 | | |
| **盐酸索他洛尔**<br>(施太可)<br>Sotalol<br>Hydrochloride<br>(Sotacor) | 片剂<br>80 mg | 口服 | 见 258 页 | |

| 作用及用途、不良反应、注意点 |
| --- |
| 【作用及用途】<br>【不良反应】 见 253 页氧烯洛尔项下。<br>【注意点】 |
| 【作用及用途】<br>【不良反应】 见 255 页阿普洛尔项下。<br>【注意点】 |
| 【作用及用途】<br>【不良反应】 见 257 页纳多洛尔项下。<br>【注意点】 |
| 【作用及用途】<br>【不良反应】 见 255 页阿替洛尔项下。<br>【注意点】 |
| 【作用及用途】<br>【不良反应】 见 255 页美托洛尔项下。<br>【注意点】 |
| 【作用及用途】<br>【不良反应】 见 259 页索他洛尔项下。<br>【注意点】 |

| 药品名称 | 剂型规格 | 用法 | 成人剂量 | 小儿剂量 |
|---|---|---|---|---|
| **盐酸胺碘酮**<br>(安律酮，乙胺碘呋酮，可达龙)<br>Amiodarone Hydrochloride<br>(Atlansil, Cordarone) | 片剂<br>胶囊<br>0.1 g<br>0.2 g | 口服 | 每次 0.2 g<br>每日 3 次<br>达到显著疗效后(1～2 周)逐渐减量<br>维持量 每次 0.2 g<br>每日 1～2 次<br>极量 1 d 1.2 g | 每日 7.5～15 mg/kg<br>分 3 次<br>维持量<br>每日 3～5 mg/kg<br>分 1～2 次 |
| | 注射剂<br>2 ml<br>0.15 g | 静注 | 每次 5～10 mg/ kg<br>于 3～5 min 内注入 | 每次 2.5～5 mg/kg<br>加入 5% GS 或 NS 中缓注 |
| | | 静滴 | 负荷量 5 mg/ kg<br>加入 5% GS 250 ml 中静滴 20 min 至 2 h，24 h 内可滴注<br>2～3 次<br>维持量<br>每日 10～20 mg/kg<br>维持数日<br>极量 1 d 1.2 g | |
| **扎西溴苄铵**<br>(溴苄乙胺，特兰新)<br>Bretylium Tosylate<br>(Darenthin, Bretylan) | 注射剂<br>2 ml<br>0.25 g | 肌内 | 每次 3～5 mg/kg<br>每日 2～3 次 | 同成人 |
| | | 静注 | 每次 3～5 mg/kg<br>以 5% GS 稀释后缓慢注入<br>>20 min<br>必要时 4～6 h 后重复 1 次<br>总剂量<br>1 d<30 mg/kg | 同成人 |

| 作用及用途、不良反应、注意点 |
|---|
| 【作用及用途】 属第Ⅲ类抗心律失常药。延长心房和心室肌纤维的动作电位时间和不应期,延长房室结传导时间;能选择性弛张血管平滑肌,增加冠状动脉血流量,减少心肌耗氧量。用于房性、交界性、室性早搏和心动过速、阵发性心房颤动。亦可用于心绞痛。<br>【不良反应】 恶心、呕吐、便秘、头昏、失眠、震颤、光过敏、S-T段及T波改变、P-R间期延长及Q-T间期延长、窦性心动过缓。少数有窦性停搏、窦房阻滞及药疹,个别可出现快速室性心律等。长期服用可有角膜微小沉淀、甲状腺功能紊乱、肝功能损害及肺纤维化。<br>【注意点】 ① 口服后 $t_{max}$ 4～8 h,达效时间 4～7 d,$t_{1/2}$ 3～9 周。② 病态窦房结综合征、严重房室传导阻滞、Q-T间期明显延长、对碘过敏者,孕妇及乳母忌用;甲状腺功能紊乱、肝肺功能不全、严重心衰患者及老人慎用。③ 服药期间监测心电图。④ 长期服药者可考虑间歇用药,每周服 5 d,停 2 d 或在服药 1 个月内停用 7 d。⑤ 服药 1 年内每 3 个月胸部 X 线检查,每 6 个月肝功能及甲状腺功能检查 1 次,最初 6 个月内宜进行眼科裂隙灯检查。⑥ 本品能提高地高辛、奎尼丁、阿普林定和普鲁卡因胺的血药浓度。⑦ 能增加钙离子拮抗药及β受体阻滞药对窦房结、房室结及心肌收缩力的抑制作用。⑧ 与单胺氧化酶抑制剂同用,使本品代谢减低。⑨ 与华法林合用可增加出血。⑩ 老人口服参考剂量:每次 0.1～0.15 g,每日 3 次,维持量:每次 0.1 g,每日 1～2 次。 |
| 【作用及用途】 为肾上腺素能神经阻断药,属第Ⅲ类抗心律失常药。能明显提高心室肌的致颤阈,延长动作电位和增加有效不应期而减慢传导,消除折返所致的心律失常。用于经常规抗心律失常药及电复律无效的复发性室性心动过速、室颤,可防止或中止其复发,增加电转复室速或室颤成功机会。<br>【不良反应】 胸闷、心慌、恶心、呕吐、腹部不适等,用药开始时可有一过性高血压,半数以上患者可产生直立性低血压。少数患者有致心律失常作用。<br>【注意点】 ① 静注后 15 min 起效,$t_{max}$ 4 h,维持 10～12 h,$t_{1/2}$ 7～9 h。② 低血压者忌用;心瓣膜病、严重心衰、心排血量低、肾功能不全者及老人慎用。③ 肌注局部有刺激。④ 少数可能对儿茶酚胺类药物较敏感,故应从小剂量开始。⑤ 用药后应保持卧位。⑥ 严密监测血压及心电图。⑦ 忌与钙离子拮抗剂合用。⑧ 可增加洋地黄类毒性。⑨ 与奎尼丁及普鲁卡因胺有相互拮抗作用。⑩ 与利尿剂或血管扩张剂合用可促使低血压发生。 |

| 药品名称 | 剂型规格 | 用法 | 成人剂量 | 小儿剂量 |
|---|---|---|---|---|
| **多非利特**<br>(度非替利)<br>Dofetilide<br>(Tikosyn) | 胶囊<br>0.125 mg<br>0.25 mg<br>0.5 mg | 口服 | 心房颤动、扑动:<br>每次 0.25～0.5 mg<br>每日 2 次<br>预防室速:<br>每次 0.25～1 mg<br>每日 2 次 | |
| **富马酸伊布利特**<br>(欣无忧)<br>Ibutilide<br>Fumarate | 注射剂<br>1 mg | 静注 | <60 kg 0.01 mg/kg<br>≥60 kg 1 mg<br>以 5% GS 50 ml 稀释后,缓注 10 min | |
| **盐酸维拉帕米**<br>(异搏定,戊脉安,诺富生)<br>Verapamil<br>Hydrochloride<br>(Iproveratril,<br>Vasolan,<br>Cordilox,<br>Isoptin,<br>Novopressan) | 片剂<br>40 mg<br>80 mg | 口服 | 每次 40～80 mg<br>每日 3～4 次<br>维持量<br>每次 40 mg<br>每日 3 次 | 每日 2～4 mg/kg<br>分 3 次 |
| | 缓释片<br>0.12 g<br>0.18 g<br>0.24 g | 口服 | 每次 0.12～0.24 g<br>每日 1～2 次<br>餐后吞服 | |

| 作用及用途、不良反应、注意点 |
| --- |
| 【作用及用途】 为第Ⅲ类抗心律失常药。本品呈剂量依赖性延长动作电位、增加房室和旁道有效不应期，但不减慢传导，消除折返所致的心律失常。本品比其他Ⅲ类抗心律失常药的作用更强，选择性更高。用于房颤、房扑及室上性心动过速。<br>【不良反应】 常见头痛、头晕、胸痛，少见肠胃气胀、腹泻。可见房室传导阻滞、Q－T间期延长、室性早搏、尖端扭转型室性心动过速。<br>【注意点】 ① 服后 2 h 起效，$t_{max}$ 1～3 h，维持 4 h，$t_{1/2}$ 7.5～10 h。② 对本品过敏、长Q－T间期综合征、心动过缓、严重肾功能不全患者，儿童，孕妇及乳母忌用；房室传导阻滞、心动过速、中度Q－T间期延长、低血钾、低血镁、肝肾功能不全患者及老人慎用。③ 严密监测Q－T间期及肌酐清除率，若Q－T间期延长＞15％或＞500 ms，立即停药。④ 忌与西咪替丁、西沙必利、大环内酯类抗生素及能延长Q－T间期的药物合用；慎与排钾利尿剂合用。⑤ 使用其他抗心律失常药患者改用本品，至少间隔其他抗心律失常药的 3 个血浆半衰期。 |
| 【作用及用途】 具有第Ⅲ类抗心律失常药特性，即延长动作电位，增加房室和旁道有效不应期，并通过激活缓慢内向电流(主要是钠电流)使复极延迟。用于近期发作的房颤、房扑及室上性心动过速。<br>【不良反应】 少见。少数患者有致心律失常作用，可见房室传导阻滞、Q－T间期延长、室性早搏，严重者发生尖端扭转型室性心动过速。此外尚有直立性低血压、心动过缓、头痛等。<br>【注意点】 ① $t_{1/2}$ 3～6 h。② 对本品过敏、延长Q－T间期综合征、心动过缓、严重肾功能不全患者，孕妇，乳母及儿童忌用；房室传导阻滞、心动过速、中度Q－T间期延长、低血钾、低血镁、肝肾功能不全患者及老人慎用。③ 静注后连续心电图监测Q－T间期至少 4 h。④ 忌与延长Q－T间期的药物合用。⑤ 使用Ⅰ类或其他Ⅲ类抗心律失常药患者改用本品，至少间隔其他抗心律失常药的 5 个血浆半衰期。 |
| 【作用及用途】 为钙离子拮抗剂，属Ⅳ类抗心律失常药。能选择性拮抗钙离子在平滑肌兴奋收缩过程中的影响，改善缺氧时心肌代谢。有类似β受体阻滞剂的作用，能减少冠状动脉的循环阻力，增加冠状动脉的血流量，减弱心肌收缩力，降低心肌耗氧量，减慢心率，降低外周循环阻力。有奎尼丁样延长心房不应期、抑制心肌自律性、减慢房室传导作用。用于窦性心动过速、室上性阵发性心动过速、房性或交界性早搏，亦用于心绞痛和高血压。<br>【不良反应】 恶心、呕吐、便秘、心悸，少数可引起显著房室传导阻滞、室颤、心脏停搏；静脉用药者可有血压下降，引起或加重心力衰竭。<br>【注意点】 ① 服后 30 min 起效，$t_{max}$ 1～2 h，维持 6 h，$t_{1/2}$ 5～12 h，静注 1～2 min 起效，维持 15～20 min。② 房室或束支传导阻滞、心动过缓、低血压、心 |

| 药品名称 | 剂型规格 | 用法 | 成人剂量 | 小儿剂量 |
|---|---|---|---|---|
| | 注射剂<br>2 ml<br>5 mg | 静注<br>或<br>静滴 | 每次 5～10 mg，以 5% GS 稀释后，在 5～10 min 内静注，或以每小时 10 mg 的速度静滴<br>总剂量<br>1 d<0.05～0.1 g | 每次<br>0.075～0.15 mg/kg<br>缓注 10 min<br>继以每分钟<br>5 μg/kg 静滴 |
| **盐酸地尔硫䓬**<br>(硫氮䓬酮，恬尔心，艾克朗，合心爽，合贝爽)<br>Diltiazem Hydrochloride<br>(Dilzem, Ergolan, Cardizem, Herbesser) | 片剂<br>30 mg | 口服 | 每次 30～60 mg<br>每日 3～4 次，自小量开始，逐渐增加，餐前服<br>最大剂量<br>1 d 0.36 g | |
| | 缓释片<br>0.09 g<br>0.12 g | 口服 | 每次 0.09～0.12 g<br>每日 1～2 次 | |
| | 注射剂<br>10 mg<br>50 mg | 静注 | 0.1～0.25 mg/kg<br>2～3 min 内注完 | |
| **三磷腺苷钠**<br>Adenosine Triphosphate Sodium<br>(ATP) | 注射剂<br>2 ml<br>20 mg | 静注 | 每次 20 mg，用 5% GS 稀释至 5 ml，20 s 内迅速注入<br>如无效，5 min 后再注 30 mg | <5 岁 每次 10 mg<br>>5 岁 每次 20 mg<br>20 s 内迅速注入 |
| | | 静滴 | 20～40 mg 以 5% GS 稀释后滴注<br>每日 1 次 | |
| **硫酸镁**<br>Magnesium Sulfate | 注射剂<br>10 ml<br>2.5 g | 静注<br>或<br>静滴 | 每次 1～2.5 g 以 5% GS 40 ml 稀释后，在 10 min 左右缓慢推注，然后每分钟 10 mg 静滴 | |

| 作用及用途、不良反应、注意点 |
| --- |
| 源性休克、预激综合征伴发的房颤、房扑、病窦综合征患者忌用;心功能不全、支气管哮喘患者慎用或忌用,肝功能不全者、老人慎用,6 个月以下婴儿不宜应用。③ 静注时应密切注意心率、心律及血压。④ 不宜与β受体阻滞剂合用。⑤ 与奎尼丁合用,有协同作用。⑥ 与地高辛合用可增加地高辛血药浓度。⑦ 老人静注参考剂量:每次 1.25～2.5 mg,静注 10 min。 |
| 【作用及用途】 为钙离子拮抗剂,其电生理作用同 239 页维拉帕米。用于各型心绞痛、高血压,亦用于室上性快速心律失常。对雷诺病、非特异性或食管痉挛引起的咽下困难有一定疗效。<br>【不良反应】 皮疹、头痛、头晕、皮肤潮红、窦性心动过缓、房室传导阻滞、低血压、足肿、胃肠不适等,偶见高血糖,ALT、AKP 增高。<br>【注意点】 ① 服后 $t_{max}$ 2～3 h,$t_{1/2}$ 4 h;缓释片单次口服 0.12 g,$t_{max}$ 6～11 h,$t_{1/2}$ 6～7 h。② 病窦综合征、严重房室传导阻滞、房颤、房扑伴预激综合征、低血压(收缩压低于 90 mmHg)、心率每分钟低于 50 次、心功能不全、对本品过敏、急性心肌梗死或肺充血患者,孕妇及乳母忌用。③ 与其他对心脏有抑制作用药物合用时应谨慎。 |
| 【作用及用途】 静脉快速推注有类似迷走神经作用,并有钙通道拮抗剂作用,抑制房室传导而终止室上性心动过速。用于室上性心动过速。<br>【不良反应】 过敏反应、血压下降,严重者可有心脏停搏。<br>【注意点】 ① 对本品过敏,病窦综合征,Ⅱ、Ⅲ度房室传导阻滞,脑出血初期及哮喘患者忌用。② 需在心电图严密监护下应用,以防心脏过度抑制。③ 与茶碱、咖啡因合用有拮抗作用,与双嘧达莫合用作用增强,与卡马西平合用,房室传导阻滞增加。④ 忌与氯丙嗪、异丙嗪、万古霉素、毒毛旋花子苷 K、糖皮质激素及硫喷妥钠合用。 |
| 【作用及用途】 使心室肌复极趋于一致。用于尖端逆转型室速,尤适用于高血压、心室激惹。用于不宜用异丙基肾上腺素又不便电刺激起搏者。<br>【不良反应】<br>【注意点】 } 见 16 页硫酸镁项下。 |

| 药品名称 | 剂型规格 | 用法 | 成人剂量 | 小儿剂量 |
|---|---|---|---|---|
| **门冬氨酸钾镁**<br>(脉安定，潘南金)<br>Potassium Magnesium Aspartate (Aspara, Panangin, Trommcardin) | 片剂<br>每片含钾盐<br>0.46 mmol<br>镁盐<br>0.24 mmol | 口服 | 见 196 页 | |
| **依地酸二钠**<br>(依地钠)<br>Disodium Edetate (EDTA-2Na) | 注射剂<br>5 ml<br>1 g | 静注或静滴 | 每次 1～3 g，以 5% GS 20～40 ml 稀释后注入或每次 4～6 g，以 5% GS 500 ml 稀释后，于 1～4 h 滴入<br>1 疗程 3～6 d<br>必要时隔 7 d 可重复 | 每小时 15 mg/kg 以 5% GS 稀释后滴入<br>极量<br>1 d 60 mg/kg |
| **盐酸异丙肾上腺素**<br>Isoprenaline Hydrochloride (Isoproterenol, Neodrenal) | 片剂<br>10 mg | 舌下 | Ⅱ度房室传导阻滞：<br>每次 2.5～10 mg<br>每日 2～3 次<br>极量 1 次 20 mg<br>1 d 60 mg | Ⅱ度房室传导阻滞：<br>>5 岁<br>每次 2.5～10 mg<br>每日 2～3 次 |
| | 注射剂<br>2 ml<br>1 mg | 静滴 | Ⅲ度房室传导阻滞：<br>每次 0.5～1 mg<br>以 5% GS 250～500 ml 稀释后静滴，按需要调整滴速 | Ⅲ度房室传导阻滞：<br>每次 0.1 mg，以 5% GS 稀释<br>每分钟<br>0.1～1.5 μg/kg |
| **硫酸阿托品**<br>Atropine Sulfate | 片剂<br>0.3 mg | 口服 | 见 172 页 | 见 172 页 |
| | 注射剂<br>1 ml<br>0.5 mg<br>1 mg | 皮下或静注 | 见 172 页 | 见 172 页 |

| 作用及用途、不良反应、注意点 |
| --- |
| 【作用及用途】<br>【不良反应】<br>【注意点】 见197页门冬氨酸钾镁项下。 |
| 【作用及用途】 能与钙离子结合成可溶性络合物,以降低血钙浓度,从而降低心肌应激性。用于房性或室性早搏,尤其是洋地黄中毒引起的室性心律失常,亦用于钙盐过量沉着性疾患,如冠状动脉硬化、周围血管疾病、骨病变钙化、钙盐沉着性关节炎及硬皮病,并可诊断甲状旁腺功能减退。<br>【不良反应】 偶有恶心、呕吐、腹痛,因血钙迅速下降可出现肌肉震颤、抽搐等。<br>【注意点】 ① 血友病、血液凝固性下降、低血钙、肝或肾脏疾病患者忌用。② 治疗期间应给予低钙饮食。③ 定期检查血钙、尿钙含量。④ 心律失常纠正后,需口服钾盐,以维持疗效。 |
| 【作用及用途】 为拟肾上腺素药。其β受体兴奋作用较明显,对支气管平滑肌有显著舒张作用;对心脏有兴奋作用;扩张内脏血管,降低周围阻力,有利于改善微循环“短路”现象,使回心血量及心排血量增加,改善各组织血液供应;使心率加快,兴奋窦房结及房室结,改善心脏传导功能。用于支气管哮喘、房室传导阻滞或其他缓慢心律失常及中毒性休克,亦用于尖端扭转型室速。<br>【不良反应】 心悸、心率加快、头昏、恶心、喉干等。<br>【注意点】 ① 心绞痛、心肌梗死、心动过速、糖尿病、甲亢患者及孕妇忌用;乳母停止哺乳。② 与肾上腺素类有交叉过敏。③ 舌下含服时,宜先将药片咬碎,含于舌下,以达速效。④ 用于休克时,宜先补充血容量。⑤ 静滴速度过快,浓度过高,可致室性早搏、心动过速甚至心室颤动。⑥ 密切观察心率、心律及血压,若心率增快到每分钟140次或出现心律不齐应停药。⑦ 忌与碱性药物配伍。 |
| 【作用及用途】 可消除迷走神经对心脏的抑制作用,使心率加快;也可消除迷走神经过度兴奋所致的心脏传导阻滞。用于窦性心动过缓、房室传导阻滞、抢救锑剂中毒引起的心律失常,其他用途见解痉及镇吐药。<br>【不良反应】<br>【注意点】 见173页及771页阿托品项下。 |

## (三)抗心绞痛药

| 药品名称 | 剂型规格 | 用法 | 成人剂量 | 小儿剂量 |
|---|---|---|---|---|
| **硝酸甘油**<br>(三硝酸甘油酯,耐绞宁)<br>Nitroglycerin<br>(Nitrostat) | 片剂<br>0.3 mg<br>0.5 mg<br>0.6 mg | 舌下 | 每次 0.3～0.5 mg<br>每 5 min 重复 1 次<br>极量 1 d 2 mg | 每次 0.15～0.3 mg |
| | 缓释胶囊<br>2.5 mg | 口服 | 每次 2.5～5 mg<br>每日 12 h 1 次 | |
| | 注射剂<br>1 ml<br>1 mg<br>2 mg<br>5 mg<br>10 mg | 静滴 | 心绞痛及心肌梗死:<br>每次 5～10 mg,以 5% GS 250～500 ml 稀释,开始每分钟 5～10 μg,以后根据反应,10～15 min 增加 25%～50%<br>手术中充血性心衰预防:<br>滴速每分钟<br>20～25 μg | 开始剂量<br>每分钟 1 μg/kg<br>每隔 20～60 min<br>可递增每分钟1 μg/kg<br>直至有效<br>最大剂量<br>每分钟 10 μg/kg |
| | 贴膜片<br>5 mg<br>10 mg | 外用 | 每日 5 mg,贴于胸前皮肤,需要时可增至每日 10 mg<br>每日 1 次 | 每日 2.5～5 mg<br>每日 1 次 |
| | 喷雾剂<br>11.2 ml<br>11.2 g | 舌下喷入 | 心绞痛:<br>剂量同片剂<br>每喷 0.4 mg | |
| **亚硝酸异戊酯**<br>(亚硝戊酯)<br>Amyl Nitrite | 吸入剂<br>0.2 ml | 吸入 | 每次 0.2 ml<br>极量<br>1 d 0.6～1 ml | |

| 作用及用途、不良反应、注意点 |
| --- |
| 【作用及用途】 直接松弛血管平滑肌,使全身血管尤其是静脉血管扩张,外周阻力减小,血压下降,静脉回心血量减少,心脏前负荷降低,从而减轻心脏的工作负荷,降低心肌耗氧量,使心绞痛得到缓解;扩张小动脉,降低心脏后负荷,心肌血流重新分布,有利于缺血区灌注。用于中止和(或)预防心绞痛发作;亦可用于急性肺水肿、脑贫血、肢端动脉痉挛症、视网膜中央动脉栓塞等。敷贴剂尤适用维持夜间血药浓度,静滴用于迅速控制急性肺水肿、不稳定心绞痛与急性心肌梗死的急性症状。<br>【不良反应】 头胀、头昏、搏动性头痛,偶可出现直立性低血压;长期服用可导致耐受性及成瘾性;静滴时,血压可明显下降,心率增速。<br>【注意点】 ① 易从皮肤及黏膜吸收,舌下给药 1～2 min 起效,5 min 达最大效应,$t_{1/2}$ 1～4 min,维持 10～30 min;缓释剂 30 min 起效,维持 8～10 h;敷贴剂 30 min 起效, $t_{max}$ 1～2 h,维持 24 h;喷雾剂 2～4 min 起效; 静滴立即起效,停药即失效。② 青光眼、低血压、颅内压增高、脑出血、急性心肌梗死、急性心绞痛发作患者及妊娠初 3 个月忌用;严重肝肾功能不全者、孕妇及乳母慎用。③ 监测血压及心功能,据此调节剂量。④ 静滴应在心电图监护下进行。⑤ 长期或大剂量用药,停药前应逐渐减量,以免症状反跳。⑥ 其他血管扩张剂、抗高血压药、β 受体阻滞剂、钙拮抗剂、神经抑制剂或三环类抗抑郁药、乙醇可加强本品的降压作用。⑦ 本品可加强二氢麦角碱作用,降低肝素疗效。⑧ 慎与普萘洛尔合用。⑨ 静滴时宜用玻璃瓶,且宜避光;⑩ 复方片剂(Nitroglycerin Co Tab)每片含本品 0.5 mg、四硝基季戊醇 20 mg,成人口服,每次 1 片。⑪ 敷贴剂又名贴保咛(Deponit),应敷贴于无病损、无毛、无油腻及无霜剂的皮肤上,每日更换部位。在进行心脏电复律或除颤及透热疗法前必须撕下膜片。⑫ 用于冠心病的长期治疗、心绞痛发作的预防,与洋地黄和(或)利尿剂合用治疗慢性心衰。⑬ 喷剂又名永保心灵(Nitrolingual)。⑭ 缓释胶囊又名疗通脉(Nitro-Mack Retard)。 |
| 【作用及用途】 同本页硝酸甘油。用于心绞痛发作,也可用于氰化物中毒。<br>【不良反应】 头痛、头胀、增加眼内压。<br>【注意点】 ① 吸入后 30 min 见效,维持 10 min。② 青光眼、头部外伤、脑出血、急性心肌梗死患者忌用。③ 应用时把包有布的安瓿压破,用鼻部吸入一口,剩余部分弃去。 |

| 药品名称 | 剂型规格 | 用法 | 成人剂量 | 小儿剂量 |
|---|---|---|---|---|
| **二硝酸异山梨酯**<br>(硝酸脱水山梨醇酯,消心痛,异舒吉)<br>Isosorbide Dinitrate<br>(Isordil, Sorbitrate, Nitorol, Nitrosorbide) | 片剂<br>2.5 mg<br>5 mg<br>10 mg | 舌下或口服 | 心绞痛:<br>每次 5～10 mg<br>1～2 h 后改维持量每次 5 mg<br>每日 3～4 次<br>预防心绞痛发作:<br>每次 5～10 mg<br>每日 3 次<br>心衰:<br>每次 5～20 mg<br>每 6～8 h 1 次 | |
| | 缓释片<br>20 mg<br>40 mg | 口服 | 每次 20 mg,每 12 h 1 次,整片吞服<br>根据需要可增至每日 80 mg | |
| | 注射剂<br>5 ml<br>5 mg<br>10 ml<br>10 mg<br>50 ml<br>50 mg | 静滴 | 开始<br>每小时 1～2 mg<br>逐渐加量<br>最大剂量<br>1 h 8～10 mg<br>滴注 3 d 或以上 | |
| | 气雾剂<br>20 ml<br>0.25 g | 口腔喷入 | 每喷 1.25 mg<br>每次 1～3 喷<br>每喷间隔 30 s | |
| **单硝酸异山梨酯**<br>(安心脉,异乐定,益辛保)<br>Isosorbide Mononitrate<br>(Pentacard-20, Elantan-20, Ismo-20, Mono Mack) | 片剂<br>20 mg | 口服 | 每次 10～20 mg<br>每日 2～3 次<br>餐后吞服 | |
| | 缓释胶囊<br>40 mg<br>50 mg | 口服 | 每次 40～50 mg<br>每日 1～2 次<br>餐后吞服 | |

| 作用及用途、不良反应、注意点 |
| --- |
| 【作用及用途】 同245页硝酸甘油,但作用持续较久。用于心绞痛的治疗和预防、心肌梗死的治疗和维持治疗,亦用于急、慢性心力衰竭,动脉内膜炎及伴有周围血管痉挛的疾病。<br>【不良反应】 头痛、眩晕,偶有直立性低血压、皮疹,敏感者可有恶心、呕吐、苍白、出汗甚至虚脱;久用个别有耐药性。<br>【注意点】 ① 舌下含服2～3 min起效,维持1～2 h;口服15～30 min起效,维持4～6 h,静滴、舌下、口服后$t_{1/2}$分别为20 min、60 min和4 h;喷入口腔后迅速被黏膜吸收,用药后1～3 min起效,$t_{max}$ 3～6 min,$t_{1/2}$ 0.5～1 h。② 应从小剂量开始,按病情需要调节剂量。③ 开始服用时出现的头痛常于继续服用后消失。④ 缓释剂又名易顺脉,安其伦或异舒吉缓释片或胶囊(Iso-Mack Retard, Angiolong Sustained Release, Isoket Retard)。⑤ 注射剂又名异舒吉注射剂(Isoket Inj.)。⑥ 气雾剂又名异舒吉气雾剂(Isoket Spray),使用时应垂直握瓶,顶部向上,在压下剂量泵时深吸气,屏住呼吸,将药喷入口中,然后闭嘴,单用鼻呼吸。⑦ 易顺脉皮肤喷雾剂(Td Spray Iso-Mack)每瓶2.4 g,每喷30 mg,早晨喷于皮肤1～2次,按摩入皮。⑧ 余见硝酸甘油。 |
| 【作用及用途】 为二硝酸异山梨酯的主要活性代谢产物。用于心绞痛的治疗和预防、冠心病的维持治疗、心肌梗死后、慢性心衰。<br>【不良反应】 同245页硝酸甘油。<br>【注意点】 ① 服后10 min起效,$t_{max}$ 30 min,$t_{1/2}$ 5～6 h,缓释片 $t_{1/2}$ 8～9 h。② 缓释剂有长效异乐定(Elantan Long),每粒50 mg,莫诺美他(Mono-Mack-50D),每片50 mg,德脉宁(Is-5-Mono Retard-Ratiopharm),每粒40 mg,瑞德明(Ruideming),每片40 mg,艾狄莫尼(Etimonis),每片20 mg,40 mg,60 mg。③ 余见硝酸甘油。 |

| 药品名称 | 剂型规格 | 用法 | 成人剂量 | 小儿剂量 |
|---|---|---|---|---|
| **戊四硝酯**<br>(四硝基季戊醇)<br>Pentaerythrityl Tetranitrate<br>(Peritrate) | 片剂<br>10 mg<br>20 mg | 口服 | 每次 10～20 mg<br>每日 3 次<br>餐前服<br>1 疗程 2～4 周 | |
| **硝苯地平**<br>(硝苯吡啶,心痛定,拜心通)<br>Nifedipine<br>(Adalat, Nifelat,GITS) | 片剂<br>胶囊<br>5 mg<br>10 mg | 舌下或口服 | 心绞痛:<br>每次 10～20 mg<br>原发性高血压:<br>每次 5～10 mg<br>均每日 3～4 次 | 高血压危象:<br>每次<br>0.25～0.5 mg/kg<br>每 6～8 h 1 次 |
| | 控释片<br>20 mg<br>30 mg | 口服 | 每次 20～30 mg<br>可增至<br>每次 30～60 mg<br>每日 1 次,吞服 | |
| | 气雾剂<br>0.5 mg ×200 喷 | 喷雾吸入 | 每次 3～4 喷 | |
| **尼索地平**<br>(硝苯异丙啶)<br>Nisoldipine | 片剂<br>10 mg | 口服 | 每日 10～30 mg<br>分次服 | |
| **苯磺酸氨氯地平**<br>(络活喜)<br>Amlodipine Besylate<br>(Norvasc) | 片剂<br>2.5 mg<br>5 mg<br>10 mg | 口服 | 开始<br>每次 5 mg<br>可增至<br>每次 10 mg<br>每日 1 次 | |

| 作用及用途、不良反应、注意点 |
| --- |
| 【作用及用途】 同 245 页硝酸甘油,但作用缓慢而持久。用于预防和控制心绞痛发作。<br>【不良反应】 头痛、耳鸣、眩晕、恶心、视力模糊、呼吸窘迫等。<br>【注意点】 ① 服后 15～20 min 起效,$t_{max}$ 30～45 min,维持 4～6 h。② 青光眼患者忌用。 |
| 【作用及用途】 为钙离子拮抗剂。选择性显著,能持久地扩张冠状血管;改善心肌缺血区血流;选择性扩张小动脉,使心脏后负荷减轻,血压降低,减少心肌耗氧量;减弱心肌收缩力;促进侧支循环建立;抑制血小板凝聚。用于心绞痛,尤适用于伴冠脉痉挛的心绞痛和变异性心绞痛,心肌梗死,轻、中度高血压及肾性高血压,高血压危象。<br>【不良反应】 足与小腿肿胀,偶有面部潮红、眩晕、心悸、低血压或胃肠道不适、药疹;长期用药可有牙龈增生、男性乳房发育。<br>【注意点】 ① 口服后 15 min 起效,$t_{max}$ 1～2 h,持续 4～8 h,$t_{1/2}$ 3～5 h;舌下含 2～3 min 起效;喷雾吸入 10 min 起效,持续 3 h;控释片可在 24 h 内恒速释放。② 对本品过敏者、孕妇、乳母、心源性休克及心肌梗死急性期(8 d 内)患者忌用;严重低血压、严重心衰、胃肠道严重狭窄及肝肾功能不全者慎用。③ 长期用药不宜骤停,以免症状反跳。④ 经常测血压及作心电图检查。⑤ 忌与利福平合用。⑥ 与其他降压药合用时作用加强。⑦ 与β受体阻滞剂合用需防低血压。⑧ 与地高辛、奎尼丁合用,需监测后二者的血药浓度。 |
| 【作用及用途】 为作用强大的钙离子拮抗剂。其选择性扩张冠脉作用比硝苯地平强 4～10 倍,能降低心肌耗氧量及外周血管阻力,增加冠状动脉侧支循环,增加血流量。对心率和心肌收缩力的影响极小。用于冠心病、充血性心衰和高血压。<br>【不良反应】 面部潮红、头痛、心悸、倦怠等,但较硝苯地平轻。<br>【注意点】 ① 口服易吸收,$t_{max}$ 1.5 h,$t_{1/2}$ 3 h。② 西咪替丁使本品生物利用度增加 50%。③ 可增高地高辛血药浓度。 |
| 【作用及用途】 为钙离子拮抗剂。扩张冠脉,改善心肌供氧,扩张外周小动脉,减低外周阻力,减少心肌耗氧量;直接舒张血管平滑肌,降低血压。用于稳定型或变异型心绞痛、高血压。<br>【不良反应】 头痛、水肿、疲劳、失眠、恶心、腹痛、面红、心悸、头晕,少见瘙痒、皮疹、呼吸困难、肌肉痉挛、消化不良。<br>【注意点】 ① $t_{max}$ 6～12 h,连续给药 7～8 d 后血药浓度达稳态,$t_{1/2}$ 35～50 h。② 低血压、心源性休克、对本品过敏者忌用;孕妇、乳母及肝功能不全者慎用。 |

| 药品名称 | 剂型规格 | 用法 | 成人剂量 | 小儿剂量 |
|---|---|---|---|---|
| **盐酸维拉帕米**<br>(异搏定,戊脉安)<br>Verapamil Hydrochloride<br>(Isoptin, Cordilox) | 片剂<br>40 mg | 口服 | 见238页 | 见238页 |
| | 注射剂<br>2 ml<br>5 mg | 静注<br>或<br>静滴 | 见238页 | 见238页 |
| **盐酸地尔硫䓬**<br>(硫氮䓬酮,恬尔心,合心爽)<br>Diltiazem Hydrochloride<br>(Dilzem, Cardizem) | 片剂<br>30 mg | 口服 | 见240页 | |
| | 缓释片<br>30 mg<br>60 mg | 口服 | 见240页 | |
| | 注射剂<br>10 mg<br>50 mg | 静注 | 见240页 | |
| **马来酸哌克昔林**<br>(双环己哌啶,心舒宁,沛心达)<br>Perhexiline Maleate<br>(Pexid) | 片剂<br>50 mg<br>0.1 g<br>0.2 g<br>胶囊<br>50 mg | 口服 | 开始<br>每次0.1 g<br>每日2次<br>逐渐增至<br>每日0.3～0.4 g<br>最大剂量<br>1 d 0.6 g | |
| **地拉䓬**<br>(克冠二氮䓬,双酯嗪,扩冠嗪)<br>Dilazep<br>(Cormelian) | 片剂<br>30 mg | 口服 | 每次30～60 mg<br>每日3次<br>1疗程2个月 | |

| 作用及用途、不良反应、注意点 |
| --- |
| 【作用及用途】<br>【不良反应】<br>【注意点】 见 239 页维拉帕米项下。 |
| 【作用及用途】<br>【不良反应】<br>【注意点】 见 241 页地尔硫䓬项下。 |
| 【作用及用途】 为钙离子拮抗剂。能扩张冠状血管,改善缺血区血供,扩张周围血管,减轻心脏后负荷,降低心肌耗氧量;减慢心率,利尿,松弛支气管平滑肌。用于心绞痛,尤适用于冠脉痉挛的心绞痛患者。<br>【不良反应】 恶心、呕吐、眩晕、头痛、失眠、震颤和性欲丧失;周围神经炎、共济失调、肝脏损害、低血糖、颅内高压等,通常在用药 10 个月左右出现。<br>【注意点】 ① 服后 6～12 h 几乎完全吸收,$t_{1/2}$ 3～4 d。② 肝肾功能不全和糖尿病患者忌用。③ 作用持久缓慢,用药后需 2～4 周始达最大效果,故不宜在短期内增加剂量,一般使用不超过 3 个月。④ 服药期间加服维生素 $B_1$。⑤ 本品能减少硝酸甘油用量。⑥ 老人参考剂量:开始每次 50～75 mg,每日 2～3 次,逐渐增至每日 0.2～0.3 g,分 3～4 次服。 |
| 【作用及用途】 为磷酸二酯酶抑制剂。抑制心肌细胞对腺苷的摄取和降解,提高缺血区腺苷的含量,增强并延长其扩张冠脉作用。对冠脉平滑肌尚有直接舒张作用,并能抑制血小板聚集。用于心绞痛及心肌梗死恢复期。<br>【不良反应】 少而轻。少数可有头昏、口干、恶心等。<br>【注意点】 ① 服后吸收良好,$t_{max}$ 2～6 h,$t_{1/2}$ 24 h。② 新近急性心肌梗死者忌用。③ 服药期间若有心绞痛发作,应加用硝酸甘油。④ 与强心苷合用,可增强对慢性心衰的作用。⑤ 老人参考剂量:每次 30～45 mg,每日 3 次。 |

| 药品名称 | 剂型规格 | 用法 | 成人剂量 | 小儿剂量 |
|---|---|---|---|---|
| **盐酸普萘洛尔**<br>(心得安,萘心安,恩特来)<br>Propranolol Hydrochloride<br>(Inderal) | 片剂<br>10 mg | 口服 | 心律失常:<br>每次 10～40 mg<br>每日 3～4 次,必要时可酌加每次剂量,至每日 0.4 g,维持量<br>每次 10～40 mg<br>每日 3～4 次<br>嗜铬细胞瘤术前准备:<br>手术前 3 d<br>每次 20 mg<br>每日 3 次<br>同时服用 α 受体阻滞剂 | 心律失常:<br>每日 1～3 mg/kg<br>分 6～8 h 1 次<br>最大剂量<br>1 d 60 mg<br>高血压:<br>开始<br>每日 0.5～1 mg/kg<br>分 6～12 h 1 次<br>隔 3～5 d 可调整剂量 1 次<br>最大剂量<br>1 d 8 mg /kg |
| | 注射剂<br>5 ml<br>5 mg | 静注 | 心律失常:<br>每次 1～5 mg,以 5% GS 稀释后注入,10 min 后可重复 1 次 | 心律失常:<br>每次<br>0.01～0.1 mg/kg<br>6～8 h 可重复<br>最大剂量 1 次 1 mg |
| | | 静滴 | 每次 5～10 mg<br>稀释后缓滴 | |
| **吲哚洛尔**<br>(心得静,心复宁)<br>Pindolol<br>(Carvisken, Visken, Viskin) | 片剂<br>1 mg<br>5 mg<br>10 mg | 口服 | 每次 2.5～10 mg<br>每日 3 次<br>心绞痛、高血压:<br>每日 15～60 mg | |
| | 注射剂<br>2 ml<br>0.2 mg<br>0.4 mg | 静注或静滴 | 每次 0.2～1 mg<br>以 5% GS 或 NS 稀释后缓注 | |
| **盐酸氧烯洛尔**<br>(心得平,烯丙氧心安)<br>Oxprenolol Hydrochloride<br>(Trasicor, Coretal) | 片剂<br>20 mg<br>40 mg<br>80 mg | 口服 | 心律失常:<br>每次 20～40 mg<br>每日 3 次<br>以后渐加量<br>极量 1 d 0.24 g<br>心绞痛:<br>每日 0.08～0.16 g<br>分 2～3 次 | |

| 作用及用途、不良反应、注意点 |
| --- |
| 【作用及用途】 为非选择性β受体阻滞剂。无内源性拟交感作用，减慢窦性心律，降低自律性，降低心肌传导性和收缩力；减少心肌耗氧量，使冠脉血流重新分配，但不减少缺血区血流量，抑制缺血时血小板聚集；通过阻断突触前膜β受体作用，抑制肾素分泌使血压下降。用于心绞痛、高血压、交感神经兴奋引起的心律失常，如运动、情绪激动、甲亢引起的窦性心动过速、房性早搏、室上性心动过速以及先天性 Q－T 延长综合征。心房颤动或扑动时与洋地黄或奎尼丁合用，有协同作用。亦用于肥厚性梗阻型心肌病。静注用于高血压危象、嗜铬细胞瘤。<br>【不良反应】 心率减慢、血压下降、支气管痉挛、乏力、嗜睡、头晕、失眠、恶心、呕吐、腹胀，偶有发热、皮疹、血小板和粒细胞减少等。<br>【注意点】 ① 口服后 $t_{max}$ 1～2 h，$t_{1/2}$ 3～6 h。② 哮喘、过敏性鼻炎、重症糖尿病、严重心动过缓、Ⅱ或Ⅲ度房室传导阻滞、预激综合征合并房颤或房扑、心源性休克、肺动脉高压引起的右心衰竭、充血性心衰、急性心肌梗死患者忌用；肝肾功能不全、心动过缓、低血压者慎用或忌用；糖尿病患者、孕妇及乳母慎用。③ 器质性心脏病患者宜从小剂量开始，同时并用洋地黄和利尿剂。④ 如产生严重心动过缓可注射阿托品，出现严重心肌抑制应静滴异丙肾上腺素。⑤ 静注或静滴应缓慢，需在心电图监护下进行，每推注 0.5 mg 后暂停，观察心率和血压反应后再继续推注。⑥ 定期检查血常规，血压，心、肺、肝、肾功能，糖尿病患者的血糖。⑦ 心绞痛、高血压及长期用药者停药时宜逐渐减量，以防症状反跳。⑧ 与奎尼丁合用，比二者单用的抗心律失常疗效均好，但需注意不良反应。⑨ 不可与乙醚、氯仿、单胺氧化酶抑制剂和钙拮抗剂合用。 |
| 【作用及用途】 为非选择性β受体阻滞剂，其作用比普萘洛尔强 10～15 倍，并有中等度的内源性拟交感活性，一般不产生心肌抑制作用，耐受性较好。用途同本页普萘洛尔。<br>【不良反应】 有头痛、头重感、恶心、呕吐、腹泻等。<br>【注意点】 ① $t_{max}$ 1～2 h，$t_{1/2}$ 3～4 h。② 同普萘洛尔。 |
| 【作用及用途】 与本页普萘洛尔相似，但有中等度内源性拟交感活性，对支气管β受体的作用比普萘洛尔小。用途同普萘洛尔。<br>【不良反应】 一般无明显不良反应。<br>【注意点】 ① $t_{max}$ 1～2 h，$t_{1/2}$ 1～3 h。② 心肺功能不全、心动过缓、低血压、循环衰竭与支气管哮喘患者忌用。③ 氧烯洛尔缓释片，每片 80 mg，成人每次 1 片，每日 1～2 次。④ 余参阅普萘洛尔。 |

| 药品名称 | 剂型规格 | 用法 | 成人剂量 | 小儿剂量 |
| --- | --- | --- | --- | --- |
| | 注射剂<br>5 ml<br>5 mg | 静注 | 每次 1～2 mg<br>以 5% GS 稀释后缓慢注入，必要时 10～20 min后可重复 1 次 | |
| **盐酸阿普洛尔**<br>(心得舒，烯丙心安)<br>Alprenolol Hydrochloride<br>(Aptin, Betaptin) | 片剂<br>50 mg | 口服 | 心律失常：<br>每次 25～50 mg<br>每日 3 次<br>心绞痛、高血压：<br>每次 50 mg<br>每日 4 次，可渐增至每日 0.4 g<br>分次服 | |
| | 注射剂<br>1 ml<br>5 mg | 静注 | 每次 5～10 mg<br>以每分钟 1 mg 缓慢注入 | |
| **盐酸阿替洛尔**<br>(氨酰心安，天诺敏)<br>Atenolol Hydrochloride<br>(Tenormin) | 片剂<br>0.025 g<br>0.05 g<br>0.1 g | 口服 | 心绞痛：<br>每次 25～50 mg<br>每日 2 次<br>高血压：<br>每次 25～100 mg<br>每日 1～2 次 | 心律失常：<br>每日<br>0.3～1.4 mg/kg<br>每隔 3～4 d 增加<br>0.5 mg/kg<br>最大剂量<br>1 d 2 mg /kg<br>分 1～2 次 |
| **酒石酸美托洛尔**<br>(倍他乐克，美多心安，甲氧乙心安)<br>Metoprolol Tartrate<br>(Lopreser, Betaloc, Seloken) | 片剂<br>25 mg<br>50 mg<br>0.1 g | 口服 | 高血压：<br>每次 25～100 mg<br>晨服或分 2 次<br>维持量 25～100 mg<br>每日 1～2 次<br>需要时可增至<br>每次 0.15 g，每日 2 次<br>心绞痛：<br>每日 0.1～0.15 g<br>必要时增至<br>每日 0.2～0.3 g<br>均分 2～3 次 | 每日 1.5～5 mg/kg<br>分 3 次<br>自小剂量开始，隔 3 d 调整剂量 1 次 |

| 作用及用途、不良反应、注意点 |
| --- |
| |
| 【作用及用途】 作用与 253 页普萘洛尔相似,但本品有显著内源性拟交感活性,对静止时心率及房室传导的抑制作用较普萘洛尔弱。本品 0.1 g 相当于普萘洛尔 40 mg。用途同普萘洛尔。<br>【不良反应】 食欲减退、恶心、头晕和血压下降等。<br>【注意点】 ① 口服吸收良好,$t_{max}$ 1 h,$t_{1/2}$ 3 h。② Ⅱ或Ⅲ度房室传导阻滞、支气管哮喘、代谢性酸中毒(肾功能不全、严重糖尿病等)、严重充血性心力衰竭患者及妊娠初 3 个月忌用。③ 忌与乙醚等麻醉药同用。④ 如引起严重的心动过缓和低血压,可用阿托品处理。⑤ 余见普萘洛尔。 |
| 【作用及用途】 作用同 253 页普萘洛尔,但为 $\beta_1$ 受体选择性。用途同普萘洛尔。<br>【不良反应】 见普萘洛尔项下。<br>【注意点】 ① $t_{max}$ 2～4 h, $t_{1/2}$ 6～7 h。② 余参见普萘洛尔。 |
| 【作用及用途】 为选择性 $\beta_1$ 肾上腺素能受体阻滞剂。显著降低高血压,但不引起直立性低血压和电解质紊乱,可减少心绞痛发作次数及提高运动耐量。其收缩血管及支气管的作用不明显。用途同 253 页普萘洛尔。也可用于哮喘患者。<br>【不良反应】 见普萘洛尔。<br>【注意点】 ① 口服后吸收完全,$t_{max}$ 1～2 h,$t_{1/2}$ 3～5 h,但持续用药期间 1 次给药后明显降压作用可维持 24 h。② 哮喘患者不宜大剂量使用,一般用量可分 3～4 次服用。③ 余参阅普萘洛尔。 |

| 药品名称 | 剂型规格 | 用法 | 成人剂量 | 小儿剂量 |
|---|---|---|---|---|
| | 注射剂<br>5 ml<br>5 mg | 静注 | 心律失常：<br>开始 5 mg<br>每分钟 1～2 mg<br>隔 5 min 可重复<br>直至有效<br>总剂量 10～15 mg | 每次<br>0.05～0.1 mg/kg<br>总剂量<br>0.15 mg/kg |
| **纳多洛尔**<br>(萘羟心安，纳心安，康加多尔，心得乐)<br>Nadolol<br>(Corgard) | 片剂<br>40 mg<br>80 mg<br>0.12 g | 口服 | 开始<br>每次 20～40 mg<br>每日 1 次，以后可逐渐加量<br>常用剂量<br>每日 40～80 mg<br>可达 0.08～0.2 g | 每日 0.7～2 mg/kg<br>每日 1 次<br>自小剂量开始，隔 3～4 d 每日可加量<br>1 mg/ kg<br>最大剂量<br>1 d 2.5 mg/ kg |
| **盐酸拉贝洛尔**<br>(柳胺苄心安)<br>Labetalol Hydrochloride<br>(Ibidomide, Presdate, Trandate) | 片剂<br>50 mg<br>0.1 g<br>0.2 g | 口服 | 每次 0.1 g<br>每日 3～4 次<br>以后按需增至<br>每日0.6～0.8 g<br>重症高血压可达<br>每日 1.2～2.4 g<br>极量 1 d 2.4 g<br>均分 3～4 次 | |
| | 注射剂<br>2 ml<br>25 mg<br>5 ml<br>50 mg<br>20 ml<br>0.1 g<br>0.2 g | 静注 | 每次 25 mg，应缓注，必要时每隔 10 min 重复 1 次，可增量到<br>每次 40～80 mg<br>总剂量＜0.3 g | |
| | | 静滴 | 0.05～0.2 g<br>以 5% GS 或 NS<br>250 ml 稀释，滴速<br>每分钟 1～4 mg | |

| 作用及用途、不良反应、注意点 |
| --- |
| |
| 【作用及用途】 作用与253页普萘洛尔相似，但较后者强2.5～3倍，对心肌抑制作用较弱。用于心绞痛和高血压的长期治疗，亦用于室上性和室性早搏。<br>【不良反应】 参见普萘洛尔项下。<br>【注意点】 ① 口服后吸收不稳定，服后 $t_{max}$ 3～4 h，$t_{1/2}$ 20～24 h。② 高血压患者可耐受较大剂量。③ 老人参考剂量：每次10 mg，每日1次。④ 余参见普萘洛尔。 |
| 【作用及用途】 为选择性 $\alpha_1$ 和非选择性 $\beta$ 受体阻滞剂，以对 $\beta$ 受体作用为强。低浓度主要显示 $\beta$ 受体阻滞作用，高浓度主要显示 $\alpha_1$ 受体阻滞作用。阻滞 $\beta$ 受体使心率减慢、心肌收缩力减弱、血压下降、心肌耗氧量减少；阻滞 $\alpha_1$ 受体使外周血管阻力下降、心脏后负荷减轻、血压下降、心肌耗氧量降低、冠脉血流量增加；抑制血小板聚集。用于心绞痛、高血压，静注可用于嗜铬细胞瘤、妊娠中毒症引起的高血压危象。<br>【不良反应】 眩晕和直立性低血压；过量时可见心动过缓，偶尔可出现软弱无力、胃肠不适、头痛、精神抑郁、梦幻、肌肉挛缩、阳痿等。<br>【注意点】 ① 口服 $t_{max}$ 1～2 h，$t_{1/2}$ 3.5～4.5 h。② 脑溢血、心动过缓、传导阻滞及支气管哮喘患者忌用；心、肝、肾功能不全者慎用。③ 静注时患者取仰卧位，静注后平卧3 h，起立动作应缓慢。④ 能蓄积于富含黑色素的组织和脉络膜中，用药期间应注意眼科检查。⑤ 与三环类抗抑郁药合用可增加震颤发生率。⑥ 老人参考剂量：每次50 mg，每日2～3次，可增至每日0.3～0.6 g，极量1 d 1.2 g。 |

| 药品名称 | 剂型规格 | 用法 | 成人剂量 | 小儿剂量 |
|---|---|---|---|---|
| **富马酸比索洛尔**<br>(康可,康忻)<br>Bisoprolol Fumarate<br>(Concor) | 片剂<br>5 mg<br>10 mg | 口服 | 高血压:<br>每日 2.5~5 mg<br>清晨服<br>1 周后视疗效调整剂量至<br>每日 5~10 mg<br>最大剂量<br>1 d 20 mg<br>心绞痛:<br>每日 5~10 mg<br>每日 1 次<br>1 疗程均 4 周 | |
| **盐酸倍他洛尔**<br>(卡尔仑,倍他心安,倍他索洛尔)<br>Betaxolol Hydrochloride<br>(Kerlone) | 片剂<br>10 mg<br>20 mg | 口服 | 每次 10~20 mg<br>每日 1 次<br>视需要可增加至<br>每日 40 mg<br>每日 1 次 | |
| **盐酸索他洛尔**<br>(施太可)<br>Sotalol Hydrochloride<br>(Sotacor) | 片剂<br>40 mg<br>80 mg<br>0.16 g | 口服 | 心律失常:<br>每次 80 mg,每 12 h 1 次,餐前 1~2 h 服,2~3 d 内增至每日 0.24~0.32 g<br>心绞痛、高血压:<br>每日 0.16 g,<br>分 1~2 次服,1 周后可每隔 1 周增加每日 80 mg<br>一般每日<br>0.16~0.32 g<br>最大剂量<br>1 d 0.32 g<br>均分 2 次服 | |

| 作用及用途、不良反应、注意点 |
| --- |
| 【作用及用途】 为具有高选择性的 $\beta_1$ 受体阻滞剂。其对 $\beta_1$ 受体的选择性比阿替洛尔强 4 倍，比美托洛尔强 5～10 倍。对胆固醇水平和葡萄糖代谢无影响。用于心绞痛，尤其是劳力型心绞痛、高血压、室上性心动过速、室性早搏、心衰的预防。<br>【不良反应】 头痛、头晕、心率减慢、低血压、疲倦、出汗、睡眠异常和抑郁。<br>【注意点】 ① $t_{max}$ 1.5～3 h，$t_{1/2}$ 10～12 h。② 心源性休克、窦房结阻滞、Ⅱ或Ⅲ度房室传导阻滞、失代偿性心衰、支气管哮喘患者，孕妇，乳母及儿童忌用；心动过缓、低血压、未经治疗的心衰、P－R 间期延长、严重糖尿病、有家族性牛皮癣病史者慎用。③ 严重肝、肾、胰疾病者每日＜10 mg。④ 缺血性心脏病患者不宜突然停药。⑤ 可增强其他降压药的作用；也可增强胰岛素或降血糖药的作用。 |
| 【作用及用途】 为选择性 $\beta_1$ 受体阻滞剂。无内源性拟交感活性，膜稳定作用弱。用于高血压及心绞痛。<br>【不良反应】 易疲劳、四肢冷、心动过缓、胃功能紊乱、性欲降低等。余见 253 页普萘洛尔。<br>【注意点】 ① $t_{max}$ 2～6 h，$t_{1/2}$ 16～22 h。② 经治疗未能控制的心血管病、严重哮喘、慢性阻塞性肺病、未经治疗的嗜铬细胞瘤患者，孕妇及乳母忌用。③ 忌与单胺氧化酶抑制剂、地西泮、胺碘酮合用。④ 慎与挥发性卤化麻醉药、钙离子拮抗剂、抗心律失常药、氯苯氨丁酸、奎尼丁、胰岛素、磺酰脲类降糖药、利多卡因、非类固醇消炎药、抗抑郁药、皮质激素、合成促皮质素、甲氟喹合用。⑤ 余见 253 页普萘洛尔。 |
| 【作用及用途】 为非选择性 β 受体阻滞剂。显著延长动作电位和心肌复极时间，相应延长心房、房室结、心室和旁道的有效不应期，但不影响传导，故兼有Ⅱ和Ⅲ类抗心律失常药物的特征。减少心肌耗氧量和减少做功。用于房性、室性早搏，心动过速，交感神经兴奋引起的心律失常，亦用于心绞痛、高血压、心肌梗死后 5～14 d 内给予，以预防再发。<br>【不良反应】 暂时性呼吸困难、疲劳、眩晕、头痛、发热、心动过缓、低血压，最严重者有心律失常，包括尖端扭转型室速，另可有胸闷、心悸、水肿、皮疹、胃肠道反应、失眠、抑郁、感觉异常、视力或听力障碍等。<br>【注意点】 ① $t_{max}$ 2.5～4 h，2～3 d 达稳态血药浓度，$t_{1/2}$ 10～20 h。② 对本品过敏、哮喘、心源性休克、窦性心动过缓、病窦综合征、Ⅱ或Ⅲ度房室传导阻滞、Q－T 间期延长综合征、未控制的心衰、肾衰患者、孕妇及乳母忌用；儿童、老人、肾功能不全、糖尿病患者、手术中或使用抑制心肌的麻醉药者慎用。③ 不宜与Ⅰa 类或其他Ⅱ、Ⅲ类抗心律失常药及抑制心脏的钙通道阻滞剂合用。④ 慎与排钾利尿剂、延长 Q－T 间期的药物合用。⑤ 与降血糖药合用应调整降糖药剂量。⑥ 与 $\beta_2$ 受体兴奋剂合用，后者应增加剂量。⑦ 每日剂量超过 0.32 g，易致严重室性心动过速。 |

| 药品名称 | 剂型规格 | 用法 | 成人剂量 | 小儿剂量 |
|---|---|---|---|---|
| **马来酸噻吗洛尔**<br>(噻吗心安,<br>添慕宁)<br>Timolol<br>Maleate<br>(Blocardren,<br>Timoptol) | 片剂<br>2.5 mg<br>5 mg<br>10 mg | 口服 | 高血压:<br>每次 2.5～5 mg<br>每日 2～3 次<br>1 周后可逐渐增至<br>每日 20～40 mg<br>最大剂量<br>1 d 80 mg<br>心绞痛:<br>每次 5 mg<br>每日 2～3 次<br>3 d 后可逐渐增至<br>每日 35～45 mg<br>分次服<br>心肌梗死:<br>心肌梗死后<br>7～28 d 开始用药<br>每次 5 mg,可逐渐增至<br>每次 10 mg<br>均每日 2 次 | |
| **喷布洛尔**<br>(环戊丁心安)<br>Penbutolol<br>(Betapressin,<br>Betasemid,<br>Lasipressin,<br>Levodren) | 片剂<br>20 mg | 口服 | 高血压:<br>每次 20 mg<br>每日 1 次<br>可逐渐增至<br>每日 40～80 mg<br>心绞痛:<br>每次 10～40 mg<br>每日 1 次 | |
| **盐酸奈必洛尔**<br>(奈必洛尔)<br>Nebivolol<br>Hydrochloride<br>(Nebivolol) | 片剂<br>5 mg | 口服 | 每次 5 mg<br>每日 1 次 | |

| 作用及用途、不良反应、注意点 |
| --- |
| 【作用及用途】 为非选择性β受体阻滞剂。无膜稳定作用、内源拟交感活性及直接抑制心脏作用,有低到中度脂溶性。其降血压与减少心肌耗氧量的机制与普萘洛尔相同,作用强度为普萘洛尔的8倍。用于轻、中度高血压,心绞痛和心肌梗死及心动过速。<br>【不良反应】 较轻且短暂。心动过缓、心悸、低血压、传导阻滞、心衰加重、心脏停搏、雷诺综合征、咳嗽、暂时性呼吸困难、呼吸衰竭,疲劳、眩晕、头痛、失眠、抑郁、感觉异常、精神错乱、消化不良、恶心等。<br>【注意点】 ① $t_{max}$ 2 h,$t_{1/2}$ 4 h。② 对本品过敏、哮喘、慢性阻塞性支气管疾病、肺气肿或非过敏性支气管炎、心源性休克、窦性心动过缓、Ⅱ或Ⅲ度房室传导阻滞、心衰患者,孕妇及乳母忌用;儿童,老人,肝肾功能不全、甲亢、糖尿病、雷诺综合征或其他周围血管疾病、重症肌无力患者,手术中或使用抑制心肌的麻醉药者慎用。③ 心衰患者用本品前,应先给予洋地黄或利尿剂,且应避免服用钙离子拮抗剂。④ 用药期间若出现呼吸急促、脉搏明显减慢、过敏或脑供血不足等严重症状,应立即停药。⑤ 停药时应在2周内逐渐减量,并在停药期及停药后2～3周内减少体力活动。⑥ 与利舍平、钙离子拮抗剂、洋地黄、肾上腺素、去氧肾上腺素或拟交感胺类药合用,须严密观察心功能。⑦ 与降血糖药合用应调整降糖药剂量。⑧ 与氯丙嗪合用,可使两者血药浓度均增高。⑨ 安替匹林、利多卡因、茶碱类药可使本品清除减慢;苯巴比妥、苯妥英钠、利福平可加速本品清除。⑩ 非类固醇类消炎药可使本品效应减弱。 |
| 【作用及用途】 为非选择性β受体阻滞剂。无膜稳定作用,有内源性拟交感活性。其降血压与减少心肌耗氧量的机制与普萘洛尔相同,作用强度为普萘洛尔的4倍。用于轻、中度高血压,心绞痛。<br>【不良反应】 与普萘洛尔相似,同本页噻马洛尔。<br>【注意点】 ① $t_{max}$ 1～3 h,维持20～24 h。② 与食物同服可显著减少胃肠道反应。③ 与地尔硫䓬、胺碘酮、咪贝地尔、苄普地尔合用,须严密观察心功能。④ 本品可增加利多卡因血药浓度。⑤ 利福平可加速本品清除,降低本品疗效。⑥ 余同噻马洛尔注意点②③④⑤⑥⑦⑩。 |
| 【作用及用途】 为长效选择性$\beta_1$受体阻滞剂。无膜稳定作用和内源性拟交感活性。用于轻、中度高血压,心绞痛,心肌梗死和心律失常。<br>【不良反应】 心动过缓、低血压、传导阻滞、心衰加重、疲劳、眩晕、头痛、嗜睡、抑郁、过敏反应、恶心等。较少见失眠、焦虑。<br>【注意点】 ① $t_{max}$ 2.4～3.1 h,$t_{1/2}$ 8～27 h,多剂量服后,抗高血压及心动过速作用可维持24～48 h。② 对本品过敏、心源性休克、窦性心动过缓、Ⅱ或Ⅲ度房室传导阻滞、心衰患者忌用;儿童,老人,孕妇,乳母,肝病、甲亢、糖尿病、支气管痉挛性疾病、周围血管疾病、脑血管供血不足、手术中或使用抑制心肌的麻醉药者慎用。③ 服用规定剂量获得最佳抗高血压效果所需时间不定(几日至几周)。④ 与地尔硫䓬、维拉帕米、胺碘酮、咪贝地尔、洋地黄合用,须严密观察心功能。⑤ 应避免与麻黄素和伪麻黄素及非诺多巴合用。⑥ 与可乐定或莫索尼定合用突然停药,可导致或加剧反跳性高血压,应停用本品数日后再停上药。⑦ 利福布丁可加速本品清除,降低本品疗效。⑧ 同噻吗洛尔注意点⑤⑦⑩。 |

| 药品名称 | 剂型规格 | 用法 | 成人剂量 | 小儿剂量 |
|---|---|---|---|---|
| **盐酸阿罗洛尔**<br>(阿尔马尔)<br>Arotinolol Hydrochloride<br>(Almarl) | 片剂<br>5 mg<br>10 mg | 口服 | 见 270 页 | |
| **吗多明**<br>(吗导敏,脉心导敏)<br>Molsidomine<br>(Morcil, Motazomin) | 片剂<br>1 mg<br>2 mg | 口服<br>或<br>舌下 | 每次 1~2 mg<br>每日 2~3 次 | |
| | 气雾剂<br>每瓶<br>42 mg | 喷雾<br>吸入 | 每揿约 0.2 mg<br>每次揿 1~2 次<br>每日次数酌定 | |
| **盐酸曲美他嗪**<br>(心康宁,三甲氧苄嗪,万爽力)<br>Trimetazidine Hydrochloride<br>(Trimeperad, Vastarel, Vasorel) | 片剂<br>20 mg | 口服 | 每次 20 mg<br>每日 3 次<br>餐时服 | |
| | 注射剂<br>2 ml<br>4 mg | 静注<br>或<br>静滴 | 每次 8~20 mg<br>加 5% GS 20 ml 缓注<br>或加入 5% GS<br>500 ml 中滴注 | |
| **曲匹地尔**<br>(诚服心悦,乐可安,唑嘧胺)<br>Trapidil<br>(Locorunal, Rocoral, Trapymin, Travisco) | 片剂<br>0.05 g | 口服 | 每次 0.05~0.1 g<br>每日 3 次<br>极量<br>1 次 0.2 g<br>1 d 0.6 g | |
| | 注射剂<br>5 ml<br>0.05 g<br>0.1 g | 静注 | 1 d 0.1~0.15 g<br>缓注 3~5 min | |

| 作用及用途、不良反应、注意点 |
| --- |
| 【作用及用途】<br>【不良反应】 见271页阿罗洛尔项下。<br>【注意点】 |
| 【作用及用途】 为速效、长效抗心绞痛药。能直接作用于血管平滑肌，使血管扩张、血压轻度下降，使回心血量减少、心排血量降低，从而减轻心脏负担，并能扩张冠脉，促进侧支循环。用于心绞痛及高血压性心脏病、心肌梗死和慢性冠脉功能不全。<br>【不良反应】 偶有面部发热、潮红、头痛及胃肠道功能障碍等。<br>【注意点】 ① 口服作用可维持 6～7 h，舌下吸收迅速，可于 2～4 min 内见效。② 青光眼、低血压患者忌用。 |
| 【作用及用途】 对抗肾上腺素、去甲肾上腺素和加压素的作用，直接作用于血管平滑肌，降低血管阻力，增加冠脉血流量及周围循环血流量，促进心肌代谢，降低心肌工作负荷，降低心肌耗氧量，促进侧支循环。用于急、慢性冠脉功能不全，心绞痛，冠心病，充血性心力衰竭和心律不齐。<br>【不良反应】 偶有头晕、头痛、胃部不适、乏力、气急、胸闷、心悸。<br>【注意点】 急性心肌梗死患者忌用。 |
| 【作用及用途】 对冠脉有选择性扩张作用，降低冠脉阻力，增加冠脉血流量，作用强于双嘧达莫。并有舒张血管、抑制血小板凝集、抑制组胺释放，松弛平滑肌及正性肌力作用。还可能有抗高血脂和抗动脉粥样硬化作用。用于心绞痛、心肌梗死。<br>【不良反应】 少见。偶有腹胀、恶心、呕吐、腹泻，低血压、心动过速，头晕、头痛、乏力，停药后可恢复。<br>【注意点】 ① 口服后 $t_{max}$ 2 h，$t_{1/2}$ 12 h，静注后 3 min 起效，作用可维持 10 min。② 对本品过敏、肝脏疾病、严重低血压患者，妊娠早期及乳母忌用；有出血倾向或同时使用抗凝剂时慎用。③ 本品每 0.1 g 用 NS 8 ml 稀释，避免注速过快；注速过快时，可见颜面潮红、直立性低血压和心动过速，需减少剂量或减慢滴速。④ 与抗高血压药合用可增强降压作用。⑤ 用药期间应避免饮酒。 |

| 药品名称 | 剂型规格 | 用法 | 成人剂量 | 小儿剂量 |
|---|---|---|---|---|
| **盐酸奥昔非君**<br>(奥昔麻黄碱，麻黄苯丙酮，安蒙痛)<br>Oxyfedrine Hydrochloride<br>(Ildaman，Modacor，Myofedrin) | 片剂<br>4 mg<br>8 mg | 口服 | 每次 8～16 mg<br>每日 3 次<br>餐前服 | |
| | 注射剂<br>2 ml<br>4 mg | 静注或静滴 | 每次 4 mg<br>每日 1～2 次<br>加 5% GS 或 NS 20 ml 缓注或加 5% GS 或 NS 稀释后滴注 | |
| **乙氧黄酮**<br>(乙酯黄酮，立可定，心脉舒通)<br>Efloxatem<br>(Oxyflavil，Recordil) | 片剂<br>30 mg | 口服 | 每次 30～60 mg<br>每日 3 次<br>极量 1 d 0.36 g | |
| **卡波罗孟**<br>(乙胺香豆素，延痛心)<br>Carbocromen<br>(Chromonar，Intensain) | 片剂<br>75 mg | 口服 | 每次 0.075～0.15 g<br>每日 3 次，重症开始时，每次 0.15 g<br>每日 4 次，待症状改善后减至每次 75 mg<br>每日 3～4 次 | |
| | 注射剂<br>2 ml<br>20 mg<br>40 mg | 肌内或静注 | 每次 20～40 mg<br>每日 2 次 | |
| | | 静滴 | 每次 40～80 mg | |

## (四) 抗高血压药

| 药品名称 | 剂型规格 | 用法 | 成人剂量 | 小儿剂量 |
|---|---|---|---|---|
| **利舍平**<br>(利血平，血安平，蛇根碱)<br>Reserpine<br>(Serpasil) | 片剂<br>0.25 mg | 口服 | 每日<br>0.125～0.25 mg<br>每日 1 次<br>7～10 d 后调整剂量<br>极量 1 次 0.5 mg | 每日<br>0.005～0.02 mg/kg<br>分 1～3 次 |

| 作用及用途、不良反应、注意点 |
| --- |
| 【作用及用途】 对冠脉有直接选择性扩张作用，降低冠脉阻力，增加冠脉血流量，兴奋β受体，增加心肌收缩力和改善心肌代谢，增加心率，促进心肌供氧和耗氧取得平衡。用于心绞痛、心肌梗死，尤适用于伴有心力衰竭的心绞痛患者及老年冠心病患者，亦用于防治手术麻醉时心肌循环障碍。<br>【不良反应】 胃肠道反应、皮疹、室性早搏。少数患者有口干、头昏，个别有腹胀、恶心、味觉异常、色觉减退，停药后可恢复。<br>【注意点】 ① 口服后 4～8 min 起效，维持 4～6 h。② 哮喘、高血压伴心动过速者慎用。③ 不宜与β受体阻滞剂合用。 |
| 【作用及用途】 直接作用于冠脉血管平滑肌，扩张冠脉，增加其血流量，且能促进侧支循环的形成；尚能降低血胆固醇。用于心绞痛、冠脉功能不全及心肌梗死后的治疗。<br>【不良反应】 偶有口干、恶心、呕吐、头痛、面部潮红、失眠等。<br>【注意点】 ① 妊娠初期忌用。② 与硝酸甘油合用，对自觉症状的改善效果更好。③ 尚能与降压药、镇痛药、周围血管扩张剂等合用。 |
| 【作用及用途】 具有选择性冠脉扩张作用，能持久地增加冠脉血流量，改善心肌氧供给，不影响血压、心率和心排血量，作用较慢但维持时间较长，疗效随服用时间的增加而提高，长期使用尚能促进侧支循环的形成和发展。用于慢性冠脉功能不全的长期治疗及预防心绞痛发作。<br>【不良反应】 食欲减退、恶心、呕吐、失眠、头痛、关节痛等。<br>【注意点】 ① 口服吸收快，$t_{max}$ 1 h，$t_{1/2}$ 70 min。② 有过敏反应者应停药。③ 静注以 5%～10% GS 10～20 ml 稀释后缓慢注入，过快可引起短暂面部潮红、胸部热感、心悸等，静滴每分钟 0.3～1 μg。④ 不宜与抗凝剂合用。⑤ 另有气雾剂，14 g 含本品 0.35 g，喷雾吸入，每次吸 2～3 揿(每揿 1.75 mg)，每日 3 次。⑥ 老人参考剂量：每次 0.075～0.1 g，每日 3 次，重症开始时每次 75 mg，每日 4 次，症状改善后剂量减半，肌注同成人，静滴每次 20～40 mg。 |

| 作用及用途、不良反应、注意点 |
| --- |
| 【作用及用途】 能使血管壁、心脏等交感神经末梢的去甲肾上腺素贮备耗尽，使外周血管阻力下降，心率减慢，血压下降，对中枢神经系统有安定作用。用于早期轻、中度高血压，与其他降压药合用于重度及晚期或急性高血压，亦用于躁狂症。 |

| 药品名称 | 剂型规格 | 用法 | 成人剂量 | 小儿剂量 |
|---|---|---|---|---|
| | 注射剂<br>1 ml<br>1 mg | 肌内<br>或<br>静注 | 开始<br>每次 1 mg<br>无效时,6 h 后可重复 1 次 | 即刻<br>每次 0.07 mg/kg<br>极量<br>1 次 1.5～2 mg |
| **安达血平**<br>Adelserpin | 片剂 | 口服 | 每次 1～2 片<br>每日 3 次 | |
| **降压灵**<br>Verticil | 片剂<br>4 mg | 口服 | 每次 4～8 mg<br>每日 2～3 次 | |
| **复方降压片** | 片剂 | 口服 | 每次 1～2 片<br>每日 3 次 | |
| **硫酸胍乙啶**<br>(依斯迈林)<br>Guanethidine Sulfate<br>(Ismelin) | 片剂<br>10 mg<br>25 mg | 口服 | 开始<br>每次 10 mg<br>每日 1 次<br>以后按每周增加日剂量 10 mg,直至血压控制<br>维持量<br>1 d 25～50 mg<br>1 d 1 次 | 每日 0.2 mg/kg<br>以后每周递增日剂量 0.2 mg/kg,直至血压控制,<br>有效剂量<br>1 d 1～1.6 mg/kg |

| 作用及用途、不良反应、注意点 |
| --- |
| 【不良反应】 鼻塞、乏力、疲倦、嗜睡、胃酸分泌增加、肠蠕动增加及腹泻，大剂量或久用后出现精神抑郁症、锥体外系症，并可产生耐受性。<br>【注意点】 ① 作用缓和而持久，口服后 $t_{max}$ 2～4 h，$t_{1/2}$ 45～168 h，1 周出现降压作用，2～3 周作用达高峰，停药后仍能维持 2～3 周；肌注 15～30 min 起效，4 h 后作用最显著，可维持 10 h。② 孕妇忌用；胃及十二指肠溃疡、心律失常患者及老人慎用。③ 麻醉药可显著增强本品作用，故术前 2 周应停用本品。④ 忌与洋地黄合用。⑤ 先用甲基多巴后用本品，可加剧彼此的不良反应；先用单胺氧化酶抑制剂，后用本品可引起血压升高，反之，则无此现象。⑥ 复方利舍平片每片含本品 0.125 mg、双肼屈嗪和氢氯噻嗪各 12.5 mg、氯化钾 0.1 g，口服，成人每次 1～2 片，每日 1～2 次。 |
| 【作用及用途】 与 265 页利舍平及 285 页双肼屈嗪同。双肼屈嗪的加速心率作用可纠正利舍平的减慢心率作用。<br>【不良反应】 同 265 页利舍平，但较小、较轻。<br>【注意点】 每片含双肼屈嗪 10 mg、利舍平 0.1 mg。 |
| 【作用及用途】 为从国产萝芙木提出的有效成分，作用与利舍平相似，但较弱而温和。<br>【不良反应】 同 265 页利舍平，但较小、较轻。 |
| 【作用及用途】 用于早期及中期高血压。<br>【注意点】 每片含利舍平 0.1 mg、双肼屈嗪和氢氯噻嗪各 12.5 mg、氯氮䓬 3 mg等。 |
| 【作用及用途】 为肾上腺素能神经(交感神经节后)阻滞剂。抑制交感神经末梢去甲肾上腺素的释放，并耗竭其储存。用于高血压中期及后期、血压顽固不降及肾性高血压。<br>【不良反应】 口干、乏力、阳痿、腹泻、下肢浮肿、心动过缓、直立性低血压等；减量后可减轻。<br>【注意点】 ① 作用缓慢而持久，口服吸收因人而异，$t_{1/2}$ 5～10 d，口服给药 2～3 个月后达最大效应，停药后降压作用可维持 7～10 d。② 心力衰竭、高血压危象及嗜铬细胞瘤患者忌用；有哮喘史，脑、心、供血不足，新近心肌梗死，肝肾功能不全及溃疡病等患者慎用。③ 与氢氯噻嗪等合用，可加强降压作用。④ 忌与乙醇、单胺氧化酶抑制剂、利舍平、普萘洛尔合用。 |

| 药品名称 | 剂型规格 | 用法 | 成人剂量 | 小儿剂量 |
|---|---|---|---|---|
| **盐酸哌唑嗪**<br>(脉宁平)<br>Prazosin<br>Hydrochloride<br>(Minipress) | 片剂<br>1 mg<br>2 mg<br>5 mg | 口服 | 每次 0.5 mg<br>每日 2～3 次<br>首剂睡前服，3 d 以后<br>每次 1 mg<br>每日 3 次<br>逐渐增加剂量<br>最大剂量<br>1 d 20 mg | |
| **盐酸特拉唑嗪**<br>(四喃唑嗪，降压宁，高特灵)<br>Terazosin<br>Hydrochloride<br>(Hytrin,<br>Vasocard) | 片剂<br>0.5 mg<br>1 mg<br>2 mg<br>5 mg<br>10 mg | 口服 | 第 1 周<br>每日 1 mg，睡前服<br>每周增加剂量每日<br>1～2 mg<br>最大剂量<br>1 d 20 mg | |
| **盐酸布那唑嗪**<br>Bunazosin<br>Hydrochloride | 片剂<br>0.5 mg<br>1 mg<br>3 mg | 口服 | 开始每次 0.5 mg<br>每日 2 次，逐渐增加<br>至每次 1～2 mg<br>每日 2～3 次<br>均餐后服<br>最大剂量<br>1 d ＜12 mg | |
| | 缓释片<br>3 mg<br>6 mg | 口服 | 开始每次 3 mg<br>每日 1 次<br>逐渐增量<br>最大剂量<br>1 d 9 mg | |

| 作用及用途、不良反应、注意点 |
| --- |
| 【作用及用途】 为肾上腺素 $\alpha_1$ 受体阻滞剂。阻断肾上腺素和去甲肾上腺素对动、静脉平滑肌的收缩作用,导致动、静脉平衡地扩张,平衡地减轻心脏前、后负荷。对心率、心排血量、肾血流量无明显影响。用于轻、中度高血压,嗜铬细胞瘤,亦可用于治疗急性充血性心力衰竭。<br>【不良反应】 眩晕、疲倦、口干、头痛、恶心、鼻塞、腹泻等。少数患者有"首剂综合征",出现眩晕、头痛、心慌、出汗,重者发生循环性虚脱。<br>【注意点】 ① $t_{max}$ 1～3 h,$t_{1/2}$ 2～4 h。② 孕妇、儿童及对本品过敏者忌用;严重心脏病、精神病患者及老人慎用。③ 首剂服用或迅速增加剂量时,不作快速起立动作,以免发生低血压综合征。④ 发生首剂综合征者,属高敏现象,不影响以后的小剂量继续治疗。⑤ 长期应用,可产生耐药性。⑥ 与β受体阻滞剂、利尿剂合用疗效增加,不良反应减小,用于治疗重度高血压。⑦ 非类固醇类消炎药能使本品降压作用减弱。⑧ 老人参考剂量:每次 0.25～0.5 mg,每日 1 次,睡前服,逐渐增加剂量,常用量:每日 1.5～3 mg,最大剂量 1 d 15 mg。 |
| 【作用及用途】 为选择性 $\alpha_1$ 受体阻滞剂。抑制肾上腺素和去甲肾上腺素对血管平滑肌的收缩作用,扩张周围小动脉,降低周围血管阻力。用于轻、中度高血压,也用于良性前列腺增生患者。<br>【不良反应】 较哌唑嗪轻。乏力、头痛、心悸、心动过速、直立性低血压、视力模糊、头晕、嗜睡、鼻塞、恶心、肢端浮肿、体重增加等。<br>【注意点】 ① $t_{max}$ 1～2 h,$t_{1/2}$ 9～12 h。② 老人,孕妇,乳母,对本品过敏、严重肝肾功能不全、肠梗阻、阻塞性尿道疾病患者及<12 岁儿童忌用。③ 服首剂及增加剂量后 12 h 内或停药时,避免驾驶或操作机器。④ 与其他抗高血压药或利尿剂合用应减少本品用量。⑤ 非类固醇消炎药能使本品降压作用减弱。 |
| 【作用及用途】 为选择性 $\alpha_1$ 受体阻滞剂。作用比哌唑嗪更强。用于高血压。<br>【不良反应】 头痛、倦怠、失眠、耳鸣、乏力、心悸、心动过速、恶心、尿频、皮疹、浮肿、面部潮红、出汗、视力模糊,服药初期偶有直立性低血压。<br>【注意点】 ① 片剂 $t_{max}$ 1 h,$t_{1/2}$ 2.2 h。② 对本品过敏、急性心肌炎患者,儿童,孕妇及乳母忌用;老人、驾驶员、高空作业者、精神病患者及肝肾功能不全者慎用。③ 切勿嚼碎服用。④ 与利尿剂或其他降压药合用可增强作用。⑤ 利福平会减弱本品效果。⑥ 本品缓释片名迪坦妥 (Detantol R)。 |

| 药品名称 | 剂型规格 | 用法 | 成人剂量 | 小儿剂量 |
|---|---|---|---|---|
| **甲磺酸多沙唑嗪**<br>Doxazosin Mesylate | 片剂<br>0.5 mg<br>1 mg<br>2 mg<br>4 mg<br>8 mg | 口服 | 开始每次 1 mg<br>每日 1 次,1～2 周后增至每日 2 mg,以后每隔 1～2 周依次增至每日 4 mg,6 mg,8 mg<br>最大剂量<br>1 d 16 mg | |
| **盐酸阿罗洛尔**<br>(阿尔马尔)<br>Arotinolol Hydrochloride<br>(Almarl) | 片剂<br>5 mg<br>10 mg | 口服 | 原发性高血压、心绞痛、心动过速性心律失常:<br>每次 10 mg,可增至每次 15 mg<br>均每日 2 次 | |
| **盐酸塞利洛尔**<br>(得来恩,苏亚,诺曼迪,西利洛尔)<br>Celiprolol Hydrochloride<br>(Daim) | 片剂<br>0.1 g<br>0.2 g | 口服 | 每次 0.1～0.3 g<br>每日 1 次 | |

| 作用及用途、不良反应、注意点 |
|---|
| 【作用及用途】 能选择性阻断突触后 $\alpha_1$ 肾上腺素能受体而使血管扩张。尚能使高密度脂蛋白与总胆固醇比值升高，总甘油三酯与总胆固醇比值明显下降。用于原发性高血压、糖尿病及痛风的高血压，亦用于哮喘及前列腺增生症的对症治疗。<br>【不良反应】 头晕、头痛、疲劳、体位性眩晕、水肿及心律失常等。<br>【注意点】 ① $t_{max}$ 1.5～3.6 h，$t_{1/2}$ 18～22 h。② 对哌唑嗪类药物过敏者忌用；儿童、肝功能不全者、孕妇及乳母慎用。③ 给药过量引起低血压应立即将患者仰卧，放低头部位置。④ 与 β 受体阻滞剂及利尿剂合用有协同降压作用。 |
| 【作用及用途】 兼有 $\alpha_1$ 和 $\beta_1$ 受体阻断作用，作用比为 1∶8。用于轻、中度高血压，心绞痛，心动过速性心律失常。<br>【不良反应】 偶见。严重者有心衰、心动过缓或房室传导阻滞。也可有胸痛、眩晕、站立不稳、低血压、心悸、气喘；乏力、头痛、嗜睡；腹痛、腹泻、恶心、呕吐；支气管痉挛、喘息、咳嗽；皮疹、瘙痒；ALT、AST、CPK、甘油三酯、胆固醇、尿酸升高等。<br>【注意点】 ① $t_{max}$ 2 h，$t_{1/2}$ 10 h。② 明显窦性心动过缓、Ⅱ或Ⅲ度房室传导阻滞、窦房传导阻滞、心源性休克、心衰、糖尿病酮中毒、代谢性酸中毒、有哮喘史者，孕妇及乳母忌用；特发性低糖血症、长期禁食、严重肝肾功能障碍、有末梢循环障碍者及驾驶员、老人慎用。③ 手术前 48 h 内不宜给药。④ 长期用药的心绞痛患者或老人停药时，需缓慢减量。⑤ 长期用药需定期进行心功能检查，出现心动过缓或低血压时需减量或停药，必要时使用阿托品。⑥ 用于嗜铬细胞瘤患者需联合应用 α 受体阻滞剂。⑦ 联合应用对交感神经有抑制作用药，可致过度抑制。⑧ 本品可使降血糖药的降糖作用增强。⑨ 与钙拮抗剂合用可相互增强作用。⑩ 可使可乐定停药后反跳。⑪ 与丙吡胺、普鲁卡因酰胺、阿义马林合用可致心功能过度抑制。 |
| 【作用及用途】 为高选择性 β 受体阻滞剂。通过阻滞 $\beta_1$ 受体，扩张血管，降低血压。用于轻、中度高血压。<br>【不良反应】 头痛、头晕、乏力、困倦、嗜睡、恶心、呕吐等，偶见心悸、震颤；罕见抑郁症及过敏反应。<br>【注意点】 ① $t_{max}$ 2～4 h，$t_{1/2}$ 5～6 h。② 心动过缓、严重心衰、Ⅱ度以上房室传导阻滞、心源性休克、正在使用或停用能增强肾上腺素活性的抗精神病类药物不满 2 周者，哮喘急性发作期、Cr 清除率低于 15 ml/min 的严重肾功能不全患者，孕妇及乳母忌用；肝肾功能不全、糖尿病、甲状腺疾病等患者慎用。③ 出现支气管痉挛、皮疹等与 β 受体阻滞剂有关的不良反应及在大手术前几日，应停用本品。④ 与氯噻酮、氢氯噻嗪、氨茶碱、地高辛合用，可降低其吸收及生物利用度。⑤ 与降压药合用可增强降压作用。 |

| 药品名称 | 剂型规格 | 用法 | 成人剂量 | 小儿剂量 |
|---|---|---|---|---|
| **盐酸普萘洛尔**<br>(心得安,萘心安)<br>Propranolol Hydrochloride | 片剂<br>10 mg | 口服 | 见252页 | |
| **吲哚洛尔**<br>(心得静,心复宁)<br>Pindolol | 片剂<br>1 mg<br>5 mg | 口服 | 见252页 | |
| **盐酸氧烯洛尔**<br>(心得平)<br>Oxyprenolol Hydrochloride | 片剂<br>20 mg | 口服 | 见252页 | |
| | 注射剂<br>5 ml<br>5 mg | 静注或静滴 | 见252页 | |
| **盐酸阿普洛尔**<br>(心得舒)<br>Alprenolol Hydrochloride | 片剂<br>50 mg | 口服 | 见254页 | |
| | 注射剂<br>5 ml<br>5 mg | 静注 | 见254页 | |
| **纳多洛尔**<br>(纳心安)<br>Nadolol | 片剂<br>40 mg<br>80 mg | 口服 | 见256页 | |
| **盐酸阿替洛尔**<br>(氨酰心安)<br>Atenolol Hydrochloride | 片剂<br>0.05 g<br>0.1 g | 口服 | 见254页 | |
| **酒石酸美托洛尔**<br>(美多心安,倍他乐克,甲氧乙心胺)<br>Metoprolol Tartrate<br>(Betaloc) | 片剂<br>50 mg | 口服 | 见254页 | |
| | 注射剂<br>5 ml<br>5 mg | 静注 | 见254页 | |

| 作用及用途、不良反应、注意点 |
| --- |
| 【作用及用途】<br>【不良反应】<br>【注意点】<br>见 253 页普萘洛尔项下。 |
| 【作用及用途】<br>【不良反应】<br>【注意点】<br>见 253 页吲哚洛尔项下。 |
| 【作用及用途】<br>【不良反应】<br>【注意点】<br>见 253 页氧烯洛尔项下。 |
| 【作用及用途】<br>【不良反应】<br>【注意点】<br>见 255 页阿普洛尔项下。 |
| 【作用及用途】<br>【不良反应】<br>【注意点】<br>见 257 页纳多洛尔项下。 |
| 【作用及用途】<br>【不良反应】<br>【注意点】<br>见 255 页阿替洛尔项下。 |
| 【作用及用途】<br>【不良反应】<br>【注意点】<br>见 255 页美托洛尔项下。 |

| 药品名称 | 剂型规格 | 用法 | 成人剂量 | 小儿剂量 |
|---|---|---|---|---|
| **盐酸拉贝洛尔**<br>(柳胺苄心安)<br>Labetolol Hydrochloride | 片剂<br>0.05 g<br>0.1 g<br>0.2 g | 口服 | 见256页 | |
| | 注射剂<br>2 ml<br>25 mg<br>5 ml<br>50 mg | 静注 | 见256页 | |
| **富马酸比索洛尔**<br>(康可,康忻)<br>Bisoprolol Fumerate | 片剂<br>5 mg<br>10 mg | 口服 | 见258页 | |
| **盐酸索他洛尔**<br>Sotalol Hydrochloride | 片剂<br>80 mg | 口服 | 见258页 | |
| **马来酸噻吗洛尔**<br>(噻吗洛尔,噻吗心安,添慕宁)<br>Timolol Maleate<br>(Antiglaucoma, Blocardren, Timoptol) | 片剂<br>2.5 mg<br>5 mg<br>10 mg | 口服 | 见260页 | |
| **喷布洛尔**<br>(环戊丁心安)<br>Penbutolol<br>(Betapressin, Betasemid, Lasipressin, Levodren) | 片剂<br>20 mg | 口服 | 见260页 | |

| 作用及用途、不良反应、注意点 |
|---|
| 【作用及用途】<br>【不良反应】<br>【注意点】 见 257 页拉贝洛尔项下。 |
| 【作用及用途】<br>【不良反应】<br>【注意点】 见 259 页比索洛尔项下。 |
| 【作用及用途】<br>【不良反应】<br>【注意点】 见 259 页索他洛尔项下。 |
| 【作用及用途】<br>【不良反应】<br>【注意点】 见 261 页噻吗洛尔项下。 |
| 【作用及用途】<br>【不良反应】<br>【注意点】 见 261 页喷布洛尔项下。 |

| 药品名称 | 剂型规格 | 用法 | 成人剂量 | 小儿剂量 |
|---|---|---|---|---|
| **盐酸奈必洛尔**<br>(奈必洛尔)<br>Nebivolol Hydrochloride<br>(Nebivolol) | 片剂<br>5 mg | 口服 | 见 260 页 | |
| **樟磺咪芬**<br>(阿氟那特)<br>Trimethaphan Camsilate<br>(Arfonad) | 注射剂<br>0.25 g | 静滴 | 每次 0.25 g<br>以 5% GS 或 NS 250 ml 稀释<br>滴速<br>每分钟 1～4 mg | |
| **甲基多巴**<br>(爱道美)<br>Methyldopa<br>(Aldomet) | 片剂<br>0.25 g | 口服 | 每次 0.25 g<br>每日 3 次<br>以后根据病情，每 2 d 调整 1 次，增减每次 0.25 g<br>极量 1 d 3 g | 每日 10 mg/kg<br>分 2～3 次<br>以后根据病情，每 2 d 调整 1 次<br>极量<br>1 d<65 mg/kg |
| | 注射剂<br>5 ml<br>0.25 g | 静滴 | 高血压危象：<br>每次 0.25～0.5 g，加入 5% GS 中缓注或静滴，必要时可 6 h 1 次，血压恢复后改口服 | 高血压危象：<br>每次 4～8 mg/kg |
| **盐酸可乐定**<br>(血压得平，氯压定)<br>Clonidine Hydrochloride<br>(Catapres, Catapresan) | 片剂<br>0.075 mg<br>0.1 mg<br>0.15 mg | 口服 | 每次 0.075 mg<br>可逐渐增至<br>每次 0.2～0.3 mg<br>均每日 3 次<br>维持量<br>每次 0.1～0.2 mg<br>每日 2～3 次 | 每次 1～2 μg/kg<br>每日 2～3 次 |
| | 注射剂<br>1 ml<br>0.15 mg | 静注 | 危重高血压：<br>每次 0.15～0.3 mg 加入 50% GS 20～40 ml中卧位缓注<br>总剂量 24 h<0.75 mg | |

| 作用及用途、不良反应、注意点 |
| --- |
| 【作用及用途】<br>【不良反应】 见 261 页奈必洛尔项下。<br>【注意点】 |
| 【作用及用途】 为短效神经节阻断剂，直接扩张周围血管。用于外科手术时控制血压、高血压危象、继发性肺水肿、妊娠毒血症及需迅速控制高血压者。<br>【不良反应】 血压骤降、心动过速、口干、便秘、支气管痉挛等。<br>【注意点】 ① 滴注 3～5 min 起效，停药后 10～15 min 血压恢复到原水平。② 严重动脉粥样硬化、哮喘、青光眼、贫血、血容量过低、休克及肝肾疾病患者忌用。③ 在静滴过程中应每分钟观察血压，调节滴速。 |
| 【作用及用途】 易透过血脑屏障，在中枢代谢转变为甲基去甲肾上腺素后可兴奋血管运动中枢突触前膜上 $\alpha_2$受体，导致外周交感神经抑制，从而出现降压效应。用于轻、中度高血压，尤适用于肾性高血压。<br>【不良反应】 轻度眩晕、口干、腹胀、腹泻及直立性低血压等，偶有精神症状、肝功能损害及粒细胞减少、溶血性贫血、药热等。<br>【注意点】 ① 口服 2～4 h 起效，$t_{max}$ 4～6 h，持续 24 h；静滴 1.5～2 h 起效，$t_{max}$ 2～6 h，24 h 后消失。② 孕妇，嗜铬细胞瘤、肝功能不全及有精神抑郁史者忌用；乳母，老人，肾功能不全、冠心病、自身免疫性疾病患者慎用。③ 递增剂量从晚间开始，以免过度镇静。④ 长期单独用药可致水钠潴留，产生耐药性，故常与利尿药并用。⑤ 尿色变深乃代谢产物被氧化自尿中排出所致。⑥ 忌与单胺氧化酶抑制剂、吩噻嗪类及左旋多巴、利舍平同用。⑦ 可增强口服抗凝药及中枢神经抑制药的作用。⑧ 非类固醇类消炎药及拟交感类药可减弱本品作用。⑨ 老人参考剂量：开始每次 0.125 g，每日 2～3 次，每 2 d 调整剂量 1 次，最大剂量：1 d 1 g。 |
| 【作用及用途】 为中枢性降压药。能激活血管运动中枢 $\alpha_2$受体，引起外周交感神经抑制，导致血管扩张，使心排血量减少，心率减慢，血压下降。并能明显减少肾素分泌，作用强于甲基多巴。用于中度及重度高血压，亦可治偏头痛、绝经期潮热、戒绝阿片瘾、痛经。<br>【不良反应】 口干、便秘、乏力、嗜睡、眩晕、心动过缓；少数患者有恶心、食欲减退等，男性偶有阳痿。长期使用可产生水钠潴留。<br>【注意点】 ① 口服 30～60 min 起效，$t_{max}$ 3～5 h，$t_{1/2}$ 12 h，维持 6 h；静注后 10 min 内起效，$t_{max}$ 30～60 min，维持 3～7 h。② 孕妇，乳母，老人，冠心病、脑血管疾病、慢性肾功能不全者慎用。③ 与噻嗪类利尿剂合用，可增加降压效果，消除水钠潴留，并可减少耐药性及用药剂量。④ 突然停药可致暂时性交感神经活动亢进。⑤ 与三环类抗抑郁药、非类固醇类消炎药及 β 受体阻滞剂并用，本品作用减弱。 |

| 药品名称 | 剂型规格 | 用法 | 成人剂量 | 小儿剂量 |
| --- | --- | --- | --- | --- |
| **盐酸莫索尼定**<br>(奥必特,佳洛,美迪尔舒,美罗平,雅尼定)<br>Moxonidine Hydrochloride<br>(Moxonidinum) | 片剂<br>0.2 mg<br>0.4 mg | 口服 | 每次 0.2 mg,晨服<br>3 周后可增至每次 0.2 mg<br>每日 2 次<br>餐时或餐后服<br>必要时隔 3 周可再加量<br>最大剂量<br>1 次<0.4 mg<br>1 d <0.6 mg | |
| | 胶囊<br>0.2 mg | 口服 | | |
| **尼群地平**<br>(硝苯甲乙吡啶)<br>Nitrendipine | 片剂<br>10 mg<br>20 mg | 口服 | 每次 10 mg<br>每日 2 次<br>可增至每日 40 mg<br>维持量<br>每次 10 mg<br>每日 1～2 次<br>均餐后服 | |
| **盐酸尼卡地平**<br>(佩尔地平,硝苯苄胺啶,佩尔)<br>Nicardipine Hydrochloride<br>(Perdipine) | 片剂<br>10 mg<br>20 mg | 口服 | 每次 20 mg<br>3 d 后可逐渐增加剂量至 40 mg<br>均每日 3 次 | |
| | 缓释胶囊<br>20 mg<br>40 mg | 口服 | 每次 20～40 mg<br>每日 2 次<br>整粒吞服 | |
| | 注射剂<br>2 ml<br>2 mg<br>5 ml<br>5 mg<br>10 ml<br>25 mg | 静注或静滴 | 高血压危象:<br>每分钟<br>0.5～0.6 μg/kg<br>手术时异常高血压的紧急处理:<br>每分钟 2～10 μg/kg<br>必要时<br>10～30 μg/kg 缓注 | |

| 作用及用途、不良反应、注意点 |
| --- |
| 【作用及用途】 为中枢性降压药。能激动脑干延髓腹外侧咪唑啉 $I_1$ 受体和 $\alpha_2$ 受体，而对前者的亲和力强于后者 600 倍。降低外周交感神经活性，使血管扩张，外周血管阻力下降，血压下降。对中枢的不良反应较可乐定低，也不影响心排血量和心率。对伴有血脂异常患者，有降低总胆固醇、低密度脂蛋白 C、甘油三酯和升高高密度脂蛋白 C 的作用。用于轻、中度高血压。<br>【不良反应】 口干、乏力、嗜睡、头痛、眩晕、水肿等。<br>【注意点】 ① $t_{max}$ 0.5～3 h，$t_{1/2}$ 2～3 h，代谢物 $t_{1/2}$ 5 h。② 孕妇，乳母，儿童，心动过缓、病窦综合征、Ⅱ或Ⅲ度传导阻滞、冠心病、癫痫、抑郁、震颤麻痹、严重心、肝、肾功能不全、血管神经性水肿者忌用；充血性心力衰竭Ⅳ级、中度肾功能不全患者和老人慎用。③ 与其他降压药、镇静药或麻醉药合用，可增加降压效果。④ 突然停药可致暂时性交感神经活动亢进。⑤ 与三环类抗抑郁药并用，本品作用减弱。 |
| 【作用及用途】 为钙离子拮抗剂。阻止钙离子流入细胞内，选择性作用于血管平滑肌，因而具有明显扩张外周血管和降低血压作用，且能显著扩张冠状动脉，增加冠脉血流量，降低心肌耗氧量。用于高血压症，尤适用于伴冠心病的患者。<br>【不良反应】 少数有头晕、头痛、面部潮红、口干、恶心等。<br>【注意点】 ① 服后 30 min 起效，1～2 h 达高峰，维持 6～8 h，$t_{max}$ 90 min，$t_{1/2}$ 10～22 h。② 孕妇及乳母忌用；老人及肝功能减退者慎用。③ 与 β 受体阻滞剂及其他钙离子拮抗剂合用，可增强疗效。④ 与地高辛合用，可提高后者血药浓度。⑤ 老人参考剂量：每次 10 mg，每日 1 次。 |
| 【作用及用途】 通过抑制钙离子流入血管平滑肌细胞而发挥血管扩张作用，且能选择性地抑制脑和冠脉的 cAMP 磷酸二酯酶，从而产生稳定的降压作用，扩张脑血管及冠状动脉，增加其血流量，降低心肌耗氧量。用于原发性高血压、高血压危象、手术时异常高血压的紧急处理、脑栓塞、脑出血后遗症及脑血管疾病症状的改善、突发性耳聋。<br>【不良反应】 头痛、头晕、面部潮红、心悸、心动过速、下肢浮肿、恶心、呕吐、腹泻、便秘、皮疹、低血压、胆红素及 ALT 升高等。<br>【注意点】 ① 口服后 $t_{max}$ 30 min，$t_{1/2}$ 90 min；缓释剂 $t_{1/2}$ 7.6 h。② 颅内出血未完全止血及脑血管意外急性期、低血压、急性心功能不全患者，孕妇及乳母忌用；老人、肝肾功能不全及青光眼患者慎用。③ 停药时应逐渐减量。④ 与其他降压药合用可增强作用。 |

| 药品名称 | 剂型规格 | 用法 | 成人剂量 | 小儿剂量 |
| --- | --- | --- | --- | --- |
| **拉西地平**<br>(乐息平,司乐平)<br>Lacidipine<br>(Lacipil,<br>Silepine) | 片剂<br>2 mg<br>4 mg | 口服 | 开始<br>每次 4 mg<br>每日 1 次清晨服<br>3～4 周后可增至每日<br>6 mg | |
| **非洛地平**<br>(波依定)<br>Felodipine<br>(Hydac,<br>Modip) | 片剂<br>2.5 mg<br>5 mg<br>10 mg | 口服 | 开始每次 2.5 mg<br>每日 2 次<br>视反应情况调整剂量<br>维持量<br>1 d 5～10 mg<br>最大剂量<br>1 d 20 mg | |
| | 缓释片<br>5 mg<br>10 mg | 口服 | 每次 5～10 mg<br>从小剂量开始<br>每日 1 次<br>早晨用水整片吞服 | |
| **盐酸贝尼地平**<br>(可力洛)<br>Benidipine<br>Hydrochloride<br>(Coniel) | 片剂<br>2 mg<br>4 mg<br>8 mg | 口服 | 每次 2～4 mg,<br>每日 1 次<br>早餐后服<br>可增至每次 8 mg<br>每日 1 次 | |
| **苯磺酸氨氯地平**<br>(络活喜)<br>Amlodipine<br>Besylate | 片剂<br>5 mg | 口服 | 见 248 页 | |

| 作用及用途、不良反应、注意点 |
| --- |
| 【作用及用途】 为钙离子拮抗剂。选择性作用于血管平滑肌的钙通道，扩张周围血管，降低外周阻力，产生降压效果。用于轻、中度高血压。<br>【不良反应】 头痛、皮肤潮红、水肿、眩晕、心悸，通常连续用药后逐渐消失。其他有乏力、皮疹、红斑、瘙痒、食欲减退、恶心、多尿。<br>【注意点】 ① $t_{max}$ 0.5～2.5 h，稳态时 $t_{1/2}$ 12～15 h。② 严重低血压、严重主动脉瓣狭窄、对钙离子拮抗剂过敏者忌用；窦房或房室传导阻滞，心、肝功能不全，心绞痛患者及孕妇、乳母、老人慎用。③ 与其他降压药和利尿药、β受体阻滞剂合用，作用加强。④ 与西咪替丁合用，本品血药浓度可升高。 |
| 【作用及用途】 为钙离子拮抗剂。选择性作用于血管平滑肌，对心肌收缩力和心脏传导无直接作用。用于各期高血压。<br>【不良反应】 面部潮红、心悸、头昏、乏力、踝部水肿、皮疹、瘙痒。极少数患者可能出现低血压伴心动过速。<br>【注意点】 ① $t_{max}$约 1 h，$t_{1/2}$ 11～16 h，缓释片 $t_{max}$ 3～5 h。② 严重低血压、严重主动脉瓣狭窄患者，孕妇，乳母及对本品过敏者忌用；心、肝功能不全者慎用。③ 剂量调整间隔一般不少于 2 周。④ 可与β受体阻滞剂合用，可增加美托洛尔血药峰浓度。⑤ 与胺碘酮合用可减慢窦性心律。⑥ 酶抑制剂，如西咪替丁可引起本品血浆药浓度升高；酶诱导剂，如苯妥英钠可引起本品血浆药浓度降低。⑦ 老人需调整剂量。⑧ 缓释片名波依定(Plendil)。 |
| 【作用及用途】 为钙离子拮抗剂。通过与细胞膜膜电位依赖性钙通道的DHP结合部位相结合，抑制钙离子内流，扩张冠状动脉和外周血管。本品与DHP结合部位的亲和力强且解离速度缓慢，故显示持续降压作用。用于原发性高血压。<br>【不良反应】 心悸、面部潮红、头痛、直立性低血压、肝功能损害、黄疸、BUN升高、皮疹、瘙痒、白细胞、血小板减少等。<br>【注意点】 ① $t_{max}$约 1 h，$t_{1/2}$ 2 h。② 孕妇、乳母及心源性休克者忌用；低血压、严重肝功能不全患者，驾驶员及高空作业者慎用。③ 老年患者应从 2 mg 开始。④ 与其他抗高血压药、西咪替丁或葡萄柚汁合用，有可能使血压过度降低。⑤ 与地高辛合用应监测地高辛血药浓度。⑥ 利福平可减弱本品降压作用。 |
| 【作用及用途】<br>【不良反应】 见 249 页氨氯地平项下。<br>【注意点】 |

| 药品名称 | 剂型规格 | 用法 | 成人剂量 | 小儿剂量 |
|---|---|---|---|---|
| **盐酸硝苯地平**<br>(硝苯啶,心痛定)<br>Nifedipine | 片剂<br>10 mg<br>胶囊<br>5 mg | 舌下或口服 | 见 248 页 | |
| **盐酸维拉帕米**<br>(异搏定,戊脉安)<br>Verapamil Hydrochloride | 片剂<br>40 mg | 口服 | 见 238 页 | |
| | 注射剂<br>2 ml<br>5 mg | 静注或静滴 | 见 238 页 | |
| **盐酸地尔硫䓬**<br>(硫氮䓬酮,恬尔心)<br>Diltiazem Hydrochloride | 片剂<br>30 mg | 口服 | 见 240 页 | |
| | 注射剂<br>5 mg | 静注 | 见 240 页 | |
| **盐酸肼屈嗪**<br>(肼苯达嗪,肼肽嗪)<br>Hydralazine Hdrochloride<br>(Apresoline) | 片剂<br>10 mg<br>25 mg<br>50 mg | 口服 | 开始每次 10 mg<br>每日 3～4 次<br>2～4 d 后逐渐加量至第 2 周后<br>每次 50 mg<br>每日 4 次<br>餐后服<br>最大剂量<br>1 d 0.3 g | 每日 0.75 mg/kg<br>分 2～4 次<br>1～4 周内逐渐加量<br>最大剂量<br>1 d 7.5 mg/kg |
| | 注射剂<br>1 ml<br>20 mg | 肌内 | 用量用法同口服<br>维持量<br>最大剂量 1 d 0.2 g | |
| | | 静注 | 高血压急症:<br>开始 1 mg 缓注<br>1 min 后如无不良反应可于 4 min 内注 4 mg,以后根据血压情况,每 20 min 用5～10 mg,使舒张压维持在<br>12～13 kPa | |

| 作用及用途、不良反应、注意点 |
| --- |
| 【作用及用途】<br>【不良反应】 见 249 页硝苯地平项下。<br>【注意点】 |
| 【作用及用途】<br>【不良反应】 见 239 页维拉帕米项下。<br>【注意点】 |
| 【作用及用途】<br>【不良反应】 见 241 页地尔硫䓬项下。<br>【注意点】 |
| 【作用及用途】 直接舒张周围血管平滑肌而致血压下降,其特点为舒张压下降较为明显,并能增加肾血流量。作用较利舍平迅速。多用于肾性高血压及舒张压较高的患者,与其他降压药合用用于晚期或恶性高血压。能降低后负荷,亦可用于心力衰竭。<br>【不良反应】 剂量稍大可致心悸、剧烈头痛、恶心、呕吐、腹泻、鼻塞、皮疹及直立性低血压等。严重时可致类风湿关节炎和红斑狼疮样综合征。<br>【注意点】 ① 口服后 30～40 min 起效,$t_{max}$ 1～3 h,$t_{1/2}$ 2～8 h。② 冠心病、主动脉瘤、心功能不全、严重肾功能不全及脑血管疾病患者忌用。③ 忌与异烟肼、神经节阻滞剂并用。④ 易致耐药性,故最好与其他降压药合用。⑤ 停药宜缓慢。⑥ 用药期应查血常规及抗核抗体。⑦ 与氢氯噻嗪合用可增强疗效。⑧ 二氮嗪或其他降压药可增强本品降压作用。⑨ 非类固醇类消炎药、拟交感胺类药可减弱本品降压作用。⑩ 缓释肼屈嗪,每片 50 mg,每次 50 mg,每日 2 次。⑪ 老人参考剂量: 开始每次 5～10 mg,每日 3 次,酌情增至每次 20～30 mg,每日 3 次。 |

| 药品名称 | 剂型规格 | 用法 | 成人剂量 | 小儿剂量 |
|---|---|---|---|---|
| **硫酸双肼屈嗪**<br>(双肼肽嗪，血压达静，利普素)<br>Dihydralazine Sulfate<br>(Nepresol, Nepresoline) | 片剂<br>12.5 mg<br>25 mg | 口服 | 每次 12.5～25 mg<br>每日 2～3 次<br>必要时可增至<br>每次 50 mg<br>每日 3 次 | |
| **盐酸乌拉地尔**<br>(亚宁益)<br>Urapidil Hydrochloride<br>(Ebrantil) | 缓释胶囊<br>30 mg<br>60 mg | 口服 | 每次 30～60 mg<br>每日 2 次<br>早晚各服 1 次<br>维持量<br>1 d 0.03～0.18 g | |
| | 注射剂<br>5 ml<br>25 mg<br>10 ml<br>50 mg | 静注或静滴 | 10～50 mg 稀释后缓注，降压后用 250 mg 加 5% GS<br>或 NS 500 ml 或加右旋糖酐静滴<br>最大浓度 4 mg/ml<br>速度开始为<br>每分钟 2 mg<br>维持量<br>每小时 9 mg<br>1 疗程<7 d | |
| **米诺地尔**<br>(长压定，敏乐定)<br>Minoxidil<br>(Loniten) | 片剂<br>2.5 mg<br>5 mg<br>10 mg | 口服 | 开始每次 2.5 mg<br>每日 2 次<br>以后逐渐增量<br>每次 5～10 mg<br>每日 2～3 次<br>最大剂量<br>1 d 50 mg | |

| 作用及用途、不良反应、注意点 |
| --- |
| 【作用及用途】 同283页肼屈嗪,松弛血管作用较缓慢持久。用于轻、中度高血压。<br>【不良反应】 同肼屈嗪,但较轻。<br>【注意点】 ① $t_{max}$ 1～2 h。② 因机械性阻塞引起的心功能不全、甲亢、肺心病、心动过速、脑动脉硬化、肝功能不全者忌用。③ 冠心病患者需先用β受体阻滞剂数日后再用本品,以防诱发或加重心绞痛。④ 需停用时应逐渐减量。⑤ 长期治疗者每隔6个月查抗核抗体。⑥ 同时应用其他降压药、麻醉药、镇静剂,可加强本品降压作用。⑦ 拟交感神经药(如麻黄碱)或三环类抗抑郁药,可减弱本品的降压作用。 |
| 【作用及用途】 选择性阻断突触后$\alpha_1$肾上腺素能受体和兴奋中枢5-羟色胺1-α受体而起外周和中枢双重降压作用。对静脉的舒张作用大于对动脉的作用。另可降低心脏前后负荷,增加心排血量,降低肾血管阻力。用于各种类型高血压、高血压危象、充血性心衰、良性前列腺增生。注射剂也用于围手术期高血压、心脏病、扩张性心肌病、肾性高血压或肾透析引起的急性左心衰竭或慢性心衰病情加重者。<br>【不良反应】 头痛、头晕、恶心、呕吐、出汗、烦躁、乏力、心悸、心律不齐、上胸部压迫感或呼吸困难。数分钟后可消失,偶见过敏反应(瘙痒、皮疹)、血小板计数减少。<br>【注意点】 ① 孕妇、乳母、主动脉缩窄及动静脉分流患者忌用;老人、驾驶员慎用。② 老人用药初始剂量宜小。③ 静注时应取卧位,监测血压变化,降压效果应在5 min内即可显示,若效果不明显,可重复用药。④ 同时使用其他抗高血压药、饮酒或血容量不足,可增强本品降压作用。⑤ 与西咪替丁合用,可使本品血药浓度上升。⑥ 本品不与血管紧张素转换酶抑制剂合用。⑦ 注射剂不能与碱性液体混合。 |
| 【作用及用途】 作用与283页肼屈嗪相似,但较显著而持久,亦可增加心率和心排血量。用于顽固性高血压、肾性高血压。<br>【不良反应】 水、钠潴留,恶心,毛发增多,心动过速等。<br>【注意点】 ① $t_{max}$ 2～3 h,$t_{1/2}$ 4 h。② 对本品过敏和嗜铬细胞瘤患者忌用;肺源性心脏病、心绞痛、慢性心衰及严重肝功能不全者慎用。③ 有水、钠潴留者应加服利尿剂。④ 与β受体阻滞剂合用能增加疗效,减少不良反应。 |

| 药品名称 | 剂型规格 | 用法 | 成人剂量 | 小儿剂量 |
| --- | --- | --- | --- | --- |
| **二氮嗪**<br>(氯甲苯噻嗪,速降平,降压嗪)<br>Diazoxide<br>(Hyperstat) | 注射剂<br>0.15 g<br>0.3 g | 静注 | 每次 0.15 g,于 10～20 s 内快速静注,必要时 0.5～3 h 内可重复,推注时取卧位<br>总剂量<br>1 d<1.2 g | 每次 1～3 mg/kg<br>用法同成人 |
| **吲达帕胺**<br>(寿比山,美利巴)<br>Indapamide<br>(Natrilix,<br>Millibar) | 片剂<br>2.5 mg | 口服 | 每次 2.5 mg<br>每日 1 次<br>早餐后服<br>维持量<br>每次 2.5 mg<br>每日或隔日 1 次 | |
| | 缓释片<br>1.5 mg | 口服 | 每次 1.5 mg<br>每日 1 次 | |
| **硝普钠**<br>(亚硝基铁氰化钠)<br>Sodium<br>Nitroprusside<br>(Nipride,<br>Sodium<br>Nitroferricyanide) | 注射剂<br>50 mg | 静滴 | 每次 50 mg,以 5% GS 500 ml 稀释后缓滴,开始每分钟10 μg,以后<br>每 5 min 增加<br>每分钟 10 μg<br>常用量<br>每分钟 0.2 mg<br>极量<br>每分钟 10 μg/kg | 开始<br>每分钟 0.2 μg/kg,以后每 5 min 增加<br>每分钟<br>0.1～0.2 μg/kg,直到产生疗效或出现不良反应<br>平均量<br>每分钟 3 μg/kg<br>极量<br>每分钟 10 μg/kg |

| 作用及用途、不良反应、注意点 |
| --- |
| 【作用及用途】 松弛血管平滑肌,降低周围血管阻力,使血压急剧下降,而肾血流不变,心排血量增加,尚能抑制胰腺β细胞分泌胰岛素而增加血糖浓度。用于恶性高血压、高血压危象、幼儿特发性低血糖或胰岛瘤所致严重低血糖。<br>【不良反应】 便秘、腹部不适、听觉异常、心动过速、低血压、胸闷、神志模糊、血糖及血尿酸增高、静脉灼痛、头痛、失眠及多毛症等。<br>【注意点】 ① 快速静注后30 s血压即下降,1～3 min达高峰,持续2～24 h。② 充血性心力衰竭、糖尿病、肾功能不全的重症高血压患者,孕妇及乳母忌用;代偿性高血压、冠状动脉或脑动脉供血不足、痛风、肝功能不全、低血钾患者及老人慎用;儿童不宜久用。③ 多次重复使用可引起水肿、充血性心力衰竭,过量可引起低血压甚至休克。④ 与利尿剂并用,可使后者利尿作用减弱。⑤ 不宜与噻嗪类利尿药并用,否则可使高血糖及高尿酸血症加重。⑥ 配专用溶剂,不宜与其他药物或输液配伍。 |
| 【作用及用途】 直接作用于小动脉,降低周围血管阻力和血管对升压物质的反应性,产生降压作用,大剂量时尚有利尿作用。用于轻、中度高血压。<br>【不良反应】 偶有恶心、头晕,大剂量可引起血钾降低及低血压。<br>【注意点】 ① $t_{max}$ 0.5 h,$t_{1/2}$ 14～18 h,缓释片 $t_{1/2}$ 14～24 h。② 严重肝肾功能不全、近期脑血管意外、对本品或磺胺药过敏、使用利尿剂者,孕妇及乳母忌用。③ 长期应用,应定期检查血清电解质。④ 勿与锂、阿司咪唑、对苯吡乙胺、静脉用红霉素、乙基舒托利、特非那定、长春胺合用,能增强洋地黄毒性,增强其他降压药疗效和耐受性。⑤ 缓释片名钠催离缓释片(Natrilix SR)。 |
| 【作用及用途】 能扩张周围血管,降低外周阻力,为速效、强效降压药。用于其他降压药无效的高血压危象、高血压脑病、脑出血、嗜铬细胞瘤、心源性休克、急性充血性心力衰竭。<br>【不良反应】 恶心、不安、头痛、肌肉痉挛、出汗、皮疹等。<br>【注意点】 ① 静滴后2～5 min起效,停药后作用维持2～15 min,$t_{1/2}$ 7 d。② 孕妇忌用;脑供血不足,颅内压增高,肺、肝、肾功能不全,甲状腺功能低下者及儿童慎用。③ 药液应新鲜配制,并不可加其他药物。④ 滴注时宜避光,药液不得外渗,配制后应于12 h内用完,溶液如变蓝、绿、深红色立即停用。⑤ 血容量不足者,用前必须先补足血容量。⑥ 静滴时严密监测血压,及时调整滴速。⑦ 急性心肌梗死抢救时,动脉压降低幅度不应超过2.6 kPa(20 mmHg)。⑧ 用药时间＞72 h或大剂量应用可导致甲状腺功能减退、险峻的低血压。⑨ 停药应逐渐减量。⑩ 与其他降压药同用,可使血压剧降。⑪ 与拟交感类药合用,本品的降压作用减弱。⑫ 老人参考剂量:每次25～30 mg,并严密监测血压及滴速。 |

| 药品名称 | 剂型规格 | 用法 | 成人剂量 | 小儿剂量 |
| --- | --- | --- | --- | --- |
| **硫酸镁**<br>Magnesium Sulfate | 注射剂<br>10 ml<br>2.5 g | 静滴 | 每次 1.25～2.5 g<br>(10 mg/ml) | 每次<br>0.05～0.1 g/kg<br>(10 mg/ml)<br>极量<br>1 次 0.1 g/kg |
| **卡托普利**<br>(巯甲丙脯酸，开博通，开富特)<br>Captopril<br>(Capoten) | 片剂<br>12.5 mg<br>25 mg<br>50 mg | 口服 | 每次 12.5 mg<br>每日 2～3 次<br>餐前 1 h 服<br>1～2 周后可逐渐增至<br>每次 0.05 g<br>每日 2～3 次 | 每次 0.3 mg/kg<br>每日 3 次<br>必要时<br>每隔 8～24 h 增加 0.3 mg/kg，直到最低有效量 |
| **马来酸依那普利**<br>(苯脂丙脯酸，怡那林，悦宁定，因弗尔)<br>Enalapril Maleate<br>(Renitec) | 片剂<br>2.5 mg<br>5 mg<br>10 mg | 口服 | 原发性高血压：<br>开始每日 5～10 mg<br>按血压反应调整至每日 10～20 mg 分 2 次<br>最大剂量<br>1 d 40 mg<br>心衰：<br>开始每日 2.5 mg<br>每日 1～2 次<br>以后调整剂量至<br>每日 5～20 mg<br>分1～2 次 | |
| **西拉普利**<br>(一平舒)<br>Cilazapril<br>(Inhibace) | 片剂<br>1 mg<br>2.5 mg<br>5 mg | 口服 | 原发性高血压：<br>每次 2.5～5 mg，每日 1 次，自小剂量开始，每隔 2～4 周调整剂量 | |

| 作用及用途、不良反应、注意点 |
| --- |
| 【作用及用途】<br>【不良反应】 见16页硫酸镁项下。<br>【注意点】 |
| 【作用及用途】 为血管紧张素转换酶抑制剂。抑制血管收缩,使醛固酮分泌减少,抑制激肽酶Ⅱ,使激肽降解灭活受阻,激肽积聚,并使前列腺素E的代谢产物增加,血管扩张,肾血流量增加,对心率及心排血量无明显影响。用于中度和重度高血压,亦用于难治性充血性心力衰竭,尤其是左心室功能不全、心脏前负荷明显增加者。<br>【不良反应】 皮疹、皮肤瘙痒、味觉损害;少数有肠功能紊乱、蛋白尿、膜性肾病、粒细胞减少症、高血钾;个别有胸痛,给药后3 h内可能发生明显低血压。<br>【注意点】 ① 15 min起效,$t_{max}$ 1～2 h,维持6～12 h,$t_{1/2}$<3 h。② 粒细胞减少、过敏体质者,孕妇及乳母忌用;严重肾功能不全者、老人、麻醉时、自身免疫性疾病患者慎用。③ 用药期间定期查血象及尿蛋白。④ 与利尿剂合用可显著提高疗效。⑤ 与其他降压药合用,降压作用加强;与扩血管药合用,可致低血压。 |
| 【作用及用途】 为长效血管紧张素转换酶抑制剂。其作用约为卡托普利的3～5倍,对肾性高血压作用特别显著,能增加肾血流量,降低周围血管阻力,心排血量稍有增加,心率变化不大。用于原发性高血压、肾性高血压和充血性心力衰竭。<br>【不良反应】 偶有眩晕,头痛,困倦,心悸,低血压,食欲减退,呕吐,腹泻,皮疹,瘙痒,BUN、ALT升高,口腔黏膜过敏,糖尿,粒细胞减少及血管神经性水肿等。<br>【注意点】 ① 1 h起效,其活性型依那普利拉 $t_{max}$ 4 h,$t_{1/2}$ 11 h,维持24 h。② 对本品过敏或有血管神经性水肿史、双侧肾动脉狭窄者,孕妇及乳母忌用;严重肝肾功能不全者、老人、小儿慎用。③ 为防血压急剧下降,应从小剂量开始。④ 肌酐清除率<30 ml/min,初始剂量2.5 mg,透析者每日2.5 mg。⑤ 定期作白细胞计数和肾功能检查。⑥ 与保钾类利尿剂合用应监测血钾。⑦ β受体阻滞剂能增强本品降压作用。 |
| 【作用及用途】 为高效、长效、不良反应少的新型血管紧张素转换酶抑制剂。作用与依那普利相似,但稳定性和疗效优于后者。用于各型高血压和充血性心力衰竭。<br>【不良反应】 头痛、眩晕、疲倦、低血压、消化不良、恶心、皮疹、咳嗽、血管神经性水肿,偶见Cr及BUN升高等。 |

| 药品名称 | 剂型规格 | 用法 | 成人剂量 | 小儿剂量 |
|---|---|---|---|---|
| | | | 肾性高血压、慢性心衰：<br>开始每次 0.5 mg<br>每日 1 次<br>最大剂量 1 d 5 mg | |
| **盐酸贝那普利**<br>(洛汀新)<br>Benazepril Hydrochloride<br>(Lotensin) | 片剂<br>5 mg<br>10 mg | 口服 | 原发性高血压；<br>开始每次 10 mg<br>每日 1 次<br>逐渐加量<br>最大剂量 1 d 40 mg<br>充血性心衰：<br>开始每次 2.5 mg<br>每日 1 次，2～4 周后增至每日 5 mg<br>最大剂量 1 d 20 mg | |
| **培哚普利**<br>(雅施达)<br>Perindopril<br>(Acertil) | 片剂<br>4 mg | 口服 | 高血压：<br>每日 4 mg，清晨服<br>1 个月后可增至每日 8 mg，老人减半<br>充血性心衰：<br>开始每日 2 mg<br>清晨服<br>维持量<br>每日 2～4 mg<br>伴肾功能不全者：<br>开始每日 2 mg<br>以后根据肾功能调节 | |
| **双氢赖诺普利**<br>(利压定，捷赐瑞)<br>Lisinopril Dihydrate<br>(Listril, Zestril) | 片剂<br>5 mg<br>10 mg<br>20 mg | 口服 | 原发性高血压：<br>开始每次 10 mg<br>每日 1 次<br>维持量<br>每日 20～40 mg<br>极量 1 d 80 mg<br>肾性高血压：<br>每次 2.5～5 mg<br>每日 1 次<br>可逐渐加量<br>极量 1 d 40 mg | |

| 作用及用途、不良反应、注意点 |
| --- |
| 【注意点】 ① $t_{max}$ 2 h,$t_{1/2}$ 30～50 h。② 对本品及其他血管紧张素转换酶抑制剂过敏者、腹水患者、孕妇、乳母、儿童忌用;老人,肝肾功能不全、严重心衰、低钠和血容量不足者慎用。③ 与其他降压药合用有协同作用。④ 与保钾利尿剂合用可致血钾升高。⑤ 与非类固醇类消炎药合用可减弱本品降压作用。⑥ 勿与麻醉剂合用。 |
| 【作用及用途】 为长效血管紧张素转换酶抑制剂。作用与 289 页依那普利相似。用于各期高血压和充血性心力衰竭。<br>【不良反应】 偶有头痛、眩晕、乏力、恶心、呕吐、腹泻、皮疹、潮红、心悸、腹痛、外周水肿、血钾升高等。<br>【注意点】 ① 其活性代谢产物 $t_{max}$ 1.5 h,$t_{1/2}$ 22 h。② 对本品过敏或有血管神经性水肿史者、孕妇及乳母忌用;肾动脉硬化、肾动脉狭窄、麻醉、高血钾、严重肝肾功能不全者,老人及儿童慎用。③ 出现面或唇部肿胀时应立即停药。④ 避免与保钾利尿剂合用。⑤ 避免补钾或含钾溶液,若必须合用应密切监测血钾。 |
| 【作用及用途】 为血管紧张素转换酶抑制剂。作用与 289 页依那普利相似。用于高血压和充血性心力衰竭。<br>【不良反应】 头痛、行为和(或)睡眠异常、乏力、消化道反应、味觉异常、头晕和痉挛;可有局部皮疹、刺激性干咳;少见性功能障碍、口干、血钾升高、一过性 BUN 和 Cr 升高。<br>【注意点】 ① 活性代谢产物 $t_{max}$ 3～4 h,$t_{1/2}$ 25 h。② 先天性半乳糖血症患者忌用;其他忌用、慎用情况同本页贝那普利。③ 忌与钾盐、保钾利尿剂、锂盐、雌二醇及氮芥合用。④ 与抗抑郁药合用,可引起直立性低血压。⑤ 与非类固醇类消炎药、可的松合用可减弱本品降压作用。⑥ 百普乐(Biprel)每片含本品 2 mg、吲达帕胺 0.625 mg,成人剂量: 每次 1 片,每日 1 次,清晨空腹服。 |
| 【作用及用途】 为血管紧张素转换酶抑制剂。具长效扩血管作用。用于原发性高血压、肾性高血压及充血性心力衰竭。<br>【不良反应】 轻而短暂,有头晕、头痛、疲劳、腹泻、恶心、皮疹、直立性低血压、心悸、胸闷,偶见血管神经性水肿、BUN 及 Cr 升高。<br>【注意点】 ① $t_{max}$ 7 h,$t_{1/2}$ 12 h。② 对本品过敏或有血管神经性水肿史者、孕妇及乳母忌用;低血压及肾衰者慎用。③ 出现面部及唇部水肿时应即停药。④ 限制水、盐的摄入,用利尿剂者慎用或减量应用。⑤ 利尿剂可增强本品降压作用。⑥ 避免同时使用保钾利尿剂和补钾。⑦ 充血性心力衰竭: 开始每日 2.5 mg,以后每日 5～20 mg,均每日 1 次。 |

| 药品名称 | 剂型规格 | 用法 | 成人剂量 | 小儿剂量 |
| --- | --- | --- | --- | --- |
| **福辛普利钠**<br>(蒙诺)<br>Fosinopril<br>Sodium<br>(Monopril) | 片剂<br>10 mg<br>20 mg<br>40 mg | 口服 | 开始<br>每次 10 mg<br>每日 1 次<br>4 周后根据血压反应调整剂量<br>最大剂量<br>1 d 40 mg | |
| **地拉普利**<br>(压得克)<br>Delapril<br>(Adecut) | 片剂<br>7.5 mg<br>15 mg<br>30 mg | 口服 | 每日 7.5～60 mg<br>分 1～2 次<br>最大剂量<br>1 d <0.12 g | |
| **雷米普利**<br>(瑞泰,瑞素坦)<br>Ramipril<br>(Altace, Tritace, Ruisutan) | 片剂<br>1.25 mg<br>2.5 mg<br>5 mg | 口服 | 高血压:<br>开始每次 2.5 mg<br>每日 1 次,清晨服<br>必要时 2～3 周后剂量加倍<br>维持量<br>每日 2.5～5 mg<br>最大剂量 1 d 10 mg<br>肾功能不全者剂量减半<br>充血性心衰:<br>开始每次 1.25 mg<br>每日 1 次,必要时 1～2 周后剂量加倍,每日 1 次或分 2 次<br>最大剂量<br>1 d<10 mg | |
| **盐酸咪达普利**<br>(达爽)<br>Imidapril<br>Hydrochloride<br>(Tanatril) | 片剂<br>2.5 mg<br>5 mg<br>10 mg | 口服 | 每次 5～10 mg<br>每日 1 次<br>重症高血压或肾源性高血压:<br>开始每次 2.5 mg<br>每日 1 次<br>均餐前 15 min 服<br>第 1 剂睡前服 | |

| 作用及用途、不良反应、注意点 |
|---|
| 【作用及用途】 为长效血管紧张素转换酶抑制剂。用于原发性高血压、肾性高血压及充血性心力衰竭。<br>【不良反应】 头晕、乏力、咳嗽、恶心、呕吐、腹泻、腹痛、心悸、皮疹、瘙痒、低血压、性功能障碍;偶有胰腺炎、肝肾功能损害、暂时性血红蛋白和红细胞减少。<br>【注意点】 ① 活性代谢产物 $t_{max}$ 2～3 h,$t_{1/2}$ 12 h,心衰患者 $t_{1/2}$ 14 h。② 本品可通过肝、肾两种途径消除,故肝或肾功能不全的患者应用本品可通过替代途径代偿性排泄,有一定的安全性。③ 抗酸药可影响本品的吸收,两药应分开服用,相隔至少 2 h。④ 与其他抗高血压药合用可增强抗高血压药效果。⑤ 同 291 页赖诺普利注意点②③④⑤⑥。 |
| 【作用及用途】 为血管紧张素转换酶抑制剂。作用同 289 页依那普利。用于原发性高血压、肾性高血压和充血性心衰。<br>【不良反应】<br>【注意点】 }同依那普利项下。 |
| 【作用及用途】 为长效血管紧张素转换酶抑制剂。用于各型高血压、充血性心衰、急性心肌梗死后 2～9 d 出现的轻、中度心衰等。<br>【不良反应】 治疗初期由于血压骤降可出现头晕,注意力不集中,心悸,心动过速,直立性低血压,恶心,出汗,耳鸣,视、听觉障碍甚至短暂昏厥;少数出现皮疹、脱发、血管神经性水肿等;刺激性干咳、支气管痉挛;消化道功能紊乱;血清胆红素升高,胆汁淤积性黄疸,Cr、BUN 升高;个别有溶血性贫血、白细胞和血小板减少等。<br>【注意点】 ① 本品吸收后转化为活性比其大 6 倍的代谢产物雷米普利拉,$t_{max}$分别为 1 h、3 h,$t_{1/2}$分别为 5.1 h、3～17 h。② 对本品过敏者、有血管神经性水肿病史者,孕妇,乳母,肾动脉狭窄、左心输入或输出量减少者,低血压或循环状况不稳定者忌用;恶性高血压、心衰伴水、电解质紊乱或已用利尿剂者慎用。③ 开始治疗时应先纠正血容量不足、电解质失衡。④ 用药期间应加强监护,在服首剂和每次增加剂量后均应测量血压。⑤ 用药前停服利尿剂至少 2～3 d 或减少利尿剂剂量,本品开始剂量应减半。⑥ 避免同时使用保钾利尿剂或补钾。⑦ 消炎镇痛药可减弱本品降压效果,并增加肾功能损害。⑧ 与抗糖尿病药合用,可致血糖过低。⑨ 本品可加强乙醇效应。 |
| 【作用及用途】 为长效血管紧张素转换酶抑制剂。服后在体内转换为活性代谢物咪达普利拉。用于各型高血压、肾源性高血压。<br>【不良反应】 头痛、头晕、心悸、刺激性干咳、咽部不适、胃部不适、偶有血管神经性水肿、白细胞和血小板减少、肾功能不全恶化、AST 或 ALT 升高。<br>【注意点】 ① 活性代谢产物 $t_{max}$ 6～8 h,$t_{1/2}$ 8 h,连续服用 7 d,3～5 d 后可达稳态血药浓度。② 对本品过敏或有血管神经性水肿病史者、儿童、孕妇和乳母忌用;高空作业者慎用。③ 重症高血压、血液透析、服用利尿剂、进行低盐疗法的较严重患者须从小剂量开始。④ 避免同时使用保钾利尿剂和补钾。⑤ 利尿剂加强其降压效果。⑥ 与消炎镇痛药合用,可减弱其降压效果。 |

| 药品名称 | 剂型规格 | 用法 | 成人剂量 | 小儿剂量 |
|---|---|---|---|---|
| **氯沙坦钾**<br>(洛沙坦,科素亚)<br>Losartan Potassium<br>(Cozaar) | 片剂<br>0.05 g<br>0.1 g | 口服 | 每次 0.05 g<br>每日 1 次<br>可增至<br>每次 0.1 g<br>每日 1 次<br>维持量<br>1 d 0.025～0.1 g | |
| **缬沙坦**<br>(代文)<br>Valsartan<br>(Diovan) | 胶囊<br>0.08 g<br>0.16 g | 口服 | 每次 0.08 g<br>每日 1 次<br>可增至<br>每次 0.16 g<br>每日 1 次 | |
| **厄贝沙坦**<br>(安博维,伊贝沙坦)<br>Irbesartan<br>(Aprovel) | 片剂<br>75 mg<br>0.15 g<br>0.3 g | 口服 | 开始<br>每次 0.15 g<br>每日 1 次<br>可增至<br>每次 0.3 g<br>每日 1 次<br>最大剂量<br>1 d 0.3 g | |
| **坎地沙坦酯**<br>(必洛斯,奥必欣)<br>Candesartan Cilexetil<br>(Blopress) | 片剂<br>4 mg<br>8 mg<br>16 mg<br>32 mg | 口服 | 每次 4～8 mg<br>可增至<br>每次 12 mg<br>均每日 1 次 | |

| 作用及用途、不良反应、注意点 |
|---|
| 【作用及用途】 为非肽类血管紧张素Ⅱ受体($AT_1$亚型)拮抗剂,对 $AT_1$受体有高度选择性。能抑制血管收缩,减少醛固酮和肾上腺素分泌,促进肾素活性增高,降低血压;改善心力衰竭,防止血管壁增厚和心肌肥厚,对肾脏也有保护作用,增加尿钠、尿酸的排出。用于高血压及心衰。<br>【不良反应】 轻微而短暂,可有头痛、头晕、恶心、腹痛、乏力、咳嗽等,少数有荨麻疹、瘙痒、血管神经性水肿等过敏反应。个别有直立性低血压。<br>【注意点】 ① $t_{max}$ 1 h,$t_{1/2}$ 2.2 h,其活性代谢产物 $t_{max}$ 3～4 h,$t_{1/2}$ 6～7 h,用药 3～6 周达最大效应。② 对本品过敏或有血管神经性水肿病史者、儿童、孕妇及乳母忌用。③ 肝肾功能不全者减少剂量。④ 血容量不足者治疗前应先纠正血容量或减少开始剂量。⑤ 与氢氯噻嗪合用可增强疗效,与保钾利尿剂、补钾药合用可出现血钾浓度升高。⑥ 海捷亚(Hyzaar)每片含本品 50 mg、氢氯噻嗪 12.5 mg,每次 1 片,每日 1 次,可增至每次 2 片。 |
| 【作用及用途】 同本页氯沙坦钾。<br>【不良反应】 同氯沙坦钾。少数发生血细胞比容和血红蛋白降低,中性粒细胞减少,偶有 AST、ALT 升高。<br>【注意点】 ① 服后 2 h 血压开始下降,4～6 h 达最大效应,维持 24 h,$t_{1/2}$约 9 h。② 对本品过敏者、孕妇及乳母忌用;钠和血容量不足、肾动脉狭窄及肝肾功能不全者慎用。③ 与氢氯噻嗪合用可增强疗效,与保钾利尿剂、补钾药合用可出现血钾浓度升高。④ 复代文(Co-Diovan)每片含本品 80 mg、氢氯噻嗪 12.5 mg,剂量为每次 1 片,每日 1 次。 |
| 【作用及用途】 同本页氯沙坦钾。其代谢产物多由胆道及肾脏排泄。用于高血压及心力衰竭。<br>【不良反应】 同氯沙坦钾。<br>【注意点】 ① $t_{max}$ 3～6 h,维持 14～24 h, $t_{1/2}$ 11～15 h。② 同氯沙坦钾注意点②、③、④、⑤。③ 另有厄贝沙坦氢氯噻嗪片(安博诺,Co-Aprovel),每片含本品 0.15 g 或 0.3 g,氢氯噻嗪 12.5 mg,用法同本品。 |
| 【不良反应】<br>【注意点】 } 同本页氯沙坦钾。<br>【注意点】 ① $t_{max}$ 4～6 h。② 同氯沙坦钾注意点②、③、④、⑤。 |

| 药品名称 | 剂型规格 | 用法 | 成人剂量 | 小儿剂量 |
|---|---|---|---|---|
| **替米沙坦**<br>(美卡素,赛坦)<br>Telmisartan<br>(Micardis,<br>Saitan) | 片剂<br>40 mg<br>80 mg | 口服 | 每次 40～80 mg<br>每日 1 次 | |
| **奥美沙坦酯**<br>(傲坦,澳克兰)<br>Olmesartan<br>Medoxomil<br>(Benicar,<br>Olmetec) | 片剂<br>5 mg<br>20 mg<br>40 mg | 口服 | 开始 20 mg<br>2 周后可增至<br>每次40 mg<br>最大剂量<br>1 d 40 mg<br>均每日 1 次 | |
| **甲磺酸伊普罗沙坦**<br>(伊普罗沙坦,伊普沙坦)<br>Eprosartan<br>Mesylate<br>(Teveten) | 片剂<br>0.4 g<br>0.6 g | 口服 | 每日 0.4～0.8 g<br>分 1～2 次 | |
| **卡维地络**<br>(达利全,络德)<br>Carvedilol<br>(Dilatrend,<br>Luode) | 片剂<br>6.25 mg<br>25 mg | 口服 | 高血压<br>开始每次 12.5 mg<br>每日 1 次<br>2 d 后每次 25 mg<br>每日 1 次<br>最大剂量 1 d 50 mg<br>分 1～2 次<br>心衰:<br>开始<br>每次 3.125 mg<br>每日 2 次,以后每 2 周调整 1 次,直至最大耐受量<br>餐时服<br>最大剂量<br><85 kg 每次 25 mg<br>>85 kg 每次 50 mg<br>均每日 2 次 | |

| 作用及用途、不良反应、注意点 |
| --- |
| 【不良反应】<br>【注意点】}同 295 页氯沙坦钾。<br>【注意点】 ① 服后 3 h 血压开始下降，$t_{1/2}$ 16～23 h，维持 24 h。治疗开始后 4～8 周达最大降压效果。② 同氯沙坦钾注意点②、③、④、⑤。 |
| 【作用及用途】 同 295 页氯沙坦钾。<br>【不良反应】 心动过速，咳嗽，流感样症状，头痛，头晕，乏力，恶心，腹泻，腹痛，皮疹，血尿，肌痛，骨骼痛，血糖、三酰甘油、CPK、ALT 升高。<br>【注意点】 ① $t_{max}$ 1～2 h，$t_{1/2}$ 13 h。治疗开始后 3～5 d 达最大降压效果。② 对本品过敏者、儿童、孕妇及乳母忌用；对血管紧张素转换酶抑制剂、阿司匹林、青霉素过敏或有血管神经性水肿病史者，主动脉瓣或左房室瓣狭窄、梗阻性肥厚性心肌病、糖尿病、肝肾功能不全或肾动脉狭窄患者慎用。③ 与甘草、麻黄、育亨宾合用，可减弱本品疗效。④ 余同氯沙坦钾注意点④、⑤。 |
| 【作用及用途】<br>【不良反应】}同 295 页氯沙坦钾。<br>【注意点】 ① $t_{max}$ 2～6 h，$t_{1/2}$ 6 h。② 同本页奥美沙坦酯②、③。 |
| 【作用及用途】 具有选择性 $\alpha_1$、β 受体作用，为强效抗氧化物和氧自由基清除剂。用于原发性高血压及充血性心力衰竭。<br>【不良反应】 偶有轻度头痛、头晕、乏力、心动过缓、直立性低血压、胃肠不适、皮肤过敏、四肢疼痛等，偶见 ALT 升高、白细胞和血小板减少。<br>【注意点】 ① Ⅳ级失代偿性心力衰竭、哮喘、慢性阻塞性肺部疾病、肝功能不全、Ⅱ～Ⅲ度房室传导阻滞、严重心动过缓、心源性休克、病窦综合征、严重低血压者忌用；已用洋地黄、利尿剂的心力衰竭，缺血性心脏病，弥漫性血管病，糖尿病，甲亢，嗜铬细胞瘤，有严重过敏史、手术患者及驾驶员慎用。② 停药时，必须逐渐减量；心衰者停药超过 2 周再次用药时，应从开始剂量重新开始。③ 与其他抗高血压药合用可产生低血压。④ 慎与维拉帕米或Ⅰ类抗心律失常药合用。⑤ 与地高辛合用时，应加强地高辛血药浓度的监测。⑥ 能加强胰岛素或口服降糖药的作用。⑦ 与利福平合用，本品血药浓度降低；与西咪替丁合用，本品血药浓度增高。 |

## (五) 血脂调节药及抗动脉硬化药

| 药品名称 | 剂型规格 | 用法 | 成人剂量 | 小儿剂量 |
|---|---|---|---|---|
| **氯贝丁酯**<br>(安妥明,氯贝特)<br>Clofibrate<br>(Atromid-S) | 胶囊<br>0.25 g<br>0.5 g | 口服 | 每次 0.25～0.5 g<br>每日 3～4 次<br>餐后服 | |
| **非诺贝特**<br>(力平之)<br>Fenofibrate<br>(Lipanthyl) | 片剂<br>胶囊<br>0.1 g<br>0.2 g<br>0.3 g | 口服 | 每次 0.1 g<br>每日 3 次<br>或每次 0.3 g<br>每日 1 次<br>维持量<br>每次 0.1 g<br>每日 1～2 次<br>均进餐时服 | |
| | 微粒化<br>胶囊<br>0.2 g | 口服 | 每次 0.2 g<br>每日 1 次<br>进餐时服<br>维持量同上 | |
| **克利贝特**<br>Clinofibrate | 片剂<br>0.2 g | 口服 | 每次 0.2 g<br>每日 3 次 | |
| **苯扎贝特**<br>(必降脂)<br>Bezafibrate<br>(Bezalip) | 片剂<br>0.2 g | 口服 | 每次 0.2 g<br>每日 3 次<br>餐后服 | |

| 作用及用途、不良反应、注意点 |
| --- |

【作用及用途】 抑制甘油三酯和胆固醇的合成,并抑制前β脂蛋白由肝脏转移到血液,增强定位于毛细血管壁细胞中的脂蛋白酯酶活性,促进甘油三酯分解。尚能降低血纤维蛋白原含量和血小板黏性,防止血栓形成。用于Ⅱb、Ⅲ、Ⅳ、Ⅴ型高脂血症和动脉硬化症。

【不良反应】 恶心、呕吐、食欲减退,偶可出现肝功能暂时受损、皮肤瘙痒和荨麻疹。

【注意点】 ① $t_{max}$为 2～6 h,$t_{1/2}$ 6～25 h。② 严重肝肾功能不全者、孕妇及乳母忌用;甲亢及溃疡患者慎用。③ 降低甘油三酯的效果较降低胆固醇为佳。④ 与抗凝剂合用应适当减少后者用量。⑤ 与甲苯磺丁脲、苯妥英钠、呋塞米并用,可使后者作用及毒性增强。

---

【作用及用途】 能使胆固醇合成减少,增加低密度脂蛋白受体和脂蛋白酯酶活性,使低密度脂蛋白和极低密度脂蛋白清除增加,增加血浆中 $APOA_1$ 的合成,使高密度脂蛋白升高,增加胆固醇的转运和清除;尚有降低血液黏度、抗凝和改善微循环的作用。用于高胆固醇血症、单纯内源性高甘油三酯血症、混合性高脂血症、继发性高脂血症。

【不良反应】 胃肠不适,皮肤过敏,头痛,头晕,AST、ALT、BUN、Cr 升高,肌肉疼痛;偶见蛋白尿及白细胞减少。

【注意点】 ① $t_{max}$ 4～6 h,$t_{1/2}$ 24 h。② 对本品过敏、严重肝肾功能不全、胆囊疾病患者,孕妇、乳母及儿童忌用。③ 使用本品时,仍应注意饮食控制,治疗前应测肝功能,定期随访血常规及肝功能。④ 血脂下降至正常后,再使用 2～4 周停药。⑤ 一般不与其他降胆固醇药合用。⑥ 能增强抗凝剂的作用。

---

【作用及用途】 同本页非诺贝特。用于各种类型的高脂血症。

【不良反应】 乏力、头痛、皮疹、腹痛、腹泻、便秘、血清转氨酶和 CPK 升高。

【注意点】 ① $t_{max}$ 4～6 h,$t_{1/2}$约 10 h。② 孕妇及乳母忌用;肝肾功能不全者及小儿慎用。③ 对血脂轻度上升者,不宜首选本品。④ 使用前应查肝功能,以后每 2 周随访,若有肝功能损害应停药。⑤ 能增强抗凝剂作用,与考来替泊合用可增强疗效并减少不良反应。

---

【作用及用途】 与本页非诺贝特相似,尚能抑制乙酰辅酶 A 羧化酶,使甘油三酯合成减少,减少空腹血糖含量。用于原发性高脂血症Ⅱa、Ⅱb、Ⅳ和Ⅴ型(Fredrickson 分类)和继发性高脂血症,尤适用于高脂血症合并糖尿病患者。

【不良反应】 恶心、呕吐、腹胀,偶可出现瘙痒和荨麻疹、血红蛋白和白细胞计数下降、肌炎、性功能障碍、转氨酶上升,罕有脱发。

| 药品名称 | 剂型规格 | 用法 | 成人剂量 | 小儿剂量 |
|---|---|---|---|---|
| | 缓释片<br>0.4 g | 口服 | 每次 0.4 g<br>每日 1 次<br>晚餐后服 | |
| **环丙贝特**<br>Ciprofibrate<br>(Lipanor) | 胶囊<br>0.1 g | 口服 | 每次 0.1 g<br>每日 1 次 | |
| **吉非贝齐**<br>(吉非罗齐,诺衡,康利脂,博利脂)<br>Gemfibrozil<br>(Lopid) | 片剂<br>0.6 g<br>0.9 g<br>胶囊<br>0.3 g<br>0.6 g | 口服 | 每次 0.9 g<br>每日 1 次或<br>每次 0.6 g<br>每日 2 次<br>早晚餐前 30 min 服 | |
| **益多脂**<br>(特调脂,乙羟茶碱,安妥明)<br>Etofylline<br>Clofibrate<br>(Duolip,<br>Theofibrate) | 片剂<br>胶囊<br>0.25 g | 口服 | 每次 0.25 g<br>每日 2～3 次 | |
| | 缓释剂<br>0.5 g | 口服 | 每次 0.5 g,<br>每日 1 次 | |
| **洛伐他汀**<br>(美降之)<br>Lovastatin<br>(Mevacor) | 片剂<br>10 mg<br>20 mg<br>40 mg | 口服 | 高胆固醇血症:<br>开始<br>每日 20 mg<br>晚餐时顿服 | |

| 作用及用途、不良反应、注意点 |
|---|
| 【注意点】 ① $t_{max}$ 0.5～2 h，$t_{1/2}$ 2.1 h。② 肝脏疾病（除伴发于血甘油三酯过高的脂肪肝）、胆囊疾病、严重肾功能不全患者，孕妇及乳母忌用；儿童慎用。③ 肾功能不全者应参考血清肌酐浓度或肌酐清除率调整剂量。④ 服用 3～4 个月未见效应停用。⑤ 一般不与他汀类降脂药同用。⑥ 尚可增强胰岛素和磺脲类药物的降糖作用。⑦ 余见 299 页克利贝特注意点③④⑤。 |
| 【作用及用途】 与 299 页非诺贝特相似，尚可清除血管壁上的腱性和结节性黄瘤，使冠心病危险因素减少。用于高胆固醇血症、高甘油三酯血症，也可作为其他降脂药物治疗失败时的替代药。<br>【不良反应】 恶心，呕吐，腹胀，头痛，乏力，皮疹，肝区疼痛，AST、ALT 升高等，可使血沉加快。<br>【注意点】 ① $t_{max}$ 2 h，$t_{1/2}$ 17 h。② 余见 299 页克利贝特注意点②③④⑤。 |
| 【作用及用途】 能明显降低极低密度脂蛋白、总胆固醇及总甘油三酯含量，升高高密度脂蛋白胆固醇，抑制动脉粥样硬化过程，抑制外周脂肪分解，降低肝游离脂肪酸水平，减少甘油三酯产生。用于Ⅱa、Ⅱb、Ⅲ、Ⅳ型高脂血症及糖尿病引起的高脂血症。<br>【不良反应】 恶心、呕吐、消化不良、皮肤过敏、肌痛、乏力，可有肝功能损害，长期服用出现胆结石危险增加。<br>【注意点】 ① $t_{max}$ 1～2 h，$t_{1/2}$约 1.5 h。② 对本品过敏、严重肝肾功能不全、胆囊疾病患者，孕妇及乳母忌用；小儿慎用。③ 用药前检查肝功能，以后每 2～4 周随访 1 次。④ 发生肌痛及或肌源性 CPK 明显升高时应停药。⑤ 与磺脲类降糖药、苯妥英、呋塞米合用时应调整此类药物剂量。⑥ 与考米替泊合用时，应至少间隔 2 h。⑦ 与抗凝剂合用要减少后者剂量。⑧ 忌与氯贝丁酸衍生物、他汀类药物及哌克昔林合用。 |
| 【作用及用途】 降低血中极低密度脂蛋白、低密度脂蛋白及胆固醇水平，增加高密度脂蛋白浓度，并能降低血尿酸，抗凝、抗血微血栓形成。用于Ⅱ～Ⅴ型高脂血症及其引起的高尿酸血症。<br>【不良反应】 较少，恶心、呕吐、胃部不适、瘙痒，偶有白细胞减少及肝功能损害。<br>【注意点】 ① 片剂的两个水解产物 $t_{max}$分别为 4 h 及 6 h，$t_{1/2}$分别为 17 h 及 4 h。② 孕妇、乳母、近期有心肌梗死和癫痫者忌用；肝肾功能不全及溃疡病者慎用。③ 用药前测肝功能，用药后每 2～4 周复查 1 次。④ 有促抗凝血作用，与抗凝剂合用应随访凝血酶原时间，并调整后者剂量。 |
| 【作用及用途】 为甲基羟戊二酰辅酶 A 还原酶的竞争性抑制剂。通过竞争抑制使胆固醇合成减少，并能增加胆固醇的消除而降低血浆胆固醇浓度。尚有增加高密度脂蛋白胆固醇作用。用于各类高胆固醇血症。<br>【不良反应】 少，可有白内障，腹胀，便秘，消化不良，恶心，呕吐，皮疹，肌痛， |

| 药品名称 | 剂型规格 | 用法 | 成人剂量 | 小儿剂量 |
|---|---|---|---|---|
| | 胶囊<br>4 mg<br>10 mg<br>20 mg | | 如需要调整剂量则应间隔 4 周<br>最大剂量<br>1 d 80 mg<br>分 1～2 次<br>当 TC 降至<br>3.6 mmol/L 以下或<br>LDL－C 降至<br>1.94 mmol/L 以下应减量<br>冠状动脉粥样硬化:<br>每日 40～80 mg<br>分 2 次<br>早、晚餐时服<br>当 TC 降至<br>2.85 mmol/L 以下时可减少剂量 | |
| **瑞舒伐他汀钙**<br>(可定)<br>Rosuvastatin Calcium<br>(Crestor) | 片剂<br>5 mg<br>10 mg<br>20 mg<br>40 mg | 口服 | 开始<br>每次 5～10 mg<br>每日 1 次<br>维持量<br>每次 10～20 mg<br>每日 1 次<br>最大剂量<br>1 d＜40 mg<br>剂量调整间隔为 4 周 | |

| 作用及用途、不良反应、注意点 |
| --- |
| AST、ALT 及 CKP 升高，超大剂量可出现头晕、食欲减退、反应迟钝等。<br>【注意点】 ① 服后 2 周内出现明显效果，4～6 周达最大效应。② 活动性肝病患者、孕妇及乳母忌用；不适用于单纯甘油三酯升高者，大量饮酒及有肝病患者慎用，肾功不全者应减量。③ 用药前必须检查肝功能，用药后每 2 周复查 1 次，如 AST、ALT 异常应停药。④ 与树脂类降脂药或普罗布考合用可产生协同作用。⑤ 被诊断或怀疑肌病时应停药。⑥ 与香豆素类药物合用可加强后者的抗凝作用。⑦ 与免疫抑制剂、红霉素、吉非贝齐和烟酸合用可引起肌病，甚至发生横纹肌溶解。⑧ 与考来烯胺、考来替泊合用时，应在服上药 4 h 后服用本品。⑨ 服药时应避免大量饮用葡萄柚汁而增加肌溶解危险性。⑩ TC 为总胆固醇、LDL－C 为低密度脂蛋白胆固醇。 |
| 【作用及用途】 为甲基羟戊二酰辅酶 A 还原酶选择性竞争抑制剂。增加肝细胞表面低密度脂蛋白受体合成，促使低密度脂蛋白摄入和分解，并抑制极低密度脂蛋白的合成。降低高脂血症患者总胆固醇、低密度脂蛋白胆固醇、载脂蛋白 B 和非高密度脂蛋白胆固醇，同时也降低甘油三酯和升高高密度脂蛋白。用于原发性高胆固醇血症(杂合子家族性和非家族性)混合性异常脂蛋白血症、高甘油三酯血症饮食治疗的辅助治疗及纯合子家族性高胆固醇血症。<br>【不良反应】 头痛，头晕，肌痛，便秘，无力，腹痛和恶心，CPK、ALT、AST、AKP、胆红素升高，甲状腺功能异常以及与剂量有关的镜下血尿和蛋白尿。<br>【注意点】 ① $t_{max}$ 3～5 h，$t_{1/2}$ 19 h。② 对本品过敏者，孕妇，乳母，活动性肝病、难以解释的血清转氨酶持续升高者，Cr 清除率＜30 ml/min 及肌病患者忌用；大量饮酒和有肝病史、低血压、大手术、创伤、严重代谢性内分泌和电解质紊乱、未控制的癫痫患者及老人慎用。③ 治疗开始前检测肝功能，治疗后定期随访。④ 甲状腺功能减退、肾功能不全及 1 d 剂量＞40 mg 时，肌病/横纹肌溶解发生率增高。⑤ 亚洲人应从低剂量 5 mg 开始。⑥ 有急、重症表现提示有肌病或有严重急性感染，应暂停或终止治疗。⑦ 忌与环孢素、吉非贝齐合用。⑧ 咯匹那韦和利托那韦可使本品血药浓度增加，发生肌病危险性增加。⑨ 可增加华法林抗凝作用。⑩ 慎与口服避孕药及能降低内源性类固醇激素水平的药物如酮康唑、螺内酯及西咪替丁合用。⑪ 如服铝镁合剂制酸药应在本品服后 2 h 再服用。⑫ 慎与贝特类调脂药及烟酸合用。 |

| 药品名称 | 剂型规格 | 用法 | 成人剂量 | 小儿剂量 |
|---|---|---|---|---|
| **普伐他汀钠**<br>(普拉固,美百乐镇)<br>Pravastatin Sodium<br>(Pravachol) | 片剂<br>5 mg<br>10 mg<br>20 mg<br>40 mg | 口服 | 开始<br>每次 10 mg<br>每日 1 次<br>睡前服<br>最大剂量<br>1 d 40 mg | |
| **辛伐他汀**<br>(舒降之,辛可)<br>Simvastatin<br>(Zocor,Zocord) | 片剂<br>5 mg<br>10 mg<br>20 mg<br>40 mg | 口服 | 开始<br>每日 10～20 mg<br>每日 1 次<br>晚间顿服<br>最大剂量<br>1 d 40 mg<br>当 LDL－C 降至<br>1.94 mmol/L 或<br>TC 降至<br>3.6 mmol/L 以下时<br>应减量<br>同时服用免疫抑制剂及肾功能不全者(肌酐清除率<30 ml/min)<br>最大剂量<br>1 d 10 mg | |
| **氟伐他汀钠**<br>(来适可)<br>Fluvastatin Sodium<br>(Lescol) | 片剂<br>胶囊<br>20 mg<br>40 mg | 口服 | 每次 20～40 mg<br>每日 1 次<br>晚餐时或睡前服<br>最大剂量<br>1 d<80 mg<br>分 2 次 | |
| **阿托伐他汀钙**<br>(立普妥)<br>Atorvastatin Calcium<br>(Lipitor) | 片剂<br>10 mg<br>20 mg<br>40 mg | 口服 | 开始<br>每日 10 mg<br>每日 1 次<br>最大剂量<br>1 d 80 mg<br>每日 1 次 | |

| 作用及用途、不良反应、注意点 |
|---|
| 【作用及用途】 同 301 页洛伐他汀。<br>【不良反应】 少,皮疹、肌痛、腹泻、腹痛、胸痛、心肌酶谱上升、肝功能异常、血小板及血细胞减少、BUN 及尿酸上升。<br>【注意点】 ① $t_{max}$ 1～1.5 h,$t_{1/2}$ 1.5～2 h。② 对本品过敏、活动性肝炎及肝功能持续异常者,孕妇及乳母忌用。③ 不适宜于治疗单纯高甘油三酯血症。④ 可与普罗布考合用预防动脉粥样硬化。⑤ 余同洛伐他汀注意点③⑤⑥⑦⑧⑨。 |
| 【作用及用途】 与 301 页洛伐他汀相似。用于各种类型的高胆固醇血症和混合型高脂血症,预防冠心病发生及以胆固醇结晶为主的胆石症的辅助治疗。<br>【不良反应】 腹痛、腹泻、便秘、乏力、皮疹、瘙痒、黄疸、横纹肌溶解及肝功能损害,罕见血管神经性水肿、血小板减少、狼疮样综合征。<br>【注意点】 ① $t_{max}$ 2 h,$t_{1/2}$ 1.9～4 h,于用药 4～6 周达最佳疗效。② 余见洛伐他汀注意点②③④⑤⑥⑦⑧⑨⑩。 |
| 【作用及用途】 与 305 页普伐他汀相似。用于饮食控制不佳的高脂血症,尚可用于延迟动脉粥样硬化病变进展,预防冠心病发生。<br>【不良反应】 腹泻、腹胀、便秘、消化不良、皮疹、失眠、转氨酶升高,大剂量长期应用可引起头痛、疲乏、反应迟钝等。<br>【注意点】 ① $t_{max}$ 30～50 min,$t_{1/2}$ 72 min。② 对本品过敏者、孕妇、乳母、活动性肝炎及严重肾功不全者忌用;有饮酒史者慎用。③ 不用于单纯甘油三酯升高者。④ 使用利福平者,本药生物利用度下降 50%。⑤ 余同 301 页洛伐他汀注意点③⑤⑥⑦⑧⑨。 |
| 【作用及用途】 与其他他汀类药物相同,能促进肝细胞内载脂蛋白 B 降解,使载脂蛋白利用下降及含载脂蛋白 B 颗粒生成减少,增加极低密度和低密度脂蛋白的分解代谢,并减少其生成,降低血浆胆固醇水平。用于原发性高胆固醇血症、混合性高脂血症及纯合子家族性高胆固醇血症。<br>【不良反应】 便秘、腹胀、腹痛和消化不良,ALT、AST 升高,偶有弥漫性肌痛、肌肉触痛或无力、CPK 升高、瘙痒、荨麻疹、呼吸困难、感觉异常、性欲下降、 |

| 药品名称 | 剂型规格 | 用法 | 成人剂量 | 小儿剂量 |
|---|---|---|---|---|
| | | | | |
| **阿昔莫司**<br>(氧甲吡嗪,乐脂平)<br>Acipimox<br>(Olbetam) | 胶囊<br>0.25 g | 口服 | 每次 0.25 g<br>每日 2～3 次<br>特殊重症:<br>最大剂量<br>1 d ＜1.2 g | |
| **泛硫乙胺**<br>(潘特生)<br>Pantethine<br>(Pantosin) | 片剂<br>0.06 g<br>0.1 g<br>0.2 g | 口服 | 每次 0.1～0.2 g<br>每日 3 次 | |

| 作用及用途、不良反应、注意点 |
| --- |
| 周围神经疾病、面瘫、多动症、心悸、直立性低血压、心律失常、血尿、蛋白尿、肾结石、高甘油三酯血症、低血糖、血小板减少等。<br>【注意点】 ① $t_{max}$ 1～2 h，$t_{1/2}$ 14 h，由于活性代谢产物的作用，其作用半衰期达 20～30 h。② 对本品过敏者、孕妇、乳母、活动性肝脏疾病及难以解释的血清转氨酶持续升高者忌用；大量饮酒和(或)有肝病史者慎用。③ 治疗开始前、后 6 周、12 周或增加药物后应检测肝功能，并定期随访。④ 有急、重症表现提示为肌病或有严重急性感染、低血压、大手术、创伤、严重代谢性内分泌和电解质紊乱及未控制的癫痫发作等应暂停或终止治疗。⑤ 与环孢素、纤维酸衍生物、烟酸、红霉素、吡咯类抗真菌药及 HIV 蛋白酶抑制剂等合用时，发生肌病的危险性增加。⑥ 可使地高辛稳态血药浓度增加 20%，红霉素可使本品血浆药浓度增加 40%。⑦ 慎与口服避孕药和酮康唑、螺内酯及西咪替丁合用。 |
| 【作用及用途】 主要抑制全身脂肪组织的分解，减少游离脂肪酸的释放，使总胆固醇、低密度脂蛋白、极低密度脂蛋白和甘油三酯合成减少；增加血浆高密度脂蛋白含量，利于胆固醇的转运和清除；增加肝糖原合成，降低血糖，并促使脂肪酸分解以维持血糖，从而使胆固醇和甘油三酯合成原料更降低。此外尚有抗氧化作用。主要用于高甘油三酯血症(Ⅳ型高脂蛋白血症)、高胆固醇血症(Ⅱa 型高脂蛋白血症)、高甘油三酯和高胆固醇血症(Ⅱb 型、Ⅲ型和Ⅴ型高脂蛋白血症)。<br>【不良反应】 皮肤血管扩张、瘙痒、上腹部烧灼感、上腹痛、头痛、哮喘；极少有荨麻疹、口唇水肿、哮喘样呼吸困难、低血压等。<br>【注意点】 ① $t_{max}$ 2 h，$t_{1/2}$ 约 2 h。② 对本品过敏、消化性溃疡、严重肾功能不全者，孕妇及乳母忌用。③ 肾功能不全：若肌酐清除率在每分钟 40～80 ml 者，每日 0.25 g，每日 1 次；肌酐清除率在每分钟 20～40 ml 者，每次 0.25 g，隔日 1 次。④ 长期治疗者应定期随访血脂、脂蛋白及肝肾功能。⑤ 与非诺贝特、洛伐他汀等强效降脂药合用以增强疗效，减少剂量，并可减少不良反应。⑥ 可提高降糖药物疗效，合用时要减少降糖药物用量。 |
| 【作用及用途】 使脂蛋白脂酶活性增加，加速清除低密度脂蛋白和极低密度脂蛋白；减少胆固醇合成和在动脉壁内的沉积，尚具有抗氧化和抑制血小板聚集作用。用于高胆固醇及高甘油三酯血症、动脉粥样硬化、脂肪肝等，可作为血栓形成性疾病的辅助治疗用药，亦可作泛酸缺乏或代谢障碍有关的疾病，急、慢性湿疹，甲亢等的辅助治疗。<br>【不良反应】 偶见恶心、呕吐、食欲减退、腹泻、乏力、荨麻疹，偶有一过性 AST、ALT 升高。<br>【注意点】 ① 肝功能不全者忌用。② 使用前先查肝功能，以后每 4 周随访 1 次，若转氨酶上升，需暂时停药。③ 服药期间减少饮酒、茶和咖啡，以免降低疗效。④ 与洛伐他汀、非诺贝特等合用，可加强降脂效果，减少用药量。⑤ 抗栓治疗中可与组织纤维蛋白溶酶原激活剂(TPA)及尿激酶合用。⑥ 预防动脉硬化可与普罗布考合用。 |

| 药品名称 | 剂型规格 | 用法 | 成人剂量 | 小儿剂量 |
| --- | --- | --- | --- | --- |
| **普罗布考**<br>(丙丁酚,之乐)<br>Probucol<br>(Lorelco) | 片剂<br>0.125 g<br>0.5 g | 口服 | 每次 0.5～1 g<br>每日 1～2 次<br>早晚餐时服<br>预防用药剂量减半 | |
| **ω-3 脂肪酸**<br>(多烯康,鱼油烯康)<br>ω-Fatty Acid,<br>Omega (ω) -fatty Acid<br>(Duoxikang) | 胶丸<br>0.3 g<br>0.45 g | 口服 | 每次 0.9～1.8 g<br>每日 3 次 | |
| **月见草油**<br>Oenothera<br>Biennise Oil | 胶丸<br>0.3 g<br>0.5 g | 口服 | 每次 0.6～1 g<br>每日 2～3 次 | |
| **考来烯胺**<br>(消胆胺,消胆胺酯)<br>Colestyramine<br>(Cholestyramine<br>Resin,<br>Questran) | 散剂<br>4 g | 口服 | Ⅱa 型高胆固醇血症:<br>每日 12～24 g<br>分 1～4 次<br>与少量水或饮料混匀服用<br>维持量<br>每日 2～24 g<br>动脉粥样硬化:<br>每次 4～5 g<br>每日 3 次 | |

| 作用及用途、不良反应、注意点 |
|---|
| 【作用及用途】 除与305页普伐他汀相似的作用机制外，尚可抑制氧自由基对低密度脂蛋白的修饰作用，抑制其致动脉粥样硬化作用，并可抑制泡沫细胞形成，进一步延迟动脉粥样硬化病变形成或使其逆转。用于Ⅱb、Ⅲ、Ⅳ型高脂血症，防止动脉粥样硬化发生，并可作为抗氧化剂使用，对细胞膜起保护作用。<br>【不良反应】 偶有腹泻，便秘，胃肠胀气，呃逆，头痛，眩晕及关节僵硬，Q－T间期延长，AST、ALT、CPK、BUN、尿酸等升高。<br>【注意点】 ① $t_{max}$ 8～24 h，$t_{1/2}$ 52～60 h。② 近期心肌损害、严重室性心律失常、心源性晕厥、Q－T间期延长、血钾、血镁过低者，孕妇及乳母忌用。③ 妇女须停药后6个月方可妊娠。④ 用药前检查肝功能，以后每月随访1次，并定期检查EKG。⑤ 与三环类抗抑郁药、Ⅰ类及Ⅲ类抗心律失常药、吩噻嗪类药物合用时，发生心律失常危险性增加。⑥ 与其他降脂药物合用可加强其降脂作用。⑦ 可加强香豆素类药物的抗凝作用和降糖药物作用。⑧ 忌与能延长Q－T间期的药物合用，包括洋地黄、奎尼丁、索他洛尔、红霉素等。 |
| 【作用及用途】 为浓缩鱼油制剂。能抑制肝内胆固醇和甘油三酯的合成，抑制极低密度脂蛋白合成，加速极低密度脂蛋白胆固醇的清除，降低血清甘油三酯和总胆固醇，并有升高高密度脂蛋白胆固醇、抗动脉粥样硬化、抑制血小板聚集和延缓血栓形成的效能。用于高脂血症、冠心病及脑血栓的防治。<br>【不良反应】 胃部不适或嗳气时有鱼腥味。<br>【注意点】 ① 有出血性疾病患者忌用。② 与其他降脂药合用有协同作用。③ 避光保存。 |
| 【作用及用途】 有效成分为γ－亚麻酸和γ－亚油酸，可纠正脂质代谢紊乱，促进体内前列腺素$E_1$合成，抑制血小板聚集及血栓素$A_2$的合成，并有明显抗血栓及动脉粥样斑块形成作用，可显著降低血清甘油三酯、总胆固醇及增高高密度脂蛋白胆固醇。用于高脂血症、动脉粥样硬化及肥胖症。<br>【不良反应】 恶心、胃部不适或稀便，偶见肝区疼痛或下肢浮肿。<br>【注意点】 ① 慢性胃炎或出血性疾病患者慎用。② 与其他降脂药合用能提高降脂效果。 |
| 【作用及用途】 进入肠道后不被吸收，与胆汁酸结合并使其失去活性，妨碍胆汁酸的肝肠循环和反复利用，大量消耗胆固醇，降低血浆总胆固醇和低密度脂蛋白水平。用于Ⅱa型高胆固醇血症及动脉粥样硬化。<br>【不良反应】 便秘、腹胀、嗳气、食欲减退，在服用2周后能自行消失；可有短时的转氨酶升高、高氯性酸中毒和脂肪泻等。<br>【注意点】 长期服用应适量补充维生素A、D、E及钙盐。① 本品味道难闻，可用调味剂伴服并在餐前服用。② 能在肠道内与多种药物结合，影响这些药物的吸收和疗效，如氯噻嗪、保泰松、苯巴比妥、洋地黄、甲状腺素、口服抗凝药、脂溶性维生素、叶酸、铁剂等。应尽量避免与这些药物合用。如必须同用时，可在服用前至少1 h或服药后4 h方可口服其他药。 |

| 药品名称 | 剂型规格 | 用法 | 成人剂量 | 小儿剂量 |
|---|---|---|---|---|
| **考来替泊**<br>(降脂树脂 2 号,降胆宁)<br>Colestipol | 散剂<br>5 g | 口服 | 每日 15～30 g<br>分 2～4 次<br>餐前与 90 ml 水或其他液体混合形成悬液后再服 | |
| **依折麦布**<br>(益适纯)<br>Ezetimibe<br>(Ezetrol, Zetia) | 片剂<br>10 mg | 口服 | 每次 10 mg<br>每日 1 次 | >10 岁同成人 |
| **猪去氧胆酸**<br>(异去氧胆酸)<br>Hyodesoxycholic Acid | 片剂<br>0.15 g | 口服 | 每次 0.15～0.3 g<br>每日 3 次 | 每次 0.075～0.15 g<br>每日 3 次 |
| **地维烯胺**<br>Divistyramine | 粉剂<br>每袋<br>3 g<br>6 g | 口服 | 每次 3～6 g<br>每日 1～2 次<br>餐前服 | |
| **维丙胺**<br>Diisopropylamine Ascorbate | 片剂<br>50 mg | 口服 | 每次 50～75 mg<br>每日 3 次 | 每日 3～5 mg/kg<br>分 3 次 |
| | 注射剂<br>1 ml<br>80 mg | 肌内 | 每次 80 mg<br>每日 1～2 次 | 每日 2 mg/kg<br>分 1～2 次 |

| 作用及用途、不良反应、注意点 |
| --- |
| 【作用与用途】 作用与309页考来烯胺相同。用于Ⅱa型高脂蛋白血症。<br>【不良反应】 便秘、痔疮、恶心、呕吐、上腹不适、胃肠气胀、荨麻疹、皮炎、头痛、眩晕等，尚可出现疲劳，气短，AST、AKP升高等。<br>【注意点】 参见309页考来烯胺。 |
| 【作用与用途】 为胆固醇吸收抑制剂。作用于小肠细胞的刷状缘，可选择性抑制胆道和食物中的胆固醇吸收，而不影响对脂溶性维生素、甘油三酯和胆酸的吸收。同时肠道中的胆固醇排泄增加，减少了胆固醇向肝脏的转运。为全新的降胆固醇药物。用于高胆固醇血症的治疗。<br>【不良反应】 头痛、腹痛、腹泻，与他汀类合用时尚见胃肠胀气、恶心、肌痛、失眠、过敏反应，个别有AST、ALT增高等。<br>【注意点】 ① $t_{1/2}$ 22 h。② 对本品过敏、活动性肝炎、不明原因持续性ALT或AST升高、中度或重度肝功能不全者，孕妇及乳母忌用。③ 与他汀类合用时，用前应测肝功能，同时参照其说明书，并注意肌病发生的危险性。④ 忌与贝特类药物合用。⑤ 与环孢素合用时应监测该药血药浓度。⑥ 与考来烯胺合用时，应在服用该药前＞2 h或后＞4 h服用本品。 |
| 【作用及用途】 有抑制胆酸形成及溶解脂肪的作用，降低血胆固醇及甘油三酯。用于Ⅱa及Ⅱb型高脂血症。<br>【不良反应】 偶有胃部不适及轻泻。 |
| 【作用及用途】 为高分子聚合物。直接在胃肠道与胆酸结合成不溶性复合物而随粪便排出，阻止了胆酸重吸收，致脂肪吸收减少，血液中胆酸减少，使胆固醇分解为胆酸增加，血浆胆固醇含量降低。用于Ⅱa和Ⅱb型高胆固醇血症、肠道部分梗阻所致皮肤瘙痒及肠道内重吸收障碍所致的腹泻等。<br>【不良反应】 因脂溶性维生素A、D、E、K吸收减少而出现相应的症状，如视力模糊、骨质疏松、生长发育延缓、凝血功能障碍；长期使用可有恶心、呕吐、腹胀、脂肪肝等。<br>【注意点】 ① 肠道完全梗阻者忌用；不适用于单纯高甘油三酯血症。② 与非诺贝特、洛伐他汀合用可减少用药量，增加降脂疗效。③ 其他药物应在服本品前1 h或服本品后4 h服用。④ 至少连续服用3个月。 |
| 【作用及用途】 为维生素C衍生物。对肝细胞有解毒和保护作用，可降低ALT及血胆固醇和甘油三酯水平。用于Ⅱ型高脂血症。<br>【不良反应】 偶有头晕、口干、恶心、瘙痒及血压降低等。<br>【注意点】 本品水溶液露置空气中不稳定，遇光尤甚。 |

| 药品名称 | 剂型规格 | 用法 | 成人剂量 | 小儿剂量 |
| --- | --- | --- | --- | --- |
| **右旋糖酐硫酸酯钠**<br>(糖酐酯,舒脉)<br>Dextran Sulfate Sodium | 片剂<br>0.15 g | 口服 | 每次 0.15～0.45 g<br>每日 3 次<br>餐前服<br>服 4 周后停药 2 周再服用 | |
| | 注射剂<br>5 ml<br>0.3 g | 静注 | 开始 2 周<br>每日 0.6 g<br>以后每日或隔日 0.3 g<br>1 疗程 4～6 周 | |
| **硫酸软骨素 A**<br>(康得灵)<br>Chondroitin Sulfate A<br>(CSA) | 片剂<br>0.12 g<br>0.3 g<br>胶囊<br>0.2 g | 口服 | 每次 0.3～0.6 g<br>每日 3 次<br>1 疗程 3 个月 | |
| | 注射剂<br>1 ml<br>40 mg<br>2 ml<br>80 mg | 肌内 | 每次 40 mg<br>每日 2 次 | |
| **弹性酶**<br>(胰肽酶 E)<br>Elastase<br>(Pancreatopeptidase E) | 肠溶片<br>150 U<br>300 U<br>肠溶丸<br>300 U | 口服 | 每次 150～300 U<br>每日 3 次吞服<br>若效果不明显<br>可增加至每次<br>300～600 U<br>每日 3 次<br>1 疗程 2～8 周 | |
| | 片剂<br>10 mg<br>15 mg<br>肠溶丸<br>10 mg | 口服 | 每次 10～20 mg<br>每日 3 次吞服<br>1 疗程 2～8 周 | |
| | 注射剂<br>15 mg | 肌内 | 每日 15 mg | |

| 作用及用途、不良反应、注意点 |
| --- |
| 【作用及用途】 能提高脂蛋白酯酶活力,降低总胆固醇,提高纤溶系统活力,防止纤维蛋白沉积,降低血管壁通透性。用于Ⅱa及Ⅱb型高脂血症,防治动脉硬化,亦可用于急、慢性肝炎。<br>【不良反应】 偶有胃肠道反应、皮疹等。<br>【注意点】 有出血倾向者慎用。 |
| 【作用及用途】 能减少脂质沉着于动脉壁,降低血胆固醇,抑制动脉粥样硬化及斑块形成,抗血栓及促进侧支循环形成,对肝脏有保护和解毒作用,对中枢神经有镇静、镇痛作用。用于动脉硬化、高脂血症、冠心病、头痛、偏头痛,并可用作急性肝炎、链霉素中毒所致耳聋的辅助治疗。<br>【不良反应】 偶有牙龈出血。<br>【注意点】 ① 有出血倾向者慎用。② 见效较慢,宜长期服用。 |
| 【作用及用途】 能阻止主动脉和冠状动脉粥样斑块的形成,增强心肌耐缺氧能力,增加冠脉流量;尚能阻止胆固醇合成并促进其转化成胆酸,加速脂质清除,改善体内弹性酶及弹性抑制酶系统间的平衡,防止动脉硬化。用于高脂血症,尤其是Ⅱ和Ⅳ型效果较好;防止或延缓动脉粥样硬化进展;也用于脂肪肝及糖尿病肾病。<br>【不良反应】 瘙痒、胃部不适、食欲减退。<br>【注意点】 ① 空腹顿服后 $t_{max}$ 12 h,$t_{1/2}$ 19.4 h。② 与其他强效降脂药合用,可提高降脂疗效。③ 若有皮肤瘙痒应暂停药。 |

## (六) 抗休克、血管活性药

| 药品名称 | 剂型规格 | 用法 | 成人剂量 | 小儿剂量 |
|---|---|---|---|---|
| **重酒石酸去甲肾上腺素** Noradrenaline Bitartrate (Levarterenol, Norepinephrine) | 注射剂 1 ml 2 mg 2 ml 10 mg | 静滴 | 2 mg,以 5%～10% GS 250 ml 稀释 开始 每分钟 4～10 μg 维持量 每分钟 2～4 μg 必要时可超越上述剂量,但须注意保持或补足血容量 | 开始 每分钟 0.02～0.1 μg/kg 持续静滴,视病情调整剂量 滴注浓度 4～16 μg/ml (一般 6 μg/ml) |
| **盐酸肾上腺素** Adrenaline Hydrochloride (Epinephrine) | 注射剂 0.5 ml 0.5 mg 1 ml 1 mg | 皮下 | 每次 0.3～0.5 mg | 每次 0.02～0.03 mg/kg |
| | | 静注或静滴 | 心脏停搏: 每次 0.25～0.5 mg | 心脏停搏: 首剂 0.01 mg/kg 然后每次 0.1 mg/kg, 每 3～5 min 1 次 直至心跳恢复 最大剂量 1 次 0.2 mg/kg |
| | | 心内 | 心脏骤停: 稀释后 1 次 0.1～1 mg 必要时可每隔 5 min 重复 1 次 | |
| | | 气管内滴入 | 心脏停搏或心动过缓: 1 次 0.1～1 mg 每 3～10 min 1 次 | 心脏停搏或心动过缓: 1 次 0.1 mg/kg 每 3～5 min 1 次 直至心跳恢复 |

| 作用及用途、不良反应、注意点 |
| --- |
| 【作用及用途】 主要兴奋 α 受体，具很强的缩血管作用，使外周阻力增高，血压上升；也能激动 $\beta_1$ 受体，但较肾上腺素及异丙肾上腺素弱。用于血容量不足引起的休克及低血压。<br>【不良反应】 焦虑、呼吸困难、苍白；滴速过快可致心律紊乱，常见者为室性、室上性早搏；过量可因肾动脉痉挛而致尿闭、高血压、心律减慢等；静注时外漏可致局部组织坏死。<br>【注意点】 ① 高血压、心肌缺血、动脉硬化、无尿、急性肺水肿、出血性及微循环障碍的休克、心动过速者及孕妇忌用；缺氧、闭塞性血管病、血栓形成、甲亢患者慎用。② 与其他拟交感胺类药有交叉过敏。③ 不能用 NS 稀释。④ 防止外漏，若有发生，处置方法同 317 页多巴胺。⑤ 密切随访心率、心律、血压及心电图。⑥ 停药时应逐渐减慢滴速。⑦ 不宜与全麻药、β 受体阻滞剂、洋地黄苷、氨茶碱、其他拟交感胺类药物及麦角胺同用。⑧ 忌与碱性药物配伍。⑨ 如需长期滴注，应定期更换滴注部位。⑩ 应避光贮存，若注射液呈淡棕色或有沉淀即不能使用。 |
| 【作用及用途】 直接兴奋 α 和 β 受体，增强心肌收缩力，加快心率，收缩血管，松弛胃肠道及支气管平滑肌。用于支气管哮喘、过敏性休克及心脏停搏复苏等。<br>【不良反应】 焦虑不安、面色苍白、寒战、头痛、心率异常增快及心悸；可发生心律不齐，严重者可致心室颤动；大剂量或静注后可致血压剧升。<br>【注意点】 ① 心脏病、高血压、糖尿病、洋地黄中毒、外伤性和出血性休克、甲亢、心源性哮喘患者及孕妇忌用；器质性脑病、青光眼、精神疾病患者慎用。② 与其他拟交感胺类药有交叉过敏。③ 忌与全麻药、α 受体阻滞剂、洋地黄苷、麦角胺及胍乙啶合用。④ 静注浓度 0.1 mg/ml，静滴浓度 0.01 mg/ml，滴速开始每分钟 0.1 μg/kg，然后根据需要每分钟可增加 0.1 μg/kg，最大剂量每分钟 1 μg/kg。⑤ 气管内滴入时可将用量以 NS 稀释至 1～2 ml，快速滴入。⑥ 心室内注射为心脏停搏时最后选择。⑦ 密切随访心率、心律及血压变化。⑧ 避光、避热保存，溶液变色即不可使用。 |

| 药品名称 | 剂型规格 | 用法 | 成人剂量 | 小儿剂量 |
|---|---|---|---|---|
| **盐酸异丙肾上腺素(喘息定,治喘灵)** Isoprenaline Hydrochloride (Isoproterenol, Isuprel) | 片剂 10 mg | 舌下含服 | 每次 10～20 mg 每 6～8 h 1 次 极量 1 次 20 mg 1 d 60 mg | >5 岁 每次 2.5～10 mg 每日 2～3 次 |
| | 注射剂 2 ml 1 mg | 静滴 | 每分钟 0.5～4 μg 依据血压和心率调整滴速 | 每分钟 0.1～1.5 μg/kg,持续静滴,从小剂量开始,每 5～10 min 调整剂量 1 次直到有效剂量,滴注浓度 2～10 μg/ml |
| **盐酸多巴胺** (3-羟酪胺) Dopamine Hydrochloride | 注射剂 2 ml 20 mg | 静滴 | 每分钟 1～10 μg/kg 从小剂量开始逐步递增 最大剂量 每分钟20 μg/kg | 每分钟 1～30 μg/kg 连续静滴,依据临床需要调节剂量 小剂量 每分钟 0.5～2 μg/kg 有扩张肾、脑、肺血管作用,增加尿量和 $Na^+$ 排出 中剂量 每分钟 2～10 μg/kg 有增强心脏收缩力,增加心搏出量和升高血压作用 大剂量 每分钟>10 μg/kg,周围血管阻力增加,肾血管收缩,肾血流量及尿量减少 |

| 作用及用途、不良反应、注意点 |
|---|
| 【作用及用途】<br>【不良反应】 见243页异丙肾上腺素项下。<br>【注意点】 |
| 【作用及用途】 为体内合成去甲肾上腺素的前体。能促进去甲肾上腺素释放，小剂量时兴奋多巴胺受体，中剂量时主要兴奋 $\beta_1$ 受体，大剂量主要兴奋 α 受体。用于各种类型休克及难治性心力衰竭。<br>【不良反应】 偶有恶心、呕吐、面部潮红。若剂量过大，可出现呼吸加速、头痛、心绞痛、心律失常等，药物外漏可致组织坏死。<br>【注意点】 ① 成人 $t_{1/2}$ 7 min，儿童 $t_{1/2}$ 2～5 min。② 嗜铬细胞瘤及心动过速者、对其他拟交感类药物高度过敏者忌用。③ 一般浓度＜0.8 mg/ml，根据本品剂量及液体需要量而定，但有 3.2 mg/ml 的报道。④ 用药前宜先纠正低血容量及酸中毒。⑤ 密切观察心率、血压、尿量及一般情况，监测心电图，并及时调整剂量。⑥ 忌与碱性药物配伍。⑦ 停药时应逐渐减量。⑧ 滴注时局部发生渗出的处理：迅速用 NS 将酚妥拉明稀释成 0.5 mg/ml 浓度，用细注射针在受累的苍白区皮下局部浸润注射，总剂量 0.1～0.2 mg/kg。⑨ 与氟烷、环丙烷等全麻药合用，易致心律失常。⑩ 与单胺氧化酶抑制剂并用可增强本品升压作用。⑪ 与胍乙啶、三环类抗抑郁药合用，会增强本品效应，引起高血压及心律失常。⑫ 忌与 β 受体阻滞剂合用。⑬ 与噻嗪类合用可阻断心、肾、肠系膜的多巴胺受体。⑭ 溶液配制可按下列公式：每 100 ml 溶液中加入多巴胺毫克数＝6×体重(kg)×所需多巴胺剂量[μg/(kg · min)]÷液体进入速度(ml/h)。 |

| 药品名称 | 剂型规格 | 用法 | 成人剂量 | 小儿剂量 |
|---|---|---|---|---|
| **盐酸多巴酚丁胺**<br>(独步催)<br>Dobutamine Hydrochloride<br>(Dobutrex) | 注射剂<br>2 ml<br>20 mg<br>5 ml<br>0.25 g | 静滴 | 每分钟<br>2.5～10 μg/kg<br>从小剂量开始<br>极量<br>每分钟 40 μg/kg | 每分钟<br>0.5～15 μg/kg<br>从小剂量开始 |
| **盐酸去氧肾上腺素**<br>(苯福林,新福林)<br>Phenylephrine Hydrochloride<br>(Neosynephrine) | 注射剂<br>1 ml<br>10 mg | 皮下或肌内 | 每次 2～5 mg<br>极量 1 次 10 mg<br>1 d 50 mg | 每次<br>0.05～0.1 mg/kg<br>总剂量 1 次≤5 mg |
| | | 静注或静滴 | 低血压:<br>每次 0.1～0.5 mg<br>必要时<br>每 10～15 min<br>重复 1 次或<br>每分钟 1～4 μg/kg 维持,逐步调整到有效剂量 | 低血压:<br>每次 5～20 μg/kg<br>必要时<br>每 10～15 min 重复 1 次或每分钟<br>0.1～0.5 μg/kg 维持,逐步调整到有效剂量 |
| **重酒石酸间羟胺**<br>(阿拉明)<br>Metaraminol Bitartrate<br>(Aramine) | 注射剂<br>1 ml<br>10 mg<br>5 ml<br>50 mg | 肌内 | 每次 2～10 mg,必要时 10～15 min 重复 | 每次 0.1 mg/kg |
| | | 静注 | 每次 0.5～5 mg,必要时 5～10 min 重复 | 每次 0.01 mg/kg |
| | | 静滴 | 0.015～0.1 g 加入 5% GS 或 NS 500 ml 中,每分钟 1～4 μg/kg,随时调整滴速以维持理想血压<br>极量 1 次 0.1 g(每分钟 0.3～0.4 mg) | 每分钟 5 μg/kg 起始,逐步调整剂量<br>最高浓度<br>50 μg/ml |

| 作用及用途、不良反应、注意点 |
| --- |
| 【作用及用途】 主要兴奋心脏 $\beta_1$ 受体，激活腺苷环化酶，使 ATP 转化为 cAMP，促进 $Ca^{2+}$ 进入心肌细胞膜，从而增强心肌收缩力，增加心排血量。小剂量产生轻度缩血管作用，大剂量既有血管收缩，又有舒张作用，通过血液重新分布，增加冠状动脉和骨骼肌的血供。对心率增快和外周血管阻力降低较异丙肾上腺素为轻。用于急、慢性心力衰竭伴休克，心脏手术低排综合征，急性肺水肿。<br>【不良反应】 偶有恶心、呕吐、头痛、心绞痛、非特异性胸痛、心悸和呼吸急促。<br>【注意点】 ① 成人 $t_{max}$ 10 min，$t_{1/2}$ 约 2 min。② 高血压、特发性肥厚性主动脉瓣下狭窄、糖尿病、心室率过缓之房颤及房扑患者以及孕妇忌用。③ 严密观察心率、血压、心电图等变化。④ 忌与碱性药物配伍。⑤ 不能与 β 受体阻滞剂合用。⑥ 不宜加入全血或血浆中使用。⑦ 滴注液配制后须在 24 h 内用完。⑧ 配制方法同 317 页多巴胺。 |
| 【作用及用途】 为 α 受体兴奋剂。作用与去甲肾上腺素相似，但较弱而持久，主要引起外周血管收缩阻力增加，致血压增高，并反射性兴奋迷走神经，使心率减慢，对心肌无明显兴奋作用。用于休克、室上性心动过速。<br>【不良反应】 头痛、心悸、恶心、呕吐、心率缓慢、眩晕、震颤、呼吸困难，连续大剂量使用导致肾血流量减少可致急性肾功能损害。<br>【注意点】 ① 心肌梗死、心动过缓、高血压、甲亢、动脉粥样硬化、糖尿病及有血管痉挛倾向者，使用氟烷、甲氧氟烷麻醉者忌用；老人慎用。② 妊娠晚期或分娩期使用，可致胎儿缺氧和心动过缓。③ 单胺氧化酶抑制剂可增加本品作用。④ 法乐四联症顽固性缺氧发作：首剂 5 μg/kg，然后以每分钟 2 μg/kg 输注，在每分钟 0.4～5 μg/kg 范围内调整，以维持血氧饱和度，同时避免高血压。 |
| 【作用及用途】 拟肾上腺素药。以兴奋 α 受体为主，对 $\beta_1$ 受体作用较弱，能缓解持久地收缩血管和中等度增强心肌收缩力，增加冠脉血流量。用于心源性、中毒性、过敏性及外伤性休克。<br>【不良反应】 失眠、震颤、心悸、头痛，有时可引起心律失常、肺水肿和心脏骤停、局部组织坏死。<br>【注意点】 ① 甲亢、糖尿病、高血压、充血性心衰患者忌用。② 使用前需补充血容量，滴注时需观察 10 min 以上，再决定是否增加剂量。③ 忌与碱性药物共同滴注。④ 短期反复应用后，可产生快速耐受。⑤ 避免药液外渗；外渗处理见 317 页多巴胺。⑥ 停药时需逐渐减量。⑦ 忌与氟烷、环丙烷、洋地黄或其他拟肾上腺素药并用，以防止发生心律失常。⑧ 不宜与单胺氧化酶抑制剂并用，防止发生严重高血压。 |

| 药品名称 | 剂型规格 | 用法 | 成人剂量 | 小儿剂量 |
|---|---|---|---|---|
| **盐酸甲氧明**<br>(美速克新命,甲氧胺)<br>Methoxamine Hydrochloride<br>(Vasoxine) | 注射剂<br>1 ml<br>10 mg<br>20 mg | 肌内 | 每次 5～15 mg<br>每 0.5～2 h 可重复1次<br>极量<br>1 次<20 mg<br>1 d<60 mg | 每次 0.25 mg/kg |
| | | 静注 | 每次 3～5 mg<br>极量 1 次<10 mg | 每次 0.1 mg/kg<br>缓注 |
| | | 静滴 | 心肌梗死的休克:<br>1 次 60 mg<br>加入 5%～10% GS 500 ml 中<br>滴速每分钟<br><20 滴<br>根据病情调整滴速及用量 | |
| **果糖二磷酸钠**<br>Fructose Diphosphate Sodium<br>(FDP) | 注射剂<br>5 g | 静滴 | 每次 10 g<br>每日 2 次<br>以 100 ml 注射用水溶解,于 14 min 内滴完<br>1 疗程 5～10 d | |
| **血管紧张素胺**<br>(增血压素)<br>Angiotensinamide<br>(Hypertensin) | 注射剂<br>0.5 mg<br>2 mg<br>2.5 mg | 静滴 | 每次 1～2.5 mg<br>以 5% GS 250～500 ml 稀释(或更浓),一般 3～10 μg/min,可视血压随时调整滴速 | 视病情而定 |

| 作用及用途、不良反应、注意点 |
|---|
| 【作用及用途】 为α受体兴奋剂。血管收缩作用较强，但升高血压时，对心、脑血流量基本无影响，可反射性引起心率减慢。用于大出血、创伤及外科手术所引起的低血压，也用于终止室上性心动过速。<br>【不良反应】 头痛、恶心、呕吐、心动过缓、出汗，大剂量较久使用可致外周或肠系膜血管血栓形成、肾血管痉挛、急性肾功能衰竭等。<br>【注意点】 ① 肌注后15～20 min生效，持续1～1.5 h，静注作用维持5～15 min。② 心血管疾病、已用单胺氧化酶抑制剂、甲状腺功能亢进及严重高血压、对其他拟交感胺类药物过敏者及孕妇忌用；老人慎用。③ 肌内注射、静注一般以单次为宜。④ 与局麻药合用，可致局部血流减少，组织供血不足。⑤ 与洋地黄类、左旋多巴同用，易致心律失常。⑥ 与催产素同用，可使血压急剧升高。⑦ 与麦角胺同用，可使周围血管缺血及坏疽。⑧ 与三环类抗抑郁药合用，可致高血压、心律失常、高热等。⑨ 与降压药和利尿药合用，可使后者的降压作用降低。⑩ 与甲状腺激素同用，二者作用均增强。 |
| 【作用及用途】 通过刺激磷酸果糖激酶和丙酮酸激酶的活性，产生足够的ATP和磷酸肌酸，促进钾离子内流，增加细胞膜的稳定性，防止细胞产生氧自由基，从而对缺血、缺氧和再灌注损伤的细胞起保护作用，尚能改善心肌的收缩和舒张功能。用于冠心病、心绞痛、急性心肌梗死、心力衰竭和心律失常的辅助治疗，出血性、中毒性和心源性休克及急性成人呼吸窘迫综合征、体外循环等辅助治疗。<br>【不良反应】 口唇麻木、注射局部疼痛，偶有头晕、胸闷及过敏反应等。<br>【注意点】 ① 对本品过敏、高磷酸盐血症及严重肾功能不全者忌用。② 忌与碱性溶液、钙盐混合使用。③ 有心衰者剂量减半。④ 滴速太快易诱发或加重心力衰竭。⑤ 本品1 g提供无机磷4.6～4.8 mmol。 |
| 【作用及用途】 为多肽类。直接兴奋小动脉平滑肌，使外周及内脏的小动脉(包括肾、冠状动脉)强烈收缩而产生显著的升压作用，不受肾上腺素能神经阻断剂的影响，作用时间比去甲肾上腺素短暂。用于中毒性、外伤或手术后休克及脊髓麻醉所致低血压。<br>【不良反应】 眩晕、头痛、轻度荨麻疹，过量可引起心绞痛及心动过缓。<br>【注意点】 ① 心功能不全者慎用。② 对失血性低血压只能起暂时性升压作用，应同时补充血容量。③ 不能与血液、血浆混合滴注。④ 剂量应逐渐减少，不能突然停药。 |

| 药品名称 | 剂型规格 | 用法 | 成人剂量 | 小儿剂量 |
|---|---|---|---|---|
| **高血糖素**<br>(胰高血糖素)<br>Glucagon<br>(Glukagon,<br>HGF) | 注射剂<br>1 mg<br>10 mg | 皮下<br>肌内<br>或<br>静注 | 低血糖：<br>每次 0.5～1 mg<br>10 min 左右即可见效，如 20 min 后不见效，应尽快用 GS | 低血糖：<br><20 kg<br>每次 0.025 mg/kg<br>>20 kg<br>剂量同成人 |
| | | 静滴 | 心源性休克：<br>每小时 2～12 mg | |

## (七) 脑血管及周围血管扩张药

| 药品名称 | 剂型规格 | 用法 | 成人剂量 | 小儿剂量 |
|---|---|---|---|---|
| **甲磺酸酚妥拉明**<br>(立其丁，苄胺唑啉)<br>Phentolamine<br>Mesylate<br>(Phentolamine<br>Methanesulphonate, Regitine) | 注射剂<br>1 ml<br>5 mg<br>10 mg | 静注 | 血管痉挛性疾病：<br>每次 5～10 mg<br>稀释后缓注<br>5～15 min<br>20～30 min 后可按需重复注射 | |
| | | 静滴 | 心衰和休克：<br>每分钟 0.3 mg，对严重肺水肿者，每次 0.5～1 mg 静注，<br>每 10～15 min 重复 1 次，症状改善后以每分钟 0.5～1 mg 静滴维持 | 每次 0.1～0.2 mg/kg<br>以 5%～10% GS<br>50～100 ml 稀释，按每分钟 2～6 μg/kg 速度滴入，必要时 4～6 h 后可重复<br>充血性心力衰竭：<br>每分钟<br>2.5～15 μg/kg 持续静滴<br>高血压危象：<br>每次 0.05～0.1 mg/kg<br>每 5 min 1 次<br>直至高血压控制<br>以后必要时<br>每 2～4 h 1 次 |

| 作用及用途、不良反应、注意点 |
| --- |
| 【作用及用途】 通过激动胰高血糖受体激活腺苷酸环化酶,使细胞内 cAMP 增加,从而加强心肌收缩力、加快心率,使心排血量、平均动脉压增高,促进肝糖原分解,升高血糖。用于低血糖症(特别是暂时不能口服或静注 GS 者)、心源性休克、急性充血性心力衰竭,特别是β受体阻滞剂过量引起者;亦用于检查肝功能和诊断糖原累积症、黑色素细胞瘤、胰岛肿瘤等。<br>【不良反应】 恶心、呕吐、低血钾、过敏反应,长期使用可引起肝脏损害,突然停药会出现低血糖。<br>【注意点】 ① 静注后 $t_{max}$数分钟,$t_{1/2}$ 8～18 min,药效持续时间 9～25 min。② 嗜铬细胞瘤、低血钾者忌用。③ 低血糖时通常应首先予以 GS。④ 对非器质性低血糖症(如乙醇中毒解救)作用时间短,疗效不佳;对磺脲类药物引起的低血糖症无效。⑤ 用本品时,应警惕血糖过高,有时可发生低血钾。⑥ 用后一旦低血糖昏迷者恢复知觉,即应给予葡萄糖,最好口服,以防又陷入昏迷。⑦ 不宜长期静滴。⑧ 有抑制凝血因子合成作用,与抗凝药合用应减少后者剂量。 |

| 作用及用途、不良反应、注意点 |
| --- |
| 【作用及用途】 为α受体阻滞剂。直接扩张小动脉及毛细血管,显著降低周围血管阻力及心脏后负荷,增加心排血量,尚有拮抗儿茶酚胺作用。用于血管痉挛性疾病、嗜铬细胞瘤、防止高血压危象、难治性充血性心力衰竭、心源性和中毒性休克、重症肺炎。<br>【不良反应】 血压显著下降、心动过速、心律失常、鼻塞、皮肤瘙痒、消化不良、恶心、呕吐、腹痛及心绞痛等。<br>【注意点】 ① 静注 $t_{1/2}$ 20 min。② 低血压、严重动脉硬化、心脏器质性损伤、肝肾功能不全、胃炎、胃溃疡、心绞痛、心肌梗死患者,孕妇及乳母忌用;冠状动脉供血不足、精神病、糖尿病患者及老人慎用。③ 治疗中毒性休克和重症肺炎时宜同时补足血容量。④ 诊断嗜铬细胞瘤,快速静注本品 5 mg(儿童 0.1 mg/kg)后,10 min 内每 30 s 测血压 1 次,以后 30 min 内每 5 min 测 1 次,在 2～4 min 内血压降低 4.7/3.3 kPa(35/25 mmHg)以上且持续 3～5 min 为阳性。⑤ 在嗜铬细胞瘤诊断试验时并用苯巴比妥、格鲁米特、甲喹酮、利舍平能产生假阳性。⑥ 过量时可用异丙肾上腺素处理。⑦ 忌与铁剂配伍。⑧ 与多巴胺或多巴酚丁胺合用,可使心率明显加快。⑨ 可增加其他抗高血压药作用。 |

| 药品名称 | 剂型规格 | 用法 | 成人剂量 | 小儿剂量 |
|---|---|---|---|---|
| **盐酸妥拉唑啉**<br>(苄唑啉)<br>Tolazoline Hydrochloride<br>(Benzazoline, Priscoline) | 注射剂<br>1 ml<br>25 mg | 肌内或静注 | 周围血管疾病:<br>每次 10～50 mg<br>每日 4 次 | 先予以 1～2 mg/kg 静注,继之以每小时 1～2 mg/kg 持续滴注 |
| **甲磺酸双氢麦角胺**<br>Dihydroergotamine Mesilate | 片剂<br>1 mg | 口服 | 见 118 页 | |
| | 注射剂<br>1 ml<br>1 mg | 皮下或肌内 | | |
| | | 静注 | | |
| **甲磺酸双氢麦角碱**<br>(氢化麦角碱,海得琴,喜得镇)<br>Dihydroergotoxine Mesilate<br>(Hydergine) | 片剂<br>1 mg<br>1.5 mg | 口服 | 见 116 页 | |
| | 舌下含片<br>0.5 mg | 舌下含服 | | |
| | 缓释胶囊<br>2.5 mg | 口服 | | |
| | 注射剂<br>1 ml<br>0.3 mg<br>0.9 mg | 肌内 | | |
| | | 静注 | | |
| | | 静滴 | | |
| **烟酸肌醇酯**<br>(烟肌酯)<br>Inositol Nicotinate<br>(Mesoinositol Hexanicotinate) | 片剂<br>0.2 g | 口服 | 每次 0.2～0.4 g<br>每日 3 次<br>1 疗程 1～3 个月 | |

| 作用及用途、不良反应、注意点 |
|---|
| 【作用及用途】 为α受体阻滞剂。能减弱或消除肾上腺素、去甲肾上腺素的血管收缩作用,使小动脉扩张,并能兴奋心肌及增加胃液分泌。用于肢端动脉痉挛、手足发绀、闭塞性血栓性静脉炎、动脉内膜炎、高血压、肺动脉高压。<br>【不良反应】 低血压、心动过速、心律失常、恶心、呕吐、消化道出血、皮肤潮红、血小板减少等。<br>【注意点】 ① 溃疡病、低血压、休克、脑血管意外、冠状动脉病、严重肾功能不全者及孕妇忌用。② 静注应缓慢。③ 用药期应随时监测血压、心电图及血常规。④ 可加强胰岛素作用,同用时要减少胰岛素用量。⑤ 低血压时应选用多巴胺或麻黄碱拮抗,不能用肾上腺素和去甲肾上腺素。⑥ 用药期间应避免饮酒。 |
| 【作用及用途】 为α受体阻滞剂。能缓解血管痉挛。用于偏头痛急性发作及血管性头痛等。<br>【不良反应】 恶心、呕吐、腹泻、浮肿等。<br>【注意点】 ① 服后 $t_{max}$ 2～3 h,但生物利用度差,肌注后 $t_{max}$ 30 min。② 冠心病患者限口服给药。③ 不论何种注射途径给药,最大剂量 1 周＜6 mg。 |
| 【作用及用途】<br>【不良反应】 } 见 117 页双氢麦角碱项下。<br>【注意点】 宜舌下含服,不宜口服。餐时服可避免恶心、胃不适。 |
| 【作用及用途】 在体内缓慢分解为烟酸和肌醇,使周围血管扩张,改善脂质代谢和纤维蛋白的溶解,降低血压;肌醇能降低毛细血管脆性,防止胆固醇在肝脏沉着,防止血栓形成。用于周围血管障碍(如闭塞性动脉内膜炎、主动脉硬化症、肢端动脉痉挛症、冻疮、血管性偏头痛等)、高血压及高脂血症的辅助治疗。<br>【不良反应】 偶有恶心、发汗、皮肤瘙痒。<br>【注意点】 胃酸缺乏者应同服稀盐酸或柠檬水等酸性药物,以提高耐受性。 |

| 药品名称 | 剂型规格 | 用法 | 成人剂量 | 小儿剂量 |
|---|---|---|---|---|
| **己酮可可碱**<br>(潘通,舒安灵,循能泰)<br>Pentoxifylline<br>(Pentomer,<br>Trental) | 肠溶片<br>0.1～0.4 g | 口服 | 每次 0.2～0.4 g<br>每日 2～3 次 | |
| | 缓释片<br>0.4 g | 口服 | 每次 0.4 g<br>每日 1～2 次<br>餐后服 | |
| | 注射剂<br>5 ml<br>0.1 g<br>0.3 g<br>15 ml<br>0.3 g | 静滴 | 每次 0.1 g 加入 5%～10% GS 250 ml 于 2～3 h 内静滴,最大滴速每小时 0.1 g<br>根据耐受性,可每次增加 50 mg,但每次 <0.2 g,每日 1～2 次<br>最大剂量 1 d<0.4 g | |
| **桂利嗪**<br>(脑益嗪)<br>Cinnarizine | 片剂<br>胶囊<br>25 mg | 口服 | 每次 25～50 mg<br>每日 3 次<br>餐后服 | |
| | 注射剂<br>20 ml<br>20 mg | 静注 | 每次 20～40 mg<br>缓慢注入 | |
| **盐酸氟桂利嗪**<br>(西比灵)<br>Flunarizine Hydrochloride<br>(Sibelium) | 胶囊<br>5 mg | 口服 | 见 122 页 | |
| **环扁桃酯**<br>(抗栓丸,安脉生)<br>Cyclandelate<br>(Cyclospasmol,<br>Hacosan) | 片剂<br>0.1 g | 口服 | 每次 0.1～0.2 g<br>每日 3～4 次<br>维持量<br>每日 0.3～0.4 g<br>均餐前及睡前服 | |

| 作用及用途、不良反应、注意点 |
|---|
| 【作用及用途】 可改善红细胞的变形能力,降低纤维蛋白浓度,抑制血小板聚集,减低血液黏稠度,改善缺血组织的微循环。用于动脉粥样硬化或糖尿病引起的动静脉疾病,脑循环障碍,缺血性及卒中后状态,营养性障碍,与血管的退行性改变有关的眼、内耳循环障碍及视力、听力损害。<br>【不良反应】 恶心、呕吐、腹痛、腹泻、眩晕、头痛、心动过速、失眠、血小板减少、皮肤血管水肿、皮肤黏膜及胃肠道出血,静注过快可致血压下降,罕见皮肤或全身过敏反应。<br>【注意点】 ① 口服后 $t_{max}$ 约 1 h,$t_{1/2}$ 0.4～0.8 h,代谢产物 $t_{1/2}$ 1～1.6 h,缓释片 $t_{max}$ 2～4 h。② 对本品过敏、脑出血、广泛视网膜出血、严重冠状动脉硬化并有高血压、急性心肌梗死患者,孕妇及乳母忌用;肝肾功能严重不全及低血压者慎用。③ 若条件受限每日只能 1 次输液时,建议在输液后口服缓释片,中午 0.8 g,晚上 0.4 g。④ 注射剂忌用于严重心律失常者。⑤ 可加强抗高血压药物的效果;大剂量时可加强胰岛素或口服降糖药降血糖作用。⑥ 与茶碱类药物合用时有协同作用,必须调整二者剂量。⑦ 与抗血小板及抗凝药合用时凝血时间延长。⑧ 与华法林合用时应减少后者剂量。 |
| 【作用及用途】 能扩张血管平滑肌,改善脑循环及冠状循环。用于脑血栓形成、脑梗死、脑动脉硬化、脑出血恢复期、蛛网膜下腔出血恢复期、脑外伤后遗症、梅尼埃病、冠状动脉硬化、末梢循环不良引起的疾病等。<br>【不良反应】 偶见嗜睡、发疹、胃肠道功能障碍等;长期应用可出现锥体外系反应;静注可使血压短暂下降。<br>【注意点】 ① 颅内出血尚未止血、疑有出血倾向、抑郁症患者,孕妇及乳母忌用。② 与乙醇、催眠或镇静药合用时,加重镇静作用。③ 苯妥英钠、卡马西平可降低本药血药浓度。④ 复方制剂脑力隆缓释胶囊,每粒含本品 30 mg,三七皂苷 0.15 g,维生素 $B_6$,维生素 E,每次 1 粒,每日 2 次,1 疗程 8 周;梅尼埃病每次 1 粒,每日 1～2 次。 |
| 【作用及用途】<br>【不良反应】 见 123 页氟桂利嗪项下。<br>【注意点】 |
| 【作用及用途】 为钙拮抗型血管扩张药。能直接作用于血管平滑肌,显著扩张脑、冠状动脉及肾、四肢末梢血管,促进侧支循环。用于脑动脉硬化、中风及脑外伤后遗症、冠状动脉硬化、高血压性心脏病、雷诺病、梅尼埃病、静脉栓塞、视网膜炎、四肢末梢循环障碍、冻疮等。<br>【不良反应】 偶有潮红、眩晕、头痛、热感、心悸、皮疹及胃肠道反应,大剂量可致低血压等。<br>【注意点】 ① $t_{max}$ 1.5 h。② 脑血管意外急性期、孕妇及乳母忌用;伴有出血或出血倾向、青光眼、严重闭塞性冠状动脉痉挛及低血压患者慎用。 |

| 药品名称 | 剂型规格 | 用法 | 成人剂量 | 小儿剂量 |
|---|---|---|---|---|
| **地巴唑**<br>(苄苯咪唑)<br>Dibazol<br>(Bendazol,<br>Tromasedan) | 片剂<br>10 mg<br>20 mg<br>30 mg | 口服 | 神经系统疾病:<br>每次 10 mg<br>每日 3 次 | 神经系统疾病:<br>每次<br>0.1～0.2 mg/kg<br>每日 3 次 |
| | 注射剂<br>1 ml<br>10 mg | 皮下 | 每次 10～20 mg | |
| | | 静注 | 每次 10～20 mg | |
| **尼莫地平**<br>(尼莫通)<br>Nimodipine<br>(Nimotop) | 片剂<br>10 mg<br>20 mg<br>30 mg<br>胶囊<br>20 mg<br>30 mg | 口服 | 缺血性脑血管疾病:<br>每次 20～40 mg<br>每日 3 次<br>1 疗程 1 个月<br>偏头痛:<br>每次 40 mg<br>每日 3 次<br>1 疗程 12 周<br>突发性耳聋:<br>每次 10～20 mg<br>每日 3 次<br>1 疗程 5 d<br>用 3～4 个疗程<br>蛛网膜下腔出血所致脑血管痉挛:<br>每次 40～60 mg<br>每日 3～4 次<br>1 疗程 3～4 周 | 每日<br>0.8～1.2 mg/kg<br>分 2～3 次<br>缺血性脑血管疾病:<br>连用 1 个月<br>偏头痛:<br>连用 12 周<br>突发性耳聋:<br>1 疗程 5 d<br>用 3～4 个疗程<br>蛛网膜下腔出血所致脑血管痉挛:<br>1 疗程 3～4 周 |
| | 注射剂<br>20 ml<br>4 mg<br>40 ml<br>8 mg<br>50 ml<br>10 mg | 静滴 | 蛛网膜下腔出血所致血管痉挛:<br>开始<br>每小时 0.5 mg<br>如耐受,2 h 后可渐增至每小时 1～2 mg,病情稳定后改口服(见注意点) | |

| 作用及用途、不良反应、注意点 |
| --- |
| 【作用及用途】 对血管平滑肌有松弛作用，使血压略有下降。用于轻度高血压、脑血管痉挛等。<br>【不良反应】 多汗、头痛及热感。<br>【注意点】 ① 血管硬化症患者忌用。② 与烟酸合用，可增加其扩血管作用。 |
| 【作用及用途】 为1,4-二氢吡啶类钙拮抗剂。对脑血管具较强选择性扩张作用，能增加病灶区血流，但对周围血管作用较小，能拮抗各种活性物质引起的脑血管痉挛，降低血浆黏稠度，抑制血小板聚集，增强红细胞变形能力及抗血栓形成。用于缺血性脑血管疾病、偏头痛、蛛网膜下腔出血所致的脑血管痉挛、突发性耳聋和高血压病。<br>【不良反应】 偶见消化不良、口干、头晕、嗜睡、皮肤潮红、瘙痒。<br>【注意点】 ① 成人口服 $t_{max}$约 1 h，$t_{1/2}$ 2 h。② 脑水肿及颅内压增高者、孕妇及乳母忌用。③ 严重心功能不全、心室内传导功能阻滞、肝肾功能不全者减量使用。④ 另有缓释片及胶囊，每片或每粒均 60 mg，除突发性耳聋为每次 60 mg、每日 1 次外，缺血性脑血管病、偏头痛、蛛网膜下腔出血所致血管痉挛约每次 60 mg，每日 2 次。⑤ 蛛网膜下腔出血所致脑血管痉挛静滴预防性给药于出血后 4 d 内开始，持续至出血后 10～14 d；已出现神经元损伤时，应尽早开始治疗，并持续 5～14 d；如经外科手术去除出血原因，应持续静滴至少至术后 5 d；此后改口服，持续 7 d，每次 60 mg，每 4 h 1 次。⑥ 急性脑供血不足静滴：每分钟 0.5 μg/kg，滴速以血压不降或略降为宜，病情稳定后，改为口服，每次 30～60 mg，每日 3 次。⑦ 避免在太阳光直射下使用。⑧ 避免与其他钙拮抗剂和β受体阻滞剂合用。⑨ 不宜与有酶诱导作用的抗癫痫药同时服用。⑩ 用药过量可致血压明显下降、心动过速或过缓，应立即停药，静脉给予多巴胺或去甲肾上腺素，纠正血压并对症支持治疗。⑪ 可被聚氯乙烯所吸附，应使用聚乙烯输注系统。 |

| 药品名称 | 剂型规格 | 用法 | 成人剂量 | 小儿剂量 |
|---|---|---|---|---|
| **长春胺**<br>(艾适玛,长春花素)<br>Vincamine<br>(Aethroma) | 片剂<br>5 mg | 口服 | 每次 5～20 mg<br>每日 2～3 次<br>3～6 周显效后<br>改维持量<br>每日 30 mg | |
| | 缓释片<br>30 mg | 口服 | 每次 30 mg<br>早、晚餐后各 1 次<br>服用 3～6 周显效后,<br>改为每日 1 次维持 | |
| **长春西汀**<br>(卡兰)<br>Vinpocetine<br>(Calan) | 片剂<br>5 mg | 口服 | 慢性患者:<br>每次 5～10 mg<br>每日 3 次<br>维持量<br>每次 5 mg<br>每日 3 次 | |
| | 注射剂<br>2 ml<br>10 mg | 静注<br>或<br>静滴 | 急性患者:<br>每次 10 mg<br>每日 1～3 次<br>以 NS 稀释 5 倍缓注<br>或静滴 | |
| **富马酸尼唑苯酮**<br>(硝唑芬酮)<br>Nizofenone<br>Fumarate<br>(Ekonal) | 注射剂<br>2 ml<br>5 mg | 静滴 | 每次 5～10 mg<br>每日 3 次<br>加入补液中,于发病<br>1 d 内开始给药<br>1 疗程 2 周 | |
| **阿米三嗪-萝巴新**<br>(都可喜,复方阿米三嗪)<br>Almitrine-<br>Raubasine<br>(Duxil) | 片剂<br>40 mg | 口服 | 见 110 页 | |

| 作用及用途、不良反应、注意点 |
|---|
| 【作用及用途】 能维持及恢复葡萄糖的氧化分解代谢,使生理性 $CO_2$ 张力恢复正常,维持及恢复脑血管的生理性扩张,增加脑缺血区所需的正常血流量。用于脑血管障碍、中风急性发作后失语、眼中央视网膜动脉栓塞、内耳眩晕综合征及脑血管异常引起的精神症状。<br>【不良反应】 一过性胃肠道反应。<br>【注意点】 ① 孕妇、颅内出血未止者、颅内肿瘤及颅内压增高者忌用;脑梗死急性期、肝功能不全及低血压患者慎用。② 心肌梗死后遗症、心律失常等心脏器质性疾病使用时应逐渐增加剂量。③ 不宜与降血钾药素他洛尔、胺碘酮、奎尼丁合用。④ 与洋地黄制剂合用有协同作用。 |
| 【作用及用途】 选择性增加脑血流量,改善脑代谢;增强红细胞变形能力,降低血液黏稠度,抑制血小板聚集,从而改善血液流动和微循环。用于改善脑梗死后遗症、脑出血后遗症、脑动脉硬化症及大脑动脉内膜炎引起的眩晕、头痛、头重、四肢麻木等。<br>【不良反应】 皮疹、瘙痒、头痛、头重、眩晕、恶心、呕吐、腹痛、腹泻、颜面潮红、白细胞减少、BUN 升高、肝功能损害。<br>【注意点】 ① 口服 $t_{max}$ 1 h,$t_{1/2}$ 1 h。② 颅内出血未完全止血者、孕妇及乳母忌用。③ 注意随访血象变化。④ 忌与肝素合用。 |
| 【作用及用途】 为新型咪唑类脑缺血性疾病改善药。可降低脑耗氧量,有抗氧化、改善脑功能、抑制脑梗死形成的作用。用于蛛网膜下腔出血急性期,轻、中度缺血所致脑功能障碍的改善。<br>【不良反应】 偶有嗜睡、舌根下垂、呼吸抑制、血压下降、贫血、血小板减少、肝肾功能损害、呼吸抑制,老年患者可发生意识低下。<br>【注意点】 ① $t_{1/2}$ 0.5 h。② 孕妇及乳母忌用;老人慎用。③ 不适用于重症患者。④ 观察意识及呼吸,出现意识低下时应减量。⑤ 用药期忌饮酒,并慎用巴比妥类镇静剂。 |
| 【作用及用途】<br>【不良反应】<br>【注意点】<br>见 111 页阿米三嗪-萝巴新项下。 |

| 药品名称 | 剂型规格 | 用法 | 成人剂量 | 小儿剂量 |
|---|---|---|---|---|
| **尼麦角林**<br>(思尔明,瑟米恩)<br>Nicergoline<br>(Sermion,<br>Nicotergoline) | 片剂<br>5 mg<br>10 mg | 口服 | 见 118 页 | |
| | 注射剂<br>2 mg<br>4 mg | 肌内<br>或<br>静滴 | 见 118 页 | |
| **盐酸地芬尼多**<br>(二苯哌丁醇,<br>眩晕停)<br>Difenidol<br>Hydrochloride<br>(Cephadol,<br>Vontrol) | 片剂<br>25 mg | 口服 | 每次 25～50 mg<br>每日 3 次 | |
| | 注射剂<br>1 ml<br>10 mg | 肌内 | 每次 10～20 mg<br>每日 1～2 次<br>最大剂量<br>1 次 40 mg | |
| **阿尼西坦**<br>(茴拉西坦,三乐喜)<br>Aniracetam | 片剂<br>0.05 g<br>0.1 g<br>胶囊<br>0.1 g<br>0.2 g | 口服 | 见 116 页 | |
| **川芎嗪**<br>(阿魏酸钠)<br>Ligustrazine<br>(Sodium<br>Ferulate) | 片剂<br>10 mg<br>50 mg | 口服 | 脑血管病、冠心病:<br>每次 20～100 mg<br>每日 3 次 | |
| | 注射剂<br>40 mg<br>50 mg | 肌内 | 每次 40～50 mg<br>每日 1～2 次<br>1 疗程 10 d | |
| | | 静滴 | 每次 40～100 mg<br>每日 1 次<br>1 疗程 10 d<br>稀释于 5% GS 或 NS<br>250～500 ml 中 | |

| 作用及用途、不良反应、注意点 |
| --- |
| 【作用及用途】<br>【不良反应】　见 119 页尼麦角林项下。<br>【注意点】 |
| 【作用及用途】 对痉挛的血管有扩张作用,能增加脑动脉尤其是椎基底动脉血流量,尚能调整前庭神经的异常冲动,抑制呕吐中枢及改善眼球震颤。用于各种原因所致的眩晕症,如椎基底动脉供血不足、梅尼埃病、自主神经功能紊乱、颈性眩晕和运动病等。<br>【不良反应】 口干、胃部不适、头痛、头晕、耳鸣、药疹、手足发冷感、食欲减退、嗜睡、心悸等。<br>【注意点】 ① 口服 $t_{max}$ 1.5～3 h。② 严重肾功能不全及过敏者忌用;青光眼、胃溃疡、泌尿道梗阻、心动过缓或过速患者及孕妇慎用。③ 预防晕动病应在出发前 30 min 服。④ 与其他增加脑血供的药物合用,可增强抗眩晕作用。⑤ 本品无抗组胺及镇静作用。 |
| 【作用及用途】<br>【不良反应】　见 117 页阿尼西坦项下。<br>【注意点】 |
| 【作用及用途】 通过抑制血栓素($TXA_2$)生成及磷酸二酯酶(PDE)分解环磷酸腺苷而抑制血小板的聚集,并抑制肾上腺素加强血小板聚集和缩血管作用,解除血管痉挛。用于各种脑血管疾病及其后遗症、脑动脉硬化及冠心病、白细胞减少症、脉管炎和苯中毒等。<br>【不良反应】 胃痛、上腹部不适、皮肤过敏、嗜睡,停药后可缓解。<br>【注意点】 ① 脑出血及有出血倾向者忌用。② 一旦出现过敏反应应即停药。③ 注射液酸性强,不宜大量肌注,不应与碱性药物混合注射。④ 长期使用须随访血小板计数、肝肾功能。⑤ 与阿司匹林合用,药效更佳。⑥ 注射剂盐酸川芎嗪每支 40 mg,磷酸川芎嗪每支 50 mg。 |

| 药品名称 | 剂型规格 | 用法 | 成人剂量 | 小儿剂量 |
|---|---|---|---|---|
| **小牛血去蛋白提取物**<br>(爱维治)<br>Deproteinized Extractives of Calf Blood<br>(Actovegin) | 糖衣片<br>0.2 g | 口服 | 每次 0.2～0.4 g<br>每日 3 次<br>整片吞服 | |
| | 注射剂<br>2 ml<br>0.08 g<br>5 ml<br>0.2 g<br>10 ml<br>0.4 g<br>20 ml<br>0.8 g | 肌内 | 慢性溃疡、烧伤：<br>每次 5 ml<br>每日 1 次或每周数次 | |
| | | 静注 | 放射引起皮肤黏膜损伤的防治：<br>每日 5～10 ml | |
| | | 静滴 | 缺血性脑损伤：<br>20～30 ml加入 NS 或 5%～10% GS<br>250 ml 内滴注<br>1 疗程 4～6 周<br>缺血性中风：<br>20～50 ml 加入 200～300 NS 中<br>每日 1 次或每周数次<br>或按病情决定剂量，初期每日 10～20 ml 静推，以后 10～50 ml 静滴，每周数次 | |

# 五、血液及造血系统药物

## (一) 升血细胞药

| 药品名称 | 剂型规格 | 用法 | 成人剂量 | 小儿剂量 |
|---|---|---|---|---|
| **硫酸亚铁**<br>Ferrous Sulfate | 片剂<br>0.3 g | 口服 | 治疗<br>每次 0.3 g<br>每日 3 次<br>预防<br>每次 0.3 g<br>每日 1 次<br>均餐间服用 | 治疗<br>每日 10～15 mg/kg<br>分 2～3 次<br>预防<br>每日 5～10 mg/kg<br>分 1～2 次<br>均餐间服用 |

| 作用及用途、不良反应、注意点 |
| --- |
| 【作用及用途】 为小牛血去蛋白质衍生物。能提高与能量调节有关的代谢效率,增加氧和葡萄糖的吸收和利用,改善组织的能量供应,保持细胞功能。用于中风及其后遗症(痴呆),外周性动、静脉阻塞性疾病,伤口愈合、放射引起的皮肤黏膜损伤。<br>【不良反应】 偶见荨麻疹、药疹、红疹等。<br>【注意点】 ① 对本品或同类物质有过敏反应、失代偿性心衰、少尿、无尿及肺水肿者忌用;糖尿病患者、高血压患者、孕妇及乳母慎用。② 肌注宜缓慢,每次<5 ml。③ 多次使用输注液后,应注意电解质和体液平衡。④ 注射液不能与其他药物配伍。 |

| 作用及用途、不良反应、注意点 |
| --- |
| 【作用及用途】 铁为合成血红蛋白、肌红蛋白及某些酶的重要成分,为二价铁,较三价铁易于吸收。用于缺铁性贫血的防治。<br>【不良反应】 胃肠不适、食欲减退、腹痛、腹泻等,偶可致便秘。<br>【注意点】 ① 对铁过敏者、再生障碍性贫血、溶血性贫血、铁利用障碍性贫血及肝硬化者忌用;溃疡病、肠炎、急性感染、肝炎、胰腺炎患者慎用。② 忌与茶、鞣酸蛋白、碳酸氢钠、考来烯胺、青霉胺、胰酶等同服。③ 服药期间大便呈深绿色。④ 含元素铁 20%。⑤ 避光密闭保存。⑥ 铁维隆每 100 ml 含本品 |

| 药品名称 | 剂型规格 | 用法 | 成人剂量 | 小儿剂量 |
|---|---|---|---|---|
| | | | | |
| **富马酸亚铁**<br>(富血铁)<br>Ferrous Fumarate | 片剂<br>0.05 g<br>0.2 g | 口服 | 治疗<br>每次 0.2 g<br>每日 3 次<br>预防<br>每次 0.2 g<br>每日 1 次 | 治疗<br>每日 6～10 mg/kg<br>分 2～3 次 |
| **琥珀酸亚铁**<br>(速力菲)<br>Ferrous Succinate | 片剂<br>胶囊<br>0.1 g | 口服 | 治疗<br>每日 0.3～0.6 g<br>分 3 次<br>预防及维持<br>每日 0.1 g<br>每日 1 次 | 治疗<br>每日<br>1 岁 0.05 g<br>2～5 岁 0.1 g<br>>6 岁 0.15 g<br>分 2～3 次 |
| **多糖铁复合物**<br>(力蜚能)<br>Polysaccharide Iron Complex<br>(PIC, Niferex) | 胶囊<br>0.15 g<br>溶液<br>5 ml<br>0.1 g | 口服 | 每日 0.15～0.3 g<br>每日 1 次 | 每日<br><2 岁 25 mg<br>2～6 岁 50 mg<br>>6 岁 0.1～0.15 g<br>均每日 1 次 |
| **右旋糖酐铁**<br>Iron Dextran | 注射剂<br>2 ml<br>50 mg | 深部肌内 | 缺铁性贫血：<br>需铁总量(mg)＝[血红蛋白正常值(g/L)－患者血红蛋白值(g/L)]×体重(kg)×70×3.4÷1 000＋贮备铁量(mg)<br>首剂 50 mg,以后每日或每 2～3 d 0.1 g<br>急性血液丢失：<br>需铁量(mg)＝150÷1 000×3.4×血液丢失量(ml) | 缺铁性贫血：<br>需铁总量(mg)＝[血红蛋白正常值(g/L)－患者血红蛋白值(g/L)]×体重(kg)×80×3.4÷1 000＋贮备铁量(mg)<br>每次 0.5～1 ml<br>每日 1 次<br>最大剂量 1 d<br><5 kg　25 mg<br><10 kg　50 mg<br><50 kg　0.1 g<br>急性血液丢失：<br>需铁量(mg)＝120÷1 000×3.4×血液丢失量(ml) |

| 作用及用途、不良反应、注意点 |
|---|
| 2.8 g 及维生素 C、维生素 $B_6$、维生素 $B_{12}$，<6 岁，每次 2.5～5 ml，>6 岁，每次 5～10 ml，均每日 2～3 次。⑦ 福乃得(维铁控释片)每片含本品 0.525 g 及维生素 C，腺苷钴胺及其他 B 族维生素，每次 1 片，每日 1 次，整片吞服，胃肠道反应较本品少。 |
| 【作用及用途】 同 335 页硫酸亚铁。<br>【不良反应】 同硫酸亚铁，但较轻。<br>【注意点】 ① 含元素铁 33%。② 富马酸亚铁干糖浆含本品 10%，治疗量每日 0.06～0.1 g/kg，分 3 次服，婴儿预防量每日 30～60 mg/kg，分 1～2 次服。③ 老人每次 0.2 g，每日 2～3 次。④ 余同 335 页硫酸亚铁。 |
| 【作用及用途】 同 335 页硫酸亚铁。具吸收率高、生物利用度高特点，无铁锈味。<br>【不良反应】 较硫酸亚铁轻。<br>【注意点】 ① 含元素铁 34%。② 余参见硫酸亚铁注意点①、②、③、⑤。 |
| 【作用及用途】 能以分子形式完整地被吸收，不产生铁离子，具稳定水溶性，吸收率同硫酸亚铁，吸收不受食物成分影响。余同 335 页硫酸亚铁。<br>【不良反应】 无。<br>【注意点】 ① 含铁元素 46%。② 含铁血黄素沉着症及血色病患者忌用。 |
| 【作用及用途】 用于缺铁性贫血不能耐受口服铁剂、铁吸收不良、铁丢失量比摄入量大或迅速需要纠正缺铁者，如溃疡性结肠炎、萎缩性胃炎、脂肪泻、严重慢性失血及急性血液丢失(大出血、自体输血等)。<br>【不良反应】 注射部位疼痛、面部潮红、头晕、头痛、恶心、呕吐、腹泻、寒战、发热，严重者可有气促、胸部压迫感、大汗，以致过敏性休克，静注过快可引起低血压。<br>【注意点】 ① 严重肝肾功能不全者及第一妊娠期孕妇忌用；其他忌用情况同硫酸亚铁，第二、三妊娠期孕妇及过敏体质者慎用。② 肌注时首剂先给 25 mg，如 60 min 后无不良反应，再给剩余剂量。③ 肌注时应拉开皮肤，进针及出针速度要快，以免药液溢出。④ 静滴时每 0.1～0.2 g 用 NS 或 5% GS 100 ml 稀释，给予首剂时成人应先缓慢滴注 25 mg 至少 15 min，如无不良反应，余量可于 30 min 内滴注。⑤ 静注时每 0.1～0.2 g 用 NS 或 5% GS 10～20 ml 稀释，给予首剂时成人先予 25 mg 推注 1～2 min，如无不良反应，余量可以 0.2 ml/min 速度注入；补铁总量大至 20 mg/kg 时，亦可采用将药液稀释至 250～1 000 ml，经试验给药后一次性滴注 4～6 h 方法。⑥ 注射后未见血红蛋白升高者，即停用。⑦ 需铁总量计算法中 70 和 80 分别为成人和小儿每千克体重血容量毫升数，3.4 为每克血红蛋白含铁毫克数，≤35 kg 贮备铁量为 |

| 药品名称 | 剂型规格 | 用法 | 成人剂量 | 小儿剂量 |
|---|---|---|---|---|
| | 注射剂<br>2 ml<br>0.1 g | 静注<br>或<br>静滴 | 需铁总量计算法同上<br>每次 0.1～0.2 g<br>每周 2～3 次 | |
| **蔗糖铁**<br>(维乐福)<br>Iron Sucrose<br>(Venofer) | 注射剂<br>5 ml<br>0.1 g | 静注<br>或<br>静滴 | 同 336 页右旋糖酐铁<br>每次 0.1～0.2 g<br>每 2～3 d 1 次<br>最大剂量<br>静注 1 次 0.2 g<br>静滴 1 次<br>7 mg/kg<br>(极量 0.5 g) | 同 336 页右旋糖酐铁<br>每次 3 mg/kg<br>每 2～3 d 1 次 |
| **叶酸**<br>Folic Acid | 片剂<br>5 mg | 口服 | 每次 5～10 mg<br>每日 3 次 | 每次 5 mg<br>每日 2～3 次 |
| | 注射剂<br>1 ml<br>15 mg | 皮下<br>或<br>肌内 | 每次 15～30 mg<br>每日 1 次 | 每次 15 mg<br>每日 1 次 |
| **维生素 $B_{12}$**<br>(氰钴铵)<br>Vitamin $B_{12}$<br>(Cyanocobala-min, Vit $B_{12}$) | 注射剂<br>1 ml<br>0.1 mg<br>0.5 mg<br>1 mg | 肌内 | 每次 0.1～0.5 mg<br>每日或隔日 1 次 | 每次 0.05～0.1 mg<br>每日或隔日 1 次 |
| **腺苷钴铵**<br>(辅酶维生素 $B_{12}$)<br>Cobamamide<br>(Coenzyme Vitamin $B_{12}$) | 片剂<br>0.25 mg | 口服 | 每次 0.5～1.5 mg<br>每日 1～3 次 | 每次 0.125～0.25 mg<br>每日 1～3 次 |
| | 注射剂<br>1 ml<br>0.5 mg | 肌内 | 每次 0.5～1 mg<br>每日 1 次 | 每次 0.25～0.5 mg<br>每日 1 次或<br>隔日 1 次 |

| 作用及用途、不良反应、注意点 |
| --- |
| 12～15 mg/kg，Hb 目标值 120～130 g/L，体重＞35 kg，贮备铁量为 500 mg，Hb 目标值 150 g/L。⑧ 老人每次 25 mg，每日 1 次，肌内。⑨ 肌注液需冷藏，久储稍有沉淀，不影响质量。⑩ 产品科莫菲(CosmoFer)可供肌内、静注或静滴。 |
| 【作用及用途】 同 337 页右旋糖酐铁。<br>【不良反应】 输液部位可发生静脉曲张、静脉痉挛。<br>【注意点】 ① 静滴液以 20 倍 NS 稀释，成人滴速 100 ml 稀释液滴注15 min，200 ml 滴注 30 min，300 ml 滴注至少 1.5 h，400 ml 2.5 h，500 ml 3.5 h；可配成较高浓度滴注，但滴速应根据每分钟给予的铁量而定，如 10 ml 本品(0.2 g 铁)至少滴注 30 min。② 静注时不稀释，注速 1 ml/min。③ 静注后应伸展手臂。④ 谨防静脉外渗漏，如遇外漏，如针头仍然插着，可用少量 NS 清洗，并用黏多糖软膏轻轻涂抹针眼，但不得按摩。 |
| 【作用及用途】 在体内还原成甲酰四氢叶酸，后者为 DNA 合成的重要辅酶。用于妊娠期及婴儿营养性巨幼细胞贫血和溶血性贫血引起的相对性叶酸缺乏。<br>【不良反应】 长期服用可出现厌食、恶心、腹胀，大量服用可出现黄色尿。<br>【注意点】 忌与苯妥英钠、苯巴比妥、呋喃妥因、氨苯蝶啶、扑米酮、磺胺类药物及乙胺嘧啶合用。 |
| 【作用及用途】 参与核酸、胆碱、蛋氨酸的合成及脂肪与糖的代谢，维持中枢及周围有髓鞘神经髓鞘的代谢过程，保持髓鞘功能的完整性。用于维生素 $B_{12}$ 缺乏症、内因子缺乏引起及婴儿营养性巨幼细胞贫血，也用于多发性神经炎、银屑病及植物感光性皮炎等的辅助治疗。<br>【不良反应】 偶可引起皮疹、瘙痒、腹泻及哮喘。<br>【注意点】 ① 痛风及心脏病患者慎用。② 严重巨幼细胞贫血初治 2～3 d 时，宜检测血钾或补充钾盐。 |
| 【作用及用途】 为一种新型的维生素 $B_{12}$。作用及用途同本页维生素 $B_{12}$，另可用于各种神经痛、神经麻痹等。 |

| 药品名称 | 剂型规格 | 用法 | 成人剂量 | 小儿剂量 |
|---|---|---|---|---|
| **甲钴胺**<br>(弥可保)<br>Mecobalamin<br>(Methycobal) | 片剂<br>胶囊<br>0.5 mg | 口服 | 每次 0.5 mg<br>每日 3 次 | 酌减 |
| | 注射剂<br>0.5 mg | 肌注<br>或<br>静注 | 每次 0.5 mg<br>每周 3 次<br>巨幼细胞贫血在治疗2个月后可改为每1～3个月注射1次 | |
| **丙酸睾酮**<br>Testosterone<br>Propionate | 注射剂<br>1 ml<br>10 mg<br>25 mg<br>50 mg | 肌内 | 再生障碍性贫血:<br>每次 0.05～0.1 g<br>每日或隔日 1 次<br>1疗程>3～6个月 | 再生障碍性贫血:<br>每次 1～2 mg/kg<br>每日或隔日 1 次 |
| **十一酸睾酮**<br>(安雄)<br>Testosterone<br>Undecanoate<br>(Andriol) | 胶囊<br>40 mg | 口服 | 再生障碍性贫血:<br>每次 40～80 mg<br>每日 2 次 | |
| **复合睾酮酯**<br>(超能特灵,复方长效睾丸酮,巧理宝)<br>Triolandren | 注射剂<br>1 ml<br>0.25 g | 肌内 | 再生障碍性贫血:<br>每次 0.25 g<br>每周 2 次 | 再生障碍性贫血:<br>每次 5 mg/kg<br>每周 2 次 |
| **美雄酮**<br>(尼罗宝,大力补)<br>Metandienone<br>(Nerobol,<br>Dianabol,<br>Methandrostenolone) | 片剂<br>1 mg<br>2.5 mg<br>5 mg | 口服 | 再生障碍性贫血:<br>每次 5～10 mg<br>每日 3 次 | 再生障碍性贫血:<br>每日<br>0.25～0.5 mg/kg<br>分次服 |
| **羟甲烯龙**<br>(羟次甲氢龙,康复龙)<br>Oxymetholone<br>(Anadrol) | 片剂<br>2.5 mg<br>5 mg<br>50 mg | 口服 | 再生障碍性贫血:<br>每日 2～4 mg/kg<br>分次服 | 再生障碍性贫血:<br>每日 2～4 mg/kg<br>分 2～3 次 |

| 作用及用途、不良反应、注意点 |
| --- |
| 【作用及用途】 作用与 339 页维生素 $B_{12}$ 相似,改善神经组织传递性作用较好,注射剂另具促进原红细胞的分裂、成熟及抑制神经组织的异常兴奋传导。用于维生素 $B_{12}$ 缺乏所致的巨幼细胞贫血、周围神经炎,如糖尿病神经障碍、多发性神经炎。<br>【不良反应】 片剂可致食欲减退、腹泻,偶见皮疹,肌注可见头痛、出汗、发热。<br>【注意点】 口服 $t_{max}$ 3 h,肌注或静注后 $t_{max}$ 分别为 0.9 h 及 0~3 min。 |
| 【作用及用途】<br>【不良反应】<br>【注意点】<br>见 667 页丙酸睾酮项下。<br>老人每次 0.05~0.075 g,每日或隔日 1 次。 |
| 【作用及用途】<br>【不良反应】<br>【注意点】<br>见 669 页十一酸睾酮项下。 |
| 【作用及用途】<br>【不良反应】<br>【注意点】<br>见 669 页复合睾酮酯项下。 |
| 【作用及用途】<br>【不良反应】<br>【注意点】<br>见 671 页美雄酮项下。<br>老人每次 5~7.5 mg,每日 2~3 次。 |
| 【作用及用途】<br>【不良反应】<br>【注意点】<br>见 673 页羟甲烯龙项下。 |

| 药品名称 | 剂型规格 | 用法 | 成人剂量 | 小儿剂量 |
| --- | --- | --- | --- | --- |
| **司坦唑醇**<br>(吡唑甲氢龙,康力龙)<br>Stanozolol<br>(Stanozol) | 片剂<br>2 mg | 口服 | 再生障碍性贫血:<br>每次 2 mg<br>每日 3 次 | 再生障碍性贫血:<br>每日 2～4 mg<br>分 1～3 次 |
| **重组人促红素**<br>(怡泼津,依泊汀)<br>Recombinant Human Erythropoietin<br>(Epogen,rHuEPO) | 注射剂<br>1 ml<br>2 000 U<br>3 000 U<br>4 000 U<br>6 000 U<br>10 000 U | 皮下或静注 | 开始<br>每次 3 000 U<br>每周 3 次,如 HCT 已达 30%～33%或 2 周内上升超过 4%,则每次减 25 U/kg,如 8 周后 HCT 增加低于 5%～6%<br>且 HCT<30%,<br>每次增加<br>25 U/kg<br>维持 HCT 在<br>30%～33%间<br>>36%则停用<br>最高维持量<br>每次 3 000 U<br>每周 3 次 | |
| **达那唑**<br>Danazol<br>(Danatrol) | 胶囊<br>0.1 g | 口服 | 每日 0.4～0.8 g<br>分次服 | 每日 20～30 mg/kg<br>分次服<br>或按成人小剂量酌减 |
| **维生素 E**<br>(醋酸生育酚)<br>Vitamin E<br>(Tocopherol Acetate) | 片剂<br>5 mg<br>10 mg | 口服 | 每次 10～100 mg<br>每日 2～3 次 | 每日 1 mg/kg<br>分次服 |
| | 注射剂<br>1 ml<br>5 mg<br>50 mg | 肌内 | 每次 5～50 mg<br>每日 1 次 | 早产儿溶血症预防:<br>每次 25 mg<br>每日 1 次共 6 次 |

| 作用及用途、不良反应、注意点 |
|---|
| 【作用及用途】【不良反应】见 671 页司坦唑醇项下。<br>【注意点】老人每次 2 mg，每日 2 次。 |
| 【作用及用途】 为已纯化的糖蛋白激素。能促进骨髓红系祖细胞的分化、增殖和成熟。用于与慢性肾功能不全相关的贫血、癌症进行化疗患者、选择性手术术前准备、早产儿贫血、接受叠氮胸苷治疗的人类免疫缺陷病毒感染者的贫血，大剂量亦试用于再生障碍性贫血、骨髓增生异常综合征等。<br>【不良反应】 血压升高，头痛，心率增快，恶心，呕吐，血管注射部位血栓及瘘管形成，高血钾，流感样症状，癫痫样发作，过敏性皮肤反应，水肿，ALT、AST增高。<br>【注意点】 ① 静注后 $t_{1/2}$ 4 h，肾功能不全者 $t_{1/2}$ 为 7～8 h。② 高血压及对本品或其他红细胞生成素制剂过敏者忌用；局部缺血性血管病、有过敏史、有癫痫发作史患者，孕妇及乳母慎用。③ 透析者静注，不透析者皮下注射。④ 于 1～2 min 内静注，如出现流感样症状，再次应用时应减慢注速。⑤ 应注意分流器及血液透析器内的分流量和是否留有残血。⑥ 作用与剂量有关，因人而异。⑦ 不能与其他药物混合注射。⑧ 密切监测血压和电解质，每周 2 次测血细胞比容(HCT)。⑨ 治疗后必要时补铁。⑩ 避光，2～8℃保存，勿冻，勿振摇，以防本品失去活性，1 000 U=8.4 μg。⑪ 另有重组人促红素 α(阿法依泊汀，利血宝；Epoetin α，rHuEPO α)及重组人促红素 β(倍他依泊汀，罗可曼；Epoetin β，rHuEPO-2)，剂量与本品略有不同。 |
| 【作用及用途】 为免疫调节剂。用于难治性血小板减少性紫癜、自身免疫性溶血性贫血等。<br>【不良反应】 恶心、呕吐、头晕、头痛、皮疹等。<br>【注意点】 ① 亦有用小剂量每日 2～3 mg/kg，治疗原发性血小板减少性紫癜取得疗效的报道。② 严重肝肾功能不全、癫痫及高血压患者忌用。 |
| 【作用及用途】 与维生素 $B_{12}$ 及叶酸的代谢有关。用于严重蛋白质缺乏伴巨幼细胞贫血用叶酸及维生素 $B_{12}$ 无效者。有抗氧化或抑制细胞膜脂质上血红蛋白氧化酶的作用。用于早产儿溶血性贫血，又能结合 β 脂蛋白，用于棘细胞增多症。<br>【不良反应】 见 647 页维生素 E 项下。<br>【注意点】 ① 早产儿服用后可致乳结石形成，故以肌注为宜。② 另有胶囊剂，每粒 10 mg、50 mg、0.1 g。③ 余参见 647 页维生素 E 项下。 |

| 药品名称 | 剂型规格 | 用法 | 成人剂量 | 小儿剂量 |
| --- | --- | --- | --- | --- |
| **重组人粒细胞集落刺激因子**<br>(非格司亭,惠尔血,格拉诺赛特,吉粒芬)<br>Recombinant Human Granulocyte Colony Stimulating Factor<br>(Filgrastim, rhG-CSF, G-CSF, Gran, Granocyte) | 注射剂<br>0.3 ml<br>75 μg<br>0.6 ml<br>150 μg<br>1.2 ml<br>300 μg<br>粉针剂<br>50 μg<br>100 μg<br>250 μg | 皮下或静滴 | 中性粒细胞减少:<br>化疗后<br>每日 0.1～0.2 mg/m²<br>每日 1 次,于化疗结束 24～48 h 开始<br>造血干细胞移植后<br>每日 0.15～0.3 mg/m²<br>每日 1 次,于移植后 2～5 d 开始<br>再生障碍性贫血:<br>每日 0.15～0.4 mg/m²<br>每日 1 次<br>造血干细胞动员:<br>每日 0.3 mg/m²<br>皮下或连续静滴<br>自首次干细胞采集至少4 d 前开始 | 同成人 |
| **重组人粒细胞-巨噬细胞集落刺激因子**<br>(升白能)<br>Recombinant Human Granulocyte-macrophage Colony Stimulating Factor<br>(rh GM-CSF, Leucomax) | 注射剂<br>150 μg<br>300 μg<br>700 μg | 皮下或静滴 | 中性粒细胞减少:<br>化疗后<br>每日 5～10 μg/kg<br>于化疗停止<br>24～48 h 开始<br>造血干细胞移植后<br>每日 5～10 μg/kg<br>静滴 4～6 h<br>骨髓增生异常综合征或再障:<br>每日 3～5 μg/kg<br>获得性免疫缺陷综合征:<br>每日 1 μg/kg<br>造血干细胞动员:<br>每日 5 μg/kg<br>以上均每日 1 次 | 同成人 |

| 作用及用途、不良反应、注意点 |
| --- |
| 【作用及用途】 主要作用于粒细胞系造血祖细胞,诱导其分化、成熟,缩短细胞周期时间,导致外周中性粒细胞数增加,同时有增强外周血中粒细胞的吞噬、杀菌及趋化作用。用于化疗引起或造血干细胞移植后中性粒细胞减少,外周血干细胞移植前造血干细胞动员,先天性、特发性中性粒细胞减少症,骨髓增生异常综合征及再生障碍性贫血伴中性粒细胞减少者。<br>【不良反应】 骨痛、发热、腰背痛、皮疹、恶心、呕吐、血压上升、血乳酸脱氢酶及 BUN 暂时性升高、肝功能损害、血钾升高,不能排除休克可能。<br>【注意点】 ① 静滴后 $t_{max}$30 min,$t_{1/2}$1.5 h,皮下注射后 $t_{1/2}$2.16 h。② 对本品过敏者及孕妇忌用;有药物过敏史、严重肝肾功能不全、骨髓幼稚细胞未充分降低或外周血仍有幼稚细胞的粒细胞白血病患者慎用。③ 粉针剂需以所附注射用水 1 ml 溶解,切勿摇动。④ 静滴以 5% GS 或 NS 稀释,滴注 15～30 min,不得与其他注射液混用。⑤ 密切随访血象,中性粒细胞达必要数量以上时,应减量或停用。 |
| 【作用及用途】 能促进早期的多能前体细胞的生长、分化、粒和单核细胞的成熟,增强成熟巨噬及中性粒细胞的趋化、吞噬及细胞毒作用,并促进超氧化酶分泌和细胞因子合成,直接杀死细菌和真菌。用途同本页重组人粒细胞集落刺激因子。<br>【不良反应】 发热、骨痛、皮疹、低血压、恶心、腹泻、水肿少见;支气管痉挛、心力衰竭、心律不齐、毛细血管渗漏综合征、脑血管疾病、精神错乱、痉挛、高血压、颅内高压、晕厥、呼吸困难及肺水肿罕见。<br>【注意点】 ① 皮下注射后 $t_{max}$ 3～4 h,$t_{1/2}$ 2～3 h,静注后 $t_{1/2}$1～2 h。② 对本品及该制剂中某成分过敏者、自身免疫性血小板减少性紫癜患者、孕妇及乳母忌用。③ 密切随访血象。④ 化疗者至白细胞≥$10\times10^9$/L,移植者至中性粒细胞绝对值≥$1\times10^9$/L 3 d 后停药,其他患者应调整剂量使白细胞维持在所期望水平。⑤ 化疗者至少在停用本品 48 h 后方可进行下一疗程化疗。⑥ 溶解后,2～8℃可保存 1 周,静脉稀释液 2～8℃保存 24 h,溶解后,可冻存 28 d,可冻溶 2 次。⑦ 1 μg≈$1.11\times10^8$U。⑧ 制剂组分:rhGM-CSF、甘露醇、无水枸橼酸、双碱性磷酸钠、聚乙二醇(4000)、人白蛋白。 |

| 药品名称 | 剂型规格 | 用法 | 成人剂量 | 小儿剂量 |
| --- | --- | --- | --- | --- |
| **重组人白细胞介素-11**<br>(吉巨芬)<br>Recombinant Human Interleukin-11 | 注射剂<br>3 mg | 皮下 | 每次 50 μg/kg<br>每日 1 次<br>以 1 ml 注射用水稀释<br>于化疗结束后 24～48 h 后或发生血小板减少症后开始，待血小板计数恢复正常后停用<br>1 疗程 7～14 d | |
| **鲨肝醇**<br>Batilol | 片剂<br>25 mg<br>50 mg | 口服 | 每日 0.05～0.15 g<br>分 3 次<br>1 疗程 4～6 周 | 每次 1～2 mg/kg<br>每日 3 次 |
| **利可君**<br>(利血生)<br>Leucogen | 片剂<br>10 mg<br>20 mg | 口服 | 每次 10～20 mg<br>每日 3 次<br>1 疗程 1 个月 | 每次 10 mg<br>每日 2～3 次 |
| **肌苷**<br>(次黄嘌呤核苷)<br>Inosine (Hypoxanthosine) | 片剂<br>0.2 g | 口服 | 每次 0.2～0.6 g<br>每日 3 次 | 每次 0.1～0.2 g<br>每日 3 次 |
| **氨肽素**<br>Amion-polypeptide | 片剂<br>0.2 g | 口服 | 每次 1 g<br>每日 3 次 | 用量较成人酌减 |
| **脱氧核苷酸钠**<br>Sodium Deoxyribonucleotide | 片剂<br>20 mg | 口服 | 每次 60 mg<br>每日 3 次 | |
| **茜草双酯**<br>Rubidate | 片剂<br>0.1 g<br>0.25 g | 口服 | 每次 0.25～0.5 g<br>每日 3 次 | 每日 15～20 mg/kg<br>分 3 次 |

| 作用及用途、不良反应、注意点 |
| --- |
| 【作用及用途】 可直接刺激造血干细胞和巨核祖细胞的增殖，诱导其成熟和分化，增加体内血小板的生成，从而提高血液血小板计数。用于实体瘤，非髓系白细胞化疗后Ⅲ、Ⅳ度血小板减少症（$\leqslant 5\times10^9$/L）的防治。<br>【不良反应】 水肿、头痛、乏力、发热、恶心、呕吐、腹痛、便秘、消化不良、黏膜炎、肌痛、骨痛、眩晕、失眠、心动过速、血管扩张、房颤、心悸、咳嗽、呼吸困难、皮疹、弱视等；血浆纤维蛋白原升高，因血管扩张引起的血红蛋白及白蛋白等降低。<br>【注意点】 ① $t_{max}$ 3.2±2.4 h，$t_{1/2}$ 6.9±1.7 h。② 对本品过敏者忌用；对血液制品及大肠埃希菌表达的其他生物制剂有过敏史者、器质性心脏病患者、孕妇及乳母慎用。③ 隔日 1 次检查血象。④ 2～8℃避光冷藏，溶解后 2～8℃冷藏，室温下 3 h 内用完。⑤ 3 mg≈$2.4\times10^7$ AU。 |
| 【作用及用途】 可能是体内造血因子之一，有促进白细胞增生的作用。用于治疗各种原因引起的白细胞减少，对病程短、病情轻者效果较好。<br>【不良反应】 口干、肠鸣音亢进、剂量过大可致腹泻。 |
| 【作用及用途】 为半胱氨酸衍生物，有增强造血系统功能的作用。用于治疗白细胞减少和血小板减少症。<br>【注意点】 对本品过敏者忌用；急、慢性粒细胞白血病患者慎用。 |
| 【作用及用途】 能透过细胞膜，参与能量代谢和蛋白质合成，并具有使低能缺氧状态下的细胞继续代谢的作用。用于白细胞减少或血小板减少症、肺源性心脏病、中心性视网膜炎和视神经萎缩等疾病。<br>【不良反应】 有肠胃道反应。 |
| 【作用及用途】 为动物脏器提取的活性物质，有助于白细胞增殖、分化、成熟与释放，并有提升白细胞和血小板的作用。<br>【注意点】 对本品过敏者忌用。 |
| 【作用及用途】 由脱氧核糖胞嘧啶核苷酸、脱氧核糖嘌呤核苷酸、脱氧核糖胸腺嘧啶核苷酸以及脱氧核糖鸟嘌呤核苷酸组成的复方制剂，为构成细胞的基本物质。用于白细胞减少和血小板减少症，再生障碍性贫血及急、慢性肝炎。<br>【注意点】 对本品过敏者忌用，偶有一过性血压下降。 |
| 【作用及用途】 有升白细胞作用。用于各种原因引起的白细胞减少症。<br>【注意点】 与其他升白细胞药合用有协同作用。 |

## (二) 止血药及抗纤溶药

| 药品名称 | 剂型规格 | 用法 | 成人剂量 | 小儿剂量 |
|---|---|---|---|---|
| **卡巴克络水杨酸钠**<br>(卡巴克洛,肾上腺色腙,安络血,安特诺新)<br>Carbazochrome Sodium Salicylate<br>(Carbazochrome, Adrenobazone, Adrenosem) | 片剂<br>2.5 mg<br>5 mg | 口服 | 每次 2.5～5 mg<br>每日 2～3 次<br>重症:<br>每次 5～10 mg<br>每 2～4 h 1 次 | <5 岁<br>每次 1.25～2.5 mg<br>>5 岁<br>每次 2.5～5 mg<br>均每日 2～3 次 |
| | 注射剂<br>2 ml<br>10 mg | 肌内 | 每次 10 mg<br>每日 2～3 次<br>重症:<br>每次 10～20 mg<br>2～4 h 1 次 | <5 岁<br>每次 2.5～5 mg<br>>5 岁<br>每次 5～10 mg<br>均每日 2～3 次 |
| **酚磺乙胺**<br>(止血敏,止血定)<br>Etamsylate<br>(Dicynone) | 注射剂<br>2 ml<br>0.25 g<br>0.5 g<br>5 ml<br>1 g | 肌内<br>静注<br>或<br>静滴 | 预防手术出血:<br>每次 0.25～0.5 g<br>一般出血治疗:<br>每次 0.25～0.75 g<br>每日 2～3 次<br>静滴以 5% GS 稀释 | 每次 5～10 mg/kg<br>用法同成人 |
| **巴曲酶**<br>(血凝酶,巴特罗酶,立芷雪)<br>Batroxobin<br>(Botroase, Hemocoagulase, Reptilase) | 注射剂<br>2 ml<br>1 KU | 皮下<br>肌内<br>或<br>静注 | 每次 1～2 KU<br>一般出血用肌内或皮下,严重出血首次加静注 1 次<br>血管性血友病:<br>每次 2 KU<br>每 6 h 1 次<br>直至出血控制<br>术前预防:<br>术前 12 h、1 h 各肌内 1 KU, 15 min 静注 1 KU<br>术后预防:<br>术后 24 h 肌内 1 KU | <1 岁 每次 1/4 KU<br>1～3 岁<br>每次 1/3 KU<br>>3 岁 每次 1/2 KU<br>每 24 h 1 次<br>1 疗程 2～3 d<br>一般出血用肌内或皮下,严重出血首次加静注 1 次<br>血管性血友病:<br>首剂剂量加倍<br>以后每 6 h 1 次<br>直至出血控制<br>术前及术后预防<br>剂量同一般出血<br>用法同成人 |
| | | 局部 | 将药液湿透纱布敷伤口 | 同成人 |

| 作用及用途、不良反应、注意点 |
|---|
| 【作用及用途】 可增加毛细血管对损伤的抵抗力,减少其通透性,使出血时间缩短。用于血小板减少或功能缺陷引起的紫癜及血管性紫癜。<br>【不良反应】 注射部位有疼痛。<br>【注意点】 ① 有癫痫史及精神病史者慎用。② 本品含有水杨酸,反复使用时可能产生水杨酸过敏。③ 老人肌内每次 5～7.5 mg,每日 1～2 次。 |
| 【作用及用途】 能促进血小板循环量增加,增强血小板功能及黏附性,加速血块收缩,减少血管通透性。用于各种手术前后出血的预防及止血。<br>【不良反应】 皮疹、静注可引起暂时性血压下降和过敏性休克。<br>【注意点】 ① 静注后 1 h 作用达高峰,作用维持 4～6 h。② 对本品过敏者忌用;孕妇及乳母慎用。③ 预防手术出血宜在术前 15～30 min 应用,必要时隔 2 h 重复 1 次。④ 右旋糖酐抑制血小板聚集,可拮抗本品作用。⑤ 勿与 6-氨基己酸合用以防中毒。 |
| 【作用及用途】 为巴西蝮蛇蛇毒中分离提纯的蛇酶制剂,内含类凝血酶及类凝血活酶。小剂量(每次 1～2 KU)为高效、速效、长效及安全的止血药,注射后仅在出血部位具有促进血小板黏附、聚集和释放的作用,类凝血酶及类凝血活酶作用,能明显缩短出血时间,减少出血量。用于防治各专科各种原因引起的出血及各凝血因子缺乏症的辅助治疗。<br>【不良反应】 偶有荨麻疹、焦虑、出汗、心悸、低血压等。<br>【注意点】 ① 静注后 5 min 生效,12～15 min 效力最高,持续 12～24 h,肌内或皮下注射后 20～30 min 生效,45 min 效力最高,持续 48～72 h。② 大血管出血、纤维蛋白原或纤维蛋白稳定因子缺乏、纤维蛋白分解物过多或血小板严重减少时疗效差。 |

| 药品名称 | 剂型规格 | 用法 | 成人剂量 | 小儿剂量 |
|---|---|---|---|---|
| **凝血酶**<br>(纤维蛋白酶)<br>Thrombin<br>(Thrombase) | 粉剂<br>100 U<br>200 U<br>500 U<br>1 000 U<br>2 000 U<br>5 000 U | 外用 | 局部:<br>直接撒播或以 NS 溶解为<br>50～200 U/ml<br>吸去血后喷雾<br>术中内脏暴露创面:<br>直接撒播或以 NS 溶解为 1 000 U/ml<br>吸去血后喷雾 | 同成人 |
| | | 口服或灌肠 | 消化道出血:<br>每次 500～1 000 U 以 <37℃温开水溶解为<br>10～100 U/ml<br>每 1～6 h 1 次 | 酌量减少 |
| **重组人活化凝血因子-Ⅶ**<br>Recombinant Human Activated Factor Ⅶ<br>[rhFⅦα, NovoSeven, Eptacog Alfa (Activated)] | 注射剂<br>1. 2 mg<br>2. 4 mg<br>4. 8 mg | 静注 | 每次 90 μg/kg<br>(30～120 μg/kg)<br>每 2～4 h 1 次<br>直至出血停止或证实无效<br>注射 2～5 min | 同成人 |

| 作用及用途、不良反应、注意点 |
| --- |
| 【作用及用途】 使纤维蛋白原转变为纤维蛋白，促进血液凝固，尚可形成一凝固膜，起保护创面作用。能控制毛细血管渗血，加速创面愈合。用于术中不易结扎小血管止血，皮肤外伤，口腔、鼻腔、消化道出血，烧伤及褥疮，与纤维蛋白原合用可作为植皮的接着剂。<br>【不良反应】 偶可致过敏反应。<br>【注意点】 ① 误入血管可致血管内凝血。② 严禁注射。③ 粉剂 2～8℃稳定，水溶液应立即应用，冷藏可保持稳定性 48 h。④ 遇酸、碱或重金属降效。 |
| 【作用及用途】 可提高体内因子Ⅶ水平，激活因子Ⅹ及Ⅸ形成Ⅹα及Ⅸα而参与凝血过程。用于因子Ⅶ缺乏症、血友病 A 及因子Ⅷ抑制物、血友病 B 及因子Ⅸ抑制物、继发性因子Ⅷ及Ⅸ缺乏症及血小板无力症。<br>【不良反应】 发热、凝血障碍性出血、高血压，少见低血压；心动过缓、过敏，注射部位疼痛、头痛、血栓形成、肾功能损害等。<br>【注意点】 ① $t_{1/2}$ 2.3 h(1.7～2.7 h)。② 对本品及其成分、对小鼠、田鼠及牛蛋白过敏者忌用；有心肌梗死、脑梗死、周围血管血栓、糖尿病、肾脏病、动脉粥样硬化史者，长期存在血栓栓塞危险因素和血栓形成倾向者慎用；孕妇应用应衡量利弊，乳母应用应停止哺乳。③ 剂量及间隔时间随出血严重度而定。④ 严重出血者可于止血后再应用 3～6 h。⑤ 1.2 mg、2.4 mg 及 4.8 mg 注射剂应分别用 2.2 ml、4.3 ml 及 8.5 ml 注射用水稀释成 0.6 mg/ml，稀释时应将注射用水沿安瓿壁注入再予以轻轻旋动至药物溶解。⑥ 应严密监测有关出凝血实验室指标并观察出血倾向及血栓形成，必要时减量或停药。⑦ 避免与凝血酶原复合物同用。⑧ 溶液配制后置室温或冷藏，3 h 内用完。 |

| 药品名称 | 剂型规格 | 用法 | 成人剂量 | 小儿剂量 |
|---|---|---|---|---|
| **人抗血友病球蛋白**<br>Human Anti-hemophilic Globulin (AHG) | 注射剂<br>200 U | 静滴 | 剂量及疗程视疾病严重程度及出血部位而定<br>首次 15～50 U/kg<br>以后<br>每次 10～35 U/kg<br>每 12 h 1 次<br>手术后及危险部位出血，初 3～4 d 内需 8 h 1 次<br>以后 8～10 d 内 12 h 1 次，直至伤口愈合或出血稳定控制<br>关节出血预防：<br>每次 20～40 U/kg<br>每周 2～3 次 | 同成人 |
| **重组人凝血因子Ⅷ**<br>Recombinant Human Coagulation Factor Ⅷ (rFⅧ, Kogenate, Octocog Alfa, Moroctocog Alfa) | 注射剂<br>250 IU<br>500 IU<br>1 000 IU | 静滴或静注 | 轻度出血：<br>10 IU/kg<br>需要时再重复<br>中度出血：<br>每次 15～25 IU/kg<br>12～24 h 后再重复<br>重度或危险部位出血：<br>首剂<br>40～50 IU/kg<br>维持量<br>20～25 IU/kg<br>每 8～12 h 1 次 | 同成人 |
| **冷沉淀物**<br>Cryoprecipitate | 袋 | 静滴 | 低纤维蛋白原血症：<br>每疗程 1 g 纤维蛋白原<br>1 次或分数日用<br>血管性血友病：<br>每次 20～50 U(Ⅷ:C)/kg<br>每 12～24 h 1 次 | 低纤维蛋白原血症：<br>每 10 kg 1～2 袋<br>血管性血友病：<br>每 10 kg 2 袋<br>12～24 h 1 次 |

| 作用及用途、不良反应、注意点 |
| --- |
| 【作用及用途】 可提高体内因子Ⅷ水平。用于有出血症状的血友病 A 或该类患者需进行手术时,亦可用于严重血友病 A 患者出血之预防,及具低滴度(＜10 Bethesda 单位)因子Ⅷ抑制物者。<br>【不良反应】 较轻,可有畏寒、微热、荨麻疹以及含少量 A、B 型同族血细胞凝集素而引起的溶血,大量使用时可引起水肿,反复大量应用后可产生抗 AHG 抗体。<br>【注意点】 ① $t_{1/2}$短,静滴后迅速弥散至血管外,须每 8～12 h 滴注首剂之 2/3 量,才能维持所需血浆因子Ⅷ浓度,有条件时应进行血浆浓度监测,生物 $t_{1/2}$ 13.9 h。② 用前须确诊有因子Ⅷ缺乏。③ 1 U 相当于 1 ml 新鲜人血浆内因子Ⅷ含量。④ 1 U/kg 能提高血浆因子Ⅷ即刻浓度 2%。⑤ 以注射用水溶解,轻轻旋动,勿使产生许多泡沫。⑥ 溶解后即刻应用,不得放置。⑦ 每次静滴时间为 30～60 min。⑧ 关节出血预防从 1～2 岁开始,每年至少用 2 000 U/kg。 |
| 【作用及用途】 同人抗血友病球蛋白。<br>【不良反应】 抗因子Ⅷ抑制物产生;注射部位烧灼感、痒、发红,头晕、恶心、胸部不适、发热、潮红均少见。<br>【注意点】 ① 生物 $t_{1/2}$ 15.8 h。② 对人抗血友病球蛋白及含鼠或田鼠蛋白生物制剂过敏者慎用,孕妇应权衡利弊。③ 按说明要求操作,以所附规格注射用水溶解。④ 每次注射时间 30 min,随患者耐受程度而异。⑤ 溶解后应于 3 h 内用完。⑥ 大手术者出血预防:术前 50 IU/kg,监测因子Ⅷ水平达近 100%后再手术,以后每 6～12 h 重复 1 次直至伤口愈合或出血稳定控制,共 10～14 d。⑦ 余同人抗血友病球蛋白注意点②③④⑧。 |
| 【作用及用途】 为从新鲜冷冻血浆中分离制备而成。主要用于血友病 A、血管性血友病及低纤维蛋白原血症等。<br>【不良反应】 一次大量输入时可能出现肺水肿。<br>【注意点】 ① 各生产单位及每袋间各因子含量略有差异,应根据说明书计算用量,一般含因子Ⅷ:C 60～100 U、纤维蛋白原 0.15～0.25 g,尚有纤维蛋白、vWF、因子ⅩⅢ等。② 临用前在 37℃融化,溶解后为澄清或带乳光的溶液,允许有微量细小的蛋白颗粒存在,溶解时防止发生泡沫。③ 用时再加 40 ml NS,通过输血滤网静脉内缓慢滴入。④ 低纤维蛋白原血症者,治疗后应测血药浓度,以观察疗效。⑤ 应在－18℃保存,解冻后在 24 h 内用毕。 |

| 药品名称 | 剂型规格 | 用法 | 成人剂量 | 小儿剂量 |
| --- | --- | --- | --- | --- |
| **凝血酶原复合物**<br>Prothrombin Complex (PPSB) | 注射剂<br>200 U<br>400 U | 静滴 | 因子Ⅸ缺乏：<br>首次 40～60 U/kg<br>以后每次 10 U/kg<br>4 h后1次，再每 24 h 1次，直至出血停止后 2～3 d<br>因子Ⅱ缺乏：<br>首次 40 U/kg<br>以后每次 15～20 U/kg，1～3 d 1次<br>因子Ⅶ缺乏：<br>首次 5～10 U/kg<br>以后每次 5 U/kg<br>每 6 h 1次<br>因子Ⅹ缺乏：<br>首次 10～15 U/kg<br>以后每次 10 U/kg<br>每日1次<br>肝病：<br>首次 10 U/kg<br>2～3 h后<br>每次 5 U/kg<br>每 6 h 1次 | |
| **重组人凝血因子Ⅸ**<br>Recombinant Human Coagulation Factor Ⅸ<br>(rFⅨ, Benefix, Nonacog Alfa) | 注射剂<br>250 IU<br>500 IU<br>1 000 IU | 静注 | 轻度出血：<br>每次 20～30 IU/kg<br>每 12～24 h 1次<br>连用 1～2 d<br>中度出血：<br>每次 25～50 IU/kg<br>每 12～24 h 1次<br>直至出血停止或伤口开始愈合，连用 2～7 d<br>严重或危险部位出血：<br>每次 50～100 IU/kg<br>每 12～24 h 1次<br>连用 7～10 d | 较成人高 20% |

| 作用及用途、不良反应、注意点 |
| --- |
| 【作用及用途】 含因子Ⅱ、Ⅶ、Ⅸ、Ⅹ。用于上述因子缺乏症，抗凝剂过量、维生素K缺乏症及肝病所致的凝血机制紊乱。<br>【不良反应】 偶有畏寒发热现象；肝病患者应用时偶有DIC及栓塞。<br>【注意点】 ① 生物 $t_{1/2}$ 决定滴注间隔时间，各因子生物 $t_{1/2}$ 为：因子Ⅸ 18～24 h，因子Ⅱ 50～80 h，因子Ⅶ 4～6 h，因子Ⅹ 25～60 h。② 本品200 U相当于200 ml人新鲜血浆的因子Ⅱ、Ⅶ、Ⅸ、Ⅹ含量，成品中尚含有200 U肝素及适量枸橼酸钠和氯化钠。③ 使用前必须确诊患者缺乏因子Ⅱ、Ⅶ、Ⅸ、Ⅹ。④ 1 U/kg能提高血浆因子Ⅸ即刻浓度0.5%～1%。⑤ 使用时先以5%～10% GS 100～200 ml注入瓶内，缓缓摇动，使其溶解，溶液应澄清透明，即刻用带有滤网装置的输血器滴注，不能放置，开始时要缓慢，15 min后方可增加滴速，一般每瓶在30～60 min左右滴完；滴注时应备必需抗凝药物，随时观察使用情况。⑥ 2～8℃暗处保存，有效期1年。 |
| 【作用及用途】 能提高体内因子Ⅸ水平。用于血友病B及获得性因子Ⅸ缺乏症出血的防治。<br>【不良反应】 头痛、发热、发冷、潮红、恶心、呕吐、嗜睡、注射部位不适、味觉改变、过敏症状、血栓形成、因子Ⅸ回收不足、疗效不理想、抗体产生。<br>【注意点】 ① 生物 $t_{1/2}$ 19.4±5.4 h。② 对田鼠蛋白过敏者忌用；纤溶及DIC、肝病患者，手术后，新生儿，存在血栓栓塞危险者及孕妇慎用。③ 回收率较由血浆制备的高纯度因子Ⅸ低，建议治疗期间监测因子Ⅸ活性。④ 本品1 IU于成人可提高血浆因子Ⅸ水平0.8±0.2 IU/dl，<15岁儿童0.7±0.2 IU/dl。⑤ 剂量和治疗日数随出血程度、部位、因子Ⅸ回收率及临床疗效而定，存在因子Ⅸ抗体者剂量应加大。⑥ 应按说明书中操作指南制备溶液。⑦ 应缓慢静注，每次约数分钟，随患者耐受程度而异。⑧ 溶液配制后应在3 h内应用。 |

| 药品名称 | 剂型规格 | 用法 | 成人剂量 | 小儿剂量 |
| --- | --- | --- | --- | --- |
| **人纤维蛋白原**<br>Human Fibrinogen<br>(Parenogen) | 注射剂<br>1.5 g | 静滴 | 每次 1.5～8 g<br>静滴速度<br>每分钟 40～60 滴 | 成人量酌减 |
| **维生素 $K_1$**<br>Vitamin $K_1$<br>(Phytomenadione) | 注射剂<br>1 ml<br>10 mg | 肌内或静滴 | 每次 10 mg<br>每日 1～2 次<br>或视病情而定 | 每次 5～10 mg<br>每日 1～2 次<br>新生儿出血症:<br>预防每次 2 mg<br>治疗每次 2～4 mg<br>每日 1 次,连用 3 d,静滴 |
| **维生素 $K_3$**<br>(亚硫酸氢钠甲萘醌)<br>Vitamin $K_3$<br>(Menadione) | 注射剂<br>1 ml<br>2 mg<br>4 mg | 肌内 | 每次 4 mg<br>每日 2～3 次<br>胃肠道及胆绞痛:<br>每次 8～10 mg | 每次 1～2 mg<br>每日 2～3 次<br>新生儿出血症:<br>同维生素 $K_1$ |
| **醋酸去氨加压素**<br>(弥凝)<br>Desmopressin Acetate<br>(Minirin, DDAVP) | 注射剂<br>1 ml<br>4 μg | 静滴 | 每次 0.3～0.5 μg/kg<br>每 8～12 h 1 次<br>1 疗程 2～5 d<br>以 NS 20～40 ml<br>稀释后滴注<br>15～30 min | 同成人 |

| 作用及用途、不良反应、注意点 |
| --- |
| 【作用及用途】 对缺乏纤维蛋白原引起的出血具有特别效应。用于各种原因引起的纤维蛋白原缺乏所致的出血，如妊娠中毒症、胎盘早期剥离、死胎、产后大出血及因大手术、外伤或内出血等所致的纤维蛋白原缺乏而造成的凝血障碍，亦用于先天性低纤维蛋白原血症。<br>【不良反应】 紫绀、心动过速，快速过量可致DIC。<br>【注意点】 ① 生物 $t_{1/2}$ 3～5 d。② 血栓静脉炎、血管内血栓形成、心肌梗死及心功能不全者忌用。③ 4～6 g可提高血浆纤维蛋白原100～150 mg/100 ml(成人)。④ 临用前，每支以25～30℃的注射用水100 ml溶解，轻轻摇动(切勿剧烈振摇)至全部溶解为止。⑤ 静滴时应用带滤网装置的输血器，如有大块沉淀，不得使用。⑥ 应在2 h内用完。⑦ 局部用于出血处，特别是脑、肝、肾手术采取其他止血法无效时。 |
| 【作用及用途】 肝脏利用其合成凝血酶原，因子Ⅶ、Ⅸ、Ⅹ。用于凝血酶原过低症、维生素K缺乏症、阻塞性黄疸、胆瘘手术前、新生儿出血症、服过量双香豆素及水杨酸所致的出血等。对内脏平滑肌绞痛和癌肿痛有良好的镇痛作用。用于胆绞痛及癌肿引起的剧烈疼痛。<br>【不良反应】 静注可引起面颊潮红、出汗、胸闷，肌注局部疼痛、硬结。<br>【注意点】 ① 注射后1～2 h起效，3～6 h止血效应明显。② 一般不作静注，必要时速度不超过1 mg/min。③ 用于手术前每日可注射25～50 mg。④ 较大剂量水杨酸类、磺胺类药物、奎宁、奎尼丁可影响本品效应。 |
| 【作用及用途】 为合成药。同本页维生素$K_1$，但作用较缓慢。<br>【不良反应】 与维生素$K_1$相似，但较维生素$K_1$为大，新生儿应用后可能出现高胆红素血症。<br>【注意点】 ① 对G－6PD缺陷的特异质者，可诱发溶血性贫血。② 维生素$K_4$每片4 mg，成人每次4 mg，每日3次。 |
| 【作用及用途】 见691页去氨加压素项下。静注后可使因子Ⅷ(Ⅷ:C及ⅧR:Ag)浓度增高2～5倍，增高程度与原基础浓度呈正相关。用于轻型血友病A患者、血友病A传递者及Ⅰ型血管性血友病。<br>【不良反应】 见去氨加压素，短期内多次连续注射后效应可降低。<br>【注意点】 ① $t_{max}$ 30～60 min。② 静滴后可激活纤溶系统，需即刻合用氨甲苯酸等抗纤溶药物。③ 余见691页去氨加压素项下。 |

| 药品名称 | 剂型规格 | 用法 | 成人剂量 | 小儿剂量 |
|---|---|---|---|---|
| **氨基己酸**<br>(6-氨基己酸)<br>Aminocaproic Acid<br>(6-Aminocaproic Acid, EACA) | 片剂<br>0.5 g | 口服 | 每次 2 g<br>每日 3～4 次 | 每次 0.1 g/kg<br>每日 3～4 次 |
| | 注射剂<br>10 ml<br>1 g<br>2 g | 静滴 | 每次 4～6 g<br>以 5% GS 或 NS 100 ml 稀释<br>15～30 min 滴完<br>持续剂量为每小时 1 g,维持 12～24 h 或更久,视病情而定 | 体外循环用肝素抗凝时出血的预防:<br>首次<br>0.08～0.12 g/kg<br>维持同成人<br>每小时 0.02 g/kg<br>拔牙或鼻出血:<br>每次 0.05～0.1 g/kg<br>每 6 h 1 次,连用 2～3 d,继以口服 |
| **氨甲苯酸**<br>(止血芳酸)<br>P-Aminomethyl Benzoic Acid<br>(PAMBA) | 注射剂<br>5 ml<br>0.05 g<br>10 ml<br>0.1 g | 静注或静滴 | 每次 0.1～0.2 g<br>最大剂量 1 d 0.6 g | 每次 0.1 g<br>最大剂量 1 d 0.3 g |
| **氨甲环酸**<br>(止血环酸)<br>Tranexamic Acid<br>(Trans-AMCHA) | 片剂<br>0.125 g<br>0.25 g | 口服 | 每次 1～1.5 g<br>每日 2～4 次 | 按成人剂量酌减 |
| | 注射剂<br>2 ml<br>0.1 g<br>0.2 g<br>5 ml<br>0.25 g<br>0.5 g | 静注或静滴 | 每次 0.25～0.5 g<br>每日 1～2 次<br>静注以 25% GS 20 ml 稀释<br>静滴以 5%～10% GS 稀释 | |

| 作用及用途、不良反应、注意点 |
| --- |
| 【作用及用途】 能阻止纤维蛋白溶酶与纤维蛋白的联结,从而抑制纤维蛋白的溶解,达到止血作用。用于纤维蛋白溶解功能亢进所致产后出血、月经过多,前列腺、甲状腺、肺、脾、胰、肝等术后出血,与肝素合用用于 DIC 纤维蛋白溶解期,口腔出血、拔牙、鼻出血及体外循环用肝素抗凝时出血的预防。<br>【不良反应】 偶有腹泻、腹部不适、结膜充血、鼻塞、皮疹、低血压、呕吐、胃灼热感及尿多等,静滴过久应注意血栓栓塞性并发症。<br>【注意点】 ① $t_{max}$ 2 h,$t_{1/2}$ 1～1.5 h。② 排泄较快,需给维持量。③ 妊娠早期及出血进入体腔者、慢性肾功能不全者忌用;有血栓形成倾向或过去有栓塞性血管病及血尿患者忌用或慎用。④ 老人每次 1～1.5 g,每日 3 次,口服,静滴用其口服量的 1/2～3/4 量。 |
| 【作用及用途】 同本页氨基已酸,但效果较其强 4～5 倍,毒性较低,不易形成血栓,对一般慢性渗血的止血效果特别显著,对癌出血、大量创口出血则无止血作用。<br>【不良反应】 极少见,偶有头晕、头痛、腹部不适。<br>【注意点】 ① 静注后有效血药浓度可维持 3～5 h,$t_{1/2}$ 2 h。② 可用 GS 或 NS 稀释后缓慢滴注。③ 余同氨基已酸。 |
| 【作用及用途】 作用类似本页氨基已酸,能透过血脑屏障,止血作用较氨基已酸大 10 倍及氨甲苯酸大 2 倍。用于紫癜,再生障碍性贫血,白血病、癌症出血,肾出血,中枢神经病变轻症出血,前列腺增生手术后出血等,术前用药可减少术中渗血。<br>【不良反应】 恶心、呕吐、胸闷、食欲减退,注射后有视力模糊、头痛、头晕、嗜睡等。<br>【注意点】 ① 口服后 $t_{max}$ 3～4 h,$t_{1/2}$ 2 h。② 应同其他凝血药合并应用,效果较好。③ 有出血倾向及估计术中出血量较多者,可于术前 1～2 d 静滴用药,每次 0.25 g,每日 1 次。④ 持续应用较久者,应作眼科检查监护。⑤ 老人参考剂量:每次 0.25～0.375 g,每日 3～4 次。⑥ 余同氨基已酸。 |

| 药品名称 | 剂型规格 | 用法 | 成人剂量 | 小儿剂量 |
|---|---|---|---|---|
| **抑肽酶**<br>(特斯乐)<br>Aprotinin<br>(Trasylol) | 注射剂<br>5万KIU<br>10万KIU<br>50万KIU<br>10 ml<br>10万KIU<br>50 ml<br>50万KIU | 静注<br>或<br>静滴 | 纤维蛋白溶解引起的出血：<br>首剂50万KIU<br>以后20万KIU<br>每4 h 1次<br>直至出血停止<br>体外循环时：<br>开胸前200万KIU<br>于15～20 min内<br>静注或静滴<br>预充液中加200万KIU，然后每小时50万KIU连续静滴直至手术结束<br>总剂量<700万KIU | 纤维蛋白溶解引起的出血：<br>每日2万KIU/kg<br>体外循环时：<br>开胸前3万KIU/kg于15～20 min内静注或静滴<br>预充液中加3万KIU/kg，然后每小时8 000 KIU/kg连续静滴直至手术结束<br>总剂量<15万KIU/kg |
| **硫酸鱼精蛋白**<br>Protamine<br>Sulfate | 注射剂<br>5 ml<br>0.05 g<br>10 ml<br>0.1 g | 静注 | 抗肝素过量：用量与所用肝素(最后1次使用量)相当，<br>但1次<50 mg<br>缓注>10 min | 同成人<br>每次<1 mg/kg<br>注速每分钟<5 mg |
| | | 静滴 | 抗自发性出血：<br>每日5～8 mg/kg<br>分2次，间隔6 h<br>以NS 250～500 ml稀释后缓滴 | 同成人 |

| 作用及用途、不良反应、注意点 |
| --- |
| 【作用及用途】 为广谱蛋白酶抑制剂。能抑制胰蛋白酶、糜蛋白酶、纤维蛋白溶酶和纤维蛋白溶酶原的激活因子。用于纤维蛋白溶解引起的急性出血,急性胰腺炎及胰腺坏死的辅助治疗。<br>【不良反应】 偶见恶心、呕吐、腹泻、过敏反应。<br>【注意点】 ① $t_{1/2}$ 3 h。② 过敏体质者忌用;孕妇及乳母慎用。③ 以 5% GS 稀释,浓度 1 万～2 万 KIU/ml。④ 先作皮试或先给 1 万～2 万 KIU,10 min 后如无反应,再给予余下剂量,首剂缓慢静注 4 000 KIU/min,维持量可静滴。⑤ 给药时必须平卧。⑥ 勿与其他药物配伍,尤其避免与 β-内酰胺类抗生素合用。⑦ 对血栓溶解剂有剂量依赖性抑制作用。⑧ 产后出血:首剂 100 万 KIU,以后每小时 200 万 KIU 静滴,直至出血停止。⑨ 此药于 2007 年由于不良反应停产,现已不用。 |
| 【作用及用途】 为低分子量强碱性蛋白质。在体内能与带强酸性的肝素结合,使之迅速失效。用于肝素过量所致的出血或某些疾病伴肝素样抗凝物质增多的出血症或自发性出血,如咯血等。<br>【不良反应】 恶心、呕吐、面部潮红及倦怠,高浓度快速注射可产生低血压、心动过缓、呼吸困难及胸闷,偶有过敏反应,可加重体外循环所致的血小板减少。<br>【注意点】 ① 注射后 0.5～1 min 显效,持续约 2 h,$t_{1/2}$ 与用量成正相关。② 对鱼类过敏者慎用,低血容量者宜纠正后再用。③ 本品 1 mg 可中和肝素 1 mg,距肝素注射时间＞30 min,剂量可减半。④ 如需要,可重复注射,但 2 h 内不得超过 0.1 g。 |

## (三) 抗凝药及溶栓药

| 药品名称 | 剂型规格 | 用法 | 成人剂量 | 小儿剂量 |
|---|---|---|---|---|
| **肝素钠**<br>Sodium<br>Heparin | 注射剂<br>2 ml<br>1 000 U<br>5 000 U<br>12 500 U | 深部皮下 | 术后、脑中风后血栓栓塞预防、心肌梗死：<br>每次 5 000 U<br>术前 2 h 开始<br>每 8～12 h 1 次 | DIC 早期：<br>每次 25～50 U/kg<br>每 12 h 1 次<br>或每次 10～15 U/kg<br>每 4～8 h 1 次 |
| | | 静注或静滴 | 活动的深静脉血栓形成、肺梗死：<br>首剂 0.5 万～1 万 U<br>以后每次 0.5 万～1.5 万 U<br>每 4～8 h 1 次静注<br>或 500～600 U/kg<br>静滴 24 h<br>大块肺栓塞(起病后 24 h 内)：<br>首日 6 万 U<br>分 4～6 h 1 次<br>24～48 h 内减量 | 每次 65～125 U/kg<br>每 4～6 h 1 次<br>以 NS 或 5% GS 40～60 ml<br>稀释静注<br>或首剂 50 U/kg<br>以后每小时<br><1 岁 28 U/kg<br>儿童 20 U/kg<br>加 NS 或 5% GS 稀释<br>缓慢静滴 |
| | | 动注 | 血液透析：<br>首剂<br>62.5～100 U/kg<br>于透析前 10 min 用，以后每小时 625～1 250 U<br>由动脉端注入，结束前 0.5～1 h 停用 | |

| 作用及用途、不良反应、注意点 |
| --- |
| 【作用及用途】 能抑制Ⅹa的形成,灭活凝血酶(低剂量皮下注射仅起抑制Ⅹa作用),干扰凝血因子ⅩⅢ的激活,从而抑制纤维蛋白原转变为纤维蛋白,并能抑制血小板的黏附、聚集和释放。用于各种原因引起的血栓和栓塞的防治、DIC及输血、体外循环、血液透析、腹膜透析的抗凝。<br>【不良反应】 过量可有出血,偶见发热、荨麻疹、鼻炎、结合膜炎、哮喘、呼吸困难、局部红肿、血小板暂时性减少或大量聚集而发生脏器栓塞;长期应用可致暂时性脱发、骨质疏松、自发性骨折及血栓形成等。<br>【注意点】 ① 静注后 $t_{1/2}$ 平均1.5 h(1～6 h),与用量成正比,皮下注射较静注为长。② 不能控制的活动性出血、出血性疾病、外伤或术后渗血、先兆流产、感染性心内膜炎、溃疡病、严重肝肾功能不全、黄疸、重症高血压患者忌用;妊娠最后3个月,产后,老人,过敏性疾病、口服足量抗凝药及月经量过多者慎用。③ 皮下注射宜用肝素钙以减少刺激性,宜用较细针头,注射时不移动针头,并加2%普鲁卡因同时注入,注射处不宜搓揉,每次更换注射部位。④ 预防用疗程5～7 d,如需长期预防者,应过渡到口服抗凝药或低分子肝素,治疗疗程<7～10 d,应测凝血时间进行监护,要求控制在16～24 min间(试管法),过长则需减量或延长间隔期,甚至停用,过短提示剂量不足,有条件时可作部分凝血活酶时间(控制在正常的1.5～2倍),静注者应在离前次注射后4 h、持续静滴或皮下注射者可于任何时间作上述测定,治疗第1 d应在每次注射前作上述观察,第2～3 d可1 d数次,维持时每日1次。⑤ 如引起严重出血,可静注鱼精蛋白拮抗(见361页)。⑥ 勿与香豆素类、阿司匹林等可能抑制血小板功能药物、肾上腺皮质激素、尿激酶等合用。⑦ 本品与多种药物有配伍禁忌,宜单独注射。⑧ 本品125 U≈1 mg。 |

| 药品名称 | 剂型规格 | 用法 | 成人剂量 | 小儿剂量 |
|---|---|---|---|---|
| **依诺肝素钠**<br>(克赛)<br>Enoxaparin<br>Sodium<br>(Clexane) | 注射剂<br>0.2 ml<br>20 mg<br>0.4 ml<br>40 mg<br>2 ml<br>0.2 g<br>5 ml<br>0.5 g | 深部皮下 | 静脉血栓:<br>预防<br>每次 20～40 mg<br>术前(见注意点)及术后每 24 h 1 次<br>1 疗程 10～14 d<br>治疗<br>每次 1 mg/kg<br>每 12 h 1 次 | |
| | | 血管内 | 血液透析(<4 h):<br>1 mg/kg | 血液透析同成人 |
| **那屈肝素钙**<br>(速碧林)<br>Nadroparin<br>Calcium<br>(Fraxiparine) | 注射剂<br>0.2 ml<br>5 000 抗因子Ⅹa ICU<br>0.3 ml<br>7 500 抗因子Ⅹa ICU<br>0.4 ml<br>10 000 抗因子Ⅹa ICU<br>0.6 ml<br>15 000 抗因子Ⅹa ICU<br>0.8 ml<br>20 000 抗因子Ⅹa ICU<br>1.0 ml<br>25 000 抗因子Ⅹa ICU | 深部皮下 | 静脉血栓:<br>预防(一般手术)<br>每日 7 500 抗因子Ⅹa ICU<br>首剂术前 2 h 用<br>治疗<br>每次 450 抗因子Ⅹa ICU/kg<br>每日 2 次<br>1 疗程<10 d | |
| | | 血管内 | 血液透析(<4 h):<br>150～200 ICU/kg | 血液透析同成人 |

| 作用及用途、不良反应、注意点 |
| --- |
| 【作用及用途】 为低分子肝素之一种,低分子肝素为经解聚的肝素分子片断,具有极强的抗凝因子Ⅹa 功能及弱的抗凝血酶、与血小板结合及影响血小板功能的作用。与肝素比较,其优点为以低剂量能发挥更大生物效应,半衰期长,有更好的预测剂量效应。低分子肝素分子量一般为 3 500~7 000,化学、生物学及药理学也有差异。用于深静脉血栓的防治,预防血液透析时血栓的形成及 DIC 的治疗。<br>【不良反应】 血小板减少,注射部位出血、淤斑或坏死,全身或局部变态反应。<br>【注意点】 ① 皮下注射后,$t_{max}$为 3 h,$t_{1/2}$ 3.5 h,老人 $t_{1/2}$ 6~7 h,血浆中抗Ⅹa 活力可持续 24 h。② 对本品过敏、感染性心内膜炎、止血功能严重不正常、血小板减少症、本品体外凝聚试验阳性、活动性消化道溃疡及脑血管意外者忌用;有过敏史、肝肾功能不全、严重高血压者,孕妇及乳母慎用。③ 孕妇不应用含苯甲醇制剂。④ 预防静脉血栓时,高度危险者每次 40 mg,于术前 12 h 用,中低度危险者,每次 20 mg,于术前 2 h 用。⑤ 透析时间>4 h 者,每小时加所用剂量的 1/4;伴严重出血倾向者,每次剂量 0.5~0.75 mg/kg。⑥ 血透导管壁出现环状纤维蛋白时可再注射 0.5~1 mg/kg。⑦ 透析用药应注入动脉端内。⑧ 皮下注射时取卧位,交替垂直注入用拇指及示指紧捏起的腰部左、右、前、后深部皮下组织。⑨ 本品抗因子Ⅹa 活力比抗因子Ⅱa 活力强 4 倍。⑩ 过量引起出血时可用鱼精蛋白缓慢静注,1 mg 可中和本品 1 mg 抗Ⅱa 作用,但不能全部中和抗因子Ⅹa 活力,仍可保持本品抗血栓形成作用。⑪ 与口服抗凝剂、抗血小板聚集药、乙酰水杨酸、非类固醇类消炎药及右旋糖酐等合用时,可发生凝血方面的相互作用。⑫ 启用后 24 h 内用完。⑬ 各低分子肝素间单位或重量不能相换。 |
| 【作用及用途】<br>【不良反应】 } 同本页依诺肝素钠。<br>【注意点】 ① 皮下注射后,$t_{max}$ 3 h,$t_{1/2}$ 3.5 h。② 骨科手术时预防用药:术前 12 h,术后 12 h 及 24 h 各给药 1 次,每次 100 ICU/kg,术后 2~3 d,每日 100 ICU/kg,每日 1 次,术后第 4~7 d 或更长,每日 150 ICU/kg,每日 1 次。③ 1抗Ⅹa ICU≈0.41 抗Ⅹa 国际单位(WHO 单位)。④ 腹壁皮下注射。⑤ 过量引起出血时,鱼精蛋白仅用于严重患者,1 mg 鱼精蛋白可中和本品 0.1 ml (2 500 抗Ⅹa ICU)。⑥ 余同依诺肝素钠②⑥⑨⑩⑪,参阅④⑤。 |

| 药品名称 | 剂型规格 | 用法 | 成人剂量 | 小儿剂量 |
|---|---|---|---|---|
| **达肝素钠**<br>(法安明)<br>Dalteparin Sodium<br>(Fragmin) | 注射剂<br>0.2 ml<br>5 000 抗Ⅹa IU<br>1 ml<br>10 000 抗Ⅹa IU | 皮下 | 预防手术中血栓栓塞形成：<br>每次 2 500 抗Ⅹa IU 于术前 1～2 h 用，以后对中度血栓栓塞危险者，每次 2 500 抗Ⅹa IU，每日 1 次，1 疗程 5～7 次或直至可以完全活动，高度危险者术前用法同上，术后 8～12 h 2 500 抗Ⅹa IU，再继以每次 5 000 Ⅹa IU，每日 1 次，疗程同上<br>急性深静脉血栓：<br>每日 200 抗Ⅹa IU/kg 分 1～2 次 | |
| | | 静注或静滴 | 血液透析(<4 h)：<br>5 000 抗Ⅹa IU/kg<br>血透(>4 h)：<br>30～40 抗Ⅹa IU/kg<br>继以每小时 10～15 抗Ⅹa IU/kg<br>急性肾衰血透：<br>5～10 抗Ⅹa IU/kg，继以每小时 4～5 抗Ⅹa IU/kg | |
| **藻酸双酯钠**<br>(多糖硫酸酯)<br>Alginic Sodium Diester<br>(Polysaccharide Sulfate, PSS) | 片剂<br>50 mg | 口服 | 每次 0.05～0.1 g<br>每日 3 次 | |
| | 注射剂<br>2 ml<br>0.1 g | 静滴 | 每日 1～3 mg/kg<br>每日 1 次<br>1 疗程 10～14 d<br>开始滴速稍慢，如耐受，可逐渐加快，并控制在每分钟 20 滴左右<br>稳定后改口服<br>每日 1 次 | |

| 作用及用途、不良反应、注意点 |
| --- |
| 【作用及用途】<br>【不良反应】 } 同 365 页依诺肝素钠。<br>【注意点】 ① 静注后 $t_{1/2}$ 2 h，皮下注射 $t_{1/2}$ 3～4 h。② 同依诺肝素钠注意点②⑥⑨⑪。③ 过量而引起出血时紧急情况下可用鱼精蛋白，1 mg 可中和本品 100 抗Ⅹa IU 的作用。④ 稀释后稳定 12 h。 |
| 【作用及用途】 为具有类肝素样作用的海洋药物。能使红细胞表面增加相互间的排斥力，从而阻抗红细胞之间或红细胞与血管壁之间的黏附和降低血液的黏稠度；具抗凝作用，效力相当于肝素的 1/3～1/2；尚具有降低血脂、扩张血管、降低血压、改善微循环、促进脑血管病后遗症的恢复以及降低血糖作用。用于脑血栓形成、脑栓塞、脑动脉硬化及高脂血症、高血压、卒中、冠心病等的防治。长期服用有预防脑梗死复发和促进肢体功能恢复作用，也可用于治疗 DIC、慢性肾小球肾炎、肾病综合征、糖尿病及出血热等。<br>【不良反应】 浓度过高或滴速过快时，可见头痛、头晕、恶心、呕吐、心悸、口舌发麻、腹痛、肢体酸痛、皮肤灼热感等；偶见房室传导阻滞、心绞痛、低血压、过敏性休克、白细胞及血小板减少等。<br>【注意点】 ① 有出血病史、严重肝肾功能不全、低血压及过敏体质者忌用。② 用前应排除出血性脑血管疾病。③ 不得加入高渗糖或盐输液中输注。④ 不得与其他药物混合使用。 |

| 药品名称 | 剂型规格 | 用法 | 成人剂量 | 小儿剂量 |
|---|---|---|---|---|
| **华法林钠**<br>(苄丙酮香豆素钠)<br>Warfarin<br>Sodium | 片剂<br>2.5 mg<br>5 mg<br>10 mg | 口服 | 第1、2 d<br>每日3～4.5 mg<br>以后用维持量<br>每日2～8 mg<br>均每日1次<br>根据凝血酶原时间及国际正常化比值调整<br>初次血栓形成<br>1疗程>6个月<br>深静脉血栓<br>1疗程>3个月 | 第1 d 0.2 mg/kg<br>以后0.1 mg/kg<br>均每日1次<br>最大剂量<br>1次10 mg<br>维持量<br>根据凝血酶原时间及国际正常化比值调整<br>年幼儿需较大剂量，平均日剂量<br>0.3 mg/kg |
| **抗凝血酶Ⅲ浓缩剂**<br>Antithrombin<br>Ⅲ<br>Concentrate<br>(AT-Ⅲ<br>Concentrate) | 注射剂<br>1 000 U<br>5 000 U | 静注 | 遗传性抗凝血酶Ⅲ缺陷症：<br>首剂50～70 U/kg<br>以后50～70 U/kg<br>每日1次<br>血浆AT-Ⅲ浓度<br><50%时需继续输注<br>DIC：<br>每日1 000 U<br>连用2～3 d<br>继以每日500 U<br>连用2～3 d | |
| **羟苯磺酸钙**<br>(导升明)<br>Calcium<br>Dobesilate<br>(Doxium) | 片剂<br>0.25 g<br>胶囊<br>0.5 g | 口服 | 静脉曲张综合征及静脉功能不全：<br>每日1 g<br>1疗程1～3周<br>糖尿病性视网膜病变：<br>每日1～1.5 g<br>1疗程4～6个月<br>微血管病：<br>每日1～1.5 g<br>1疗程1～2个月<br>以上均分1～3次 | |

| 作用及用途、不良反应、注意点 |
|---|
| 【作用及用途】 能抑制维生素K在肝脏内合成因子Ⅱ、Ⅶ、Ⅸ、Ⅹ、蛋白S及C,并能诱导肝脏产生上述因子的前体物质,具有抗凝及抗血小板聚集作用,奏效慢而持久。用于需长期维持抗凝的疾病。<br>【不良反应】 过量易致任何部位出血,偶见头痛、恶心、腹泻、发热、皮疹、皮肤坏死及白细胞减少。<br>【注意点】 ① 服后12~18 h起效,$t_{max}$ 36~48 h,$t_{1/2}$ 44~60 h,作用维持3~5 d。② 心、肝、肾功能不全,活动性消化性溃疡,维生素K、C缺乏,严重高血压,有出血性倾向者及孕妇忌用;结缔组织病、恶病质、胰腺疾病患者及老人慎用。③ 开始时避免冲击治疗;剂量宜个体化,用药开始及维持量调整阶段宜每日复查凝血酶原时间,维持治疗阶段每隔1~4周复查,使其维持在正常值的1.5~2.5倍,如其值过长,应即减量或停药。④ 治疗期间应避免任何组织创伤,密切随访大便隐血及尿隐血。⑤ 过量而有严重出血时可用凝血酶原复合物、新鲜血及维生素$K_1$治疗。⑥ 广谱抗生素、弱酸类药物、大剂量阿司匹林、磺胺类药物、氯霉素、西咪替丁、同化激素、氯丙嗪、哌甲酯等能增强抗凝作用,苯妥英钠、制酸药、轻泻药、利福平、维生素K、口服避孕药及雌激素等能减弱本品作用。 |
| 【作用及用途】 为血浆中一种蛋白质,强的凝血酶及其他活化凝血因子(Ⅸ、Ⅹ、Ⅺ、Ⅻ)抑制剂,肝素发挥作用时的辅助因子。用于遗传性或获得性抗凝血酶Ⅲ缺陷症、手术或分娩时静脉血栓的预防。<br>【注意点】 ① $t_{1/2}$ 65~70 h。② 本品1 U/kg,可使本品血药浓度活性升高1%~1.5%。 |
| 【作用及用途】 能减低毛细血管通透性,促进淋巴循环,降低血液及血浆黏稠度,纠正白蛋白/球蛋白。降低血小板的高聚集性,从而防止血栓形成,并提高红细胞柔韧性,还可改善微血管基底膜胶原的生物合成,从而起到保护血管的作用。用于糖尿病性视网膜病及肾小球硬化症、各种非糖尿病性微血管病变、静脉曲张综合征、表浅性血栓性静脉炎、静脉曲张性溃疡等。<br>【不良反应】 大剂量时可有胃部不适、恶心、厌食等,罕见变态反应。<br>【注意点】 ① 对本品过敏者、孕妇及乳母忌用。② 宜进餐时吞服。 |

| 药品名称 | 剂型规格 | 用法 | 成人剂量 | 小儿剂量 |
|---|---|---|---|---|
| **去纤酶**<br>(去纤维蛋白原酶)<br>Defibrinogenase<br>(Defrine) | 注射剂<br>5 BU<br>10 BU | 静滴 | 每次 5～10BU 加 NS 250～500 ml,于 4～6 h内以先慢、30 min后加快的原则滴入<br>每日或隔日 1 次<br>1疗程 3～4 次 | |
| **右旋糖酐 40**<br>(低分子右旋糖酐)<br>Dextran 40 | 注射剂<br>6%<br>10%<br>100 ml<br>250 ml<br>500 ml | 静注或静滴 | 见 702 页 | |
| **舒洛地特**<br>(伟素)<br>Sulodexide<br>(Vessel Due F) | 胶囊<br>250 LSU | 口服 | 每次 250 LSU<br>每日 2 次 | |
| | 注射剂<br>2 ml<br>600 LSU | 肌内或静注 | 每次 600 LSU<br>每日 1 次 | |
| **尿激酶**<br>Urokinase<br>(Uronase, UK) | 注射剂<br>1万U<br>2万U<br>5万U<br>10万U<br>15万U | 静注或静滴 | 见 732 页 | |

| 作用及用途、不良反应、注意点 |
|---|
| 【作用及用途】 由我国尖吻蝮蛇蛇毒中提取的一种酶制剂。具有显著抗凝血和增强纤溶系统活性作用,能使纤维蛋白原及血液黏稠度显著降低,心肌营养性血流量得到增进,并有降低血小板聚集的作用。用于闭塞性血管疾病,对脑血栓、脑栓塞、四肢动静脉血栓、视网膜中央静脉阻塞均有较好疗效,对心肌梗死亦有一定疗效。<br>【不良反应】 少数有轻微头晕、乏力、齿龈出血、皮下出血点、瘀斑及荨麻疹等,一般停药后 2～3 d 自行消失。<br>【注意点】 ① 有出血病灶、凝血功能低下、严重高血压、严重肝肾功能不全者,孕妇,乳母及儿童忌用;过敏体质者慎用。② 注射前先作皮试,阴性方能用药。取本品 0.1 ml,用 NS 稀释 10 倍,皮内注入 0.1 ml,15 min 后观察,丘疹＜1 cm,伪足＜3 个为阴性。③ 治疗期间宜监测纤维蛋白原、血小板计数及凝血酶时间。④ 用药后 5～10 d 内尽量减少活动,以防意外创伤。 |
| 【作用及用途】<br>【不良反应】 } 见 703 页右旋糖酐 40 项下。<br>【注意点】 |
| 【作用及用途】 为一种对动脉和静脉系统均有显著抗血栓活性的糖胺聚糖。通过抑制一些凝血因子(主要为因子Ⅹa,对凝血酶较少)发挥抗血栓作用,还可通过血小板聚集,激活循环中和血管壁的纤溶系统而发挥其抗血栓及纤溶作用,也能使改变了的血液黏滞指标恢复正常。用于血栓性疾病。<br>【不良反应】 口服后有恶心、呕吐和上腹痛等;注射部位疼痛、烧灼感及血肿;罕见过敏反应及皮肤反应。<br>【注意点】 ① 对本品、肝素和肝素样药品过敏者,出血性疾病、有出血可能者及孕妇忌用;用抗凝治疗者慎用。② 一般先用注射剂,15～20 d 后改口服维持 30～40 d,1 年至少用 2 次上述完整治疗周期。③ 口服时距用餐时间要长,如上午 10 时和晚上 10 时。 |
| 【作用及用途】<br>【不良反应】 } 见 733 页尿激酶项下。另有每支 25 万 U、50 万 U 及 150 万 U 三种规格。<br>【注意点】 |

| 药品名称 | 剂型规格 | 用法 | 成人剂量 | 小儿剂量 |
|---|---|---|---|---|
| **链激酶**<br>（溶栓酶）<br>Streptokinase<br>（Streptase，<br>SK） | 注射剂<br>10 万 U<br>15 万 U<br>20 万 U<br>30 万 U | 静滴 | 见 730 页 | |
| **重组链激酶**<br>（海贝克栓）<br>Recostrepto-<br>kinase<br>（Heberkinase） | 注射剂<br>10 万 IU<br>25 万 IU<br>50 万 IU<br>75 万 IU | 静滴 | 见 730 页 | |
| | | 冠状动脉内 | 见 730 页 | |
| **巴曲酶**<br>（东菱精纯克栓酶）<br>Batroxobin<br>（DF－521） | 注射剂<br>0.5 ml<br>5 BU<br>1 ml<br>10 BU | 静滴 | 见 736 页 | |
| **重组组织型纤溶酶原激活剂**<br>Recombinant<br>Tissue Type<br>Plasminogen<br>Activator | 注射剂<br>20 mg<br>50 mg | 静注<br>或<br>静滴 | 见 734 页 | 见 734 页 |
| **蝮蛇抗栓酶**<br>（清栓酶）<br>Ahylysantin-<br>farctase<br>（Arvin） | 注射剂<br>0.25 U<br>0.4 U | 静注<br>或<br>静滴 | 见 734 页 | |

| 作用及用途、不良反应、注意点 |
| --- |
| 【作用及用途】<br>【不良反应】<br>【注意点】 见 731 页链激酶项下。<br>另有每支 50 万 U、75 万 U 及 150 万 U 三种规格。 |
| 【作用及用途】<br>【不良反应】<br>【注意点】 见 731 页重组链激酶项下。 |
| 【作用及用途】<br>【不良反应】<br>【注意点】 见 737 页巴曲酶项下。 |
| 【作用及用途】<br>【不良反应】<br>【注意点】 见 735 页重组组织型纤溶酶原激活剂项下。<br>本品又名阿替普酶(Alteplase),爱通立(Altilyse,rt－PA)。 |
| 【作用及用途】<br>【不良反应】<br>【注意点】 见 735 页蝮蛇抗栓酶项下。 |

## (四) 抗血小板药

| 药品名称 | 剂型规格 | 用法 | 成人剂量 | 小儿剂量 |
|---|---|---|---|---|
| **阿司匹林**<br>(乙酰水杨酸)<br>Aspirin<br>(Acetyl salicylic Acid) | 片剂<br>0.3 g<br>0.5 g<br>肠溶片<br>25 mg<br>0.1 g | 口服 | 预防血栓形成:<br>每次 0.05～0.15 g<br>每日 1 次 | |
| **二硫酸氯吡格雷**<br>(波立维)<br>Clopidogrel Bisulfate<br>(Plavix) | 片剂<br>75 mg | 口服 | 每日 75 mg<br>每日 1 次 | |
| **双嘧达莫**<br>(潘生丁,联嘧啶氨醇)<br>Dipyridamole<br>(Persantin) | 片剂<br>25 mg<br>50 mg | 口服 | 抗血栓形成:<br>每次 0.05～0.1 g<br>每日 3～4 次<br>餐后服<br>血栓栓塞性疾病:<br>每次 0.1 g<br>每日 4 次 | 每日 5～8 mg/kg<br>分 3～4 次<br>餐后服 |
| **盐酸噻氯匹定**<br>(氯苄吡啶,力抗栓)<br>Ticlopidine Hydrochloride<br>(Ticlid) | 片剂<br>0.125 g<br>0.25 g | 口服 | 每日 0.25～0.5 g<br>分 1～2 次<br>进餐时服 | |

| 作用及用途、不良反应、注意点 |
| --- |
| 【作用及用途】<br>【不良反应】<br>【注意点】 见 19 页阿司匹林项下。 |
| 【作用及用途】 能抑制血小板聚集。用于近期发作的脑卒中、心肌梗死和确诊外周动脉疾病的患者,可减少动脉粥样硬化疾病的发生。<br>【不良反应】 与 19 页阿司匹林相仿,常见腹痛、消化不良、胃炎、便秘、皮疹、出血、中性粒细胞减少、头痛、眩晕等。<br>【注意点】 ① 抑制作用 3～7 d 达稳态,停药约 5 d 后血小板聚集和出血时间恢复至基线。② 对本品过敏、活动性病理性出血及溃疡病患者忌用;严重肝肾病患者、孕妇及乳母慎用。③ 用药期间观察异常出血情况,监测白细胞和血小板计数。④ 择期手术或无需抗血小板治疗者术前 1 周停止使用本品。⑤ 忌与肝素、华法林、非类固醇类解热镇痛药合用。 |
| 【作用及用途】 为抗血小板聚集及冠状动脉扩张药。用于预防血栓形成,急、慢性冠状动脉功能不全及 DIC。<br>【不良反应】 头痛、眩晕、恶心、呕吐、腹泻、皮疹、面部潮红及低血压等。<br>【注意点】 ① 口服吸收迅速,$t_{1/2}$ 2～3 h。② 急性心肌梗死及休克者忌用;有出血倾向及低血压者慎用。③ 治疗缺血性心脏病时,有可能发生“冠状动脉窃血”的不良反应。④ 成人 DIC 口服 4 mg/kg,每日 3 次。⑤ 与肝素等抗凝剂、丙戊酸、头孢孟多合用有引起出血危险。⑥ 与阿司匹林合用时,本品应减量至每日 0.1～0.2 g。 |
| 【作用及用途】 能抑制血小板聚集、释放,并能抑制血小板受体与纤维蛋白原的附着,阻止血块退缩,起防止血栓形成和发展的作用,也能改善微循环,增加红细胞变形能力,降低血液黏稠度。用于各类动脉循环障碍性疾病如闭塞性外周动脉病、缺血性中风、脑循环供血不足、心肌梗死、冠心病、心绞痛、动脉血栓性肾病、视网膜病变及防治糖尿病性血管病。<br>【不良反应】 偶见胃肠道反应,罕见出血、粒细胞和血小板减少、肝脏损害等。<br>【注意点】 ① $t_{max}$ 1～3 h,$t_{1/2}$随年龄而异,但服药 2 d 后产生血小板抑制作用,4～6 d 达最大作用,停药后尚能维持数日。② 对本品高度过敏、有血小板减少史、曾有出血史或有潜在出血可能、严重肝肾功能不全者,孕妇及乳母忌用。③ 手术前 10～14 d 应停药。④ 治疗期及停药后半个月内需作血常规及血小板计数监护。⑤ 与抗凝及抗血小板药如阿司匹林及非类固醇类消炎药合用可加重出血倾向。 |

| 药品名称 | 剂型规格 | 用法 | 成人剂量 | 小儿剂量 |
|---|---|---|---|---|
| **贝前列腺素**<br>(德纳)<br>Beraprost<br>(Dorner) | 片剂<br>20 μg | 口服 | 每次 40 μg<br>每日 3 次 | |
| **依前列醇钠**<br>(前列环素)<br>Epoprostenol Sodium<br>(Prostacyclin, $PGI_2$, Flolan) | 注射剂<br>0.5 mg | 静滴 | 每分钟 5 μg/kg<br>连续滴注时间根据病情而定 | |
| **前列地尔**<br>(前列腺素 $E_1$,保达新)<br>Alprostadil<br>(Prostavasin) | 注射剂<br>20 μg<br>30 μg<br>50 μg<br>0.1 mg | 静滴 | 每次 60 μg<br>加入 NS 50～200 ml 中,滴注时间＞2 h<br>每日 1 次<br>肾功能不全者:<br>每次 20 μg,每日 2 次,每次滴注＞2 h<br>根据情况 2～3 d 内可增至正常剂量 | |
| | | 动脉滴注 | 每次 20 μg<br>加 NS 50 ml 先以 10 μg于 1～2 h 内滴完,如耐受且有必要,再按原速滴入余下 10 μg<br>每日 1 次<br>或以每分钟 0.1～0.6 ng/kg 通过留置导管滴注 12 h<br>1 疗程＜4 周 | |

| 作用及用途、不良反应、注意点 |
| --- |
| 【作用及用途】 有抑制血小板聚集和黏附及扩张血管、增加血流量的作用，并能提高安静时组织氧分压。用于改善慢性动脉闭塞性疾病引起的溃疡、间隙性跛行、疼痛和冷感等症状。<br>【不良反应】 皮疹、头痛、头晕、嗜睡、胃肠道症状、肝肾功能损害，偶见出血倾向、休克、血细胞减少。<br>【注意点】 ① $t_{max}$ 1.42 h，$t_{1/2}$ 1.11 h。② 孕妇、可能妊娠妇女、乳母及有出血者忌用，使用抗凝、抗血小板及溶栓剂者，经期妇女，老人及有出血倾向者慎用。③ 与抗凝、抗血小板、溶栓药合用有协同作用，但有增加出血倾向可能。 |
| 【作用及用途】 具有抗血小板聚集、舒张血管、防止血栓形成作用。用于心肺分流术、血液透析时防止高凝状态、严重外周血管疾病、缺血性心脏病、原发性肺动脉高压和血小板消耗性疾病等。<br>【不良反应】 低血压、心率加速、面部潮红、头痛等常见，也可有胃痉挛、恶心、呕吐、胃部不适、血糖升高、嗜睡、胸痛等。<br>【注意点】 ① $t_{1/2}$ 2～3 min。② 有出血倾向者忌用。③ 临用时以所附甘氨酸缓冲液 50 ml 稀释。 |
| 【作用及用途】 具有扩张小动脉、舒张缺血末梢的毛细血管前括约肌、抑制 $\alpha_1$ 肾上腺素能活性，以及抗血小板聚集、抗血栓形成活性，能刺激纤溶酶原激活，从而增强内源性纤维蛋白溶解，改善红细胞变形性，抑制血小板聚集及粒细胞活化，血液流动性增加，改善微循环。用于血栓闭塞性脉管炎、慢性动脉粥样硬化症所致的慢性肢体溃疡、心绞痛、心肌梗死及勃起功能障碍。<br>【不良反应】 注射部位红肿疼痛，偶有头痛、胃部不适、脸红和感觉异常，极少血压下降、心动过速、心绞痛、转氨酶升高、白细胞升高或降低、意识不清、脑性惊厥、发热、大汗、过敏反应等，罕见急性肺水肿或全心衰竭。<br>【注意点】 ① 主要代谢产物 $t_{1/2}$ 16 min。② 对本品过敏者，孕妇，乳母，未经适当治疗的心力衰竭、心律失常、冠心病、6 个月内发生过心肌梗死、疑有肺水肿或肺浸润、严重慢性阻塞性换气障碍、肝病及潜在出血可能者忌用。③ 溶液宜新鲜配制，并于 12 h 内使用。④ 因年龄关系而有心力衰竭倾向、冠心病出现外周水肿及肾功能不全者应严密监测血压、心率、体重和体液平衡等。⑤ 可增强降压药、血管扩张剂及抗冠心病药物的效果。⑥ 与抗凝剂、血小板聚集抑制剂合用时，出血倾向增加。 |

| 药品名称 | 剂型规格 | 用法 | 成人剂量 | 小儿剂量 |
|---|---|---|---|---|
| **吲哚布芬**<br>(易抗凝)<br>Indobufen<br>(Ibustrin,<br>K-3920) | 片剂<br>0.2 g | 口服 | 每日 0.2～0.4 g<br>分 2 次 | |
| | 注射剂<br>2 ml<br>0.2 g | 肌内或静注 | 同口服 | |
| **西洛他唑**<br>(培达,西斯台唑)<br>Cilostazol<br>(Pletaal) | 片剂<br>0.05 g<br>0.1 g | 口服 | 每次 0.05～0.1 g<br>每日 2 次<br>餐前至少 30 min 或餐后至少 2 h 服 | |
| **盐酸沙格雷酯**<br>(安步乐克)<br>Sarpogrelate Hydrochloride<br>(Anplag) | 片剂<br>0.1 g | 口服 | 每次 0.1 g<br>每日 3 次<br>餐后服 | |
| **萘呋胺**<br>(萘呋胺酯,必来循宁)<br>Naftidrofuryl<br>(Praxilene) | 片剂<br>0.2 g | 口服 | 每次 0.2 g<br>每日 2～3 次<br>餐时吞服 | |
| **磺吡酮**<br>(苯磺唑酮,硫氧唑酮)<br>Sulfinpyrazone<br>(Anturan) | 片剂<br>0.05 g<br>0.1 g | 口服 | 每日 0.6～0.8 g<br>分 3～4 次<br>餐后服 | |

| 作用及用途、不良反应、注意点 |
|---|
| 【作用及用途】 通过抑制血小板因子的释放而发挥抗血小板聚集的作用。用于动脉硬化引起的缺血性心、脑血管和周围动脉病变、静脉血栓形成、血脂代谢障碍和糖尿病，也可用于体外循环手术时预防血栓形成。<br>【不良反应】 上腹不适、腹胀、胃肠道出血和鼻出血等。<br>【注意点】 ① 口服 $t_{max}$ 1～2 h，$t_{1/2}$ 7～8 h。② 对本品过敏、孕妇及乳母忌用；胃肠道活动性病变及用非类固醇类消炎药者慎用。 |
| 【作用及用途】 具有抗血小板聚集及扩张血管、增加肢体血流量、改善末梢血流动态、抑制血栓形成作用。用于改善因慢性动脉闭塞症引起的溃疡、肢痛、冷感及间隙性跛行等缺血症状，血栓闭塞性脉管炎、动脉粥样硬化、糖尿病所致肢体缺血症的辅助治疗。<br>【不良反应】 偶见皮疹、瘙痒、心悸、脉速、低血压、血压升高、头痛、失眠、乏力、浮肿、恶心、血小板减少、出血、肝肾功能异常。<br>【注意点】 ① $t_{max}$ 3 h，$t_{1/2}$ 11～13 h。② 血友病、出血患者，孕妇及乳母忌用；有出血倾向、严重肝肾功能不全、使用抗凝或抗血小板药物者及老人慎用。③ 与前列地尔有协同作用。 |
| 【作用及用途】 能选择性地拮抗 5-羟色胺(5-HT)与 5-$HT_2$受体结合，以发挥抑制血小板聚集，尤其抑制被 5-羟色胺增强的血小板聚集和血管收缩的作用等。用于改善慢性动脉闭塞症引起的溃疡、疼痛及冷感等缺血性诸症状。<br>【不良反应】 可引起粒细胞缺乏及血小板减少症，胆红素，ALT、AST、ALP升高，丘疹，皮疹，发红，瘙痒，恶心，胃灼热，食欲减退，腹痛，便秘，腹胀，腹泻，消化道出血，头痛，眩晕，蛋白尿，尿潜血，BUN 及 Cr 上升，鼻出血等，另有心悸、气短、胸痛、潮热及手浮肿。<br>【注意点】 ① $t_{max}$ 48 min，$t_{1/2}$42 min。② 出血患者、孕妇及乳母忌用；月经期间、有出血倾向及服用华法林、阿司匹林时及严重肾功能不全者慎用。③ 老人参考剂量：每次 50 mg，每日 3 次。 |
| 【作用及用途】 对缺血性血管具有抗 5-羟色胺作用，抑制血小板聚集、平滑肌收缩，改善血液黏稠度及增加红细胞变形性，保护血管内皮细胞；另具有促进细胞有氧代谢作用。用于治疗脑血栓及其后遗症、脑供血不全、老年人注意力及记忆力减退、脑血管意外、雷诺病及动脉炎疼痛症状。<br>【不良反应】 胃部不适，偶有皮肤反应。<br>【注意点】 ① $t_{max}$ 1 h，$t_{1/2}$ 1.2～2 h。② 易透过血脑屏障。③ 咬碎后口中可能产生麻木不适感。 |
| 【作用及用途】 为保泰松的一种衍生物，能抑制血小板的释放和黏附功能，延长人工心脏瓣膜替换术后、冠状动脉心脏病、复发性静脉血栓形成者血小板寿命。用于人工心脏瓣膜替换术后预防血栓形成和栓塞并发症、预防人工血透及动、静脉分流术后血栓形成。<br>【不良反应】<br>【注意点】 } 见 39 页磺吡酮项下。 |

| 药品名称 | 剂型规格 | 用法 | 成人剂量 | 小儿剂量 |
|---|---|---|---|---|
| **曲克芦丁**<br>(羟乙基芦丁，芦通，维生素 $P_4$)<br>Troxerutin | 片剂<br>0.1 g | 口服 | 每次 0.2～0.3 g<br>每日 3 次<br>餐后服 | |

# 六、泌尿系统药物

## (一) 利尿药、脱水药

| 药品名称 | 剂型规格 | 用法 | 成人剂量 | 小儿剂量 |
|---|---|---|---|---|
| **氢氯噻嗪**<br>(双氢克尿塞)<br>Hydrochlorothiazide<br>(Dihydrochlorothiazide) | 片剂<br>25 mg | 口服 | 每次 25 mg<br>每日 3 次 | 每日 1～2 mg/kg<br>分 1～2 次 |
| **苄氟噻嗪**<br>(利钠素)<br>Bendroflumethiazide | 片剂<br>2.5 mg<br>5 mg<br>10 mg | 口服 | 利尿：<br>每次 2.5～10 mg<br>每日 1～2 次<br>或隔日服用<br>维持量<br>每次 2.5～5 mg<br>每日或隔日 1 次<br>降压：<br>每日 2.5～20 mg<br>分 1～2 次 | 利尿：<br>每日 0.4 mg/kg<br>分 1～2 次<br>维持量<br>每日 0.05～0.1 mg/kg<br>降压：<br>每日 0.05～0.4 mg/kg<br>分 1～2 次 |

| 作用及用途、不良反应、注意点 |
|---|
| 【作用及用途】 有抑制血小板聚集、预防血栓形成的作用。对抗5-羟色胺和缓激肽引起的血管损伤,降低毛细血管的脆性和通透性。用于缺血性脑血管病及其所致的偏瘫、失语、血栓性静脉炎、毛细血管通透性增加引起的水肿。<br>【不良反应】 偶可引起恶心及便秘。<br>【注意点】 治疗慢性静脉功能不全所致的静脉曲张,可用本品的颗粒剂,每次3.5 g,每日1次。 |

| 作用及用途、不良反应、注意点 |
|---|
| 【作用及用途】 能抑制近端小管和远端小管前段对 $Na^+$、$Cl^-$ 的重吸收,从而管腔中 $Na^+$、$Cl^-$ 浓度增高,产生利尿作用;又因管腔中 $Na^+$ 的增高,$Na^+$、$K^+$ 交换增加,$K^+$ 在尿中排泄增加;还能抑制碳酸酐酶活性,导致尿中 $HCO_3^-$ 排出量增多。用于各种水肿及高血压的辅助治疗。有抗利尿作用,能减少肾源性尿崩症的尿量,还可减少 $Ca^{2+}$ 的排出。用于特发性高钙尿症伴有尿结石。<br>【不良反应】 毒性较低,长期应用可有恶心、呕吐、腹胀、低血钾、低血钠、低血氯、高尿酸血症、高血糖症、血BUN增高。偶有过敏反应,如日光皮炎、粒细胞减少、血小板减少性紫癜和间质性肾炎。<br>【注意点】 ① $t_{max}$ 4 h,$t_{1/2}$ 15 h。② 肝肾功能中度至严重不全,糖尿病,对本品及对磺胺类药物、呋塞咪及布美他尼过敏者及孕妇、乳母忌用;高尿酸血症及电解质紊乱者慎用。③ 应从最小有效量开始,大剂量久用,应补充氯化钾,停药应逐渐减量。④ 老年人或痛风患者,应与丙磺舒合用。⑤ 与降压药合用,利尿及降压作用均加强。⑥ 抗尿崩症剂量与利尿剂量相同,用于尿崩症时摄入食盐太多会影响疗效。⑦ 与洋地黄、抗痛风药合用时应调整后二者剂量。⑧ 高血压伴冠心病患者,不宜与普萘洛尔合用。⑨ 勿与金刚烷胺合用。⑩ 与肾上腺皮质激素、促肾上腺皮质激素、雌激素、非类固醇类消炎药、拟交感胺类药合用时,利尿作用减弱。⑪ 老人参考剂量,每次12.5～25 mg,每日2次。 |
| 【作用及用途】 与本页氢氯噻嗪相似,但作用比其强5～10倍,且更持久。用于各型水肿及高血压病。<br>【不良反应】 同氢氯噻嗪。偶有恶心、呕吐、腹泻等。<br>【注意点】 ① 1～2 h起效,$t_{max}$ 6～12 h,持续18 h以上。② 老人参考剂量,利尿:每次5～7.5 mg,每晨1次,降压:每次2.5～3.75 mg,每日3次,维持量:每次1.25～2.5 mg,每日1次。③ 余同氢氯噻嗪。 |

| 药品名称 | 剂型规格 | 用法 | 成人剂量 | 小儿剂量 |
|---|---|---|---|---|
| **环戊噻嗪**<br>(环戊氯噻嗪)<br>Cyclopenthiazide<br>(Navidrex) | 片剂<br>0.25 mg<br>0.5 mg | 口服 | 每次 0.25～0.5 mg<br>每日 1～2 次<br>维持量<br>每日 0.25～0.5 mg | 每次<br>0.01～0.02 mg/kg<br>每日 1 次 |
| **氯噻酮**<br>Chlorthalidone<br>(Hygroton) | 片剂<br>50 mg | 口服 | 每次 0.1 g<br>隔日 1 次 | 每次 2 mg/kg<br>隔日 1 次 |
| **呋塞米**<br>(呋喃苯胺酸,速尿)<br>Furosemide<br>(Frusemide,Lasix) | 片剂<br>20 mg<br>40 mg | 口服 | 每日 40 mg<br>根据病情可酌增至每日 0.16 g<br>分 4～6 次 | 每日 2～3 mg/kg<br>分 3 次 |
| | 注射剂<br>2 ml<br>20 mg | 静注 | 开始每次 40 mg,<br>必要时每 2 h 可再加 1 次,直至有效;<br>以 NS 稀释,注速每分钟<4 mg | 每次 1 mg/kg<br>必要时每隔 2 h 可再加 1 mg/kg<br>以 NS 稀释<br>最大剂量<br>1 d 6 mg/kg |

| 作用及用途、不良反应、注意点 |
| --- |
| 【作用及用途】 同381页氢氯噻嗪,但利尿作用较其强,排泄较慢。用于各型水肿,如脑水肿、肺水肿,亦用于各类高血压的辅助治疗。<br>【不良反应】 同氢氯噻嗪,但较轻。<br>【注意点】 ① $t_{max}$ 12 h,作用时间24～36 h。② 老人参考剂量:每次0.25～0.375 mg,每日1～2次。③ 余同氢氯噻嗪。 |
| 【作用及用途】 与381页氢氯噻嗪相似。用于充血性心力衰竭、慢性肾炎、肝硬化、经前综合征等引起的水肿。与降压药合用治疗高血压。<br>【不良反应】 乏力、眩晕、恶心、呕吐、心悸和头痛,减量后消失;偶见肝昏迷、粒细胞减少、血小板减少及急性胰腺炎。<br>【注意点】 ① $t_{max}$ 2 h ,$t_{1/2}$ 35～50 h,作用时间可长达48～60 h。② 孕妇、重症肾病和肝病患者忌用。③ 长期服用时给予钾盐或含钾丰富的饮食。④ 老人参考剂量:每次50～75 mg,隔日1次。⑤ 余参阅氢氯噻嗪。 |
| 【作用及用途】 抑制髓襻升支对 $Cl^-$ 的主动转运,使大量 $Na^+$、$Cl^-$ 和水排出体外,$K^+$、$NH_4^+$ 和可滴定酸排出亦增加,而 $HCO_3^-$ 的吸收较完全,并能降低肾血管阻力,增加肾皮质血流。用于各种水肿(尤其是需要紧急处理的肺水肿)、充血性心力衰竭、脑水肿、急性肾功能衰竭与高血压的辅助治疗。<br>【不良反应】 用量过大或连续应用,可致脱水、低血压、低血钠、低血钾和低氯性碱中毒、葡萄糖耐量减低;另有恶心、呕吐和腹泻;偶致胃肠道出血、皮疹、肝损害和粒细胞减少。大剂量静注可致急性听力减退,注速每分钟＞4 mg可致暂时性耳聋。<br>【注意点】 ① 口服30～60 min,静注5 min后起效,$t_{max}$分别为1～2 h及0.33～1 h,作用持续时间分别为6～8 h和2 h,$t_{1/2}$ 30～60 min,肾功能不全者可＞10 h。② 低钾血症、超量服用洋地黄、心肌梗死、肝昏迷、对本品过敏者及孕妇忌用;对噻嗪类利尿药及磺胺类药过敏、糖尿病、痛风患者,老人、乳母慎用。③ 剂量应个体化,自最小有效量开始,宜采用间歇疗法。④ 用时应注意水、电解质紊乱,用药期常规补钾。⑤ 肾病综合征有腹水呈高度水肿者,可于推注右旋糖酐40或人体白蛋白后30 min静注,尽量不用口服片剂。⑥ 忌与氨基糖苷类抗生素、两性霉素及抗组胺药同用。⑦ 能减低去甲肾上腺素作用,增强筒箭毒碱的骨骼肌松弛和麻痹作用。⑧ 雌激素、肾上腺皮质激素、促肾上腺皮质激素、抗惊厥药及非类固醇类消炎药可降低本品利尿作用。⑨ 与巴比妥类、麻醉药合用易引起直立性低血压。⑩ 老人参考剂量:每次20 mg,每日1～3次服,注射剂可每次20 mg。 |

| 药品名称 | 剂型规格 | 用法 | 成人剂量 | 小儿剂量 |
| --- | --- | --- | --- | --- |
| **托拉塞米**<br>Torasemide | 片剂<br>5 mg<br>10 mg<br>20 mg<br>胶囊<br>10 mg | 口服 | 心衰:<br>每次 5～20 mg<br>每日 1 次<br>急、慢性肾衰:<br>每次 5～20 mg<br>每日 1 次<br>肝硬化:<br>每次 5～10 mg<br>每日 1 次 | |
| | 注射剂<br>1 ml<br>10 mg<br>2 ml<br>20 mg<br>5 ml<br>50 mg | 静注或静滴 | 心衰及肝硬化所致肺水肿:<br>开始每次 5～10 mg<br>每日 1 次<br>最大剂量<br>1 d 40 mg<br>肾衰所致肺水肿:<br>开始每次 20 mg<br>每日 1 次<br>最大剂量<br>1 d 0.1 g<br>缓注或以 5% GS 或 NS 稀释后静滴 | |
| **阿佐塞米**<br>(阿佐酰胺)<br>Azosemide<br>(Luret) | 片剂<br>80 mg | 口服 | 每次 40～80 mg<br>早餐时顿服 | |
| **吡咯他尼**<br>(吡咯速尿)<br>Piretanide<br>(Perbilen) | 片剂<br>3 mg<br>6 mg | 口服 | 利尿退肿:<br>首剂 6 mg<br>4 h 后可酌加 3～6 mg<br>高血压:<br>每日 6～12 mg<br>分 2～3 次 | |

| 作用及用途、不良反应、注意点 |
| --- |
| 【作用及用途】 为磺酰胺吡啶衍生物，系襻利尿剂，主要作用于髓襻升支粗段，抑制 $Na^+/K^+/Cl^-$ 转运系统，增加钠、氯和水在尿中的排泄量。用于心衰、肝硬化、肾脏疾病(如慢性肾衰)所致水肿，亦可用于原发性高血压。<br>【不良反应】 头晕、头痛、虚弱、疲乏、食欲减退、高血糖、低血钾、高尿酸血症、肌肉痉挛、排尿过多、阳痿、恶心、呕吐、严重口干、消化不良、消化道出血及低血容量；可见胸痛、心律不齐、过敏等。<br>【注意点】 ① 口服后 $t_{max}$ 1 h，4 h 内达最大作用，$t_{1/2}$ 3.5 h，代谢产物 $t_{1/2}$ 3～6 h，作用持续 8～12 h。② 对本品或磺酰胺类药物过敏、无尿、低血压、低血容量、低钾或低钠血症及肝昏迷前期或肝昏迷者忌用；糖尿病、高尿酸血症、肝脏疾病及严重肾脏疾病、排尿障碍患者，孕妇，乳母及儿童慎用。③ 应从小剂量开始用药。④ 用药期间应注意水、电解质紊乱及血容量。⑤ 本品可增强盐及糖皮质激素、轻泻剂的耗钾作用。⑥ 高剂量时可加重氨基糖苷类、头孢类抗生素及顺铂类药物的肾、耳毒性。⑦ 非类固醇类消炎药可降低本品利尿作用。⑧ 可降低肾上腺素、去甲肾上腺素、抗糖尿病药物的作用。 |
| 【作用及用途】 为髓襻利尿剂，只能部分抑制髓襻升支对 $Na^+$、$K^+$、$Cl^-$ 的重吸收。用于各型水肿。<br>【不良反应】 水、电解质平衡紊乱，血栓栓塞，尿酸和血糖升高，个别有胃肠道不适、便秘、食欲减退、皮肤变态反应、胰腺炎、血脂升高。<br>【注意点】 ① $t_{max}$ 3 h，$t_{1/2}$ 2～2.5 h，作用持续 9 h，水肿者＞12 h。② 余同 381 页氢氯噻嗪。 |
| 【作用及用途】 为一种髓襻利尿剂，能抑制肾小管对 $Na^+$、$Cl^-$ 的重吸收，尿中 $Na^+$、$Cl^-$、$Ca^{2+}$、$Mg^{2+}$ 排泄明显增加，$K^+$ 排出仅少量增多。其作用比呋塞米强，比布美他尼弱。本品尚能松弛肾外血管平滑肌，起降压作用，此外尚有纤维蛋白溶解和抗血小板作用。用于各型水肿和高血压。<br>【不良反应】 常见恶心、口干、乏力、头晕、易出汗等，长期使用可引起水、盐代谢失衡，大剂量可致肌肉痉挛。<br>【注意点】 ① $t_{1/2}$ 1.5 h。② 余同 383 页呋塞米项下。 |

| 药品名称 | 剂型规格 | 用法 | 成人剂量 | 小儿剂量 |
|---|---|---|---|---|
| **布美他尼**<br>(丁尿胺,丁苯氧酸)<br>Bumetanide<br>(Aquazone,<br>Bumex) | 片剂<br>1 mg<br>5 mg | 口服 | 每次 0.5～2 mg<br>必要时 4～5 h 后可重复 1 次<br>最大剂量<br>1 d 10～20 mg<br>也可隔 1～2 d 用药1 d | 每次<br>0.01～0.02 mg/kg<br>必要时隔 6～8 h 1 次 |
| | 注射剂<br>2 ml<br>0.5 mg | 肌内或静注 | 每次 0.5～1 mg<br>必要时每隔 2～3 h 重复<br>最大剂量<br>1 d 10 mg<br>肺水肿:<br>初次 1～2 mg<br>必要时 20 min 后重复 1 次 | |
| | | 静滴 | 肺水肿:<br>每次 2～5 mg | |
| **乙酰唑胺**<br>Acetazolamide<br>(Diamox) | 片剂<br>0.25 g | 口服 | 利尿:<br>每次 0.25～0.5 g<br>每日或隔日 1 次<br>早餐后服<br>青光眼:<br>每次 0.25 g<br>每日 2～4 次 | 利尿:<br>每次 5 mg/kg<br>每日或隔日 1 次<br>青光眼、癫痫:<br>每次 5～10 mg/kg<br>每日 2～3 次<br>脑积水:<br>每日 0.05～0.1 g/kg<br>分 6～8 h 1 次 |
| **双氯非那胺**<br>(双氯磺酰胺,二氯苯磺胺)<br>Dichlorphenamide<br>(Daranide) | 片剂<br>25 mg<br>50 mg | 口服 | 青光眼:<br>首剂 0.1～0.2 g<br>以后隔 12 h 1 次<br>每次 0.1 g<br>维持量<br>每次 25～50 mg<br>每日 2～3 次<br>1 疗程 2 个月 | |

| 作用及用途、不良反应、注意点 |
|---|
| 【作用及用途】 为强效襻利尿药，作用、用途与383页呋塞米相似。本品1 mg与呋塞米40 mg的排尿量、尿$Na^+$与尿$Cl^-$大致相同，但排$K^+$量较呋塞米少。用于心力衰竭、肝硬化、肾性水肿、急性肺水肿、妊娠水肿、经前水肿、药物中毒强迫利尿。<br>【不良反应】 同383页呋塞米，低钾血症及对糖代谢的影响较之为小。<br>【注意点】 ① 口服$t_{max}$ 1～2 h，静注30～60 min，$t_{1/2}$ 60～90 min。② 长期大剂量应用时应定期测电解质。③ 肝硬化及用洋地黄患者应补充氯化钾或加服醛固酮拮抗剂。④ 疑有隐性糖尿病者应定期查尿糖和血糖。⑤ 能加强降压药效果。⑥ 静注可加入5% GS或NS中，以≤5 mg/40 ml浓度缓慢注入，亦可用2～5 mg加入500 ml输液中，于30～60 min内滴完。⑦ 不宜加入酸性溶液中滴注，因易引起沉淀。⑧ 老人参考剂量：口服，每次0.5～1 mg，每日2次；肺水肿时，肌注，每次0.5～0.8 mg。⑨ 余同呋塞米注意点②④⑥⑦⑧⑨。 |
| 【作用及用途】 能通过抑制碳酸酐酶，使肾小管分泌$H^+$减少，$Na^+$、$K^+$、$HCO_3^-$大量排出，产生利尿作用。亦能抑制睫状体碳酸酐酶，减少房水产生。用于治疗青光眼和脑积水。<br>【不良反应】 困倦、手足麻木等，久用可致低血钾和代谢性酸中毒及磺胺类不良反应。<br>【注意点】 ① $t_{max}$ 2 h，$t_{1/2}$ 3～6 h。② 对磺胺类、噻嗪类及碳酸酐酶抑制剂过敏，心衰，肺心病，代谢性及高氯性酸中毒，肝、肾和肾上腺皮质功能不全者及孕妇、乳母忌用。③ 久用需加服氯化钾和碳酸氢钠。④ 长期连续用，可使利尿作用减小，应间歇使用。⑤ 老人参考剂量：利尿：0.25～0.375 g，每日或隔日1次。青光眼：每次0.125 g，每日3次。 |
| 【作用及用途】 作用同乙酰唑胺，但较缓慢而持久。因$Cl^-$排出增加，酸中毒发生较慢。用于青光眼。<br>【不良反应】 恶心、厌食、呕吐、精神错乱、运动失调、震颤、眩晕和感觉异常等。<br>【注意点】 ① 1 h起效，$t_{max}$ 2～4 h，维持6～12 h。② 肾和肾上腺皮质严重功能不全者忌用；肝肾功能不全者慎用。③ 疗程不宜过长，以免产生代谢性酸中毒和低血钾。④ 老人参考剂量：每次0.05～0.15 g，每12 h 1次，维持量：每次12.5～25 mg，每日3次。 |

| 药品名称 | 剂型规格 | 用法 | 成人剂量 | 小儿剂量 |
|---|---|---|---|---|
| **螺内酯**<br>(安体舒通)<br>Spironolactone<br>(Aldactone,<br>Antisterone) | 片剂<br>胶囊<br>(微粒)<br>20 mg | 口服 | 水肿:<br>每次 20～40 mg<br>每日 3 次<br>进餐时或餐后服<br>用药 5 d 后若效果满意,继续用原量,否则可加用其他利尿药,本品减半量 | 水肿:<br>每日 2 mg/kg<br>分 2～4 次<br>进餐时或餐后服<br>用药 5 d 后若效果满意,继续用原量,否则可加用其他利尿药,本品减半量 |
| **盐酸氨苯蝶啶**<br>(三氨蝶啶)<br>Triamterene<br>Hydrochloride<br>(Teridin) | 片剂<br>50 mg | 口服 | 每次 0.05～0.1 g<br>每日 2～3 次<br>餐后服<br>维持期可改隔日疗法<br>最大剂量<br>1 d 0.3 g | 每日 2～4 mg/kg<br>分 1～2 次<br>餐后服<br>维持期酌情调整剂量<br>最大剂量<br>1 d<6 mg/kg |
| **盐酸阿米洛利**<br>(氨氯吡咪)<br>Amiloride<br>Hydrochloride<br>(Amipramizide,<br>Midamor) | 片剂<br>2.5 mg<br>5 mg | 口服 | 每日 5～10 mg<br>每日 1 次<br>以后酌情调整<br>最大剂量<br>1 d<20 mg<br>与食物同服 | 每日 0.1～0.2 mg/kg<br>分 2 次<br>与食物同服 |
| **甘露醇**<br>Mannitol | 注射剂<br>20%<br>100 ml<br>250 ml | 静滴 | 利尿:<br>每次 1～2 g/kg<br>使尿量维持在 30～50 ml/h | 利尿:<br>每次 1～2 g/kg<br>2～6 h 内滴注<br>脑水肿: |

| 作用及用途、不良反应、注意点 |
| --- |
| 【作用及用途】 对远端肾小管有拮抗醛固酮作用,增加 $Na^+$、$Cl^-$ 及水的排出而产生利尿,但 $K^+$ 排出反减少。用于有醛固酮分泌增加的顽固性水肿,如肝硬化腹水、肾病和慢性心衰,亦用于原发性醛固酮增多症。<br>【不良反应】 常见高钾血症、胃肠道反应,少有头痛、嗜睡、低钠血症及皮疹等;久用引起妇女多毛症、月经周期紊乱、男子乳房发育。<br>【注意点】 ① 口服 1 d 起效,$t_{1/2}$每日服 1～2 次为 13～24 h,每日服 4 次为 9～16 h。② 肾功能不全、无尿及高血钾患者忌用;肝功能不全、低钠血症、酸中毒、孕妇及老人慎用。③ 剂量宜个体化,自最小有效量开始,首日剂量可加倍。④ 与氢氯噻嗪合用可增加疗效,不良反应减轻。⑤ 非类固醇类消炎药能减弱本品作用,且增加肾毒性。⑥ 可使地高辛半衰期延长。⑦ 老人参考剂量:每次 20 mg,每日 3 次。 |
| 【作用及用途】 抑制远端肾小管 $Na^+$、$K^+$ 交换及对 $Na^+$ 的重吸收,$Na^+$、$Cl^-$ 的排泄均增加,$K^+$ 的排出减少。用于心源性、肝性及肾性水肿等。<br>【不良反应】 尿呈淡蓝色荧光,偶见轻度恶心及腹泻,长期服用可引起高钾血症及血糖、血尿酸增高。<br>【注意点】 ① $t_{max}$ 6 h,$t_{1/2}$1. 5～2 h,作用持续 7～9 h。② 高尿酸血症及肾结石或有二者病史者慎用,其他忌用、慎用情况同本页螺内酯。③ 本品利尿作用较弱,常与氢氯噻嗪合用,不能与保钾利尿药合用。④ 药物相互作用同螺内酯。⑤ 另有复方氨苯蝶啶片(Triemterene-H Tablets),每片含本品 50 mg、氢氯噻嗪 25 mg,成人每次 1 片,每日 1～4 次。⑥ 老人参考剂量:每次 50～75 mg,每日 2～3 次,见效后可逐渐减少。 |
| 【作用及用途】 为 $Na^+$、$K^+$、ATP 酶抑制剂。可抑制远曲小管和集合管 $Na^+$ 的重吸收和泌 $K^+$ 作用。其利尿作用比氨苯蝶啶稍强,多与氢氯噻嗪排钾利尿剂合用,亦能促进尿酸排泄。用于痛风患者。<br>【不良反应】 恶心、呕吐、腹痛、皮疹、头晕、头痛、高血钾、高氯性酸中毒、血糖升高。<br>【注意点】 ① $t_{max}$ 3～4 h,作用持续时间为 5～10 h,$t_{1/2}$6～9 h。② 高钾血症者忌用;肝肾功能不全者慎用或忌用,糖尿病、酸中毒、低钠血症者慎用。③ 用药期间监护水、电解质平衡。④ 药物相互作用同本页螺内酯。⑤ 老人参考剂量:每日 10～15 mg,分 2～3 次。⑥ 另有复方阿米洛利片(武都力),每片含本品 2. 5 mg、氢氯噻嗪 25 mg,成人每次 1～2 片,每日 1～2 次。 |
| 【作用及用途】 能提高血浆渗透压而使组织脱水,降低颅压,从肾小球滤过后,在近端小管中造成高渗透压而产生利尿作用。用于颅脑外伤、脑水肿、青光眼、药物中毒、大面积烧伤引起的水肿及预防急性肾小管坏死及急性肾前或肾性肾功能衰竭的鉴别。 |

| 药品名称 | 剂型规格 | 用法 | 成人剂量 | 小儿剂量 |
|---|---|---|---|---|
| | | | 脑水肿、青光眼：<br>每次 1.5～2 g/kg<br>30～60 min 内滴注<br>每日 3 次 | 剂量同上<br>30～60 min 内滴注<br>衰弱者每次 0.5 g/kg |
| **山梨醇**<br>Sorbitol | 注射剂<br>25%<br>100 ml<br>250 ml | 静滴 | 每次 1～2 g/kg<br>每 6～12 h 1 次 | 同成人 |
| **复方甘油注射液**<br>Compound Glycerin Injection | 注射剂<br>500 ml | 静滴 | 每次 500 ml<br>每日 1～2 次<br>滴速<br>每分钟<2～3 ml | 每次 2.5～5 ml/kg<br>每日 1～2 次 |
| **高渗葡萄糖注射液**<br>Hypertonic Glucose Injection | 注射剂<br>25%<br>50%<br>20 ml | 静注 | 每次 40～60 ml<br>一般 4～6 h 后可重复 1 次，必要时 2 h 后可重复 | 同成人 |
| **右旋糖酐 40**<br>（低分子右旋糖酐）<br>Dextran 40 | 注射剂<br>10%<br>100 ml<br>250 ml<br>500 ml | 静注或静滴 | 每次 500～1 000 ml | 每次 10～20 ml/kg<br>肾病消肿利尿：<br>每次 5～10 ml/kg<br>最大剂量<br>1 次<250 ml |

| 作用及用途、不良反应、注意点 |
| --- |
| 【不良反应】 快速大剂量静注可引起心力衰竭、稀释性低钠血症,偶可致高钾血症;快速滴注可致一过性头痛、晕眩、视力模糊等,大剂量久用可有肾小管损害及血尿、血栓性静脉炎,个别有过敏反应。<br>【注意点】 ① $t_{max}$30～60 min,$t_{1/2}$ 100 min。② 已确诊为急性肾小管坏死的无尿患者、颅内活动性出血者(颅内手术除外)、急性肺水肿后严重肺淤血者及孕妇忌用;心功能不全、脱水所致尿少、低血容量、高钾血症、低钠血症、酸中毒患者,老人及急、慢性肾功能不全者慎用。③ 在血容量已补足,排除了循环充血和心衰后,可按 1 ml/kg 静脉快滴或推注,以鉴别肾前少尿(如 2 h 尿在 6～10 ml/kg 为肾前少尿),如为肾前少尿应停用本品。④ 防止外漏,以免组织坏死。⑤ 遇冷析出结晶,可水浴加温至 80℃溶解后使用。⑥ 不宜加入血液或含电解质溶液中使用。⑦ 老人参考剂量:每次 125～250 ml,每 4～6 h 1 次,应注意心功能。 |
| 【作用及用途】<br>【不良反应】 } 见 389 页甘露醇,作用较甘露醇为弱。<br>【注意点】 ① 同甘露醇。② 老人参考剂量同甘露醇。 |
| 【作用及用途】 为高渗透性脱水剂。用于降低脑出血、脑梗死、脑外伤、脑膜炎、脑肿瘤等引起的颅高压。<br>【不良反应】 可能出现血红蛋白尿或血尿。<br>【注意点】 ① 严重心力衰竭患者慎用。② 滴速应严格控制在每分钟 2～3 ml,以防发生不良反应。③ 单独用或与甘露醇交替应用。④ 本品 500 ml 内含甘油 50 g、氯化钠 4.5 g。 |
| 【作用及用途】 用于高热、昏迷时补充热量,降低颅内压,有暂时利尿作用。<br>【注意点】 ① 静注过快使循环负担过重,心脏病及低血钾患者慎用。② 用于降低颅内压时有反跳现象。③ 余见 693 页葡萄糖项下。 |
| 【作用及用途】<br>【不良反应】 } 见 703 页右旋糖酐 40 项下。<br>【注意点】 老人参考剂量:每日＜10～15 ml/kg。 |

## (二) 遗尿症用药及膀胱弛缓药

| 药品名称 | 剂型规格 | 用法 | 成人剂量 | 小儿剂量 |
|---|---|---|---|---|
| **盐酸丙咪嗪**<br>(米帕明)<br>Imipramine Hydrochloride<br>(Tofranil) | 片剂<br>12.5 mg<br>25 mg | 口服 | 每次25~50 mg<br>睡前1 h服 | 遗尿症:<br>每次12.5~25 mg<br>睡前1 h服<br>1疗程4~8周 |
| **盐酸甲氯芬酯**<br>(氯酯醒,遗尿丁)<br>Meclofenoxate Hydrochloride<br>(Centrophenoxine) | 片剂<br>0.1 g | 口服 | 每次0.1~0.2 g<br>睡前服<br>最大剂量<br>1 d 1.5 g<br>至少服1周 | 每次0.1 g<br>每晚1次<br>睡前服 |
| **盐酸黄酮哌酯**<br>(津源灵,泌尿灵)<br>Flavoxate Hydrochloride<br>(Genurin, Urispas) | 片剂<br>0.2 g | 口服 | 每次0.2 g<br>每日3~4次<br>餐后服 | |
| **盐酸奥昔布宁**<br>(尿多灵)<br>Oxybutynin Hydrochloride<br>(Ditropan) | 片剂<br>胶囊<br>5 mg | 口服 | 每次5 mg<br>每日2~3次<br>最大剂量<br>1 d<20 mg | >5岁<br>每次2.5 mg<br>每日2~3次<br>最大剂量<br>1 d<15 mg |
| | 缓释片<br>10 mg | 口服 | 开始<br>每次5 mg<br>每日1次<br>可隔周增加<br>每日5 mg<br>每日1次<br>最大剂量<br>1 d 30 mg | |

| 作用及用途、不良反应、注意点 |
| --- |
| 【作用及用途】 为抗胆碱能药。主要作用于膀胱,放松逼尿肌,增加膀胱颈和尿道阻力,还可降低睡眠深度,加强尿道括约肌的自我控制。用于遗尿症等。<br>【不良反应】 见 91 页米帕明项下。<br>【注意点】 ① 见米帕明项下。② 老人忌用。 |
| 【作用及用途】 有兴奋神经,解除睡眠过深作用,可提高大脑皮质对排尿的警戒点,使患者觉醒,自动排尿。用于遗尿症。<br>【不良反应】<br>【注意点】 见 115 页甲氯芬酯项下。 |
| 【作用及用途】 为兼有局麻和镇痛的平滑肌松弛药。对泌尿生殖系统平滑肌的解痉作用尤强。用于尿痛、尿频、耻骨上疼痛和夜尿等;对前列腺炎、膀胱炎和尿道炎引起的尿路刺激有显效。亦可用于老年人尿失禁和小儿遗尿;妇女生殖道痉挛疼痛。<br>【不良反应】 偶见口干、便秘、视力模糊等;老年患者可有精神紊乱等。<br>【注意点】 ① $t_{max}$1 h,$t_{1/2}$ 1.5 h。② 闭角型青光眼或胃肠功能障碍,幽门、十二指肠梗阻,梗阻性肠绞痛,胃肠道出血,下尿路梗阻者及<12 岁儿童忌用;孕妇、驾驶员及机械操作者慎用。③ 用于偏瘫患者的排尿障碍时,宜与促进脑细胞代谢药合用。④ 服药期间,应避免服大量维生素 C。⑤ 与其他抗胆碱药及抗组胺药合用,本品作用增强。⑥ 与三环类抗抑郁药合用,两者作用均增强。 |
| 【作用及用途】 有很强的解痉、镇痛,较弱的抗胆碱作用和局部麻醉作用,可增加膀胱容量,延迟和降低逼尿肌不自主收缩幅度,为尿失禁首选药物,也用以解除因炎症、结石等刺激引起的尿频、尿急、排尿困难、耻骨上区疼痛、尿道痉挛和小儿遗尿症等。<br>【不良反应】 口干、面潮红、出汗减少、视力模糊、乏力等,2~3 周后可自行消失。<br>【注意点】 ① 片剂 $t_{max}$<1 h,$t_{1/2}$ 2.3 h,缓释片服后 4~6 h 内血药浓度持续上升,并维持稳定 24 h。② 青光眼、部分或完全性胃肠道梗阻、胃肠道出血、梗阻性尿道疾病、心功能不全者忌用;交感神经系统病变、肝肾功能不全、反流性食管炎、食管裂孔疝患者,老人,孕妇及<5 岁小儿慎用。③ 缓释片必须整片或半片吞服,不能嚼碎。④ 乙醇可增加本品嗜睡症状。 |

| 药品名称 | 剂型规格 | 用法 | 成人剂量 | 小儿剂量 |
|---|---|---|---|---|
| **酒石酸托特罗定**<br>(得妥)<br>Tolterodine<br>Tartrate<br>(Detrol) | 片剂<br>1 mg<br>2 mg<br>胶囊<br>2 mg | 口服 | 开始<br>每次 2 mg<br>每日 2 次<br>根据反应及耐受程度<br>可减量至<br>每次 1 mg<br>每日 2 次 | |
| | 缓释胶囊<br>2 mg<br>4 mg | 口服 | 每次 4 mg<br>每日 1 次<br>根据反应及耐受程度<br>可减量至<br>每次 2 mg<br>每日 1 次 | |
| **溴甲胺太林**<br>(溴苯辛)<br>Methantheline<br>Bromide<br>(Banthine) | 片剂<br>50 mg | 口服 | 每次 0.05～0.1 g<br>每日 3 次 | 每次 1～1.5 mg/kg |

## (三) 前列腺增生症用药

| 药品名称 | 剂型规格 | 用法 | 成人剂量 | 小儿剂量 |
|---|---|---|---|---|
| **非那雄胺**<br>(非那甾胺,保列治)<br>Finasteride<br>(Proscar) | 片剂<br>5 mg | 口服 | 每次 5 mg<br>每日 1 次 | |

| 作用及用途、不良反应、注意点 |
| --- |
| 【作用及用途】 为竞争性M胆碱受体阻滞剂。对M胆碱受体有高度特异性，对膀胱的选择性高。用于膀胱过度兴奋引起的尿频、尿急或紧迫性尿失禁等症状。<br>【不良反应】 口干、消化不良、便秘、腹痛、胀气、呕吐、眼干、视力模糊、皮肤干燥、嗜睡、头痛等。<br>【注意点】 ① 治疗尿失禁时1 h起效，持续时间约5 h，缓释剂的达峰时间为2～6 h；$t_{1/2}$ 2～3 h，代谢产物 $t_{1/2}$ 3～4 h。② 对本品过敏、尿潴留、胃潴留、未经控制的闭角型青光眼、重症肌无力、严重溃疡性结肠炎、中毒性巨结肠患者，孕妇，乳母及儿童忌用；肝肾功能不全、食管裂孔疝患者慎用。③ 用药时间超过6个月者，应考虑是否需进一步治疗。④ 大环内酯类抗生素、抗真菌药物、环孢素及长春碱可能会增加本品血药浓度。⑤ 与华法林合用时应注意调节剂量。⑥ 可降低甲氧氯普胺和西沙比利的胃动力学作用。 |
| 【作用及用途】 为节后抗胆碱药。能解除内脏平滑肌痉挛，抑制胃液分泌。用于胃、十二指肠溃疡，胃痉挛，胃酸过多及膀胱逼尿肌张力过高引起的尿急、尿频和遗尿等。<br>【不良反应】 轻微口干、视力模糊、排尿困难、便秘和心悸。<br>【注意点】 青光眼、前列腺增生、幽门梗阻患者忌用；心脏病、肝肾功能不全者及孕妇慎用。 |

| 作用及用途、不良反应、注意点 |
| --- |
| 【作用及用途】 为5α-还原酶抑制剂。可抑制循环及前列腺内双氢睾酮的生成。用于轻、中度良性前列腺增生症，以减少前列腺体积，改善症状和增加尿流量。<br>【不良反应】 阳痿、性欲减退、射精量减少、乳房增大和压痛，亦可见过敏反应，如口唇肿胀或皮疹。<br>【注意点】 ① $t_{max}$ 1～2 h，$t_{1/2}$＜60岁6 h，＞70岁8 h。② 孕妇、乳母及儿童忌用。③ 治疗前需排除前列腺癌。④ 本品作用缓慢而持久，不宜用于重症前列腺增生患者，前列腺增生患者可能伴有大量残余尿，应尽快解除下尿路梗阻，以免影响肾功能。⑤ 须服用6个月才能评估疗效。 |

| 药品名称 | 剂型规格 | 用法 | 成人剂量 | 小儿剂量 |
|---|---|---|---|---|
| **盐酸酚苄明**<br>(苯苄胺)<br>Phenoxybenzamine Hydrochloride<br>(Bensylyt) | 片剂<br>5 mg<br>10 mg | 口服 | 周围血管痉挛性疾病,嗜铬细胞瘤:<br>每次 10 mg<br>每日 1～2 次<br>可视病情增加<br>维持量<br>每次 20～40 mg<br>每日 2 次<br>前列腺增生症:<br>开始每晚 5 mg<br>需要时可逐渐增至每次 10 mg<br>每日 2 次 | |
| **盐酸特拉唑嗪**<br>(四喃唑嗪,高特灵)<br>Terazosin Hydrochloride<br>(Hytrin, Heitrin) | 片剂<br>1 mg<br>2 mg<br>5 mg | 口服 | 开始每日 1 mg<br>睡前服<br>1 或 2 周后日剂量可加倍,以达预期效果<br>维持量<br>每次 2～4 mg<br>每日 1 次<br>最大剂量 1 d 10 mg | |
| **盐酸阿夫唑嗪**<br>(桑塔前列泰)<br>Alfuzosin Hydrochloride<br>(Xatral) | 糖衣片<br>2.5 mg<br>5 mg | 口服 | 每次 2.5 mg<br>每日 3 次 | |
| | 缓释片<br>5 mg | 口服 | 每次 10 mg<br>每日 1 次<br>餐后即刻吞服 | |
| **盐酸坦洛新**<br>(坦索罗辛,哈乐)<br>Tamsulosin Hydrochloride<br>(Harnal) | 胶囊<br>0.1 mg<br>0.2 mg | 口服 | 每次 0.2 mg<br>每日 1 次<br>餐后整粒吞服 | |

| 作用及用途、不良反应、注意点 |
| --- |
| 【作用及用途】 为肾上腺素 $\alpha_1$、$\alpha_2$ 受体阻滞剂。作用于节后肾上腺素 $\alpha$ 受体，扩张外周血管，增加血流量，改善微循环，亦可使前列腺组织及膀胱颈平滑肌松弛，缓解尿道梗阻症状；还可抑制输精管、精囊及射精管的蠕动，射精的副交感神经刺激延迟，从而使性交时间延长。用于外周血管痉挛性疾病、嗜铬细胞瘤，改善良性前列腺增生症的排尿困难症状及早泄。<br>【不良反应】 直立性低血压、鼻塞、口干、瞳孔缩小、心跳加快；偶有头痛、神志模糊、倦怠、心悸和早搏等。<br>【注意点】 ① $t_{1/2}$ 24 h。② 严重心血管疾病、脑血管意外、低血压及心绞痛者忌用；脑血供不足、心功能不全代偿期、冠心病、肾功能不全及上呼吸道炎症患者慎用。③ 可拮抗拟交感胺类药物的升压效应。④ 用药期间须定期随访血压。⑤ 早泄：每次 10 mg，每日 3 次。 |
| 【作用及用途】 能选择性阻断前列腺的 $\alpha_1$ 肾上腺素受体，使前列腺及膀胱颈平滑肌松弛，从而解除良性前列腺增生症的排尿症状。<br>【不良反应】 见 269 页特拉唑嗪项下。<br>【注意点】 ① 给药 2 周后症状明显改善。② 余见 269 页特拉唑嗪注意点。 |
| 【作用及用途】 为选择性前列腺、膀胱颈和尿道平滑肌 $\alpha_1$ 肾上腺素受体阻滞剂。能松弛上述部位的平滑肌，改善排尿功能。用于良性前列腺增生症。<br>【不良反应】 胃肠道不适、头晕、头痛、情绪低落、心跳加快，用量过大或过敏者可出现直立性低血压。<br>【注意点】 ① $t_{max}$ 0.5～3 h，$t_{1/2}$ 3～5 h。② 对本品过敏，血压过低或有直立性低血压病史，中、重度肝功能不全者及孕妇、儿童忌用；$>$65 岁及肾功能严重不全者慎用。③ 剂量片剂早晚各 2.5 mg 开始，最大剂量可增至 1 d 10 mg。④ 冠心病患者不宜单独使用。⑤ 忌与其他 $\alpha_1$ 受体阻滞剂和钙离子拮抗剂合用。 |
| 【作用及用途】 可选择性地阻断前列腺、膀胱及尿道平滑肌的 $\alpha_1$ 肾上腺素受体，解除良性前列腺增生症的排尿困难、夜间尿频、残尿感等症状。用于前列腺增生症引起的排尿障碍。<br>【不良反应】 偶有头晕，血压下降，心率增快，恶心，呕吐，胃部不适，腹痛，食欲减退，AST、ALT 及 LDH 升高，鼻塞，浮肿，吞咽困难，全身疲倦等；罕见过敏性皮疹。<br>【注意点】 ① $t_{max}$ 6～8 h，$t_{1/2}$ 10 h。② 肾功能不全和对本品过敏者忌用；直立性低血压患者和高龄患者(常有肾功能低下)慎用。③ 用药过量会使血压下降。④ 与降压药合用需密切观察血压变化。 |

| 药品名称 | 剂型规格 | 用法 | 成人剂量 | 小儿剂量 |
|---|---|---|---|---|
| **舍尼通**<br>(普适泰)<br>Cernilton<br>(Prostat) | 片剂 | 口服 | 每次1片<br>早晚各1次 | |

## (四) 改善男性性功能药物

| 药品名称 | 剂型规格 | 用法 | 成人剂量 | 小儿剂量 |
|---|---|---|---|---|
| **盐酸育亨宾**<br>(萎必治,安慰乐得)<br>Yohimbine Hydrochloride<br>(Aphrodine, Aphrodyne, Corynine) | 片剂<br>5.4 mg | 口服 | 每次1片<br>每日3次 | |
| **枸橼酸西地那非**<br>(万艾可)<br>Sildenafil Citrate<br>(Viagra) | 片剂<br>25 mg<br>50 mg<br>0.1 g | 口服 | 每次50 mg<br>每日最多服1次<br>于性活动前约1 h按需服用<br>根据药效及耐受性可在25 mg~0.1 g间调整<br>最大剂量<br>1次0.1 g | |

| 作用及用途、不良反应、注意点 |
| --- |
| 【作用及用途】 从天然花粉中提取的水溶性成分 P-5 和脂溶性成分 EA-10,能特异性地阻断二氢睾酮(DHT)和前列腺雄性激素的受体的结合过程,阻止受体作为转录因子发挥作用,从而达到抑制前列腺增生的目的。并能通过松弛尿道平滑肌,增加膀胱逼尿肌的收缩力,从而减轻或解除前列腺增生所致的下尿路功能性梗阻等症状。其脂溶性成分能阻断前列腺素的合成,水溶性成分减轻炎症反应。用于治疗良性前列腺增生,慢性、非细菌性前列腺炎,前列腺疼痛。<br>【不良反应】 高度耐受,无不良反应。<br>【注意点】 ① 使用本品不影响体内 DHT 水平,对前列腺癌的检测无影响。② 使用 3 个月起效,6 个月达最佳疗效,必要时可继续服用。③ 每片含 P-5 70 mg、EA-10 4 mg。 |

| 作用及用途、不良反应、注意点 |
| --- |
| 【作用及用途】 为从育亨宾树皮提取的吲哚生物碱,是肾上腺素 $\alpha_2$ 受体阻滞剂。能使延髓-脊髓神经元及其下的交感神经通路加强,有利于性冲动的形成与传递,此外,它又能抑制胆碱酯酶活性,提高脊髓骶段勃起中枢及其外周副交感神经兴奋性,使进入阴茎的血流量增多,从而使阴茎勃起的频率和时间增加。用于各种原因引起的阳痿及性功能减退。<br>【不良反应】 偶有轻微头痛、头晕、皮肤潮红、震颤、激动及由于抗利尿激素释放引起的轻度尿量减少。<br>【注意点】 ① $t_{1/2}$ 仅 35 min,故需经用药 2～3 周的蓄积作用才能显效。② 对本品过敏、严重肝肾疾病、心脏病及溃疡病患者忌用。③ 不与可乐定降压药合用。④ 如出现恶心、眩晕、震颤、激动等不良反应,可减半量使用,不良反应减轻后再恢复原量。 |
| 【作用及用途】 能通过抑制海绵体内分解环磷酸鸟苷(cGMP)的 5 型磷酸二酯酶来增强一氧化氮(NO)的作用,当性刺激引起局部 NO 释放时,本品可增加 cGMP 水平,松弛海绵体内平滑肌,血液充盈。用于勃起功能障碍。<br>【不良反应】 头痛、潮红、消化不良、鼻塞、尿道感染、视觉异常、腹泻、眩晕、皮疹等,偶有勃起时间延长和异常勃起。有发生心肌梗死、心律不齐、低血压、高血压及脑出血报道。<br>【注意点】 ① 10～40 min 起效,$t_{max}$ 约 1 h,$t_{1/2}$ 约 4 h。② 服用硝酸酯和任何剂型的 NO 供体患者、心血管状态不宜进行性活动者忌用;6 个月内有心肌梗死、休克及危及生命的心律失常、低血压或高血压、心力衰竭或冠心病不稳定性心绞痛、色素视网膜炎、多发性骨髓瘤、白血病患者及阴茎解剖畸形者慎用。 |

| 药品名称 | 剂型规格 | 用法 | 成人剂量 | 小儿剂量 |
|---|---|---|---|---|
| | | | | |
| **盐酸伐地那非**<br>(艾力达)<br>Vardenafil<br>Hydrochloride<br>(Levitra) | 片剂<br>2.5 mg<br>5 mg<br>10 mg<br>20 mg | 口服 | 开始<br>每次 10 mg<br>每日 1 次<br>性生活前 25～<br>60 min 按需服用<br>根据疗效及耐受性，可在 5～20 mg 间调整<br>最大剂量<br>1 次 20 mg | |
| **他达那非**<br>(希爱力)<br>Tadalafil<br>(Cialis) | 片剂<br>20 mg | 口服 | 每次 10 mg<br>每日 1 次<br>在性生活前 30 min 服<br>如效果不显著可服用<br>20 mg | |

## (五) 肾功能衰竭用药

| 药品名称 | 剂型规格 | 用法 | 成人剂量 | 小儿剂量 |
|---|---|---|---|---|
| **复方氨基酸 9R**<br>(肾必安)<br>Amino Acid<br>Co 9R | 注射液<br>250 ml | 静滴 | 见 713 页 | 见 713 页 |
| **复方 α-酮酸**<br>(开同，肾灵)<br>Ketosteril | 片剂 | 口服 | 每次 4～8 片<br>每日 3 次<br>餐时服 | 小儿酌减 |

| 作用及用途、不良反应、注意点 |
| --- |
| ③ >65 岁、肝功能不全、严重肾功能不全者,开始剂量以 25 mg 为宜。④ 在性活动开始时,若出现心绞痛、头晕、恶心等,应立即停止性活动。⑤ 若突然出现视力丧失,应立即停止服本品。⑥ 与 α 受体阻滞剂合用,可导致低血压。⑦ 持续勃起>4 h 或痛性勃起>6 h 应立即就医。⑧ 蛋白酶抑制剂、西咪替丁、酮康唑、伊曲康唑及红霉素可增加本品的血药浓度,利福平可降低本品的血药浓度。 |
| 【作用及用途】 同 399 页西地那非。<br>【不良反应】 同西地那非,但视觉异常及心血管反应较少。<br>【注意点】 ① $t_{max}$ 1 h,$t_{1/2}$ 4～5 h。② 最大使用频率为 1 d 1 次。③ >65 岁者,开始剂量为 5 mg,中度肝功能不全者开始剂量为 5 mg,以后根据疗效及耐药性,可逐渐增加到 10 mg,肾功能不全者无需调整剂量。④ 余同西地那非注意点②④⑤⑥⑦⑧。 |
| 【作用及用途】<br>【不良反应】 同 399 页西地那非。<br>【注意点】 ① $t_{max}$ 2 h,$t_{1/2}$ 17.5 h。② 最好不要每日服用,最多每日 1 次。③ 半乳糖代谢缺陷或不耐受者忌用。④ 严重肾功能不全者最大剂量 1 次 10 mg。⑤ 余同西地那非注意点②③⑥⑦⑧。 |

| 作用及用途、不良反应、注意点 |
| --- |
| 【作用及用途】<br>【不良反应】 见 713 页复方氨基酸 9R 项下。<br>【注意点】 |
| 【作用及用途】<br>【不良反应】 见 715 页复方 α-酮酸项下。<br>【注意点】 |

| 药品名称 | 剂型规格 | 用法 | 成人剂量 | 小儿剂量 |
|---|---|---|---|---|
| **氧化淀粉**<br>(醛淀粉)<br>Oxystarch | 粉剂<br>每袋<br>10 g | 口服 | 每次 10 g<br>每日 2 次<br>餐后服 | 小儿酌减 |
| **包醛氧化淀粉**<br>(覆醛氧化淀粉)<br>Pluriom Oxystarch | 粉剂<br>每袋<br>5 g | 口服 | 每次 5～10 g<br>每日 2～3 次<br>餐后用热开水浸泡后服或温水冲服 | 每日 0.2～0.6 g/kg<br>分 3 次 |

# 七、抗变态反应药物

| 药品名称 | 剂型规格 | 用法 | 成人剂量 | 小儿剂量 |
|---|---|---|---|---|
| **盐酸苯海拉明**<br>(可他敏)<br>Diphenhydramine Hydrochloride<br>(Benadryl, Dimedrol) | 片剂<br>25 mg<br>50 mg | 口服 | 每次 25～50 mg<br>每日 2～3 次<br>餐后服 | 每日 2～4 mg/kg<br>分 3～4 次<br>餐后服 |
| **盐酸异丙嗪**<br>(非那根)<br>Promethazine Hydrochloride<br>(Phenergan) | 片剂<br>25 mg | 口服 | 每次 12.5～25 mg<br>每日 1～3 次<br>餐时服 | 每次 0.5～1 mg/kg<br>每日 1～3 次 |
| | 注射剂<br>1 ml<br>25 mg<br>2 ml<br>50 mg | 深部肌内或静滴 | 每次 25～50 mg<br>静滴稀释后缓慢滴入 | |

| 作用及用途、不良反应、注意点 |
|---|
| 【作用及用途】 其化学结构中的醛基对酰胺或碱性氧化物中的氮分子具有亲和力,能结合尿毒症患者肠道内的尿素和氮从粪便排出,使血尿素氮下降,临床症状改善。用于尿毒症早、中期肌酐清除率>10 ml/min,尿量在正常范围的患者。<br>【不良反应】 长期服用无毒性,但有吸水性并刺激胃肠蠕动,可有腹痛、腹泻、恶心、呕吐、头晕、腹胀。<br>【注意点】 ① 急性胃肠炎或肠出血者忌用。② 腹泻明显者要防脱水及电解质紊乱。③ 用药期间应测血压、脉搏、体重。④ 与低蛋白质饮食联合治疗。⑤ 勿与碱性药物同服。 |
| 【作用及用途】 氧化淀粉经醛酸处理,在胃肠中容易溶胀,提高对尿素氮的吸附容量和速度,胃肠道中的尿素氮和氨基化合物可与醛基结合成席夫碱络合物从粪便排出,使血尿素氮下降。用于各种病因引起的尿毒症早、中期患者。<br>【不良反应】 胃肠道反应少见。<br>【注意点】 与低蛋白质饮食联合治疗。 |

| 作用及用途、不良反应、注意点 |
|---|
| 【作用及用途】 可与组胺竞争结合靶细胞上的 $H_1$ 受体,对抗或减弱组胺对胃肠道、支气管及血管平滑肌的收缩作用;尚有较强的中枢抑制及降低毛细血管渗出、消肿、止痒等作用。用于皮肤黏膜的变应性疾病、晕车、晕船、眩晕等,对支气管哮喘的效果较差。<br>【不良反应】 口干、头晕、嗜睡、胃肠道刺激、皮疹和粒细胞减少等;老人易发生长时间滞呆或头晕。<br>【注意点】 ① $t_{max}$ 2~4 h,$t_{1/2}$ 4~7 h。② 新生儿、早产儿忌用;孕妇,乳母,闭角型青光眼、重症肌无力、胃肠道梗阻、膀胱梗阻患者及老人慎用。③ 服药期间不宜驾驶车辆、管理机器和高空作业。④ 忌与单胺氧化酶抑制剂、对氨基水杨酸钠、中枢神经抑制剂、肝素、华法林及具有耳毒性药物合用。⑤ 不可与碘化物、苯巴比妥类药物配伍。⑥ 防治晕动症,最好在旅行前 1~2 h,至少 30 min 前服用。⑦ 连续应用 6 个月以上可致贫血,妊娠期服用可致胎儿裂腭。 |
| 【作用及用途】 为 $H_1$ 受体拮抗剂。作用较苯海拉明持久,能竞争性拮抗组胺对胃肠道、气管、支气管平滑肌收缩或痉挛、充血作用;尚有显著的中枢安定作用,能加强麻醉药、催眠药及镇痛药的作用;并能降低体温和镇吐。用于各种变应性疾患、妊娠呕吐、麻醉和手术后的恶心、呕吐及晕船、晕车等;亦用于人工冬眠。<br>【不良反应】 口干、嗜睡、反应迟钝、痰液黏稠等;静注可使血压降低,肌注可引起局部刺激;偶见胃肠刺激、黄疸和锥体外系反应;大剂量可致惊厥,继而中枢抑制。 |

| 药品名称 | 剂型规格 | 用法 | 成人剂量 | 小儿剂量 |
|---|---|---|---|---|
| | | | | |
| **马来酸氯苯那敏**<br>(氯曲米通,扑尔敏)<br>Chlorphenira-mine Maleate<br>(Chlortrimeton, Polaronil) | 片剂<br>4 mg | 口服 | 每次 4 mg<br>每日 1～3 次 | 每日 0.35 mg/kg<br>分 3～4 次 |
| | 注射剂<br>1 ml<br>10 mg<br>2 ml<br>20 ml | 肌内 | 每次 10 mg<br>每日 1～3 次 | 2～5 岁<br>每日 0.35 mg/kg<br>分 3～4 次 |
| | | 静注 | 每次 10 mg<br>每日 1 次 | |
| **茶苯海明**<br>(乘晕宁,曲拉明,晕海宁)<br>Dimenhydrinate<br>( Diphenhydra-mine, Dramamine) | 片剂<br>25 mg<br>50 mg | 口服 | 每次 25～50 mg<br>每日 2 次<br>最大剂量<br>1 d 0.3 g<br>分 3 次 | 5～14 岁<br>每次 12.5～25 mg<br>每日 2 次<br>早、晚餐后服 |
| **奥沙米特**<br>(苯咪唑嗪)<br>Oxatomide<br>(Tinset) | 片剂<br>30 mg | 口服 | 每次 30～60 mg<br>每日 2 次<br>早、晚餐后服 | 5～14 岁<br>每次 15～30 mg<br>每日 2 次<br>早、晚餐后服 |

| 作用及用途、不良反应、注意点 |
| --- |
| 【注意点】 ① $t_{max}$2～3 h,作用可维持 6～12 h。② 忌用慎用情况同 403 页苯海拉明,<2 岁小儿不推荐使用。③ 脱水患者应减少剂量。④ 服药期间不宜驾驶车辆、管理机器和高空作业。⑤ 忌与碱性及生物碱类药物配伍。⑥ 与中枢抑制药、抗胆碱药及三环类抗抑郁药合用,彼此作用加强。⑦ 老人易发生头晕、滞呆、精神错乱和低血压及锥体外系综合征,口服每次<20 mg,肌注或静滴<25 mg。 |
| 【作用及用途】 为 $H_1$受体拮抗剂。抗组胺作用较苯海拉明和异丙嗪强,中枢抑制和抗胆碱作用较轻,宜儿童使用。用于各种变应性疾病、感冒、晕动症及血清病等;亦用于预防输血反应。<br>【不良反应】 同 403 页苯海拉明,但较轻。<br>【注意点】 ① $t_{max}$3～6 h,$t_{1/2}$12～15 h。② 新生儿、早产儿、孕妇、乳母、癫痫患者忌用;慎用情况同苯海拉明。③ 输血时可用 5～10 ml 血液稀释后缓慢静注,1 min 注射完毕。④ 有输血反应史者,可作预防用,但不可加入所输的血液中。⑤ 同苯海拉明注意点③、⑦。⑥ 中枢抑制药可使本品作用增强。⑦ 可增强拟胆碱药、三环类抗抑郁药的作用。⑧ 老人口服剂量:每次 2～3 mg,每日 3 次,肌注每次 2～5 mg。 |
| 【作用及用途】 为苯海拉明与 8-氯茶碱的复盐。具有较强的抗运动症作用,但对抗组胺及对血管、胃肠道和支气管平滑肌的作用较弱,具有中枢神经系统抑制作用。用于晕动症、妊娠、放射治疗及手术后引起的恶心、呕吐等。<br>【不良反应】 头昏、乏力、嗜睡、皮疹、注意力不集中等。<br>【注意点】 ① 服后 15～60 min 起效,作用可维持 3～6 h。② 新生儿、早产儿、操作机器及高空作业者忌用;妊娠早期慎用。③ 服药期间避免饮酒。④ 与食物或牛奶同服,可减少对胃的刺激。⑤ 预防晕动症应于旅行前 30 min 服药,旅行中每 4 h 1 次。⑥ 不宜与耳毒性及其他中枢神经系统抑制药合用。⑦ 老人最大剂量:每次 75 mg,每日 3 次。 |
| 【作用及用途】 具有选择性阻断组胺 $H_1$受体和较强的抗组胺及一定的抗 5-羟色胺、抗毒蕈碱、抗慢反应物质作用,且能稳定肥大细胞,抑制其脱颗粒,其作用强于氯苯那敏。用于荨麻疹、变应性鼻炎、结膜炎、花粉症、食物过敏等;亦可用于异位性鼻炎。<br>【不良反应】 嗜睡、口干、头痛、胃肠道不适、皮疹等,大剂量可使体重增加。<br>【注意点】 ① $t_{max}$ 4 h,$t_{1/2}$ 14 h。② 驾驶员、高空作业和操作机器者、孕妇及乳母慎用。 |

| 药品名称 | 剂型规格 | 用法 | 成人剂量 | 小儿剂量 |
|---|---|---|---|---|
| **曲吡那敏**<br>(苯吡二胺,去敏灵,扑敏宁)<br>Tripelennamine<br>(Pyribenzamine) | 片剂<br>25 mg | 口服 | 每次 25 mg<br>每日 3 次<br>不可嚼碎 | 每日 5 mg/kg<br>分 3～6 次<br>不可嚼碎 |
| **盐酸去氯羟嗪**<br>(克敏嗪,克喘嗪)<br>Decloxizine Hydrocloride<br>(Rescupal) | 片剂<br>25 mg<br>50 mg | 口服 | 每次 25～50 mg<br>每日 3 次 | |
| **盐酸赛庚定**<br>(安替根)<br>Cyproheptadine Hydrochloride<br>(Periactin, Periactinol, Antegan) | 片剂<br>2 mg | 口服 | 每次 2～4 mg<br>每日 3 次<br>库欣综合征:<br>自每日 8 mg 开始渐增至每日 24 mg | 每日<br>0.15～0.25 mg/kg<br>分 2～3 次 |
| **阿斯米唑**<br>(苄苯哌咪唑,息斯敏)<br>Astemizole<br>(Hismanal, Romadine) | 片剂<br>3 mg<br>10 mg<br>混悬剂<br>30 ml<br>60 mg | 口服 | 每次 10 mg<br>每日 1 次<br>餐前 1～2 h 服 | <6 岁<br>每次 0.2 mg/kg<br>6～12 岁<br>每次 5 mg<br>均每日 1 次<br>>12 岁同成人<br>餐前 1～2 h 服 |

| 作用及用途、不良反应、注意点 |
|---|
| 【作用及用途】 具有较强的抗组胺作用及抗毒蕈碱作用，其抗组胺作用较苯海拉明强，较异丙嗪弱。用于变应性鼻炎、湿疹、变应性皮炎、哮喘等。<br>【不良反应】 可引起胃肠道反应和轻微的嗜睡；偶见粒细胞减少。<br>【注意点】 孕妇、乳母慎用。 |
| 【作用及用途】 具有较强选择性的抗组胺 $H_1$ 作用，作用时间较长，且有抗 5-羟色胺、抗白三烯和一定的抗毒蕈胆碱、中枢抑制及稳定肥大细胞作用。用于支气管哮喘、急慢性荨麻疹、皮肤划痕症、血管神经性水肿等。<br>【不良反应】 偶有嗜睡、口干、视物模糊、痰液变稠、便秘、头痛、兴奋、失眠、胃肠不适等；长期服用，一旦停药可出现烦躁、出汗、失眠、心悸等撤药综合征。<br>【注意点】 ① 新生儿、早产儿忌用；<3 岁儿童、驾驶员、操作机器、高空作业者、孕妇、乳母及肝功能不全者慎用。② 与中枢神经抑制剂合用可相互增强中枢抑制作用。③ 与 β 受体激动剂、麻黄碱、氨茶碱等合用可增强平喘作用。 |
| 【作用及用途】 为强效组胺 $H_1$ 受体拮抗剂。具有轻至中度的抗 5-羟色胺、一定的抗毒蕈碱作用和一定的保护肥大细胞、嗜碱粒细胞膜作用及促进过敏介质缓释作用，中枢抑制作用较差。用于荨麻疹、湿疹、变应性鼻炎及支气管炎；并能抑制下丘脑促肾上腺素释放因子，用于库欣综合征；亦有一定降低血糖作用，用于糖尿病等。<br>【不良反应】 嗜睡、乏力、口干、痰液黏稠、便秘、粒细胞和血小板减少、溶血性贫血、头痛、头晕、幻觉、失眠、惊厥、癔症等；长期用药可致食欲增强、体重增加等。<br>【注意点】 ① $t_{1/2}$ 2～3 h，维持疗效 6～8 h。② 对本品过敏、青光眼患者，孕妇，乳母，消化道溃疡、幽门梗阻及尿潴留患者忌用；驾驶员、操作机器、高空作业、年老体弱者及<2 岁儿童慎用。③ 不可与苯乙肼等单胺氧化酶抑制剂和呋喃唑酮、丙卡巴肼等合用，亦不可与中枢神经系统抑制剂、阿托品样药物、乙醇、吩噻嗪类或吗啡等合用。④ 老人每次 2～3 mg，每日 2～3 次。 |
| 【作用及用途】 为选择性强效、长效的组胺 $H_1$ 受体拮抗剂。无中枢镇静和抗毒蕈碱样胆碱作用。用于变应性鼻炎、变应性结膜炎、慢性荨麻疹和其他变应性疾病。<br>【不良反应】 嗜睡、眩晕、乏力、口干；偶有血管神经性水肿、支气管痉挛、光敏性皮炎、肝功能不全等；长期服用可致食欲增加；服用过量可引起室性心律不齐。<br>【注意点】 ① $t_{max}$ 1～4 h，$t_{1/2}$ 1～2 d。② 患有先天性 Q-T 综合征、肝肾功能不全及低血钾者忌用；<6 岁儿童、孕妇及乳母慎用。③ 不可与抗真菌药、大环内酯类药、抗心律失常药、酶抑制剂等合用。 |

| 药品名称 | 剂型规格 | 用法 | 成人剂量 | 小儿剂量 |
|---|---|---|---|---|
| **特非那定**<br>(叔哌丁醇,敏迪)<br>Terfenadine<br>(Teldane) | 片剂<br>胶囊<br>60 mg<br>颗粒剂<br>30 mg<br>混悬剂<br>5 ml<br>30 mg | 口服 | 每次 60 mg<br>每日 2 次<br>餐后服 | 2～5 岁<br>每次 15 mg<br>6～12 岁<br>每次 30 mg<br>均每日 2 次<br>最大剂量<br>1 d<2 mg/kg<br>餐后服 |
| **美喹他嗪**<br>(甲喹吩嗪,甲噻吩嗪,玻丽玛朗)<br>Mequitazine<br>(Primalan,<br>Metaplexan) | 片剂<br>3 mg<br>5 mg | 口服 | 每次 5 mg<br>早、晚各 1 次<br>或每次 10 mg<br>睡前服 | 每日 0.25 mg/kg<br>分早、晚 2 次<br>或睡前服 |
| **盐酸西替利嗪**<br>(仙特敏,仙特明,斯特林)<br>Cetirizine<br>Hydrochloride<br>(Cetrizet,<br>Zyrtec) | 片剂<br>10 mg<br>滴剂<br>1%<br>10 ml<br>口服液<br>0.1%<br>10 ml | 口服 | 每次 10 mg<br>每日 1 次 | 1～2 岁<br>早、晚各 2.5 mg<br>2～6 岁<br>每次 5 mg<br>每日 1 次<br>或每次 2.5 mg<br>每日 2 次<br>6～12 岁<br>每次 10 mg<br>每日 1 次<br>或每次 5 mg<br>每日 2 次 |

| 作用及用途、不良反应、注意点 |
|---|
| 【作用及用途】 能选择性拮抗组胺 $H_1$ 受体，具有良好的抗组胺作用，起效快，作用时间持久。用于变应性鼻炎、结膜炎、荨麻疹、血管性水肿、变应性皮肤病及花粉症。<br>【不良反应】 偶见头痛、胃肠功能紊乱、皮疹、脱发等；大剂量用药或肝功能不全者可出现心律失常、Q－T 间期延长，严重者可出现心跳骤停及猝死。<br>【注意点】 ① $t_{max}$ 约 2 h，$t_{1/2}$ 16～23 h。② 对本品过敏、严重肝功能不全、Q－T 间期延长、低血钾者，孕妇及乳母忌用；轻度肝肾功能不全、心律失常及其他心脏病患者，<3 岁儿童，驾驶员，操作机器、高空作业者慎用。③ 不可与红霉素、交沙霉素、克拉霉素等大环内酯类抗生素，伊曲康唑、酮康唑等咪唑类抗真菌药，胺碘酮、溴苄胺、丙吡胺等抗心律失常药，卤泛群等抗疟药，舒托必利等抗精神病药合用。 |
| 【作用及用途】 能选择性拮抗外周组胺 $H_1$ 受体，抑制肥大细胞脱颗粒，还可调节迷走神经紧张性，并具有中等强度的抗组胺作用及轻度的镇静和抗毒蕈碱样胆碱作用。用于变应性鼻炎、结膜炎、血管性水肿、哮喘、湿疹、荨麻疹等各种变应性皮肤病。<br>【不良反应】 偶见困倦、乏力、口干、多汗、头痛、胃肠不适、轻度视力障碍、便秘、腹泻、AST 和 ALT 升高、血小板减少等。<br>【注意点】 ① $t_{max}$ 约 6 h，$t_{1/2}$ 约 18 h。② 对本品和噻嗪类药物过敏者及孕妇忌用；驾驶员，操作机器、高空作业，癫痫、肝功能不全、青光眼、前列腺增生患者及乳母慎用。③ 不可与中枢神经抑制药及单胺氧化酶抑制剂合用。 |
| 【作用及用途】 具有特异性的强而持久的抗外周组胺 $H_1$ 受体作用，但无明显的抗胆碱和抗 5－羟色胺作用。不仅能抑制组胺介质的早期反应，又能抑制后期过敏反应，且能抑制肥大细胞脱颗粒及嗜碱粒细胞聚集。用于变应性鼻炎，结膜炎，支气管哮喘，急、慢性特发性荨麻疹，血管神经性水肿，异位性皮炎，皮肤瘙痒症及嗜酸性脓疱性毛囊炎等。<br>【不良反应】 偶见口干、嗜睡、眩晕、头痛、情绪不稳定及消化功能紊乱等。<br>【注意点】 ① $t_{max}$ 30～60 min，$t_{1/2}$ 6.7～10.9 h。② 孕妇、乳母、<2 岁儿童忌用；驾驶员、操作机器、高空作业者慎用。③ 中、重度肾功能不全者须减量。④ 大剂量可引起嗜睡、心律失常等。⑤ 忌与氨茶碱、吩噻嗪类镇静药、镇痛药、麻醉药、肌松药及三环类抗抑郁药合用。⑥ 应用本品期间避免饮酒。 |

| 药品名称 | 剂型规格 | 用法 | 成人剂量 | 小儿剂量 |
|---|---|---|---|---|
| **氯雷他定**<br>(开瑞坦,克敏能,百为坦)<br>Loratadine<br>(Clarityne, Clarinase) | 片剂<br>10 mg<br>糖浆<br>60 ml<br>60 mg | 口服 | 每次 10 mg<br>每日 1 次 | ≤30 kg<br>每次 5 mg<br>>30 kg<br>每次 10 mg<br>1～2 岁<br>每次 2.5 mg<br>均每日 1 次 |
| **阿伐斯汀**<br>(欣民立,新敏乐)<br>Acrivastine<br>(Semprex) | 胶囊<br>8 mg | 口服 | 每次 8 mg<br>每日不超过 3 次 | >12 岁<br>同成人 |
| **咪唑斯汀**<br>(血治林)<br>Mizolastine<br>(Mizollen) | 片剂<br>10 mg | 口服 | 每次 10 mg<br>每日 1 次 | >12 岁<br>同成人 |
| **富马酸氯马斯汀**<br>(吡咯醇胺,克敏停)<br>Clemastine Fumarate<br>(Mecloprodine, Tavegyl, Meclastine) | 片剂<br>1 mg | 口服 | 每次 1 mg<br>每日 2 次 | 1～3 岁<br>每次 0.25～0.5 mg<br>3～6 岁<br>每次 0.5 mg<br>6～12 岁<br>每次 0.5～1 mg<br>均每日 2 次 |
| | 注射剂<br>1 mg<br>2 mg | 肌内 | 每日 1～2 mg | |

| 作用及用途、不良反应、注意点 |
|---|
| 【作用及用途】 具有选择性地拮抗外周组胺 $H_1$ 受体，起效快，作用强而持久；无中枢镇静作用和明显的抗胆碱作用。用于变应性鼻炎，急、慢性荨麻疹，瘙痒性皮肤病及其他变应性疾病。<br>【不良反应】 少见口干、头痛、乏力、恶心、呕吐等；罕见全身性过敏反应。<br>【注意点】 ① $t_{max}$约 1.5 h，$t_{1/2}$ 8～11 h。② 对本品过敏者、<1 岁婴儿忌用；1～2 岁幼儿、孕妇及乳母慎用。③ 肝功能不全者，可隔日服 10 mg。④ 抑制肝药物代谢酶功能的药物、大环内酯类抗生素、西咪替丁、茶碱等可抑制本品代谢，与之合用应慎重。⑤ 食物可使本品血药浓度达峰时间延迟约 1 h，但可分别增加本品和代谢物的生物利用度约 40%和 15%。 |
| 【作用及用途】 为较强的竞争性组胺受体拮抗剂。具有完全或部分抑制组胺释放引起的变态反应。用于变应性鼻炎、荨麻疹、花粉症及其他变应性皮肤病。<br>【不良反应】 偶见乏力、皮疹等；罕见嗜睡。<br>【注意点】 ① $t_{max}$和 $t_{1/2}$均约 90 min。② 对本品或氯马斯汀过敏者、孕妇、乳母及<12 岁儿童忌用；肾功能不全者、驾驶员、操作机器、高空作业者慎用。③ 不宜与乙醇和含乙醇的饮料或药物、单胺氧化酶抑制剂、中枢神经抑制剂合用。 |
| 【作用及用途】 为长效、强效高选择性的组胺 $H_1$ 受体拮抗剂。可抑制活化的肥大细胞释放组胺和炎症细胞的趋化作用，抑制炎性介质的生成和释放，从而达到抗变应性炎症的作用。用于变应性鼻炎、荨麻疹、花粉症等变应性皮肤病。<br>【不良反应】 个别患者可有头痛、乏力、口干、困倦、低血压、焦虑、抑郁及腹痛或腹泻等；罕见白细胞减少、血糖及电解质轻度异常。<br>【注意点】 ① $t_{max}$约 90 min，$t_{1/2}$约 13 h。② 对本品过敏、严重肝脏疾病、心脏病、心律失常、心悸、心电图异常明显或可疑 Q－T 间期延长、低血钾者，孕妇，乳母及<12 岁儿童忌用；心脏病、心源性不适或心悸病史者慎用。③ 驾驶员、操作机器、高空作业前应检查本品反应。④ 不可与酮康唑等咪唑类抗真菌药及大环内酯类抗生素合用。⑤ 同时服用西咪替丁、环孢素和硝苯地平等药物时应谨慎。 |
| 【作用及用途】 为强效组胺 $H_1$ 受体拮抗剂。能抑制组胺诱导的毛细血管渗透性增加而迅速止痒，同时具有较弱抗胆碱和镇静作用。用于变应性鼻炎、荨麻疹、湿疹及皮肤瘙痒症，也可用于支气管哮喘。<br>【不良反应】 偶见轻度疲乏、嗜睡、眩晕、恶心、呕吐、皮肤瘙痒、荨麻疹及过敏性休克。<br>【注意点】 ① $t_{max}$ 2～5 h，$t_{1/2}$约 21 h。② 对本品过敏者、孕妇、乳母、新生儿、早产儿及 1 岁以下婴儿忌用；青光眼、甲状腺功能亢进、心血管疾病、消化性溃疡、前列腺增生、尿路梗阻患者，驾驶员，操作机器、高空作业者慎用。③ 忌与中枢神经抑制剂、单胺氧化酶抑制剂、乙醇或含乙醇的饮料、食物或药物合用。④ 老年人和体质不佳者宜减量慎用。 |

| 药品名称 | 剂型规格 | 用法 | 成人剂量 | 小儿剂量 |
|---|---|---|---|---|
| **依巴斯汀**<br>(开思亭)<br>Ebastine<br>(Kestine) | 片剂<br>10 mg | 口服 | 变应性鼻炎及荨麻疹：<br>每次 10 mg<br>每日 1 次 | 2～12 岁<br>变应性鼻炎：<br>每次 2.5～5 mg<br>每日 1 次<br>>12 岁<br>用量用法同成人 |
| **地氯雷他啶**<br>(恩理思)<br>Desloratadine<br>(Aerius) | 片剂<br>5 mg | 口服 | 每次 5 mg<br>每日 1 次 | >12 岁<br>同成人 |
| **曲普利啶**<br>(吡咯吡胺，克敏)<br>Triprolidine<br>(Actidilon,<br>Actidil) | 片剂<br>胶囊<br>2.5 mg | 口服 | 每次 2.5～5 mg<br>每日 2 次<br>总剂量<br>1 d<10 mg | <2 岁<br>每次 0.05 mg/kg<br>2～6 岁<br>每次 0.8 mg<br>7～12 岁<br>每次 1.25 mg<br>均每日 2 次 |
| **酮替芬**<br>(苯环庚噻吩，噻喘酮)<br>Ketotifen<br>(Zaditen) | 片剂<br>胶囊<br>0.5 mg<br>1 mg<br>口服液<br>5 ml<br>1 mg | 口服 | 每次 1 mg<br>每日 2 次或每晚睡前顿服<br>最大剂量<br>1 d 4 mg | <3 岁<br>每次 0.5 mg<br>>3 岁<br>每次 1 mg<br>均每日 1～2 次 |

| 作用及用途、不良反应、注意点 |
|---|
| 【作用及用途】 为外周选择性组胺 $H_1$ 受体拮抗剂。也有抑制白三烯引起的支气管收缩，但持续时间较短，无中枢镇静作用。用于变应性鼻炎、慢性特发性荨麻疹、皮肤瘙痒症及其他各种变应性疾病。<br>【不良反应】 常见口干、头痛、嗜睡等。<br>【注意点】 ① $t_{max}$ 3～6 h，$t_{1/2}$ 10～16 h。② 对本品过敏、严重肝功能不全者，孕妇，乳母及<2 岁婴幼儿忌用；低钾血症、轻中度肝肾功能不全、心电图 Q－T 延长者慎用。③ 不可与咪唑类抗真菌药及大环内酯类抗生素合用。 |
| 【作用及用途】 为非镇静性的长效选择性外周组胺受体拮抗剂。可抑制肥大细胞释放组胺，具有抗过敏、抗组胺、抗炎作用。用于变应性鼻炎、慢性特发性荨麻疹。<br>【不良反应】 口干、困倦、乏力、头晕、头痛、恶心等；偶见嗜睡、晨起面部及肢端水肿。<br>【注意点】 ① $t_{max}$ 约 3 h，$t_{1/2}$ 19～40 h。② 对本品过敏、严重高血压或冠心病、甲状腺功能亢进等患者，孕妇，乳母及<12 岁儿童忌用；肝肾功能不全、前列腺增生、膀胱颈梗阻、尿道张力过强、青光眼等患者慎用。③ 忌与其他抗交感神经药或有中枢抑制作用的药物合用。④ 服药后如出现头晕、嗜睡，应避免驾车、操作机器、高空作业。 |
| 【作用及用途】 为一特殊化学结构的组胺受体拮抗剂。具有长效、低毒、抗组胺、抗毒蕈碱和轻度镇静作用。用于变应性鼻炎、变应性结膜炎、支气管哮喘、荨麻疹、湿疹、皮炎及皮肤瘙痒症等。<br>【不良反应】 口干、倦乏、轻微嗜睡、厌食、恶心、呕吐等。<br>【注意点】 ① $t_{max}$ 1～3 h，$t_{1/2}$ 6～12 h。② 其他注意点见本页地氯雷他啶注意点②③④。③ 驾驶员、机器操作及高空作业者忌用。 |
| 【作用及用途】<br>【不良反应】 }参见 153 页酮替芬项下。<br>【注意点】 |

| 药品名称 | 剂型规格 | 用法 | 成人剂量 | 小儿剂量 |
|---|---|---|---|---|
| **色甘酸钠**<br>(咳乐钠,咽泰)<br>Sodium Cromoglicate<br>(Cromoglyn, Intal) | 胶囊<br>(粉末)<br>20 mg | 吸入 | 每次 20 mg<br>每日 3～4 次<br>用特制的喷雾器将粉末吸入气道 | |
| | 气雾剂<br>3.5 mg×200 揿 | 吸入 | 每次 1～2 揿<br>每日 3 次 | 同成人 |
| **葡萄糖酸钙**<br>Calcium Gluconate | 片剂<br>0.5 mg<br>口服液<br>10 ml<br>1 g | 口服 | 每次 0.5～2 g<br>每日 3 次 | 每次 0.5 g<br>每日 3 次 |
| | 注射剂<br>10 ml<br>1 g | 静注 | 每次 1～2 g<br>每日 1 次<br>以 25% GS 20 ml 稀释后缓慢静注 | 每次 0.5～1 g<br>每日 1 次<br>以 25% GS 20 ml 稀释后缓慢静注 |
| **氯化钙**<br>Calcium Chloride | 注射剂<br>10 ml<br>0.3 g<br>0.5 g<br>20 ml<br>0.6 g<br>1 g | 静注 | 每次 0.5～1 g<br>每日 1 次<br>以 25% GS 10～20 ml 稀释后缓慢静注 | |
| **乳酸钙**<br>Calcium Lactate | 片剂<br>0.3 g | 口服 | 每次 1～2 g<br>每日 3 次 | 每次 0.3～0.6 g<br>每日 3 次 |

| 作用及用途、不良反应、注意点 |
| --- |
| 【作用及用途】 为过敏反应介质阻释剂。可阻止肥大细胞脱颗粒，抑制组胺、5-羟色胺、白三烯、缓激肽及慢反应物质等过敏反应介质的释放前列腺素。用于预防支气管哮喘、变应性鼻炎、季节性枯草热等。<br>【不良反应】 干粉吸入可致咽部刺激感、咳嗽、胸部紧迫感、恶心、呕吐等；偶见头晕、头痛、关节痛或肿胀、排尿困难等。<br>【注意点】 ① $t_{max}$ 15～20 min，$t_{1/2}$ 60～90 min。② 本品为预防性抗过敏药，预防哮喘疗效明显，对已发哮喘几乎无效。③ 本品起效慢，对季节性外源性过敏原引起的支气管哮喘应在好发时期前 2～3 周使用，运动性哮喘可在运动前 15～20 min 给药。④ 获明显疗效后，可减少给药次数，如需停药，应逐步减量。⑤ 与异丙肾上腺素、糖皮质激素等合用，可提高治疗支气管哮喘的疗效。⑥ 与氨茶碱合用，可减少后者的用量，增强止喘效果。 |
| 【作用及用途】 能改善细胞膜的通透性，增加毛细血管壁的致密性，具有消炎、抗血管神经性水肿及抗过敏等作用；尚能促进骨骼和牙齿的钙化，维持神经肌肉正常兴奋性；浓度高时，有拮抗镁和缓解平滑肌痉挛作用。用于变应性疾病、手足抽搐、佝偻病、各种绞痛等；亦可用于镁中毒和氟中毒的解救。<br>【不良反应】 氯化钙口服对胃肠道有刺激；个别患者静注葡萄糖酸钙可引起软组织钙化、一过性失声、过敏性休克；钙剂静注时可有全身发热，漏出血管外可有强烈刺激性；静注过快，可引起恶心、呕吐、血压下降、心律失常甚至心跳骤停。<br>【注意点】 ① 洋地黄治疗期间与期后 1 周内忌用。② 遇有低钾或脱水等电解质紊乱患者，应先纠正低钾，再纠正低钙。③ 维生素 D、雌激素可促进本品吸收。④ 与钙通道阻滞剂、噻嗪类利尿剂合用，应注意血钙过高。⑤ 忌与苯妥英、氟化物、肌松药、四环素及其他含钙、含镁、含钾等药物合用。⑥ 不宜与含高纤维素、高磷、咖啡因、乙醇等药物或饮料、食物合用。⑦ 葡萄糖酸钙注射液不可与氧化剂、枸橼酸盐、可溶性碳酸盐、磷酸盐、硫酸盐等配伍。 |

# 八、抗寄生虫药物

## (一) 抗原虫药

| 药品名称 | 剂型规格 | 用法 | 成人剂量 | 小儿剂量 |
| --- | --- | --- | --- | --- |
| **磷酸氯喹**<br>(磷酸氯喹啉,止疟片)<br>Chloroquine Phosphate<br>(Aralen) | 片剂<br>0.075 g<br>0.25 g | 口服 | 疟疾预防:<br>每次 0.5 g<br>每周 1 次<br>疟疾治疗:<br>首剂 1 g<br>第 2、3 d 各服 0.5 g<br>极量 1 次 1 g<br>1 d 2 g | 疟疾预防:<br>每次 12.5 mg/kg<br>每周 1 次<br>疟疾治疗:<br>首剂 16～25 mg/kg<br>第 2、3 d 各服<br>8～12.5 mg/kg |
| | | | 肠外阿米巴病:<br>每次 0.5 g<br>每日 2～3 次<br>第 3 d 起每次<br>0.25 g,每日 2 次<br>连服 2～3 周<br>休息 1 周后可重复 1 疗程 | 肠外阿米巴病:<br>每日 20～30 mg/kg<br>分 2～3 次,连服 2 d,以后每日 10 mg/kg,分 2～3 次,连服 2～3 周,休息 1 周后可重复 1 疗程 |
| | 注射剂<br>2 ml<br>0.125 g<br>0.25 g | 肌内或静滴 | 控制疟疾发作:<br>每次 2～3 mg/kg<br>每日 1 次<br>缓慢静滴 | 同成人 |
| **硫酸奎宁**<br>(奎宁)<br>Quinine Sulfate<br>(Chinine) | 片剂<br>0.3 g | 口服 | 治疗耐氯喹的恶性疟:<br>每次 0.3～0.6 g<br>每日 3 次<br>1 疗程 14 d | 治疗耐氯喹的恶性疟:<br>每次 10 mg/kg<br>每 8 h 1 次<br>1 疗程 7 d<br>抑制或杀灭良性疟及恶性疟原虫的红内期:<br>每日 30 mg/kg<br>分 3 次,连服 7 d |

| 作用及用途、不良反应、注意点 |
| --- |
| 【作用及用途】 干扰疟原虫繁殖体 DNA 的复制与 RNA 的转录，减少氨基酸的供应和核酸的合成，抑制和杀灭红细胞内各发育阶段的疟原虫。用于良性及恶性疟的治疗。另对肠外阿米巴，特别是阿米巴肝脓肿有效，对红斑狼疮、类风湿关节炎、过速型心律失常、流行性出血热、脂溢性皮炎、慢性荨麻疹等也有效。<br>【不良反应】 恶心、呕吐、腹泻、头昏、耳鸣、皮肤瘙痒、烦躁，大剂量长期应用可发生角膜病变、视网膜炎、皮疹、皮炎、白细胞减少、紫癜、脱毛、心律失常及药物性精神病。<br>【注意点】 ① 口服吸收完全，$t_{max}$ 1～2 h，$t_{1/2}$ 2.5～10 d。② 孕妇及乳母忌用；严重肝肾功能不全、心脏病、重型多型红斑、血卟啉病患者慎用。③ 长期使用可产生耐药性。④ 静滴时用 GS 稀释至 1 mg/ml，滴速为每分钟 10～20 滴。⑤ 与伯氨喹合用可根治间日疟或恶性疟配子体以防传播，为减轻不良反应，可先后序贯应用。⑥ 不宜与对肝脏有毒性的药物合用。⑦ 与呈酸性药如氯化铵合用可增加排泄，降低本品血药浓度。⑧ 治疗成人结缔组织病：每次 0.25 g，每日 1～2 次，经 2～3 周症状控制后改为 1 d 2～3 次，每次≤0.25 g；脂溢性皮炎：每次 0.25 g，每日 2 次，恢复后减半量维持。 |
| 【作用及用途】 用于抑制或杀灭良性疟及恶性疟原虫的红内期。二盐酸奎宁对耐氯喹的恶性疟有效，但通常需要较高浓度，对脑型疟也有效。用于治疗耐氯喹虫株所致的恶性疟，也可用于治疗间日疟。<br>【不良反应】 可引起局部疼痛及坏死、形成脓肿。可致皮疹、瘙痒、哮喘，少数恶性疟患者会发生急性溶血致死；本品致死量为 8 g，每日大于 4 g 可直接损害神经组织并收缩视网膜血管；每日用量超过 1 g 或使用时间长，常致金鸡纳反应，表现为耳鸣、头痛、恶心、呕吐、视力及听力减退等症状，严重者产生暂时性耳聋，停药后可恢复。少数患者对本品很敏感，小量即可引起严重金鸡纳反应。<br>【注意点】 ① 口服吸收迅速而完全，$t_{max}$ 1～3 h，$t_{1/2}$ 8.5 h。② 孕妇及心肌病患者忌用；哮喘、心房颤动、严重心脏疾病、重症肌无力及视神经炎患者，月经期妇女，G－6PD 缺乏者及乳母慎用。③ 静滴时应密切观察血压，治疗儿童疟疾时建议监测血药浓度。④ 注射剂为二盐酸奎宁。⑤ 另有无味奎宁(Euquinine)，每片 0.1 g，剂量同硫酸奎宁，适用于儿童。 |

| 药品名称 | 剂型规格 | 用法 | 成人剂量 | 小儿剂量 |
|---|---|---|---|---|
| | 注射剂<br>1 ml<br>0.25 g<br>0.5 g | 静滴 | 耐氯喹恶性疟的重症：<br>5～10 mg/kg 加入 NS 500 ml 中，于 4 h 滴完，12 h 后重复 1 次，好转后改为口服 | 同成人 |
| **重硫酸奎宁**<br>Quinine<br>Bisulfate | 0.12 g | 口服 | 间日疟症状控制：<br>首剂 0.48 g<br>第 2 d 开始每次 0.36 g<br>每日 3 次<br>连服 7 d | |
| **磷酸萘酚喹**<br>Naphthoquine<br>Phosphate | 片剂<br>0.1 g<br>0.2 g | 口服 | 恶性疟治疗：<br>首剂 0.6 g<br>24 h 后服 0.2～0.4 g<br>总剂量 0.8～1 g<br>间日疟治疗：<br>总剂量 0.6 g<br>顿服 | 恶性疟治疗：<br>首剂 12 mg/kg<br>24 h 后服 4～8 mg/kg<br>间日疟治疗：<br>12 mg/kg<br>顿服 |
| **磷酸伯氨喹**<br>(伯氨喹啉)<br>Primaquine<br>Phosphate | 片剂<br>13.2 mg | 口服 | 间日疟治疗：<br>每日 26.4 mg<br>连服 14 d 或<br>每日 39.6 mg<br>连服 8 d<br>控制疟疾传播：<br>每日 26.4 mg<br>连服 3 d，同时服用氯喹 | 间日疟治疗：<br>每次<br>0.35～0.6 mg/kg<br>每日 1 次<br>连服 14 d<br>总剂量＜26.4 mg |
| **乙胺嘧啶**<br>(息疟定)<br>Pyrimethamine<br>(Daraprim) | 片剂<br>6.25 mg<br>25 mg | 口服 | 预防：<br>每次 25 mg<br>每周 1 次或<br>每次 50 mg<br>每 2 周 1 次<br>耐氯喹恶性疟：<br>每日 50 mg | 预防：<br>每次 0.9 mg/kg<br>每周 1 次<br>最大剂量 1 次 25 mg<br>耐氯喹恶性疟：<br>每次 0.3 mg/kg<br>每日 3 次 |

| 作用及用途、不良反应、注意点 |
| --- |
| |
| 【作用及用途】<br>【不良反应】<br>【注意点】<br>见 417 页硫酸奎宁项下。 |
| 【作用及用途】 主要用于恶性疟、间日疟的治疗，特别是抗药性疟疾的治疗。<br>【不良反应】 少见，偶有腹胀。<br>【注意点】 ① 口服吸收快而完全，$t_{max}$ 2～4 h。② 肝肾功能不全者慎用。③ 不得随意增加剂量，1 个月内不可重复应用。 |
| 【作用及用途】 对配子体(尤以恶性疟)和疟原虫红细胞外期(尤以间日疟)有较强杀灭作用。用于控制疟疾复发及传播，对红细胞内期作用弱，不能用于控制症状。<br>【不良反应】 每日剂量＞1 mg/kg，易发生疲劳、头昏、恶心、呕吐、腹痛、药热，停药后可自行消失，偶可发生急性溶血性贫血、高血压及心律不齐、高铁血红蛋白血症。<br>【注意点】 ① 口服吸收快，$t_{max}$ 1～3 h，$t_{1/2}$ 3～7 h。② 孕妇、乳母、＜1 岁及 G－6PD 缺陷者忌用；肾功能不全及血液系统疾病患者慎用。③ 治疗期间应检查红细胞计数及血红蛋白。④ 老人参考剂量：每次 0.15～0.2 mg/kg，每日 3 次，疗程同成人。 |
| 【作用及用途】 为二氢叶酸还原酶抑制剂。使疟原虫的核酸合成减少，细胞核的分裂、繁殖受抑制，对恶性疟和间日疟红细胞前期有抑制作用。用于疟疾的预防，与伯氨喹配伍用于间日疟的抗复发治疗。也用于治疗弓形虫病。<br>【不良反应】 长期大量服用可因叶酸缺乏而致吞咽困难、恶心、呕吐、腹痛、腹泻、巨细胞贫血、白细胞减少、发绀等，偶可引起红斑样、水疱状皮疹，超剂量可引起惊厥、抽搐甚至死亡。<br>【注意点】 ① 口服吸收慢但完全，$t_{max}$ 2～4 h，$t_{1/2}$ 90 h。② 孕妇、乳母、 |

| 药品名称 | 剂型规格 | 用法 | 成人剂量 | 小儿剂量 |
|---|---|---|---|---|
| | | | 分 2 次，连服 3 d<br>抗复发治疗：<br>每日 50 mg<br>每日 1 次<br>连服 2 d<br>极量 1 d 0.1 g<br>1 周 0.2 g | 连服 3 d<br>弓形虫病；<br>每日 1 mg/kg<br>分 2 次，服 1～3 d<br>以后每日 0.5 mg/kg<br>分 2 次<br>1 疗程 4～6 周 |
| **青蒿素**<br>(黄蒿素)<br>Artemisinin<br>(Arteannuin) | 片剂<br>0.05 g<br>0.1 g<br>0.25 g | 口服 | 首剂 1 g<br>6～8 h 后及第 2、3 d 各 0.5 g | 总剂量 15 mg/kg<br>等分 5 份，首剂 2 份，6～8 h 后及第 2、3 d 各 1 份 |
| | 注射剂<br>1 ml<br>0.15 g<br>2 ml<br>0.3 g | 深部肌内 | 凶险型恶性疟治疗：<br>首剂 0.6 g<br>第 2、3 d 各 0.15 g | 首剂 10 mg/kg<br>第 2、3 d<br>各 2.5 mg/kg<br>总剂量 15 mg/kg |
| | 栓剂<br>0.4 g<br>0.6 g | 肛塞 | 首剂 0.6 g<br>4 h 后仍用 0.6 g<br>第 2、3 d 各 0.4 g | 同成人 |
| **双氢青蒿素**<br>Dihydroartean-nuin | 片剂<br>20 mg | 口服 | 首剂 0.12 g<br>以后每次 0.06 g<br>每日 1 次<br>连服 5～7 d | 每次 1～1.5 mg/kg<br>每日 1 次<br>首剂加倍<br>连服 5～7 d |
| | 栓剂<br>10 mg<br>20 mg<br>60 mg | 肛塞 | 每次 60 mg，每日 1 次，首剂加倍，1 疗程 7 d，总剂量为 0.48 g | |
| **蒿甲醚**<br>Artemether<br>(Art M) | 片剂<br>25 mg<br>40 mg<br>50 mg<br>胶囊<br>40 mg<br>0.1 g | 口服 | 首剂 0.16 g<br>第 2 d 起<br>每次 0.08 g<br>每日 1 次<br>连服 5～7 d | |

| 作用及用途、不良反应、注意点 |
| --- |
| G-6PD 缺陷者忌用;＜1 岁婴儿及肾功能不全者慎用。③ 预防用药应自进入疫区前 1～2 周开始服至离开后 6～8 周止。④ 长期服药时,宜每周检查血象,如有异常及时停药,必要时可给甲酰四氢叶酸钙。⑤ 与磺胺类药物如磺胺多辛(Sulfadoxine)合用,可提高抗疟效果,并可延缓耐药性的产生。⑥ 老人参考剂量为成人剂量的 1/2～3/4。 |
| 【作用及用途】 为从中药青蒿中所提取,能干扰疟原虫滋养体的功能,抑制原虫蛋白合成而死亡,对红细胞内期裂殖体和滋养体有杀灭作用,对抗氯喹的疟疾也有效。用于间日疟、恶性疟的症状控制,耐氯喹疟疾及凶险型恶性疟的治疗;也用于治疗系统性红斑狼疮及盘状红斑狼疮。<br>【不良反应】 偶有恶心、呕吐、腹泻等,一过性 ALT 升高及皮疹,注射部位疼痛和硬结。<br>【注意点】 ① 口服后 $t_{max}$ 30～60 min,$t_{1/2}$ 1.2～4 h。② 乳母忌用;妊娠初 3 个月慎用。③ 口服抗疟活性不及肛塞,如肛塞后 2 h 内排便,应补给 1 次。④ 口服复发率高,与甲氧苄啶并用有增效作用,可减少近期复发,与伯氨喹合用可根治间日疟。⑤ 治疗系统性红斑狼疮及盘状红斑狼疮,剂量为每次0.1 g,第 1 个月每日 2 次,第 2 个月每日 3 次,第 3 个月每日 4 次,儿童酌减。 |
| 【作用及用途】 对疟疾无性体有强大的杀灭作用,能迅速控制症状和杀灭疟原虫。用于各类疟疾,尤其适用于抗氯喹和哌喹药的恶性疟疾及凶险性脑型疟疾的抢救治疗。<br>【不良反应】 皮疹、头痛、头晕、腹痛、腹泻及轻度网织红细胞一过性降低。<br>【注意点】 ① 口服后 $t_{max}$约 80 min,$t_{1/2}$约 95 min。② 乳母忌用;孕妇慎用。 |
| 【作用及用途】 对红细胞内期疟原虫有较强杀灭作用,亦能促使血吸虫成虫肝移而将其杀死,对雌虫和虫龄 1 周的血吸虫童虫最敏感。用于各种疟疾及抗氯喹恶性疟、脑型疟的治疗,也可用于血吸虫病的治疗。<br>【不良反应】 偶有低热、ALT 和 AST 升高、网织红细胞一过性减少。<br>【注意点】 ① 肌注后 $t_{max}$ 7 h,$t_{1/2}$ 13 h。② 妊娠初 3 个月内慎用;对乳母的影响尚不明确。③ 苯巴比妥可加快本品代谢。④ 注射剂遇冷有凝固现象,可微温溶解后使用。 |

| 药品名称 | 剂型规格 | 用法 | 成人剂量 | 小儿剂量 |
|---|---|---|---|---|
| | 注射剂<br>1 ml<br>0.08 g<br>0.1 g<br>0.2 g | 肌内 | 同口服<br>连用 5 d | 首剂 3.2 mg/kg<br>第 2 d 起<br>每次 1.6 mg/kg<br>每日 1 次<br>连用 5 d |
| **双氢青蒿素磷酸哌喹**<br>Dihydroarte-misinin and Piperaquine Phosphate | 片剂<br>双氢青蒿素 40 mg<br>磷酸哌喹 0.32 g | 口服 | 每次 2 片<br>每日 2 次<br>间隔 6～8 h<br>1 疗程 2 d<br>总剂量 8 片 | 7～10 岁<br>成人剂量的一半<br>11～15 岁<br>成人剂量的 3/4 |
| **青蒿琥酯**<br>Artesunate<br>(Art S) | 片剂<br>0.05 g<br>0.1 g | 口服 | 首剂 0.1 g<br>第 2 d 起每次 50 mg，每日 2 次<br>连服 5 d | |
| | 注射剂<br>60 mg | 静注 | 首剂 60 mg，以后 4、24、48 h 各注射 60 mg，总剂量 0.24～0.3 g | <7 岁<br>每次 1.5 mg/kg<br>>7 岁<br>每次 1.2 mg/kg<br>用法均同成人 |
| **磷酸咯萘啶**<br>(疟乃停)<br>Pyronaridine Phosphate<br>(Malaridine) | 肠溶片<br>0.1 g | 口服 | 每次 0.3 g<br>第 1 d 服 2 次间隔 4～6 h，第 2、3 d 各服 1 次 | 总剂量 24 mg/kg<br>均分 4 次<br>首日 2 次，第 2、3 d 各 1 次 |
| | 注射剂<br>2 ml<br>80 mg | 肌内 | 每次 2～3 mg/kg<br>每日 2 次<br>间隔 4～6 h | 同成人 |
| | | 静滴 | 每次 3～6 mg/kg<br>每日 2 次<br>间隔 6～8 h<br>总剂量 12 h 内 12 mg/kg | 同成人 |

| 作用及用途、不良反应、注意点 |
| --- |
| |
| 【作用及用途】 双氢青蒿素对疟疾无性体有强大的杀灭作用，能迅速控制症状和杀灭疟原虫。与磷酸哌喹合用具有增效作用，可延缓疟原虫抗药性的产生。<br>【不良反应】 头晕、头痛、耳聋、恶心、呕吐、食欲减退、腹痛、腹泻、Cr 升高、皮肤瘙痒、皮疹。<br>【注意点】 ① 双氢青蒿素 $t_{1/2}$ 4 h，磷酸哌喹 $t_{1/2}$ 7～9 d。② 对本药过敏、严重肝肾疾病、血液病患者及妊娠早期忌用；肝肾功能不全者慎用；对乳母的影响尚不明确。 |
| 【作用及用途】 作用同 421 页青蒿素，但抗疟效果为青蒿素的 3～5 倍。用于各类疟疾，特别是脑型疟及凶险型恶性疟的抢救治疗。<br>【不良反应】 少见，如剂量过大，可出现外周网织红细胞一过性降低。<br>【注意点】 ① 静注后 $t_{1/2}$ 约 30 min。② 妊娠初 3 个月内慎用；对乳母的影响尚不明确。③ 注射剂于临用前用 5%碳酸氢钠 0.6 ml 溶解，再加入 5% GS 或 GNS 5.4 ml，使含本品 10 mg/ml，然后以 3～4 ml/min 速度静注。④ 严重患者首剂可加倍，症状控制后，宜再用伯氨喹根治。 |
| 【作用及用途】 能破坏疟原虫滋养体复合膜及食物泡的代谢，对疟原虫的红内期裂殖体有杀灭作用。用于各种疟疾包括脑型疟、凶险型危重疟疾及抗氯喹恶性疟的治疗。<br>【不良反应】 偶有头昏、头痛、恶心、呕吐、腹部不适及心动过缓，肌注不良反应较口服轻，但肌注部位有疼痛、红肿、硬结，个别出现皮疹。<br>【注意点】 ① 口服及肌注后，$t_{max}$分别约 84 min、45 min，$t_{1/2}$ 2～3 d。② 严重心、肝、肾功能不全者慎用；对孕妇及乳母的影响尚不明确。③ 不可静注，片剂不可嚼服，肌注每次应更换部位，以防硬结。④ 静滴时用 5% GS 200～500 ml 稀释后于 2～3 h 内滴完。⑤ 与乙胺嘧啶、周效磺胺、伯氨喹合用有增效作用，提高根治率，延缓抗药性的产生。⑥ 服药后尿液呈红色。 |

| 药品名称 | 剂型规格 | 用法 | 成人剂量 | 小儿剂量 |
|---|---|---|---|---|
| **磷酸羟哌喹**<br>Hydroxypiperaquine<br>Phosphate | 片剂<br>0.25 g | 口服 | 治疗：<br>总剂量 2.5 g，第 1、2 d各服 1 g，第 3 d 服 0.5 g<br>预防：<br>每次 0.5 g<br>每半个月 1 次<br>连服<6 个月 | 治疗：<br>总剂量 50 mg/kg<br>用法同成人<br>预防：<br>每次 10 mg/kg<br>每半个月 1 次<br>连服<6 个月 |
| **磷酸哌喹**<br>（磷酸喹哌，抗矽-14）<br>Piperaquine<br>Phosphate | 片剂<br>0.2 g<br>0.25 g<br>0.5 g | 口服 | 治疗：<br>首剂 0.5 g，第 2、3 d 分别服0.5 g及0.25 g<br>预防：<br>每次 0.5 g<br>睡前服，每月 1 次<br>连服 4～6 个月 | 治疗：<br>首剂 10 mg/kg，第 2、3 d 分别服<br>10 mg/kg 及 5 mg/kg<br>预防：<br>每次 10 mg/kg<br>睡前服，每月 1 次<br>连服 4～6 个月 |
| **硝喹**<br>Nitroquine | 片剂<br>12.5 mg<br>25 mg | 口服 | 恶性疟治疗：<br>每日 0.3～0.5 mg/kg<br>连服 3 d<br>间日疟及抗氯喹恶性疟治疗：<br>每日 0.5～1 mg/kg<br>连服 3 d<br>疟疾预防：<br>每次 25 mg<br>每半个月 1 次<br>疟疾根治：<br>每日 0.5～1 mg/kg<br>1 疗程 7～8 d | 同成人 |
| **磺胺多辛**<br>（周效磺胺）<br>Sulfadoxine<br>(Sulfadimoxine, SDM) | 片剂<br>0.5 g | 口服 | 恶性疟治疗：<br>首剂 1～1.5 g<br>以后每 4～7 d 服 1 次，每次 0.5～1 g<br>加乙胺嘧啶 50 mg<br>顿服 | 恶性疟治疗：<br><4 岁<br>成人量的 1/6～1/4<br>4～8 岁 1/3～1/2<br>9～14 岁 2/3<br>>14 岁 成人量<br>用法同成人 |

| 作用及用途、不良反应、注意点 |
| --- |
| 【作用及用途】 对各种疟原虫红内期无性体均有杀灭作用,亦具有半个月的长效作用。用于防治间日疟、恶性疟及抗氯喹恶性疟等。此外,还有保护和激化肺巨噬细胞,增强其吞噬能力,因而也用于矽肺的防治。<br>【不良反应】 恶心、呕吐,偶见头昏、头晕,多随剂量增大而增强。<br>【注意点】 ① 口服吸收快而完全,主要分布在肝脏。② 严重心、肝、肾功能不全,活动性肺结核患者忌用;孕妇慎用。③ 定期检测心电图、肝功能和视力。 |
| 【作用及用途】 抗疟作用与羟哌喹相似,疗效优于氯喹,但不及羟哌喹。用途同羟哌喹。<br>【不良反应】 头昏、头痛、嗜睡、乏力、恶心、呕吐、面部和唇周麻木、药疹等,长期服用对心、肝、肾功能有轻度影响。<br>【注意点】 ① $t_{1/2}$ 9.4 d。② 严重心、肝、肾功能不全者忌用;孕妇慎用;对乳母的影响尚不明确。③ 睡前或餐后服可减少不良反应。④ 治疗矽肺:每次0.5～0.75 g,每周1次,1疗程半年,间隔1个月可进行第2疗程,总疗程3～5年;预防矽肺:每次0.5 g,每10～15 d 1次,每月总量1～1.5 g。 |
| 【作用及用途】 对红细胞内期和组织期疟原虫均有效,并能阻断已产生的配子体在蚊体内进行孢子繁殖。用于恶性疟和间日疟的根治和预防。<br>【不良反应】 偶有轻度恶心、腹胀、腹痛、肠鸣等。<br>【注意点】 ① 服后 $t_{max}$ 4 h,$t_{1/2}$ 27 h。② 肾上腺皮质功能不全者忌用;肝肾功能不全者慎用。③ 与氨苯砜合并用药有协同增效作用。④ 与乙胺嘧啶有交叉耐药性。⑤ 另有复方硝喹片,每片含本品和氨苯砜各12.5 mg,成人用量:间日疟根治:每次4片,每日1次,连用8 d;恶性疟治疗:同上,连服3 d;预防:每次4片,每10～15 d 1次,连服半年。 |
| 【作用及用途】 为二氢叶酸合成酶抑制剂。能抑制疟原虫的叶酸代谢,对红内期裂殖体有一定的作用,但单独服用抗疟作用不强,与乙胺嘧啶或甲氧苄啶合用,有协同增效作用。用于耐氯喹恶性疟疾的治疗。<br>【不良反应】 偶有头痛、头晕、恶心、皮疹、白细胞和粒细胞减少等。<br>【注意点】 ① 口服后 $t_{max}$ 2.5～6 h,$t_{1/2}$ 100～200 h。② 严重肝肾功能不全者、早产儿及新生儿忌用。③ 另有复方乙胺嘧啶片(防疟2号片)用于预防疟疾,每片含磺胺多辛0.5 g、乙胺嘧啶25 mg,成人每次1片,每日1次,连服2 d,以后每10 d服1次。④ 对久住疟区居民可间隔10～15 d服1次,每次1/2～1片,连续服用<3个月。 |

| 药品名称 | 剂型规格 | 用法 | 成人剂量 | 小儿剂量 |
|---|---|---|---|---|
| **盐酸甲氟喹**<br>Mefloquine Hydrochloride | 片剂<br>0.25 g | 口服 | 治疗:<br>每次1～1.5 g顿服<br>预防:<br>每周0.18 g或<br>每2周0.36 g或<br>每3～4周0.5 g | 治疗:<br>每次25 mg/kg<br>顿服<br>预防:<br>每次15～20 mg/kg<br>每3～4周1次 |
| **本芴醇**<br>Benflumetol | 胶囊<br>0.1 g | 口服 | 首剂0.8 g,顿服<br>第2、3、4 d各0.4 g<br>顿服,连服4 d | 首剂16 mg/kg<br>顿服<br>第2、3、4 d各<br>8 mg/kg顿服<br>连服4 d<br>最大剂量<0.6 g |
| **甲硝唑**<br>(灭滴灵,甲硝呔唑,甲硝咪唑)<br>Metronidazole<br>(Miediling,<br>Flagyl) | 片剂<br>0.2 g | 口服 | 肠道阿米巴病:<br>每次0.4～0.6 g<br>每日3次<br>连服1周<br>肠外阿米巴病:<br>每次0.4～0.8 g<br>每日3次连服20 d<br>滴虫病、贾第鞭毛虫病:<br>每次0.2～0.4 g<br>每日3次<br>连服1周 | 肠道阿米巴病:<br>每日25～50 mg/kg<br>分3次<br>连服5～7 d<br>肠外阿米巴病:<br>每日35～50 mg/kg<br>分3次<br>连服14～20 d<br>滴虫病、贾第鞭毛虫病:<br>每日15～25 mg/kg<br>分3次<br>连服5～10 d |
| **替硝唑**<br>(磺甲硝咪唑,快服净,康多利)<br>Tinidazole<br>(Fasigyn,<br>Login,<br>Conduli) | 片剂<br>0.25 g<br>0.5 g | 口服 | 肠道阿米巴病:<br>每次0.5 g<br>每日2次<br>连服5～10 d<br>或2 g顿服<br>每日1次<br>连服2～3 d<br>肠外阿米巴病:<br>每次2 g每日1次顿服连服3～5 d | 肠道阿米巴病:<br>每日30～50 mg/kg<br>分2次<br>连服2～3 d<br>肠外阿米巴病:<br>每日30～50 mg/kg<br>分2次<br>连服3～5 d |

| 作用及用途、不良反应、注意点 |
| --- |
| 【作用及用途】 对耐氯喹及耐乙胺嘧啶疟原虫的红细胞内期无性体具有较强的杀灭作用,对各类疟原虫均有效。用于各种疟疾的治疗和预防,特别适用于对其他抗疟药不能耐受或有抗药性的患者。<br>【不良反应】 头痛、恶心、呕吐、头昏眼花、站立不稳、定向力差、意识不清、心动过缓及皮疹等。<br>【注意点】 ① 口服后 $t_{max}$ 18 h,$t_{1/2}$ 约 14 d。② 严重肝肾功能不全者、孕妇及乳母忌用;精神病患者慎用。③ 避免空腹服用,服药时应多喝水。④ 本品可能与奎宁有交叉耐药性,与乙胺嘧啶和周效磺胺合用,可防止耐药虫株的产生。 |
| 【作用及用途】 能杀灭疟原虫红内期无性体,杀虫比较彻底。用于治疗恶性疟疾,尤其适用于抗氯喹恶性疟的治疗。<br>【不良反应】 偶见 EKG 及 Q－T 间期一过性轻度延长。<br>【注意点】 ① 口服后 $t_{max}$ 4～5 h,$t_{1/2}$24～72 h。② 心、肾功能不全者慎用;对孕妇及乳母的影响尚不明确。③ 治疗恶性疟时,在症状控制及红内期原虫消灭后,可使用伯氨喹杀灭配子体。④ 本品为溶于亚油酸的胶囊剂。 |
| 【作用及用途】 为杀灭各型阿米巴原虫的首选药物。用于阿米巴痢疾及肠外急性阿米巴病、滴虫病、贾第鞭毛虫病、丝虫病、毛囊虫病、麦地那龙线虫、小袋虫病和皮肤利什曼病;亦用于厌氧菌感染、假膜性肠炎、克罗恩病及痤疮等。<br>【不良反应】 偶见头昏、失眠、肢体麻木、共济失调、膀胱炎、排尿困难和白细胞减少、皮炎等。<br>【注意点】 ① $t_{max}$ 1～3 h,$t_{1/2}$7～8 h。② 孕妇、乳母、器质性中枢神经系统疾病和血液病患者忌用;肝肾功能不全者剂量宜减少。③ 滴虫病治疗期间需每日更换内裤,以免重复感染,宜男女同治。④ 用药期间避免饮酒。⑤ 本品能增强华法林等抗凝作用。⑥ 尿液可呈深红色。⑦ 用于麦地那龙线虫、小袋虫病和皮肤利什曼病,用法每次 0.2 g,每日 3 次,连服 5～6 d,后者可间隔 10 d 重复一疗程。 |
| 【作用及用途】 作用及用途同本页甲硝唑,但疗效比甲硝唑强 4～8 倍。<br>【不良反应】 短暂恶心、呕吐和腹痛,个别有眩晕感、口腔金属味,偶有白细胞及血小板减少。<br>【注意点】 ① $t_{max}$ 2 h,$t_{1/2}$ 12～14 h。② 对本品过敏、血液病、器质性神经病患者,孕妇及乳母忌用。③ 用药期间避免饮酒。④ 治疗贾第鞭毛虫病和滴虫病用量为 2 g,顿服。间隔 3～5 d 可重复 1 次。 |

| 药品名称 | 剂型规格 | 用法 | 成人剂量 | 小儿剂量 |
|---|---|---|---|---|
| **硝唑尼特**<br>Nitazoxanide<br>(NTZ) | 片剂<br>0.5 g<br>混悬液<br>60 ml<br>1.2 g | 口服 | 小球隐孢子虫所致腹泻：<br>每次 0.5 g<br>每日 1 次<br>连服 3 d<br>贾第鞭毛虫病：<br>每次 0.5 g<br>每日 2 次<br>连服 3 d | 小球隐孢子虫病、贾第鞭毛虫病：<br>1～4 岁<br>每次 0.1 g<br>每日 2 次<br>连服 3 d<br>4～11 岁<br>每次 0.2 g<br>每日 2 次<br>连服 3 d |
| **哌硝噻唑**<br>(硝噻唑)<br>Piperanitrozole | 片剂<br>0.1 g | 口服 | 阿米巴病及滴虫病：<br>每次 0.1 g<br>每日 3 次<br>连服 7～10 d | 每日 6～10 mg/kg<br>分 3 次<br>连服 7～10 d |
| | | 阴道给药 | 滴虫病：<br>每晚 0.1 g<br>1 疗程 7～10 d | |
| **二氯尼特**<br>(二氯散糠酸酯)<br>Diloxanide<br>Furoate<br>(Entamide,<br>Furamide) | 片剂<br>0.25 g<br>0.5 g | 口服 | 每次 0.5 g<br>每日 3 次<br>1 疗程 10 d | 每日 20～30 mg/kg<br>分 3 次<br>1 疗程 10 d |
| **喹碘方**<br>(药特灵，安痢生)<br>Chiniofon<br>(Quiniofon,<br>Yatren) | 片剂<br>0.25 g | 口服 | 每次 0.5 g<br>每日 3 次<br>3 d 后每次 1 g<br>每日 3 次<br>连服 7～10 d | 每次 5～10 mg/kg<br>每日 3 次<br>连服 7～10 d |
| | | 外用灌肠 | 稀释成 2.5% 溶液 200 ml，每晚 1 次，保留灌肠，连用 7 d | |

| 作用及用途、不良反应、注意点 |
| --- |
| 【作用及用途】 抗原虫活性与干扰丙酮酸-铁氧化还原蛋白酶依赖的电子转移反应有关。用于治疗隐孢子虫、贾第鞭毛虫、阿米巴原虫引起的原虫性腹泻。<br>【不良反应】 低血压伴心动过速、头痛、腹痛、腹泻、呕吐,偶见 ALT 升高。<br>【注意点】 ① 口服后 $t_{max}$ 1～4 h,$t_{1/2}$ 1～1.6 h。② 可能与替唑尼特存在交叉过敏。③ 对本品和替唑尼特过敏者忌用;对阿司匹林或水杨酸过敏、心血管疾病、肝肾功能不全、胃肠道疾病患者及孕妇慎用;对乳母的影响尚不明确。④ 宜与食物同服,以减少胃肠道症状。⑤ ＜4 岁儿童多服用口服混悬液。 |
| 【作用及用途】 为 5-硝基噻唑类抗原虫药。对溶组织阿米巴原虫及阴道滴虫均有抑制和杀灭作用。用于急、慢性阿米巴痢疾和肝脓肿,阴道和肠道滴虫病。<br>【不良反应】 偶见头痛、皮疹、胃肠道不适、ALT 升高,个别有紫癜、白细胞和血小板减少。<br>【注意点】 ① 肝功能不全者忌用。② 治疗阴道滴虫需男女双方同治。③ 必要时可连服 2 个疗程,直至原虫检查转阴治愈。④ 老人参考剂量为成人量的 1/2～2/3。 |
| 【作用及用途】 有很强的直接杀灭阿米巴原虫的作用。为无症状带阿米巴包囊者的首选药,也适用于阿米巴肠病。<br>【不良反应】 以腹胀最为常见,偶有恶心、腹泻、皮肤瘙痒、荨麻疹、蛋白尿。<br>【注意点】 ① 孕妇及＜2 岁幼儿忌用。② 与氯喹或甲硝唑合用可治疗重症肠道阿米巴病及肠外阿米巴病如阿米巴肝脓肿。③ 本品宜避光保存。 |
| 【作用及用途】 对阿米巴滋养体有抑制作用,可用于慢性或无症状阿米巴痢疾的治疗,与氯喹、甲硝唑合用,可根治急性阿米巴痢疾及较顽固患者,对肠外阿米巴病无效。<br>【不良反应】 恶心、呕吐、便秘,大剂量可致腹泻及肝损害。<br>【注意点】 ① 对碘过敏、甲状腺肿大、严重肝肾功能不全者忌用。② 口服和灌肠可隔日交替进行,如每日灌肠,同时口服量应减半。③ 重复治疗至少应间隔 10 d。④ 老年人剂量为成人量的 3/4 或等同。 |

| 药品名称 | 剂型规格 | 用法 | 成人剂量 | 小儿剂量 |
|---|---|---|---|---|
| **塞克硝唑**<br>Secnidazole | 片剂<br>0.25 g<br>0.5 g<br>胶囊<br>0.25 g<br>颗粒<br>0.5 g<br>0.75 g | 口服 | 肠阿米巴病：<br>有症状的急性阿米巴病：<br>2 g 单次顿服<br>无症状的急性阿米巴病：<br>每日 2 g，顿服，连服 3 d<br>肝阿米巴病：<br>每日 1.5 g，1 次或分次口服<br>连服 5 d<br>阴道毛滴虫病：<br>2 g 单次顿服<br>配偶应同时服用 | 肠阿米巴病：<br>有症状的急性阿米巴病：<br>30 mg/kg<br>单次顿服<br>无症状的急性阿米巴病：<br>每日 30 mg/kg，顿服，连服 3 d<br>肝阿米巴病：<br>每日 30 mg/kg，1 次或分次口服，连服5 d<br>贾第鞭毛虫病：<br>30 mg/kg<br>单次顿服 |
| **葡萄糖酸锑钠**<br>（葡酸锑钠，斯锑黑克）<br>Sodium Stibogluconate<br>(Solustibosan, Stihek) | 注射剂<br>6 ml<br>1.9 g | 肌内或静注 | 每次 6～9 ml<br>每日 1 次，连用 6～10 d，必要时间隔10～14 d，可重复 1～2 个疗程<br>最大剂量<br>1 疗程 65 ml | 总剂量<br>1.5～2 ml/kg<br>均分为 6 次，每日 1 次或总剂量 2 ml/kg<br>均分 6 次<br>每周 2 次 |
| **喷他脒**<br>（戊烷脒）<br>Pentamidine | 注射剂<br>0.2 g<br>0.3 g | 深部肌内 | 黑热病：<br>每日 4 mg/kg<br>每日 1 次<br>连用 10～15 d | 黑热病：<br>同成人总剂量<br><60 mg/kg |
| | | 静滴 | 黑热病：<br>每日 4 mg/kg<br>每日 1 次<br>连用 15～20 d<br>必要时间隔 1～2 周可重复 1 个疗程 | |

| 作用及用途、不良反应、注意点 |
| --- |
| 【作用及用途】 结构与甲硝唑相似,具有类似的作用。治疗由阴道毛滴虫引起尿道炎、阴道炎、肝阿米巴病、肠阿米巴病、贾第鞭毛虫病。<br>【不良反应】 常见口腔金属异味;偶见消化道紊乱、皮肤过敏反应、深色尿、白细胞减少;罕见眩晕、头痛、中度神经功能紊乱。<br>【注意点】 ① 单剂给药 2 g 后 $t_{max}$ 1.5～3 h,$t_{1/2}$ 男性为 17～29 h,女性为 14 h。② 本品与其他 5-硝基咪唑化合物有潜在交叉过敏。③ 对本类药物过敏者、有血液病史患者、孕妇以及乳母忌用;中枢神经系统疾患、肝肾功能不全、有血象异常既往史的患者慎用。 |
| 【作用及用途】 为五价锑衍生物。在体内还原成三价锑而抑制利什曼原虫的活动和繁殖,最后原虫被单核巨噬系统消除。用于黑热病。<br>【不良反应】 偶有发热、咳嗽、恶心、呕吐、腹痛、腹泻、鼻出血、脾脏疼、出血倾向和粒细胞减少等。<br>【注意点】 ① 心、肾、肝及脑功能不全者忌用;对孕妇及乳母的影响尚不明确。② 严重感染、贫血体弱者应先治疗并发症。③ 静注应缓慢。④ 治疗中如出现体温突升,白细胞突降,鼻、齿龈出血,气促,剧咳,浮肿,腹水等应暂停注射。⑤ 老人不用或慎用,其参考剂量每次 6～7 ml,余同成人。⑥ 本品 6 ml 所含葡萄糖酸锑钠 1.9 g,相当于五价锑 0.6 g。 |
| 【作用及用途】 可直接杀灭利什曼原虫,但其疗效不如葡萄糖酸锑钠。主要用于因锑剂过敏或无效的黑热病,对非洲锥虫病及卡氏肺孢子虫病也有效。<br>【不良反应】 头痛、心悸、胸闷、恶心、腹痛、血压下降,肌注部位可出现硬结、血肿和组织坏死,大剂量可引起肝、肾、胰腺功能损害,少数患者可出现低血糖或高血糖、荨麻疹、气促等。<br>【注意点】 ① 注射后血中消除很快,但在肝、脾、肾可保留数月。② 孕妇、乳母、结核病患者忌用;血液病、心脏病、糖尿病、低血糖、肝肾功能不全、低血压等患者慎用。③ 本品水溶液不稳定,故应临用前新鲜配制,并注意避光,10%水溶液供肌注,或溶于 5% GS 供静滴。④ 治疗非洲锥虫病,单剂 3～5 mg/kg,每 3～6 个月重复 1 次。⑤ 治疗卡氏肺孢子虫病,每日 4 mg/kg,分 2 次肌注,1 疗程 12～14 d。⑥ 出现低血压时,可用阿托品对抗。⑦ 老人参考剂量:为成人的 1/2～3/4 量。 |

## (二) 抗吸虫药

| 药品名称 | 剂型规格 | 用法 | 成人剂量 | 小儿剂量 |
|---|---|---|---|---|
| **吡喹酮**<br>Praziquantel<br>(Pyquiton) | 片剂<br>缓释片<br>0.2 g | 口服 | 急性血吸虫病:<br>总剂量 0.12 g/kg<br>分 4 d,每日 3 次<br>慢性、晚期血吸虫病:<br>总剂量 60 mg/kg<br>分 2 d,每日 3 次<br>华支睾吸虫病:<br>每次 25 mg/kg<br>每日 3 次,连服 2 d<br>肺吸虫病:<br>每次 25 mg/kg<br>每日 3 次,连服 3 d<br>绦虫、姜片虫病:<br>10～15 mg/kg,顿服 | 急性血吸虫病:<br>总剂量 0.14 g/kg<br>均分 4～6 d<br>每日 3 次<br>慢性血吸虫病:<br>总剂量 70 mg/kg<br>均分 6 等份<br>每日 3 次<br>连服 2 d<br>其他疾病同成人 |
| **三氯苯达唑**<br>Triclabendazole | 片剂<br>0.25 g | 口服 | 肝片吸虫病:<br>10 mg/kg<br>单次空腹服用<br>严重感染时每次 10 mg/kg,共 2 次,间隔 12 h,餐后服用<br>肺吸虫病:20 mg/kg,分 2 次,间隔 12 h,餐后服用或每日 5 mg/kg,连服 3 d | 同成人 |
| **硫氯酚**<br>(别丁,硫双二氯酚)<br>Bithionol<br>(Bitin, Bithin) | 片剂<br>0.25 g<br>胶囊<br>0.5 g | 口服 | 肺吸虫及华支睾吸虫病:<br>每日 50～60 mg/kg<br>分 3 次,隔日服用<br>总剂量 30～45 g | 同成人 |

| 作用及用途、不良反应、注意点 |
| --- |
| 【作用及用途】 为广谱驱虫药。能使虫体活动兴奋，其肌肉发生强直性收缩和瘫痪，并损害虫体表膜，使皮层暴露，易受宿主的免疫攻击，皮层损害影响虫体葡萄糖、蛋白质和核酸代谢，促进成虫、幼虫肝移后大量死亡，同时可杀灭毛蚴及尾蚴。用于吸虫、华支睾吸虫、肺吸虫、绦虫、姜片虫及猪囊尾蚴病等。<br>【不良反应】 轻微，有头昏、头痛、乏力、关节酸痛、恶心、腹痛、皮疹、失眠、心悸、早搏及 ALT 升高，个别可诱发精神失常、脑疝、消化道出血和严重过敏反应。<br>【注意点】 ① $t_{max}$ 1～2 h，$t_{1/2}$ 1～1.5 h。② 对本品过敏、眼猪囊尾蚴病患者及孕妇忌用；乳母须停止哺乳直至停药后 72 h；急性疾病，发热，严重心、肾、肝疾病，精神病及癫痫患者慎用。③ 宜在餐后 30 min 或餐间吞服，服药期间忌油腻食物。④ 脑猪囊尾蚴病时：每日 20 mg/kg，分 3 次，连用 9 d，治疗时：要注意颅内压增高，应加服地塞米松与脱水剂。⑤ 短膜壳绦虫病：25 mg/kg，顿服。 |
| 【作用及用途】 为苯并咪唑类药物，其确切作用机制尚不清楚。因其对线虫无作用，推测本药物作用机制不同于其他影响神经肌肉系统的驱虫药。用途同本页吡喹酮。<br>【不良反应】 眩晕、头痛、腹痛、发热等。<br>【注意点】 ① 口服吸收迅速，进食可增加其吸收。② 对本药或其他苯并咪唑药物过敏者忌用；对孕妇及乳母的影响尚不明确。③ 用药期间应避免进食含大麦的食物。 |
| 【作用及用途】 能溶解破坏绦虫的头节和近头节，对卫氏吸虫囊蚴有明显的杀灭作用。用于肺吸虫、牛带绦虫、短膜壳绦虫和姜片虫等病。<br>【不良反应】 轻度头晕、头痛、呕吐、腹痛、腹泻、荨麻疹和皮肤感光过敏，大剂量可致中毒性肝炎。<br>【注意点】 ① 口服可吸收，$t_{max}$ 27 h。② 严重肝、肾、心脏病患者及孕妇忌用；对乳母的影响尚不明确。③ 伴有钩、蛔虫感染者，应先驱钩、蛔虫后服用本品。④ 治疗期间应避免应用碱性或乙醇类饮料。⑤ 驱绦虫时，服药前要加服镇吐剂，服药后 3～4 h 服泻药。 |

## (三) 抗线虫药

| 药品名称 | 剂型规格 | 用法 | 成人剂量 | 小儿剂量 |
|---|---|---|---|---|
| **甲苯达唑**<br>(甲苯咪唑,安乐士)<br>Mebendazole<br>(Vermox) | 片剂<br>0.05 g<br>0.1 g<br>咀嚼片<br>0.2 g<br>混悬液<br>2% | 口服 | 驱蛔虫、蛲虫:<br>每次 0.2 g<br>顿服<br>驱钩虫、鞭虫:<br>每次 0.2 g,每日 2 次,连服 3～4 d<br>驱绦虫:<br>每次 0.3 g,每日 2 次,连服 3 d<br>驱棘球蚴:<br>每日 50 mg/kg<br>分 3 次,1 疗程 3 个月<br>驱旋毛线虫:<br>每次 0.4 g,顿服<br>1 疗程 20 d | 驱蛔虫、蛲虫:<br>每次 0.2 g<br>顿服<br>驱钩虫、鞭虫:<br>每次 0.1 g,每日 2 次,连服 3～4 d<br>总剂量<0.6 g<br>驱绦虫、粪类圆线虫:<br>每次 0.2～0.3 g,每日 2 次<br>连服 3 d |
| **阿苯达唑**<br>(丙硫咪唑,肠虫清)<br>Albendazole<br>(Abentel,<br>Zentel) | 片剂<br>胶囊<br>0.1 g<br>0.2 g<br>0.4 g<br>咀嚼片<br>0.075 g<br>0.1 g<br>干糖浆<br>每袋<br>0.2 g | 口服 | 驱蛔虫、蛲虫:<br>每次 0.4 g,顿服<br>驱钩虫、粪类圆线虫、鞭虫:<br>每日 0.4 g<br>连服 3 d<br>驱旋毛线虫:<br>每日 0.6～0.8 g<br>分 2 次,连服 7 d<br>驱脑猪囊尾蚴:<br>每日 18 mg/kg<br>分 2 次,连服 10 d<br>驱棘球蚴:<br>每日 20 mg/kg<br>分 2 次<br>1 疗程 1 个月 | 2～12 岁<br>驱蛔虫、蛲虫:<br>每日 0.2 g,顿服<br>驱钩虫、鞭虫、粪类圆线虫:<br>每次 0.2 g,顿服<br>连服 3 d<br>驱旋毛线虫、绦虫:<br>每日 0.3～0.4 g<br>分 2 次<br>连服 7 d<br>>12 岁剂量同成人<br>驱脑猪囊尾蚴:<br>每日 15～20 mg/kg<br>分 2～3 次,连服 10 d |

| 作用及用途、不良反应、注意点 |
|---|
| 【作用及用途】 为广谱驱虫药。抑制虫体对葡萄糖的摄取,导致糖原耗尽和三磷酸腺苷缺乏而死亡,另能完全杀死钩虫、鞭虫的卵及部分蛔虫卵。用于蛔虫、钩虫、蛲虫、鞭虫、绦虫、粪类圆线虫、棘球蚴、旋毛虫病。<br>【不良反应】 偶有头晕、皮疹、腹泻、腹痛和吐蛔等现象。<br>【注意点】 ① 服后吸收很少,$t_{max}$ 2～5 h,$t_{1/2}$ 2.5～5.5 h。② 妊娠初3个月及对本品过敏者忌用;<2岁的儿童及心、肝功能不全者慎用;对乳母影响尚不明确。③ 与小剂量噻嘧啶合用可避免吐蛔现象的发生。④ 第一次驱钩虫、鞭虫不见效者,可于3周后再用1疗程。⑤ 习惯性便秘者可加服泻剂。⑥ 复方甲苯咪唑片,每片含本品0.1 g、左旋咪唑25 mg。 |
| 【作用及用途】 为广谱驱虫药。能抑制虫体对葡萄糖的摄取,导致糖原耗竭,并能阻碍三磷酸腺苷的产生,引起虫体死亡,另有杀死虫卵的作用。用于蛔虫、蛲虫、鞭虫、钩虫、绦虫、粪类圆线虫、旋毛线虫、猪囊尾蚴、棘球蚴、华支睾吸虫和肺吸虫病。<br>【不良反应】 头晕、失眠、乏力、畏寒、发热、口干、恶心、呕吐、腹痛、腹泻,偶有脱发、ALT升高及吐蛔现象。<br>【注意点】 ① 成人服后 $t_{max}$ 2.5～3 h,$t_{1/2}$ 8.5～10 h。② 孕妇,乳母及急性疾病、蛋白尿、化脓性或弥散性皮炎、癫痫患者忌用;心、肝、肾功能不全,活动性溃疡患者及<2岁小儿慎用。③ 老年人应按成人剂量的3/4服用。④ 治疗猪囊尾蚴病、棘球蚴病需数个疗程,每疗程间隔15～20 d,猪囊尾蚴病为2～3个疗程;棘球蚴病需3～6个疗程;蛲虫病需2个疗程,间隔2～4周;粪类圆线虫需2疗程,间隔2周。⑤ 治疗脑猪囊尾蚴病时,于第1疗程结束后7～16 d常出现头痛、低热,且有癫痫、视力障碍等。⑥ 驱华支睾吸虫、肺吸虫:每日8 mg/kg,分1～2次,连服1周。 |

| 药品名称 | 剂型规格 | 用法 | 成人剂量 | 小儿剂量 |
|---|---|---|---|---|
| **盐酸左旋咪唑**<br>(驱钩蛔)<br>Levamisole<br>Hydrochloride | 片剂<br>肠溶片<br>25 mg<br>50 mg<br>糖浆<br>0.8% | 口服 | 驱蛔虫:<br>每日 0.1～0.2 g<br>晚餐后 1 h 顿服<br>驱钩虫:<br>每日 0.1～0.2 g<br>晚餐后 1 h 服,连服 3 d | 驱蛔虫:<br>每日 2～3 mg/kg<br>睡前顿服<br>驱钩虫:<br>每日 1.5～3 mg/kg<br>晚餐后 1 h 服,连服 3 d |
| **氟苯达唑**<br>(氟苯咪唑)<br>Flubendazole<br>(Fluoromebendazole) | 片剂<br>0.1 g<br>0.2 g | 口服 | 驱蛔虫、鞭虫:<br>每次 0.3 g<br>每日 2 次,共 1 d 或<br>每次 0.2 g<br>每日 1 次,连服 3 d<br>驱蛲虫:<br>每次 0.2 g,顿服<br>2 周后重复 1 次<br>驱钩虫、粪类圆线虫:<br>每次 0.1 g,每日 2 次,连服 3～4 d<br>棘球蚴病和猪囊尾蚴病:<br>每次 0.04～0.05 g/kg<br>每日 2 次<br>连服 10 d<br>华支睾吸虫病:<br>每日 6 g<br>1 疗程 7 d | 同成人 |
| **枸橼酸哌嗪**<br>(枸橼酸哌哔嗪,驱蛔灵)<br>Piperazine<br>Citrate | 片剂<br>0.25 g<br>0.5 g<br>糖浆<br>16% | 口服 | 驱蛔虫:<br>每日 3～3.5 g<br>睡前顿服<br>或分 2 次<br>连服 2～3 d<br>驱蛲虫:<br>每次 1～1.2 g<br>每日 2 次<br>连服 7～10 d | 驱蛔虫:<br>每日 0.1～0.16 g/kg<br>连服 2 d<br>最大剂量 1 d 3 g<br>驱蛲虫:<br>每日 0.06 g/kg<br>分 2 次<br>连服 7～10 d<br>最大剂量 1 d 2 g |

| 作用及用途、不良反应、注意点 |
|---|
| 【作用及用途】 为广谱驱虫药。可使虫体肌肉麻痹失去活力而随粪便排出。用于蛔虫病、钩虫病、丝虫病以及混合感染。另有免疫调节作用。<br>【不良反应】 偶有恶心、呕吐、腹痛、食欲减退、头晕、发热、嗜睡、乏力、流感样症状，个别有白细胞减少和皮疹等。<br>【注意点】 ① 成人 $t_{max}$ 2 h，$t_{1/2}$ 4 h。② 肝炎活动期及妊娠早期忌用；肝肾功能不全者及乳母慎用。③ 对蛔虫感染必要时可于 1 周后再用 1 次。④ 与其他驱虫药合用可增加疗效，如与噻嘧啶合用治疗钩虫病，与噻苯咪唑或恩波吡维铵合用治疗肠线虫混合感染。⑤ 老年人驱蛔虫及驱钩虫参考剂量：均每日 0.1～0.15 g，服法同成人。 |
| 【作用及用途】 为广谱驱虫药。能使虫体的消化道内皮细胞解体，胞质蜕变而死亡，对宿主的细胞结构无影响。用于蛔虫、钩虫、鞭虫、蛲虫、粪类圆线虫、华支睾吸虫等；亦用于盘尾丝虫、棘球蚴、猪囊尾蚴、绦虫、白矛线虫和毛细线虫感染。<br>【不良反应】 恶心、腹痛、肠鸣、嗜睡、便秘等。<br>【注意点】 ① 口服吸收甚微。② 治疗蠕幼虫移行症，每次 0.3～0.4 g，每日 1 次，1 疗程 5～8 d。 |
| 【作用及用途】 能使虫体麻痹而随粪便排出。用于肠蛔虫病、蛔虫所致的不全性肠梗阻、胆道蛔虫病绞痛缓解期及蛲虫病。<br>【不良反应】 恶心、呕吐、腹痛、头晕、嗜睡、荨麻疹、便秘、过敏等；超剂量可引起震颤、共济失调、眼调节困难及遗忘症，严重者可致呼吸麻痹和癫痫症状；缺乏 G-6PD 的患者可产生溶血性贫血。<br>【注意点】 ① 口服及吸收迅速，$t_{max}$ 1～2 h。② 肝肾功能不全、神经系统疾病及癫痫患者忌用；孕妇慎用；对乳母的影响尚不明确。③ 有便秘者加服泻药。④ 可拮抗噻嘧啶的驱虫作用，大剂量时可加强氯丙嗪的作用，与其合用可引起抽搐。⑤ 与硫氯酚或左旋咪唑配伍使用，疗效较好，亦可与恩波吡维铵合用治疗混合感染。⑥ 另有磷酸哌嗪片(锭)，每片 0.2 g 及 0.5 g，用量按本品 5/6 计算，小儿亦可按每岁 0.2 g 或每日按 50 mg/kg，分 1～2 次服用。 |

| 药品名称 | 剂型规格 | 用法 | 成人剂量 | 小儿剂量 |
|---|---|---|---|---|
| **噻苯达唑**<br>(噻苯咪唑)<br>Tiabendazole<br>(Thiabendazole, Mintezol) | 片剂<br>0.25 g | 口服 | 驱蛔虫、钩虫、蛲虫：<br>每日 25 mg/kg<br>分 2 次,连服 3 d<br>最大剂量<br>1 次<1.5 g<br>必要时 1 周后可重复 1 疗程<br>驱粪类圆线虫：<br>每日 50 mg/kg<br>分 2 次,连服 3 d<br>驱旋毛线虫：<br>每次 12 mg/kg<br>每日 2 次<br>连服 30 d | >15 kg<br>剂量同成人 |
| **双羟萘酸噻嘧啶**<br>(噻嘧啶,抗虫灵)<br>Pyrantel Pamoate<br>(Antiminth, Pyrantel Embonate) | 片剂<br>0.3 g<br>颗粒<br>15% | 口服 | 驱蛔虫：<br>每日 10 mg/kg<br>睡前顿服,连服 1～2 d<br>驱蛲虫：<br>每日 5～10 mg/kg<br>睡前顿服<br>连服 1 周<br>驱钩虫：<br>每日 10 mg/kg<br>睡前顿服,连服 3 d | 驱蛔虫：<br>每日 10 mg/kg<br>睡前顿服<br>连服 2 d<br>驱蛲虫：<br>用法用量同上<br>连服 1 周<br>驱钩虫：<br>用法用量同上<br>连服 3 d |
| | 软膏<br>3% | 肛周 | | 驱蛲虫：<br>每晚睡前涂肛周少许,连用 1 周 |
| **奥克太尔**<br>(间酚嘧啶,酚嘧啶)<br>Oxantel Pamoate<br>(Telopar) | 片剂<br>0.1 g<br>0.2 g<br>0.3 g | 口服 | 驱鞭虫：<br>每日 10 mg/kg<br>每日 1 次,顿服<br>连服 3 d<br>驱蛲虫：<br>每日 10～20 mg/kg<br>每日 1 次<br>连服 3 d | 同成人 |

| 作用及用途、不良反应、注意点 |
| --- |
| 【作用及用途】 为广谱驱虫药。对线虫的成虫、虫卵及一些组织内幼虫期均有良好的抑制作用。用于蛲虫、蛔虫、钩虫、鞭虫、粪类圆线虫、旋毛线虫病及皮肤蠕幼虫移行症。<br>【不良反应】 不良反应较大,有眩晕、嗜睡、恶心、呕吐、腹痛、食欲减退、皮肤瘙痒、高血糖等。<br>【注意点】 ① 服后迅速吸收,$t_{max}$ 1～2 h。② 对本品过敏、工作需精神警戒的患者,孕妇,乳母及体重<15 kg 儿童忌用;肝肾功能不全、糖尿病患者慎用。③ 服药期间不宜从事高空作业、操作机床及驾车等。④ 有吐蛔现象,餐后用药可减少不良反应。⑤ 如出现畏寒、高热、皮疹、淋巴结病应立即停药。 |
| 【作用及用途】 为广谱驱虫药。使虫体肌肉强力收缩,导致痉挛性麻痹,随粪排出。用于蛔虫、钩虫、蛲虫病或混合感染。<br>【不良反应】 头晕、呕吐、胸闷、腹痛、腹泻、皮疹、嗜睡,偶有 ALT 升高。<br>【注意点】 ① 口服吸收很少,$t_{max}$ 1～3 h。② 孕妇、<1 岁婴儿及肝功能不全者忌用;溃疡病,心、肾功能不全患者慎用;对乳母的影响尚不明确。③ 与哌嗪类有拮抗作用,与左旋咪唑合用治疗钩虫疗效好。④ 因为成熟的蛲虫对本品才敏感,故应在两周后幼虫成熟后,进行第二疗程,当对蛔虫作群众性治疗时,也可隔 3 d 再服用 1 次。⑤ 软膏又称抗蛲灵软膏,用前应用温开水洗清肛周,涂药少许后,再挤药少量于肛门内。⑥ 另有栓剂,每栓 0.2,驱蛲虫,每晚 1 粒,塞肛,连用 3～5 d。 |
| 【作用及用途】 为噻嘧啶的衍生物,非广谱驱虫药。对鞭虫感染效佳。用于驱鞭虫,亦用于蛔虫、钩虫、蛲虫等混合感染。<br>【不良反应】 短暂胃部不适、腹痛、恶心、头昏,偶见心电图改变。<br>【注意点】 ① 孕妇、心功能不全者忌用。② 宜半空腹服。③ 与噻嘧啶合用治疗蛔虫、钩虫等混合感染,剂量各为 3 mg/kg,每日 2 次,连服 2 d。 |

| 药品名称 | 剂型规格 | 用法 | 成人剂量 | 小儿剂量 |
|---|---|---|---|---|
| **恩波吡维铵**<br>(吡维氯胺，扑蛲灵)<br>Pyrvinium Embonate<br>(Pyrvinium Pamoate, Viprynium Pamoate) | 片剂<br>50 mg<br>混悬液<br>1 ml<br>10 mg | 口服 | 驱蛲虫：<br>5 mg/kg，顿服，<br>最大剂量<0.35 g<br>2 周后可重复<br>驱粪类圆线虫：<br>5 mg/kg，顿服<br>连服 5～7 d | 同成人<br>最大剂量<0.25 g |
| **司替碘铵**<br>(驱蛲净)<br>Stilbazium Iodide<br>(Stilbazum, Monopar) | 肠溶片<br>50 mg | 口服 | 驱蛲虫：<br>5 mg/kg<br>顿服 | 同成人 |
| **氯硝柳胺**<br>(灭绦灵，育未生)<br>Niclosamide<br>(Yomesan) | 片剂<br>0.25 g<br>胶囊<br>0.5 g | 口服 | 驱牛带、猪带绦虫：<br>每次 1 g，清晨空腹服，隔 1 h 后再服 1 次，2 h 后服硫酸镁导泻<br>驱短膜壳绦虫：<br>每次 1 g，第 1 d<br>服 2 次，间隔 1 h<br>第 2 d 起，每次 1 g<br>每日 1 次<br>连服 6～8 d | 2～6 岁<br>每次 0.25～0.5 g<br>6～10 岁<br>每次 0.5～0.75 g<br>>10 岁<br>每次 1 g<br>服法同成人 |
| **硫氯酚**<br>(别丁，硫双二氯酚)<br>Bithionol<br>(Bitin, Bithin) | 片剂<br>0.25 g<br>胶囊<br>0.5 g | 口服 | 驱绦虫：<br>每日 50 mg/kg<br>分 2 次<br>间隔 30 min<br>或 3 g 顿服，或每次 1 g，清晨空腹服，间隔 1 h 1 次，<br>连服 3 次<br>驱姜片虫：<br>每次 2～3 g<br>睡前顿服 | 均 50 mg/kg<br>服法同成人 |

| 作用及用途、不良反应、注意点 |
| --- |
| 【作用及用途】 能干扰虫体的呼吸酶系统，抑制氧摄取，糖的无氧酵解增加，并阻碍虫体对葡萄糖的吸收而使虫体死亡，但不能杀死虫卵。用于蛲虫病、粪类圆线虫病。<br>【不良反应】 少见恶心、呕吐、腹痛、腹泻等，偶见光感过敏反应。<br>【注意点】 ① 口服几乎不吸收。② 胃肠道有炎症者忌用，以防吸收增加严重反应；孕妇慎用。③ 片剂不宜咀嚼，以免染红牙齿。④ 服药后 1～2 d 内可使粪便、呕吐物染成红色。 |
| 【作用及用途】 有较强的驱蛲虫作用，对蛔虫、鞭虫及钩虫疗效差。主要用于蛲虫病，经多次给药也可用于治疗蛔虫、鞭虫及钩虫感染。<br>【不良反应】 恶心、呕吐、腹痛、眩晕等。<br>【注意点】 ① 胃肠道吸收很差。② 服后粪便呈红色。③ 为减少不良反应，宜吞服。 |
| 【作用及用途】 主要对抗绦虫，对钉螺和蛲虫也有作用。能干扰虫体代谢，虫体接触本品后，对蛋白水解酶更敏感，可杀死绦虫的头节和邻近节片，使其从肠壁脱落随粪便排出。为牛带、猪带绦虫，裂头绦虫及短膜壳绦虫病的首选药。<br>【不良反应】 偶有乏力、头晕、胸闷、腹痛、恶心、呕吐、发热、瘙痒等。<br>【注意点】 ① 口服不被吸收。② 孕妇慎用；对乳母的影响尚不明确。③ 药片应充分嚼碎服用并尽量少喝水。④ 为防止呕吐使虫卵逆流入胃及十二指肠内引起猪囊尾蚴病，可于服药前加服镇吐药。⑤ 如要重复治疗，须间隔 3～4 个月。⑥ 忌食油腻及饮酒，避免用蓖麻油导泻。 |
| 【作用及用途】<br>【不良反应】 见 433 页硫氯酚项下。<br>【注意点】 |

| 药品名称 | 剂型规格 | 用法 | 成人剂量 | 小儿剂量 |
|---|---|---|---|---|
| **枸橼酸乙胺嗪**<br>(海群生,益群生)<br>Diethylcarbamazine Citrate<br>(Hetrazan, Banocide) | 片剂<br>0.05 g<br>0.1 g | 口服 | 丝虫病治疗:<br>每次 0.1～0.2 g<br>每日 3 次<br>连服 1～2 周<br>丝虫病高流行区普查普治(>5 岁):<br>斑氏丝虫病:<br>总剂量 3 g 或 4.2 g<br>分 3 d 或 5 d<br>每日 3 次服<br>马来丝虫病:<br>总剂量 0.5～1 g<br>顿服或分 2 次<br>第 2 年重复 1 次 | 丝虫病治疗:<br>每日 4～6 mg/kg<br>分 3 次<br>连服 1～2 周 |
| **伊维菌素**<br>Ivermectin | 片剂<br>2.5 mg<br>5 mg<br>6 mg | 口服 | 丝虫病治疗:<br>0.15～0.2 mg/kg<br>餐前 1 h 单次顿服<br>每隔 6～12 个月 1 次或视病情而定 | >5 岁<br>0.15 mg/kg<br>餐前 1 h 单次顿服<br>每 12 个月 1 次 |
| **盐酸左旋咪唑**<br>(驱钩蛔)<br>Levamisole Hydrochloride | 片剂<br>25 mg<br>50 mg | 口服 | 丝虫病治疗:<br>每日 4～8 mg/kg<br>分 3 次,餐后服<br>连服 2～3 d | 同成人 |

# 九、抗生素、抗真菌及抗病毒药物

## (一) 抗生素

| 药品名称 | 剂型规格 | 用法 | 成人剂量 | 小儿剂量 |
|---|---|---|---|---|
| **青霉素钠(钾)**<br>(苄青霉素)<br>Penicilin G Sodium (Potassium)<br>(Benzylpenicillin) | 注射剂<br>40 万 U<br>80 万 U<br>100 万 U | 肌内 | 每日<br>80 万～200 万 U<br>分 2～4 次 | 每日<br>5 万～10 万 U/kg<br>分 2～3 次 |

| 作用及用途、不良反应、注意点 |
|---|
| 【作用及用途】 对血中微丝蚴及成虫均有作用,对蛔虫也有作用。用于丝虫病,亦可用于嗜酸粒细胞增多症和哮喘治疗。<br>【不良反应】 头痛、失眠、恶心、呕吐、乏力、关节痛、发热、皮疹、淋巴结炎、淋巴管炎等。<br>【注意点】 ① 口服吸收迅速,$t_{max}$ 1～2 h,$t_{1/2}$ 8 h。② 严重心、肝、肾功能不全,活动性肺结核,急性传染病患者及妊娠初期或月经期妇女,乳母忌用。③ 大剂量短程疗法用于马来丝虫病,成人为每次 1.5 g,老年人为每次 1 g,儿童为 20～30 mg/kg,睡前顿服,淋巴结炎发生率较高。④ 对斑氏丝虫病可用长程疗法,1～2 个月重复 1 次,1 年内可用 3 个疗程。⑤ 为避免胆道蛔虫病,有肠蛔虫症者,应先驱蛔虫。⑥ 因丝虫死亡释放大量异性蛋白,可引起过敏反应,可给予激素、复方乙酰水杨酸或抗过敏药。⑦ 先给予氯丙嗪,可减少胃肠反应。 |
| 【作用及用途】 对微丝蚴有杀灭作用,为治疗盘丝蚴的主要药物。<br>【不良反应】 轻微,多见皮疹、瘙痒、淋巴结病变,罕见头晕、发热、乏力和心电图改变等。<br>【注意点】 ① $t_{max}$ 4 h,$t_{1/2}$ 22 h。② 孕妇、乳母及＜5 岁儿童忌用。③ 可防止微丝蚴所致的眼部病变进一步发展。 |
| 【作用及用途】<br>【不良反应】 } 见 437 页左旋咪唑项下。<br>【注意点】 ① 与乙胺嗪先后合用可提高疗效。② 老人剂量每日 0.1～0.15 g,服法同成人。 |

| 作用及用途、不良反应、注意点 |
|---|
| 【作用及用途】 为繁殖期杀菌剂。干扰细菌细胞壁合成,对革兰阳性球菌及某些阴性菌有高效:① 对溶血性链球菌、肺炎链球菌、非耐药性葡萄球菌、淋病奈瑟菌及脑膜炎奈瑟菌作用好。② 炭疽杆菌、破伤风芽胞梭菌、穿透芽胞梭菌及白喉棒状杆菌对其相当敏感。③ 螺旋体、放线菌对其也敏感。用于呼吸系统感染(肺炎、支气管炎)、脑膜炎、中耳炎、扁桃体炎、猩红热、丹毒、败血症、感染性心内膜炎、淋病、钩端螺旋体病、梅毒、白喉、炭疽、新生儿破伤风、放线菌病等。 |

| 药品名称 | 剂型规格 | 用法 | 成人剂量 | 小儿剂量 |
|---|---|---|---|---|
| | | 静滴 | 每日<br>200万～2 000万U<br>(1万U/ml)<br>分2～4次 | 每日<br>5万～20万U/kg<br>分2～4次,随病情及病变部位决定 |
| **普鲁卡因青霉素**<br>(青霉素混悬剂)<br>Procaine Penicillin G<br>(Crysticillin) | 注射剂<br>40万U<br>80万U | 肌内 | 每次40万～80万U<br>每日1～2次 | 每次20万～40万U<br>每日1～2次 |
| **苄星青霉素**<br>(长效西林)<br>Benzathine Penicillin G<br>(Bicillin) | 注射剂<br>30万U<br>60万U<br>120万U | 肌内 | 每次60万～120万U<br>每2～4周1次 | 每次30万～120万U<br>每2～4周1次 |
| **青霉素V钾**<br>Phenoxymethyl-penicillin Potassium<br>(Penicillin V) | 糖衣片<br>0.25 g<br>(40万U)<br>干糖浆<br>5 ml<br>0.125 g<br>(20万U) | 口服 | 每日1～2 g<br>分4次<br>预防风湿热复发:<br>每日0.25～0.5 g<br>分2次 | 每日25～50 mg/kg<br>分3～4次 |

| 作用及用途、不良反应、注意点 |
| --- |
| 【不良反应】 毒性一般很小,主要为过敏反应,如皮疹、哮喘、药物热、血管神经性水肿及过敏性休克等;肌注偶可致周围神经炎,大剂量静脉给药可发生抽搐等神经系统反应。<br>【注意点】 ① 肌注:$t_{max}$ 30 min,$t_{1/2}$ 30 min。② 乳母慎用。③ 用前须询问有无过敏史,凡间隔 3 d 未用本品者,即应用 500 U/ml 的溶液 0.1 ml 做皮内试验,并留下患者,20 min 后观察结果,应随时做好急救准备,以防发生严重过敏反应。④ 水溶液应新鲜配制,久藏效价下降,且易产生引起致敏的衍生物。⑤ 静滴宜用较纯的产品,钠盐(每 100 万 U 含钠离子 40 mg)、钾盐(每 100 万 U 含钾离子 67.9 mg)均可,用量较大时以用前者为妥,以免引起高钾血症。⑥ 钾盐肌注可用 0.5%利多卡因溶液作溶媒,以减轻疼痛。⑦ 本品在脑膜炎症时可透过血脑屏障,且维持较久。⑧ 与庆大霉素、卡那霉素混合可使后者失效,与头孢噻吩、林可霉素、间羟胺、去氧肾上腺素、苯妥英钠、异丙嗪、硫喷妥钠混合可呈混浊,与氢化可的松混合则效价下降。⑨ 与丙磺舒、阿司匹林、吲哚美辛、依他尼酸等合用时,使本品排泄减少,故须适当减量。⑩ 避免与氯霉素、红霉素、四环素及磺胺类等抑菌药合用。⑪ 老人静滴剂量为成人的 1/2,严重肾功能不全者需调整剂量。 |
| 【作用及用途】 同 443 页青霉素,但作用较缓慢而持久。用于青霉素敏感菌所致轻或中度感染。<br>【不良反应】 同青霉素。<br>【注意点】 ① 肌注 30 万 U,$t_{max}$ 2 h。② 同青霉素注意点②③。③ 注射前必须用青霉素及 0.25%普鲁卡因分别做过敏试验。④ 只能肌注,如误入静脉,可引起心悸、头晕、意识模糊等即刻反应,偶可因悬液中的细小颗粒形成广泛微血栓,而致肺、脑栓塞。⑤ 本品 40 万 U(80 万 U)内含青霉素钠(钾)10 万 U(20 万 U),普鲁卡因青霉素 30 万 U(60 万 U)。 |
| 【作用及用途】 同 443 页青霉素,但维持时间甚长。肌注后有效血药浓度维持半月至 1 个月。用于风湿病链球菌感染的预防。<br>【不良反应】 过敏反应,长期应用可影响肠内维生素 B 族的合成。<br>【注意点】 ① 乳母慎用。② 用前须用青霉素钠或本品做皮试。③ 长期应用宜加服维生素 B 族。④ 本品血药浓度低,不能用于治疗。⑤ 溶液呈混悬状,在室温中较稳定,但以避光冷藏为宜。 |
| 【作用及用途】 同 443 页青霉素,但耐酸,口服吸收快而完全。用于对青霉素敏感的革兰阳性菌之轻、中度感染,如扁桃体炎、咽炎、猩红热、支气管炎、肺炎、蜂窝织炎、脓肿、中耳炎等。<br>【不良反应】 少数患者有轻度腹痛、腹泻、恶心、呕吐,偶见口腔炎,荨麻疹,皮疹,ALT、AST 升高及嗜酸粒细胞增多等。<br>【注意点】 ① $t_{max}$ 30～60 min,$t_{1/2}$ 30～45 min。② 用前做青霉素皮试,对青霉素过敏者忌用。③ 药物相互作用同青霉素。④ 应密闭,避光保存。 |

| 药品名称 | 剂型规格 | 用法 | 成人剂量 | 小儿剂量 |
|---|---|---|---|---|
| **苯唑西林钠**<br>(苯唑青霉素钠)<br>Oxacillin Sodium<br>(Prostaphilin, $P_{12}$) | 胶囊<br>0.25 g<br>0.5 g | 口服 | 每次 0.5～1 g<br>每 4～6 h 1 次<br>空腹服 | 每日<br>0.05～0.1 g/kg<br>分 4 次<br>空腹服 |
| | 注射剂<br>0.5 g<br>1.0 g | 肌内 | 每日 4～6 g<br>分 4 次 | <40 kg 同口服<br>>40 kg 同成人 |
| | | 静滴 | 每日 4～8 g<br>分 3～4 次<br>严重感染：<br>最大剂量 1 d 12 g<br>稀释至<br>20～40 mg/ml<br>滴注 0.5～1 h | 每日<br>0.05～0.15 g/kg<br>分 3～4 次 |
| **氯唑西林钠**<br>(邻氯青霉素钠)<br>Cloxacillin Sodium<br>(Orbenin) | 颗粒剂<br>0.05 g<br>0.125 g<br>胶囊<br>0.125 g<br>0.25 g<br>0.5 g | 口服 | 每日 1.0～2.0 g<br>分 4 次<br>空腹服 | 每日 20～50 mg/kg<br>分 4 次<br>空腹服 |
| | 注射剂<br>0.5 g<br>1.5 g<br>2.0 g | 肌内 | 每日 4～6 g<br>分 4 次 | 每日 0.05～0.1 g/kg<br>分 2～4 次 |
| | | 静滴 | 每日 4～8 g<br>分 2～4 次<br>稀释至<br>20～40 mg/ml<br>滴注 0.5～1 h | 每日 0.05～0.1 g/kg<br>分 2～4 次 |

| 作用及用途、不良反应、注意点 |
| --- |
| 【作用及用途】 能耐青霉素酶,故对产酶的金葡菌具杀菌作用,但对青霉素敏感菌感染,以选用青霉素为宜。本品耐酸,故可口服;体内分布较广,在多数组织与体液中达有效抗菌浓度,但肺、腹水及正常脑脊液中含量甚低。用于各种耐青霉素的葡萄球菌感染。<br>【不良反应】 偶见轻度胃肠道反应及 AST 升高;儿童大剂量用药过久可致间质性肾炎及中性粒细胞减少。余同青霉素。<br>【注意点】 ① 口服后 $t_{max}$ 30～60 min,肌注后 30 min,$t_{1/2}$ 约 25 min。② 乳母、肝病患者慎用;肾功能损害明显时,应延长给药间隔时间。③ 与青霉素有交叉过敏反应,用前须用本品或青霉素做皮试。④ 阿司匹林及大部分磺胺类药物可使本品血药浓度升高,合用时应适当减量;磺胺类药物能降低本品肠内吸收率,二者合用时本品应避免口服。⑤ 静滴时不宜与庆大霉素、间羟胺、去甲肾上腺素、四环素、磺胺嘧啶、呋喃妥因、维生素 B 族、维生素 C、蛋白水解酶等配伍,否则会降低本品疗效。⑥ 水溶液应冷藏,于 24 h 内用完。 |
| 【作用及用途】 抗菌谱与苯唑西林相同,但杀菌及耐青霉素酶作用较后者为强。用于产青霉素酶金葡菌感染。<br>【不良反应】 皮疹、荨麻疹、恶心、呕吐、腹胀,长期服药可继发口腔或肠道二重感染。<br>【注意点】 ① 口服 $t_{max}$ 1 h,肌注 0.5 g 后 $t_{max}$ 30 min;$t_{1/2}$ 30～66 min。② 乳母慎用。③ 用前须做青霉素皮试。④ 宜空腹服,以米汤或糖浆送服。⑤ 肌注时可以 0.5%利多卡因溶解。⑥ 与庆大霉素、卡那霉素混合注射易降低后者疗效,应分别注射。⑦ 阿司匹林和多数磺胺类药物,可阻止其与血浆蛋白结合,合用时,本品宜适当减量。 |

| 药品名称 | 剂型规格 | 用法 | 成人剂量 | 小儿剂量 |
|---|---|---|---|---|
| **氨苄西林钠**<br>(氨苄青霉素)<br>Ampicillin<br>Sodium<br>(Penbritin) | 胶囊剂<br>0.25 g<br>0.5 g | 口服 | 每次 0.5～1.0 g<br>每日 4 次<br>空腹服 | 每日 20～80 mg/kg<br>分 4 次 |
| | 注射剂<br>0.5 g<br>1.0 g<br>2.0 g | 肌内 | 每日 2～6 g<br>分 4 次 | 每日<br>0.05～0.15 g/kg<br>分 4 次 |
| | | 静滴 | 每日 4～12 g<br>分 2～4 次<br>静滴浓度<br>＜30 mg/ml<br>滴速 0.5～1 h<br>最大剂量 1 d 14 g<br>泌尿道感染：<br>每日 1～2 g<br>分 2 次 | 每日 0.1～0.2 g/kg<br>分 2～4 次<br>用法同成人 |
| **氨苄西林钠-舒巴坦钠**<br>(舒氨新，舒安西林，优立新)<br>Ampicillin<br>Sodium<br>and Sulbactam<br>Sodium<br>(Unasyn) | 注射剂<br>(氨苄西林-舒巴坦)<br>0.25 g-<br>0.125 g | 深部肌内 | 每日 1.5～6 g<br>分 2～3 次 | 每日 0.03～0.1 g/kg<br>分 2～3 次 |
| | | 静滴 | 每日 6～12 g<br>分 3～4 次 | 每日 0.15 g/kg<br>分 3～4 次 |
| **阿莫西林钠**<br>(羟氨苄青霉素，再林，阿莫仙，奈他美，弗莱莫星)<br>Amoxicillin<br>Sodium<br>(Amoxil) | 片剂<br>胶囊剂<br>0.125 g<br>0.25 g<br>0.5 g<br>干糖浆<br>0.125 g | 口服 | 每次 0.5～1 g<br>每日 3～4 次 | 每日 40～80 mg/kg<br>分 3～4 次 |
| | 注射剂<br>0.5 g | 肌内或静滴 | 每次 0.5～1 g<br>每日 3～4 次 | 每日 0.05～0.1 g/kg<br>分 3 次 |

| 作用及用途、不良反应、注意点 |
| --- |
| 【作用及用途】 对革兰阴性菌，尤其对伤寒沙门菌、大肠埃希菌、变形杆菌、志贺菌属、流感嗜血杆菌、百日咳杆菌有效，但对铜绿假单胞菌无效。对革兰阳性菌的作用不如青霉素，它能被青霉素酶破坏，故对耐药金葡菌无效。用于大肠埃希菌、产气肠杆菌、伤寒沙门菌及奇异变形杆菌等所致脑膜炎、败血症、伤寒、尿路感染等。<br>【不良反应】 皮疹、恶心、轻度腹泻、药物热等；剂量过大(每日剂量>0.2 g/kg)时可引起间质性肾炎；大剂量静脉给药可发生青霉素脑病，婴幼儿偶有良性颅内压升高。<br>【注意点】 ① 口服 $t_{max}$ 2 h，肌注 30～60 min，$t_{1/2}$ 90 min。② 有青霉素过敏史、传染性单核细胞增多症、巨细胞病毒感染、淋巴细胞白血病、淋巴瘤患者忌用；乳母慎用。③ 用前须做青霉素皮试。④ 水溶液不稳定，应新鲜配制。⑤ 用药较久、用量较大时宜定期检查肝、肾功能。⑥ 与链霉素、多黏菌素 B、卡那霉素、庆大霉素、四环素、氯丙嗪、肾上腺素、去甲肾上腺素、阿托品、肝素、维生素 B 族、维生素 C 等均呈配伍禁忌。⑦ 与丙磺舒合用可提高血药浓度。⑧ 与口服避孕药同服，会阻碍后者吸收。⑨ 稀释液应尽少与碱性药物并用。 |
| 【作用及用途】 为氨苄西林钠与β-内酰胺酶抑制剂舒巴坦(青霉烷砜)以2∶1的比例组成，作用及用途同氨苄西林，但疗效增强。<br>【不良反应】 同本页氨苄西林；尚可致贫血、血小板减少、嗜酸粒细胞减少及一过性口唇发麻，停药后可恢复，肌注部位疼痛。<br>【注意点】 ① 同氨苄西林。② 剂量按复合制剂总量计。③ 用前做青霉素皮试。④ 静滴时将每次剂量溶于 50～100 ml 稀释液中，于 15～30 min 内滴入；肌注时以 0.5%利多卡因溶解可减少疼痛。⑤ 舒巴坦 1 d 剂量不能超过 4 g，病情严重者可增加氨苄西林量。⑥ 另有氨苄西林-舒巴坦0.5 g-0.25 g，1.0 g-0.5 g 及 2 g-1 g 三种规格。 |
| 【作用及用途】 在胃酸中稳定，口服吸收良好，血药峰浓度比等量氨苄西林口服高 2 倍以上，而与后者等量肌注相当。用于对青霉素敏感的溶血性链球菌、肺炎链球菌、不产酶金葡菌或流感嗜血杆菌引起的中、轻度呼吸道感染，大肠埃希菌、奇异变形杆菌、肠球菌引起的尿路感染，对幽门螺杆菌、螺旋体、淋病奈瑟菌感染亦有效，余同氨苄西林项下。<br>【不良反应】 参见本页氨苄西林项下。<br>【注意点】 ① $t_{max}$ 1 h，$t_{1/2}$ 1 h。② 与氨苄西林间有完全的交叉耐药性。③ 部分女性患者用药期间偶见念珠菌感染引起的外阴瘙痒症。④ 余参见氨苄西林。 |

| 药品名称 | 剂型规格 | 用法 | 成人剂量 | 小儿剂量 |
|---|---|---|---|---|
| **阿莫西林-克拉维酸钾**<br>(力百汀,阿莫克拉)<br>Amoxicillin/Clavulanate Potassium<br>(Augmentin) | 片剂<br>(阿莫西林-克拉维酸钾)<br>0.25 g-0.125 g<br>干糖浆<br>5 ml<br>(阿莫西林-克拉维酸钾)<br>0.125 g-0.062 g | 口服 | 每次 0.375～0.75 g<br>每 8 h 1 次 | 每日 25～50 mg/kg<br>分 3 次 |
| | 注射剂<br>(阿莫西林-克拉维酸钾)<br>0.5 g-0.1 g | 静滴 | 每次 1.2 g<br>每 8 h 1 次 | 每次 30 mg/kg<br>每 8 h 1 次 |
| **氟氯西林**<br>(氟氯青霉素,奥佛林,世君宁)<br>Flucloxacillin<br>(Floxacillin, Flucloxin) | 片剂<br>0.125 g<br>胶囊剂<br>0.25 g<br>0.5 g | 口服 | 每次 0.25 g<br>每日 4 次 | <2 岁<br>每次 62.5 mg<br>2～10 岁<br>每次 0.125 g<br>均每日 4 次 |
| | 注射剂<br>0.25 g<br>0.5 g<br>1.0 g | 肌内 | 同口服 | 同口服 |
| | | 静注或静滴 | 每次 0.5 g<br>每 4～6 h 1 次<br>最大剂量 1 d<8 g | 同肌内<br>分次给 |

| 作用及用途、不良反应、注意点 |
| --- |
| 【作用及用途】 由阿莫西林与克拉维酸钾组成，通过后者对β-内酰胺酶的抑制作用而增效。用于对本药敏感但对阿莫西林、氨苄西林或第一代头孢菌素耐药的产酶耐药菌引起的呼吸系统、泌尿、生殖系统、皮肤软组织、骨、关节等感染。<br>【不良反应】 见449页氨苄西林项下。<br>【注意点】 ① 二者的 $t_{1/2}$ 均为1 h。② 对青霉素过敏，中、重度肾功能不全，严重肝功能不全者及孕妇忌用；乳母慎用。③ 见449页阿莫西林项下。④ 静滴＞30～40 min。⑤ 另有阿莫西林-克拉维酸钾片剂，为0.5 g－0.125 g；干糖浆每5 ml二者为0.125 g－0.031 g；注射剂二者为1.0 g－0.2 g。⑥ 剂量按复合制剂计算。 |
| 【作用及用途】 为半合成耐酶青霉素。对产酶金葡菌、表皮葡萄球菌、化脓性链球菌、肺炎链球菌、淋病奈瑟菌、脑膜炎奈瑟菌有较好抗菌活性。用于上述敏感菌引起的败血症、心内膜炎、呼吸道感染、皮肤及软组织感染等。<br>【不良反应】 恶心、呕吐、食欲减退、腹胀、腹泻、皮疹，大剂量静脉注射可引起头痛、抽搐、痉挛、神志不清，少见ALT上升，偶见中性粒细胞减少、急性间质性肾炎。<br>【注意点】 ① 口服 $t_{max}$ 5 min，肌注30 min，$t_{1/2}$ 30～66 min。② 新生儿、早产儿、有过敏性疾病史、肝肾功能严重损害者，孕妇及乳母慎用。③ 用前须作青霉素皮试。④ 口服宜餐前1 h或餐后2 h服。⑤ 不可与氨基糖苷类抗生素配伍。⑥ 静注以注射用水或5% GS 10～20 ml溶解后缓注＞4 min，或加入5%、10% GS中缓慢静滴。 |

| 药品名称 | 剂型规格 | 用法 | 成人剂量 | 小儿剂量 |
|---|---|---|---|---|
| **美洛西林钠**<br>Mezlocillin Sodium | 注射剂<br>0.5 g<br>1.0 g<br>2.0 g | 肌内或静滴 | 每日 0.15～0.2 g/kg<br>分 4 次<br>重症：<br>每日 0.2～0.3 g/kg<br>分 4～6 次 | 每日 0.2～0.3 g/kg<br>分 4～6 次 |
| **呋布西林钠**<br>(呋苄西林，呋苄青霉素)<br>Furbenicillin Sodium<br>(Furbucillin) | 注射剂<br>0.25 g<br>0.5 g | 静滴 | 每次 1.0～2.0 g<br>每日 4 次<br>浓度＜2%<br>滴注 0.5～1 h | 每日 0.1～0.15 g/kg<br>分 4 次<br>浓度＜2%<br>滴注 0.5～1 h |
| **阿洛西林钠**<br>(咪氨苄西林，阿乐欣)<br>Azlocillin Sodium<br>(Alocin, Azlin) | 注射剂<br>0.5 g<br>1.0 g<br>2.0 g<br>3.0 g<br>4.0 g | 肌内或静滴 | 每日 4～16 g<br>分 2～4 次 | 每日 0.1～0.3 g/kg<br>分 2～4 次 |
| **替卡西林钠**<br>(羧噻吩青霉素钠)<br>Ticarcillin Sodium<br>(Monapen, Ticar) | 注射剂<br>0.5 g<br>1.0 g<br>3.0 g<br>6.0 g | 深部肌内 | 泌尿道感染：<br>每次 0.5～1.0 g<br>每日 4 次 | 泌尿道感染：<br>每日 0.05～0.1 g/kg<br>分 2～4 次 |
| | | 静滴 | 每日 0.2～0.3 g/kg<br>分次缓滴 | 每日 0.2～0.3 g/kg<br>分次缓滴 |

| 作用及用途、不良反应、注意点 |
|---|
| 【作用及用途】 为半合成青霉素。对铜绿假单胞菌、大肠埃希菌、肺炎杆菌、变形杆菌、肠杆菌属、枸橼酸杆菌、沙雷菌属、不动杆菌属以及对青霉素敏感的革兰阳性菌有较强的抗菌活性，对脆弱拟杆菌等大多数厌氧菌也有较好作用，对β-内酰胺酶不稳定。用于治疗革兰阴性菌中敏感菌引起的呼吸系统、泌尿系统、消化系统、生殖器官感染。<br>【不良反应】 恶心、呕吐、食欲减退、腹泻、皮疹，少数有 ALT、AKP 上升及嗜酸粒细胞一过性增多。<br>【注意点】 ① 肌注 $t_{max}$、$t_{1/2}$ 均 30～60 min。② 孕妇，乳母，有过敏性疾病史、肝肾功能严重损害、凝血功能异常、严重电解质紊乱及对头孢菌素过敏者慎用。③ 用前须做青霉素皮试。 |
| 【作用及用途】 对不产酶金葡菌、肺炎链球菌、A 组溶血性链球菌、草绿色链球菌、肠球菌的抗菌作用与哌拉西林相仿，对铜绿假单胞菌、大肠埃希菌、肺炎克雷伯菌、志贺菌等革兰阴性菌的作用优于羧苄西林与氨苄西林，对吲哚阳性变形杆菌、肠球菌、肠链球菌、梭状芽孢杆菌的作用较强。静滴后血、胆汁与尿中的药物浓度高，组织分布广。用于治疗敏感菌所致的败血症、尿路、胆道及其他感染。<br>【不良反应】 偶见过敏反应、恶心、呕吐、食欲减退、上腹疼痛、面及四肢发麻，甚至肌震颤；注射部位反应，二重感染。<br>【注意点】 ① $t_{max}$ 5 min。② 妊娠初 3 个月内忌用；后 6 个月及乳母慎用。③ 用前须做青霉素皮试。④ 宜新鲜配制。⑤ 静滴应注意充分溶解。 |
| 【作用及用途】 为广谱青霉素。用于以铜绿假单胞菌为主的革兰阴性杆菌所致各种感染，对脑膜炎奈瑟菌、青霉素敏感的淋病奈瑟菌、流感嗜血杆菌、肠球菌作用均较强。<br>【不良反应】 皮疹、腹泻、恶心、呕吐、发热等。<br>【注意点】 ① 静注 $t_{max}$ 5 min，$t_{1/2}$ 1 h。② 妊娠初 3 个月内忌用；妊娠后 6 个月及乳母、肝肾功能不全者慎用。③ 用前须做青霉素皮试。④ 肌注刺激性强，尽量不用。 |
| 【作用及用途】 对革兰阴性杆菌如铜绿假单胞菌、普通变形杆菌、肠杆菌均有作用，抗铜绿假单胞菌作用较强，为羧苄西林的 2～4 倍。用于全身性感染，亦用于尿路感染、呼吸道感染及败血症。<br>【不良反应】 皮疹、皮肤瘙痒，少数患者有药物热、腹泻等。<br>【注意点】 ① 肌注 $t_{max}$ 0.5～1 h，$t_{1/2}$ 72～77 min。② 对本品或青霉素类过敏者忌用；凝血功能异常、严重肝肾功能不全者，孕妇及乳母慎用。③ 用前须作青霉素皮试。④ 高剂量使用时少数患者可发生出血倾向。⑤ 肌注液用 0.5%利多卡因溶解，每 1 g 用 2～3 ml。 |

| 药品名称 | 剂型规格 | 用法 | 成人剂量 | 小儿剂量 |
|---|---|---|---|---|
| **替卡西林钠-克拉维酸钾**<br>(特美汀)<br>Ticarcillin Sodium-Clavulanate Potassium<br>(Timentin) | 注射剂<br>(含替卡西林钠-克拉维酸钾)<br>1.5 g-0.1 g<br>3.0 g-0.2 g | 静注或静滴 | 每次 3.2～6.4 g<br>每 8 h 1 次<br>静滴<br>>30～40 min | 每次 80 mg/kg<br>每 6～8 h 1 次<br>静滴<br>>30～40 min |
| **哌拉西林钠**<br>(氧哌嗪青霉素钠)<br>Piperacillin Sodium<br>(Penticillin) | 注射剂<br>0.5 g<br>1.0 g<br>2.0 g | 深部肌内 | 每日 4～6 g<br>分 3～4 次 | 每日<br>0.08～0.15 g/kg<br>分 3～4 次 |
| | | 静滴 | 轻、中度感染:<br>每日 4～12 g<br>分 3～4 次<br>严重感染:<br>每日 12～16 g<br>分 4～6 次 | 每日 0.1～0.3 g/kg<br>分 3～4 次 |
| **哌拉西林钠-他唑巴坦钠**<br>(他唑仙,他唑西林)<br>Piperacillin Sodium and Tazobactam Sodium | 注射剂<br>(哌拉西林钠-他唑巴坦钠)<br>2 g-0.25 g<br>4 g-0.5 g | 静滴 | 每次 4.5 g<br>每 8 h 1 次 | 每日 0.2～0.25 g/kg<br>分 6～8 h 1 次 |

| 作用及用途、不良反应、注意点 |
| --- |
| 【作用及用途】 由替卡西林与克拉维酸钾 15∶1 组成,通过后者对 β-内酰胺酶的抑制作用而增效,对革兰阴性菌及葡萄球菌、肺炎链球菌、厌氧菌均有作用。用于敏感菌所致腹腔感染、败血症、呼吸道和泌尿道感染、骨关节感染等。<br>【不良反应】 见 453 页替卡西林项下。<br>【注意点】 ① 用前须作青霉素皮试。② 对青霉素类过敏者忌用。③ 配制时溶于 10 ml 注射用水中,再加入输注液中稀释后静滴。④ 配制后须尽快应用,配制成的输注液不可冰冻。⑤ 与氨基糖苷类抗生素合用有协同作用,但应分别给药。⑥ 在碳酸氢钠注射液中不稳定,不可与血制品、蛋白类液体或静注脂质乳剂混合。⑦ 肾功能严重不全者应减量使用。⑧ 少数使用大剂量替卡西林后发生出血,应予停药。⑨ 剂量按复合制剂总量计。 |
| 【作用及用途】 有广谱抗菌作用,对革兰阳性菌作用与氨苄西林相仿,而对阴性菌作用较其为强,尤对铜绿假单胞菌、肺炎克雷伯菌、变形杆菌、黏质沙雷菌等的抗菌活性高。在体内组织分布广,肾组织浓度最高,其他依次为肝、血清、肺、脾及肌肉。用于败血症、呼吸道感染、肺脓疡、胆囊炎、胆管炎、尿路感染、腹腔感染等。<br>【不良反应】 恶心、腹泻、皮疹、药物热及菌群交替症,偶有 ALT、BUN 上升,中性粒细胞减少。<br>【注意点】 ① 肌注 $t_{max}$ 1 h,$t_{1/2}$ 36～72 min。② 乳母及肾功能严重不全者慎用。③ 用前须做青霉素皮试。④ 用 0.5%利多卡因溶解,可减轻肌注部位疼痛。⑤ 静滴液浓度＜2%,于 20～30 min 内滴完。⑥ 与氨基糖苷类或头孢类抗生素合用有协同作用,但不宜混合注射。⑦ 大剂量注射时应随访肝肾功能及血象。 |
| 【作用及用途】 为哌拉西林和β-内酰胺酶的不可逆抑制剂他唑巴坦按 8∶1 的比例组成。他唑巴坦为舒巴坦的衍生物,但其抑制作用优于舒巴坦。对耐哌拉西林的大肠埃希菌、肺炎克雷伯菌、奇异变形杆菌、不动杆菌等有良好的抗菌作用。用于敏感菌引起的败血症、腹腔感染、呼吸道感染和软组织感染,亦可用于颅内感染。<br>【不良反应】 较少发生,主要有腹泻、恶心、皮肤瘙痒、皮疹,另有 ALT、ALP、BUN、Cr 升高及凝血酶原时间延长,直接 Coombs 试验阳性。<br>【注意点】 ① $t_{max}$ 5 min,$t_{1/2}$约 68 min。② 用前须做青霉素皮试。③ 青霉素、头孢菌素及他唑巴坦过敏者忌用;有出血史、严重肝肾功能不全者,孕妇及乳母慎用。④ 可使妥布霉素的肾清除率降低。⑤ 与其他氨基糖苷类抗生素合用时应分开使用。⑥ 与抗凝及抗血小板药合用时,应经常检查各项凝血指标。 |

| 药品名称 | 剂型规格 | 用法 | 成人剂量 | 小儿剂量 |
|---|---|---|---|---|
| **美西林**<br>(氮草脒青霉素)<br>Mecillinam<br>(Amdinocillin, Selexidin) | 注射剂<br>0.4 g | 肌内 | 每日 1.2～3.2 g<br>分 3～4 次<br>浓度 0.2 g/ml | 每日 30～60 mg/kg<br>分 3～4 次<br>用法同成人 |
| | | 静注 | 同上<br>浓度 10～20 mg/ml<br>缓滴 | |
| **头孢噻吩钠**<br>(头孢娄新，头孢菌素Ⅰ)<br>Cefalotin Sodium<br>(Cephalethin, Keflin) | 注射剂<br>0.5 g<br>1.0 g<br>1.5 g<br>2.0 g | 肌内 | 每次 0.5～1.0 g<br>每日 3～4 次 | 每日 0.05～0.1 g/kg<br>分 4 次 |
| | | 静滴 | 每日 4～8 g<br>危重症可增至<br>每日 12 g<br>均分 2～3 次<br>静滴液浓度<3%<br>滴注时间 0.5～1 h | 每日 0.1～0.15 g/kg<br>分 2～3 次<br>用法同成人 |
| **头孢氨苄**<br>(头孢力新，头孢菌素Ⅳ，斯宝力克)<br>Cefalexin<br>(Keflex, Sporidex) | 胶囊<br>0.125 g<br>0.25 g<br>0.5 g | 口服 | 每次 0.25～0.5 g<br>每日 4 次 | 每日 30～50 mg/kg<br>分 4 次 |
| **头孢羟氨苄**<br>(力欣奇，毅达)<br>Cefadroxil<br>(Duricef, Ultracef) | 颗粒剂<br>0.125 g<br>片剂<br>胶囊<br>0.125 g<br>0.25 g<br>0.5 g | 口服 | 每日 1～2 g<br>分 2 次 | 每日 30～50 mg/kg<br>分 2 次 |

| 作用及用途、不良反应、注意点 |
| --- |
| 【作用及用途】 对革兰阴性菌的作用比对阳性菌强。用于肠杆菌、肠炎耶尔森杆菌、沙门菌等革兰阴性菌(铜绿假单胞菌除外)所致的急、慢性尿路感染,亦用于菌痢和伤寒。与其他β-内酰胺类抗生素,如氨苄西林、羧苄西林及头孢孟多等合用有协同作用,可治疗革兰阴性菌所致的严重感染及耐药菌感染。<br>【不良反应】 少数患者有皮疹、头晕、菌群交替症等,肌注部位有疼痛。<br>【注意点】 ① 肌注 $t_{max}$ 41 min,静注 10 min,$t_{1/2}$ 36～48 min。② 用前须做青霉素皮试。③ 妊娠初 3 个月忌用;肾功能明显不全者减量慎用。④ 溶液宜新鲜配制。 |
| 【作用及用途】 为第一代头孢菌素。抗菌谱广,对金葡菌、溶血性链球菌、肺炎链球菌、白喉棒状杆菌等革兰阳性菌,流感嗜血杆菌、大肠埃希菌、肺炎克雷伯菌、奇异变形杆菌等革兰阴性菌,都有抗菌作用,梅毒螺旋体、回归热螺旋体对本品敏感。用于敏感菌所引起的各种严重感染。<br>【不良反应】 恶心、呕吐、皮疹、腹泻、肌注部位疼痛,静注偶致血栓性静脉炎,偶见过敏性休克、白细胞减少、血小板减少性紫癜及溶血性贫血。<br>【注意点】 ① 肌注 $t_{max}$ 30 min,$t_{1/2}$ 约 51 min,严重肾功能不全时,$t_{1/2}$ 3～18 h。② 对头孢菌素过敏者忌用;肝肾功能不全者慎用。③ 对青霉素过敏者,5%～10%可出现过敏反应。④ 须新鲜配制,若稀释后有白色结晶析出,可振摇或稍加温溶解后应用。⑤ 避免与肾毒性药物、强利尿剂合用,以免损伤肾脏。⑥ 与四环素、多黏菌素 E、乳糖酸红霉素、水解蛋白、氨茶碱、间羟胺、去甲肾上腺素或维生素 B 族、维生素 C 混合输注,易使本品效价降低。 |
| 【作用及用途】 为第一代头孢菌素。抗菌作用弱于头孢噻吩钠。口服吸收良好,80%给药量以原型从尿中排出。对溶血性链球菌、草绿色链球菌、肺炎链球菌、表皮葡萄球菌及奈瑟菌属、百日咳杆菌、大肠埃希菌、奇异变形杆菌、肺炎克雷伯菌、流感嗜血杆菌、沙门菌有抗菌活性,脆弱类菌对本品敏感。用于尿路感染及革兰阳性菌所致呼吸道及软组织感染等。<br>【不良反应】 同本页头孢噻吩钠,但腹泻、恶心、呕吐、胃痛、食欲减退等较常见。<br>【注意点】 ① $t_{max}$ 1 h,$t_{1/2}$ 1 h。② 对头孢菌素过敏者忌用;肾功能不全者减量,与青霉素有 5%～10%的交叉过敏。③ 应空腹服,餐后服药可影响吸收。④ 与丙磺舒合用可提高疗效。 |
| 【作用及用途】 为第一代头孢菌素,作用同本页头孢氨苄。<br>【不良反应】 参见头孢氨苄,较后者少见。<br>【注意点】 ① $t_{max}$ 1.5 h,$t_{1/2}$ 1.5 h。② 余参见头孢氨苄项下。 |

| 药品名称 | 剂型规格 | 用法 | 成人剂量 | 小儿剂量 |
|---|---|---|---|---|
| **头孢唑啉钠**<br>(头孢菌素Ⅴ)<br>Cefazolin Sodium<br>(Cefamezin) | 注射剂<br>0.5 g<br>1.0 g<br>2.0 g<br>3.0 g | 深部肌内或静滴 | 每日 2～4 g<br>重症:<br>每日 4～6 g<br>均分 4 次 | 每日 0.05～0.1 g/kg<br>分 2～3 次 |
| **头孢拉定**<br>(头孢雷定,泛捷复,头孢菌素Ⅵ)<br>Cefradine<br>(Velosef) | 片剂<br>胶囊<br>0.25 g<br>0.5 g<br>干混悬剂<br>1.5 g<br>3.0 g<br>颗粒剂<br>0.125 g<br>0.25 g | 口服 | 每日 1～2 g<br>分 3～4 次<br>最大剂量 1 d 4 g | 每日 25～50 ng/kg<br>分 3～4 次 |
| | 注射剂<br>0.5 g<br>1.0 g<br>2.0 g | 肌内或静滴 | 每日 2～4 g<br>重症:<br>每日 4～6 g<br>均分 3～4 次<br>最大剂量 1 d 8 g | 每日 0.05～0.1 g/kg<br>分 3～4 次 |
| **头孢硫咪**<br>Cefathiamidine | 注射剂<br>0.5 g<br>1.0 g | 肌内 | 每次 0.5～1 g<br>每日 4 次 | 每日0.05～0.1 g/kg<br>分 3～4 次 |
| | | 静滴 | 每次 2 g<br>每日 2～4 次 | 每日 0.05～0.15 g/kg<br>分 2～4 次 |

| 作用及用途、不良反应、注意点 |
| --- |
| 【作用及用途】 为第一代头孢菌素。抗菌谱与457页头孢噻吩相仿，对金葡菌、表皮葡萄球菌、草绿色链球菌、溶血性链球菌、肺炎链球菌、白喉棒状杆菌、大肠埃希菌、奇异变形杆菌、肺炎克雷伯菌、伤寒沙门菌、志贺菌属和奈瑟菌属、流感嗜血杆菌均有作用。肌注吸收良好，血、胸水、腹水、心包液、滑膜腔、胆汁及尿液中药物浓度高。用于敏感菌引起的呼吸道、尿路、胆道感染、败血症、心内膜炎、腹膜炎、盆腔炎及创伤感染等。<br>【不良反应】 头晕、头痛、恶心、呕吐、食欲减退、倦怠、ALT升高、白细胞和血小板减少，偶见休克及过敏症状。肌注部位疼痛。<br>【注意点】 ① 肌注 $t_{max}$ 1～2 h，静注 15 min，$t_{1/2}$ 108 min。② 有过敏性休克史者、对头孢菌素类抗生素过敏者、孕妇及乳母忌用；对青霉素类抗生素过敏、肾功能不全者慎用。③ 静滴液浓度 30～50 mg/ml，滴注时间 30～60 min。④ 不宜与氨基糖苷类抗生素混合或同时注射。⑤ 老人参考剂量：最大剂量 1 d 4 g，分 6～8 h 1 次。 |
| 【作用及用途】 为第一代头孢菌素。抗菌作用与457页头孢氨苄相仿，对革兰阴性菌的作用较弱，对耐药性金葡菌和肺炎克雷伯菌有较强的杀菌作用，对溶血性链球菌及大肠埃希菌有抗菌作用，淋病奈瑟菌对本品敏感。用于金葡菌、表皮葡萄球菌、链球菌属及大肠埃希菌引起的呼吸道、泌尿生殖道、皮肤及软组织感染。<br>【不良反应】 口服偶见阴道白色念珠菌病，反复肌注偶见ALT、碱性磷酸酶及乳酸脱氢酶短暂升高。余同头孢氨苄。<br>【注意点】 ① 口服 $t_{max}$ 1 h，肌注 1～2 h，$t_{1/2}$ 1 h。② 过敏及交叉过敏情况同头孢氨苄。③ 肾功能不全者减量应用，孕妇慎用。④ 肌内时以 0.5 g 溶于注射用水 2 ml；静滴时稀释至 30 mg/ml 后应用，滴注 30～60 min。⑤ 避免与氨基糖苷类抗生素混合肌注或静滴。⑥ 忌与其他抗生素混合注射。⑦ 忌与含钙溶液配伍。 |
| 【作用及用途】 为第一代头孢菌素，半合成头孢菌素衍生物。抗菌谱广，对肠球菌有良好的抗菌活性，对金葡菌作用与头孢噻吩相仿，对表皮葡萄球菌、肺炎链球菌，流感嗜血杆菌、非溶血性链球菌、溶血性链球菌、伤寒杆菌和卡他布兰汉菌均有良好抗菌作用。用于敏感菌引起的各种感染。<br>【不良反应】 偶见荨麻疹、发热、皮肤瘙痒、哮喘、ALT和BUN升高，Coombs试验阳性。<br>【注意点】 ① 肌注 $t_{max}$ 约 48 min、$t_{1/2}$ 约 83 min，静注 $t_{1/2}$ 约 72 min。② 对头孢类药物过敏及青霉素有严重过敏史者忌用；对青霉素过敏、溃疡性结肠炎、局限性肠炎患者，妊娠早期及乳母慎用。③ 肾功能不全时应减少剂量。 |

| 药品名称 | 剂型规格 | 用法 | 成人剂量 | 小儿剂量 |
|---|---|---|---|---|
| **头孢孟多酯钠**<br>(头孢羟唑,猛多力)<br>Cefamandole Nafate<br>(Cefadole, Mandol) | 注射剂<br>0.5 g<br>1.0 g<br>2.0 g | 深部肌内或静滴 | 每日 2～6 g<br>分 3～4 次<br>重症:<br>每日 6～12 g<br>分 4 次 | 每日 0.05～0.1 g/kg<br>分 2～4 次<br>重症:<br>每日 0.1～0.2 g/kg<br>分 4 次 |
| **头孢呋辛钠**<br>(头孢呋肟,西力欣,优乐新)<br>Cefuroxime Sodium<br>(Zinacef) | 注射剂<br>0.25 g<br>0.75 g<br>1.5 g | 深部肌内或静滴 | 每日 1.5～4.5 g<br>分 2～3 次<br>重症:<br>每日 4.5～6 g<br>分 3～4 次<br>稀释成<br>15～30 mg/ml<br>滴注＞30 min | 每日 0.03～0.1 g/kg<br>重症:<br>每日 0.1～0.2 g/kg<br>均分 3～4 次 |
| **头孢呋辛酯**<br>(新菌灵)<br>Cefuroxime Axetil<br>(Zinnat) | 片剂<br>0.125 g<br>0.25 g<br>0.5 g | 口服 | 每日 0.5～1 g<br>分 2 次<br>餐后吞服 | 每日 10～20 mg/kg<br>分 2～3 次<br>餐后吞服 |
| **头孢克洛**<br>(头孢氯氨苄,希克劳)<br>Cefaclor<br>(Ceclor) | 胶囊<br>分散片<br>0.25 g<br>颗粒剂<br>咀嚼片<br>0.125 g | 口服 | 每日 1～2 g<br>分 3～4 次 | 每日 20～40 mg/kg<br>分 3 次 |
| | 缓释片<br>0.375 g | 口服 | 每次 1 片<br>每日 2 次 | |

| 作用及用途、不良反应、注意点 |
| --- |
| 【作用及用途】 为第二代头孢菌素。对某些革兰阴性杆菌作用优于头孢噻吩与头孢唑啉,对阳性球菌则稍弱,对金葡菌、肺炎链球菌、溶血性链球菌、草绿色链球菌、白喉棒状杆菌、破伤风芽胞梭菌、流感嗜血杆菌、肠杆菌、克雷伯菌与吲哚阳性变形杆菌敏感。用于金葡菌及各种革兰阴性菌(铜绿假单胞菌除外)等引起的尿路、胆道、呼吸道、骨、心内膜、软组织及腹腔等部位的感染。<br>【不良反应】 偶见过敏反应,可产生肾损害与肝功能异常;大剂量可致凝血机制障碍,肌注局部疼痛、血栓性静脉炎。<br>【注意点】 ① 肌注 $t_{max}$ 1 h,$t_{1/2}$ 54 min。② 过敏及交叉过敏情况同 457 页头孢氨苄。③ 脑膜有炎症时,可透过血脑屏障。④ 用药前后勿饮酒,否则易致醉酒样反应。⑤ 与氨基糖苷类抗生素合用,可增强其肾毒性,应予避免。⑥ 与含钙及镁的溶液有配伍禁忌。 |
| 【作用及用途】 为第二代头孢菌素。抗菌谱较广,对金葡菌作用比头孢唑啉钠稍弱,对表皮葡萄球菌、流感嗜血杆菌、肺炎链球菌、A 组溶血性链球菌、草绿色链球菌、消化球菌、肺炎克雷伯菌、肠杆菌属、大肠埃希菌、梭状芽胞杆菌、产气荚膜杆菌均有抗菌活性,对脑膜炎奈瑟菌和淋病奈瑟菌亦敏感,对革兰阴性菌的β-内酰胺酶稳定性强,能透过血脑屏障。用于敏感菌所致全身感染,包括颅内感染。<br>【不良反应】 同 457 页头孢噻吩钠,毒性低,肌注部位疼痛。<br>【注意点】 ① 肌注 $t_{max}$ 30～60 min,$t_{1/2}$ 66～84 min。② 对头孢菌素过敏者忌用;对青霉素过敏、肝肾功能严重不全者及妊娠初 3 个月慎用。③ 肌注用 0.5%利多卡因溶解以减轻疼痛。④ 余同头孢噻吩钠。 |
| 【作用及用途】 为头孢呋辛的酯型前体药物,在体内水解后释放出头孢呋辛发挥药效。余同 461 页头孢呋辛。<br>【不良反应】 少数有腹泻、恶心、呕吐,偶见假膜性肠炎、头痛、嗜酸粒细胞增多及短暂 ALT 升高。<br>【注意点】 ① $t_{max}$ 2～3 h,$t_{1/2}$ 96 min。② 妊娠初 3 个月及乳母慎用。③ 味苦涩,药片外有薄膜包衣,不宜压碎口服,故不会吞服的儿童勿用。 |
| 【作用及用途】 为第二代头孢菌素。其抗菌活性较头孢羟氨苄为强,对产酶及不产酶金葡菌、A 组溶血性链球菌、草绿色链球菌、肺炎链球菌、大肠埃希菌、奇异变形杆菌、沙门菌属、志贺菌属均有抗菌活性,对流感嗜血杆菌作用较第一代头孢菌素强。用于敏感菌引起的呼吸道感染、中耳炎、尿路感染、皮肤感染等。<br>【不良反应】 软便、腹泻、胃部不适、食欲减退、嗳气、皮疹、关节痛、ALT 升高等。<br>【注意点】 ① 孕妇、乳母、肾功能不全者慎用。② 治疗期中出现 Coombs 试验阳性。③ 余同 457 页头孢氨苄。 |

| 药品名称 | 剂型规格 | 用法 | 成人剂量 | 小儿剂量 |
|---|---|---|---|---|
| **头孢替安**<br>(泛司博林)<br>Cefotiam<br>(Pansporin) | 注射剂<br>0.25 g<br>0.5 g<br>1.0 g | 肌内<br>或<br>静滴 | 每日 1～2 g<br>分 2～4 次<br>重症:<br>每日 4～6 g<br>分 2～4 次 | 每日 40～80 mg/kg<br>分 3～4 次<br>重症:<br>每日 0.16 g/kg<br>分 3～4 次 |
| **头孢丙烯**<br>(施复捷,希能)<br>Cefprozil<br>(Cefzil) | 片剂<br>0.25 g<br>0.5 g<br>颗粒剂<br>0.125 g<br>混悬剂<br>1.5 g<br>2.5 g<br>5.0 g | 口服 | 每次 0.5 g<br>每日 1～2 次 | 每日 15～30 mg/kg<br>分 2 次 |
| **头孢地尼**<br>(全泽复)<br>Cefdinir<br>(Cefzon) | 胶囊<br>0.05 g<br>0.1 g<br>0.3 g<br>干糖浆<br>50 mg<br>混悬液<br>5 ml<br>0.125 g | 口服 | 每日 0.3～0.6 g<br>分 2～3 次<br>最大剂量 1 d 0.6 g | 每日 8～16 mg/kg<br>分 3 次<br>最大剂量 1 d 0.3 g |

| 作用及用途、不良反应、注意点 |
| --- |
| 【作用及用途】 为第二代头孢菌素。对革兰阳性菌的抗菌作用与头孢唑啉相似，对革兰阴性菌的抗菌谱较头孢唑啉广，对金葡菌、A组溶血性链球菌、肺炎链球菌、草绿色链球菌均甚敏感，对大肠埃希菌、肺炎克雷伯菌、伤寒沙门菌、志贺菌属、流感嗜血杆菌、厌氧球菌、梭状芽胞菌有较强的抗菌活性。用于敏感菌引起的各种感染。<br>【不良反应】 ALT升高、皮疹、恶心、呕吐、腹泻、食欲减退、药物热、红细胞及血小板减少、口腔炎、念珠菌感染、头晕，偶见休克。<br>【注意点】 ① 肌注 $t_{max}$ 30 min、$t_{1/2}$ 48 min。② 对头孢类或青霉素过敏者忌用；严重肾功能不全者及孕妇慎用。③ 与其他头孢类抗生素或利尿药合用可增强肾毒性。 |
| 【作用及用途】 为第二代口服头孢菌素。肺炎链球菌对本品高度敏感，葡萄球菌属、淋病奈瑟菌、卡他莫拉菌、流感嗜血杆菌、奇异变形杆菌、大肠埃希菌、肺炎克雷伯菌、沙门菌、志贺菌、艰难梭菌、消化链球菌对本品敏感。用于呼吸道、皮肤感染，中耳炎及单纯性尿路感染等。<br>【不良反应】 腹泻、腹痛、恶心、呕吐、皮疹、ALT升高、凝血酶原时间延长。<br>【注意点】 ① $t_{max}$ 1～2 h，$t_{1/2}$约 78 min。② 对头孢类药物过敏者或对青霉素有严重过敏者忌用；严重肾功能不全者减量使用。③ 丙磺舒可降低本品的肾清除率，与氨基糖苷类抗生素合用可增加肾毒性。 |
| 【作用及用途】 为第三代口服头孢菌素。对革兰阳性菌如金葡菌、化脓性链球菌和肺炎链球菌具有很强抗菌活性，对大肠埃希菌、肺炎克雷伯菌、卡他莫拉菌、流感嗜血杆菌的活性优于头孢克洛，对β-内酰胺酶稳定。用于敏感菌引起的皮肤和软组织感染，乳腺、呼吸道、泌尿道、耳、眼等各种感染。<br>【不良反应】 胃肠道症状、皮疹，偶见AST、ALT升高和嗜酸粒细胞增高等。<br>【注意点】 ① 口服吸收良好，$t_{max}$4 h，$t_{1/2}$ 96～108 min。② 餐后服吸收略减少。③ 对头孢菌素类抗生素过敏者忌用；有青霉素过敏史、严重肾功能不全者，孕妇，乳母及高龄老人慎用。④ 与铁剂或含铁奶粉同时使用有可能使大便呈红色，另可降低本品吸收，必须同用时应间隔 2 h。 |

| 药品名称 | 剂型规格 | 用法 | 成人剂量 | 小儿剂量 |
|---|---|---|---|---|
| **头孢噻肟钠**<br>(头孢氨噻肟钠,凯福隆)<br>Cefotaxime Sodium<br>(Claforan) | 注射剂<br>0.5 g<br>1.0 g<br>2.0 g | 深部肌内或静滴 | 每日 2～4 g<br>分 2 次<br>重症:<br>每日 4～6 g<br>分 3 次<br>最大剂量 1 d 12 g | 每日 0.05～0.1 g/kg<br>分 2～3 次<br>重症:<br>每日 0.1～0.2 g/kg<br>分 4 次 |
| **头孢甲肟**<br>(头孢氨噻肟唑)<br>Cefmenoxime | 注射剂<br>1.0 g<br>2.0 g | 深部肌内或静滴 | 每日 1～4 g<br>分 2 次<br>重症:<br>每日 4～6 g<br>分 3～4 次 | 每日 0.05～0.1 g/kg<br>分 2 次<br>重症:<br>每日 0.1～0.15 g/kg<br>分 3～4 次 |
| **头孢曲松钠**<br>(头孢三嗪,罗氏芬)<br>Ceftriaxone Sodium<br>(Rocephin) | 注射剂<br>0.25 g<br>0.5 g<br>1.0 g | 深部肌内或静滴 | 每日 1 g<br>每日 1 次<br>重症:<br>每日 2～4 g<br>分 2 次 | 每日 30～50 mg/kg<br>每日 1 次<br>颅内感染:<br>每日 0.1 g/kg<br>分 2 次<br>最大剂量 1 d<4 g |

| 作用及用途、不良反应、注意点 |
| --- |
| 【作用及用途】 为第三代头孢菌素。对肠杆菌科细菌活性甚强，对铜绿假单胞菌作用差，对肺炎链球菌、溶血性链球菌也有较强抗菌活性，流感嗜血杆菌、淋病奈瑟菌对本品高度敏感，但对葡萄球菌作用次于第一代头孢菌素，能耐受多数细菌所产生的β-内酰胺酶。用于敏感菌引起的败血症，呼吸道、尿路、腹腔、骨关节、皮肤及软组织感染等。<br>【不良反应】 药疹、静脉炎、腹泻，偶有粒细胞、血小板减少。<br>【注意点】 ① 肌注 $t_{max}$ 30 min，$t_{1/2}$ 1 h。② 对头孢菌素过敏者忌用；对青霉素过敏者、孕妇及乳母慎用。③ 肾功能不全者用量酌减。④ 肌内注射可用1%利多卡因或注射用水溶解，婴幼儿不宜肌注，静滴以注射用水溶解，再以 NS 或 10% GS 稀释，30 min 内滴完。⑤ 如与氨基糖苷类抗生素合用，必须分开给药。⑥ 忌与碱性药物配伍。⑦ 水溶液不稳定，易变色减效，溶解后即用。 |
| 【作用及用途】 为第三代头孢菌素。抗菌谱与本页头孢噻肟相似，对多数革兰阴性菌有高效，但对铜绿假单胞菌、不动杆菌及肠球菌疗效差。用于敏感菌所致尿路、呼吸道、外科感染及败血症等。<br>【不良反应】 偶见消化道反应、皮疹、发热、ALT 短暂升高、中性粒细胞减少。<br>【注意点】 ① 肌注 $t_{max}$ 30 min，$t_{1/2}$ 54～72 min。② 老人易出现不良反应，尤其是维生素 K 缺乏引起的出血。③ 余见本页头孢噻肟项下。 |
| 【作用及用途】 为第三代头孢菌素。抗菌谱与头孢噻肟钠相似或稍优，对金葡菌有中度抗菌作用，对溶血性链球菌和肺炎链球菌作用较强；对除沙雷杆菌、铜绿假单胞菌外的革兰阴性菌效佳，对流感嗜血杆菌、淋病奈瑟菌、脑膜炎奈瑟菌有极强的抗菌作用。用于敏感菌所致的下呼吸道感染、败血症、尿路感染、胃肠道和胆道感染、腹膜炎、化脓性脑膜炎、软组织和骨感染。<br>【不良反应】 毒性低，肌注部位疼痛。余见 457 页头孢噻吩项下。<br>【注意点】 ① 肌注 $t_{max}$ 2.5 h，$t_{1/2}$ 8 h。② 肌注以 0.5%利多卡因溶解，0.25 g/ml。③ 静滴时 1 g 溶于 5% GS 或 NS 50 ml 中，滴注时间 20 min，如剂量>50 mg/kg 时，滴注时间应>30 min。④ 水溶液不稳定，室温保存不超过6 h。⑤ 余见头孢噻吩项下。 |

| 药品名称 | 剂型规格 | 用法 | 成人剂量 | 小儿剂量 |
|---|---|---|---|---|
| **头孢他啶钠**<br>(头孢噻甲羧肟,复达欣,凯复定)<br>Ceftazidime Sodium<br>(Fortum) | 注射剂<br>0.5 g<br>1.0 g<br>2.0 g | 深部肌内或静滴 | 每日 2～4 g<br>分 2～3 次<br>重症、免疫抑制者:<br>每日 4～6 g<br>分 2～3 次<br>静滴液<br>浓度<40 mg/ml<br>滴注 15～30 min | 每日<br>0.05～0.15 g/kg<br>分 2～3 次<br>最大剂量 1 d 6 g<br>用法同成人 |
| **头孢地秦**<br>(莫敌)<br>Cefodizime<br>(Modivid) | 注射剂<br>0.25 g<br>0.5 g<br>1.0 g<br>2.0 g | 肌内或静滴 | 每次 1～2 g<br>每日 1～2 次<br>1 疗程 5～14 d | 每日 0.02～0.1 g/kg<br>分 3～4 次 |
| **头孢哌酮钠**<br>(头孢氧哌唑,先锋必)<br>Cefoperazone Sodium<br>(Cefobid) | 注射剂<br>0.5 g<br>1.0 g<br>2.0 g | 深部肌内或静滴 | 每日 2～4 g<br>分 2～4 次<br>重症:<br>每日 4～9 g<br>分 2～4 次 | 每日 0.05～0.1 g/kg<br>分 2～4 次<br>重症:<br>每日 0.15～0.2 g/kg<br>分 2～4 次<br>最大剂量 1 d<6 g |

| 作用及用途、不良反应、注意点 |
| --- |
| 【作用及用途】 为抗菌谱广和对革兰阴性菌作用强的第三代头孢菌素。其抗菌谱近似头孢噻肟,但对铜绿假单胞菌有显著抗菌作用,肠杆菌、吲哚阳性变形杆菌、沙雷杆菌也对其高度敏感。本品对淋病奈瑟菌、脑膜炎奈瑟菌、流感嗜血杆菌、百日咳杆菌也有较强的抗菌活性,对金葡菌、表皮葡萄球菌、B组链球菌、肺炎链球菌、肺炎军团菌亦有抗菌活性。用于敏感菌所致的严重感染如败血症,脑膜炎,腹膜炎,下呼吸道、耳、咽部炎症,胃肠道、胆道、骨关节、尿路感染,与血液透析有关的感染等。<br>【不良反应】 极少引起血粒细胞减少,余见457页头孢噻吩项下。<br>【注意点】 ① 肌注 $t_{max}$ 60～72 min,$t_{1/2}$ 108 min。② 对其他头孢菌素过敏者忌用;孕妇慎用。③ 药液宜新鲜配制(室温中超过18 h失效)。④ 肌注以1%利多卡因溶解(0.2 g/ml)。⑤ 余见457页头孢噻吩。 |
| 【作用及用途】 为第三代头孢菌素。抗菌谱广,对金葡菌、肺炎链球菌、淋病奈瑟菌、脑膜炎奈瑟菌、卡他莫拉菌、大肠埃希菌、志贺菌属、沙门菌属、变形杆菌、流感嗜血杆菌均有抗菌活性。用于敏感菌引起的下呼吸道、泌尿道、淋病奈瑟菌感染等。本品对机体免疫功能有促进作用,故对免疫缺陷患者合并感染时尤为适用。<br>【不良反应】 荨麻疹,药物热,恶心,呕吐,腹泻,AST、ALT及胆红素升高,血小板计数减少,嗜酸粒细胞增加,长期使用可发生白细胞减少及粒细胞缺乏症。<br>【注意点】 ① 肌注 $t_{max}$ 60～90 min,$t_{1/2}$ 2.4～4 h。② 妊娠初3个月内及乳母忌用;孕妇及小儿慎用。③ 可用1%利多卡因溶解,以减轻肌注时疼痛。④ 临用时新鲜配制。⑤ 慎与肾毒性药合用。 |
| 【作用及用途】 为对铜绿假单胞菌有良好作用的第三代头孢菌素。抗菌谱与头孢噻肟钠相似,对革兰阳性菌和肠杆菌科细菌的活性较头孢噻肟弱,胆汁中浓度高,但难以透过血脑屏障。用于呼吸道、尿路、肝胆系统感染,败血症等。<br>【不良反应】 有干扰凝血机制作用,大量或长期应用可致出血倾向。余见457页头孢噻吩。<br>【注意点】 ① 肌注 $t_{max}$ 69 min,$t_{1/2}$ 2 h。② 用药期内饮酒易致酒醉样反应。③ 肌内注射以0.5%利多卡因溶解,静滴1 g先溶于5 ml注射用水,后以适量静脉输液稀释,浓度5～25 mg/ml,30～60 min滴完。④ 用药期间及停药后5 d内不能饮酒或用含乙醇药物。⑤ 不宜与抗凝药及非类固醇消炎镇痛药合用。⑥ 有出血倾向应即停药并加用维生素K。⑦ 本品含钠1.5 mmol/g。⑧ 余见457页头孢噻吩。 |

| 药品名称 | 剂型规格 | 用法 | 成人剂量 | 小儿剂量 |
|---|---|---|---|---|
| **头孢哌酮钠-舒巴坦钠**<br>(舒普深)<br>Cefoperazone Sodium and Sulbactam Sodium<br>(Sulperazon) | 注射剂<br>1.0 g<br>(1∶1)<br>1.5 g<br>(2∶1)<br>(含头孢哌酮钠 0.5 g 或 1 g，舒巴坦钠 0.5 g) | 肌内或静滴 | 每日 2～4 g(1∶1)<br>或每日<br>1.5～3 g(2∶1)<br>每 12 h 1 次<br>严重感染：<br>每日 8.0 g(1∶1)<br>或每日 12 g(2∶1)<br>每 12 h 1 次 | 每日 40～80 mg/kg<br>(1∶1)<br>或每日<br>30～60 mg/kg(2∶1)<br>严重感染：<br>每日<br>0.16 g/kg (1∶1)<br>或每日<br>0.24 g/kg(2∶1)<br>均分 2～4 次 |
| **头孢吡兰钠**<br>(头孢匹胺)<br>Cefpiramide Sodium<br>(Cefpiran) | 注射剂<br>0.5 g<br>1.0 g | 深部肌内或静滴 | 每日 1～2.5 g<br>分 2 次<br>严重感染：<br>每日 2～4 g<br>分 2～4 次 | 每日 30～80 mg/kg<br>分 2～3 次<br>严重感染：<br>每日 0.15 g/kg<br>分 2～3 次 |
| **头孢克肟**<br>(世福素)<br>Cefixime<br>(Cefspan) | 胶囊<br>0.05 g<br>0.1 g<br>干糖浆<br>50 mg | 口服 | 每日 0.4 g<br>分 2 次 | 每日 3～6 mg/kg<br>重症：<br>每日 6～12 mg/kg<br>均分 1～2 次 |

| 作用及用途、不良反应、注意点 |
| --- |
| 【作用及用途】 为头孢哌酮与β-内酰胺酶抑制剂舒巴坦按1∶1或2∶1组成,从而增强了第三代头孢菌素头孢哌酮对葡萄球菌属、假单胞菌属、不动杆菌属及脆弱类杆菌的抗菌活性。用于敏感菌引起的呼吸道、泌尿道感染,腹膜炎,胆囊炎,败血症,皮肤软组织,骨关节感染,对院内感染菌具有较高的抗菌活性。<br>【不良反应】 见467页头孢哌酮项下。<br>【注意点】 ① 头孢哌酮药动学不受舒巴坦影响,舒巴坦平均 $t_{1/2}$ 1 h,肾功能不全时延长。② 成人舒巴坦剂量每日不超过4 g,儿童每日不超过80 mg/kg。需要增加剂量时可增加头孢哌酮量。③ 肌注时用注射用水溶解,如头孢哌酮浓度>0.25 g/ml时,需再以2%利多卡因稀释,使后者的最终浓度为0.5%。④ 静滴液可以5% GS或NS溶解并稀释,滴注时间至少为0.5~1 h。⑤ 余同头孢哌酮钠。 |
| 【作用及用途】 为第三代头孢菌素。其抗菌活性与467页头孢哌酮相似,革兰阳性菌包括金葡菌、表皮葡萄球菌、肺炎链球菌、溶血性链球菌对本品敏感,对铜绿假单胞菌的抗菌活性比头孢哌酮略优,对肠杆菌科细菌的抗菌活性较头孢噻肟、头孢曲松、头孢他啶差。用于敏感菌所致的呼吸道、泌尿道感染,败血症,骨关节感染。<br>【不良反应】 发热,皮疹,倦怠,关节痛,贫血,粒细胞及血小板减少,嗜酸粒细胞增多,AST、ALT、ALP、胆红素、r-GT升高,腹泻,恶心,呕吐,食欲减退,维生素K及B族缺乏。<br>【注意点】 ① 肌注 $t_{max}$ 1 h,$t_{1/2}$ 4.44 h。② 孕妇,新生儿,老人,严重肝肾功能不全、有过敏性疾病及全身状况欠佳患者慎用。③ 严重肝肾功能不全时,减少剂量,延长给药时间。④ 勿与乙醇同时使用。⑤ 余见467页头孢哌酮项下。 |
| 【作用及用途】 为第三代头孢菌素口服制剂。肠杆菌科细菌如大肠埃希菌、肺炎克雷伯菌、变形杆菌、枸橼酸杆菌对本品高度敏感,流感嗜血杆菌、卡他莫拉菌和淋病奈瑟菌对本品亦甚敏感,对溶血性链球菌、肺炎链球菌亦有抗菌活性。用于敏感菌引起的呼吸道、泌尿道、胆道感染等。<br>【不良反应】 腹泻、腹痛、头痛、恶心、皮疹、BUN升高等。<br>【注意点】 ① $t_{max}$ 3~4 h,$t_{1/2}$ 3~4 h。② 对青霉素有过敏性休克史和头孢菌素类过敏者忌用;老人,孕妇,<6个月婴儿,对青霉素过敏、肾功能不全、完全胃肠道外营养及肠炎患者慎用。 |

| 药品名称 | 剂型规格 | 用法 | 成人剂量 | 小儿剂量 |
|---|---|---|---|---|
| **头孢布烯**<br>(头孢噻腾,先力腾)<br>Ceftibuten<br>(Cedax) | 胶囊<br>0.2 g<br>0.4 g<br>混悬剂<br>1 ml<br>18 mg<br>36 mg | 口服 | 每日 0.4～0.8 g<br>1 次顿服或分 2 次 | 每日 9 mg/kg<br>1 次顿服或分 2 次 |
| **头孢唑肟钠**<br>(益保世灵)<br>Ceftizoxime Sodium<br>(Cefizox, Epocelin) | 注射剂<br>0.5 g<br>1.0 g<br>2.0 g | 深部肌内或静滴 | 每日 2～4 g<br>分 2～3 次<br>重症:<br>每日 6～8 g<br>分 3 次 | 每日 0.05～0.1 g/kg<br>分 2～3 次<br>重症:<br>每日 0.1～0.15 g/kg<br>分 3 次 |
| **头孢托仑匹酯**<br>(美爱克)<br>Cefditoren Pivoxil<br>(Meiact) | 片剂<br>0.1 g<br>0.2 g | 口服 | 每次 0.2 g<br>每日 2 次<br>餐时或餐后服 | 每次 3～6 mg/kg<br>每日 3 次<br>餐时或餐后服 |
| **头孢泊肟匹酯**<br>(头孢氨噻醚酯,头孢丙肟酯,博拿)<br>Cefpodoxime Proxetil<br>(Vantin, CPDX-PR, Banan) | 片剂<br>0.1 g<br>0.2 g<br>干混悬剂<br>50 mg | 口服 | 每次 0.1～0.4 g<br>每日 2 次<br>餐后服 | >6 月<br>每次 5 mg/kg<br>每日 2 次<br>餐后服 |

| 作用及用途、不良反应、注意点 |
| --- |
| 【作用及用途】 为第三代头孢菌素口服制剂。对大肠埃希菌、肺炎克雷伯菌、奇异变形杆菌、流感嗜血杆菌、淋病奈瑟菌、志贺菌属和沙门菌属抗菌活性较强，A 组溶血性链球菌、肺炎链球菌对本品亦敏感。用于上述敏感菌所致的呼吸道、泌尿道、肠道感染等。<br>【不良反应】 腹泻、腹痛、恶心、呕吐、头痛、皮疹等。<br>【注意点】 ① $t_{max}$2～2.5 h，$t_{1/2}$2～3 h。② 对头孢菌素类过敏者忌用；对青霉素过敏者、孕妇、乳母及 6 月以下婴儿慎用。③ 肾功能不全及进行透析患者需调节剂量。④ 混悬剂须在餐前 1 h 或餐后 2 h 服用。 |
| 【作用及用途】 为第三代头孢菌素。头孢噻肟的去乙氧基衍生物，在体内不代谢，其抗革兰阳性菌的作用与后者相同，但对多数阴性杆菌疗效优于后者。余同 465 页头孢噻肟。<br>【不良反应】 恶心、呕吐、食欲减退、AST 或 ALT 升高、暂时性 BUN 和 Cr 升高，个别有注射部位疼痛，余见头孢噻肟项下。<br>【注意点】 ① 肌注 $t_{max}$ 1 h，$t_{1/2}$ 102～114 min。② 本品肌注少用。③ 有肌内注射及静滴两种类型，不能混淆用。④ 余见 465 页头孢噻肟项下。 |
| 【作用及用途】 为第三代口服头孢菌素。对甲氧西林敏感的金葡菌、肺炎链球菌等革兰阳性菌，大肠埃希菌、卡他莫拉菌、克雷伯菌属、变形杆菌属、流感嗜血杆菌等革兰阴性菌，消化链球菌等厌氧菌均有抗菌活性。用于上述敏感菌引起的呼吸道、胆道、泌尿道、妇产科、眼、耳、鼻、皮肤及软组织感染。<br>【不良反应】 恶心、呕吐、腹痛、腹泻、皮疹、嗜酸粒细胞增多、白细胞减少，大剂量用药可出现低凝血酶原血症，偶有血清 BUN 及 Cr 升高，AKP、ALT、AST 一过性升高。<br>【注意点】 ① $t_{max}$ 90～180 min，$t_{1/2}$ 78～120 min。② 对头孢菌素类抗生素过敏、先天性肉毒碱缺陷或肉毒碱代谢障碍及酪蛋白过敏者忌用；对青霉素类过敏者、老人、孕妇、乳母、儿童、肾功能减退者及有慢性胃肠道疾病史者慎用。③ 长期用药应定期监测肝肾功能、凝血酶原时间、肉毒碱浓度。 |
| 【作用及用途】 为第三代口服头孢菌素。对革兰阴性菌及革兰阳性菌均有高度活性，如枸橼酸杆菌、肠杆菌属、沙雷菌属、吲哚阳性变形杆菌、肺炎链球菌、化脓性链球菌、大肠埃希菌、肺炎克雷伯菌、流感嗜血杆菌均有强抗菌作用，对产酶菌也有活性。用于敏感菌引起的呼吸道、皮肤和尿路感染，淋病奈瑟菌感染等。<br>【不良反应】 腹泻、嗳气、呕吐，偶有皮疹、倦怠、头晕、目眩、嗜酸粒细胞增多、血红蛋白、中性粒细胞、血小板减少。<br>【注意点】 ① $t_{max}$3～4 h，$t_{1/2}$2.2～2.8 h。② 对头孢菌素类过敏者忌用；对青霉素类过敏者、孕妇、乳母、<6 个月婴儿及老人慎用。③ 肾功能减退者须相应减少剂量。④ 抗酸剂或 $H_2$受体拮抗剂可减少本品的吸收，丙磺舒可升高本品血药浓度。 |

| 药品名称 | 剂型规格 | 用法 | 成人剂量 | 小儿剂量 |
|---|---|---|---|---|
| **头孢特仑酯**<br>(富山龙)<br>Cefteram Pivoxil<br>(Tomiron) | 片剂<br>0.05 g<br>0.1 g | 口服 | 每日 0.15～0.6 g<br>分 3 次<br>餐后服 | 每日 3～9 mg/kg<br>分 3 次 |
| **硫酸头孢匹罗**<br>Cefpirome Sulfate | 注射剂<br>0.5 g<br>1.0 g<br>2.0 g | 静滴 | 每次 1～2 g<br>每日 2 次 | |
| **盐酸头孢吡肟**<br>(马斯平)<br>Cefepime Hydrochloride<br>(Maxipime) | 注射剂<br>0.5 g<br>1 g<br>2 g | 深部肌内 | 每次 1 g<br>每日 2 次 | |
| | | 静滴 | 每次 1～2 g<br>每日 2 次 | 每日 0.1～0.15 g/kg<br>分 2～3 次 |

| 作用及用途、不良反应、注意点 |
| --- |
| 【作用及用途】 为第三代口服头孢菌素。抗菌谱广,对β-内酰胺酶高度稳定,对革兰阴性菌如大肠埃希菌、克雷伯菌属、沙门菌属、异型枸橼酸杆菌、奇异变形杆菌、嗜水气单胞菌、结肠耶尔森菌及卡他莫拉菌的抗菌活性明显优于头孢氨苄、头孢克罗,对产酶菌株的流感嗜血杆菌、淋病奈瑟菌有高度抗菌活性。对革兰阳性菌如甲氧西林敏感葡萄球菌、化脓性链球菌、溶血性链球菌、肺炎链球菌及草绿色链球菌具有高度抗菌活性。用于敏感菌所致的呼吸道、泌尿道以及妇产科、口腔、眼、耳、鼻、皮肤及软组织感染。<br>【不良反应】 腹泻、胃不适、食欲减退、皮疹及过敏症状、ALT一过性升高、嗜酸粒细胞增多。<br>【注意点】 ① $t_{max}$约 89 min,$t_{1/2}$约 50 min。② 对头孢菌素类抗生素过敏者忌用;对青霉素类过敏者、孕妇、儿童及老人慎用,肾功能减退者减量慎用。 |
| 【作用及用途】 为第四代头孢菌素。对肠杆菌科的抗菌作用略强于头孢噻肟,对大肠埃希菌作用强于头孢曲松,对阴沟杆菌和沙雷菌属的作用比头孢他啶强,对铜绿假单胞菌作用与头孢他啶相仿,流感嗜血杆菌和淋病奈瑟菌对本品高度敏感,多数革兰阳性菌如金葡菌、表皮葡萄球菌、化脓性链球菌、B组溶血性链球菌、肺炎链球菌对本品均敏感。用于敏感菌引起的各种严重感染如败血症,腹膜炎,脑膜炎,尿路和肝、胆系统等感染。<br>【不良反应】 发热,皮疹,瘙痒,腹泻,嗳气,呕吐,AST、ALT升高和嗜酸粒细胞增多。<br>【注意点】 ① $t_{1/2}$ 108～132 min。② 不宜与碱性药物如碳酸氢钠混合滴注。 |
| 【作用及用途】 为第四代广谱头孢菌素。对绝大多数革兰阳性及阴性菌包括产酶菌株均有很强的抗菌活性,对金葡菌、链球菌、产气杆菌、阴沟杆菌及铜绿假单胞菌均有良好的抗菌作用,流感嗜血杆菌、淋病奈瑟菌、厌氧菌、脑膜炎奈瑟菌及卡他莫拉菌亦对本品敏感。用于敏感菌引起的各种严重院内感染。<br>【不良反应】 头痛、恶心、皮疹、腹泻,偶有静脉炎、头晕、发热、呕吐、便秘、焦虑、过敏等,ALT、BUN升高及Coombs试验阳性。<br>【注意点】 ① 肌注 $t_{max}$ 60～96 min,$t_{1/2}$ 2 h。② 孕妇、乳母、对头孢菌素类抗生素及L-精氨酸过敏者忌用;肾功能不全时应按比例减少剂量。 |

| 药品名称 | 剂型规格 | 用法 | 成人剂量 | 小儿剂量 |
|---|---|---|---|---|
| **头孢克定**<br>Cefclidin | 注射剂<br>0.5 g<br>1.0 g | 静滴 | 每日 1～2 g<br>分 2 次<br>重症：<br>每日 4 g<br>分 2 次 | 每日 40 mg/kg<br>分 2 次<br>重症：<br>每日 80 mg/kg<br>分 2 次 |
| **头孢美唑钠**<br>(头孢甲氧氰唑,先锋美他醇)<br>Cefmetazole Sodium<br>(Cefmetazon) | 注射剂<br>0.25 g<br>0.5 g<br>1.0 g<br>2.0 g | 静滴 | 每日 1～4 g<br>重症：<br>每日 4～6 g<br>均分 2 次 | 每日 30～60 mg/kg<br>重症：<br>每日 0.1～0.15 g/kg<br>均分 2 次 |
| **头孢西丁钠**<br>(头孢甲氧噻吩,美福仙)<br>Cefoxitin Sodium<br>(Mefoxin) | 注射剂<br>1.0 g<br>2.0 g | 深部肌内或静滴 | 每日 3～4 g<br>重症：<br>每日 4～8 g<br>均分 3～4 次 | 每日 0.05～0.1 g/kg<br>重症：<br>每日 0.1～0.15 g/kg<br>均分 3～4 次 |

| 作用及用途、不良反应、注意点 |
| --- |
| 【作用及用途】 为第四代头孢菌素。对肠杆菌属、沙雷菌属、摩根杆菌属、铜绿假单胞菌等革兰阴性菌有较强抗菌活性，对肺炎链球菌、化脓性链球菌、甲氧西林敏感的金葡菌及表皮葡萄球菌等革兰阳性菌，以及除脆弱类杆菌和难辨梭菌外的厌氧菌也有良好的抗菌活性。用于敏感菌所致的呼吸系统、泌尿、生殖系统、腹膜、骨、关节、皮肤及软组织和其他严重感染。<br>【不良反应】 皮疹，偶见恶心，呕吐，腹泻，AST、ALT 轻度升高，嗜酸粒细胞增多。<br>【注意点】 ① $t_{1/2}$约 155 min。② 对头孢菌素类抗生素过敏者忌用；肝功能不全者、高龄体弱、孕妇及乳母慎用。 |
| 【作用及用途】 为头霉素类抗生素。抗菌谱广，对金葡菌、大肠埃希菌、肺炎克雷伯菌、变形杆菌、拟杆菌属、消化球菌、消化链球菌均有抗菌活性，体外作用略强于头孢西丁，血药浓度较高。用于敏感菌所致各种感染。<br>【不良反应】 皮疹、粒细胞减少、恶心、呕吐、食欲减退、腹泻、肝功能异常等，偶可有休克、出血。<br>【注意点】 ① $t_{1/2}$ 60～72 min。② 对头孢类抗生素过敏者忌用；对青霉素过敏、有过敏性疾病、肾功能不全、营养不良者，孕妇、乳母及老人慎用。③ 大剂量静脉给药可引起血管痛，应缓慢滴注。④ 与利尿剂如呋塞米合用，可加重肾功能损害。⑤ 忌与氨基糖苷类抗生素配伍。⑥ 使用时应作好可能发生休克的急救准备，用前应作皮试(溶液浓度为 0.3 mg/ml)。⑦ 用药期及用药后应避免饮酒。 |
| 【作用及用途】 为头霉素类抗生素。对革兰阳性菌的作用较头孢噻吩差，因对β-内酰胺酶有高度耐受性，故对耐头孢噻吩的阴性菌，如变形杆菌、奇异变形杆菌、大肠埃希菌和肺炎克雷伯菌有较强活性。用于敏感菌所致腹膜炎，败血症，心内膜炎，尿路、呼吸道、骨、关节、皮肤和软组织感染。<br>【不良反应】 见 457 页头孢噻吩项下。<br>【注意点】 ① 肌注 $t_{max}$20～30 min，$t_{1/2}$ 42～60 min。② 对头孢菌素类抗生素过敏者忌用；对青霉素过敏、肝肾功能不全者，妊娠初 3 个月及乳母慎用。③ 不宜与有肾毒性抗生素及强利尿剂合用。④ 丙磺舒可提高本品的血及脑中浓度。⑤ 肌注用 0.5%利多卡因溶解，以减轻疼痛。⑥ 用前应作青霉素皮试。 |

| 药品名称 | 剂型规格 | 用法 | 成人剂量 | 小儿剂量 |
|---|---|---|---|---|
| **头孢拉宗钠**<br>(头孢布宗)<br>Cefbuperazone Sodiun<br>(Tomiporan) | 注射剂<br>0.5 g<br>1.0 g | 静滴 | 每日 1～2 g<br>重症:<br>每日 4 g<br>均分 2 次 | 每日 40～80 mg/kg<br>重症:<br>每日 0.12 g/kg<br>均分 2～4 次 |
| **头孢米诺钠**<br>(美士灵,先锋美诺)<br>Cefminox Sodiun<br>(Meicelin) | 注射剂<br>0.5 g<br>1.0 g | 静滴 | 每次 1 g<br>每日 2 次<br>重症:<br>每日 6 g<br>分 3～4 次 | 每次 20 mg/kg<br>每日 3～4 次 |
| **拉氧头孢钠**<br>(羟羧氧酰胺菌素,噻吗灵)<br>Latamoxef Sodium<br>(Moxalactam, Shiomarin) | 注射剂<br>0.25 g<br>0.5 g<br>1.0 g | 深部肌内或静滴 | 每日 1～2 g<br>重症:<br>每日 4 g<br>均分 2 次 | 每日 0.04～0.08 g/kg<br>重症:<br>每日 0.1～0.15 g/kg<br>均分 2～4 次 |

| 作用及用途、不良反应、注意点 |
| --- |
| 【作用及用途】 为头霉素类抗生素。对革兰阴性菌和厌氧菌有良好抗菌活性,对β-内酰胺酶高度稳定,对大肠埃希菌、克雷伯菌属、枸橼酸属菌、肠杆菌属、沙雷菌属和吲哚阳性变形杆菌有较强抗菌活性。用于敏感菌引起的各种感染。<br>【不良反应】 恶心,呕吐,腹痛,腹泻,食欲减退,皮疹,AST、ALT 一过性升高,嗜酸粒细胞增多,红细胞及血小板减少,少尿,蛋白尿、BUN 及 Cr 升高,偶可有休克、喘鸣、眩晕及耳鸣。<br>【注意点】 ① $t_{max}$ 1 h,$t_{1/2}$ 90 min。② 对头孢类抗生素过敏者忌用;对青霉素过敏、有过敏性疾病、肾功能不全、营养不良患者,老人,孕妇及乳母慎用。③ 大剂量静脉给药可引起血管痛,重者可致血栓性静脉炎,应缓慢滴注。④ 用药前应进行皮试。⑤ 与利尿剂如呋塞米合用,可加重肾功能损害。 |
| 【作用及用途】 为头霉素类衍生物。对β-内酰胺酶高度稳定,抗菌活性与第三代头孢菌素相近,对大肠埃希菌、克雷伯菌属、变形杆菌、流感嗜血杆菌、拟杆菌具有较强抗菌活性。用于治疗敏感菌引起的各种感染。<br>【不良反应】 恶心,呕吐,食欲减退,腹泻,皮疹,AST、ALT 一过性升高,偶可有嗜酸粒细胞增多、红细胞及血小板减少、少尿、蛋白尿、BUN 及 Cr 升高,休克,喘鸣,眩晕,耳鸣及维生素 K 缺乏症状。<br>【注意点】 ① $t_{1/2}$ 2.5 h。② 对头孢类抗生素过敏及有青霉素过敏性休克史者忌用;有过敏性疾病、肝肾功能不全者,老人,孕妇,乳母及新生儿慎用。③ 大剂量静脉给药可引起血管痛,重者可致血栓性静脉炎,应缓慢滴注。④ 用药前应进行皮试。⑤ 与利尿剂如呋塞米合用,可加重肾功能损害。⑥ 不得与氨茶碱配伍。⑦ 用药期间及停药后至少 1 周内应避免饮酒。 |
| 【作用及用途】 为氧头孢烯类抗生素,抗菌活性强,抗菌谱广,作用与头孢噻肟及氨基糖苷类抗生素相仿,对β-内酰胺酶稳定。用于需氧与厌氧敏感菌引起的各种感染,对中枢神经系统感染尤为适用。对脆弱拟杆菌等厌氧菌也有良好的活性。<br>【不良反应】 消化道反应、胸闷、胸痛、过敏性休克、ALT 升高、肾脏损害、二重感染、凝血酶原时间延长、红细胞、白细胞或血小板减少等。<br>【注意点】 ① 肌注 $t_{max}$ 30～60 min,$t_{1/2}$ 108～120 min,血脑屏障通透性好。② 对头孢菌素过敏者忌用;对青霉素过敏者、孕妇、有出血倾向及肾功能不全者慎用。③ 肌内注射用 0.5%利多卡因溶解。④ 高剂量应用,应注意出血反应。⑤ 用药期间避免饮酒。⑥ 定期随访出血时间及凝血酶原时间,同时每周 2 次给维生素 K。⑦ 不宜与抗凝剂合用,不宜与甘露醇配伍。 |

| 药品名称 | 剂型规格 | 用法 | 成人剂量 | 小儿剂量 |
|---|---|---|---|---|
| **氟氧头孢钠**<br>(氟吗宁,氟莫克西)<br>Flomoxef Sodium<br>(Flumarin) | 注射剂<br>0.5 g<br>1.0 g<br>2.0 g | 静滴 | 每日 1.0～2.0 g<br>分 2 次<br>难治及严重感染:<br>每日 4 g<br>均分 3～4 次<br>滴注>30 min | 每日<br>0.06～0.08 g/kg<br>难治及严重感染:<br>每日 0.15 g/kg<br>均分 3～4 次<br>滴注时间同成人 |
| **氨曲南**<br>(菌克单,君刻单)<br>Aztreonam<br>(Primbactam, Azactam) | 注射剂<br>0.5 g<br>1.0 g<br>2.0 g | 肌内<br>或<br>静滴 | 每次 0.5～2 g<br>每日 2～3 次<br>重症:<br>每次 2 g<br>每 6～8 h 1 次<br>最大剂量<br>1 d 8 g<br>静滴液浓度<br><20 mg/ml<br>滴注 20～60 min | 每次 30 mg/kg<br>重症、铜绿假单胞菌等严重感染:<br>每次 0.05 g/kg<br>均每日 3～4 次<br>最大剂量<br>1 d 0.12 g/kg<br>用法同成人 |
| **亚胺培南-西司他丁钠**<br>(伊米配能-西司他丁,泰能)<br>Imipenem-Cilastatin Sodium<br>(Tienam) | 注射剂<br>亚胺培南-西司他丁钠<br>0.5 g-0.5 g<br>0.75 g-0.75 g | 肌内 | 每日 1～1.5 g<br>分 2 次 | 每次 10～25 mg/kg<br>每日 4 次<br>最大剂量<br>1 d<2 g |
| | 注射剂<br>亚胺培南-西司他丁<br>0.25 g-0.25 g<br>0.5 g-0.5 g | 静滴 | 每日 1～2 g<br>分 3～4 次<br>重症:<br>每日 2～3 g<br>分 3～4 次<br>以 5%～10% GS 或 NS 稀释成<br>5 mg/ml<br>最大剂量<br>1 d≤4 g | 同肌内 |

| 作用及用途、不良反应、注意点 |
|---|
| 【作用及用途】 为氧头孢烯类抗生素。对需氧菌和厌氧菌均有作用。对金葡菌和链球菌属作用与头孢唑啉相仿，对肠杆菌科细菌的作用与拉氧头孢相似，对耐甲氧西林金葡菌、流感嗜血杆菌和脆弱类杆菌有高效。血药浓度为拉氧头孢的 1.5 倍。用于敏感菌引起的感染。<br>【不良反应】 恶心，呕吐，食欲减退，腹胀，腹泻，皮疹，倦怠，胸闷，面部潮红，舌麻木和口内异物感，BUN、ALT、AST 上升，嗜酸粒细胞增多等。<br>【注意点】 ① $t_{1/2}$ 48～61 min。② 应用拉氧头孢引起休克者忌用；对拉氧头孢及其他头孢菌素或青霉素类过敏者、过敏性疾病患者、老人及体弱者、严重肾功能不全者及孕妇慎用。③ 肾毒性明显低于头孢唑啉。④ 慎与呋塞米合用。 |
| 【作用及用途】 为单环β-内酰胺类抗生素。抗菌作用与第三代头孢菌素相似，对革兰阴性菌包括铜绿假单胞菌、大肠埃希菌、沙雷杆菌、克雷伯杆菌均有较强作用，对流感嗜血杆菌和淋病奈瑟菌也有较高抗菌活性。用于革兰阴性菌引起的泌尿道、呼吸道、腹腔、胆道、骨关节和手术后感染等。<br>【不良反应】 皮疹、瘙痒、紫癜、恶心、呕吐、腹泻、乏力、眩晕、出血、口腔损害、局部刺激症状等。<br>【注意点】 ① 肌注 $t_{max}$ 1 h，$t_{1/2}$ 102 min。② 乳母使用本品应暂停哺乳。③ 对本品及其他β-内酰胺类抗生素过敏者、孕妇慎用。④ 肌注时每克至少用 3 ml NS 或注射用水稀释。⑤ 本品与头孢拉定、甲硝唑有配伍禁忌。⑥ 忌与其他药物同瓶静滴。⑦ 肾功能不全者酌情减量。 |
| 【作用及用途】 为碳青霉烯类抗生素，为亚胺培南与西司他丁 1∶1 的复方制剂，后者为脱氢肽酶抑制剂，可阻断该酶对亚胺培南的水解失活。本品有很强的抗菌活性，对革兰阴性菌和阳性菌、需氧菌和厌氧菌以及严重耐药或产酶菌均有良好作用。用于敏感菌所致的腹腔内、泌尿道、生殖道、下呼吸道、骨关节、皮肤软组织感染，败血症及需氧和厌氧菌混合感染。<br>【不良反应】 注射部位刺激症状、皮疹、恶心、呕吐、腹泻、嗜酸粒细胞增多、白细胞及血红蛋白减少、凝血酶原时间延长，易致念珠菌二重感染，静滴可引起肌阵挛、精神障碍或错乱、癫痫发作、感觉异常、听觉或味觉障碍。<br>【注意点】 ① 两者 $t_{1/2}$ 均为 1 h。② 对酰胺类局部麻醉药过敏、严重休克、心脏传导阻滞及肌酐清除率≤5 ml/(min · 1.73 $m^2$)者忌用；有中枢神经系统疾患者应减量使用或不用，对β-内酰胺类抗生素过敏者、孕妇、乳母及<3 个月婴儿慎用。③ 剂量按亚胺培南计算。④ 肌内注射剂不能用于静滴。⑤ 肌注用 0.5%利多卡因溶解。⑥ 静滴速度应缓慢，剂量为 0.25 g、0.5 g 时不能少于 20～30 min，>0.5 g 时不能少于 40～60 min。⑦ 静滴制剂不能用含乳酸盐的液体稀释。⑧ 不能与其他抗生素混合静滴或直接加入其他抗生素中使用。⑨ 注射液临用前配制。 |

| 药品名称 | 剂型规格 | 用法 | 成人剂量 | 小儿剂量 |
|---|---|---|---|---|
| **美罗培南**<br>(美平)<br>Meropenem<br>(Mepem) | 注射剂<br>0.25 g<br>0.5 g<br>1.0 g | 静滴 | 每次 0.5～1.0 g<br>脑膜炎等重症:<br>每次 2 g<br>均每 8 h 1 次<br>0.5 g 以 NS 100 ml 溶解<br>滴注>30 min | 每次 10～20 mg/kg<br>脑膜炎:<br>每次 40 mg/kg<br>均每 8 h 1 次 |
| **帕尼培南-倍他米隆**<br>(克倍宁)<br>Panipenem-Betamipron<br>(Carbenin) | 注射剂<br>0.25 g<br>0.5 g | 静滴 | 每日 1 g<br>分 2 次<br>滴注>30 min<br>最大剂量<br>1 d 2 g<br>滴注>1 h | 每日 30～60 mg/kg<br>分 3 次<br>滴注>30 min<br>重症及难治性感染:<br>每日 0.1 g/kg<br>分 3～4 次<br>最大剂量<br>1 d<2 g<br>滴注>30 min |
| **厄他培南**<br>(怡万之)<br>Ertapenem<br>(Invanz) | 注射剂<br>1.0 g | 深部肌内或静滴 | 每次 1 g<br>每日 1 次<br>静滴液先以注射用水或 NS 10 ml 溶解,再以 50 ml NS 稀释<br>滴注 30 min | <12 岁<br>每次 15 mg/kg<br>每日 2 次<br>>12 岁<br>同成人<br>最大剂量 1 d<1 g<br>静滴液 20 mg/ml<br>滴注 30 min |

| 作用及用途、不良反应、注意点 |
| --- |
| 【作用及用途】 为碳青霉烯类抗生素。抗菌谱广，对革兰阴性和阳性需氧、厌氧菌均有良好抗菌作用，对葡萄球菌和肠球菌的抗菌作用较亚胺培南稍弱，对肠杆菌科细菌及流感嗜血杆菌、铜绿假单胞菌的抗菌活性较亚胺培南强，对厌氧菌活性与亚胺培南相似。用于败血症、脑膜炎、腹腔感染、尿路感染及其他上述敏感菌引起的感染。<br>【不良反应】 偶有恶心、呕吐、腹泻、瘙痒、皮疹、头痛、静脉炎、癫痫发作、急性肾衰、过敏性休克、假膜性肠炎、维生素 K 缺乏症，另有血小板及嗜酸粒细胞增多，血清 ALT、AST 升高。<br>【注意点】 ① $t_{1/2}$ 1 h。② 对本品或碳青霉烯类过敏者、使用丙戊酸钠的患者忌用；对青霉素及头孢菌素过敏、严重肝肾功能不全者，老人，孕妇，乳母，早产儿，新生儿，婴儿，进食不良者及有癫痫史或中枢神经功能障碍的患者慎用。③ 连续给药 1 周应进行肝功能检查。④ 对人类肾去氢肽酶-Ⅰ稳定，故不需与酶抑制剂合用。 |
| 【作用及用途】 帕尼培南为碳青霉烯类抗生素。倍他米隆无抗菌活性，可降低前者在肾内的蓄积而减少其肾毒性。对葡萄球菌作用优于亚胺培南，对肠球菌、消化链球菌、枸橼酸菌属、克雷伯菌属、大肠埃希菌、沙雷菌属、变形杆菌属、流感嗜血杆菌、脆弱拟杆菌作用与亚胺培南-西司他丁相似，对铜绿假单胞菌逊于亚胺培南。用于上述敏感菌引起的败血症，呼吸系统、泌尿生殖系统感染，胆囊炎，肝脓肿，腹膜炎，眼球炎及中耳炎等。<br>【不良反应】 偶有腹泻，嗳气，呕吐，皮疹，红细胞，血红蛋白和白细胞减少，嗜酸粒细胞增多，Cr、BUN 上升，口腔炎，出血倾向等。<br>【注意点】 ① $t_{1/2}$ 70 min。② 对本品过敏者及以往有休克者忌用；新生儿，孕妇，老人，肾功能不全、过敏性疾病及营养不良患者慎用。③ 用药后尿液呈茶色。④ 帕尼培南与倍他米隆(Betamipron)按 1∶1(重量)配制以帕尼培南含量计。 |
| 【作用及用途】 为碳青霉烯类抗生素。对需氧革兰阳性细菌、革兰阴性细菌和厌氧菌均有效，对链球菌属、甲氧西林敏感葡萄球菌等革兰阳性需氧菌有较高抗菌活性，但较亚胺培南为低，对肠杆菌科、嗜血杆菌属、奈瑟菌属、莫拉菌属的抗菌活性高于亚胺培南，对铜绿假单胞菌、不动杆菌属无抗菌活性，对所有产超广谱β-内酰胺酶的大肠埃希菌、肺炎克雷伯菌有良好的抗菌活性，对厌氧菌活性与亚胺培南相似。用于对上述敏感菌引起的败血症，呼吸系统、泌尿生殖系统感染，腹膜炎等。<br>【不良反应】 腹泻、恶心、呕吐、头痛、静脉炎、ALT 增高等。不常见的有头晕、失眠、嗜睡、精神错乱、低血压、呼吸困难、食欲减退、口干、反酸、便秘、红斑、瘙痒、腹痛、乏力、念珠菌病、阴道瘙痒等。<br>【注意点】 ① $t_{max}$ 2.3 h，$t_{1/2}$ 3.8～4.4 h。② 对本品或其他同类药物过敏者忌用；对酰胺类局麻药(利多卡因)过敏、伴有严重休克或心脏传导阻滞的患者禁止肌注本品，孕妇、乳母、儿童、有中枢神经系统疾患或肾功能不全者慎用。③ 肌注用 3.2 ml 1%利多卡因溶解，并于 1 h 内使用。④ 静滴液配制后室温可保存 6 h，5℃保存 24 h。 |

| 药品名称 | 剂型规格 | 用法 | 成人剂量 | 小儿剂量 |
|---|---|---|---|---|
| **硫酸链霉素**<br>Streptomycin Sulfate | 注射剂<br>0.75 g<br>1.0 g | 肌内 | 鼠疫:<br>每次 0.5～1 g<br>每 12 h 1 次<br>1 疗程 10 d<br>布鲁菌病:<br>每日 1～2 g<br>分 2 次<br>1 疗程≥3 周 | 鼠疫:<br>每次 15 mg/kg<br>每 12 h 1 次<br>1 疗程 10 d<br>最大剂量<br>1 d<2 g |
| **硫酸庆大霉素**<br>(艮他霉素)<br>Gentamicin Sulfate<br>(Garamycin) | 片剂<br>20 mg<br>40 mg | 口服 | 每次 0.08～0.16 mg<br>每日 3～4 次 | 每日 10～15 mg/kg<br>分 3～4 次 |
| | 注射剂<br>1 ml<br>20 mg<br>40 mg<br>2 ml<br>80 mg | 肌内 | 每日 0.16 g<br>分 2 次 | 每日 3～5 mg/kg<br>分 2 次 |
| | | 静滴 | 每日 0.16～0.24 g<br>分 2～3 次<br>溶于 5% GS<br>100～200 ml 内<br>也可采用 1 d 剂量 1 次给药 | 每日 2.5～7.5 mg/kg<br>分 2～3 次<br>溶于 5% GS<br>100～200 ml 内 |
| | | 鞘内 | 每次 4～8 mg<br>(1～2 mg/ml)<br>每 2～3 d 1 次 | 每次 1～2 mg<br>每 2～3 d 1 次 |
| **硫酸卡那霉素**<br>Kanamycin Sulfate<br>(Kamycin) | 注射剂<br>0.5 g<br>1.0 g<br>注射剂<br>2 ml<br>0.5 g | 口服 | 每日 1～4 g<br>分 4 次 | 每日 25～50 mg/kg<br>分 4 次 |
| | | 肌内 | 每次 0.5 g<br>每日 2 次<br>(0.25 g/ml)<br>最大剂量<br>1 d 1.5 g | 每日 15～25 mg/kg<br>分 2 次<br>(0.25 g/ml)<br>最大剂量<br>1 d 0.75 g |

| 作用及用途、不良反应、注意点 |
| --- |
| 【作用及用途】 对结核分枝杆菌有强大抗菌作用，对多种革兰阴性杆菌，如大肠埃希菌、沙门菌属、布鲁菌属、产气杆菌、流感嗜血杆菌、痢疾志贺菌、鼠疫杆菌等均有杀菌作用。与异烟肼、对氨基水杨酸钠等抗结核药同用，可延缓结核菌耐药性的产生。用于结核病的初治阶段、布鲁菌病、鼠疫。<br>【不良反应】 对第8对脑神经的耳毒性(眩晕、耳鸣、听力减退)明显；肌注后10～20 min偶可突然发生头晕，头痛，口周、面部及四肢麻木感，小儿尤多见，静注葡萄糖酸钙，可迅速缓解症状；可有皮疹、发热及嗜酸粒细胞增多综合征、白细胞减少、蛋白尿、管型尿，偶致剥脱性皮炎及过敏性休克。<br>【注意点】 ① $t_{max}$ 30～45 min，$t_{1/2}$ 2～3 h，超过40岁，$t_{1/2}$可延长至9 h。② 孕妇及乳母忌用；肾功能不全者慎用。③ 治疗鼠疫及布鲁菌病时，与四环素合用。④ 应用期间如出现眩晕、恶心、平衡失调、耳鸣、耳聋等反应，应减量或停药。⑤ 不宜与氨基糖苷类抗生素、耳肾毒性药物及呋塞米等联合应用。⑥ 老人治疗结核病：每次0.5～0.75 g，每日1次。⑦ 溶液宜冷藏，放置后变淡黄色，但不影响质量。⑧ 1 mg≈1 000 U。 |
| 【作用及用途】 对多种革兰阴性菌及阳性菌均有较强的抗菌作用，对金葡菌、表皮葡萄球菌、大肠埃希菌、肺炎克雷伯菌、变形杆菌、沙门菌属、志贺菌属、肠杆菌属及铜绿假单胞菌均有良好的抗菌活性，对布鲁菌属、鼠疫杆菌也有抗菌作用。用于革兰阴性杆菌引起的败血症、肺炎、尿路感染、肠道感染及葡萄球菌感染，大多需联合用药。<br>【不良反应】 蛋白尿、管型尿、尿中出现红细胞及白细胞、恶心、呕吐、食欲减退、腹胀、肝功能变化、耳鸣、麻木、听力减退甚至耳聋，偶见皮疹、过敏性休克、呼吸抑制。<br>【注意点】 ① 肌注 $t_{max}$ 30～120 min，$t_{1/2}$ 2～4 h。② 对本品或其他氨基糖苷类抗生素过敏者及孕妇忌用，肾功能不全者忌用或慎用，脱水者、老人、乳母及小儿慎用。③ 不宜与青霉素、头孢菌素类抗生素及其他药物混合静滴，以免失活。④ 忌与氨基糖苷类抗生素、耳肾毒性药、神经肌肉阻滞剂、右旋糖酐、碳酸氢钠、呋噻米等联合应用。⑤ 因有耳肾毒性，且可能引起细菌耐药，故不能广泛用于一般感染，1疗程不超过10 d。⑥ 静注易致呼吸抑制。⑦ 每日1次用药方法不宜用于感染性心内膜炎、革兰阴性杆菌脑膜炎、骨髓炎、肾功不全、大面积烧伤及肺囊性纤维化等患者。⑧ 腹膜透析时可在透析液中加本品0.5 mg/L。⑨ 超声气雾吸入用0.1%溶液。⑩ 用药期间应经常检查尿常规、肾功能，必要时测肾功能，并注意耳毒性。⑪ 标准品1 mg≈1 000U。 |
| 【作用及用途】 对多种肠杆菌科细菌如大肠埃希菌、肠杆菌属、肺炎克雷伯菌、变形杆菌、志贺菌属、沙门菌属、枸橼酸杆菌均有良好抗菌作用，对流感嗜血杆菌、布鲁菌属、脑膜炎奈瑟菌、淋病奈瑟菌亦敏感，对金葡菌有一定作用。用于敏感菌引起的呼吸道和尿路感染。<br>【不良反应】 听力减退，不可逆性耳聋，尿中出现红细胞、白细胞，少数患者尤其老人可发生肾功能减退、恶心、食欲减退、手舌发麻、头晕、头痛、心动过速、视觉异常、注射部位疼痛以及药物热、皮疹、嗜酸性细胞增多等。 |

| 药品名称 | 剂型规格 | 用法 | 成人剂量 | 小儿剂量 |
|---|---|---|---|---|
| | | 静滴 | 每日 1～1.5 g<br>分 2～3 次<br>(2.5 mg/ml) | 每日 15～25 mg/kg<br>分 1～2 次<br>(2.5 mg/ml)<br>最大剂量<br>1 d 0.75 g |
| **硫酸阿米卡星**<br>(丁胺卡那霉素)<br>Amikacin<br>Sulfate | 注射剂<br>1 ml<br>0.05 g<br>0.1 g<br>2 ml<br>0.1 g<br>0.2 g | 肌内 | 每日 15 mg/kg<br>分 2～3 次 | 首剂 10 mg/kg<br>以后每日 15 mg/kg<br>分 2～3 次 |
| | | 静滴 | 每日 15 mg/kg<br>分 2～3 次<br>静滴液 5 mg/ml<br>静滴 0.5～1 h<br>也可采用 1 d 剂量 1 次给药 | 同肌内<br>(5 mg/ml)<br>滴注 1～2 h |
| **硫酸妥布霉素**<br>(妥布拉霉素)<br>Tobramycin<br>Sulfate<br>(Nebein) | 注射剂<br>1 ml<br>40 mg<br>2 ml<br>80 mg | 肌内<br>或<br>静滴 | 每日 3～5 mg/kg<br>重症:<br>每日 6 mg/kg<br>均分 2～3 次<br>静滴液≤2 mg/ml<br>滴注 20～60 min<br>1 疗程≤10 d | 剂量用法同成人 |
| **硫酸奈替米星**<br>(硫酸乙基西梭霉素,乙基紫苏霉素,力确兴)<br>Netilmicin<br>Sulfate<br>(Ethylsisomicin,<br>Netromycin) | 注射剂<br>1 ml<br>0.05 g<br>2 ml<br>0.1 g<br>0.15 g<br>4 ml<br>0.2 g | 肌内<br>或<br>静滴 | 每日 3～4 mg/kg<br>每日 1 次或分 2～3 次<br>重症:<br>每日 5～7.5 mg/kg<br>每日 1 次或分 3～4 次 | 每日 4～6 mg/kg<br>分 2～3 次 |

| 作用及用途、不良反应、注意点 |
| --- |
| 【注意点】 ① 肌注 $t_{max}$ 1～2 h，$t_{1/2}$ 2～4 h。② 静滴速度为 3～4 ml/min。③ 疗程不宜超过 10～14 d。④ 粉针剂溶解，可在室温中保持效价 6～12 个月，但仍宜冷藏。⑤ 口服时可以粉针剂溶解后服用。⑥ 余见庆大霉素注意点②③④⑩ 。 |
| 【作用及用途】 为卡那霉素的半合成衍生物。对革兰阳性菌、阴性菌及若干分枝杆菌有较强抗菌活性，对耐卡那霉素的大肠埃希菌、肺炎克雷伯菌及铜绿假单胞菌仍有效。用于革兰阴性菌，特别是耐药性铜绿假单胞菌所致的感染，对大肠埃希菌、变形杆菌、金葡菌所致的感染比庆大霉素、妥布霉素有效。<br>【不良反应】 与卡那霉素相似，大剂量有神经肌肉接头的阻滞作用，偶可致过敏。<br>【注意点】 ① 肌注 $t_{max}$ 0.75～1.5 h，$t_{1/2}$ 2～2.5 h。② 与半合成青霉素类或头孢菌素联合应用可获协同作用。③ 与青霉素类联合应用时至少在用青霉素类药物前 1 h 使用。④ 溶解后室温中可保存 7 d，溶液呈淡黄色，效价不降低。⑤ 余见庆大霉素注意点②③④⑩。 |
| 【作用及用途】 抗菌活性与 483 页庆大霉素相似，对革兰阴性菌及铜绿假单胞菌有良好的抗菌作用，对肺炎克雷伯菌、肠杆菌属、变形杆菌属、硝酸盐阴性杆菌作用较庆大霉素稍强，对沙雷菌和沙门菌作用则较庆大霉素略差，对其他氨基糖苷类抗生素耐药的细菌亦有效。用于革兰阴性菌如铜绿假单胞菌和其他敏感菌所致的感染如灼伤，败血症，泌尿道、皮肤软组织、骨和关节及腹腔炎症，在抗铜绿假单胞菌感染时与哌拉西林等有协同作用。<br>【不良反应】 与庆大霉素相似，偶可引起恶心、呕吐、头痛、皮疹、ALT 增高、粒细胞减少等。<br>【注意点】 ① 肌注 $t_{max}$ 30 min，$t_{1/2}$ 2 h。② 长期用药会导致耐药菌生长。③ 与青霉素类和头孢菌素类联合有协同作用。④ 余见庆大霉素注意点②③④⑩。 |
| 【作用及用途】 抗菌谱与 483 页庆大霉素相似，对大肠埃希菌、肺炎克雷伯菌、肠杆菌属、变形杆菌、志贺菌属、枸橼酸杆菌属、沙雷菌属、铜绿假单胞菌均有良好的抗菌作用，对耐庆大霉素的菌株仍具一定作用，脑膜炎奈瑟菌及流感嗜血杆菌对本品亦敏感，对葡萄球菌属和其他革兰阳性菌作用优于其他氨基糖苷类。用于严重革兰阴性菌感染、尿路感染、腹腔内感染等。<br>【不良反应】 见庆大霉素项下，但耳、肾毒性发生率较低。<br>【注意点】 ① $t_{max}$ 30～60 min，$t_{1/2}$ 2～2.5 h。② 重症肌无力和震颤麻痺患者慎用。③ 余见庆大霉素。 |

| 药品名称 | 剂型规格 | 用法 | 成人剂量 | 小儿剂量 |
| --- | --- | --- | --- | --- |
| **硫酸核糖霉素**<br>(威他霉素)<br>Ribostamycin Sulfate<br>(Vistamycin) | 注射剂<br>0.5 g<br>1.0 g | 肌内 | 每日 1～2 g<br>分 2～3 次 | 每日 20～40 mg/kg<br>分 2～3 次 |
| **硫酸小诺米星**<br>(小诺霉素，沙加霉素)<br>Micronomicin Sulfate<br>(Sagamicin) | 注射剂<br>1 ml<br>30 mg<br>2 ml<br>60 mg | 肌内<br>或<br>静滴 | 每日 0.12～0.24 g<br>分 2 次<br>1 疗程<14 d<br>静滴时以 NS 稀释，滴注 1 h | 每日 3～4 mg/kg<br>分 2～3 次 |
| **硫酸依替米星**<br>Etimicin Sulfate | 注射剂<br>0.05 g<br>0.1 g<br>0.2 g | 静滴 | 每次 0.1～0.15 g<br>每 12 h 1 次<br>以 NS 或 5% GS 100 ml稀释，滴注 1 h<br>1 疗程 5～10 d | |
| **硫酸西索米星**<br>(西索霉素)<br>Sisomicin Sulfate | 注射剂<br>0.05 g<br>1.5 ml<br>0.075 g<br>2 ml<br>0.1 g | 肌内<br>或<br>静滴 | 每日 3～4 mg/kg<br>分 2～3 次<br>1 疗程<7～10 d<br>静滴时以 NS 或 5% GS 50～200 ml 稀释，滴注 0.5～1 h | 每日 2～3 mg/kg<br>分 2～3 次<br>1 疗程<7～10 d |

| 作用及用途、不良反应、注意点 |
| --- |
| 【作用及用途】 抗菌谱与483页卡那霉素相似,但作用略弱,对金葡菌、大肠埃希菌及其他肠杆菌科细菌有较好抗菌活性。用于敏感菌所致各种感染。<br>【不良反应】 皮疹、头痛、耳鸣、麻木、注射部位疼痛、胸部压迫感,个别患者BUN、ALT轻度升高。<br>【注意点】 ① 肌注 $t_{max}$ 30～60 min,$t_{1/2}$ 2.7 h。② 孕妇及乳母忌用;肾功能不全者及老人慎用。③ 应避免与血浆代用品,如葡聚糖、海藻酸钠、右旋糖酐及其他肾毒性药物合用。 |
| 【作用及用途】 抗菌作用与483页庆大霉素相近,对金葡菌、表皮葡萄球菌、大肠埃希菌、肺炎克雷伯菌、铜绿假单胞菌有良好抗菌活性。用于敏感菌引起的呼吸系统、泌尿生殖系统、胆道感染及中耳炎等。<br>【不良反应】 耳及肾毒性较轻,偶有皮疹、注射部位疼痛、上肢麻木、胸部压迫感、头痛、耳痛、肝功能损害及血象异常。<br>【注意点】 ① $t_{max}$ 30 min,$t_{1/2}$ 2～2.5 h。② 对本品及其他氨基糖苷类抗生素、杆菌肽类药物过敏者及乳母忌用;婴幼儿、孕妇及老人慎用。③ 不宜与右旋糖酐、呋塞米、麻醉剂、肌肉松弛剂、大剂量氨苄西林及其他氨基糖苷类抗生素配伍,以免导致本品活性降低或毒性增加。④ 与羧苄西林、哌拉西林、头孢哌酮联合应用有协同作用。 |
| 【作用及用途】 为半合成氨基糖苷类抗生素。对大肠埃希菌、肺炎克雷伯菌、沙雷菌属、奇异变形杆菌、沙门菌属、流感嗜血杆菌及葡萄球菌属有较好抗菌活性,对铜绿假单胞菌、不动杆菌等具有一定抗菌活性。用于敏感菌所致的各种感染。<br>【不良反应】 眩晕、耳鸣、听力减退,Cr、BUN、ALT、AST、ALP暂时性升高。<br>【注意点】 ① $t_{1/2}$ 1.5 h。② 对本品及其他氨基糖苷类抗生素过敏者忌用;肾功能不全、脱水、大面积烧伤患者,儿童及孕妇慎用;乳母用药需暂停哺乳。③ 与肌松剂联用可致神经肌肉阻滞现象,与其他耳、肾毒性药物合用可加重耳、肾毒性。④ 用药过程中应密切观察肾功能和听神经功能。 |
| 【作用及用途】 抗菌作用与483页庆大霉素相近,对大肠埃希菌、肺炎克雷伯菌、变形杆菌、痢疾志贺菌、沙雷杆菌、铜绿假单胞菌及金葡菌有良好抗菌活性。用于敏感菌引起的败血症、呼吸道、消化道、泌尿生殖系统及皮肤软组织感染。大多需联合用药。<br>【不良反应】 同483页庆大霉素。<br>【注意点】 ① 肌注 $t_{max}$ 1 h,$t_{1/2}$ 2～2.5 h。② 患者或家族中有耳聋史、肾功能衰竭、对氨基糖苷类抗生素或杆菌肽类药物过敏者及孕妇忌用;早产儿,新生儿,婴幼儿,乳母,老人,肝肾功能不全、听力或前庭功能减退、重症肌无力、震颤麻痹及血容量不足者慎用。③ 与神经肌肉阻滞药合用可加重神经肌肉阻滞作用,与右旋糖酐、呋塞米、万古霉素、顺铂等合用可增加肾毒性及耳毒性,与头孢噻吩合用可增加肾毒性,与多黏菌素合用可增加肾毒性及加重神经肌肉阻滞作用。④ 忌与青霉素或头孢菌素类混合滴注。⑤ 用药期间应补充足够水分。 |

| 药品名称 | 剂型规格 | 用法 | 成人剂量 | 小儿剂量 |
|---|---|---|---|---|
| **硫酸异帕米星**<br>(依克沙)<br>Isepamicin<br>Sulfate<br>(Exacin) | 注射剂<br>2 ml<br>0.2 g | 肌内<br>或<br>静滴 | 每日 7.5 mg/kg<br>重症:<br>每日 15 mg/kg<br>均分 1～2 次<br>以 5% GS 50～100 ml<br>稀释<br>滴注 0.5～1 h | |
| **阿司米星**<br>(福提米星)<br>Astromicin<br>(Fortimicin) | 注射剂<br>0.2 g | 肌内 | 每日 0.4～0.5 g<br>分 2 次 | |
| **盐酸大观霉素**<br>(壮观霉素)<br>Spectinomycin<br>Hydrochloride<br>(Actinospecta-<br>cin) | 注射剂<br>2.0 g<br>4.0 g | 深部<br>肌内 | 宫颈、直肠、尿道淋病<br>奈瑟菌感染:<br>2 g 单次注射<br>播散性淋病:<br>每次 2 g<br>每 12 h 1 次<br>1 疗程 3 d | 宫颈、直肠、尿道淋病<br>奈瑟菌感染:<br><45 kg<br>每次 40 mg/kg<br>>45 kg<br>每次 2 g<br>均单次注射 |
| **红霉素**<br>Erythromycin | 片剂<br>0.125 g<br>0.25 g<br>肠溶片<br>0.1 g<br>0.125 g<br>肠溶胶囊<br>0.25 g | 口服 | 每次 0.25～0.5 g<br>每日 3～4 次<br>军团菌病:<br>每日 2～4 g<br>分 4 次 | 每日 25～50 mg/kg<br>分 3～4 次 |

| 作用及用途、不良反应、注意点 |
| --- |
| 【作用及用途】 为半合成氨基糖苷类抗生素。抗菌谱与485页阿米卡星相似,对细菌产生的各种氨基糖苷类钝化酶稳定,对肠杆菌科细菌的作用优于阿米卡星,对普通变形杆菌、摩根菌属、奇异变形杆菌、铜绿假单胞菌作用与阿米卡星相似,对金葡菌、表皮葡萄球菌及甲氧西林耐药金葡菌均有良好作用。用于下呼吸道、尿路、皮肤、外科伤口及烧伤创面感染等,与β-内酰胺类联合应用有协同作用。<br>【不良反应】 眩晕、静脉炎、皮疹、胃不适,余见485页阿米卡星项下。<br>【注意点】 ① 肌注 $t_{max}$ 1 h,$t_{1/2}$约102 min。② 幼儿及对氨基糖苷类过敏者忌用;老人、儿童、孕妇、乳母及肾功能不全者慎用。③ 与右旋糖酐、呋塞米联用可加重肾损害,与肌松剂联用可致呼吸肌麻痹。④ 与青霉素类及头孢菌素类抗生素同置于一容器中本品活力可降低。 |
| 【作用及用途】 为氨基糖苷类抗生素。对金葡菌、大肠埃希菌、肺炎克雷伯菌、变形杆菌属、枸橼酸杆菌、产气杆菌均有良好抗菌作用,对沙雷菌属作用比庆大霉素强。用于呼吸道、尿路、腹腔、皮肤、手术后及五官科等感染。<br>【不良反应】 轻度ALT、AST、BUN及Cr升高,呼吸抑制,耳、肾毒性较其他氨基糖苷类低,偶见休克。<br>【注意点】 ① 肌注 $t_{max}$ 30～60 min,$t_{1/2}$ 2 h。② 肝肾功能不良、高龄和严重虚弱者慎用。③ 本品可增加箭毒对呼吸抑制作用,氯化钙可对抗这一作用。④ 与青霉素类、头孢菌素类联合应用有协同作用。⑤ 余见本页异帕米星项下。 |
| 【作用及用途】 对淋病奈瑟菌有高度抗菌活性,对大肠埃希菌、肺炎克雷伯菌、肠杆菌、沙门菌属、志贺菌属、变形杆菌有中度抗菌活性。用于淋病。<br>【不良反应】 偶见暂时性眩晕、发热、恶心、头痛、失眠、荨麻疹等,注射部位疼痛,大剂量时有血红蛋白、白细胞减少,肝肾功能损害,尿量减少。<br>【注意点】 ① $t_{max}$ 1 h,$t_{1/2}$2.5 h。② 对本品及氨基糖苷类过敏者、孕妇、新生儿及婴儿忌用;肾功能不全者忌用或慎用。③ 用所附0.9%的苯甲醇3.2 ml溶解,注射前应摇匀,避免与青霉素残留物混合。④ 短期大量用本品时可能会掩盖合并梅毒患者的症状,疑有梅毒可能时,应每月作血清学检查,至少3个月。 |
| 【作用及用途】 对革兰阳性菌,如金葡菌、链球菌、肺炎链球菌、白喉棒状杆菌、炭疽杆菌等均有较强的抑制作用(金葡菌对本品易产生耐药性)。对革兰阴性菌,如百日咳杆菌、流感嗜血杆菌、布氏杆菌、脑膜炎奈瑟菌以及某些分枝杆菌、放线菌、立克次体、某些螺旋体、肺炎支原体、衣原体、军团菌、阿米巴原虫、滴虫等有一定的抑制作用。用于对青霉素过敏的患者以及敏感菌引起的眼、耳、喉、鼻科感染,肺炎,急性乳腺炎,尿路感染,多发性疖病,痈等;亦用于链球菌、肺炎链球菌及白喉带菌者。 |

| 药品名称 | 剂型规格 | 用法 | 成人剂量 | 小儿剂量 |
|---|---|---|---|---|
| | 注射剂<br>0.25 g<br>0.3 g | 静滴 | 每日 20～30 mg/kg<br>(0.5～1 mg/ml)<br>分 2 次<br>缓滴 | 同成人 |
| **罗红霉素**<br>(罗力德,浦红)<br>Roxithromycin<br>(Rulide) | 片剂<br>胶囊<br>颗粒剂<br>0.05 g<br>0.075 g<br>0.15 g | 口服 | 每日 0.3 g<br>分 1～2 次 | 每日 5～10 mg/kg<br>分 2 次 |
| **克拉霉素**<br>(甲红霉素,克拉仙)<br>Clarithromycin<br>(Claricin,<br>Klacid) | 片剂<br>0.125 g<br>0.25 g<br>0.5 g<br>混悬液<br>5 ml<br>0.125 g | 口服 | 每次 0.25 g<br>每 12 h 1 次<br>重症:<br>每次 0.5 g<br>每 12 h 1 次 | 每日 15 mg/kg<br>分 2 次<br>>12 岁<br>同成人 |
| **依托红霉素**<br>(无味红霉素)<br>Erythromycin<br>Estolate | 片剂<br>0.125 g | 口服 | 每日 1～2 g<br>分 3～4 次 | 每日 25～50 mg/kg<br>分 3～4 次 |
| **琥乙红霉素**<br>Erythromycin<br>Ethylsuccinate | 片剂<br>0.1 g<br>0.125 g<br>0.25 g<br>干糖浆<br>0.125 g<br>0.25 g | 口服 | 每日 1.5 g<br>分 2～4 次<br>军团菌病:<br>每次 0.4～1.0 g<br>每日 4 次<br>总剂量 1 d<4 g | 每日 25～50 mg/kg<br>分 3～4 次 |

| 作用及用途、不良反应、注意点 |
|---|
| 【不良反应】 大量或多次给药可引起恶心、呕吐、腹泻、腹痛、药疹、药物热等;静脉给药易致血栓性静脉炎。<br>【注意点】 ① $t_{max}$ 2～3 h,$t_{1/2}$ 1.5～3 h。② 孕妇、乳母及肝功能不全者慎用。③ 片剂为硬脂酸盐,肠溶胶囊又名福爱力(Erye),注射剂为乳糖酸盐,须先以注射用水配成5%溶液,再用5% GS稀释。④ 与青霉素、头孢菌素、氯霉素、林可霉素合用有拮抗作用。⑤ 与甲泼尼龙、茶碱、卡马西平、华法林合用,可使此类药物毒性增加。 |
| 【作用及用途】 抗菌谱与489页红霉素相似,对革兰阳性菌如金葡菌、肺炎链球菌、B组溶血性链球菌及革兰阴性菌流感嗜血杆菌,以及厌氧菌、支原体、衣原体及弯曲菌属有抗菌活性,对军团菌作用强于红霉素,耐酸性较红霉素好,具有抗生素后效应。用于敏感菌引起的呼吸系统、泌尿生殖系统、耳、鼻、喉及皮肤软组织感染等。<br>【不良反应】 恶心、呕吐、腹痛、腹泻,少见皮肤过敏反应、肝功能异常,不良反应发生率低于红霉素。<br>【注意点】 ① $t_{max}$ 2 h,$t_{1/2}$ 8.4～15.5 h。② 孕妇、乳母及肝肾功能不全者慎用。③ 忌与麦角胺及其衍生物或西沙比利配伍。④ 本品与红霉素存在交叉耐药性。 |
| 【作用及用途】 抗菌谱与489页红霉素相似,抗菌活性较红霉素强,对金葡菌、肺炎链球菌、李斯特菌、军团菌、流感嗜血杆菌作用优于红霉素,对化脓性链球菌、沙眼衣原体、淋病奈瑟菌亦有很强的活性,对厌氧菌作用优于红霉素,对空肠弯曲菌亦有效。用于敏感菌引起的呼吸道感染和皮肤软组织感染等。<br>【不良反应】 恶心、胃不适、腹痛、腹泻、头痛、皮疹、转氨酶暂时升高。<br>【注意点】 ① $t_{max}$ 2～2.7 h,$t_{1/2}$ 3.5～4.7 h。② 孕妇,乳母,对大环内酯类抗生素过敏、严重肝肾功能不全、心律失常或充血性心力衰竭、缺血性心脏病及服用特非那定的患者忌用。③ 可增加卡马西平、华法林、环孢素、地高辛、茶碱、麦角胺及苯妥英的作用。 |
| 【作用及用途】 同489页红霉素。<br>【不良反应】 同红霉素,可引起黄疸及肝脏损害。<br>【注意点】 同红霉素,孕妇忌用。 |
| 【作用及用途】<br>【注意点】 }同489页红霉素。<br>【注意点】 ① 孕妇、乳母及肝功能不全者慎用。② 餐前、餐后均可服。③ 余同红霉素。 |

| 药品名称 | 剂型规格 | 用法 | 成人剂量 | 小儿剂量 |
|---|---|---|---|---|
| **乙酰螺旋霉素**<br>Acetylspiramycin | 片剂<br>胶囊<br>0.1 g<br>0.2 g<br>肠溶片<br>0.1 g | 口服 | 每次 0.2～0.3 g<br>每日 4 次 | 每日 20～30 mg/kg<br>分 4 次 |
| **交沙霉素**<br>Josamycin | 片剂<br>0.1 g<br>0.2 g<br>胶囊<br>0.2 g | 口服 | 每日 0.8～1.6 g<br>分 3～4 次<br>宜空腹服 | 每日 30 mg/kg<br>分 3～4 次 |
| **乙酰麦迪霉素**<br>(美欧卡霉素，美力泰)<br>Acetylmidecamycin<br>(Miocamycin) | 片剂<br>干粉剂<br>0.1 g | 口服 | 每日 0.3～0.9 g<br>分 3～4 次 | 每日 15～30 mg/kg<br>分 3～4 次 |
| **阿奇霉素**<br>(希舒美，因培康，维宏)<br>Azithromycin<br>(Zithromax) | 片剂<br>0.125 g<br>0.25 g<br>0.5 g<br>干混悬剂<br>0.1 g | 口服 | 每次 0.5 g<br>每日 1 次<br>连服 3 d<br>或<br>第 1 d 0.5 g<br>第 2～5 d 0.25 g<br>均每日 1 次<br>衣原体尿道炎及宫颈炎：<br>单剂 1 g | 每日 10 mg/kg<br>每日 1 次<br>连服 3 d |
| | 注射剂<br>0.125 g<br>0.25 g<br>0.5 g | 静滴 | 每次 0.5 g<br>每日 1 次<br>(1～2 mg/ml)<br>静滴＞1～2 h | 每日 10 mg/kg<br>每日 1 次<br>用法同成人 |

| 作用及用途、不良反应、注意点 |
| --- |
| 【作用及用途】 抗菌谱与489页红霉素相似，但抗菌作用较后者弱，对金葡菌、表皮葡萄球菌、链球菌、李斯特菌属、卡他布拉菌、淋病奈瑟菌、流感嗜血杆菌、百日咳杆菌、产气荚膜杆菌、消化球菌、消化链球菌及衣原体、支原体、弓形虫、孢子虫等均有较强抑制作用。用于呼吸道、皮肤软组织、耳、鼻、喉感染等。体内抗菌作用较强，组织内浓度较高。<br>【不良反应】 胃肠道反应，偶有皮疹，少数服后可致ALT升高、肝肾损害。<br>【注意点】 ① $t_{max}$ 2 h，$t_{1/2}$ 4～8 h。② 对本品过敏者忌用；肝肾功能不全者、孕妇及乳母慎用。③ 可提高卡马西平、特非那定、苯妥英钠等的血药浓度。 |
| 【作用及用途】 抗菌谱与489页红霉素相似，抗菌活力略低，但不易产生耐药性，余同红霉素。大部分厌氧菌对本品均敏感。用于敏感菌所致的轻、中度呼吸道、耳、鼻、喉及皮肤软组织感染。<br>【不良反应】 恶心等胃肠道反应较轻，偶致过敏性皮疹。<br>【注意点】 ① $t_{max}$ 1 h，$t_{1/2}$ 约100 min。② 妊娠初3个月内忌用；乳母慎用。③ 可加强含麦角胺制剂的作用。 |
| 【作用及用途】 抗菌谱与489页红霉素相似，抗菌作用略弱，对革兰阳性和奈瑟菌属具较好活性。用于敏感葡萄球菌、溶血性链球菌、肺炎链球菌、流感嗜血杆菌、肺炎支原体引起的肺炎、支气管炎、扁桃体炎、咽喉炎、中耳炎及皮肤感染。<br>【不良反应】 食欲减退，恶心，胃部不适，暂时性ALT、AST上升，偶见皮疹、荨麻疹。<br>【注意点】 ① $t_{max}$ 30 min，$t_{1/2}$ 78～90 min。② 对大环内酯类有过敏史及肝功能不全者慎用。 |
| 【作用及用途】 为大环内酯类抗生素。对酸稳定，对革兰阴性菌的抗菌活性明显增强，对厌氧菌作用与红霉素相仿，对金葡菌、溶血性链球菌、肺炎链球菌、白喉棒状杆菌、流感嗜血杆菌、卡他莫拉菌、耶尔森菌属、军团菌、百日咳杆菌、脆弱拟杆菌、沙眼衣原体、梅毒螺旋体、淋病奈瑟菌、肺炎支原体、卡氏肺孢子虫等有效。用于敏感病原体引起的呼吸道、皮肤软组织感染及性传播疾病。<br>【不良反应】 轻微消化道反应、腹泻、上腹部不适、恶心、呕吐、皮疹等。<br>【注意点】 ① $t_{max}$ 2～3 h，$t_{1/2}$ 46 h。② 对大环内酯类过敏、严重肝病患者忌用；肾功能不全者、孕妇及乳母慎用。③ 不宜与麦角类药物同用。④ 有使地高辛、氨茶碱血药浓度升高可能。⑤ 不宜与抗酸药物在同一时间服用。⑥ 与环孢素合用时需监测后者血药浓度。 |

| 药品名称 | 剂型规格 | 用法 | 成人剂量 | 小儿剂量 |
| --- | --- | --- | --- | --- |
| **氯霉素**<br>Chloramphenicol<br>(Chloromycetin) | 片剂<br>胶囊<br>0.25 g | 口服 | 每日 1～3 g<br>分 3～4 次 | 每日 25～50 mg/kg<br>分 4 次 |
| | 注射剂<br>1 ml<br>0.125 g<br>2 ml<br>0.25 g | 静滴 | 每日 1～2 g<br>(2.5 mg/ml)<br>分 2 次 | 每日 25～50 mg/kg<br>(2.5～5 mg/ml)<br>分 2 次 |
| **甲砜霉素**<br>(甲砜氯霉素)<br>Thiamphenicol | 片剂<br>胶囊<br>0.125 g<br>0.25 g | 口服 | 每日 1.5～3.0 g<br>分 3～4 次 | 每日 25～50 mg/kg<br>分 3～4 次 |
| **盐酸四环素**<br>Tetracycline Hydrochloride | 片剂<br>胶囊<br>0.25 g | 口服 | 每次 0.25～0.5 g<br>每日 4 次<br>空腹服 | >8 岁<br>每日 25～50 mg/kg<br>分 4 次<br>空腹服 |
| | 注射剂<br>0.125 g<br>0.25 g<br>0.5 g | 静滴 | 每次 0.5 g<br>(1～2 mg/ml)<br>每日 2 次 | >8 岁<br>每日 15～30 mg/kg<br>分 2～3 次 |

| 作用及用途、不良反应、注意点 |
| --- |
| 【作用及用途】 为广谱抗生素。对革兰阴性菌作用较对革兰阳性菌强，对流感嗜血杆菌、脑膜炎奈瑟菌、淋病奈瑟菌有很强的杀菌作用，对大肠埃希菌、产气杆菌、阴沟杆菌、克雷伯菌属、沙雷菌属、沙门菌属均有抗菌活性，白喉棒状杆菌、李斯特菌属、肺炎链球菌、破伤风芽胞梭菌、穿透芽胞梭菌、放线菌属、脆弱拟杆菌、梭形杆菌、消化链球菌、梅毒螺旋体、衣原体、支原体等对本品敏感。用于伤寒，副伤寒，其他沙门菌感染，肠道、尿路、胆道感染，百日咳，败血症，沙眼等。本品较易渗入脑脊液，常用以治疗化脓性脑膜炎。<br>【不良反应】 抑制骨髓造血，引起粒细胞及血小板减少或再生障碍性贫血，剥脱性皮炎；常见恶心、呕吐、食欲减退、舌炎、口腔炎；偶见皮疹、药物热；早产儿与新生儿服大剂量可致以苍白、发绀、循环衰竭为表现的灰婴综合征；长期应用可引起周围神经炎及视神经炎。<br>【注意点】 ① 口服 $t_{max}$ 1～3 h，$t_{1/2}$ 1.5～3.5 h。② 对本品过敏者、精神病患者、孕妇及乳母忌用；肝肾功能不全者、早产儿、新生儿、老人慎用。③ 静滴可先将以丙二醇为溶媒的注射剂温热后，边振摇边稀释。④ 最好单独静滴，勿与碱性药物、复合维生素 B 配伍。⑤ 用药期间经常随访血象，如发现轻度粒细胞及血小板减少时，应立即停药。⑥ 长期应用可致维生素缺乏症和二重感染。⑦ 可抑制苯妥英钠及口服抗凝剂的代谢，因而可引起苯妥英钠中毒、低血糖和出血等。⑧ 注射用氯霉素琥珀酸酯钠(Sodium Chloramphenicol Succinate)，进入脑脊液浓度为血药浓度之半。 |
| 【作用及用途】 抗菌谱与本页氯霉素相似，对多数肠杆菌科细菌、金葡菌、粪肠球菌及肺炎链球菌的作用略逊于氯霉素，对淋病奈瑟菌作用与氯霉素同。用于呼吸道、胆道、肠道、尿路感染，百日咳，伤寒，脑膜炎及布氏杆菌病等。<br>【不良反应】 毒性小，有腹泻、恶心、呕吐、胃灼热感、腹痛，偶有皮疹、口腔炎及周围神经炎等。对造血系统毒性主要为可逆性红细胞生成抑制。<br>【注意点】 ① 口服 $t_{max}$ 2 h，$t_{1/2}$ 约 90 min。② 孕妇、早产儿及新生儿忌用。③ 严重肾功能不全者剂量酌减。④ 应经常检查血象，如白细胞减少须停药。⑤ 本品尚有免疫抑制作用。 |
| 【作用及用途】 为广谱抗生素。能抑制敏感细菌菌体蛋白质的生物合成，对金葡菌、溶血性链球菌、肺炎链球菌、淋病奈瑟菌、流感嗜血杆菌、布鲁菌属、霍乱弧菌、耶尔森菌属、立克次体、原虫、螺旋体、支原体、衣原体等有效，但对大肠埃希菌、变形杆菌作用则较差。用于轻度肺炎、沙眼、中耳炎、肠道感染及斑疹伤寒和性传播性疾病。<br>【不良反应】 恶心、呕吐、腹泻、口腔炎，偶有皮疹、药物热、肛门及外阴部瘙痒；久用易致二重感染，长期或大剂量使用可引起肝脏损害，影响骨骼生长，使胎儿和婴幼儿牙齿黄染、牙釉质发育不良，偶可致颅内压升高，停药可逆转。<br>【注意点】 ① 口服 $t_{max}$ 2～4 h，$t_{1/2}$ 6～12 h。② 孕妇、乳母及 8 岁以下儿童忌用；肾功能、免疫功能不全者慎用。③ 静滴浓度过高可致疼痛及血栓性静脉炎，静滴时忌与其他抗生素、氢化可的松、钙盐配伍。④ 与制酸药，含钙、镁、铁等金属离子药必须隔数小时分开服。⑤ 长期或大量服用四环素类，影响肠道细菌产生维生素 $B_2$ 和维生素 K，从而可引起其缺乏。⑥ 注射剂溶解后应冷藏，于 24 h 内用完。 |

| 药品名称 | 剂型规格 | 用法 | 成人剂量 | 小儿剂量 |
|---|---|---|---|---|
| **盐酸多西环素**<br>(强力霉素)<br>Doxycycline<br>Hydrochloride | 片剂<br>胶囊<br>0.05 g<br>0.1 g | 口服 | 首剂 0.2 g<br>以后每次 0.1 g<br>每日 1～2 次 | >8 岁 (<45 kg)<br>第 1 d<br>每次 2.2 mg/kg<br>每 12 h 1 次<br>以后每次<br>2.2～4.4 mg/kg<br>每日 1 次<br>>45 kg<br>同成人 |
| **盐酸米诺环素**<br>(美满霉素，二甲胺四环素)<br>Minocycline<br>Hydrochloride<br>(Minomycin) | 片剂<br>胶囊<br>0.05 g<br>0.1 g | 口服 | 首剂 0.2 g 以后<br>每日 0.1～0.2 g<br>分 2 次 | >8 岁<br>首剂 4 mg/kg<br>以后每日<br>2～4 mg/kg<br>分 1～2 次 |
| | 注射剂<br>0.1 g | 静滴 | 首剂 0.1～0.2 g<br>以后每次 0.1 g<br>每 12～24 h 1 次 | 同口服 |
| **盐酸林可霉素**<br>(洁霉素)<br>Lincomycin<br>Hydrochloride | 片剂<br>胶囊<br>0.25 g<br>0.5 g | 口服 | 每次 0.5 g<br>每日 3～4 次<br>餐前或餐后 2 h 服用 | 每日 30～60 mg/kg<br>分 3～4 次 |
| | 注射剂<br>1 ml<br>0.3 g<br>2 ml<br>0.6 g | 肌内<br>或<br>静滴 | 一般感染：<br>每日 1.2～1.8 g<br>严重感染：<br>每日 1.8～2.4 g<br>均分 2～4 次<br>静滴液浓度<br><10 mg/ml<br>滴注速度每分钟<br>10 mg | 一般感染：<br>每日 20 mg/kg<br>严重感染：<br>每日 40 mg/kg<br>均分 2～3 次<br>用法同成人 |

| 作用及用途、不良反应、注意点 |
| --- |
| 【作用及用途】 为半合成四环素类抗生素。抗菌活性较四环素强,对立克次体、支原体、衣原体、非结核分枝杆菌、螺旋体、放线菌属、炭疽杆菌、梭状芽胞杆菌、奴卡菌属、弧菌、布鲁菌属、耶尔森菌属、弯曲杆菌等有抗菌活性,对淋病奈瑟菌(耐青霉素株除外)有一定抗菌活性。用于上述病原体引起的各种感染。<br>【不良反应】 同 495 页四环素,无明显肾毒性。<br>【注意点】 ① $t_{1/2}$ 18～24 h。② 对本品或四环素类药过敏者、孕妇、乳母及 8 岁以下儿童忌用;肝功能不全者慎用。③ 餐后服,勿与含金属离子的食物或药物同服。 |
| 【作用及用途】 抗菌谱与 495 页四环素相似,抗菌作用为本族中最强者,排泄缓慢,金葡菌对本品不易产生耐药性。用于尿路、胃肠道、呼吸道、妇科感染,骨髓炎及非淋病奈瑟菌性尿道炎等。<br>【不良反应】 同四环素,偶可致过敏性休克,较易引起光感性皮炎,剂量大时会产生前庭功能障碍。<br>【注意点】 ① $t_{max}$ 2～3 h,$t_{1/2}$ 16～18 h。② 对本品或四环素类药过敏者、孕妇、乳母及 8 岁以下儿童忌用;肝肾功能不全者慎用。③ 餐时或餐后服,服时多饮水。④ 与制酸药,含钙、镁、铁等金属离子药必须隔数小时分开服。⑤ 静滴每 0.1 g 至少以 500 ml 液体稀释。⑥ 用药后避免日晒。 |
| 【作用及用途】 抗菌谱与 489 页红霉素相似,对金葡菌、表皮葡萄球菌、肺炎链球菌、溶血性链球菌、草绿色链球菌均有很强抗菌活性,各类厌氧菌亦对其敏感,对肺炎支原体的作用不如红霉素;多数革兰阴性菌对其耐药,但白喉棒状杆菌、破伤风芽胞梭菌、穿透芽胞梭菌对其敏感。用于耐药性金葡菌所致骨髓炎、呼吸道感染、败血症、关节和软组织感染等,亦用于厌氧菌、链球菌、肺炎链球菌引起的感染。<br>【不良反应】 恶心、呕吐、食欲减退、腹泻等,偶见粒细胞减少、血小板减少、ALT 升高、舌炎、口腔炎、假膜性肠炎、二重感染等。<br>【注意点】 ① 口服 $t_{max}$ 2～4 h、肌注 30 min,$t_{1/2}$ 4～5 h。② 新生儿、孕妇、肝功能不全者及深部念珠菌感染者忌用;乳母、老人慎用。③ 严重肾功能不全者剂量应减半。④ 长期使用应定期检查血象和肝功能。⑤ 与克林霉素有交叉耐药性。⑥ 不宜与氯霉素和红霉素合用。⑦ 与庆大霉素、卡那霉素合用有协同作用。 |

| 药品名称 | 剂型规格 | 用法 | 成人剂量 | 小儿剂量 |
|---|---|---|---|---|
| **盐酸克林霉素**<br>(氯洁霉素)<br>Clindamycin Hydrochloride | 片剂<br>胶囊<br>0.075 g<br>0.15 g<br>0.3 g | 口服 | 一般感染:<br>每次 0.15～0.3 g<br>严重感染、弓形虫病:<br>每次 0.3～0.45 g<br>均每日 3～4 次 | 一般感染:<br>每日 10～20 mg/kg<br>分 3～4 次 |
| | 注射剂<br>2 ml<br>0.15 g<br>0.3 g | 肌内或静滴 | 一般感染:<br>每日 0.6～1.2 g<br>严重感染:<br>每日 1.8～2.4 g<br>均分 2～3 次 | 一般感染:<br>每日 20 mg/kg<br>严重感染:<br>每日 30 mg/kg<br>均分 2～3 次 |
| **硫酸多黏菌素 B**<br>Polymyxin B Sulfate<br>(Aerosporin) | 注射剂<br>50 万 U<br>(50 mg) | 肌内 | 每日 2.5～3 mg/kg<br>分 4 次 | >2 岁<br>每日 2.5～3 mg/kg<br>分 4 次 |
| | | 静滴 | 每日 1.5～2.5 mg/kg<br>分 2 次(12 h 1 次)<br>每 50 mg 加 5% GS 300～500 ml<br>滴注 1～1.5 h | >2 岁<br>同成人 |
| **硫酸黏菌素**<br>(多黏菌素 E)<br>Colistin Sulfate<br>(Polymyxin E) | 片剂<br>50 万 U<br>100 万 U<br>300 万 U | 口服 | 每日<br>100 万～150 万 U<br>分 3 次<br>重症时剂量加倍 | 每日 2 万～3 万 U/kg<br>分 3～4 次 |
| **磷霉素**<br>Fosfomycin<br>(Phosphonomycin) | 片剂<br>胶囊<br>0.1 g<br>0.2 g<br>0.5 g | 口服 | 每日 2～4 g<br>分 2～4 次 | 每日 0.05～0.1 g/kg<br>分 3～4 次 |

| 作用及用途、不良反应、注意点 |
| --- |
| 【作用及用途】 抗菌谱与497页林可霉素相同，对大多数敏感菌的抗菌作用比林可霉素强4～8倍。用途同林可霉素，尤多用于各种厌氧菌感染。<br>【不良反应】 胃肠反应较林可霉素轻而少，可引起肝功能损害、血尿及斑丘疹等，长期应用可致二重感染。<br>【注意点】 ① 口服 $t_{max}$ 1～2 h，$t_{1/2}$ 2.5 h。② 口服吸收较林可霉素完全，且不受食物影响。③ 静滴<6 mg/ml，滴速≤20 mg/min。④ 余同林可霉素。 |
| 【作用及用途】 为多肽类抗生素。对革兰阴性杆菌，如产气杆菌、大肠埃希菌、产碱杆菌、流感嗜血杆菌、痢疾志贺菌以及铜绿假单胞菌均有抗菌作用。用于革兰阴性菌，特别是铜绿假单胞菌和大肠埃希菌所致感染，一般不作首选药物。<br>【不良反应】 蛋白尿、管型尿、氮质血症、口面部麻木、眩晕、嗜睡、共济失调、药物热、恶心、呕吐及食欲减退；肌注部位红、肿、痛等。<br>【注意点】 ① 肌注 $t_{max}$ 2 h，$t_{1/2}$ 6 h。② 肾功能不全者应减量使用。③ 静滴过速、药液过浓可能引起呼吸抑制，一旦发生，须注射钙剂解救。④ 用 NS 或2%普鲁卡因溶解后供肌注，以减轻疼痛。⑤ 1疗程勿超过2周。⑥ 应监测尿常规，必要时检查肾功能。⑦ 与头孢噻吩、红霉素、卡那霉素、青霉素、四环素、万古霉素、氢化可的松等不可混合静滴。⑧ 不宜与其他肾毒性药物、肌松剂及麻醉药合用。 |
| 【作用及用途】 抗菌谱和体内过程与本页多黏菌素B相同。用于对其他抗生素耐药的铜绿假单胞菌感染和革兰阴性菌(变形杆菌除外)引起的严重感染，口服不吸收。用于治疗大肠埃希菌肠炎和对其他药物耐药的菌痢。<br>【不良反应】 皮疹、瘙痒、恶心、呕吐、食欲减退、腹泻等。<br>【注意点】 ① 孕妇及肾功能不全者慎用。② 宜空腹服。③ 余同本页多黏菌素B。 |
| 【作用及用途】 对多种革兰阳性球菌及阴性杆菌，包括金葡菌、大肠埃希菌、铜绿假单胞菌、奇异变形杆菌、产气杆菌、肺炎克雷伯菌、链球菌、肺炎链球菌、部分厌氧菌都有抗菌作用。但均较青霉素和头孢菌素类抗生素为差。用于敏感菌所致尿路、肺、肠道、皮肤软组织等处感染，与其他抗生素间无交叉过敏性及交叉耐药性，常与其他抗菌药物联合应用，口服用于难辨梭菌所致假膜性肠炎。<br>【不良反应】 毒性低，但可引起腹泻，少数有皮疹。 |

| 药品名称 | 剂型规格 | 用法 | 成人剂量 | 小儿剂量 |
|---|---|---|---|---|
| | 散剂 | 口服 | 每次1包<br>每日1次 | |
| | 注射剂<br>1.0 g<br>2.0 g<br>4.0 g | 静滴 | 每日4～16 g<br>分3～4次 | 每日0.2～0.3 g/kg<br>分3～4次 |
| **利奈唑胺**<br>(斯沃)<br>Linezolid<br>(Zyvox) | 片剂<br>0.4 g<br>0.6 g | 口服 | 每次0.6 g<br>每12 h 1次<br>1疗程10～14 d | <11岁<br>每次10 mg/kg<br>每8 h 1次<br>1疗程10～14 d<br>>12岁<br>同成人 |
| | 注射剂<br>100 ml<br>0.2 g<br>200 ml<br>0.4 g<br>300 ml<br>0.6 g | 静滴 | 同口服 | 同口服 |
| **夫西地酸钠**<br>(褐霉素，立思丁)<br>Fusidate Sodium | 片剂<br>0.25 g | 口服 | 每次0.5 g<br>每日3次 | 每日30～40 mg/kg<br>分3次 |
| | 注射剂<br>0.5 g | 静滴 | 每日1.5 g<br>分8 h 1次 | 每日20 mg/kg<br>分8 h 1次 |
| **盐酸万古霉素**<br>(稳可信)<br>Vancomycin Hydrochloride<br>(Vancocin) | 片剂<br>0.25 g | 口服 | 每次0.25～0.5 g<br>每日4次 | 每次10 mg/kg<br>每日4次 |
| | 注射剂<br>0.5 g<br>(50万U) | 静滴 | 每日1～2 g<br>分2次<br>(1～5 mg/ml)<br>滴注>1 h | 每日20～40 mg/kg<br>分2次 |

| 作用及用途、不良反应、注意点 |
| --- |
| 【注意点】 ① 口服 $t_{max}$ 2～4 h,肌注 1 h,$t_{1/2}$ 2～5 h。② 孕妇慎用。③ 勿与钙、镁盐配伍。④ 口服为钙盐,注射用钠盐。⑤ 散剂又名磷霉素氨丁三醇(Fosfomycin Trometamol),每包 5.631 g(含磷霉素酸 3 g)。 |
| 【作用及用途】 为噁唑烷酮类抗生素。对革兰阳性菌包括多重耐药革兰阳性球菌感染有效,如对万古霉素耐药的肠球菌、多重耐药的肺炎链球菌、对甲氧西林耐药的金黄色葡萄球菌或表皮葡萄球菌。用于上述敏感菌引起的败血症,呼吸道、复杂性的皮肤组织感染等。<br>【不良反应】 腹泻、恶心、呕吐、头痛、高血压、周围神经病和视神经病变、骨髓抑制,偶有皮疹。<br>【注意点】 ① $t_{max}$ 60～90 min。成人 $t_{1/2}$ 5 h,3 个月至 16 岁 2.7 h。② 有骨髓抑制史、未控制的高血压和甲状腺功能亢进、类癌综合征、苯丙酮尿症、嗜铬细胞瘤患者,孕妇及乳母慎用。③ 万古霉素耐药的屎肠球菌感染及并发的菌血症疗程 14～28 d。④ 用药时应避免食用酪胺含量高的食物和饮料。⑤ 慎与苯丙醇胺和伪麻黄碱合用。⑥ 与多巴胺、肾上腺素能样药物合用,应减少上述药物的初始剂量,逐渐递增至适当剂量。⑦ 与西酞普兰、氯伏胺、依他普仑等 5-羟色胺再吸收抑制剂合用可能引起中枢神经系统的毒性和高血清素综合征。 |
| 【作用及用途】 为杀菌剂。对金葡菌、表皮葡萄球菌有较强抗菌作用,对产酶金葡菌、耐甲氧西林金葡菌有良好抗菌活性,对革兰阳性菌如白喉杆菌、破伤风杆菌、炭疽杆菌及产气荚膜杆菌也有一定抗菌作用。用于上述敏感菌引起的各种感染。<br>【不良反应】 皮疹、黄疸、肝酶升高、轻微消化道不适、腹泻,静脉给药可发生静脉痉挛或栓塞。<br>【注意点】 ① 口服 $t_{max}$ 2 h,$t_{1/2}$ 5～6 h。② 早产儿、新生儿、孕妇、黄疸及肝功能不全者慎用。③ 静滴时先以 10 ml 缓冲液溶解,再以 NS 或 5% GS 稀释至 250～500 ml,缓滴(＞2～4 h)至大静脉中。 |
| 【作用及用途】 为快效杀菌剂。对各种革兰阳性球菌与杆菌均有良好抗菌作用,耐甲氧西林金葡菌和肠球菌对本品非常敏感,细菌对其不易产生耐药性。用于严重革兰阳性菌感染,包括耐甲氧西林金葡菌、溶血性链球菌、肺炎链球菌、肠球菌等引起的败血症、肺炎、肺脓疡和心内膜炎、骨髓炎、软组织感染等。<br>【不良反应】 大剂量、高浓度时,可能发生耳毒性、肾脏损害、药热、寒战、皮疹以及革兰阴性菌和真菌所致二重感染。<br>【注意点】 ① $t_{1/2}$ 6 h。② 新生儿、老人、孕妇、肾功能不全者、听力减退者慎用。③ 静滴时先用注射用水溶解。④ 慎与其他有潜在神经毒性、耳毒性或肾毒性药物合用。⑤ 用药期间监测肾功能,有耳鸣者即应停药。⑥ 疗程一般不宜超过 10～14 d。 |

| 药品名称 | 剂型规格 | 用法 | 成人剂量 | 小儿剂量 |
|---|---|---|---|---|
| **盐酸去甲万古霉素**<br>(万迅)<br>Norvancomycin Hydrochloride<br>(Demethyl-vancomycin) | 注射剂<br>0.4 g<br>0.8 g | 静滴 | 每日 0.8～1.6 g<br>分 2 次 | 每日 16～24 mg/kg<br>分 2～3 次 |
| **替考拉宁**<br>(他格适,加立信)<br>Teicoplanin<br>(Targocid, Jialixin) | 注射剂<br>0.2 g<br>0.4 g | 肌内或静滴 | 首剂 0.4 g<br>以后每次<br>0.2～0.4 g<br>每日 1 次<br>严重感染:<br>负荷量<br>每次 0.4 g<br>每 12 h 1 次<br>共 3 次<br>维持量<br>每次 0.4 g<br>每日 1 次<br>滴注＞30 min | 每日 10 mg/kg<br>每 12 h 1 次<br>共 3 次<br>以后每次<br>6～10 mg/kg<br>每日 1 次<br>滴注＞30 min |

## (二) 抗真菌药

| 药品名称 | 剂型规格 | 用法 | 成人剂量 | 小儿剂量 |
|---|---|---|---|---|
| **制霉菌素**<br>Nystatin<br>(Mycostatin, Fungicidin) | 片剂<br>25 万 U<br>50 万 U | 口服 | 每次 50 万～100 万 U<br>每日 3～4 次 | 每日 5 万～10 万 U/kg<br>分 3～4 次 |

| 作用及用途、不良反应、注意点 |
| --- |
| 【作用及用途】 抗菌谱和抗菌活性与501页万古霉素相同。用途参见万古霉素项下。<br>【不良反应】 见万古霉素项下。<br>【注意点】 ① $t_{1/2}$ 6～8 h。② 本品每0.4 g相当于万古霉素0.5 g。③ 余参见万古霉素。 |
| 【作用及用途】 为糖肽类抗生素。抗菌谱与万古霉素相似，但细菌易产生耐药性。用途同501页万古霉素。<br>【不良反应】 偶有腹泻，嗳气，呕吐，皮疹，红细胞、血红蛋白和白细胞减少，嗜酸粒细胞增多，Cr、BUN上升，口腔炎，出血倾向等，耳、肾毒性低。<br>【注意点】 ① $t_{1/2}$ 47～100 min。② 对本品过敏者、孕妇及乳母忌用；对万古霉素过敏(红人综合征除外)者、老人、肾功能不全者慎用。③ 用药期间应监测血常规、肝肾功能，必要时进行听力测试。④ 不能与氨基糖苷类药物直接混合。 |

| 作用及用途、不良反应、注意点 |
| --- |
| 【作用及用途】 具有广谱抗真菌作用，对念珠菌属的抗菌活性最高，对隐球菌和滴虫有抑制作用。用于口腔、消化道和体表的真菌感染及阴道滴虫感染，也可用于预防长期应用广谱抗生素引起的真菌二重感染。<br>【不良反应】 轻微恶心、呕吐、腹泻。<br>【注意点】 ① 口服或皮肤、黏膜外用均不易吸收。② 局部涂布可用本品100万U，甘油20 ml，NS 20 ml的混悬液，每日3～4次。③ 混悬剂遇光、热、氧、水分、酸、碱等均易变质失效，在室温中不稳定，用前新鲜配制，并于短期内用完。 |

| 药品名称 | 剂型规格 | 用法 | 成人剂量 | 小儿剂量 |
|---|---|---|---|---|
| **两性霉素 B**<br>Amphotericin B(Fungizone) | 注射剂<br>10 mg<br>25 mg<br>50 mg | 静滴 | 开始<br>每次<br>0.05～0.1 mg/kg<br>以后每次增加<br>5～10 mg，最高单次剂量 1 mg/kg，每日或隔日 1 次<br>(0.1 mg/ml)<br>滴注＞6 h | 同成人<br>滴注时间＞6 h |
| | | 鞘注 | 首次 0.05～0.1 mg<br>以后逐渐增加至每次<br>0.5～1 mg<br>(0.25 mg/ml)<br>每 2～3 d 1 次 | 由小量开始，以后逐渐增至<br>每次 0.1～1 mg |
| | | 局部病灶内 | 每次 5～10 mg<br>每周 1～2 次<br>(1～3 mg/ml) | |
| | | 雾化吸入 | 每日 5～10 mg<br>分 2～3 次<br>(0.2～0.3 mg/ml) | |
| **两性霉素 B 脂质体**<br>Amphotericin B Liposome (AMBL) | 注射剂<br>50 mg | 静滴 | 试验剂量 1 mg 滴注 10 min，如耐受则由 1 mg/kg开始，逐渐增加至<br>每日 3～5 mg/kg<br>每日 1 次<br>滴注 1～2 h | |
| **两性霉素 B 脂质复合体**<br>Amphotericin B Lipd Complex (ABLC) | 注射剂<br>20 ml<br>0.1 g | 静滴 | 试验剂量 1 mg 滴注 15 min，如耐受则逐渐增加至<br>每日 5 mg/kg<br>每日 1 次<br>静滴 1 mg/ml<br>静滴 1 h<br>2.5 mg/kg | |

| 作用及用途、不良反应、注意点 |
| --- |
| 【作用及用途】 抗深部真菌感染,对细菌无抑制作用。用于隐球菌病、曲菌病、毛霉菌病及球孢子菌病、荚膜组织胞浆菌病和白色念珠菌病等。<br>【不良反应】 毒性较大,有发热、寒战、头痛、食欲减退、恶心、呕吐、血钾降低、贫血、白细胞减少;静滴可致血栓性静脉炎,鞘注可引起背部和下肢疼痛、尿潴留,甚至截瘫;氮质血症,偶有蛋白尿、管型尿等。<br>【注意点】 ① $t_{1/2}$ 18～24 h,儿童 5～40 h。② 对本品过敏者、孕妇、乳母及严重肝功能不全者忌用;严重肾功能不全者慎用。③ 静滴用注射用水或 5% GS 稀释,不可用 NS,以免发生沉淀。④ 静滴或鞘注应加适量地塞米松或琥珀酸钠氢化可的松。⑤ 使用中亦应避光。⑥ 治疗期间宜补充钾盐,每周 2 次检查尿常规、血钾、血 Cr、BUN,每周 1 次测血常规、肝功能、血镁,定期检查心电图。⑦ 静滴过快可引起全身抽搐、胸痛、呼吸困难、室颤甚至心跳停止。⑧ 成人隐球菌脑膜炎 1 疗程 2～6 个月,1 疗程总累积量宜争取达 3 g。同时给予鞘内注射 30 次,总剂量 15 mg 左右,鞘内注射液不得超过所引流之脑脊液量。⑨ 不能与乙醇接触。⑩ 与肾上腺皮质激素合用可加重低钾血症,与氟胞嘧啶同用可有协同作用,但同时加重后者毒性。⑪ 忌与肾毒性药、青霉素、钙剂、氯化钾、维生素类等配伍。⑫ 与咪唑类抗真菌药合用可能有拮抗作用。⑬ 治疗如中断 7 d 以上者,需重新从小剂量逐渐增至所需剂量。⑭ 15℃以下严格避光保存,溶解后应于 24 h 内用完。 |
| 【作用及用途】 抗深部真菌感染,为两性霉素 B 的含脂复合制剂,既保留其抗菌活性,又降低其毒性。用于不耐受两性霉素 B 引起的肾毒性、出现与静脉用药相关的严重全身反应,或注射用两性霉素 B 治疗无效者。<br>【不良反应】 全身反应和肾毒性较两性霉素 B 少见,余同本页两性霉素 B。<br>【注意点】 ① AMBL $t_{1/2}$ 7～10 h,49 d 后 $t_{1/2}$ 100～153 h,ABLC 终末 $t_{1/2}$ 173 h,ABCD $t_{1/2}$ 28 h。② 对本品过敏者、严重肝病患者忌用;孕妇、乳母及＜10 岁儿童慎用,老人长期使用应根据肌酐清除率调整剂量。③ 不能用 NS 而应以 5% GS 稀释。④ AMBL 需经输血通道内滤膜滤过后方可滴注。⑤ ABLC 如滴注＞2 h 时应每 2 h 将输液袋摇匀 1 次。⑥ 静滴时可适当用地塞米松或非类固醇类消炎药。⑦ 应定期监测尿常规、肾功能、电解质。⑧ 另有两性霉素 B 胆固醇复合体(Amphotericin B Cholesterl Complex, ABCD),每支 0.05 g,0.1 g,成人及小儿推荐剂量均为 3～4 mg/kg,每日 1 次,先用试验剂量 2 mg,静滴10 min,如耐受可逐渐增加至所需剂量,用时先以注射用水溶解,再以 5% GS 稀释至 0.625 mg/ml,滴速每小时 1～2 mg/kg。 |

| 药品名称 | 剂型规格 | 用法 | 成人剂量 | 小儿剂量 |
|---|---|---|---|---|
| **酮康唑**<br>(里素劳)<br>Ketoconazole<br>(Nizoral) | 片剂<br>胶囊<br>0.2 g | 口服 | 每日 0.2～0.4 g<br>餐间顿服<br>浅部真菌病：<br>(甲癣除外)<br>1 疗程 1～6 周<br>深部真菌病：<br>1 疗程 1～6 个月 | 每日 3～4 mg/kg<br>餐间顿服 |
| **硝酸咪康唑**<br>(双氯苯咪唑，霉康唑，达可宁)<br>Miconazole Nitrate<br>(Daktarin, Monistat) | 注射剂<br>20 ml<br>0.2 g | 静滴 | 每日 0.6～1.8 g<br>球孢子病等严重深部真菌感染：<br>每日 1.8～3.6 g<br>均分 3 次<br>滴注>2 h | 每日 20～40 mg/kg<br>分 2～3 次 |
| **氟康唑**<br>(大扶康，三维康)<br>Fluconazol<br>(Diflucan) | 胶囊<br>0.05 g<br>0.1 g<br>0.15 g<br>0.2 g | 口服 | 严重深部真菌感染：<br>首日 0.4 g<br>以后每日 0.2～0.4 g<br>分 1～2 次<br>皮肤黏膜念珠菌感染：<br>首日 0.2 g<br>以后每日 0.1 g<br>连续 7～28 d<br>预防用药：<br>每日 0.2～0.4 g<br>每日 1 次 | 浅表念珠菌感染：<br>每日 3 mg/kg<br>全身念珠菌及隐球菌感染：<br>每日 3～6 mg/kg<br>严重感染：<br>每日 12 mg/kg<br>预防用药：<br>3～8 mg/kg<br>均每日 1 次 |
| | 注射剂<br>50 ml<br>0.1 g<br>100 ml<br>0.2 g | 静滴 | 严重深部真菌感染：<br>同口服 | 严重深部真菌感染：<br>同口服 |

| 作用及用途、不良反应、注意点 |
| --- |
| 【作用及用途】 对白色念珠菌、隐球菌、球孢子菌、着色真菌属、组织胞浆菌属、孢子丝菌属等均有良好活性。用于浅表及深部真菌病,如皮肤癣病、指甲癣、鹅口疮、胃肠道念珠菌感染、阴道白色念珠菌病等;亦可用于真菌易感者的预防。<br>【不良反应】 恶心、呕吐、乏力、皮疹、瘙痒、头痛、头晕、ALT 升高,偶有黄疸。<br>【注意点】 ① $t_{max}$ 1～4 h,$t_{1/2}$ 6.5～9 h。② 孕妇、乳母及肝功能不全者忌用。③ 不宜与制酸药、抗胆碱药、$H_2$受体拮抗剂合用,如必须使用上述药物,在服本品 2 h 后方可服用。④ 不宜与环孢素同用。⑤ 服药期间忌服肝毒性药物和乙醇类饮料。⑥ 用药期间应检查肝功能,有异常者应即停药。 |
| 【作用及用途】 为广谱抗真菌药物。对芽生菌属、组织胞浆菌属、隐球菌属、念珠菌属、球孢子菌属具有良好抗菌活性。用于深部真菌感染如念珠菌病、隐球菌病、芽生菌、组织胞浆菌、球孢子病、曲菌感染,亦可用于皮肤和阴道真菌感染。<br>【不良反应】 恶心、呕吐、腹泻、头晕、皮疹、皮肤瘙痒、贫血、白细胞及血小板减少、高脂血症,静脉给药可有畏寒、发热、静脉炎,快速滴注可出现心律不齐,严重者心跳呼吸停止。<br>【注意点】 ① $t_{1/2}$ 20～25 h。② <1 岁儿童及孕妇忌用。③ 从小剂量开始酌情增加。 |
| 【作用及用途】 具有广谱抗真菌作用,对念珠菌、隐球菌具有较高抗菌活性,对小孢子菌属、毛霉菌属、皮类芽生菌、球孢子菌属感染亦有效。用于隐球菌病及全身性念珠菌病或接受化疗患者之预防性用药。<br>【不良反应】 恶心、腹痛、腹泻、胃肠胀气、皮疹(严重者可为大疱或多形红斑)、头痛、头晕、失眠、ALT 或 Cr 一过性升高。<br>【注意点】 ① 口服 $t_{max}$ 30～90 min,$t_{1/2}$ 27～34 h。② 对本品或其他三唑类药物过敏者忌用;孕妇、乳母不推荐用,肾功能不全者需减量,新生儿用药应延长间隔期。③ 本品为稀盐水溶液,需限钠之患者应注意滴速。④ 100 ml 静滴时间不少于 30 min。⑤ 定期随访肝肾功能。⑥ 与华法林合用,可延长凝血酶原时间;与磺脲类同服,可延长其半衰期;与利福平同服,可致本品半衰期缩短 20%。⑦ 可增加阿司咪唑、苯妥英钠、利福布丁、西沙比利、他克莫司的血药浓度。⑧ 与环孢素合用应监测后者血药浓度,多次与氢氯噻嗪合用后,使本品血药浓度上升 40%。⑨ 禁止≥0.4 g 的本品与特非那丁合用。 |

| 药品名称 | 剂型规格 | 用法 | 成人剂量 | 小儿剂量 |
|---|---|---|---|---|
| **伊曲康唑**<br>(斯皮仁诺)<br>Itraconazole<br>(Sporanox) | 胶囊<br>0.1 g<br>口服液<br>1%<br>150 ml | 口服 | 每日0.1～0.2 g<br>每日1次<br>连用1周～3个月,视病情而定<br>甲癣:<br>每次0.2 g<br>每日2次<br>连服7 d停3周后<br>服第2疗程<br>指甲癣用2疗程<br>趾甲癣用3疗程 | 每日3～5 mg/kg<br>分2次 |
| | 注射液<br>25 ml<br>0.25 g | 静滴 | 第1～2 d<br>每日0.4 g<br>分2次<br>第3 d起<br>每次0.2 g<br>每日1次<br>滴注均为1 h | |
| **伏立康唑**<br>(威凡)<br>Voriconazole<br>(Vfend) | 片剂<br>0.05 g<br>0.2 g | 口服 | 负荷量<br>＜40 kg<br>每次0.2 g<br>≥40 kg<br>每次0.4 g<br>每12 h 1次<br>第2 d开始<br>＜40 kg<br>每次0.1 g<br>≥40 kg<br>每次0.2 g<br>每日2次 | 2～12岁<br>负荷量<br>每次6 mg/kg<br>每12 h 1次<br>第2 d开始<br>每次4 mg/kg<br>每日2次<br>＞12岁<br>同成人 |
| | 注射剂<br>0.05 g<br>0.1 g<br>0.2 g | 静滴 | 负荷量<br>每次6 mg/kg<br>每12 h 1次<br>第2 d开始<br>每次4 mg/kg<br>每日2次 | 每次6 mg/kg<br>每12 h 1次<br>第2 d开始<br>每次4 mg/kg<br>每日2次 |

| 作用及用途、不良反应、注意点 |
| --- |
| 【作用及用途】 抗真菌谱与507页酮康唑相似，对深部真菌和浅表真菌都有抗菌作用，口服吸收良好。用于皮肤癣病及深部真菌病如芽生菌病、组织胞浆菌病、类球孢子菌病、着色真菌病、孢子丝菌病、球孢子菌病等系统感染，也可用于念珠菌病和曲菌病。<br>【不良反应】 恶心等胃肠道反应、头痛、头晕、瘙痒，长疗程时出现低钾血症、水肿和肝炎。<br>【注意点】 ① $t_{max}$ 3～4 h，$t_{1/2}$ 15～40 h。② 对咪唑类药过敏、严重肝功能不全、心力衰竭或有心力衰竭史者，孕妇及乳母忌用；有心力衰竭危险因素者、儿童及老人慎用，肝肾功能不全者应调整剂量。③ 胶囊应餐后即服，口服液应空腹服。④ 应按说明书要求严格配制，滴注药物并完成冲洗等步骤。⑤ 忌与特非那丁、阿司咪唑、西沙比利、三唑仑、咪达唑仑口服制剂、奎尼丁、新伐他丁合用。⑥ 与口服抗凝剂、利托那韦、茚地那韦、长春生物碱、甲泼尼龙、地高辛、克拉霉素、红霉素合用时，必要时减少本品剂量。⑦ 利福平、利福喷丁、苯妥英钠、制酸药可导致本品疗效降低。 |
| 【作用及用途】 为一种广谱的三唑类抗真菌药。通过抑制真菌麦角固醇的生物合成发挥广谱抗真菌作用。对念珠菌属(包括耐氟康唑的克柔念珠菌、光滑念珠菌和白色念珠菌耐药株)、曲菌、足放线菌属和镰刀菌属均有效。用于各种严重的全身性真菌感染。<br>【不良反应】 常见为视觉障碍、发热、皮疹、消化道症状、头痛、周围性水肿、转氨酶增高、呼吸道症状，重患者可出现急性肾功能衰竭。<br>【注意点】 ① 成人口服 $t_{max}$ 1～2 h，$t_{1/2}$ 6 h。② 对本品过敏者，<2岁小儿，孕妇，乳母及乳糖、半乳糖、葡萄糖代谢障碍者忌用；心律失常、严重肝肾功能不全者及儿童慎用。③ 餐前1 h或餐后2 h服。④ 用药期间避免驾驶或操纵机器，避免强烈或日光照射。⑤ 口服治疗反应欠佳者可增加维持剂量至每次0.3 g(<40 kg者增加至每次0.15 g)，不能耐受者可减少剂量。⑥ 静脉用药的疗程不宜超过6个月。⑦ 忌与奥美拉唑、特非那定、阿司咪唑、西沙比利、匹莫齐特、奎尼丁、利福平、利福布丁、奈韦拉平、依非韦伦、他汀类、苯二氮䓬类、卡马西平和苯巴比妥等合用；也不可与麦角胺、二氢麦角胺、西罗莫司合用。⑧ 不能与血制品、电解质补充剂、肠道外营养剂同时使用。⑨ 本品过量可通过血液透析清除。⑩ 本品以NS，5% GS稀释(2～5 mg/ml)，滴速每小时<3 mg/kg。 |

| 药品名称 | 剂型规格 | 用法 | 成人剂量 | 小儿剂量 |
|---|---|---|---|---|
| **氟胞嘧啶**<br>(5-氟胞嘧啶)<br>Flucytosine<br>(Flurocytosine,<br>5-FC) | 片剂<br>0.25 g<br>0.5 g | 口服 | 每日<br>0.05～0.15 g/kg<br>分 3～4 次 | 同成人 |
| | 注射剂<br>250 ml<br>2.5 g | 静滴 | 每日<br>0.05～0.15 g/kg<br>分 3 次 | 同成人 |
| **盐酸特比奈芬**<br>(蓝霉舒)<br>Terbinafine<br>Hydrochloride<br>(Lamisil) | 片剂<br>0.125 g<br>0.25 g | 口服 | 每次 0.25 g<br>每日 1 次<br>1 疗程 2～6 周<br>甲癣:<br>剂量用法同上<br>1 疗程 6 周～3 个月<br>大足趾甲癣、皮肤、口腔、角膜真菌病,用 6 个月或更长 | <20 kg<br>每日 62.5 mg<br>20～40 kg<br>每日 0.125 g<br>>40 kg<br>同成人<br>均每日 1 次 |
| **醋酸卡泊芬净**<br>(科赛斯)<br>Caspofungin<br>Acetate<br>(Cancidas) | 注射剂<br>0.05 g<br>0.07 g | 静滴 | 负荷量 70 mg<br>第 1 d 单次注射<br>维持量<br>每次 50 mg<br>每日 1 次<br>静滴 1 h | 首剂 70 $mg/m^2$<br>第 1 d 单次注射<br>第 2 d 开始<br>每次 50 $mg/m^2$<br>每日 1 次<br>最大剂量<br>1 d<70 mg |

| 作用及用途、不良反应、注意点 |
|---|
| 【作用及用途】 对隐球菌和念珠菌属、球拟酵母菌有较高的抗菌活性，对着色真菌、少数曲菌有一定的抗菌活性。本品组织内活性高，又能透入脑脊液、感染的腹腔、关节腔以及房水中。用于全身性念珠菌病（包括隐球菌性脑膜炎）及着色性真菌病等。<br>【不良反应】 少数有恶心、呕吐、腹胀、腹泻、视力减退、听力下降、幻觉、运动障碍，偶可致各种血细胞减少，肝肾功能损害，血钾、钙、磷值下降及过敏反应，对大鼠有致畸作用。<br>【注意点】 ① $t_{max}$ 2～4 h，$t_{1/2}$ 8～12 h。② 孕妇及乳母忌用；儿童，骨髓抑制，肝肾功能不全者慎用。③ 静滴时间以 6 h 为宜。④ 与两性霉素 B 合用可增加疗效，减少耐药性产生，但也可增加本品的毒性。⑤ 用药期间，每周检查肝功能，定期查血常规及肾功能。⑥ 宜储藏在 15～20℃之间。 |
| 【作用及用途】 有广谱抗真菌活性，对皮肤癣菌、丝状真菌、双相真菌有杀灭作用。对致病性菌有杀菌或抑菌作用。用于毛癣菌、孢子菌、絮状表皮癣菌引起的皮肤、头发、指趾甲感染，各种癣病和由皮肤癣菌引起的甲癣。<br>【不良反应】 食欲减退、恶心、轻度腹痛及腹泻、胀满感、皮疹。<br>【注意点】 ① $t_{max}$ 2 h，$t_{1/2}$ 17 h。② 孕妇、乳母及＜2 岁儿童忌用；肝肾功能不全者应减量。③ 口服避孕药、肝酶诱导药（如利福平）可加快本品的血浆清除，肝酶抑制药（如西咪替丁）可抑制本品血浆清除，合用时应适当调整剂量。 |
| 【作用及用途】 为半合成脂肽（棘白菌素）类抗真菌药。对曲菌属、念珠菌属和组织胞浆菌属有良好抗菌活性，对其他真菌活性不稳定。与两性霉素 B 合用对镰刀霉菌属和曲菌属有叠加或协同作用。用于上述真菌引起的全身感染。<br>【不良反应】 静脉炎、血栓性静脉炎、头痛、血清总蛋白降低、白蛋白降低、低钾血症、低钠血症、低钙血症、尿蛋白增多、尿中红细胞增多、尿中白细胞增多、肝酶升高、恶心、呕吐、腹泻、贫血、白细胞减少、血小板减少、中性粒细胞减少、嗜酸粒细胞增多、凝血酶原时间延长、皮疹、发热等。<br>【注意点】 ① $t_{1/2}$ 9～11 h。② 对本品过敏者忌用；肝肾功能不全、骨髓抑制者慎用，非必要，孕妇不得使用。不推荐＜18 岁患者使用，乳母用药期应停止哺乳。③ 不得用含有右旋糖 α-D-葡聚糖的溶液溶解。④ 忌与环孢素合用。⑤ 具有代谢诱导作用的药物依非韦伦、利福平、地塞米松、苯妥英钠或卡马西平同时使用时，应考虑给予每日剂量 70 mg。⑥ 除 NS 和格林液外，本品不得与任何其他药物混合或同时输注。⑦ 配制后立即使用。 |

| 药品名称 | 剂型规格 | 用法 | 成人剂量 | 小儿剂量 |
| --- | --- | --- | --- | --- |
| **米卡芬净钠**<br>(米开民)<br>Micafungin Sodium<br>(Mycamine) | 注射剂<br>0.05 g<br>0.1 g | 静滴 | 曲霉病:<br>每次 0.05～0.1 g<br>每日 1 次<br>念珠菌病:<br>每次 50 mg<br>每日 1 次<br>严重及难治性真菌感染可酌情增至每日 0.3 g<br><50 kg<br>每日<6 mg/kg | |

## (三) 抗病毒药

| 药品名称 | 剂型规格 | 用法 | 成人剂量 | 小儿剂量 |
| --- | --- | --- | --- | --- |
| **利巴韦林**<br>(三氮唑核苷,病毒唑,南元,信韦林)<br>Ribavirin<br>(Virazole) | 片剂<br>分散片<br>0.1 g<br>溶液<br>5 ml<br>0.15 g | 口服 | 每次<br>0.15～0.3 g<br>每日 3 次 | 每日<br>10～15 mg/kg<br>分 3 次 |
| | 气雾剂<br>0.5 mg<br>×140 揿 | 喷雾 | 每次 2～3 揿<br>第 1 h 共 4 次<br>以后可 1 h 1 次<br>2 d 后改每日 4 次 | 酌情减量 |
| | 注射剂<br>1 ml<br>0.1 g | 静滴 | 每日 1 g<br>分 2 次<br>静滴 1 mg/ml<br>缓慢静滴 | 每日 10～15 mg/kg<br>分 2 次 |
| **单磷酸阿糖腺苷**<br>(可苷)<br>Vidarabine Monophosphate<br>(Kegan) | 注射剂<br>0.1 g<br>0.2 g | 肌内或静注 | 每次 5～10 mg/kg<br>每日 1 次 | |

| 作用及用途、不良反应、注意点 |
|---|
| 【作用及用途】 为半合成脂肽类抗真菌药。对曲菌属、念珠菌属有广谱抗菌活性,对耐氟康唑和伊曲康唑的念珠菌属有强效。用于曲菌属和念珠菌属引起的真菌血症,呼吸道、胃肠道真菌病。<br>【不良反应】 静脉炎,关节炎,血管疼痛,寒战,头痛,高血压,心悸,恶心,呕吐,腹泻,皮疹,ALP、ALT、BUN、Cr、γ-GT 上升,黄疸,血小板、中性粒细胞减少,溶血性贫血,休克或过敏样反应,肾功能损害等。<br>【注意点】 ① $t_{1/2}$ 13～15 h。② 对本品过敏者忌用;肝肾功能不全者、孕妇及乳母慎用。③ 忌与硝苯地平或瑞帕霉素合用。④ 配制时勿用力摇晃输液袋,应将输液袋避光。⑤ 每日用量在 0.3 g 时,必须特别谨慎,密切观察病情。⑥ 剂量<75 mg,静滴时间>30 min,剂量>75 mg,静滴时间>1 h。⑦ 与氨苄西林、磺胺甲噁唑、甲氧苄啶、阿昔洛韦、更昔洛韦、乙酰唑胺混合后,本品效价降低。⑧ 本品与多种药物混合后立即产生沉淀(详见说明书)。 |

| 作用及用途、不良反应、注意点 |
|---|
| 【作用及用途】 为广谱抗病毒药。通过抑制磷酸次嘌呤核苷脱氢酶,使鸟嘌呤核苷酸不能合成,从而抑制病毒合成和复制。对流感病毒、副流感病毒、腺病毒、呼吸道合胞病毒、单纯疱疹病毒、带状疱疹病毒及流行性出血热病毒均有效。用于呼吸道合胞病毒肺炎、腺病毒肺炎、疱疹性口腔炎及流行性出血热等。<br>【不良反应】 长期、大剂量可发生贫血及免疫抑制,但停药后可恢复,偶有胃肠道不适和肝功能损害。喷雾吸入可致支气管痉挛和呼吸抑制、肺水肿、低血压、心率减慢、心跳停止。易产生耐药性。<br>【注意点】 ① 成人口服后 $t_{max}$ 1～1.5 h,$t_{1/2}$ 20 h;儿童 $t_{1/2}$ 72 h。② 对本品过敏、有心脏病史者,可能或即将怀孕的妇女及乳母忌用;严重贫血、肝功能异常者慎用。③ 喷雾吸入时需用特制细颗粒气雾发生器,婴儿可通过氧气罩或氧气面具给药,稀释用无菌注射用水,药液浓度 20 mg/ml,必须无防腐剂。④ 医护人员应尽量避免吸入雾化颗粒。⑤ 不与齐多夫定同时应用。⑥ 流行性出血热首剂 40 mg/kg,以后 10～20 mg/kg,每 8 h 1 次。 |
| 【作用及用途】 为抗病毒 DNA 合成药物。用于病毒性感染,如单纯疱疹病毒感染(口炎、皮炎、脑炎、生殖器疱疹)、带状疱疹病毒感染以及巨细胞病毒感染。<br>【不良反应】 极少出现可逆性神经肌肉疼痛及关节疼痛,血小板减少、成骨髓巨细胞增多。<br>【注意点】 ① 肌注 $t_{max}$ 3 h,静注 30 min。② 孕妇及乳母慎用。③ 每瓶加 NS 2 ml 溶解后肌内注射或缓慢静注。④ 如肌内注射部位疼痛,可加 5%利多卡因减轻疼痛。⑤ 不可与含钙的输液、血液、血浆及蛋白质输液剂配伍。⑥ 不宜与别嘌醇并用。⑦ 与干扰素同用可加重不良反应。 |

| 药品名称 | 剂型规格 | 用法 | 成人剂量 | 小儿剂量 |
|---|---|---|---|---|
| **阿昔洛韦**<br>(无环鸟苷,邦纳,克毒星,艾韦达,西洛伟)<br>Acyclovir<br>(Aciclovir,<br>Zovirax,<br>Zylovir,<br>Aiweida,<br>ACV) | 片剂<br>0.1 g<br>0.2 g | 口服 | 每次 0.2～0.8 g<br>每 4 h 1 次<br>连用 5～7 d | 带状疱疹:<br>每次 20 mg/kg<br>每日 4 次<br>连用 5 d |
| | 注射剂<br>0.25 g<br>0.5 g | 静滴 | 每日 0.75～1.5 g<br>分 8 h 1 次<br>缓慢静滴<br>1 疗程 5～10 d | 每日 15～30 mg/kg<br>分 8 h 1 次<br>最大剂量<br>1 次 0.5 $g/m^2$<br>缓慢静滴<br>1 疗程 5～10 d |
| **更昔洛韦**<br>(丙氧鸟苷,赛美维)<br>Ganciclovir<br>(GCV,<br>Cytovene,<br>Cymevene) | 胶囊<br>0.25 g | 口服 | 每次 1 g<br>每日 3 次 | |
| | 注射剂<br>0.25 g<br>0.5 g | 静滴 | 诱导治疗:<br>每次 5 mg/kg<br>每 12 h 1 次<br>1 疗程 14～21 d<br>维持治疗:<br>每次 5 mg/kg<br>每日 1 次<br>1 周 7 次<br>或每次 6 mg/kg<br>每日 1 次<br>1 周 5 次<br>预防:<br>剂量同诱导治疗<br>1 疗程 7～14 d | |
| **盐酸伐更昔洛韦**<br>(万赛维)<br>Valganciclovir<br>Hydrochloride<br>(Valcyte) | 薄膜衣片<br>0.45 g | 口服 | 活动性 CMV 视网膜炎:<br>每日 1.8 g<br>分 2 次<br>1 疗程 21 d<br>维持治疗: | |

| 作用及用途、不良反应、注意点 |
| --- |
| 【作用及用途】 在细胞内转变为阿昔洛韦三磷酸盐，强烈抑制病毒多聚酶，终止 DNA 链延伸，对单纯疱疹病毒抑制作用最强，对水痘-带状疱疹病毒、巨细胞病毒、EB 病毒及乙型肝炎病毒也有作用。用于上述敏感病毒所致感染。<br>【不良反应】 注射部位静脉炎、皮肤瘙痒、荨麻疹、恶心、呕吐、腹部不适，可有肢痛、关节痛、发热、腹股沟淋巴结肿大；大剂量快速静注后可能有肌酐、尿素氮升高，血尿及肾小管内结晶沉淀。<br>【注意点】 ① 口服吸收差，$t_{1/2}$ 2.5 h。② 对本品过敏者忌用；精神病、肾功能不全、严重肝功能不全者，孕妇乳母，＜2 岁儿童及老人慎用。③ 肾功能不全者应根据肌酐清除率调整剂量。④ 静滴液浓度＜7 mg/ml，滴注时间＞1 h，并需多饮水。⑤ 单纯疱疹性脑炎疗程 10～14 d，其他病毒感染用 7～10 d。⑥ 静滴时勿漏出血管外，以免引起局部炎症和溃疡。⑦ 定期监测肝肾功能。⑧ 丙磺舒、β-内酰胺类可提高本品的血药浓度；与氨基糖苷类合用会增加肾毒性。⑨ 本品不宜长期服用，以免引起月经紊乱或精子减少。 |
| 【作用及用途】 作用机制与阿昔洛韦相似，另可与巨细胞病毒(CMV)的 DNA 结合且不产生新的末端，故对 CMV 有很强的特异性抑制繁殖作用，疗效较阿昔洛韦强 50～100 倍。用于免疫缺陷者严重 CMV 疾病的治疗和预防，对单纯性疱疹病毒、EB 病毒和水痘疱疹病毒亦有效。<br>【不良反应】 中性粒细胞和血小板减少，可发生定向障碍、共济失调、昏迷、头痛、头晕等；另有皮疹、发热、注射部位静脉炎、恶心、厌食、肝肾功能损害、低血钾、低血糖、骨髓抑制、呼吸困难、关节炎、肌肉痉挛等。<br>【注意点】 ① 成人 $t_{1/2}$ 约 3 h。② 对阿昔洛韦或本品过敏者、孕妇、乳母、中性粒细胞绝对值＜$0.5\times10^9$/L 或血小板计数＜$25\times10^9$/L 者忌用；儿童慎用。③ 肾功能不全者按肌酐清除率调整剂量。④ 滴注浓度＜10 mg/ml，滴注时间＞1 h；不能与其他静脉注射剂混合。⑤ 定期监测血象及肝肾功能。⑥ 丙磺舒会增加本品的血清浓度。⑦ 与叠氮胸苷(AZT)同时给药可能引起严重中性粒细胞减少和贫血。⑧ 有报道与亚胺培南-西司他丁(泰能)同时使用可致全身癫痫发作。⑨ 具骨髓抑制或肾毒性药物与本品合用可加重药物毒性。⑩ 动物实验有致癌、致突变作用。 |
| 【作用及用途】 伐更昔洛韦是更昔洛韦的前体，口服后迅速转化成更昔洛韦。在体内抑制疱疹病毒的复制。用于治疗获得性免疫缺陷综合征(AIDS)合并巨细胞病毒(CMV)视网膜炎的患者，以及预防高危实体器官移植患者的 CMV 感染。<br>【不良反应】 腹泻、口腔念珠菌病、头痛、疲乏、恶心、血象异常。<br>【注意点】 ① 肾脏排泄为主。② 对缬更昔洛韦、更昔洛韦过敏者，中性粒细 |

| 药品名称 | 剂型规格 | 用法 | 成人剂量 | 小儿剂量 |
| --- | --- | --- | --- | --- |
| | | | 每日 0.9 g<br>每日 1 次<br>餐时或餐后服 | |
| **盐酸伐昔洛韦**<br>(万乃洛韦，丽珠威，明竹欣)<br>Valaciclovir Hydrochloride<br>(Valtrex) | 片剂<br>0.2 g<br>0.3 g<br>0.5 g | 口服 | 每次 0.2～0.3 g<br>每日 2 次<br>餐前服<br>1 疗程 7～10 d | 每日 10～12 mg/kg<br>分 2 次 |
| **泛昔洛韦**<br>(凡乐，丽珠风，海正韦克)<br>Famciclovir<br>(Fanle) | 薄膜衣片<br>0.125 g<br>0.25 g<br>0.5 g | 口服 | 每次 0.25 g<br>每日 3 次<br>或每 8 h 1 次 | |
| **磷酸奥司他韦**<br>(达菲)<br>Oseltamivir Phosphate<br>(Tamiflu) | 胶囊<br>98.5 mg | | 每次 1 粒<br>每日 2 次<br>连用 5 d<br>在流感第 1 d～2 d 开始治疗 | ＞13 岁<br>剂量用法同成人 |
| **恩替卡韦**<br>(博路定)<br>Entecavir<br>(Baraclude) | 片剂<br>0.5 mg | 口服 | 每次 0.5 mg<br>每日 1 次<br>餐前或餐后 2 h 以上服用 | ＞16 岁剂量用法同成人 |

| 作用及用途、不良反应、注意点 |
| --- |
| 胞绝对值＜$0.5\times10^9$/L、血红蛋白＜80 g/L 或血小板计数＜$25\times10^9$/L 者忌用；儿童、孕妇及乳母慎用。③ 肾功能不全者减量和延长给药间隔时间。④ 不宜与亚胺培南-西司他丁、齐多夫定、去羟肌苷合用。⑤ 与骨髓抑制或肾损害有关药物合用时，会导致本品毒性增加。⑥ 移植患者 CMV 感染预防：每次 0.9 g 口服，每日 1 次，自移植后 10 d 开始，直至移植后 100 d。 |
| 【作用及用途】 为阿昔洛韦的前体，体内水解为阿昔洛韦，产生抑制病毒 DNA 复制的作用。其生物利用度为阿昔洛韦的 3～5 倍，对Ⅰ型和Ⅱ型单纯疱疹病毒有很强的抑制作用，对水痘病毒、EB 病毒及巨细胞病毒亦有效。用于水痘、带状疱疹及单纯疱疹等。<br>【不良反应】 偶有头晕和胃部不适。<br>【注意点】 ① 对本品过敏者、＜2 岁儿童、孕妇及乳母忌用；＞2 岁儿童和肾功能不全者慎用。② 经验疗程：带状疱疹：连用 10 d；单纯疱疹：连用 7 d。 |
| 【作用及用途】 本品在体内迅速转化为具有抗病毒活性的喷昔洛韦，后者对Ⅰ型和Ⅱ型单疱病毒、水痘和带状疱疹病毒有抑制作用。用于带状疱疹和原发性生殖器疱疹。<br>【不良反应】 恶心、头痛、头晕、失眠、嗜睡、感觉异常、腹泻、腹痛、消化不良、厌食、呕吐、便秘、胀气、疲劳、疼痛、发热、寒战、皮疹、皮肤瘙痒、鼻窦炎、咽炎。<br>【注意点】 ① $t_{max}$约 54 min，$t_{1/2}$ 2.3 h。② 对本品或喷昔洛韦过敏者及＜18 岁者忌用；孕妇及乳母慎用。③ 带状疱疹 1 疗程 7 d，原发性生殖器疱疹 1 疗程 5 d。④ 肾功能不全患者应根据肾功能状况调整剂量。⑤ 与丙磺舒合用时，可能导致本品的血浆药物浓度升高。 |
| 【作用及用途】 本品在体内代谢后产生的活性代谢产物是强效的选择性的流感病毒神经氨酸酶抑制剂。用于流行性感冒的治疗。<br>【不良反应】 一过性恶心、呕吐、失眠、头痛、腹痛、咽痛、鼻塞和咳嗽等。<br>【注意点】 ① 口服吸收好，$t_{max}$ 2～3 h，$t_{1/2}$ 6～10 h。② 对本品过敏者、孕妇及乳母忌用；儿童、肝肾功能不全者慎用。③ 肌酐清除率小于 30 ml/min 的患者，剂量减至每次 1 粒，每日 1 次。④ 本品 98.5 mg 中含奥司他韦 75 mg。 |
| 【作用及用途】 为鸟嘌呤核苷类似物。能够通过磷酸化成为具有活性的三磷酸盐，与 HBV 多聚酶的天然底物三磷酸脱氧鸟嘌呤核苷竞争，抑制乙肝病毒(HBV)多聚酶(逆转录酶)。用于 HBV 复制活跃、ALT 持续增高或有组织学改变的成人慢性活动性乙型肝炎。<br>【不良反应】 ALT 升高、疲劳、眩晕、恶心、腹部或肝区不适、肌痛、失眠和风疹。<br>【注意点】 ① $t_{max}$ 30～90 min，有效累积 $t_{1/2}$ 24 h。② 对本品过敏者及乳母忌用；孕妇和儿童慎用。③ 肌酐清除率＜50 ml/min 的患者减量使用，肝功能不全患者无需调整剂量。④ 拉米夫定耐药患者剂量加倍。⑤ 停药后病情可能会反跳，因此患者需根据医嘱进行治疗。 |

| 药品名称 | 剂型规格 | 用法 | 成人剂量 | 小儿剂量 |
|---|---|---|---|---|
| **硫酸阿巴卡韦**<br>(赛进)<br>Abacavir Sulfate<br>(Ziagen) | 片剂<br>0.3 g<br>口服液<br>1 ml<br>20 mg | 口服 | 每次 0.3 g<br>每日 2 次 | |
| **阿德福韦酯**<br>(贺维力)<br>Adefovir Dipivoxil<br>(Hepsera) | 片剂<br>胶囊<br>10 mg | 口服 | 每次 10 mg<br>每日 1 次 | |
| **重组人干扰素 α-2a**<br>(茵特芬,罗荛愫)<br>Recombinant Human Interferon α-2a<br>(Intefen, Roferon A) | 注射剂<br>1 MIU<br>3 MIU<br>4.5 MIU<br>5 MIU | 皮下或肌内 | 丙肝、慢性乙肝:<br>每次 3～6 MIU<br>隔日 1 次或<br>每周 3 次<br>1 疗程 6 个月<br>尖锐湿疣:<br>1～3 MIU<br>每周 3 次<br>1 疗程 1～2 个月 | |
| **重组集成干扰素 α**<br>(干复津)<br>Recombinant Interferon Alfacon-1<br>(Infergen) | 注射剂<br>0.3 ml<br>9 μg<br>0.5 ml<br>15 μg | 皮下 | 每次 9～15 μg<br>每周 3 次<br>连用 24 周 | |

| 作用及用途、不良反应、注意点 |
| --- |
| 【作用及用途】 为核苷类逆转录酶抑制剂。能选择性抑制 HIV-1 和 HIV-2。用于 HIV 感染患者的联合治疗。<br>【不良反应】 轻度或中度,多为一过性的恶心、呕吐、嗜睡、疲劳、发热、头痛、腹泻、厌食、过敏反应等。<br>【注意点】 ① $t_{max}$ 1～1.5 h,$t_{1/2}$ 1.5 h。② 对本品过敏、严重肝功能受损者忌用;孕妇、乳母、儿童、肝肾功能不全者慎用。 |
| 【作用及用途】 为一种单磷酸腺苷的无环磷酸化核苷类似物。能抑制 HBV-DNA 多聚酶(逆转录酶)。用于转氨酶持续升高和慢性活动性乙型肝炎。<br>【不良反应】 乏力,失眠,头痛,腹痛,胃肠道反应,鼻咽炎,皮疹,脱发,自发流产,肝区不适,ALT、CPK 升高,白细胞减少等。<br>【注意点】 ① $t_{max}$ 1.75 h,$t_{1/2}$ 7.2 h。② 对本品过敏者、儿童、孕妇及乳母忌用;肝肾功能不全者慎用。③ 应定期监测肝功能和乙肝病毒指标。④ 肌酐清除率＜50 ml/min 的患者,每 48 h 给药 1 次;＜20 ml/min 的患者,每 72 h 给药 1 次;血液透析者每 7 d 给药 1 次。⑤ 停药后病情可能会反跳,患者需严密观察数月。⑥ 合并 HIV 感染者应先控制 HIV 感染。⑦ 慎与其他肾毒性药物合用。 |
| 【作用及用途】 通过调节机体免疫机制,发挥抑制病毒复制、抑制细胞增殖、增强巨噬细胞吞噬作用和淋巴细胞对靶细胞的特异性细胞毒作用。用于慢性丙肝、慢性活动性乙肝、尖锐湿疣和带状疱疹等。<br>【不良反应】 发热、疲乏、肌痛、头痛等流感样症状,胃肠道反应,白细胞或血小板减少,低血压,ALT 增高等。<br>【注意点】 ① 肌内和皮下注射的 $t_{max}$分别为 3.8 h 和 7.3 h,$t_{1/2}$ 5～7 h。② 对干扰素过敏、严重心脏病、严重肝肾功能不全、造血功能及中枢神经功能障碍者忌用;过敏体质,心、肺、肝、肾、精神或神经疾病患者,老人,孕妇及乳母慎用。③ 必要时疗程可延长至 9～12 个月。④ 对乙酰氨基酚可缓解本品的发热和头痛症状。⑤ 与其他潜在的骨髓抑制、心脏毒性和神经毒性药物联合应用时应谨慎。⑥ 与齐多夫定合用时,可增强对白细胞的不良反应。⑦ MIU 为百万单位。 |
| 【作用及用途】 为一种重组的、非自然存在的Ⅰ型干扰素。用于慢性代偿期 HCV 肝炎。<br>【不良反应】 一过性的类似流感症状,如头痛、乏力、发热、寒战等,注射部位疼痛,抑郁等。<br>【注意点】 ① 已知对 α 干扰素、大肠埃希菌衍生物或对本品的任何组成成分有过敏者忌用;抑郁症、心脏病、肝功能不全患者,老人,儿童,孕妇及乳母慎用。② 两次注射之间至少隔 48 h。③ 慎与骨髓抑制药联合应用。 |

| 药品名称 | 剂型规格 | 用法 | 成人剂量 | 小儿剂量 |
|---|---|---|---|---|
| **聚乙二醇干扰素α－2a**<br>(派罗欣)<br>Peginterferon α－2a<br>(Pegasys) | 注射剂<br>0.5 ml<br>135 μg<br>180 μg | 皮下 | 每次 135～180 μg<br>每周 1 次<br>慢性乙肝:<br>1 疗程 48 周<br>慢性丙肝:<br>1 疗程 24～48 周 | |
| **重组人干扰素α－2b**<br>(干扰能)<br>Recombinant Human Interferon α－2b<br>(Intron A) | 注射剂<br>3 MIU<br>4.5 MIU<br>5 MIU<br>6 MIU<br>10 MIU<br>30 MIU | 皮下或肌内 | 慢性乙肝:<br>每次 5 MIU<br>连用 7 d<br>或每次 10 MIU<br>隔日 1 次或每周 3 次,连用 16～24 周<br>慢性丙肝:<br>每次 3 MIU<br>每周 3 次 | 慢性乙肝:<br>每次 3 MIU/$m^2$<br>第 1 周 每周 3 次<br>第 2 周开始<br>每次 6 MIU/$m^2$<br>每周 3 次<br>最大剂量<br>每次 10 MIU/$m^2$<br>连用 16～24 周 |
| **重组人干扰素β－1a**<br>(利比)<br>Recombinant Human Interferon β－1a<br>(Rebif) | 注射剂<br>0.5 ml<br>22 μg<br>44 μg | 皮下 | 多发性硬化:<br>每次 22～44 μg<br>每周 3 次 | |
| | | 肌内 | 生殖器疱疹和带状疱疹:<br>每次 44 μg<br>连用 10 d | |

| 作用及用途、不良反应、注意点 |
| --- |
| 【作用及用途】 为聚乙二醇与重组干扰素 α－2a 结合形成的长效干扰素。具有抑制病毒复制、抑制细胞增殖、调节免疫作用。用于慢性乙肝、慢性丙肝无肝硬化和肝硬化代偿期的治疗。<br>【不良反应】 疲劳、寒战、发热、消化道症状、肌痛关节痛、头痛、头晕、失眠、注意力不集中、抑郁、脱发、瘙痒及肝功能、血象或甲状腺功能异常等。<br>【注意点】 ① $t_{max}$ 72～96 h，$t_{1/2}$ 50～130 h。② 对本品任何成分过敏者、婴幼儿、孕妇、乳母、有精神症状和自身免疫性肝炎患者忌用；心脏病、肝功能衰竭、肺功能异常、自身免疫性疾病、牛皮癣及有抑郁史的患者慎用。③ 皮下注射常以腹部和大腿皮下为宜。④ 慢性丙肝可同时加服利巴韦林。⑤ 出现中、重度不良反应者，剂量改为每次 45～135 μg；出现中性粒细胞或血小板减少、肝功能异常时，应减量或停药。⑥ 用药期间不宜驾驶车辆和操作机器。⑦ 与茶碱同时应用，应监测茶碱血药浓度。 |
| 【作用及用途】 为聚乙二醇重组干扰素 α－2a 结合形成的长效干扰素。具有抑制病毒复制、抑制细胞增殖、调节免疫作用。用于慢性乙肝、丙肝及丁肝等。<br>【不良反应】 发热、疲乏、头痛和肌痛、寒战、食欲减退及恶心等。<br>【注意点】 ① 对重组干扰素 α－2b 过敏者、肌酐清除率＜50 ml/min 的患者忌用；失代偿慢性肝炎、自身免疫性肝炎、用免疫抑制药、接受移植及有严重精神病史的患者，婴儿，孕妇及乳母慎用。② 治疗慢性丙肝时，如 ALT 正常，则疗程延长至 18～24 个月；如 ALT 仍异常，则停用本药。③ 治疗中出现白细胞、粒细胞或血小板计数减少者应减量或停药。④ 与麻醉镇静药、骨髓抑制药和齐多夫定合用时应谨慎。⑤ MIU 为百万单位。 |
| 【作用及用途】 为全身性抗病毒、抗肿瘤和免疫调节药物。用于治疗病毒感染性疾病（包括肝炎、疱疹感染）、子宫肿瘤、乳腺肿瘤、毛细胞性白血病、神经系统炎性免疫性疾病、多发性硬化疾病。<br>【不良反应】 流感样综合征，少见腹泻、厌食、呕吐、失眠、头晕、焦虑、皮疹、血管舒张、心悸、过敏反应等。<br>【注意点】 ① 对本品任何成分过敏、严重心脏病、严重肝肾功能不全、自身免疫性肝炎、癫痫、严重脑功能障碍、严重抑郁、甲状腺病患者及孕妇忌用；严重骨髓抑制者慎用。② 44 μg 含量相当于 12 MIU。③ 不宜与类固醇药物、乙酰水杨酸、吲哚美辛同时使用。④ 应用本品时可使茶碱的清除率下降。⑤ 慎与抗痫药及抗抑郁药合用。 |

| 药品名称 | 剂型规格 | 用法 | 成人剂量 | 小儿剂量 |
|---|---|---|---|---|
| **重组人干扰素γ**<br>(克隆伽玛，丽珠因得福)<br>Recombinant Human Interferon γ<br>(Interferon γ) | 注射剂<br>50万IU<br>100万IU<br>200万IU | 皮下或肌内 | 每次50万IU<br>3～4 d后增至<br>每次100万IU<br>均每日1次<br>第2个月开始<br>每次<br>150万～200万IU<br>隔日1次<br>总疗程3～6个月 | 剂量用法同成人 |
| **去羟肌苷**<br>(惠妥滋，哈特)<br>Didanosine<br>(Videx，Hate) | 片剂<br>0.1 g<br>咀嚼片<br>0.025 g<br>0.1 g<br>颗粒剂<br>0.05 g | 口服 | <60 kg<br>每日0.25 g<br>≥60 kg<br>每日0.4 g<br>均分1～2次 | 每日0.24 g/m²<br>分2次 |
| **司坦夫定**<br>(赛瑞特，沙之)<br>Stavudine<br>(Zerit，Sazi) | 胶囊<br>20 mg<br>30 mg<br>40 mg | 口服 | < 60 kg<br>每日60 mg<br>≥60 kg<br>每日80 mg<br>均分12 h次 | ≤30 kg<br>每日2 mg/kg<br>均分12 h次<br>> 30 kg<br>剂量同成人 |
| **齐多夫定**<br>(克度，叠氮胸苷)<br>Zidovudine<br>(Kedu，Azidothymide，AZT) | 片剂<br>0.1 g<br>0.3 g<br>胶囊<br>0.1 g | 口服 | 每日0.5～0.6 g<br>分2～3次<br>透析患者：<br>每次0.1 g<br>每6～8 h 1次 | 每次0.18 g/m²<br>(<0.2 g/m²)<br>新生儿<br>出生12 h后开始至6周<br>每次2 mg/kg<br>均6 h 1次 |

| 作用及用途、不良反应、注意点 |
| --- |
| 【作用及用途】 为重组人干扰素 γ。用于类风湿关节炎、肿瘤、病毒性疾病和蕈样真菌病。<br>【不良反应】 开始可有低热、疲劳、不适、头痛、肌痛、关节痛、食欲减退、恶心、一过性或可逆性粒细胞和血小板减少等。<br>【注意点】 ① 对干扰素过敏、严重心血管病、癫痫和中枢神经系统疾病患者忌用;过敏体质及儿童慎用。② 用药期间定期检查血常规和肝肾功能。 |
| 【作用及用途】 为合成核苷类抗病毒药。能抑制 HIV 逆转录酶,阻断病毒 DNA 链复制。与其他抗病毒药联合使用,用于Ⅰ型 HIV 感染。<br>【不良反应】 头痛、肌痛、寒战、发热、恶心、腹痛、呕吐、胰腺炎、乳酸性酸中毒、外周神经炎、视网膜病变、视神经炎、皮疹、转氨酶增高、胆红素增高等。<br>【注意点】 ① 成人 $t_{max}$ 0.25～1.5 h, $t_{1/2}$ 1～1.5 h。② 胰腺炎及对本品过敏者忌用;肝功能不全或黄疸、视网膜和视神经病变、苯丙酮尿症、低钠饮食、痛风患者,孕妇及乳母慎用。③ 本品宜餐前 30 min 以上或餐后 2 h 服用;服用时充分咀嚼,儿童应将药用 30 ml 水搅拌混匀后服用。④ 肾功能损害者减少剂量或延长用药间隔。⑤ 不宜与含镁或铝的抗酸药合用,酮康唑和伊曲康唑应在使用本品 2 h 前服用。⑥ 注意本品与喹诺酮类及更昔洛韦、茚地那韦等抗病毒药的用药间隔时间。⑦ 饮酒可能增加本品毒性。 |
| 【作用及用途】 为人工合成的胸苷类似物,其产物三磷酸司坦夫定通过抑制 HIV 逆转录酶阻止 HIV 复制。用于抗 HIV－1 感染的联合治疗。<br>【不良反应】 主要为周围神经病变。长期应用还可有发热、头痛、腹泻、恶心、呕吐、白细胞降低、皮疹、乳酸性酸中毒、转氨酶或淀粉酶升高。<br>【注意点】 ① $t_{max}$ 1 h,$t_{1/2}$1～1.5 h。② 对本品过敏者忌用;肾功能不全、肝功能损害、乳酸性酸中毒、周围神经病变患者,孕妇及乳母慎用。③ 一旦出现四肢麻木等周围神经不良反应,应立即停药。④ 与其他核苷类抗病毒药合用会增加肝脏毒性。⑤ 不宜与齐多夫定合用。⑥ 与去羟肌苷或羟基脲联用易发生胰腺炎。 |
| 【作用及用途】 为 HIV 逆转录酶底物的竞争性抑制剂。用于 HIV 感染的联合治疗,也用于预防 HIV 母婴传播。<br>【不良反应】 骨髓抑制、肌病、乳酸性酸中毒、严重肝脂肪变性肿大。<br>【注意点】 ① $t_{max}$ 30 min,$t_{1/2}$ 66 min。② 乳母忌用;粒细胞计数＜$1\times10^9$/L 或血红蛋白＜ 95 g/L 者及孕妇慎用。③ 与丙氧鸟苷、α－干扰素、骨髓抑制药物合用时,会增加其毒性。④ 避免与司坦夫定、利巴韦林、阿昔洛韦、对乙酰氨基酚、阿司匹林、西咪替丁、吗啡、美沙酮、可待因、奈普生、磺胺类药及丙磺舒等合用。⑤ 与苯妥英合用应监测后者血药浓度。 |

| 药品名称 | 剂型规格 | 用法 | 成人剂量 | 小儿剂量 |
|---|---|---|---|---|
| **拉米夫定**<br>(益平维，贺普丁)<br>Lamivudine<br>(Epivir,<br>Heptodin) | 片剂<br>0.1 g<br>0.15 g<br>0.3 g | 口服 | HIV感染：<br>每日0.3 g<br>分1～2次<br>最大剂量1 d 0.3 g<br>肝炎：<br>每日0.1 g<br>每日1次<br>1疗程1年 | HIV感染：<br><12岁<br>每日8 mg/kg<br>分2次<br>最大剂量1 d 0.3 g |
| **齐多夫定-拉米夫定**<br>(双汰芝)<br>Zidovudine-Lamivudine<br>(Combivir) | 片剂<br>齐多夫定<br>0.3 g<br>拉米夫定<br>0.15 g | 口服 | 每次1片<br>每日2次<br>HIV意外暴露预防：<br>剂量同上<br>在1～2 h内开始<br>1疗程4周 | >12岁<br>剂量同成人 |
| **阿巴卡韦双夫定**<br>(三协唯，<br>阿巴卡韦、拉米夫定、齐多夫定的复合片)<br>Abacavir Sulfate,<br>Lamivudine and Zidovudine Co (Trizivir) | 薄膜包衣片 | 口服 | 每次1片<br>每日2次 | |
| **艾法韦伦**<br>(施多宁，依非韦伦)<br>Efavirenz<br>(Stocrin) | 胶囊<br>0.05 g<br>0.1 g<br>0.2 g<br>片剂<br>0.6 g | 口服 | 每次0.6 g<br>每日1次<br>临睡前服 | 13～15 kg每次0.2 g<br>～20 kg每次0.25 g<br>～25 kg每次0.3 g<br>～32 kg每次0.35 g<br>～40 kg每次0.4 g<br>>40 kg每次0.6 g<br>均每日1次 |

| 作用及用途、不良反应、注意点 |
| --- |
| 【作用及用途】 为病毒逆转录时的链终止物，能抑制 HIV 和 HBV 的复制。常与其他抗逆转录病毒药物联合使用，用于 HIV 感染和慢性乙肝代偿期的治疗。<br>【不良反应】 血常规异常、头痛、失眠、咳嗽、鼻部症状、胃肠道反应、皮疹、脱发、疲劳、不适、发热；罕见胰腺炎、乳酸性酸中毒及肌溶解综合征。<br>【注意点】 ① $t_{max}$ 45 min，$t_{1/2}$ 5～7 h。② 对本品过敏者、孕妇及乳母忌用。③ 肾损害者减量使用。④ 少数乙肝患者停药后病情可能加重，因此停药后需定期检查肝功能和 HBV－DNA。⑤ 不推荐与扎西他滨、静注的更昔洛韦或膦甲酸盐和大剂量复方磺胺甲噁唑合用。 |
| 【作用及用途】 拉米夫定和齐多夫定是 HIV 逆转录酶的底物竞争性抑制剂。能有效抑制 HIV－1 及 HIV－2。两者具有协同作用，用于 HIV 感染的患者。<br>【不良反应】 分别参见本页拉米夫定和 523 页齐多夫定。<br>【注意点】 ① 儿童忌用。② 肝肾功能不全者分别使用两药为宜。③ 余参见本品二药项下。 |
| 【作用及用途】 由阿巴卡韦、拉米夫定和齐多夫定组成，三者均为逆转录酶核苷类抑制剂，能有效地选择性抑制 HIV－1 及 HIV－2。用于治疗 HIV 感染的患者。<br>【不良反应】 分别参见 519 页阿巴卡韦、本页拉米夫定和 523 页齐多夫定。<br>【注意点】 ① 每片含阿巴卡韦 0.3 g、拉米夫定 0.15 g、齐多夫定 0.3 g。② 晚期肾病、肝功能不全者忌用；孕妇及乳母慎用。③ ＜18 岁或＜40 kg 者不宜使用本品。④ 余参见本品各药项下。 |
| 【作用及用途】 为 1 型 HIV 非核苷类逆转录酶抑制剂。用于 HIV－1 感染患者的联合治疗，并可用于 3～17 岁患病儿童。<br>【不良反应】 皮疹、头晕、眼花、恶心、头痛、乏力、皮疹、神经系统症状、肝酶升高、精神症状，偶见胰腺炎。<br>【注意点】 ① $t_{max}$ 3～5 h，$t_{1/2}$ 40～55 h。② 对本品过敏者、3 岁或 13 kg 以下者忌用；肝功能不全者、老人、孕妇及乳母慎用。③ 单药应用易产生耐药性；不宜以单药加入无效的治疗方案中。④ 联合治疗中，停用任一抗逆转录酶药时，应停用所有其他抗逆转录酶药物。⑤ 不得与特非那丁、阿司咪唑、西沙必利、咪达唑仑、三唑仑、麦角衍生物及沙奎那韦合用。⑥ 与利托那韦合用时注意监测肝功能。⑦ 与克拉霉素合用时注意调整克拉霉素剂量。⑧ 与茚地那韦、舍曲林、利福布汀及美沙酮合用时应增加后类药物的剂量。⑨ 与利福平合用时应增加本品剂量。 |

| 药品名称 | 剂型规格 | 用法 | 成人剂量 | 小儿剂量 |
|---|---|---|---|---|
| **硫酸茚地那韦**<br>(佳息患)<br>Indinavir<br>Sulfate<br>(Crixivan) | 胶囊<br>0.1 g<br>0.2 g<br>0.4 g<br>0.8 g<br>片剂<br>0.2 g | 口服 | 每次 0.8 g<br>伴轻、中度肝功能不全者每次 0.6 g<br>均每 8 h 1 次<br>餐前 1 h 或餐后 2 h 服 | 每次 0.5 g/$m^2$<br>最大剂量<br>每次 0.8 g<br>均每 8 h 1 次 |
| **奈韦拉平**<br>(维乐命)<br>Nevirapine<br>(Viramune) | 片剂<br>胶囊<br>0.2 g<br>混悬液<br>1 ml<br>10 mg | 口服 | 每次 0.2 g<br>每日 1 次<br>2 周后改为<br>每日 0.4 g<br>分 2 次<br>预防 HIV 母婴传播：<br>临产孕妇<br>单剂量 0.2 g | 每次 4 mg/kg<br>每日 1 次<br>2 周后改为<br>每日 7～8 mg/kg<br>分 2 次<br>最大剂量 1 d 0.4 g |
| **盐酸金刚烷胺**<br>Amantadine<br>Hydrochloride | 片剂<br>胶囊<br>0.1 g | 口服 | 抗病毒：<br>每日 0.2 g<br>分 1～2 次<br>最大剂量 1 d 0.4 g | ＜12 岁<br>每次 1.5～3 mg/kg<br>每日 2～3 次<br>最大剂量 1 d 0.15 g |

| 作用及用途、不良反应、注意点 |
| --- |
| 【作用及用途】 为特异性蛋白酶抑制剂，能有效对抗 HIV－1。与其他逆转录酶抑制剂联合，用于治疗 HIV－1 感染。<br>【不良反应】 疲劳、胃肠道反应、口干、淋巴结病、眩晕、头痛、感觉迟钝、失眠、皮肤干燥、皮疹和味觉异常、结石、肾功能异常及高血糖等。<br>【注意点】 ① $t_{max}$约 48 min，$t_{1/2}$约 110 min。② 对本品过敏者忌用；糖尿病、溶血性贫血、肾结石患者，＜3 岁儿童，孕妇及乳母慎用。③ 服药期间每日多饮水。④ 本品不能与特非那定、西沙必利、阿司咪唑、三唑仑、咪达唑仑、匹莫齐特、麦角衍生物、辛伐他汀或洛伐他汀同时服用(可使上述药物血药浓度增高)。⑤ 利福平、利福布汀、依非韦伦、利托那非可使本品血药浓度降低。⑥ 酮康唑、伊曲康唑可使本品血药浓度增高。⑦ 本品可使昔地那韦血药浓度增高。⑧ 与利福布汀合用时两者血药浓度均增高。⑨ 与去羟肌苷合用，应在空腹时至少间隔 1 h 分开服用。 |
| 【作用及用途】 为非核苷类 1 型人类免疫缺陷病毒(HIV－1)的逆转录酶抑制剂。用于 HIV－1 感染患者的抗病毒联合治疗；单独用药可用于预防 HIV－1 母婴传播。<br>【不良反应】 发热、皮疹、恶心、疲劳、头痛、嗜睡、呕吐、腹泻、腹痛、肌痛、肝肾功能异常、过敏反应、嗜酸细胞增多、粒细胞减少和淋巴结病等。<br>【注意点】 ① $t_{max}$ 2～4 h，$t_{1/2}$ 26～31 h。② 脑脊液浓度可达血浓度的 45％。③ 对本品过敏或引起严重反应肝功能损害者忌用；肝肾功能不全者、孕妇及乳母慎用。④ 宜联合用药，单药应用易产生耐药性。⑤ 定期检查肝功能。⑥ 不宜与酮康唑合用。⑦ 如合用口服避孕药，可能避孕失败。⑧ 与美沙酮合用时应增加后者剂量。 |
| 【作用及用途】 能显著抑制病毒脱壳，但无杀灭病毒作用。用于防治 A 型流感病毒所引起的呼吸道感染。<br>【不良反应】 眩晕、失眠和神经质、消化道症状、口干、便秘；偶见抑郁、焦虑、幻觉、精神错乱、共济失调、头痛、白细胞减少、直立性低血压。<br>【注意点】 ① 孕妇、乳母、新生儿和 1 岁以下婴儿忌用；有癫痫史、精神错乱、充血性心衰、肾功能不全、外周血管性水肿或直立性低血压的患者及老人慎用。② 用药期间不宜驾驶车辆、操纵机械和高空作业。③ 与乙醇合用，能加强其中枢抑制作用。④ 与抗震颤麻痹药、抗胆碱药、抗组胺药、吩噻嗪类或三环类抗抑郁药合用，可使抗胆碱反应加强。⑤ 与中枢神经兴奋药合用，可引起惊厥或心律失常。⑥ 病毒感染预防性治疗 1 疗程 4～6 周。⑦ 另有盐酸金刚乙胺(金迪钠)(Rimantadine Hydrochloride)，每片 0.1 g，糖浆 50 ml，0.5 g，100 ml，1 g。用途用法与本品同。 |

# 十、磺胺类、呋喃类、喹诺酮类及其他抗微生物药物

| 药品名称 | 剂型规格 | 用法 | 成人剂量 | 小儿剂量 |
| --- | --- | --- | --- | --- |
| **磺胺嘧啶**<br>Sulfadiazine<br>(SD) | 片剂<br>0.5 g<br>合剂<br>10% | 口服 | 每日 2 g<br>分 2 次<br>首剂加倍 | 一般感染：<br>每日 50 mg/kg<br>分 2 次<br>首剂 75 mg/kg<br>流脑预防：<br>每日 0.5 g<br>分 2 次<br>连用 2～3 d |
| | 注射剂<br>2 ml<br>0.4 g<br>5 ml<br>1 g | 静注<br>或<br>静滴 | 每日 4 g<br>分 2～4 次<br>缓慢静注 | 流脑治疗：<br>每日 0.1～0.2 g/kg<br>分 3～4 次 |
| **复方磺胺甲噁唑**<br>(复方新诺明)<br>Sulfamethoxazole-Trimethoprim<br>(SMZ CO,<br>SMZ-TMP,<br>Sinomin CO) | 片剂<br>SMZ 0.4 g<br>TMP<br>0.08 g<br>混悬液<br>5 ml<br>SMZ 0.2 g<br>TMP<br>0.04 g | 口服 | 每日 4 片<br>分 2 次<br>肺孢子虫肺炎：<br>治疗<br>每日 8 片<br>分 4 次<br>1 疗程 14 d<br>预防<br>每日 2 片<br>分 2 次<br>每周连用 3 d | 一般感染：<br>每日 40 mg/kg<br>分 12 h 1 次<br>肺孢子虫肺炎：<br>治疗<br>每次 30 mg/kg<br>每 6 h 1 次<br>连用 14 d<br>预防<br>每次 12.5 mg/kg<br>每 12 h 1 次<br>每周连用 3 d |
| | 注射剂<br>2 ml<br>SMZ 0.4 g<br>TMP<br>0.08 g | 静滴 | 每日 1～2 g<br>分 2 次<br>肺孢子虫肺炎：<br>每日 4 g<br>分 4 次 | 每日 20～40 mg/kg<br>分 2 次<br>肺孢子虫肺炎：<br>每日 80 mg/kg<br>分 4 次 |

| 作用及用途、不良反应、注意点 |
| --- |
| 【作用及用途】 为中效磺胺类药物。通过阻止细菌二氢叶酸合成酶，发挥抑制细菌作用。抗菌谱广，对多种细菌、弓形虫及沙眼衣原体均有抑制作用，且能透过血脑屏障。用于上呼吸道炎、弓形虫病、皮肤感染、尿路感染等以及流脑的防治。<br>【不良反应】 胃肠道反应、药疹、血尿、蛋白尿、尿闭、肝功能损害等；少数可有粒细胞和血小板减少、溶血性贫血，新生儿可诱发高胆红素血症。<br>【注意点】 ① 成人口服 $t_{max}$ 3～4 h，$t_{1/2}$ 约 17 h，脑脊液中药物浓度可达血浆药物浓度的 50%～80%。② 孕妇、乳母、磺胺药过敏及 G-6PD 缺陷者忌用；肝肾功能不全、脱水者及＜2 个月的患儿慎用。③ 静脉给药时药液浓度应＜50 mg/ml。④ 口服应加等量碳酸氢钠，用药期多饮水；静注时，为减少血尿机会，应静注 5%碳酸氢钠 3～5 ml/kg (但不可混合静注)。⑤ 需定期随访血象及尿常规。⑥ 注射剂为钠盐，pH 8.5～10.5，忌与酸性药物配伍。⑦ 水杨酸类药物可提高游离型短效及中效类磺胺药物的血药浓度。⑧ 抗凝药、甲氨蝶呤、苯妥英钠可增加本品毒性。⑨ 复方磺胺嘧啶片内含本品 0.4 g、TMP 0.05 g。 |
| 【作用及用途】 SMZ 和 TMP 双重阻断细菌的叶酸合成，使抗菌作用加强，抗菌谱与磺胺嘧啶类似。用于呼吸道、泌尿道和消化道一般感染，亦用于肺孢子虫肺炎的防治。<br>【不良反应】 参见本页磺胺嘧啶，偶可致过敏性休克。<br>【注意点】 ① SMZ 口服成人 $t_{max}$ 约 3 h，$t_{1/2}$ 约 10 h。② 新生儿无其他药物选用时方考虑使用本品。③ 长期大剂量用时加碳酸氢钠及口服叶酸。④ 静滴经稀释后输注 60～90 min。⑤ 与抗凝剂合用可诱发出血。⑥ 甲氨蝶呤可加剧本品毒性。⑦ 小儿用药剂量均按 SMZ 计算。⑧ 余参见本页磺胺嘧啶。 |

| 药品名称 | 剂型规格 | 用法 | 成人剂量 | 小儿剂量 |
|---|---|---|---|---|
| **柳氮磺胺吡啶**<br>Sulfasalazine<br>(Salazosulfapyridine, SASP, Azulfidine) | 片剂<br>肠溶片<br>0.25 g | 口服 | 每日 2～4 g<br>分 4 次<br>从小剂量开始<br>维持<br>1 d　2 g | 每次 10～15 mg/kg<br>渐增至 20～30 mg/kg<br>维持<br>每次 10 mg/kg<br>均每日 4 次 |
| | | 灌肠 | 每日 2～4 g<br>加 NS 20～50 ml<br>保留灌肠<br>每日 1～2 次 | 每次 40～60 mg/kg<br>加 NS 10～50 ml<br>保留灌肠<br>每日 1～2 次 |
| **呋喃妥因**<br>(呋喃坦啶)<br>Nitrofurantoin<br>(Furadantin) | 片剂<br>0.05 g<br>0.1 g<br>混悬剂<br>5 ml<br>25 mg | 口服 | 每日 0.2～0.4 g<br>分 4 次<br>维持<br>每日 1 mg/kg<br>分 2 次 | 每日 5～7 mg/kg<br>分 4 次<br>维持<br>每日 1 mg/kg<br>分 2 次 |
| **呋喃唑酮**<br>(痢特灵)<br>Furazolidone<br>(Furoxone) | 片剂<br>0.1 g | 口服 | 每日 0.4 g<br>分 4 次<br>1 疗程 3～7 d | 每日 5～10 mg/kg<br>分 4 次<br>1 疗程 3～7 d |
| **夫西地酸钠**<br>(立思丁，褐霉素)<br>Fusidate Sodium<br>(Fucidin) | 注射剂<br>0.5 g | 静滴 | 每日 1.5 g<br>分 3 次 | 每日 20 mg/kg<br>分 3 次 |

| 作用及用途、不良反应、注意点 |
| --- |
| 【作用及用途】 对肠壁结缔组织有特殊亲和力，口服后在肠壁内分解并释出5-氨基水杨酸和磺胺吡啶而起作用，尚有抗炎和免疫抑制作用。肠道吸收少。用于炎性肠病(Crohn病和慢性非特异性溃疡性结肠炎)、类风湿关节炎。<br>【不良反应】 食欲减退、胃肠道反应、皮疹和粒细胞减少等，偶见巨细胞贫血。<br>【注意点】 ① 成人 $t_{1/2}$ 5～10 h。② 对磺胺类药物过敏、肠梗阻及尿路梗阻者忌用；肝肾功能不全者慎用。③ 长期用药应给维持量，肾功能不全者减量使用。④ 类风湿病疗程1～3个月。⑤ 应随访血象。⑥ 抑制肠道菌群的药物，如多种广谱抗生素，可抑制本品在肠道中的分解而降效。⑦ 可影响肠道地高辛和四氢叶酸的吸收。 |
| 【作用及用途】 通过干扰细菌酶系统而发挥抗菌作用，对大肠埃希菌、变形杆菌、肠球菌、葡萄球菌等均有效。用于急性泌尿道感染和慢性菌尿症。<br>【不良反应】 胃肠道反应、皮疹、周围神经炎等。<br>【注意点】 ① 成人口服后 $t_{max}$ 2 h，$t_{1/2}$ 20 min。② 对呋喃类过敏、新生儿、严重肾功能不全、少尿、周围神经疾病者忌用；糖尿病、哮喘、G-6PD缺乏者及老人慎用。③ 在酸性尿中活性增强。④ 不宜与萘啶酸或丙磺舒并用。 |
| 【作用及用途】 抗菌作用与呋喃妥因相似，对消化道大多数细菌均有抑制作用，对幽门螺杆菌、梨形鞭毛虫、滴虫也有抑制作用。用于菌痢、梨形鞭毛虫病等。<br>【不良反应】 胃肠道反应，少数有头痛、皮疹、多发性神经根炎等。<br>【注意点】 ① 口服很少吸收。② G-6PD缺陷、对呋喃类过敏者和新生儿忌用；肝功能不全者及老人慎用。③ 可抑制水合氯醛的代谢灭活。④ 能加强单胺氧化酶抑制剂作用。⑤ 服药期间忌食腌鱼、牛奶、啤酒、蚕豆等富含酪胺食品和酒类。⑥ 服药后尿呈深黄色。 |
| 【作用及用途】 抑制细菌蛋白质合成而产生杀菌作用。对革兰阳性球菌及MRSA有强大的杀菌作用，其组织渗透力强，在脓液、痰液、心脏、脑脓肿及眼内均可达到有效药物浓度，与其他抗生素间无交叉耐药性。用于葡萄球菌等引起的败血症、心内膜炎、骨髓炎、肺炎、皮肤和外科创伤性感染。<br>【不良反应】 静脉痉挛、血栓性静脉炎、可逆性转氨酶增高，大剂量应用时少数患者可出现可逆性黄疸。<br>【注意点】 ① 主要经胆汁排泄。② 对本品过敏者忌用；早产儿、重病新生儿及新生儿黄疸慎用。③ 严重感染者与其他抗MRSA抗生素联合应用。④ 定期检查肝功能。⑤ 静滴浓度1%，静滴>2 h。⑥ 不得与氨基糖苷类抗生素、万古霉素、头孢噻啶、羧苄西林、氨基酸溶液、含钙溶液和全血混合滴注。⑦ 肾功能不全及血液透析患者使用本品无需调整剂量。 |

| 药品名称 | 剂型规格 | 用法 | 成人剂量 | 小儿剂量 |
|---|---|---|---|---|
| **诺氟沙星**<br>(氟哌酸)<br>Norfloxacin<br>(Noroxin) | 片剂<br>胶囊<br>0.1 g<br>0.2 g | 口服 | 每日 0.6～0.8 g<br>分 2～3 次<br>单纯淋菌性尿道炎：<br>单次 0.8～1.2 g<br>伤寒：<br>每日 0.8～1.2 g<br>分 2～3 次<br>1 疗程 14～21 d | 每次 10 mg/kg<br>每 12 h 1 次 |
| **盐酸环丙沙星**<br>(悉复欢，特美力，西普乐，奎诺仙)<br>Ciprofloxacin Hydrochloride<br>(Cifran, Ciflox, Ciprobay, Temaril) | 片剂<br>0.1 g<br>0.2 g<br>0.25 g<br>0.5 g | 口服 | 每日 0.5～1 g<br>分 2 次<br>严重感染：<br>每日 1.5 g<br>分 2～3 次 | 每日 15 mg/kg<br>严重感染：<br>30 mg/kg<br>分 2～3 次<br>总剂量 1 d <1.5 g |
| | 注射剂<br>100 ml<br>0.2 g | 静滴 | 每日 0.4～0.8 g<br>分 2 次 | 每日 10～15 mg/kg<br>分 12 h 1 次<br>总剂量 1 d <0.8 g |
| **氧氟沙星**<br>(氟嗪酸，泰利必妥，安利，奥复星，盖洛仙)<br>Ofloxacin<br>(Tarivid, Anli) | 片剂<br>0.1 g | 口服 | 每日 0.4～0.6 g<br>分 2 次 | 每日 7.5 mg/kg<br>分 12 h 1 次 |
| | 注射剂<br>0.2 g<br>0.4 g | 静滴 | 每日 0.4 g<br>分 2 次 | 每日 5 mg/kg<br>分 12 h 1 次 |
| **左氧氟沙星**<br>(可乐必妥，莱沃幸)<br>Levofloxacin<br>(Cravit) | 片剂<br>0.1 g<br>0.5 g | 口服 | 每日 0.4～0.5 g<br>分 1～2 次 | |
| | 注射剂<br>100 ml<br>0.2 g<br>0.3 g<br>0.5 g | 静滴 | 每日 0.4～0.5 g<br>每日 1 次 | |

| 作用及用途、不良反应、注意点 |
| --- |
| 【作用及用途】 为第三代喹诺酮类药。能阻断细菌 DNA 复制,降解染色体。对包括大肠埃希菌、痢疾志贺菌、肺炎克雷伯菌、沙门菌、流感嗜血杆菌、淋病奈瑟菌、铜绿假单胞菌等革兰阳性及阴性菌均有抑制作用。用于泌尿道、肠道、呼吸道、皮肤、五官科等感染。<br>【不良反应】 胃肠道反应、头痛等。<br>【注意点】 ① 成人 $t_{max}$约 2 h,$t_{1/2}$ 4～6 h。② 对喹诺酮过敏者、孕妇及乳母忌用;严重肝肾功能不全者、儿童以及有癫痫等中枢神经系统病的患者慎用。③ 避免与制酸剂同用,以免影响其吸收。④ 可使茶碱类、咖啡因和华法林血药浓度升高。 |
| 【作用及用途】 为第三代喹诺酮类药。作用机制同诺氟沙星，但抗菌作用更强。抗菌谱及适应证与氧氟沙星相似。用于各种敏感菌感染的治疗。<br>【不良反应】 与诺氟沙星相仿,口服时消化道反应稍多见。<br>【注意点】 ① 成人口服 $t_{max}$约 1 h,$t_{1/2}$ 4 h,作用维持 12 h。② 静滴浓度 1～2 mg/ml,滴注＞60 min。③ 丙磺舒可减慢本品排泄。④ 儿童忌用或慎用。⑤ 本品可使茶碱血药浓度增加和半衰期延长。⑥ 避免同时口服氢氧化镁和氢氧化铝。⑦ 西普乐为环丙沙星乳酸盐注射剂。 |
| 【作用及用途】 为第三代喹诺酮类药。作用机制同诺氟沙星,但抗菌作用更强,除革兰阳性及阴性菌外,对淋球菌、结核分枝杆菌、沙眼衣原体、肺炎支原体也有效。用于下呼吸道、泌尿生殖道、消化道、胆道、腹腔、皮肤及五官科等感染。<br>【不良反应】 头痛、倦怠、胃肠道反应、皮疹及血清 ALT 升高等。<br>【注意点】 ① 成人口服 $t_{max}$1～2 h,$t_{1/2}$5～7 h。② 静滴液浓度 4 mg/ml,滴注时间＞30 min。③ 本品对茶碱、咖啡因等体内代谢影响不明显。④ 余参见本页诺氟沙星。 |
| 【作用及用途】 为氧氟沙星的左旋体,抗菌活性较氧氟沙星强。抗菌机制同氧氟沙星。对大肠埃希菌、克雷伯菌属、变形杆菌属、志贺菌属、沙门菌属和流感嗜血杆菌、嗜肺军团菌、淋球菌等抗菌活性较强。对金黄色葡萄球菌、肺炎链球菌、化脓性链球菌等革兰阳性菌和肺炎支原体、肺炎衣原体也有抗菌作用,对厌氧菌和肠球菌作用较差。用于呼吸系统、泌尿生殖系统、肠道、外科和五官科感染。<br>【不良反应】 胃肠道反应、过敏症,偶有震颤、麻木感、视觉异常、耳鸣、幻觉、嗜睡或失眠、头痛、BUN 及转氨酶异常、血细胞减少、嗜酸粒细胞增加。<br>【注意点】 ① 成人口服 $t_{max}$ 1～2 h,$t_{1/2}$6～8 h。② 对喹诺酮过敏者、孕妇及乳母忌用;老人,儿童,肾功能不全、中枢神经疾病及癫痫患者慎用。③ 滴注速度＜100 ml/60 min。④ 治疗期间注意监测血糖。⑤ 不宜与含镁或铝之抗酸剂、金属阳离子(如铁)和含锌的制剂同时使用。⑥ 避免与茶碱、华法林、非类固醇类消炎药、口服降血糖药同时应用。 |

| 药品名称 | 剂型规格 | 用法 | 成人剂量 | 小儿剂量 |
|---|---|---|---|---|
| **乳酸左氧氟沙星**<br>(来立信)<br>Levofloxacin Lactate<br>(Lailixin) | 片剂<br>0.1 g<br>0.2 g | 口服 | 每日 0.2～0.4 g<br>分 2 次<br>最大剂量 1 d 0.6 g | |
| | 注射液<br>100 ml<br>0.1 g<br>0.2 g<br>0.3 g | 静滴 | 每日 0.2～0.4 g<br>分 2 次<br>最大剂量 1 d 0.6 g | |
| **盐酸左氧氟沙星**<br>(来弗斯，丽珠强派)<br>Levofloxacin Hydrochloride<br>(Leflox) | 胶囊<br>0.1 g | 口服 | 每日 0.2～0.4 g<br>分 2 次 | |
| | 注射液<br>100 ml<br>0.1 g<br>0.2 g<br>0.3 g | 静滴 | 每日 0.2～0.4 g<br>分 2 次<br>最大剂量 1 d 0.6 g | |
| **甲磺酸左氧氟沙星**<br>(利复星)<br>Levofloxacin Mesylate | 片剂<br>0.1 g<br>0.2 g | 口服 | 每日 0.2～0.4 g<br>分 2 次 | |
| | 注射液<br>2 ml<br>0.1 g<br>0.2 g<br>0.3 g | 静滴 | 每日 0.4～0.6 g<br>分 2 次<br>1 疗程 5～14 d | |
| **依诺沙星**<br>(氟啶酸，久诺)<br>Enoxacin<br>(Flumark,<br>Gyramid) | 片剂<br>胶囊<br>0.1 g<br>0.2 g | 口服 | 每日 0.4～0.8 g<br>分 2 次<br>1 疗程 7～14 d<br>淋病性尿道炎：<br>单剂 0.4 g | |

| 作用及用途、不良反应、注意点 |
| --- |
| 【作用及用途】<br>【不良反应】<br>【注意点】 参见533页左氧氟沙星。 |
| 【作用及用途】<br>【不良反应】<br>【注意点】 参见533页左氧氟沙星。 |
| 【作用及用途】<br>【不良反应】<br>【注意点】 参见533页左氧氟沙星。 |
| 【作用及用途】 作用机制、抗菌谱及临床适应证与诺氟沙星相仿，但体内抗菌作用明显强于诺氟沙星，对肺炎支原体也有良好作用。用于泌尿生殖系统、呼吸系统、肠道、胆囊、五官科、外科感染，菌痢及伤寒等。<br>【不良反应】 胃肠道反应、头痛、失眠、头昏、GPT及尿素升高、白细胞下降、皮肤过敏反应。<br>【注意点】 ① $t_{max}$ 1～2 h，$t_{1/2}$ 3～6 h。② 对喹诺酮过敏、G-6PD缺乏症患者，孕妇及乳母忌用；儿童、肝肾功能减退者慎用。③ 不宜与华法林、丙磺舒、咖啡因及茶碱合用。④ 尿碱化剂可导致结晶尿和肾毒性。 |

| 药品名称 | 剂型规格 | 用法 | 成人剂量 | 小儿剂量 |
|---|---|---|---|---|
| **甲磺酸帕珠沙星**<br>(锋珠新,锋珠烨)<br>Pazufloxacin<br>(Pazucross,<br>Maxalt) | 注射剂<br>10 ml<br>0.1 g<br>0.15 g<br>100 ml<br>0.2 g<br>0.3 g | 静滴 | 每日 0.6 g<br>分 2 次<br>静滴 30～60 min<br>1 疗程 7～14 d | |
| **盐酸洛美沙星**<br>(洛美星,美西肯,科奇)<br>Lomefloxacin<br>Hydrochloride<br>(Maxaquin,<br>Kepi) | 片剂<br>0.1 g<br>0.2 g | 口服 | 每日 0.6 g<br>分 1～2 次 | |
| | 注射剂<br>2 ml<br>0.1 g<br>100 ml<br>0.2 g<br>250 ml<br>0.4 g | 静滴 | 每日 0.4 g<br>分 1～2 次<br>用 5% GS 或 NS 60～100 ml 稀释后缓慢静滴 | |
| **甲磺酸培氟沙星**<br>Pefloxacin<br>Mesylate | 片剂<br>0.2 g<br>0.4 g | 口服 | 每日 0.4～0.8 g<br>分 2 次<br>餐时服 | |
| | 注射剂<br>2 ml<br>0.2 g<br>5 ml<br>0.4 g | 静滴 | 每日 0.8 g<br>分 12 h 1 次<br>用 5% GS 250 ml 稀释后缓慢静滴 60 min | |
| **盐酸莫西沙星**<br>(拜复乐)<br>Moxifloxacin<br>Hydrochloride<br>(Avelox) | 片剂<br>0.4 g | 口服 | 每日 0.4 g<br>每日 1 次<br>连用 5～10 d | |

| 作用及用途、不良反应、注意点 |
| --- |
| 【作用及用途】 为广谱喹诺酮类抗菌药。抗菌机制同氧氟沙星，对葡萄球菌、链球菌、肠球菌、大肠埃希菌、奇异变形杆菌、克雷伯菌、阴沟肠杆菌、柠檬酸杆菌、醋酸钙不动杆菌、流感嗜血杆菌、卡他莫拉菌、铜绿假单胞菌等均有较强抗菌活性，对产气荚膜梭状芽胞杆菌、核粒梭形杆菌、痤疮丙酸杆菌、卟啉单胞菌、部分消化链球菌、脆弱拟杆菌及普雷沃氏菌也有效。用于呼吸系统、泌尿生殖系统、妇产科和外科感染。<br>【不良反应】 胃肠道反应、皮疹、肝酶升高、嗜酸粒细胞增加，偶见肾功能衰竭、假膜性肠炎、粒细胞及血小板减少、横纹肌溶解、痉挛、过敏反应和低血糖等。<br>【注意点】 ① $t_{max}$ 0.5 h，$t_{1/2}$ 2 h。② 对喹诺酮类药物有过敏史者、孕妇及儿童忌用；过敏性疾病、肾功能不全、心血管疾病、癫痫、G－6PD 缺乏者及老人慎用。③ 可增加茶碱、华法林血药浓度。④ 与苯基乙酸类、二乙酮酸类、非类固醇类消炎镇痛剂合用可能发生痉挛。 |
| 【作用及用途】 抗菌机制同诺氟沙星。用于敏感细菌引起的呼吸道、泌尿生殖系统、皮肤软组织、腹腔、胆道、肠道感染，伤寒，副鼻窦炎，中耳炎，眼睑炎。<br>【不良反应】 胃肠道反应、口干、轻微头痛、头晕，偶见过敏反应、心悸、胸闷、转氨酶升高。<br>【注意点】 ① $t_{max}$ 48～84 min，$t_{1/2}$ 约 8 h。② 对氟喹诺酮类药物过敏、孕妇、乳母及儿童忌用；肝肾功能不全者慎用。③ 与布洛芬合用可致中枢兴奋或癫痫发作。④ 余药物相互作用参见 533 页诺氟沙星。 |
| 【作用及用途】 为广谱喹诺酮类抗菌药。用于呼吸、消化及泌尿系统感染，败血症，心内膜炎，脑膜炎，五官科、外科和妇科的中、重度感染。<br>【不良反应】 胃肠道反应、光敏反应、皮疹、头晕、头痛、震颤、失眠、转氨酶升高、白细胞减少。<br>【注意点】 ① 对喹诺酮类药物过敏、G－6PD 缺乏患者，<18 岁者，孕妇及乳母忌用；中枢神经系统疾病、严重肝肾功能不全者慎用。② 避免与茶碱、含镁或氢氧化铝抗酸剂合用。 |
| 【作用及用途】 为广谱喹诺酮类抗菌药。对革兰阳性及阴性菌、厌氧菌、抗酸菌和非典型病原体如支原体、衣原体和军团菌有广谱抗菌活性。用于呼吸道感染、皮肤及软组织感染。<br>【不良反应】 胃肠道反应、头痛、肝功能异常、味觉倒错、眩晕、肌腱炎及假膜性肠炎。 |

| 药品名称 | 剂型规格 | 用法 | 成人剂量 | 小儿剂量 |
|---|---|---|---|---|
| | 注射剂<br>250 ml<br>0.4 g | 静滴 | 每日 0.4 g<br>每日 1 次<br>缓慢静滴 90 min<br>1 疗程 5～14 d | |
| **乳酸司帕沙星**<br>(力贝尔，海正立特)<br>Sparfloxacin Lactate<br>(Sparca) | 片剂<br>胶囊<br>0.1 g<br>0.2 g | 口服 | 每日 0.1～0.4 g<br>每日 1 次<br>1 疗程 4～7 d | |
| **加替沙星**<br>(芙蒂星,福奇,来佳)<br>Gatifloxacin<br>(Fudixing, Fuqi) | 片剂<br>0.1 g<br>0.2 g | 口服 | 每日 0.4 g<br>分 2 次 | |
| | 注射剂<br>100 ml<br>0.1 g<br>0.2 g | 静滴 | 每日 0.4 g<br>分 2 次<br>稀释后缓慢静滴 60 min<br>(静滴浓度 2 mg/ml)<br>1 疗程 3～10 d<br>淋球菌尿道炎、女性宫颈淋病：<br>单剂 0.4 g | |
| **氟罗沙星**<br>(璐星，千乐安)<br>Fleroxacin<br>(Fuluxing) | 注射剂<br>2 ml<br>0.2 g<br>5 ml<br>0.4 g | 静滴 | 每日 0.2～0.4 g<br>每日 1 次<br>加入 5% GS 250～500 ml<br>避光缓慢静滴<br>每 0.2 g 滴注 45～60 min | |

| 作用及用途、不良反应、注意点 |
|---|
| 【注意点】 ① 口服 $t_{max}$ 0.5～4 h，$t_{1/2}$ 12 h。② 对本品过敏者忌用；儿童，孕妇，乳母，癫痫、肝功能损害、Q－T 间期延长、低钾血症、心律失常者慎用。③ 患者避免过度暴露于紫外线及日光。④ 慎与下列药物合用：1a 类或Ⅲ类抗心律失常药、西沙比利、红霉素、抗精神病药物和三环类抗抑郁药。⑤ 与抗酸药，含有镁、铝、铁等矿物质的制剂合用需提前 4 h 或推迟 2 h。 |
| 【作用及用途】 为广谱喹诺酮类抗菌药。对革兰阳性菌有明显杀菌作用，对革兰阴性菌、支原体、衣原体、军团菌及厌氧菌也有很好的抗菌作用。用于呼吸系统、泌尿生殖系统、胆道、肠道、外科及口腔感染。<br>【不良反应】 消化系统反应，血便，口腔炎，过敏反应，头痛，失眠，痉挛，震颤，转氨酶、尿素、肌酐及总胆红素升高，白细胞、血红蛋白及血小板降低。<br>【注意点】 ① $t_{1/2}$ 18～21 h。② 对喹诺酮类药物过敏、癫痫患者，＜18 岁，孕妇及乳母忌用；Q－T 延长、低钾血症、低镁血症、光敏、肝肾功能不全者及老人慎用。③ 用药期间避免暴晒。④ 不宜与铝或镁制剂合用。 |
| 【作用及用途】 为广谱喹诺酮类抗菌药。对金葡菌、肺炎链球菌、大肠埃希菌、流感和副流感嗜血杆菌、肺炎克雷伯杆菌、卡他莫拉菌、淋病奈瑟菌、奇异变形杆菌、肺炎衣原体、嗜肺性军团杆菌、肺炎支原体均有效。用于呼吸、泌尿系统感染和淋病。<br>【不良反应】 静脉炎、胃肠道反应、头痛，少见变态反应，发热，全身疼痛，高血压，高血糖或低血糖，舌炎，下肢痛性痉挛，多梦失眠，震颤，皮肤干燥，视觉、味觉和感觉异常、耳鸣、排尿困难。<br>【注意点】 ① $t_{max}$ 1 h，$t_{1/2}$ 7～14 h。② 对喹诺酮类药物过敏者、孕妇、乳母、＜18 岁患者忌用；糖尿病、中枢神经疾患、Q－T 间期延长、低血钾、心梗、心肌缺血患者及驾驶员慎用。③ 注意监测血糖。④ 严重肾功能不全者 0.4 g/d，维持剂量 0.2 g/d。⑤ 不宜与Ⅰa 类(奎尼丁、普鲁卡因胺)及Ⅲ类(胺碘酮、索他洛尔)抗心律失常药物合用，也不宜与西沙比利、红霉素、三环类抗抑郁药合用。⑥ 与非类固醇类消炎药物同用可能会诱发抽搐。⑦ 与地高辛合用时，应注意监测地高辛血药浓度。⑧ 与丙磺舒合用，可减缓本品的肾排泄。⑨ 铝、镁、铁制剂可降低本品吸收。⑩ 本品静滴应单独配方和使用单独输液管路。 |
| 【作用及用途】 为广谱喹诺酮类抗菌药。对大肠埃希菌、肺炎杆菌、变形杆菌属、伤寒沙门菌、志贺菌属、阴沟肠杆菌、产气肠杆菌、枸橼酸菌属、黏质沙雷菌、铜绿假单胞菌、脑膜炎奈瑟菌、流感嗜血杆菌、摩拉卡他菌、嗜肺军团菌、淋病奈瑟菌等均有较强杀菌作用。对葡萄球菌属、溶血链球菌等亦有效。用于呼吸系统、泌尿生殖系统外科感染，淋病，伤寒，菌痢等。<br>【不良反应】 胃肠道反应、中枢神经系统反应、过敏反应，偶见血转氨酶、尿素氮升高，白细胞降低，癫痫发作，精神异常，意识混乱，震颤，关节痛，静脉炎。<br>【注意点】 ① $t_{max}$ 1 h，$t_{1/2}$ 7～14 h。② 对喹诺酮类过敏者、孕妇、乳母、18 岁以下及癫痫患者忌用；肝肾功能不全、中枢神经疾患者及老人慎用。③ 用药期间避免暴晒并多饮水。④ 勿与去羟肌苷、尿碱化剂合用。⑤ 丙磺舒可使本品的血药浓度增高。 |

| 药品名称 | 剂型规格 | 用法 | 成人剂量 | 小儿剂量 |
|---|---|---|---|---|
| **盐酸芦氟沙星**<br>(卡力)<br>Rufloxacin Hydrochloride<br>(Qari) | 片剂<br>0.4 g | 口服 | 首日 0.4 g<br>每日 1 次<br>以后<br>每日 0.2 g<br>每日 1 次<br>1 疗程 5～10 d<br>膀胱炎：<br>顿服 0.4 g | |
| **盐酸小檗碱**<br>(黄连素)<br>Berberine Hydrochloride | 片剂<br>0.1 g | 口服 | 每日 0.6～0.9 g<br>分 3 次 | 每日 10～20 mg/kg<br>分 3 次 |
| **鞣酸小檗碱**<br>(无味黄连素)<br>Berberine Tannate | 片剂<br>0.1 g<br>0.3 g | 口服 | 每日 0.6～0.9 g<br>分 3 次 | 每日 0.1～0.3 g<br>分 3 次<br>首剂加倍 |
| **大蒜新素**<br>Allitrid | 胶囊<br>20 mg | 口服 | 每次 20～60 mg<br>每日 3 次 | |
| | 注射剂<br>2 ml<br>30 mg | 静滴 | 每次 0.09～0.15 g<br>加入 5%～10% GS<br>500～1 000 ml<br>静滴 4～5 h | |
| **利福昔明**<br>(洛米克思，金喜利)<br>Rifaximin<br>(Lormyx, Normin) | 片剂<br>胶囊<br>0.1 g<br>0.2 g | 口服 | 肠道感染：<br>每次 0.2 g<br>每 6 h 1 次<br>预防手术感染：<br>每次 0.4 g<br>每日 2 次<br>高氨血症：<br>每次 0.4 g<br>每日 3 次<br>1 疗程<7 d | 6～12 岁儿童<br>肠道感染：<br>每次 0.1～0.2 g<br>每 6 h 1 次<br>预防手术感染：<br>每次 0.2～0.4 g<br>每日 2 次<br>高氨血症：<br>每次 0.2～0.3 g<br>每日 3 次<br>1 疗程<7 d |

| 作用及用途、不良反应、注意点 |
|---|
| 【作用及用途】 为一种长半衰期的广谱喹诺酮药物。能抑制细菌的螺旋酶，造成 DNA 在脱螺旋状态下的积聚，导致细菌无法生存，对需氧的革兰阳性和革兰阴性菌具有很强的抗菌作用。用于泌尿及呼吸系统感染。<br>【不良反应】 上腹部不适、恶心、胃烧灼感、消化不良、腹泻、呕吐、神经过敏、头晕、头痛、失眠、震颤、疲惫、过敏反应。<br>【注意点】 ① $t_{max}$ 3～4 h，$t_{1/2}$ 35 h。② 对喹诺酮类药物过敏者、癫痫患者、＜18 岁、孕妇及乳母忌用；驾驶员及肾功能不全者慎用。③ 停药后抗菌作用仍能维持 2～3 d。④ 不宜与非类固醇类消炎药、铝或镁制剂合用。 |
| 【作用及用途】 抗菌谱广，对金葡菌、溶血性链球菌、肺炎链球菌、志贺菌、大肠埃希菌、伤寒沙门菌、百日咳杆菌及阿米巴原虫均有抑制作用。口服吸收差，仅用于肠道感染。<br>【不良反应】 无明显不良反应。<br>【注意点】 ① G－6PD 缺陷者忌用。② 结肠炎患儿可用黄连素配成 1%混悬液灌肠，每次 10～30 ml，每日 1 次，连用 7～10 d。 |
| 【作用及用途】 抗菌作用同盐酸小檗碱。在肠液中分解产生游离小檗碱和鞣酸而发挥抗菌和收敛作用。用于肠道感染。<br>【不良反应】 无明显不良反应。 |
| 【作用及用途】 对细菌、真菌、立克次体及阿米巴原虫均有抑制作用。目前多用于肺部、皮肤、消化道及深部真菌感染。另具有减慢心率、扩张血管、降血脂等作用。用于高脂血症。<br>【不良反应】 静滴时局部有刺痛感，高浓度可引起溶血。<br>【注意点】 ① 本品为人工合成。② 尽量不用或少用注射剂，以免引起上述不良反应。 |
| 【作用及用途】 为广谱肠道抗生素。是利福霉素 SV 的半合成衍生物，通过结合细菌 DNA-依赖 RNA 聚合酶，抑制细菌 RNA 的合成而发挥杀菌活性，对多数革兰阳性菌和革兰阴性菌，包括需氧菌和厌氧菌具有杀菌作用，不被胃肠道吸收。用于各种肠道感染(包括急性和慢性肠道感染、腹泻综合征、夏季腹泻、旅行者腹泻和小肠结肠炎等)，预防胃肠手术感染，以及高氨血症(肝性脑病)的辅助治疗。<br>【不良反应】 恶心，长期使用可有荨麻疹样皮肤反应等。<br>【注意点】 ① 口服不被吸收(少于 1%)。② 对利福霉素过敏、肠梗阻、肠溃疡者忌用；＜6 岁儿童、孕妇及乳母慎用。③ 极少量被吸收可能导致尿液呈粉红色。 |

| 药品名称 | 剂型规格 | 用法 | 成人剂量 | 小儿剂量 |
| --- | --- | --- | --- | --- |
| **甲硝唑**<br>(灭滴灵，甲硝哒唑)<br>Metronidazole<br>(Flagyl) | 片剂<br>0.2 g | 口服 | 每日 0.8～1.2 g<br>分 3～4 次<br>首剂加倍<br>最大剂量 1 d 4 g | 厌氧菌感染：<br>每次 7.5 mg/kg<br>每 8 h 1 次<br>幽门螺杆菌感染：<br>每日 15～20 mg/kg<br>分 2 次<br>1 疗程 4 周 |
| | 注射剂<br>100 ml<br>0.5 g | 静滴 | 每次 0.5～1 g<br>每 8 h 1 次<br>首剂加倍 | 每次 7.5 mg/kg<br>每 8 h 1 次<br>首剂加倍 |
| **替硝唑**<br>(快服净，替你净，双鹤荻达)<br>Tinidazole<br>(Fasigyn,<br>Fadazole) | 片剂<br>0.5 g | 口服 | 厌氧菌感染：<br>每次 1 g<br>每日 1 次<br>首剂加倍<br>连用 5～6 d<br>滴虫病：<br>每次 2 g<br>单次顿服 | 厌氧菌感染：<br>每次 15～20 mg/kg<br>每日 1 次<br>(首剂加倍)<br>连用 5～6 d<br>滴虫病：<br>每次 30～40 mg/kg<br>单次顿服 |
| | 注射剂<br>100 ml<br>0.2 g<br>0.4 g<br>200 ml<br>0.4 g<br>0.8 g | 静滴 | 厌氧菌感染：<br>每次 0.4 g<br>每日 2 次<br>连用 5～6 d<br>预防术后感染：<br>每次 0.8 g<br>术前 2～4 h 及术后 12～24 h 静滴 | 厌氧菌感染：<br>每次 20 mg/kg<br>每日 1 次<br>连用 5～6 d<br>预防手术后感染：<br>每次 40 mg/kg<br>术前 2～4 h 及术后 12～24 h 静滴 |

| 作用及用途、不良反应、注意点 |
| --- |
| 【作用及用途】 能抑制细菌 DNA 合成而发挥抑菌作用,对脆弱拟杆菌、梭状芽胞杆菌、幽门螺杆菌较敏感,亦兼有抗阿米巴原虫作用。为厌氧菌感染和抗阿米巴原虫首选药。用于厌氧菌败血症、胃窦炎、滴虫病等。<br>【不良反应】 常见有食欲减退、恶心、腹痛、腹泻、血栓性静脉炎、荨麻疹,偶见膀胱炎、排尿困难和白细胞减少,大剂量时可发生头痛、眩晕、肢体麻木、共济失调和多发性神经炎。<br>【注意点】 ① 口服 $t_{max}$ 2 h, $t_{1/2}$ 8～10 h;能有效进入脑脊液。② 妊娠初 3 个月、乳母及器质性中枢神经系统疾病患者忌用;血液病和有过敏体质者慎用。③ 静滴时不宜与其他药物混合,静滴浓度＜8 mg/ml,滴注时间应＞1 h。④ 服药期间及停药后 1 周内忌用含乙醇饮料或药物,用药期间应限制钠盐摄入。⑤ 发生神经系统反应应及时停药。⑥ 苯巴比妥和利福平会加速本品的代谢。⑦ 能增加华法林、苯妥英钠和锂的血药浓度。⑧ 西咪替丁可降低本品疗效。 |
| 【作用及用途】 与甲硝唑同类,能抑制病原体 DNA 合成或破坏 DNA 链。对原虫和厌氧菌有良好活性。用于各种厌氧菌引起的败血症、呼吸道感染、腹腔感染、蜂窝织炎等,也用于预防术后感染。<br>【不良反应】 偶有恶心、呕吐、食欲减退、口腔有金属味、皮疹、头痛、白细胞减少。<br>【注意点】 ① 口服 $t_{max}$ 约 3 h, $t_{1/2}$ 12～14 h,易于通过血脑屏障。② 对本类药过敏者、妊娠初 3 个月者忌用;血液病、神经疾病患者,儿童,孕妇及乳母慎用。③ 静滴液浓度 2 mg/ml,滴注时间 40～90 min。④ 口服应餐后服用。⑤ 另可与铋剂联合治疗溃疡病和慢性胃炎,15 mg/kg,每日 2 次,连用 10～15 d。⑥ 忌与乙醇类饮料或药物同服。⑦ 能增强抗凝药作用。 |

| 药品名称 | 剂型规格 | 用法 | 成人剂量 | 小儿剂量 |
|---|---|---|---|---|
| **奥硝唑**<br>(氯丙硝唑，圣诺安)<br>Ornidazole | 片剂<br>胶囊<br>0.25 g | 口服 | 厌氧菌感染:<br>每日 0.75～1 g<br>分3～4次 | |
| | 注射剂<br>100 ml<br>0.25 g<br>0.5 g | 静滴 | 首剂<br>0.5～1 g<br>维持<br>每次 0.5 g<br>每 12 h 1 次<br>静滴 30 min<br>1 疗程 3～6 d | 每次 10 mg/kg<br>每 12 h 1 次<br>用法同成人 |

# 十一、抗结核及抗麻风药物

| 药品名称 | 剂型规格 | 用法 | 成人剂量 | 小儿剂量 |
|---|---|---|---|---|
| **异烟肼**<br>(雷米封)<br>Isoniazid<br>(INH,<br>Rimifon) | 片剂<br>0.05 g<br>0.1 g<br>0.3 g | 口服 | 预防:<br>每日 0.3 g<br>每日 1 次<br>治疗:<br>每日 0.3 g<br>每日 1 次<br>或每次 0.9 g<br>每周 2 次 | 预防:<br>每日 10 mg/kg<br>每日 1 次<br>最大剂量 1 d 0.3 g<br>治疗:<br>每日 10～20 mg/kg<br>分 2～3 次 |
| | 注射剂<br>2 ml<br>0.1 g<br>0.2 g | 静滴 | 每次 0.3～0.6 g<br>静滴浓度 5 mg/ml<br>静滴 1～2 h | 同口服治疗量<br>最大剂量 1 d 0.3 g |
| **硫酸链霉素**<br>Streptomycin<br>Sulfate | 注射剂<br>0.75 g<br>1.0 g<br>2.0 g | 肌内 | 结核病:<br>每日 0.75～1 g<br>每日 1 次 | 结核病:<br>每日<br><1 岁 10～20 mg/kg<br>≥1 岁 20 mg/kg<br>均每日 1 次<br>最大剂量 1 d 1 g |

| 作用及用途、不良反应、注意点 |
| --- |
| 【作用及用途】 为第三代硝基咪唑类衍生物。作用机制与甲硝唑、替硝唑相似。对厌氧菌和原虫具有很好的杀灭活性。用于各种厌氧菌感染和阿米巴病。<br>【不良反应】 少数可有轻度胃部不适、头痛及困倦、眩晕、颤抖、四肢麻木、痉挛和精神错乱、局部疼痛、皮疹、白细胞减少等。<br>【注意点】 ① 口服 $t_{max}$约 2 h, $t_{1/2}$ 14 h,易于通过血脑屏障。② 对本品及其他硝基咪唑类药物过敏、脑和脊髓病变、癫痫、造血功能低下、慢性乙醇中毒患者忌用;孕妇、乳母及儿童慎用。③ 于餐时或餐后服用。④ 能抑制华法林代谢,增强抗凝药的疗效。⑤ 本品 0.5 g 规格每瓶含氯化钠 0.83 g;本品 0.25 g 规格每瓶含氯化钠 0.86 g。 |

| 作用及用途、不良反应、注意点 |
| --- |
| 【作用及用途】 通过干扰繁殖期结核分枝杆菌的脂质及蛋白合成,起强烈杀菌和抑菌作用。易透入结核病灶和细胞内,易通过血脑屏障。用于各型结核病防治。<br>【不良反应】 食欲减退、恶心、呕吐、腹痛、贫血、白细胞减少及出血倾向、头痛、失眠、记忆力减退、兴奋、反射亢进、幻觉、抽搐、排尿困难、变态反应,长期大剂量可致肝功能损害,偶见内分泌失调及周围神经炎。<br>【注意点】 ① 口服后 $t_{max}$ 1～2 h, $t_{1/2}$ 2～4 h。② 肝功能不全者、精神病及癫痫患者忌用;孕妇及乳母慎用。③ 每日量 1 次口服较分次口服血药浓度高,疗效好。④ 与对氨基水杨酸钠、链霉素、乙胺丁醇、利福平合用可增加疗效,防止耐药性产生。⑤ 大剂量时宜加服维生素 $B_6$,预防神经中毒症状。⑥ 结核性脑膜炎可加大剂量至每次 10 mg/kg,每日 3 次。⑦ 静滴适用于急性严重病例。⑧ 忌与麻黄碱、颠茄类制剂、单胺氧化酶抑制剂、肼肽嗪、抗胆碱药合用;抗酸剂可抑制本品吸收。⑨ 糖尿病患者服用后可使尿糖加重,应调整降糖药剂量。⑩ 可增强抗凝剂作用。 |
| 【作用及用途】 为氨基糖苷类抗生素。对结核分枝杆菌及许多革兰阴性和阳性细菌均有杀灭作用,现仍可作为一线抗结核药物。用于强化期治疗。<br>【不良反应】 见 483 页链霉素项下。<br>【注意点】 ① 宜与其他抗结核病药联合应用,减少耐药产生。② 应用期间出现听神经毒性症状应立即减量或停药。③ 本品一般在抗结核病联合化疗的最初 2～3 个月内应用,在此期间如患者不能耐受,可改为隔日注射,剂量不变。④ 余见 483 页链霉素项下。 |

| 药品名称 | 剂型规格 | 用法 | 成人剂量 | 小儿剂量 |
|---|---|---|---|---|
| **对氨基水杨酸钠**<br>Paraaminosalicylate Sodium<br>(PAS－Na) | 片剂<br>肠溶片<br>0.5 g | 口服 | 每日6～12 g<br>分3～4次<br>餐后服 | 每日0.2～0.3 g/kg<br>分3～4次<br>餐后服<br>宜从小剂量开始 |
| | 注射剂<br>2 g<br>4 g<br>6 g | 静滴 | 每日8～12 g<br>每日1次<br>以NS或5% GS稀释成3%～4%溶液后静滴 | 每次0.2～0.3 g/kg<br>每日1次 |
| **盐酸乙胺丁醇**<br>Ethambutal Hydrochloride<br>(EMB) | 片剂<br>0.25 g | 口服 | 结核初治：<br>每日15 mg/kg<br>每日1次或<br>25～30 mg/kg<br>每周3次或<br>50 mg/kg<br>每周2次<br>结核复治：<br>每日25 mg/kg<br>每日1次<br>连用60 d<br>以后15 mg/kg<br>每日1次 | <13岁<br>每日15 mg/kg<br>每日1次<br>>13岁<br>剂量用法同成人 |
| **吡嗪酰胺**<br>Pyrazinamide<br>(PZA) | 片剂<br>0.25 g<br>0.5 g | 口服 | 每日15～40 mg/kg<br>分3次<br>或1次顿服<br>或每次<br>50～70 mg/kg<br>每周2次<br>最大剂量1 d 2 g | 每日15～30 mg/kg<br>1次顿服 |

| 作用及用途、不良反应、注意点 |
|---|
| 【作用及用途】 抑制结核分枝杆菌的四氢叶酸合成而达到抑菌作用，常与其他抗结核药合用治疗各型结核病，以加强抗结核作用，减缓耐药性产生。<br>【不良反应】 恶心、呕吐、食欲减退、腹泻和腹痛较多见；偶见过敏反应，重者可致剥脱性皮炎；偶可引起低血钾、低血钙、维生素 $B_{12}$吸收不良及甲状腺肿大。<br>【注意点】 ① 成人口服 $t_{max}$ 1～2 h，$t_{1/2}$ 45～60 min。② 对本品过敏和G-6PD缺陷者忌用；肝肾功能不全者慎用。③ 静滴用于结核性脑膜炎，避光滴注，5 h内滴完，变色后不可用。④ 量大能抑制肝凝血酶原生成，此时可用维生素K防治。⑤ 忌与水杨酸制剂、苯妥英钠同服。⑥ 本品会干扰利福平吸收，两者给药间隔以6～8 h为宜。⑦ 与排钾利尿药合用可加剧失钾。⑧ 对氨基苯甲酸与本品有拮抗作用，不宜合用。 |
| 【作用及用途】 抑制敏感菌的代谢导致细胞死亡，对生长繁殖期的结核分枝杆菌和其他分枝杆菌有较强活性，与其他抗结核药无交叉耐药性。常与其他抗结核药联合应用。<br>【不良反应】 视力模糊、眼痛、红绿色盲或视力减退、视野缩小、胃肠道反应，少见过敏反应、麻木、针刺感、烧灼痛或手足软弱无力(周围神经炎)。<br>【注意点】 ① 成人口服 $t_{max}$ 2～4 h；$t_{1/2}$ 6～8 h。② 糖尿病患者忌用；孕妇，乳母，痛风、视神经炎、肾功能不全者及老人慎用。③ 每月检查视敏度和色辨力(6岁以下儿童不推荐使用本品)。④ 随访肝肾功能和血象。⑤ 可使血尿酸值升高。⑥ 与氢氧化铝合用会降低本品吸收；与乙硫异烟胺合用可增加不良反应。⑦ 老人结核初治每周2～3次，最大剂量1次1.25 g。 |
| 【作用及用途】 能进入细胞内作用于结核分枝杆菌，可能转变成吡嗪酸而发挥作用。低浓度抑菌，高浓度杀菌，尤在酸性环境下作用较强，能广泛分布至组织中，脑脊液浓度与血浓度相近。用于各种结核病。<br>【不良反应】 常见发热、皮疹、排尿困难、食欲减退、软弱、肝功能损害，严重者可致肝坏死、高尿酸血症。<br>【注意点】 ① 成人口服 $t_{max}$约2 h，$t_{1/2}$ 9～10 h。② 糖尿病、痛风、严重肝功能不全者及孕妇忌用；肾功能不全、消化性溃疡患者及<3岁儿童慎用。③ 与乙硫异烟胺、异烟肼、烟酸存在交叉过敏。④ 随访肝功能及血尿酸。⑤ 与别嘌醇、秋水仙碱、丙磺舒、磺吡酮合用，可降低痛风治疗疗效。⑥ 与乙硫异烟胺合用时可增强不良反应。⑦ 与环孢素同用可使后者血药浓度降低。 |

| 药品名称 | 剂型规格 | 用法 | 成人剂量 | 小儿剂量 |
|---|---|---|---|---|
| **利福霉素钠**<br>(爱路韦)<br>Rifamycin Sodium<br>(Ailuwei) | 注射剂<br>2 ml<br>0.125 g<br>5 ml<br>0.25 g | 静滴 | 每日 1～2 g<br>分 2～3 次<br>缓慢推注或静滴 | 每日 10～30 mg/kg<br>分 2 次 |
| **利福平**<br>Rifampicin<br>(Rifampin, RFP) | 片剂<br>胶囊<br>0.1 g<br>0.15 g<br>0.3 g<br>0.45 g<br>0.6 g | 口服 | 结核病：<br>每日 0.45～0.6 g<br>或每次 0.6 g<br>每周 2～3 次<br>均空腹顿服<br>脑膜炎奈瑟菌带菌者：<br>每次 10 mg/kg<br>每 12 h 1 次<br>连用 2 d | 结核病：<br>预防<br>每日 8～10 mg/kg<br>顿服<br>连用 2～4 个月<br>治疗<br>每日 10～20 mg/kg<br>清晨空腹顿服或<br>分 2 次空腹服<br>脑膜炎预防：<br>每日 20 mg/kg<br>每日 1 次<br>连用 4 日<br>流脑带菌者治疗：<br>每日 20 mg/kg<br>每 12 h 1 次<br>连用 2 d |
| **利福喷丁**<br>(环戊利福平，迪克菲)<br>Rifapentin<br>(DL473, Rickfer) | 胶囊<br>0.1 g<br>0.15 g<br>0.2 g<br>0.3 g | 口服 | 结核病：<br>每次 10 mg/kg<br>每周 1～2 次<br>清晨空腹顿服 | |

| 作用及用途、不良反应、注意点 |
| --- |
| 【作用及用途】 作用同利福平。主要用于结核杆菌感染、耐甲氧西林的金黄色葡萄球菌(MRSA)及耐甲氧西林凝固酶阴性的葡萄球菌(MRNCSA)联合治疗。<br>【不良反应】 少数可有一过性肝脏损害、黄疸、肾损害、恶心、食欲减退及眩晕,偶见耳鸣及听力下降、过敏性皮炎。<br>【注意点】 ① 静滴时将药加入5% GS 250～500 ml后使用。② 余见549页利福平项下。 |
| 【作用及用途】 通过抑制细菌的RNA合成,最后导致蛋白质合成停止而起到杀菌作用。对结核分枝杆菌有高度抗菌活性,对金葡菌、链球菌、肺炎链球菌和脑膜炎奈瑟菌、流感嗜血杆菌也有较强的抗菌活性。用于结核分枝杆菌和其他分枝杆菌感染,或耐甲氧西林金葡菌感染及脑膜炎预防。<br>【不良反应】 恶心、呕吐、腹泻、腹痛、寒战、发热、头痛、流感样表现、肝肾功能损害;白细胞及血小板减少,偶见溶血性贫血、皮疹、药物热、剥脱性皮炎和休克、困倦、共济失调、神经错乱、汗液、尿液、唾液及泪液会显橘红色。<br>【注意点】 ① 成人口服 $t_{max}$ 1.5～2 h, $t_{1/2}$ 1.5～3 h。② 脑膜炎时进入脑脊液浓度高。③ 对本品过敏、严重肝功能不全、胆管阻塞者及妊娠初3个月忌用;肝功能不全者及孕妇慎用。④ 儿童每日最大剂量< 0.6 g,成人< 1.2 g。⑤ 不宜与饮料或食品同服。⑥ 单独用药易产生耐药性,与其他抗结核药联合使用有协同作用,并可延缓耐药性产生。⑦ 每月随访肝功能。⑧ 丙磺舒会提高本品血药浓度。⑨ 本品加速糖皮质激素、地高辛、环孢素、美沙酮、美托洛尔、美西律、苯妥英钠、普萘洛尔、奎尼丁及茶碱代谢,使用时需加大剂量。⑩ 与华法林合用时需随访凝血时间,以随时调整剂量。⑪ 对氨基水杨酸盐可影响利福平吸收。⑫ 长期服用可降低口服避孕药的作用。 |
| 【作用及用途】 为长效利福霉素衍生物。抗菌作用及抗菌谱与利福平相似,抗结核菌作用强于利福平。用于结核分枝杆菌和其他分枝杆菌感染的治疗。<br>【不良反应】 轻微头晕、皮疹、胃肠道反应,偶见肝功能损害,少数有白细胞及血小板减少等。<br>【注意点】 ① $t_{max}$ 5～11 h, $t_{1/2}$ 18～30 h。② 妊娠初3个月、对利福霉素过敏者忌用;肝肾功能不全及酗酒者慎用。③ 与利福平之间存在交叉耐药性。④ 需与其他抗结核药联合应用,以防止或延缓耐药性产生。⑤ 汗液、尿液、唾液及泪液会显橘红色。⑥ 对胎儿可能有致畸作用。 |

| 药品名称 | 剂型规格 | 用法 | 成人剂量 | 小儿剂量 |
|---|---|---|---|---|
| **丙硫异烟胺**<br>Protionamide<br>(1321Th, Th) | 肠溶片<br>0.1 g<br>0.25 g | 口服 | 每日 0.6～1 g<br>分 2～3 次或顿服<br>餐时或餐后服 | 每次 4～5 mg/kg,<br>每日 3 次<br>餐时或餐后服 |
| **硫酸卷曲霉素**<br>Capreomycin<br>Sulfate<br>(Capastat,<br>CPM) | 注射剂<br>0.5 g<br>1 g<br>2 g | 深部<br>肌内 | 每日 0.75～1 g<br>分 2 次<br>2～4 周后酌减<br>每次 1 g<br>每周 2～3 次<br>连用 6～12 个月 | |
| **利福布汀**<br>(安莎霉素)<br>Rifabutin<br>(Ansamycin,<br>Mycobutin,<br>RFB) | 胶囊<br>0.15 g | 口服 | 每日 0.15～0.3 g<br>顿服或分 2 次 | 每日 5 mg/kg<br>顿服 |
| **帕司烟肼**<br>(结核清)<br>Pasiniazid | 片剂<br>0.1 g | 口服 | 预防<br>每日 0.4 g<br>分 2 次<br>治疗<br>每日 0.4～0.6 g<br>分 3 次 | 每日 0.2～0.4 g<br>或 20 mg/kg<br>分 3 次 |

| 作用及用途、不良反应、注意点 |
|---|
| 【作用及用途】 为异烟肼的衍生物。对结核分枝杆菌有效，其作用机制不明，可能为抑制结核分枝杆菌分枝菌酸的合成，低浓度时有抑菌作用，高浓度有杀菌作用。用于经一线抗结核药物（如链霉素、异烟肼、利福平和乙胺丁醇）治疗无效者的联合治疗。<br>【不良反应】 胃肠道反应、肝功能损害、周围神经炎、精神障碍等。<br>【注意点】 ① 口服 $t_{max}$ 1～3 h，$t_{1/2}$ 3 h。② 严重肝功能减退者，孕妇，<12 岁儿童，对乙硫异烟胺、异烟肼、吡嗪酰胺、烟酸及本品过敏者忌用；糖尿病及酗酒者慎用。③ 如治疗过程中出现视力减退或其他视神经炎症状时应立即停药并进行眼部检查。④ 本品可增加异烟肼的抗结核作用，与其他抗结核药联合应用可使其不良反应加重。⑤ 服用时应加服维生素 $B_6$ 以预防和减轻周围神经炎。 |
| 【作用及用途】 为二线抗结核病药。对结核分枝杆菌和一些其他分枝杆菌有明显抑菌作用。用于经链霉素、异烟肼等治疗无效的结核病患者。<br>【不良反应】 类似氨基糖苷类药物，可有显著的肾毒性，也有电解质紊乱和耳毒性。<br>【注意点】 ① 年幼儿童和孕妇忌用；乳母慎用。② 需与其他抗结核药联合应用，单用时易产生耐药性。③ 用注射用水或 NS 2 ml 溶解振摇 2～3 min 至完全溶解后应用。④ 与氨基糖苷等同类抗生素（如紫霉素）间可有不完全的交叉耐药性。 |
| 【作用及用途】 为利福霉素螺旋哌啶衍生物，抗菌谱广。对结核杆菌的抑菌作用比利福平约强 4 倍，对利福平耐药的结核分枝杆菌、麻风杆菌、非结核分枝杆菌等亦有效。用于分枝杆菌的肺部感染、AIDS（艾滋病）患者鸟复合分枝杆菌感染综合征及慢性抗药性肺结核。<br>【不良反应】 消化道症状，皮疹，尿色橙色，转氨酶增高，粒细胞、血小板降低，贫血。<br>【注意点】 ① 口服 $t_{max}$ 2～3 h，$t_{1/2}$ 35～45 h。② 对利福霉素过敏者及乳母忌用；孕妇和儿童慎用。③ 一般与其他抗结核药联合应用。④ 联合用药时可能会降低抗凝药、地西泮、巴比妥、环孢素、氟康唑、奎尼丁、茶碱的血药浓度。 |
| 【作用及用途】 为两种抗结核药物复方制剂。用于各型结核的初治和复治，以及结核病的预防。<br>【不良反应】 轻度胃肠道反应、周围神经炎及肝功能损害。<br>【注意点】 ① 对本品过敏者忌用；孕妇，乳母，肝肾功能不全、精神病及癫痫患者慎用。② 避免与含铝的制酸药同时服用。③ 本品可加强香豆素类抗凝药、扑米酮及左旋多巴的作用。④ 与苯妥英同时使用可加重肝损害。⑤ 本品为异烟肼（INH）和对氨基水杨酸（PAS）经化学合成的一种全新的化学合成药，其理化性质与其母体 INH 和 PAS 完全不同。 |

| 药品名称 | 剂型规格 | 用法 | 成人剂量 | 小儿剂量 |
|---|---|---|---|---|
| **卫非宁**<br>Rifinah | 片剂<br>150 型<br>300 型 | 口服 | <50 kg<br>150 型 3 片<br>每日 1 次<br>>50 kg<br>300 型 2 片<br>每日 1 次<br>空腹顿服 | > 6 岁<br>150 型　每次 2 片<br>>10 岁<br>150 型　每次 3 片<br>均每日 1 次<br>空腹顿服 |
| **卫非特**<br>Rifater | 片剂 | 口服 | 每 10 kg 每次 1 片<br>最大剂量 1 次 5 片<br>每日 1 次<br>清晨空腹服 | |
| **麻风宁**<br>(巯苯咪唑)<br>Mercapto-pheny-limidazole | 片剂<br>25 mg | 口服 | 开始<br>每次 12.5 mg<br>每日 1～2 次<br>4～6 周内增至<br>每次 25 mg<br>每日 4 次<br>服 1 d 停 1 d<br>服 3 个月停 1 周<br>1 疗程<1 年 | |
| **氯法齐明**<br>(克风敏,氯苯吩嗪)<br>Clofazimine<br>(Lamprene,<br>B-663) | 胶囊<br>0.05 g<br>0.1 g | 口服 | 每次 0.1 g<br>开始每周 3 次<br>2 周后改为每周 6 次<br>1 疗程半年<br>麻风反应:<br>每日 0.2～0.4 g<br>分 2 次<br>维持量 0.05～0.1 g<br>每日 1 次 | 每日 1～2 mg/kg<br>每周 3 次<br>2 周后改为每周 6 次<br>1 疗程半年<br>麻风反应:<br>每日 4～8 mg/kg<br>分 2 次<br>维持量 2 mg/kg<br>每日 1 次<br>每周 6 次 |

| 作用及用途、不良反应、注意点 |
| --- |
| 【作用及用途】 为异烟肼和利福平的复合制剂。用于结核病短程化疗的巩固治疗和预防治疗。<br>【不良反应】 参见异烟肼和利福平。<br>【注意点】 ① 在早晨空腹一次顿服。② 本品有 150 型和 300 型两种规格，每片分别含异烟肼 0.075 g 和 0.15 g，利福平 0.15 g 和 0.3 g。③ 其余注意点参见有关药物。 |
| 【作用及用途】 为异烟肼、利福平和吡嗪酰胺三种抗结核药的复合制剂。用于结核病短程化疗的强化期治疗。<br>【不良反应】 参见异烟肼、利福平和吡嗪酰胺。<br>【注意点】 ① 本品每片含异烟肼 0.08 g、利福平 0.12 g、吡嗪酰胺 0.25 g。② 其余注意点参见有关药物。 |
| 【作用与用途】 抗麻风作用比砜类药物强、毒性低，无抗甲状腺不良反应。用于各型麻风病及对砜类药过敏者。<br>【不良反应】 少见，可有皮肤瘙痒。<br>【注意点】 可能诱发麻风反应。 |
| 【作用与用途】 具有抑制菌体 DNA、杀灭麻风杆菌和抗炎作用。属二线抗麻风药。用于治疗瘤型麻风、界线类麻风及麻风反应；用于对砜类药物过敏者或细菌对砜类耐药时，能控制反复发作。<br>【不良反应】 轻度恶心，腹泻，瘙痒，尿、痰、汗、皮肤显红色，皮损部位显棕黑色等反应，少数患者可发生光敏反应。<br>【注意点】 ① $t_{max}$ 4～12 h，$t_{1/2}$ 70 d。② 孕妇、乳母忌用；肝肾功能不全及慢性胃肠疾病患者慎用。③ 麻风耐药菌感染应联合用药：利福平 0.3～0.6 g，氨苯砜 0.1 g，本品 0.3 g，均每月 1 次。④ 应与食物同时服用。⑤ 本品蓄积于皮肤及角膜，可显红色或棕色。也可通过胎盘并进入乳汁，使新生儿和哺乳儿皮肤染色。 |

| 药品名称 | 剂型规格 | 用法 | 成人剂量 | 小儿剂量 |
|---|---|---|---|---|
| **氨苯砜**<br>(二氨二苯砜)<br>Dapsone<br>(DDS,<br>Avlosulphone,<br>Diamino-<br>diphenylsulfone,<br>Disulone) | 片剂<br>0.05 g<br>0.1 g | 口服 | 每日 25～50 mg<br>以后逐加至<br>每日 0.1 g<br>均每日 1 次<br>服 6 d 停 1 d,<br>服 10 周停 2 周<br>1 疗程 3 年左右 | 每日 0.9～1.4 mg/kg<br>每日 1 次 |
| **醋氨苯砜**<br>(二乙酰氨苯砜)<br>Acedapsone<br>(Diacetyldi-<br>aminodi-<br>phenylsulfone,<br>DADDS) | 油注射剂<br>2 ml<br>0.3 g<br>6 ml<br>0.9 g<br>10 ml<br>1.5 g | 肌内 | 每次 0.2～0.3 g<br>每 60～75 d 1 次<br>疗程可达数年 | |
| **苯丙砜**<br>(扫风壮)<br>Solasulfone<br>(Solapsone,<br>Sulphetrone) | 片剂<br>0.3 g<br>0.5 g | 口服 | 每日 0.3 g<br>渐增量至 3 g<br>服 10 周停 2 周 | |
| | 注射剂<br>5 ml<br>2 g<br>10 ml<br>4 g | 肌内 | 第 1～2 周<br>每次 0.1～0.2 g<br>以后每 2 周递增<br>每次 0.1 g<br>至第 14～16 周每次 0.8 g 后继续维持<br>均每周 2 次<br>每用药 10 周后停药 2 周 | |

| 作用及用途、不良反应、注意点 |
| --- |
| 【作用与用途】 为砜类抗麻风药。作用于抑制麻风杆菌的生长期，促使细胞内的麻风杆菌释放，从而使其受到细胞外液的抑制物质的影响。对各型麻风均有效，用于各型麻风。<br>【不良反应】 可引起乏力、贫血、发绀、食欲减退、恶心、呕吐、剥脱性皮炎、中毒性肝炎、中毒性精神病、高铁血红蛋白血症等。<br>【注意点】 ① $t_{max}$ 2～8 h，$t_{1/2}$平均 28 h。② 对砜类药物过敏、重度贫血、胃和十二指肠溃疡、G－6PD 酶缺陷、精神病患者忌用；肝肾功能不良、心肺疾病患者慎用。③ 本品与磺胺类药物可有部分交叉过敏反应。④ 砜类药物治疗麻风病偶可引起麻风反应，常于用药后 1～4 周发生，此时应停药并给予皮质激素治疗。⑤ 可与利福平每日 0.6 g 联合应用。 |
| 【作用与用途】 为氨苯砜的二乙酰化合物。在体内为酶所分解，生成氨苯砜与单乙酰氨苯砜而起治疗作用。用于治疗结核样型麻风，巩固治疗或预防麻风病。常与其他抗麻风药合用。<br>【不良反应】 恶心、呕吐等，偶见头痛、头晕、心动过速、中毒性精神病、周围神经炎，血液系统有白细胞减少、粒细胞缺乏、贫血等。<br>【注意点】 ① 严重肝肾和造血系统疾病、胃和十二指肠溃疡患者忌用。② 注射后 1～4 周，偶可引起“麻风反应”。③ 为了长期单用本品不使细菌产生耐药性，可在用药期间加服氨苯砜每次 0.1～0.15 g，每周 2 次。④ 初次注射有较强的疼痛感，连续应用后可减轻。⑤ 与磺胺类药物可有部分交叉过敏反应发生。⑥ 对氨基苯甲酸可拮抗本药的抑菌活性。 |
| 【作用与用途】 在体内部分分解成氨苯砜而起治疗麻风作用。适应证同氨苯砜。用于各型麻风。<br>【不良反应】 见本页氨苯砜项下。<br>【注意点】 ① 口服期间应保持大便通畅，以免蓄积中毒② 苯丙砜 165 mg 相当于氨苯砜 25 mg 疗效。③ 口服吸收不完全，主要采用注射。④ 其余参见氨苯砜。 |

| 药品名称 | 剂型规格 | 用法 | 成人剂量 | 小儿剂量 |
|---|---|---|---|---|
| **沙利度胺**<br>(反应停,酞胺哌啶酮)<br>Thalidomide<br>(Distaval) | 片剂<br>25 mg<br>50 mg | 口服 | 每次 25～50 mg<br>每日 4 次<br>维持量<br>每次 25～50 mg<br>每日或隔日 1 次<br>严重反应可增至<br>每日 0.3～0.4 g<br>最大剂量 1 d 0.4 g | |
| **硫胺布新**<br>(丁氨苯脲,丁氨苯硫脲,二苯硫脲)<br>Thiambutosine<br>(Diphenylthiourea,<br>Thiamutes,<br>DPT) | 片剂<br>0.25 g<br>0.5 g | 口服 | 开始每日 0.5 g<br>每日 1 次<br>每 4 周加日剂量 0.5 g<br>直至每日 2 g<br>均分 2～3 次<br>服 6 d 停 1 d<br>连服 3 月,停 1～2 周<br>总疗程<2 年 | |
| | 注射剂<br>2 ml<br>0.4 g<br>5 ml<br>1 g | 肌内 | 开始<br>每次 0.2 g<br>渐增至每次 1 g<br>均每周 1 次 | |

# 十二、抗肿瘤药物

| 药品名称 | 剂型规格 | 用法 | 成人剂量 | 小儿剂量 |
|---|---|---|---|---|
| **盐酸氮芥**<br>(恩比兴)<br>Chlormethine Hydrochloride<br>(Embichin,<br>Nitrogen Mustard,<br>$NH_2$) | 注射剂<br>1 ml<br>5 mg<br>2 ml<br>10 mg | 静注 | 每次 3～6 $mg/m^2$<br>每周 1 次<br>1 疗程总剂量<br>30～60 mg<br>隔 4～6 周可再用 | 每次 6 $mg/m^2$<br>每周 1 次 |

| 作用及用途、不良反应、注意点 |
|---|
| 【作用与用途】 用于治疗抗麻风药所致不良反应,如发热、结节、红斑、神经痛、关节痛、淋巴结肿大等。<br>【不良反应】 口干、头昏、倦怠、恶心、腹痛、神经炎、过敏性皮炎、白细胞减少。<br>【注意点】 ① 本药有强致畸作用,孕妇和育龄妇女忌用,非麻风患者不用。② 近年发现本品有免疫抑制作用,可用于骨髓移植。③ 对麻风无治疗作用,可与抗麻风药同用以减少反应。④ 对结核样型的麻风反应疗效稍差。 |
| 【作用与用途】 为氨硫脲类抗麻风药。疗效与砜类相似。用于不能耐受砜类药物的麻风病患者。<br>【不良反应】 恶心、呕吐、头痛、瘙痒,偶有精神神经症状及结节性红斑。<br>【注意点】 ① $t_{max}$ 3～4 h,$t_{1/2}$ 17 h。② 本品的不良反应较氨苯砜略小。③ 长期应用可产生耐药性。④ 与氨硫脲有交叉耐药性。 |

| 作用及用途、不良反应、注意点 |
|---|
| 【作用及用途】 为细胞周期非特异性药。有强烈细胞毒作用,能抑制肿瘤细胞和一切增生迅速的组织(如骨髓、淋巴组织及肠黏膜细胞)的细胞分裂。用于淋巴瘤,肺癌,癌性胸膜、心包及腹腔积液。<br>【不良反应】 恶心、呕吐、骨髓抑制、注射处疼痛、局部血管硬变、血栓性静脉炎等较常见,也可见发热、头痛、乏力、睾丸萎缩、月经失调、脱发、皮肤沉着等。<br>【注意点】 ① 起作用快速,$t_{1/2}$仅数分钟至数十分钟。② 对本品过敏者、孕妇及乳母忌用;血细胞低下、肝肾功能不全者及感染时慎用。③ 每周检查血象1～2次,定期查肝肾功能。④ 配制时若不慎触及皮肤或黏膜(如眼),应立即用 |

| 药品名称 | 剂型规格 | 用法 | 成人剂量 | 小儿剂量 |
|---|---|---|---|---|
| | | 腔内（胸膜、心包及腹腔） | 每次 5～10 mg<br>先用 NS 20～40 ml 稀释，于抽液后注入<br>每周 1 次，必要时可重复<br>注入后 5 min 内应多次变换体位 | |
| **苯丁酸氮芥**<br>（瘤可宁）<br>Chlorambucil<br>(Leukeran, CB-1348) | 片剂<br>1 mg<br>2 mg | 口服 | 每次 10 mg<br>每日 1 次<br>于 4 周内连服<br>2 周 | |
| **美法仑**<br>（米尔法蓝，爱克蓝，左旋苯丙氨酸氮芥，溶肉瘤素）<br>Melphalan<br>(L-PAM, Alkeran, CB-3025) | 片剂<br>2 mg<br>5 mg | 口服 | 每日 8～10 $mg/m^2$<br>连用 5 d，每 5～6 周重复 1 疗程<br>卵巢癌：<br>每日 0.2 mg/kg<br>连用 5 d，每 4～5 周重复 1 次 | |
| **环磷酰胺**<br>（癌得星，安道生，环磷氮芥）<br>Cyclophosphamide<br>(Endoxan, Cytoxan, CTX) | 片剂<br>0.05 g<br>0.1 g | 口服 | 每日<br>0.075～0.1 $g/m^2$<br>每 4 周内服 2 周<br>停 2 周 | 每日 2～6 mg/kg<br>分 1～2 次<br>连用 10～14 d<br>休息 1～2 周<br>可重复给药 |
| | 注射剂<br>0.1 g<br>0.2 g | 静注 | 0.6～1.2 $g/m^2$<br>以 NS 20～30 ml<br>稀释后缓注或快速滴入<br>每 3 周 1 次 | 每次 2～6 mg/kg<br>每日或隔日 1 次<br>或<br>每次 10～15 mg/kg<br>每周 1 次<br>以 NS 20 ml 稀释后缓注 |

| 作用及用途、不良反应、注意点 |
| --- |
| 水反复冲洗。⑤ 本品宜新鲜配制；以 NS 稀释后注入正在畅流的输液管近针端，从配制到输完应在 10～15 min 内完成，注射毕继续输液一段时间。⑥ 药液外漏应立即在局部皮下注射 1/12mol/L 的硫代硫酸钠或 NS，并置冰袋 6～12 h。⑦ 给药前用镇静、镇吐剂或睡前给药可减轻胃肠道反应。⑧ 腹腔内用药宜慎重，因可致严重腹痛及肠梗阻。⑨ 本品 2 mg 溶解于 100 ml NS 中，加温至 37℃，用于冲洗肿瘤切除的手术创面。⑩ 与丙卡巴肼合用可增强后者的神经毒性。⑪ 与氯霉素、磺胺类药物、保泰松等联用则可加重骨髓损害。⑫ 有致突变、致癌和致畸作用。 |
| 【作用及用途】 同 557 页氮芥，其作用较慢，对淋巴组织的选择性较高。用于慢性淋巴细胞白血病、淋巴瘤、多发性骨髓瘤、巨球蛋白血症、卵巢癌。<br>【不良反应】 胃肠道反应较氮芥轻，治疗量对骨髓的影响主要是淋巴细胞减少，过大剂量可致全血细胞下降、肝脏损害。<br>【注意点】 ① $t_{max}$ 40～70 min，$t_{1/2}$ 1.5 h。② 用药 3 周左右始能见效，故不应在 4 周内未见明显效果便停药。③ 长期应用易有蓄积作用。④ 余参见氮芥。 |
| 【作用及用途】 同 557 页氮芥。用于多发性骨髓瘤、淋巴瘤，亦用于精原细胞瘤、乳腺癌、卵巢癌、骨肉瘤。<br>【不良反应】 白细胞和血小板减少、恶心、呕吐、腹泻、胃炎及口腔溃疡等。<br>【注意点】 ① $t_{1/2}$ 1.5 h。② 严重贫血及血小板减少者、妊娠初期忌用；肾功能不全者慎用。 |
| 【作用及用途】 同 557 页氮芥。对瘤细胞有较大选择性，另有免疫抑制作用。用于淋巴瘤，急、慢性淋巴细胞白血病，绒毛膜上皮细胞癌，乳腺癌，晚期肺癌，晚期鼻咽癌，多发性骨髓瘤，神经母细胞瘤，胸腺瘤，睾丸肿瘤及自身免疫性疾病。<br>【不良反应】 白细胞减少、脱发、恶心、呕吐，偶见肝损害，大剂量可致出血性膀胱炎，长期应用可致生殖功能减退、闭经及精子缺乏。<br>【注意点】 ① $t_{max}$ 1 h，$t_{1/2}$ 4～6.5 h。② 对本品过敏者、孕妇及乳母忌用；白细胞减低、肝肾功能不全、感染时、有痛风史者慎用。③ 静注每 0.2 g 用 10～20 ml 注射用水或 NS 溶解，稀释后不稳定，应于 3 h 内用完。④ 经常检查血象，定期检查骨髓象、肝肾功能及血尿酸。⑤ 如用药累积量达 4 g，肿瘤无消退迹象，宜停药。⑥ 为防止尿酸性肾病，可采用补液、碱化尿液或给别嘌醇。⑦ 为防止出血性膀胱炎，可大量补液、静滴碳酸氢钠，并用巯乙磺酸钠(见 611 页)。⑧ 别嘌醇可增加本品的骨髓毒性，与大剂量巴比妥或皮质激素合用会增加急性毒性。⑨ 与放疗或多柔比星合用会增加心脏及膀胱毒性。⑩ 氨苯砜、氯霉素等可减低本品活性。⑪ 有致畸及致突变作用。 |

| 药品名称 | 剂型规格 | 用法 | 成人剂量 | 小儿剂量 |
|---|---|---|---|---|
| **异环磷酰胺**<br>(和乐生,匹服平)<br>Iphosphamide<br>(Holoxan,<br>Isophosphamide,<br>IFO) | 注射剂<br>1.0 g<br>2.0 g | 静注<br>或<br>静滴 | 每次 1～2 g/m²<br>每日 1 次<br>连用 5 d<br>每 3～4 周为 1 疗程 | 同成人 |
| **卡莫司汀**<br>(卡氮芥,亚硝脲氮芥)<br>Carmustine<br>(BCNU) | 注射剂<br>0.1 g<br>0.125 g<br>2 ml<br>0.125 g | 静滴 | 每次 0.1 g/m²<br>每日 1 次,以 5% GS 或 NS 200～500 ml 稀释<br>于 1～2 h 内滴入<br>1 疗程 2～3 d<br>疗程间隔 6～8 周 | 同成人 |
| **洛莫司汀**<br>(环已亚硝脲)<br>Lomustine<br>(CCNU) | 胶囊<br>0.04 g<br>0.05 g<br>0.1 g | 口服 | 每次 0.1～0.13 g/m²<br>每 6～8 周 1 次<br>或 75 mg/m²<br>每 3 周 1 次<br>1 疗程均为 3 次 | 同成人 |
| **司莫司汀**<br>(甲环亚硝脲)<br>Semustine<br>(Methy-CCNU,<br>Me-CCNU) | 胶囊<br>10 mg<br>50 mg | 口服 | 每次 0.15～0.2 g/m²<br>每 6～8 周 1 次<br>1 疗程 2～3 次 | |

| 作用及用途、不良反应、注意点 |
| --- |
| 【作用及用途】 为环磷酰胺的同分异构体。作用亦同,但毒性较低,化疗指数较高,在脑脊液中浓度相当于血浓度 1.5 倍。用于小细胞及非小细胞肺癌、卵巢癌、睾丸癌、软组织肿瘤、乳腺癌、胰腺癌、淋巴瘤等。<br>【不良反应】 骨髓毒性比环磷酰胺低,出血性膀胱炎较多,恶心、呕吐、脱发、不同程度脑症状(定向障碍、精神错乱),多为可逆性。<br>【注意点】 ① $t_{1/2}$ 12.5 h。② 孕妇、乳母、肝肾功能不全者忌用;骨髓抑制、感染时慎用。③ 与环磷酰胺等常用烷化剂无完全交叉耐药性。④ 与甲氨蝶呤、氟尿嘧啶及阿糖胞苷有协同作用。⑤ 静滴前,先用注射用水配成 4%浓度,再以 NS 500 ml 稀释,滴注 1/2～2 h。⑥ 为预防出血性膀胱炎,可用巯乙磺酸钠(见 661 页)。⑦ 余同 559 页环磷酰胺注意点④⑥⑦。 |
| 【作用及用途】 为亚硝脲类抗癌药。其脂溶性高,易通过血脑屏障,且抗癌谱广、疗效快。用于脑部原发性及继发性肿瘤、淋巴瘤、肺癌、乳腺癌、黑色素瘤等。<br>【不良反应】 恶心、呕吐、食欲减退、迟发性骨髓抑制,且有累积性,闭经、精子缺乏,久用可引起肺纤维化。<br>【注意点】 ① $t_{1/2}$ 1.5 h。② 对本品过敏者、孕妇及乳母忌用;骨髓抑制、感染时、肝肾功能不全者、老人慎用。③ 滴注时若局部疼痛,可减慢滴速。④ 用药期间每周检查白细胞及血小板计数 1～2 次。⑤ 定期检查肝、肾、肺功能,停药 4 周后仍应注意血象变化。⑥ 与皮肤接触可致色素沉着或皮炎。⑦ 与西咪替丁或氯霉素合用可使骨髓抑制加重。⑧ 苯巴比妥减轻本品抗癌活性。⑨ 有致癌、致畸可能。 |
| 【作用及用途】 为细胞周期非特异性抗癌药。有烷化剂作用,但与除卡莫司汀以外的烷化剂无交叉耐药性。脂溶性高,易通过血脑屏障。适应证同本页卡莫司汀,也可用于脑膜白血病的预防。<br>【不良反应】 延迟性、累积性骨髓抑制,恶心,呕吐;少数引起肝肾功能损害。<br>【注意点】 ① $t_{1/2}$ 15 min,其代谢产物 $t_{1/2}$ 16～48 h。② 空腹服药或先给镇静剂及镇吐药可减轻胃肠道反应。③ 服药时应避免饮酒。④ 须避光冷藏。⑤ 余同卡莫司汀注意点②④⑤⑦⑨。 |
| 【作用及用途】 同本页卡莫司汀及本页洛莫司汀,与氟尿嘧啶合用尚可治肠癌、胃癌及肝癌。<br>【不良反应】 同本页洛莫司汀,较其轻。<br>【注意点】 参见洛莫司汀。 |

| 药品名称 | 剂型规格 | 用法 | 成人剂量 | 小儿剂量 |
| --- | --- | --- | --- | --- |
| **尼莫司汀**<br>(嘧啶亚硝脲，宁得朗)<br>Nimustine<br>(Nidran，ACNU) | 注射剂<br>25 mg<br>50 mg | 静滴 | 每次 0.1 g/m²<br>每 4～6 周 1 次<br>总剂量 0.3～0.5 g | |
| **顺铂**<br>(顺氯氨铂)<br>Cisplatin<br>(Cisplatyl，CDDP，DDP) | 注射剂<br>10 mg<br>20 mg<br>30 mg<br>1 ml<br>10 mg<br>2 ml<br>50 mg | 静滴 | 每次 0.06～0.1 g/m²<br>最大剂量<br>1 次<0.16 g<br>每 3～4 周 1 次<br>滴注>4～6 h<br>或<br>每次 20 mg/m²<br>每日 1 次<br>连用 5 d<br>每 3 周为 1 疗程 | 同成人 |
| **卡铂**<br>(碳铂)<br>Carboplatin<br>(Carboplat) | 注射剂<br>0.1 g | 静滴 | 每次 0.3～0.4 g/m²<br>每隔 4 周 1 次<br>或每次<br>0.06～0.07 g/m²<br>每日 1 次<br>连用 5 d<br>间隔 4 周<br>重复 1 次 | |

| 作用及用途、不良反应、注意点 |
|---|
| 【作用及用途】 同561页卡莫司汀。静滴后有7%～16%进入脑脊液，最高达30%。用于脑肿瘤、小细胞肺癌、消化道癌、淋巴瘤及慢性白血病。<br>【不良反应】 同卡莫司汀，有乏力、发热、皮疹、脱发等全身反应。<br>【注意点】 参见卡莫司汀项下。 |
| 【作用及用途】 为铂的金属络合物。能与DNA链交叉联结，致DNA损伤，影响其复制，从而发挥细胞毒作用，属细胞周期非特异性药物。高浓度时也抑制RNA与蛋白质合成。腹腔内给药时腹腔器官内的药浓度为静脉应用时的数倍，尤适于卵巢癌。对睾丸癌、膀胱癌、乳腺癌有良好疗效。对鼻咽癌、淋巴瘤、宫颈癌、食管癌、神经母细胞瘤、恶性黑色素瘤等亦有一定疗效。<br>【不良反应】 多数有消化道反应，也可致骨髓抑制、耳鸣、高音听力减退等；大剂量可致肾脏毒性，总剂量>0.3 $g/m^2$，可见神经毒性，偶见EKG ST-T波改变、肝损害及过敏等。<br>【注意点】 ① $t_{1/2}$ 58～78 h。② 对本品过敏、近期有感染、脱水及高尿酸血症患者，孕妇及乳母等忌用；有肾脏疾病及中耳炎病史者慎用。③ 消化道反应严重者，用药前可用甲氧氯普胺及昂丹司琼止吐。④ 药液应溶于NS 500 ml内，如室温下溶解较慢，可于60℃水浴中加温并震荡以助溶。⑤ 为防肾毒性，可大量输液，并加用20%甘露醇以加速其排泄。每日尿量应保持在2 500 ml以上，并注意适当补充氯化钾。⑥ 密切检查血象、电解质及肾功能，注意听力及神经功能检查，治疗中白细胞<3.5×$10^9$/L，血小板<40×$10^9$/L，或有早期肾毒性表现者应停药。⑦ 本品也可动脉或腹腔给药。⑧ 本品可增加平阳霉素毒性。⑨ 与骨髓抑制剂或放疗合用时，也应减少用量。⑩ 与环磷酰胺、达卡巴嗪、阿糖胞苷、多柔比星、羟基脲、依托泊苷、氟尿嘧啶、甲氨蝶呤等合用可引起协同作用。⑪ 与放疗合用起增效作用。⑫ 抗组胺药、吩噻嗪类或噻唑类药物可掩盖本品的耳毒性症状。⑬ 与其他抗癌药物无显著交叉耐药性。⑭ 本品不能接触含铝器皿。 |
| 【作用及用途】 作用同本页顺铂。用于小细胞及非小细胞肺癌、卵巢癌、睾丸肿瘤、头颈部鳞癌、淋巴瘤，亦用于膀胱癌、子宫颈癌及神经母细胞瘤。<br>【不良反应】 ① 游离铂分布半衰期1.5 h，$t_{1/2}$ 6 h。② 肾功能不全、严重骨髓抑制、对含铂药物或甘露醇过敏者，老人，孕妇及乳母忌用。③ 使用时先用5% GS 10 ml溶解，再以250 ml稀释，静滴0.5 h或1 h；输注器皿用黑纸遮光，勿将药液漏出血管外；溶解后8 h内用完。④ 勿与其他肾毒性药物合用。⑤ 余参见顺铂。 |

| 药品名称 | 剂型规格 | 用法 | 成人剂量 | 小儿剂量 |
| --- | --- | --- | --- | --- |
| **奥沙利铂**<br>(乐沙定)<br>Oxaliplatin<br>(Eloxatin) | 注射剂<br>0.05 g<br>0.1 g | 静滴 | 每次 0.13 g/m²<br>(单药时)<br>或每次 0.1 g/m²<br>(联合用药时)<br>溶于 5% GS<br>500 ml 中滴注<br>3 周后可重复 1 次 | |
| **安吖啶**<br>(胺苯吖啶)<br>Amsacrine<br>(Amsidine,<br>AMSA) | 注射剂<br>75 mg | 静滴 | 每次<br>0.075～0.125 g/m²<br>滴注 1～1.5 h<br>每日 1 次<br>连用 5～7 d<br>间隔 3～4 周可重复<br>1 疗程总剂量 0.5～0.75 g/m² | 同成人 |
| **白消安**<br>(马利兰)<br>Busulfan<br>(Myleran) | 片剂<br>0.5 mg<br>2 mg | 口服 | 慢性粒细胞白血病:<br>每日 4～6 mg/m²<br>清晨空腹顿服<br>或分 3 次<br>维持量<br>每次 2 mg<br>每周 2 次<br>真性红细胞增多症:<br>每日 4～6 mg<br>分 2～3 次 | 每日 0.06～0.12 mg/kg<br>或每日<br>1.8～3.6 mg/m²<br>清晨空腹顿服<br>或分 3 次 |
| **塞替派**<br>(三胺硫磷)<br>Thiotepa<br>(Thio-TEPA) | 注射剂<br>1 ml<br>5 mg<br>10 mg | 肌内<br>或<br>静注 | 每次 6 mg/m²<br>每日 1 次<br>连用 5 d 后改为每周 3 次 | |

| 作用及用途、不良反应、注意点 |
| --- |
| 【作用及用途】 为第三代铂类抗癌药。对大肠癌、卵巢癌疗效较好，对胃癌、非霍奇金淋巴瘤、非小细胞肺癌等有效。可与氟尿嘧啶和甲酰四氢叶酸合用治疗转移性结肠癌。与其他铂剂之间无交叉耐药性。<br>【不良反应】 一过性外周神经病变，如咽、喉感觉异常致吞咽困难，遇冷加重，发音不良和呼吸困难；贫血、中性粒细胞及血小板减少；腹泻、黏膜炎、恶心、呕吐；血肝酶升高、过敏反应、耳毒性、暂时性视力减退等。<br>【注意点】 ① 对本品或铂剂过敏、严重肾功能不全、外周感觉神经病变者，孕妇及乳母忌用；骨髓抑制者慎用。② 定期作血象、肾功能及神经系统检查。③ 出现过敏反应及 4 级腹泻，应立即停药。④ 用药期内勿进冰冷食物、吸入冷空气或遇冷。⑤ 不能接触含铝注射器。⑥ 不宜用 NS 溶解或稀释，因 NS 可使本品降解为顺铂。⑦ 忌与碱性药物配伍。⑧ 慎与具潜在神经毒性药物合用。 |
| 【作用及用途】 为吖啶类抗癌药。作用机制似蒽环类，能嵌入 DNA 中阻止核酸合成，也干扰细胞膜蛋白质结构。用于急性白血病，尤适用于急性非淋巴细胞白血病。<br>【不良反应】 骨髓抑制、恶心、呕吐、口炎、静脉炎、脱发、肝功能损害、心律失常或心肌病变；偶见癫痫发作。<br>【注意点】 ① $t_{1/2}$ 8～9 h。② 骨髓抑制者忌用或慎用，心、肝、肾功能不全者慎用。③ 静滴前先用所附稀释液稀释后再加 5% GS 500 ml 中静滴，不得用含氯离子液体配伍。④ 吸取稀释液时勿用塑料注射器。⑤ 用药期间应随访血象、肝功能、EKG。⑥ 与阿糖胞苷、依托泊苷合用能增效。 |
| 【作用及用途】 为烷化剂。似氮芥，但对骨髓尤其粒细胞系统有选择性抑制作用。用于慢性粒细胞白血病之慢性期、原发性血小板增多症及真性红细胞增多症。<br>【不良反应】 食欲减退、恶心、呕吐、腹泻、皮疹、脱发，久用可有色素沉着、闭经、男性乳腺发育、骨髓抑制、再障；偶见肺纤维化。<br>【注意点】 ① 口服吸收良好，$t_{1/2}$ 2～3 h。② 骨髓抑制、出血性疾病及妊娠 3 个月内忌用；感染时、肝肾功能及肾上腺皮质功能不全者慎用。③ 密切检查血象，白细胞降至(10～20)×$10^9$/L 可停药或改为维持量。④ 定期检查肝肾功能及血尿酸。⑤ 粒细胞或血小板大幅度下降时，应即停药。⑥ 多饮水及服别嘌醇可减轻对肾脏的影响。⑦ 有致畸及致突变可能。 |
| 【作用及用途】 在体内转化为烯亚胺离子，有较强细胞毒作用，作用机制似氮芥，但对肿瘤细胞选择性较高。用于卵巢癌、乳腺癌及癌性体腔积液，对肺癌、鼻咽癌、膀胱癌、黑色素瘤等也有一定疗效。<br>【不良反应】 白细胞和血小板减少，组织内注射可引起局部刺激和疼痛，偶有恶心、呕吐、腹泻、发热、皮疹。 |

| 药品名称 | 剂型规格 | 用法 | 成人剂量 | 小儿剂量 |
|---|---|---|---|---|
| | | 腔内 | 每次 10～30 mg<br>每周 1～2 次 | |
| | | 膀胱内 | 每次 0.05～0.1 g<br>每周 1 次<br>4 周后改为每月 1 次<br>1 疗程 10 次 | |
| | | 瘤内 | 每次 5～10 mg<br>与 2%普鲁卡因同用 | |
| **甲氨蝶呤**<br>(氨甲蝶呤，氨甲叶酸)<br>Methotrexate,<br>(Amethopterin,<br>MTX) | 片剂<br>2.5 mg<br>5 mg<br>10 mg | 口服 | 白血病维持治疗：<br>每次 15～20 mg/m²<br>绒毛膜上皮细胞癌：<br>每次 10～30 mg<br>每日 1 次<br>连用 5 d | 白血病维持治疗：<br>每次 20 mg/m²<br>每周 1 次 |
| | 注射剂<br>5 mg<br>10 mg<br>25 mg<br>0.05 g<br>0.1 g | 肌内静注或静滴 | 每次 15～50 mg<br>每日 1 次<br>1 疗程 5 d<br>大剂量疗法<br>每次 1～5 g/m²<br>静滴 4～6 h<br>(骨肉瘤时可用 6～8 g/m²) | 每次 20～30 g/m²<br>每周 1 次<br>中枢神经系统白血病预防：<br>每次 3 g/m² 或更大<br>1/10～1/6 量<br>30～60 min 内滴入<br>余量于 12～24 h 内滴入<br>用药前 1 d<br>鞘注 MTX 1 次 |
| | | 鞘内 | 每次 10～15 mg<br>以 NS 稀释成<br>2.5～5 mg/ml<br>每 3～7 d 1 次 | <12 个月每次 5 mg<br>～23 个月每次 7.5 mg<br>～35 个月每次 10 mg<br>≥36 个月 12.5 mg<br>以 NS 稀释成 2.5～5 mg/ml |
| | | 腔内 | 每次 30～40 mg<br>每周 1 次 | |
| | | 动脉滴注 | 每日 10～20 mg<br>持续 24 h<br>连用 5～10 d | |

| 作用及用途、不良反应、注意点 |
| --- |
| 【注意点】 ① $t_{1/2}$ 10 min。② 妊娠初3个月忌用；肝肾功能不全、感染时、骨髓抑制、有痛风及泌尿系统结石史者慎用。③ 静注时用NS稀释至10～20 ml。④ 腔内注射应先抽出积液，将本品溶于NS 30～60 ml中注入。⑤ 膀胱内灌注时应先排空尿液，将本品溶于NS 50～100 ml内，每次注入后保留3 h。⑥ 与琥珀酰胆碱同用可使呼吸暂停延长，故用药前应测拟胆碱酯酶水平。⑦ 与放射治疗同用时，应适当调整剂量。⑧ 为防高尿酸血症可给予别嘌醇。⑨ 软膏1%，局部涂布，每日1～2次。⑩ 有致突变及致畸作用。 |
| 【作用及用途】 为二氢叶酸还原酶抑制剂，属S期特异性药物。用于各种白血病、绒毛膜上皮细胞癌、恶性葡萄胎、宫颈癌、乳腺癌、淋巴瘤；鞘内注射用于白血病或绒毛膜上皮细胞癌伴中枢神经浸润时；动脉插管静注用于头颈部肿瘤、肝癌。<br>【不良反应】 口腔炎、胃炎、食欲减退、恶心、呕吐，严重时可出现全消化道溃疡、便血、白细胞及血小板减少、骨髓细胞巨幼变、中毒性肝炎、脱发、皮炎、色素沉着；长期应用可引起咳嗽、气短、肺炎或肺纤维化；少数引起月经或生殖功能减退；大剂量应用时可导致高尿酸血症性肾病，甚至尿毒症或急性肾功能衰竭；鞘内注射会引起视力模糊、眩晕、头痛、意识障碍及抽搐。<br>【注意点】 ① 口服吸收快，$t_{1/2}$ 8～10 h；但鞘内消失慢，脑脊液中浓度可维持6 d左右。② 心、肺、肝、肾功能不全者，孕妇及乳母忌用；白细胞或血小板计数减少、胸腔积液者及老人慎用。③ 用药期间需经常检查血象，并定期查肝肾功能。④ 较大剂量注射时，为减少药物不良反应，应在注射前1 d、滴注当日及后2 d补充水分与碳酸氢钠，维持尿量每日在3 000 ml以上，并保持尿液碱性。⑤ 大剂量疗法时，需应用甲酰四氢叶酸钙解毒。⑥ 与保泰松、磺胺类药、利尿药及水杨酸盐合用，可增加本品血药浓度。⑦ 与氟尿嘧啶合用时，若先用本品，4～6 h后再用该药，则起协同作用。⑧ 与门冬酰胺酶合用，疗效下降；如用本品后24 h再用门冬酰胺酶，则不仅增效，且毒性降低。⑨ 维A酸、乙醇可使本品肝毒性增大。⑩ 口服大剂量维生素C可减轻本品的恶心反应。⑪ 给予本品前24 h或后10 min使用阿糖胞苷，可增强本品作用。⑫ 糖皮质激素可升高本品血药浓度，加重毒性反应。⑬ 有致癌、致畸、致突变作用。 |

| 药品名称 | 剂型规格 | 用法 | 成人剂量 | 小儿剂量 |
|---|---|---|---|---|
| **巯嘌呤**<br>(6-巯基嘌呤，乐疾宁)<br>Mercaptopurine<br>(Purinethol，6-MP) | 片剂<br>25 mg<br>50 mg<br>0.1 g | 口服 | 抗肿瘤及白血病：<br>每日 0.05～0.1 g/m²<br>每晚 1 次<br>或分 2～3 次<br>维持量酌减<br>绒毛膜上皮细胞癌：<br>每日 6～6.5 mg/kg<br>分 2 次<br>1 疗程 10 d<br>疗程间隔为 3～4 周<br>均空腹服 | 急性白血病：<br>每日<br>0.05～0.075 g/m²<br>每晚 1 次或分次空腹服 |
| **硫鸟嘌呤**<br>Tioguanine<br>(6-TG) | 片剂<br>25 mg<br>50 mg | 口服 | 每次 0.1 g/m²<br>每日 1 次或分次服<br>1 疗程 5 d<br>疗程间隔 7～14 d | 同成人 |
| **羟基脲**<br>Hydroxycarbamide<br>(Hydroxyurea，Hydrea) | 片剂<br>0.4 g<br>0.5 g<br>胶囊<br>0.25 g<br>0.4 g<br>0.5 g | 口服 | 慢性粒细胞白血病：<br>每日 20～30 mg/kg<br>分 1～2 次 | 慢性粒细胞白血病：<br>每日 20～30 mg/kg<br>每 3 d 1 次 |
| **盐酸丙卡巴肼**<br>(甲基苄肼)<br>Procarbazine Hydrochloride<br>(PCZ，PCB，Natulan) | 片剂<br>胶囊<br>50 mg<br>肠溶片<br>25 mg<br>50 mg | 口服 | 每日 0.1 g/m²<br>分 2～3 次<br>服 2 周<br>停 2 周 | 同成人 |

| 作用及用途、不良反应、注意点 |
| --- |
| 【作用及用途】 为嘌呤拮抗剂，主要作用于S期，属细胞周期特异性药物。用于各种急性白血病、绒毛膜上皮细胞癌、恶性葡萄胎、慢性粒细胞白血病急变期等。<br>【不良反应】 白细胞及血小板减少、高尿酸血症、恶心、呕吐、食欲减退、腹泻、上腹部不适、黄疸，大剂量可致消化道黏膜溃疡、致死性肝中毒及免疫功能下降等。<br>【注意点】 ① $t_{1/2}$1.5 h。② 孕妇忌用；骨髓抑制、严重感染、有痛风史、肝肾功能不全者，乳母及老人慎用。③ 单用易产生耐药性，故常与泼尼松、甲氨蝶呤、长春新碱合用以增效。④ 合用别嘌醇每日 0.3～0.6 g，可增强疗效；为防止高尿酸血症，如同用应将本品减少 25%～50%。⑤ 每周检查白细胞、血小板 1～2 次，定期检查肝功能。⑥ 与多柔比星合用，肝毒性会增大。⑦ 与复方 SMZ 合用，对骨髓抑制加重。⑧ 也可作为免疫抑制剂，用于肾病综合征、红斑狼疮等。⑨ 有致畸作用。 |
| 【作用及用途】 作用与本页巯嘌呤相似，为细胞周期特异性、S期自限性药物。用于急性白血病，对慢性粒细胞白血病及慢粒急变期也有一定疗效。<br>【不良反应】 白细胞及血小板减少，偶有肝肾功能损害，大剂量可致恶心、呕吐、口腔炎，引起闭经或精子缺乏等。<br>【注意点】 ① 同本页巯嘌呤注意点②⑤⑧。② 与巯嘌呤有交叉耐药性。③ 与阿糖胞苷合用可降低毒性、提高疗效。 |
| 【作用及用途】 能选择性地抑制 DNA 合成，并能直接损伤 DNA，作用于 S 期并能使部分细胞阻滞在 $G_1$/S 期的边缘，故可用于使癌细胞周期的部分同步化或反射性增敏药物。用于急、慢性粒细胞白血病，慢粒加速期和急变期。<br>【不良反应】 白细胞及血小板减少、血红蛋白降低、骨髓巨幼变、口腔炎、恶心、呕吐、腹泻、免疫力下降、脱发、头晕、头痛、皮疹、暂时性肾功能损害等。<br>【注意点】 ① $t_{max}$2 h，$t_{1/2}$ 3～4 h。② 水痘、带状疱疹及严重感染者，孕妇及乳母忌用；骨髓抑制、肾功能不全者慎用。③ 对于慢性粒细胞白血病，白细胞降至 $10\times10^9$/L 以下时减量或间歇维持。④ 定期检查血象及肾功能。⑤ 服用初期适当增加液体摄入量。⑥ 有致突变及致癌可能。 |
| 【作用及用途】 为细胞周期非特异性药物。具有多种生物效应和细胞毒作用。用于霍奇金淋巴瘤等，易通过血脑屏障，故也用于脑肿瘤。<br>【不良反应】 骨髓抑制、白细胞及血小板减少、恶心、呕吐、食欲减退、口腔炎、口干、腹泻、便秘、眩晕、精神错乱、脑电图异常、肝损害、皮炎、脱发、外周神经炎等。<br>【注意点】 ① $t_{max}$ 30～60 min，$t_{1/2}$约 10 min。② 白细胞、血小板过低患者，严重肝肾功能不全者，孕妇及乳母忌用；糖尿病患者及感染时慎用。③ 每周检查白细胞及血小板计数，定期检测肝肾功能。④ 忌与拟交感胺药（如苯丙胺）及三环类抗抑郁药合用。⑤ 忌食富含酪氨酸（奶酪、香蕉、啤酒、腌鱼等）食物，以防中枢兴奋及血压升高。⑥ 与巴比妥、抗组胺药、麻醉药及降压药同时服用，应减少剂量。⑦ 有致畸作用，长期使用可致癌。 |

| 药品名称 | 剂型规格 | 用法 | 成人剂量 | 小儿剂量 |
|---|---|---|---|---|
| **达卡巴肼**<br>(氮烯咪胺,甲嗪咪唑胺)<br>Dacarbazine<br>(DTIC) | 注射剂<br>0.1 g<br>0.2 g | 静滴 | 黑色素瘤:<br>每日<br>0.15～0.25 g/m²<br>每日1次<br>连用5 d<br>间隔3周后可重复<br>霍奇金病:<br>每次0.375 g/m²<br>每15 d 1次 | 霍奇金病:<br>每日0.375 g/m²<br>第1、15 d<br>1疗程28 d |
| **盐酸阿糖胞苷**<br>(胞嘧啶阿拉伯糖苷)<br>Cytarabine Hydrochloride<br>(Cytosine Arabinoside,<br>Ara-C,<br>Cytosar) | 注射剂<br>50 mg<br>0.1 g<br>0.5 g | 皮下<br>肌内<br>静注<br>或<br>静滴 | 每日2～3 mg/kg<br>分2次,以GS或NS 20 ml稀释静注,或以5%～10% GS稀释成0.5 mg/ml,静滴1 h,或以全日量静滴24 h<br>均连用5～7 d<br>急性非淋巴细胞白血病巩固治疗:<br>每次1～2 g/m²<br>每12 h 1次<br>静滴1～3 h<br>共6～8次 | 每日0.1 g/m²<br>每12 h 1次<br>急性非淋巴细胞白血病巩固治疗:<br>每次1～2 g/m²<br>每12 h 1次<br>静滴2～3 h<br>共6～8次 |
| | | 鞘内 | 白血病:<br>每次50 mg<br>治疗<br>以NS 2 ml稀释<br>每3～7 d 1次<br>预防<br>每4～8周1次 | 白血病:<br>每次<br><12个月12 mg<br>～23个月15 mg<br>～35个月25 mg<br>≥36个月30 mg<br>治疗及预防用法同成人 |

| 作用及用途、不良反应、注意点 |
| --- |
| 【作用及用途】 除与丙卡巴肼一样释出 $CH_3^-$ 发挥烷化作用外，还干扰嘌呤生物合成。用于黑色素瘤，也可与其他药物合用治疗霍奇金病、软组织瘤、脑瘤、肺癌、儿童神经母细胞瘤及胰岛细胞瘤。<br>【不良反应】 消化道反应、流感样症状、延迟性骨髓抑制，偶见肝肾功能损害、注射处疼痛。<br>【注意点】 ① $t_{max}$ 30 min，$t_{1/2}$ 19～38 min 并可达 5 h。② 孕妇、乳母忌用；骨髓抑制、肝肾功能不全、感染时慎用。③ 静滴时以 5% GS 250～500 ml 稀释，滴注时间＞30 min，漏出血管外可致组织坏死。④ 每周检查血象 1～2 次，定期检查肝肾功能。⑤ 有致突变、致畸作用，可能有致癌作用。 |
| 【作用及用途】 为嘧啶类抗代谢物。属细胞周期特异性药。主要作用于 S 期，对 $G_1$/S、S/$G_2$ 边界有延缓作用，对单纯疱疹病毒有抑制作用。用于各类急性白血病、慢性白血病急变期、淋巴瘤、脑膜白血病防治等，也可治疗眼部带状疱疹及单纯疱疹性结膜炎。<br>【不良反应】 恶心、呕吐、口腔炎、脱发、皮疹、骨髓重度抑制、骨髓细胞巨幼变，偶有药热、过敏反应、肝功能损害等。<br>【注意点】 ① $t_{1/2}$ 2～2.5 h，故须慢速静滴，分次静注或皮下注射；鞘内注射维持时间长，$t_{1/2}$ 达 11 h。② 孕妇及乳母忌用；白细胞和血小板减少、肝肾功能不全、有痛风或尿酸盐肾结石史者及老人慎用。③ 静滴后可通过血脑屏障，浓度可达血浆浓度的 40%左右。④ 鞘内注射时，同时注入地塞米松可减轻不良反应。⑤ 剂量及疗程应根据血象及病情作适当调整。⑥ 密切随访血象、定期随访肝肾功能。⑦ 与甲氨蝶呤合用时，若先用本品，6 h 后再用甲氨蝶呤疗效相加；如 48 h 后再用则能增效；若先用甲氨蝶呤，后用本品则减效。⑧ 粉针剂溶解后，冷藏可保存 1 周；室温仅保存 24 h。⑨ 大剂量治疗时可出现严重的胃肠道溃疡、坏死性结肠炎等及小脑综合征，有眼球震颤、步态不稳、口吃、辨距障碍及轮替运动，尚可有抽搐、神态改变等，必须立即停药。⑩ 小剂量(每次 4～10 $mg/m^2$，每日 2 次)皮下注射，可用于早幼粒细胞白血病的诱导分化、低增生性白血病及骨髓增生异常综合征。⑪ 有致畸作用。 |

| 药品名称 | 剂型规格 | 用法 | 成人剂量 | 小儿剂量 |
|---|---|---|---|---|
| **盐酸安西他滨**<br>(环胞苷)<br>Ancitabine Hydrochloride<br>(Cyclocytidine, Cyclo-C) | 片剂<br>0.1 g | 口服 | 每次 0.1～0.2 g<br>每日 2～3 次 | |
| | 注射剂<br>0.05 g<br>0.1 g | 肌内<br>静注<br>或<br>静滴 | 每次 0.2～0.6 g<br>每日 1 次<br>1 疗程 5～7 d | 每次 6～10 mg/kg<br>每日 1 次<br>1 疗程 5～7 d |
| | | 鞘内 | 每次 0.05～0.1 g | |
| **盐酸吉西他滨**<br>(健择)<br>Gemcitabine Hydrochloride<br>(Gemzar) | 注射剂<br>0.2 g<br>1 g | 静注<br>或<br>静滴 | 非小细胞肺癌:<br>每次 0.8～1.2 $g/m^2$<br>第 1、8 d<br>静滴 30 min<br>每 3 周 1 次<br>晚期乳腺癌:<br>剂量同上<br>每周 1 次<br>连用 3 周<br>随后休 1 周<br>再每周 1 次<br>连用 3 周<br>随后休 1 周 | |
| **磷酸氟达拉滨**<br>(福达华)<br>Fludarabine Phosphate<br>(Fludara) | 注射剂<br>50 mg | 静注<br>或<br>静滴 | 每次 25 $mg/m^2$<br>每日 1 次<br>连用 5 d<br>1 疗程 4 周<br>用注射用水溶解成 25 mg/ml<br>静注时再以 NS 10 ml 稀释<br>静滴时以 NS 100 ml 稀释,滴注 30 min | |
| **氟尿嘧啶**<br>(5-氟尿嘧啶)<br>Fluorouracil<br>(5-FU) | 片剂<br>50 mg | 口服 | 每次 0.05～0.1 g<br>每日 3 次<br>1 疗程总剂量<br>10～15 g | 每日 5 mg/kg<br>分 3 次<br>餐后服 |

| 作用及用途、不良反应、注意点 |
| --- |
| 【作用及用途】 为阿糖胞苷的脱水衍生物，在体内转化为阿糖胞苷而起作用。用途同571页阿糖胞苷。<br>【不良反应】 似阿糖胞苷，但较轻，偶见头晕、直立性低血压、腮腺肿痛、ALT升高及一过性肺部炎症变化。<br>【注意点】 ① $t_{1/2}$ 8 h。② 余参见阿糖胞苷项下。 |
| 【作用及用途】 为细胞周期特异性新型细胞毒药物。主要作用于S期，能抑制核苷酸还原酶活性，渗入瘤细胞DNA链及RNA分子中，引起细胞凋亡。用于局限、晚期或已转移的非小细胞肺癌及晚期胰腺癌等。<br>【不良反应】 骨髓抑制、肝脏转氨酶异常、胃肠道反应、轻度蛋白尿、血尿、流感样症状、浮肿、脱发、过敏皮疹、嗜睡、低血压等；偶见不明原因肾功能损害，可因血管渗透综合征而导致急性肺水肿。<br>【注意点】 ① $t_{1/2}$ 42～49 min，每周1次用药不引起蓄积。② 孕妇、乳母及对本品过敏者忌用；肝肾功能不全、骨髓功能受损者，儿童及已接受大剂量化疗者慎用。③ 每周检查血常规，定期检测肝肾功能。④ 本品必须用NS溶解，溶解后，浓度勿＞40 mg/ml，再以NS稀释，配制后的溶液应在室温（15～30℃）中贮存，并在24 h内用完。如以每分钟10 mg/m² 滴速，定速静滴可提高疗效，但可能增加毒性。 |
| 【作用及用途】 为DNA、RNA及蛋白质合成抑制剂，能使慢淋白血病的肿瘤细胞发生广泛的DNA改变，也可用于淋巴瘤。<br>【不良反应】 恶心、呕吐、骨髓抑制等较常见，也可致发热、乏力、周围神经病、视力障碍、食欲减退及皮肤红斑等。<br>【注意点】 ① 起作用快速，$t_{1/2}$ 仅数分钟至数十分钟。② 严重肾功能不全者、孕妇及乳母忌用；血细胞低下、肝肾功能不全者，感染时及老人慎用。③ 正在或已接受本品治疗者需输血时应只接受经照射处理过的血液。④ 双嘧达莫及其他腺苷抑制剂可减弱本品疗效。⑤ 余同页557氮芥注意点③④。 |
| 【作用及用途】 为主要作用于S期的细胞周期特异性药物，属嘧啶类抗代谢药。能抑制胸腺嘧啶核苷合成酶，使胸苷酸合成减少，从而抑制DNA及RNA合成。用于乳腺癌、消化道癌、卵巢癌、恶性葡萄胎、绒毛膜上皮细胞癌、膀胱癌、浆膜腔癌性积液、头颈部癌和皮肤癌。 |

| 药品名称 | 剂型规格 | 用法 | 成人剂量 | 小儿剂量 |
|---|---|---|---|---|
| | 注射剂<br>5 ml<br>0.125 g<br>10 ml<br>0.25 g | 静滴 | 每次 0.5 g/m²<br>每日 1 次<br>连用 5 d<br>1 疗程 3 周<br>结肠癌：<br>剂量可达<br>1.2～3 g/m²<br>连续静滴 4～6 h<br>每 2 周 1 次 | |
| **替加氟**<br>(喃氟啶，呋喃氟尿嘧啶)<br>Tegafur<br>(Ftorafur, Futraful, FT-207) | 片剂<br>0.05 g<br>0.1 g | 口服 | 每日 0.6～1.2 g<br>分 2～4 次<br>1 疗程 20～40 g | |
| | 胶囊<br>0.1 g | 口服 | 每次 0.1～0.2 g<br>每日 3～4 次<br>疗程同上 | |
| | 注射剂<br>0.2 g<br>5 ml<br>0.2 g | 静滴 | 每日 15～20 mg/kg<br>每日 1 次<br>溶于 5% GS 或 NS 500 ml 中滴注<br>1 疗程总剂量<br>20～40 g | |
| **氟尿苷**<br>(氟尿脱氧核苷)<br>Floxuridine<br>(5-FUDR) | 注射剂<br>0.1 g<br>0.25 g<br>0.5 g<br>250 ml<br>0.5 g | 静滴 | 每次 15 mg/kg<br>每日 1 次<br>滴注 2～8 h<br>连用 5 d<br>或剂量减半<br>隔日 1 次<br>直至出现不良反应，待毒性减退后再继续用药 | |
| | | 肝动脉灌注 | 每次 0.25～0.5 g<br>每日 1 次<br>1 疗程总剂量 15～20 g | |

| 作用及用途、不良反应、注意点 |
| --- |
| 【不良反应】 消化道反应、白细胞及血小板减少、小脑变性、共济失调、肝肾功能损害、脱发及血栓性静脉炎，药物外溢可引起局部疼痛、坏死或蜂窝织炎，偶有心肌缺血。<br>【注意点】 ① $t_{1/2}$ 20 h。② 孕妇尤其妊娠初 3 个月内，乳母，水痘、带状疱疹、恶液质或全身衰竭者忌用；感染时，体质较差、贫血、白细胞及血小板低下、肝肾功能不全者及老人慎用。③ 用后发生口炎、咽炎或腹泻每日 5 次以上者停用。④ 定期检查血象及肝肾功能。⑤ 为减少消化道出血，用本品时勿饮酒或同用阿司匹林。⑥ 另有复方氟尿嘧啶片剂、酯质体口服液等剂型，片剂每片含本品 50 mg、环磷酰胺 5 mg、鲨肝醇 12 mg、奋乃静、白及粉及乌贼骨粉。其成人剂量分别为片剂每次 2～4 片，每日 3 次；酯质体口服液每次 10 ml，每日 3 次，1 疗程为 1 000 ml。 |
| 【作用及用途】 为氟尿嘧啶的衍生物。在体内转化为氟尿嘧啶而发挥作用，故抗肿瘤谱与氟尿嘧啶相似，但作用较后者持久，毒性仅为后者的 1/7～1/4。用于胃癌、结肠癌、直肠癌、胰腺癌，亦用于肺癌、肝癌、乳腺癌、膀胱癌等。<br>【不良反应】 同 573 页氟尿嘧啶，但较轻。<br>【注意点】 ① 服后 $t_{max}$ 2 h，$t_{1/2}$ 5 h。② 孕妇及乳母忌用；肝肾功能不全者慎用。③ 用药前 48 h 先服致敏剂左旋咪唑 0.2 $g/m^2$，可对肿瘤患者之细胞免疫起调节作用。④ 用药期间需检查白细胞、血小板计数。⑤ 注射液应避免与钙、镁离子和酸性药物混合使用。⑥ 不宜与维生素 $B_6$ 同服。⑦ 餐后服用可减轻对胃肠道刺激。⑧ 另有栓剂，每只 0.5 g、0.75 g。每次 0.5～1.0 g，每日 1 次，直肠给药，1 疗程总剂量 20～40 g。 |
| 【作用及用途】 为氟尿嘧啶脱氧核苷的衍生物，能在组织中有效地转化为 5-FU 而发挥作用。用于肝癌、胃肠道癌、乳腺癌、胰腺癌及肺癌。<br>【不良反应】 白细胞减少、恶心、呕吐、食欲减退、腹胀、口渴、腹泻等；颈动脉插管易致口腔炎；肝动脉灌注可引起化学性肝炎及碱性磷酸酶与胆红素升高。<br>【注意点】 ① 孕妇、乳母忌用；肝肾功能不全、骨髓抑制、感染时、水痘患者及小儿慎用。② 注射液配制方法，先以 8～10 ml 注射用水溶解，再以 5% GS 稀释。③ 肝癌以肝动脉用药为好。 |

| 药品名称 | 剂型规格 | 用法 | 成人剂量 | 小儿剂量 |
|---|---|---|---|---|
| **去氧氟尿苷**<br>(氟铁龙)<br>Doxifluridine<br>(Furtulon, 5 - DFUR) | 胶囊<br>0.1 g<br>0.2 g | 口服 | 每次 0.2～0.3 g<br>每日 3～4 次 | |
| **卡莫氟**<br>(嘧福禄,乙胺尿嘧啶)<br>Carmofur<br>(HCFU, Mifurol, Yamfur) | 片剂<br>0.05 g<br>0.1 g<br>颗粒剂<br>0.75 g<br>1 g | 口服 | 每次 0.2 g<br>每日 3～4 次<br>或<br>每日 12～18 mg/kg<br>(每日＜0.9 g)<br>分 2～4 次 | |
| **盐酸柔红霉素**<br>(正定霉素,红比霉素,柔毛霉素)<br>Daunorubicin Hydrochloride<br>(Daunomycin, DNR, Rubidomycin) | 注射剂<br>10 mg<br>20 mg | 静注 | 每次 30～45 $mg/m^2$<br>每日 1 次<br>连用 3 d<br>每疗程 3～4 周<br>累积量＜0.5 $g/m^2$<br>(曾接受胸部放疗者＜0.4 $g/m^2$) | 每次 20～30 $mg/m^2$<br>每日 1 次<br>连用 2～3 d<br>或每周 1 次<br>连用 3～4 周<br>累积量＜0.3 $g/m^2$<br>＜2 岁<br>＜0.2～0.25 $g/m^2$ |

| 作用及用途、不良反应、注意点 |
| --- |
| 【作用及用途】 为氟尿嘧啶之前体。口服易吸收，在肿瘤组织内转化为氟尿嘧啶，其浓度高于正常组织，利于发挥抗肿瘤作用。用于消化道癌、乳腺癌等。<br>【不良反应】 大致同 573 页氟尿嘧啶，但略轻，偶有倦怠、感觉及步履障碍等。<br>【注意点】 ① 对本品过敏者、孕妇及乳母忌用；肝肾功能不全、有心脏病或既往史者及老人慎用。② 定期检查血象及肝肾功能。③ 勿与抗病毒药索拉夫定(Sorivudine)合用，以免引起致命的严重血液障碍。④ 有致畸作用。 |
| 【作用及用途】 为嘧啶类抗代谢药。在体内缓慢释出氟尿嘧啶而发挥抗癌作用，抗瘤谱广。对结、直肠癌有显效，也可治胃癌、肝癌及乳腺癌等。<br>【不良反应】 大致同 573 页氟尿嘧啶，一过性轻度发热、尿频、便意较多见，但骨髓抑制明显减轻，偶有神经、精神症状。<br>【注意点】 ① $t_{max}$ 3～4 h，血药浓度维持较久。② 孕妇、乳母及小儿忌用；营养不良、消化道溃疡或出血者及肝肾功能不全者慎用。③ 用药期间勿饮酒，以免引起脑缺血样症状及意识模糊。④ 用药期间如出现下肢无力、步履蹒跚、言语不清、头晕、麻木及便意者应及时停药，以免加重白质脑病。⑤ 定期检查血象及肝肾功能。⑥ 与抗胆碱药、镇静剂等合用可有一定的对抗效果。 |
| 【作用及用途】 为蒽环类抗生素。能与 DNA 稳固结合，抑制 DNA 与 RNA 的合成，属细胞周期非特异性药物，对 S 期细胞较敏感。用于急性白血病，也可用于慢性粒细胞白血病急变期。<br>【不良反应】 骨髓抑制、心脏毒性、消化道反应均较常见；急性心脏毒性常为 EKG 变化，多呈可逆性；延迟性心脏毒性，可致心律失常、心力衰竭，与用药剂量有关，为不可逆性；药液渗漏可致组织坏死，药液过浓则可致血栓性静脉炎；少数可致肝肾功能损害、脱发等。<br>【注意点】 ① $t_{1/2}$ 18.5 h，其抗癌活性代谢产物柔红霉素醇 $t_{1/2}$ 26.7 h。② 对本品及蒽环类药过敏者、心脏病患者、孕妇(尤其妊娠初 3 个月)、乳母、用过足量多柔比星或表柔比星者、明显感染者及严重白细胞或血小板减少的白血病患者忌用；肝肾功能不全者及老人慎用。③ 为防外渗及静脉炎，应将经稀释的药液(浓度 2 mg/ml)由正在畅流的静脉输液管下端注入，用时 3～5 min，然后再以 NS 或 5% GS 冲注。④ 隔日做血常规，定期查骨髓象及肝肾功能。⑤ 治疗前后作心脏功能测定(EKG、超声心动图、血清酶学检查及左心室射血分数检查，且计算累计总量)，停药后亦需长期定期作上述心脏检查。⑥ 出现过敏反应即停用。⑦ 与多柔比星有交叉耐药性。⑧ 尿色可红染。⑨ 不宜与酸性、碱性药物配伍。⑩ 其 NS 溶液室温下可保存 3 周。⑪ 有致癌、致畸及致突变作用。 |

| 药品名称 | 剂型规格 | 用法 | 成人剂量 | 小儿剂量 |
|---|---|---|---|---|
| **盐酸多柔比星**<br>(阿霉素,阿德里亚霉素)<br>Doxorubicin Hydrochloride<br>( Adriamycin, ADR, DXR) | 注射剂<br>10 mg<br>20 mg<br>50 mg | 静注<br>或<br>静滴 | 每次 50～75 mg/m²<br>每 3～4 周 1 次<br>累积量<br><0.4～0.45 g/m² | 同成人<br>累积量<br>< 0.3 g/m²<br><2 岁<br><10 mg/kg |
| **盐酸表柔比星**<br>(表阿霉素)<br>Epirubicin Hydrochloride<br>(Pharmorubicin, E-ADM) | 注射剂<br>10 mg<br>50 mg | 静注 | 实体瘤:<br>每次 40～50 mg/m²<br>每 3 周 1 次<br>急性白血病:<br>每次 20～40 mg/m²<br>每 3～4 周 1 次<br>累积量<br>0.55 g/m² | 淋巴瘤:<br>每次 50～75 mg/m²<br>每 3～4 周 1 次<br>急性白血病:<br>每次 30 mg/m²<br>每日 1 次<br>连用 3 d |
| **盐酸吡柔比星**<br>(吡喃阿霉素)<br>Pirarubicin Hydrochloride<br>(THP-ADM) | 注射剂<br>10 mg<br>20 mg | 静注 | 实体瘤:<br>每次 40～50 mg/m²<br>急性白血病:<br>25～40 mg/m²<br>均每 3～4 周 1 次或<br>每次 7～20 mg/m²<br>每日 1 次,连用 5 d,至骨髓功能恢复后可重复 | 急性白血病:<br>每日 7～20 mg/m²<br>连用 5 d |
| | | 膀胱内注入 | 每次 15～30 mg<br>每日 1 次<br>每周 3 次<br>每次膀胱内保留 1～2 h<br>连用 2～3 周<br>(0.5～1 mg/ml) | |

| 作用及用途、不良反应、注意点 |
|---|
| 【作用及用途】 为细胞周期非特异性药物，对S期及M期作用最明显。作用似577页柔红霉素，但略强。用于各种急性白血病、淋巴瘤、乳腺癌、支气管癌、卵巢癌、软组织瘤、横纹肌肉瘤、尤因肉瘤、肾母细胞瘤、膀胱癌、甲状腺癌、头颈部鳞癌、睾丸癌、骨癌、肝癌等。<br>【不良反应】 同柔红霉素。骨髓抑制作用较明显。<br>【注意点】 ① $t_{1/2}$3～10 h。② 同柔红霉素注意点②③④⑤⑦⑧⑩。③ 与环磷酰胺、长春新碱、顺铂、丝裂霉素及亚硝脲类药物等合用，可获增效。④ 与阿糖胞苷合用可致坏死性结肠炎。⑤ 与环磷酰胺合用可加重膀胱损害。⑥ 与放线菌素D合用可加重心脏毒性。⑦ 水溶液避光室温贮放可保存24 h，4～10℃贮存可保存48 h。⑧ 盐酸多柔比星脂质体，又名楷莱(Caelay)，每支10 ml (20 mg)，用于卡波西肉瘤，需静滴，心脏毒性略轻，应室温避光保存，勿冷藏。 |
| 【作用及用途】 为多柔比星的同分异构体。疗效较优，且毒性较小。用于霍奇金淋巴瘤、急性白血病、乳腺癌、恶性黑色素瘤、肾母细胞瘤、支气管肺癌、软组织肉瘤、膀胱癌等。<br>【不良反应】 胃肠道反应、骨髓抑制及心脏毒性较柔红霉素轻，可有脱发和色素沉着。<br>【注意点】 ① $t_{1/2}$ 30 h。② 对本品及蒽环类药过敏者、孕妇及乳母忌用；高血压、心脏病、骨髓抑制、肝肾功能不全者及老人慎用。③ 药液外渗可致局部肿痛甚至坏死。④ 静注方法同577页柔红霉素注意点③。⑤ 与环磷酰胺、氟尿嘧啶、甲氨蝶呤、顺铂等合用有协同作用。⑥ 与柔红霉素及多柔比星有交叉耐药性。⑦ 药物溶解后，室温保持24 h，冰箱内保存48 h，避免日光直射。⑧ 余同柔红霉素注意点④⑤⑥⑧⑩。 |
| 【作用及用途】 为蒽环类抗生素，属细胞周期非特异性药。使细胞增殖阻滞于$G_2$期，抗癌谱广。用于急性白血病、淋巴瘤、头颈部肿瘤、胃癌、乳腺癌、膀胱癌、卵巢癌、子宫癌等。<br>【不良反应】 骨髓抑制、消化道反应、EKG异常及脱发等，但发生率低，也较短，注射部位疼痛、静脉炎，偶可使AST、ALT升高及肾脏损害。<br>【注意点】 ① $t_{1/2}$约28 min。② 对本品过敏者、严重器质性心脏病患者、孕妇、乳母及感染水痘患者忌用；感染时，心、肝、肾及骨髓功能不全者慎用。③ 应定期作血象、肝肾功能和心功能检查。④ 静注勿外漏。⑤ 本品不仅难溶于NS，且使其效价降低，故用前宜以注射用水或5% GS溶解。⑥ 用药期间应注意感染和出血倾向。⑦ 心脏毒性较轻。⑧ 累积剂量可参考本页多柔比星。 |

| 药品名称 | 剂型规格 | 用法 | 成人剂量 | 小儿剂量 |
|---|---|---|---|---|
| **盐酸依达比星**<br>(去甲氧柔红霉素,善唯达)<br>Idarubicin Hydrochloride<br>(Idamycin, IDR, Zavedos) | 注射剂<br>5 mg<br>10 mg | 静注 | 每次 12 mg/m²<br>每日 1 次<br>于 10～15 min 内注入<br>连用 3 d<br>累积量＜93 mg/m² | 每次 10 mg/m²<br>每日 1 次<br>于 10～15 min 内注入<br>连用 3 d |
| **盐酸米托蒽醌**<br>(二羟蒽二酮)<br>Mitoxantrone Hydrochloride<br>(Novantrone) | 注射剂<br>10 mg<br>20 mg<br>25 mg<br>10 ml<br>20 mg<br>12.5 ml<br>25 mg | 静注或静滴 | 实体瘤:<br>每次 12～14 mg/m²<br>间隔 3～4 周 1 次<br>以不少于 50 ml<br>NS 或 5% GS<br>稀释后静滴<br>30 min,或缓慢静注＞3～5 min<br>急性非淋巴细胞白血病:<br>每次 8～10 mg/m²<br>每日 1 次<br>连用 5 d,间隔 3 周后可重复 | 实体瘤:<br>每次 12～14 mg/m²<br>用法同成人<br>急性非淋巴细胞白血病:<br>每次 8～10 mg/m²<br>连用 5 d<br>间隔 3 周后<br>可重复 |
| **丝裂霉素**<br>(自力霉素)<br>Mitomycin<br>(Ametycine, Mutamycin, MMC) | 注射剂<br>2 mg<br>4 mg<br>8 mg<br>10 mg | 静注 | 一般剂量每次<br>5～10 mg/m²<br>每 3 周 1 次<br>大剂量每次<br>20 mg/m²<br>每 6～8 周 1 次<br>累积量均＜50 mg/m² | |
| | | 腔内 | 每次 4～10 mg<br>以 NS 20～100 ml<br>稀释,每 5～7 d<br>1 次<br>1 疗程 4～6 次 | |

| 作用及用途、不良反应、注意点 |
| --- |
| 【作用及用途】 与577页柔红霉素相似，有较强亲脂性，细胞毒性为柔红霉素的10倍，抗肿瘤作用强于多柔比星。用于急性白血病及淋巴瘤。<br>【不良反应】 同柔红霉素，心脏毒性较小。<br>【注意点】 ① 注射后数分钟内即达细胞浓度峰值，$t_{1/2}$ 11～25 h，活性代谢产物 $t_{1/2}$ 41～69 h，尚能透过血脑屏障。② 同柔红霉素②③④⑤⑧。③ 以注射用水稀释，浓度1 mg/ml。④ 一旦不慎与皮肤、眼睛接触，可即用大量清水冲洗。⑤ 与阿糖胞苷或(和)依托泊苷合用可增强疗效。⑥ 配制后溶液2～8℃保存＜24 h。⑦ 动物实验有致畸作用。 |
| 【作用及用途】 与蒽环类药物结构相似，作用与柔红霉素相似，毒性较多柔比星小。用于急性白血病、淋巴瘤、晚期乳腺癌，对胃癌及肠癌等也有一定疗效。<br>【不良反应】 消化道反应、骨髓抑制较多，心脏毒性较轻，少见神经毒性。<br>【注意点】 ① $t_{1/2}$ 40～120 h。② 用蒽环类已近累积量及骨髓抑制明显者忌用；心、肾、肺功能不全，全身情况不良，已经纵隔放疗者慎用。③ 勿与皮肤黏膜或眼接触，一旦接触，即用大量清水冲洗。④ 定期检查血象、肝肾功能及EKG。⑤ 药液外渗，应立即更换静脉。⑥ 总剂量终身＜0.14～0.16 g/m$^2$，用过多柔比星则＜0.1～0.12 g/m$^2$。⑦ 注射后24 h可使小便染成蓝绿色。⑧ 与阿糖胞苷、甲氨蝶呤、环磷酰胺、长春新碱、氟尿嘧啶合用优于单用。⑨ 与蒽环类仅有部分交叉耐药性。⑩ 与大多数抗癌药不易发生交叉耐药。⑪ 稀释后应在24 h内使用。 |
| 【作用及用途】 能与DNA的双螺旋结构形成交联，破坏其结构和功能，抑制其复制，为细胞周期非特异性药物。用于肠癌、食管癌、胃癌、淋巴瘤、胰腺癌、肺癌、乳腺癌、卵巢癌，但缓解期均较短；也可用于皮肤的癌性溃疡。<br>【不良反应】 白细胞和血小板减少、出血时间延长、食欲减退、恶心、呕吐、蛋白尿、药疹等，长期应用可致闭经、精子缺乏。<br>【注意点】 ① 静注 $t_{1/2}$ 50 min，除中枢神经系统外的药物组织浓度较高。② 妊娠初3个月、乳母、感染时及有出血倾向者忌用；肝肾功能不全、骨髓抑制者及老人慎用。③ 静滴用于年老体弱或胃肠反应较严重者。④ 忌用GS稀释。⑤ 注射时药液勿外漏。⑥ 腔内注射前应尽可能抽尽腔内积液。⑦ 可局部湿敷，以2～4 mg溶于NS 10～20 ml中，每日1次，1疗程10～20次。湿敷时应先清洗创面，去除腐肉。⑧ 每周检查白细胞及血小板计数1～2次。⑨ 大剂量间歇用药优于每日小剂量治疗；但如每次剂量超过20 mg，则只增加毒性，而不能增效。⑩ 与维生素C、$B_1$、$B_6$ 等配伍静脉应用时，可使疗效显著下降。⑪ 慎与他莫昔芬、多柔比星、长春碱、长春瑞滨合用。 |

| 药品名称 | 剂型规格 | 用法 | 成人剂量 | 小儿剂量 |
|---|---|---|---|---|
| **盐酸平阳霉素**<br>(博来霉素 $A_5$，争光霉素 $A_5$)<br>Bleomycin $A_5$ Hydrochloride<br>(Pingyangmycin, PYM) | 注射剂<br>4 mg<br>8 mg<br>10 mg | 深部肌内 | 每次 8～10 mg<br>隔日 1 次<br>可酌情增减每周次数<br>1 疗程总剂量<br>0.2～0.3 g | 每次 10 mg/m²<br>隔日 1 次<br>1 疗程总剂量 0.2 g<br>或按方案而定 |
| | | 静注 | 同上<br>以 NS 稀释<br>浓度 4～15 mg/ml<br>静注＞10 min | 同上<br>用法同成人 |
| **放线菌素 D**<br>(更生霉素)<br>Dactinomycin<br>(Actinomycin D, ACTD) | 注射剂<br>0.1 mg<br>0.2 mg<br>0.5 mg | 静注或静滴 | 每次 0.2～0.4 mg<br>每日 1 次<br>或隔日 1 次<br>1 疗程总剂量<br>4～6 mg | 每次 0.45 mg/m²<br>每日 1 次<br>连用 5 d<br>1 疗程 3～6 周 |
| **硫酸长春碱**<br>(长春花碱)<br>Vinblastine Sulfate<br>(Velban, Vincaleukoblastine, VLB) | 注射剂<br>10 mg<br>15 mg | 静注 | 每次 6 mg/m²<br>每周 1 次<br>以 NS 20 ml 溶解<br>根据血白细胞计数调整剂量<br>最大剂量<br>1 次 18.5 mg/m²<br>1 疗程总剂量 60～80 mg | 每次 3～6 mg/m²<br>每周 1 次<br>以 NS 20 ml 溶解<br>根据血白细胞计数调整剂量<br>最大剂量<br>1 次 18.5 mg/m²<br>1 疗程总剂量 35～60 mg |

| 作用及用途、不良反应、注意点 |
| --- |
| 【作用及用途】 为复合糖肽族抗生素，属细胞周期非特异性药，对 $G_2$ 期作用显著。能使 DNA 链断裂，阻止 DNA 复制，从而发挥疗效。用于各种鳞癌、淋巴瘤、睾丸癌等。<br>【不良反应】 发热、食欲减退、脱发、皮肤角化、色素沉着、手背肥厚、指甲变色、口腔炎及肺纤维化等，偶见过敏反应与轻度肾脏及肾上腺皮质功能损害等。<br>【注意点】 ① 静注后 $t_{max}$ 30 min，$t_{1/2}$ 90 min。② 孕妇忌用；老人、乳母、肺部接受放射治疗及肺功能不全者慎用。③ 对骨髓抑制轻微，也不抑制免疫功能。④ 首次用药时宜先给 1/3 量，若无反应再给余量；对淋巴瘤患者试验量更小(＜2 mg)。⑤ 用药前应先给糖皮质激素，可减轻反应，也应做好抢救准备。⑥ 应定期摄胸片，作肺、肝、肾功能检查及血常规，如出现肺炎样改变或肺纤维化时应立即停药，并给糖皮质激素。⑦ 用药后应避免日晒。⑧ 与青霉素、萘夫西林、羧苄西林、头孢噻吩、头孢唑啉等的钠盐，甲氨蝶呤，丝裂霉素，氨茶碱，琥珀酸氢化可的松钠及维生素 C 等有配伍禁忌。⑨ 慎与顺铂合用，因后者的肾毒性可减低本品清除率。⑩ 与长春新碱合用，应观察交叉耐药性。⑪ 有致突变、致畸作用；在动物中有致癌作用。 |
| 【作用及用途】 为细胞周期非特异性药。主要作用于 $G_1$ 期细胞，还能阻碍 RNA 与蛋白质的合成。与放射治疗同用，可增强后者的杀细胞作用；尚有免疫抑制功效。用于绒毛膜上皮细胞癌、肾胚胎瘤、横纹肌肉瘤、睾丸癌、尤因肉瘤、骨肉瘤等。<br>【不良反应】 恶心、呕吐、腹痛、腹泻、食欲减退、口腔溃疡、白细胞及血小板减少、脱发、色素沉着、皮肤红斑、血栓性静脉炎、闭经、精子缺乏及肝功能损害等。<br>【注意点】 ① $t_{1/2}$ 36 h。② 孕妇忌用；乳母，感染时，肝功能不全、骨髓功能低下者慎用。③ 临用时新鲜配制，宜用 5% GS 500 ml 稀释后静滴或溶于 NS 20～40 ml 后静注，配制及使用时应避光。④ 注射时勿漏出血管外，以免局部坏死。⑤ 每周检查白细胞及血小板计数 1～2 次，定期检查肝肾功能。⑥ 本品亦可作动脉滴注及腹腔注射。⑦ 若有明显出血倾向，应暂停药。⑧ 本品能降低维生素 K 的疗效。⑨ 接触本品应防止吸入或沾染皮肤。⑩ 有致畸及致突变作用。 |
| 【作用及用途】 能抑制微管蛋白聚合，以阻碍纺锤体形成，使有丝分裂停止于中期，为细胞周期 M 期特异性药物，还有免疫抑制作用。用于淋巴瘤、睾丸癌、乳腺癌、绒毛膜上皮癌等，也可用于朗格汉斯细胞组织细胞增生症。<br>【不良反应】 骨髓抑制及局部刺激，偶有胃肠道反应、神经肌肉毒性(麻木、疼痛、肌肉震颤等)、脱发，长期应用可引起闭经及精子缺乏。<br>【注意点】 ① $t_{1/2}$ 约 100 min。② 孕妇及乳母忌用；骨髓抑制、肝功能损害、感染时、有痛风及尿酸盐肾结石史者慎用。③ 外漏可致局部坏死，应注入畅流中的输液管内。④ 定期检查血象、肝肾功能。⑤ 与丝裂霉素合用，可使后者的肺毒性增大，偶见危及生命的支气管痉挛。⑥ 有致突变或致癌作用。 |

| 药品名称 | 剂型规格 | 用法 | 成人剂量 | 小儿剂量 |
|---|---|---|---|---|
| **硫酸长春新碱**<br>(醛基长春碱)<br>Vincristine Sulfate<br>(Leurocristine, Oncovin, VCR) | 注射剂<br>1 mg | 静注 | 每次 1～1.4 $mg/m^2$<br>(每次<2 mg)<br>每周 1 次<br>以 NS 20 ml 溶解 | 每次 50～75 μg/kg<br>(每次<2 mg)<br>每周 1 次<br>以 NS 20 ml 溶解 |
| | | 静滴 | 慢性特发性血小板减少性紫癜:<br>每次<br>0.015～0.03 mg/kg<br>每周 1 次<br>静滴 8 h | 慢性特发性血小板减少性紫癜:<br>同成人 |
| **长春地辛**<br>(长春花碱酰胺,西艾克)<br>Vindesine<br>(Desacetyl-Vinblastine Amide, VDS) | 注射剂<br>5 mg<br>10 mg | 静注<br>或<br>静滴 | 每次 3 $mg/m^2$<br>每周 1 次<br>1 疗程 4～6 周 | 每次 3 $mg/m^2$<br>每周 1 次<br>1 疗程 4～6 周 |
| **重酒石酸长春瑞滨**<br>(失碳长春碱,异长春花碱,诺维本)<br>Vinorelbine Bitartrate<br>(Navelbine, NVB) | 注射剂<br>1 ml<br>10 mg<br>5 ml<br>50 mg | 静注<br>或<br>静滴 | 每次 25～30 $mg/m^2$<br>每周 1 次<br>以 NS 或 5% GS 稀释静注或静滴毕,再沿此静脉输入 NS 或 5% GS 100～250 ml | |
| **紫杉醇**<br>(泰素,特素,紫素)<br>Paclitaxel<br>(Taxol) | 注射剂<br>20 mg<br>0.15 g<br>5 ml<br>30 mg<br>25 ml<br>0.15 g | 静滴 | 卵巢癌、乳腺癌:<br>每次 0.135 $g/m^2$<br>静滴 24 h<br>或每次 0.175 $g/m^2$<br>3 h 滴完<br>均以 NS 或 5% GS 500 ml 稀释 | |

| 作用及用途、不良反应、注意点 |
| --- |
| 【作用及用途】 同583页长春碱；剂量增大时，可杀伤S期细胞。用于急性淋巴细胞白血病、淋巴瘤、肾母细胞瘤、神经母细胞瘤、子宫颈癌、前列腺癌、晚期乳腺癌，亦可用于慢性特发性血小板减少性紫癜。<br>【不良反应】 与长春碱相似，但骨髓抑制与消化道反应较轻，而周围神经毒性较大。<br>【注意点】 ① $t_{1/2}$ 2.27 h。② 婴儿、老人慎用。③ 同长春碱注意点②③④。④ 与环磷酰胺或甲氨蝶呤合用时应先用本品，否则疗效减弱。⑤ 先给本品，再于12～24 h后给门冬酰胺酶可减少毒性。⑥ 与铂制剂合用时可增强第8对脑神经毒性。⑦ 老人剂量：每次＜1 mg。 |
| 【作用及用途】 为M期周期特异性药物。作用较长春碱及长春新碱强，抗癌谱广。用于急性淋巴细胞白血病、慢性粒细胞白血病急变期、乳腺癌、非小细胞肺癌、淋巴瘤，对恶性黑色素瘤、食管癌、头颈部肿瘤、卵巢癌、肾母细胞瘤和肾癌也有效。<br>【不良反应】 介于长春碱与长春新碱之间，骨髓抑制较长春碱轻，神经毒性较长春新碱轻，尚有生殖毒性及致畸作用。<br>【注意点】 ① $t_{1/2}$ 55 min。② 骨髓功能低下、严重感染者忌用；肝肾功能不全者、孕妇应慎用。③ 近期用过中等量长春碱或鬼臼类药物者宜减量或减少使用次数。④ 静注时应谨防外溢。⑤ 可用NS或5% GS溶解和稀释。⑥ 不可与抗生素或其他药物混合使用。⑦ 与长春碱及长春新碱无完全交叉耐药性。 |
| 【作用及用途】 为半合成长春碱。作用与583页长春碱相似，肺中浓度较高。用于小细胞肺癌，也可治疗卵巢癌、乳腺癌及淋巴瘤。<br>【不良反应】 骨髓抑制。其他毒性为长春碱类中毒性较轻者；神经毒性小于长春新碱。<br>【注意点】 ① $t_{1/2}$ 39.5 h。② 骨髓抑制、严重肝功能不全者，孕妇及乳母忌用。③ 静注液浓度1.5～3 mg/ml，静注6～10 min，静滴液浓度0.5～2 mg/ml，静滴15～20 min。④ 同长春碱注意点③④。⑤ 一旦溅入眼内应用大量液体冲洗。 |
| 【作用及用途】 为新型抗微管剂，能抑制细胞有丝分裂。用于化疗失败后转移的卵巢癌、乳腺癌，对白血病、肺癌也有效。<br>【不良反应】 骨髓抑制、脱发、恶心、呕吐、腹泻、周围神经疾病、关节痛、肌痛、皮疹、瘙痒，偶致低血压、心动过缓、心律不齐等。<br>【注意点】 ① $t_{1/2}$ 5.3～17.4 h。② 血白细胞＜$1.5 \times 10^9$/L、对环胞素和替尼泊苷浓缩注射液有过敏史者，孕妇及乳母忌用。③ 为防止严重过敏反应，用 |

| 药品名称 | 剂型规格 | 用法 | 成人剂量 | 小儿剂量 |
|---|---|---|---|---|
| | | | 均每3周重复1次<br>非小细胞肺癌：<br>每次<br>0.175～0.25 g/m$^2$<br>静滴3 h<br>每3周重复1次 | |
| **多西他赛**<br>(泰素帝)<br>Docetaxel<br>(Taxotere) | 注射剂<br>0.5 ml<br>20 mg<br>2 ml<br>80 mg | 静滴 | 每次<br>0.075～0.1 g/m$^2$<br>每次静滴1 h<br>每3周1次 | |
| **高三尖杉酯碱**<br>Homoharring-<br>tonine<br>(HHRT) | 注射剂<br>1 ml<br>1 mg<br>2 ml<br>2 mg | 静滴 | 每次<br>0.05～0.08 mg/kg<br>以5%～10% GS<br>250～500 ml稀释<br>于3～5 h滴完<br>隔1～2周可再用<br>或每次1～4 mg<br>每日1次<br>连用7～10 d | 每次4～6 mg/m$^2$<br>每日1次<br>1疗程7～9 d |
| **羟喜树碱**<br>(羟基喜树碱)<br>Hydroxycamp-<br>tothecine<br>(HCPT) | 注射剂<br>2 mg<br>5 mg<br>8 mg | 静注<br>或<br>静滴 | 每次4～8 mg<br>每日或隔日1次<br>用NS稀释<br>1疗程总剂量<br>0.06～0.12 g | 每次2 mg<br>用法同成人 |

| 作用及用途、不良反应、注意点 |
|---|
| 药前 12 h 及 6 h 前口服地塞米松各 10～20 mg，注射前 30～60 min 给苯海拉明 50 mg 口服及西咪替丁 0.3 g 溶于 NS 20 ml 内静注。④ 本品的贮存及配制、滴注时应采用非聚氯乙烯材料的器具，滴注前应充分混匀，并经孔径＜0.22 μm 的微孔膜滤器滤过。⑤ 用药后 1 h 内，应每 15 min 测血压、心率、呼吸次数及观察有否超敏反应。⑥ 用药期间应密切随访血象。⑦ 如与顺铂合用，先用本品可减轻骨髓抑制。⑧ 服用酮康唑可抑制本品的代谢。 |
| 【作用及用途】 作用同 585 页紫杉醇。用于治疗失败的局部晚期及转移性乳腺癌及局部晚期或转移性非小细胞肺癌。<br>【不良反应】 骨髓抑制、面红、皮疹、胸闷、背痛、呼吸困难、发热、寒战、恶心、呕吐、体液潴留、脱发、乏力、黏膜炎、关节痛、低血压和注射部位反应，罕见神经及心血管毒性。<br>【注意点】 ① $t_{1/2}$ 36 min。② 对本品及其溶剂(吐温 80)有过敏史、严重肝功能不全、中性粒细胞＜$1.5\times10^9$/L 者，孕妇及乳母忌用。③ 用药前 1 d 起口服地塞米松 8 mg，每 12 h 1 次，连用 3～5 d。④ 用药过程中，如血压下降＞20 mmHg、喘息、全身皮疹或出现红斑，应立即停用。⑤ 用药期勤查血细胞计数，每次用药前查肝功能等。⑥ 预注射液配制：先抽取溶剂，注入含本品的小瓶中，拔出针头，用手振摇 15 s，静置 5 min 后，如呈澄明可待用。此混合液含本品 10 mg/ml，然后将患者所需用量，注入 5% GS 或 NS 250 ml 或更多中(浓度＜0.74 mg/ml)，滴注约 1 h。⑦ 2～8℃避光贮存。预制液及最后配制液在室温下 8 h 内稳定，但仍建议配制后立即使用。 |
| 【作用及用途】 为细胞周期非特异性药物，对 $G_1$、$G_2$ 期细胞杀伤作用最强。多用于急性非淋巴细胞白血病，对慢性粒细胞白血病、真性红细胞增多症和淋巴瘤也有效。<br>【不良反应】 恶心、呕吐、食欲减退、白细胞及血小板减少、心肌损害，偶致心力衰竭、肝功能损害。<br>【注意点】 ① $t_{1/2}$ 50 min。② 严重心脏病患者、孕妇及乳母忌用；明显骨髓抑制、肝肾功能不全者慎用。③ 定期检查血象、肝肾功能及 EKG。④ 勿与碱性药物配伍。⑤ 大剂量静脉推注可致呼吸抑制。⑥ 与蒽环类药物合用，会加重心脏毒性。 |
| 【作用及用途】 为细胞周期特异性药物，主要作用于 S 期。抗瘤谱广，与其他抗肿瘤药无交叉耐药性。用于胃癌、肝癌、食管癌、头颈部癌及急性粒细胞白血病等。<br>【不良反应】 尿频、尿急、白细胞减少、厌食、恶心、头晕、皮疹、脱发，偶见血尿。<br>【注意点】 ① $t_{1/2}$ 29 min。② 孕妇忌用；肾功能减退、尿常规异常及严重心律失常者慎用。③ 稀释后立即使用，不可久置。 |

| 药品名称 | 剂型规格 | 用法 | 成人剂量 | 小儿剂量 |
|---|---|---|---|---|
| | | 膀胱灌注 | 每次 10 mg<br>每周 3 次<br>1 疗程 2～3 周<br>或每周 2 次<br>1 疗程 5～7 周 | |
| **依托泊苷**<br>(足叶乙苷,鬼臼乙叉苷)<br>Etoposide<br>(Vepesid,<br>VP16,<br>VP-16-213) | 胶囊<br>0.05 g<br>0.1 g | 口服 | 每日 0.05 g/m²<br>每日 1 次<br>连用 21 d<br>停 1 周后可重复<br>空腹服 | |
| | 注射剂<br>2 ml<br>40 mg<br>5 ml<br>0.1 g | 静滴 | 每日 0.1 g/m²<br>每 3 周连用 5 d<br>或每日 0.12 g/m²<br>每 3 周连用 3 d<br>(<0.25 mg/ml)<br>静滴≥30 min | 同成人 |
| **替尼泊苷**<br>(鬼臼噻吩苷,卫萌,鬼臼甲叉苷)<br>Teniposide<br>(VM-26,<br>Vumon) | 注射剂<br>5 ml<br>0.05 g<br>0.1 g | 静滴 | 每日 40～60 mg/m²<br>连用 5 d<br>3～4 周可重复<br>或每日 0.1 g/m²<br>连用 2～3 d<br>3～4 周可重复<br>或每次 1～3 mg/kg<br>每周 1 次<br>可持续 2～3 个月 | 同成人 |
| **盐酸拓扑替康**<br>(和美新,托泊替康)<br>Topotecan<br>Hydrochloride<br>(Hycamtin) | 注射剂<br>1 mg<br>2 mg<br>4 mg | 静滴 | 每次 1.25 mg/m²<br>每日 1 次<br>以 5% GS 稀释<br>滴注 30 min<br>连用 5 d<br>1 疗程 3 周 | |

| 作用及用途、不良反应、注意点 |
| --- |
| |
| 【作用及用途】 为细胞周期特异性药。主要作用于 S 末期及 $G_2$ 期,通过抑制 DNA 拓扑异构酶Ⅱ,间接诱导 DNA 断裂。抗瘤谱广。用于小细胞肺癌、淋巴瘤、睾丸肿瘤、急性非淋巴细胞白血病,对卵巢癌、乳腺癌、神经母细胞瘤等亦有效。<br>【不良反应】 骨髓抑制较显,消化道反应、脱发,偶致发热、支气管痉挛、直立性低血压与肝功能损害。<br>【注意点】 ① 口服吸收良好,$t_{1/2}$4～12 h。② 对本品过敏者,骨髓抑制者,感染时,严重心、肝、肾功能不全者,孕妇及乳母忌用。③ 临用前以 NS 稀释。④ 漏出血管外可致局部肿痛、溃疡。⑤ 应定期检查血象及肝肾功能。⑥ 与阿糖胞苷、环磷酰胺、卡莫司汀有协同作用。⑦ 与常用细胞毒药物不易产生交叉耐药性,与替尼泊苷可能产生交叉耐药性。⑧ 有致癌、致畸变作用。⑨ 胶囊名凡毕士。 |
| 【作用及用途】 作用似本页依托泊苷,但较强(为 5～10 倍),两者有交叉耐药性。用于急性淋巴细胞白血病、神经母细胞瘤、淋巴瘤、脑瘤、膀胱癌、小细胞肺癌等。<br>【不良反应】 较依托泊苷轻,偶见致死性过敏性休克。<br>【注意点】 ① $t_{1/2}$7～21 h,能通过血脑屏障。② 临用前用 5% GS 或 NS 稀释,浓度为 0.1 mg/ml,滴注>30 min。③ 有 6%～8%以原型由尿排除,可用于膀胱癌的治疗,但药液不能直接注入膀胱。④ 与洛莫司汀、甲环己亚硝脲、平阳霉素合用会加重骨髓毒性。⑤ 余同依托泊苷注意点②③④⑤⑦⑧。 |
| 【作用及用途】 能与拓扑异构酶及 DNA 形成三元复合物,再与复制酶相互作用,造成双股 DNA 损伤,并阻止单股断链的重新连接,属 S 期细胞周期特异性药物。用于开始化疗或序贯化疗失败的转移性卵巢癌及对化疗敏感、一线化疗失败的小细胞肺癌。<br>【不良反应】 白细胞、血小板和血红蛋白减少,食欲减退,恶心,呕吐,乏力,脱发,头痛,口腔炎,腹泻,腹痛,发热,便秘,一过性转氨酶升高。偶见呼吸困难、血尿及 EKG 异常等。<br>【注意点】 ① $t_{1/2}$2.4～4.3 h,可进入并蓄积在脑脊液中。② 对本品或其他喜树碱类过敏、严重骨髓抑制者,孕妇及乳母忌用;肾功能不全者慎用。③ 与其他抗癌药物合用时,应减少本品剂量。 |

| 药品名称 | 剂型规格 | 用法 | 成人剂量 | 小儿剂量 |
|---|---|---|---|---|
| **盐酸伊立替康**<br>(开普拓)<br>Irinotecan<br>Hydrochloride<br>(Campto) | 注射剂<br>2 ml<br>40 mg<br>0.1 g<br>5 ml<br>0.1 g | 静滴 | 大肠癌:<br>每次 0.35 g/m²<br>每 3 周 1 次<br>以 NS 或 5% GS<br>200 ml 稀释<br>滴注 90 min | |
| **枸橼酸他莫昔芬**<br>(三苯氧胺)<br>Tamoxifen<br>Citrate<br>(Nolvodex) | 片剂<br>10 mg | 口服 | 乳腺癌:<br>每次 10～20 mg<br>每日 2 次 | |
| **阿那曲唑**<br>(瑞宁得)<br>Anastrozole<br>(Zeneca,<br>Arimidex) | 片剂<br>1 mg | 口服 | 每次 1 mg<br>每日 1 次 | |
| **福美坦**<br>(蓝他隆)<br>Formestane<br>(Lentaron) | 注射剂<br>0.25 g | 深部肌内 | 每次 0.25 g<br>以 2 ml NS 稀释<br>每 2 周 1 次 | |

| 作用及用途、不良反应、注意点 |
| --- |
| 【作用及用途】 为半合成喜树碱衍生物。能特异性抑制 DNA 拓扑异构酶 I,可诱导单链 DNA 损伤,从而阻断 DNA 复制,产生细胞毒性,作用于细胞周期 S 期。用于转移性大肠癌、胃癌、宫颈癌及卵巢上皮细胞癌等。<br>【不良反应】 厌食、恶心、呕吐、腹泻、全身不适、乏力、头晕、多汗、多泪、唾液分泌增多、视力模糊、骨髓抑制、脱发及肝功能损害等。<br>【注意点】 ① $t_{1/2}$ 9 h。② 同 589 页拓扑替康注意点②③。③ 用药后 24 h 内腹泻,可肌注阿托品 0.5 mg;24 h 后腹泻,可服洛哌丁胺,首剂 4 mg,以后每 2 h 服 2 mg,直至腹泻停止后 12 h,但服用勿逾 48 h,以免引起麻痹性肠梗阻。 |
| 【作用及用途】 为抗雌激素药物。能与雌激素药物受体结合,阻断雌二醇对乳腺癌的促进作用。用于乳腺癌术后辅助治疗及绝经后晚期乳腺癌、卵巢癌、宫体癌。<br>【不良反应】 面部潮红、浮肿、阴道出血、月经抑制、恶心、呕吐、头痛、眩晕、暂时性血小板及白细胞减少症等,大剂量长期应用可致视网膜疾患、视力减退。<br>【注意点】 ① $t_{max}$ 4～7 h,$t_{1/2}$ 7 d。② 孕妇及乳母忌用;肝肾功能不全、白细胞及血小板减少者慎用。③ 治疗前肿瘤活检测定雌激素受体水平,低者本品无效。④ 应定期检查血象。⑤ 大剂量长期应用,应定期作眼科检查。⑥ 服药期间应采取非激素的避孕措施,终止治疗后 2 个月内怀孕会对胎儿有潜在危险。⑦ 与多柔比星、长春新碱、甲氨蝶呤、环磷酰胺、美法仑、氟尿嘧啶合用可提高疗效。⑧ 必须与西咪替丁、法莫替丁、雷尼替丁等合用时,应与上述药物相隔 1～2 h 服用。 |
| 【作用及用途】 为高效、高选择性芳香化酶抑制剂。使雌甾烷二醇不能转化成雌酮,从而减少循环中雌二醇水平,抑制乳癌发展,却无孕激素、雄激素及雌激素等有关的作用,也无须同时补充皮质激素。用于他莫昔芬及其他抗雌激素疗法无法控制的绝经后妇女的晚期乳腺癌及早期乳腺癌的辅助治疗。<br>【不良反应】 皮肤潮红、阴道干涩、头发皮脂过多、关节疼痛僵直;厌食、恶心、呕吐、腹泻;乏力、忧郁、头痛。偶见子宫出血、轻度肝损伤及血浆总胆固醇增高。<br>【注意点】 ① $t_{max}$ 2 h,$t_{1/2}$ 40～50 h。② 绝经前妇女,孕妇,乳母,严重肾功能不全、中至重度肝功能不全、对本品有过敏史者及儿童忌用;驾车或操作机械者慎用。③ 忌与雌激素、他莫昔芬同用,以免降低本品疗效。 |
| 【作用及用途】 可选择性抑制芳香化酶,阻断雌激素合成的最终阶段,即由雄激素向雌激素转化的过程,使雌激素生成减少,从而抑制雌激素依赖型乳腺癌生长。用于绝经后乳腺癌患者,包括其他内分泌药物,如他莫昔芬无效者。<br>【不良反应】 皮肤发痒、疼痛、刺激、烧灼感、无痛性或痛性肿块;偶见皮肤潮红、恶心、呕吐。<br>【注意点】 ① 绝经前妇女、孕妇、乳母及儿童忌用;肝肾功能不全者慎用。② 不慎将药物注入血管,可引起口苦、颜面潮红、心动过速、呼吸困难或眩晕。③ 肌注时应避开原进针点或已有硬结的部位。④ 不宜与任何其他注射液混合使用。⑤ 贮存于 25℃以下;已配就之混悬液在 2～8℃冰箱可保持稳定 24 h。 |

| 药品名称 | 剂型规格 | 用法 | 成人剂量 | 小儿剂量 |
|---|---|---|---|---|
| **氨鲁米特**<br>(氨基导眠能)<br>Aminoglutethimide | 片剂<br>0.125 g<br>0.25 g | 口服 | 每次 0.25 g<br>每日 2 次<br>2 周后改为<br>每次 0.25 g<br>每日 3～4 次<br>最大剂量<br>1 d 1 g | |
| **尼鲁米特**<br>(里奴内酰胺)<br>Nilutamide<br>(Anandrone) | 膜包衣片<br>50 mg | 口服 | 诱导量<br>每日 0.3 g<br>1 次或分次服<br>连用 4 周<br>维持量<br>每日 0.15 g<br>1 次或分次服 | |
| **醋酸亮丙瑞林**<br>(抑那通)<br>Leuprorelin Acetate<br>(Enantone, Lucrin) | 注射剂<br>3.75 mg | 皮下 | 每次 3.75 mg<br>每 4 周 1 次 | |
| **醋酸戈舍瑞林**<br>(诺雷德，性瑞林)<br>Goserelin Acetate<br>(Zoladex, LHRH) | 缓释植入剂<br>3.6 mg | 皮下 | 见 860 页 | |

| 作用及用途、不良反应、注意点 |
| --- |
| 【作用及用途】 在外周组织中阻断芳香化酶,从而抑制雌激素的生成,导致乳腺癌软化和缩小。亦可抑制肾上腺皮质激素的合成。用于绝经期或卵巢切除术后,病情较重或转移的乳腺癌、肾上腺皮质癌、前列腺癌及子宫癌等。<br>【不良反应】 见 14 页格鲁米特项下。<br>【注意点】 ① 同时口服氢化可的松,每次 20 mg,每日 4 次,2 周后改为每次 20 mg,每日 2 次,可增效。② 与他莫昔芬合用,毒性增加。③ 余见氨鲁米特注意点。 |
| 【作用及用途】 为氟他胺同类的非类固醇类抗雄激素,作用持久,也无雄激素的作用。用于已转移的前列腺癌,如与手术及化学去势疗法合用疗效较好。<br>【不良反应】 与 595 页氟他胺相似,少数可致暂时性暗视力调节障碍与色觉障碍。<br>【注意点】 ① 肝功能不全者忌用。② 应定期作眼科检查。 |
| 【作用及用途】 为黄体生成激素释放激素(LHRH)类似物。用药之初能刺激性腺激素分泌,用药 1 周后随有活性的受体量减少,此作用减弱,用药 2～4 周睾丸素与二氢睾丸素浓度降至去势水平,导致前列腺缩小。用于不能或不愿作睾丸切除术的前列腺癌患者。<br>【不良反应】 眩晕、视觉障碍、抑郁、困倦、恶心、呕吐、食欲减退、尿频、排尿障碍、皮疹、瘙痒、骨痛、性欲减退、血肝酶升高等。<br>【注意点】 ① $t_{max}$ 1～2 d。② 对本品过敏者、孕妇及乳母忌用;肾功能不全、输尿管梗阻、有心血管病史、骨质疏松者及老人慎用。③ 用药初期可有骨痛加剧、尿潴留、脊髓压迫。④ 皮下注射宜用粗针头,经常更换注射部位,用药后勿搓揉注射部位。 |
| 【作用及用途】<br>【不良反应】<br>【注意点】<br>参见 861 页戈舍瑞林项下。 |

| 药品名称 | 剂型规格 | 用法 | 成人剂量 | 小儿剂量 |
|---|---|---|---|---|
| **氟他胺**<br>(氟他米特,福至尔)<br>Flutamide<br>(Fugerel) | 片剂<br>0.25 g | 口服 | 每次 0.25 g<br>每 8 h 1 次<br>餐后服 | |
| **醋酸甲地孕酮**<br>(去氢甲孕酮,美可治)<br>Megestrol Acetate<br>(Megace) | 片剂<br>40 mg<br>0.16 g | 口服 | 子宫内膜癌:<br>每日 0.04～0.32 g<br>乳腺癌:<br>每日 0.16 g<br>均 1 次或分次服 | |
| **醋酸甲羟孕酮**<br>(安宫黄体酮,普维拉)<br>Medroxyprogesterone<br>(Depogeston, Provera) | 片剂<br>0.1 g<br>0.5 g | 口服 | 晚期乳腺癌、子宫内膜癌、前列腺癌:<br>每日 0.5～1 g<br>1 次顿服<br>肾癌:<br>每日 0.2～0.4 g<br>分 2 次服 | |
| | 注射剂<br>0.1 g<br>0.15 g | 深部肌内 | 子宫内膜癌、肾癌:<br>见 852 页 | |
| **丙酸睾酮**<br>(丙酸睾丸酮)<br>Testosterone Propionate | 注射剂<br>1 ml<br>10 mg<br>25 mg<br>50 mg<br>0.1 g | 深部肌内 | 绝经后晚期乳腺癌:<br>每次 0.05～0.1 g<br>隔日 1 次<br>连用 2～3 个月 | |

| 作用及用途、不良反应、注意点 |
| --- |
| 【作用及用途】 为非类固醇类雄性激素拮抗物。能竞争性地占有肿瘤细胞上的雄激素受体,从而发挥抑制依赖雄性激素之肿瘤细胞的生长。用于晚期前列腺癌及良性前列腺增生。<br>【不良反应】 男性乳腺发育及(或)乳房肿痛、乳溢、轻度恶心、呕吐、失眠、疲劳、性欲减退、阳痿、暂时性肝功能异常;联合治疗时发热、潮红。<br>【注意点】 ① 主要代谢产物之 $t_{max}$ 3 h,$t_{1/2}$ 12 h。② 对本品过敏者忌用。③ 定期检查肝功能。④ 与双香豆素合用时必须监测凝血酶原时间。⑤ 可能有致癌性,不能长期应用。 |
| 【作用及用途】 为一种高效黄体酮。作用比黄体酮强 75 倍,抗肿瘤机制尚未阐明。用于晚期乳腺癌及子宫内膜癌,对控制患者的厌食及恶病质,使之顺利完成化疗、放疗或手术有助益。<br>【不良反应】 食欲亢进、体重(主要为体脂)增加、水肿、恶心、呕吐、阴道出血、秃发、皮疹等。罕见血栓性静脉炎及肺动脉栓塞。<br>【注意点】 ① 妊娠初 4 个月内及乳母忌用。② 判定疗效,至少连续用药 2 个月以上。 |
| 【作用及用途】 抗肿瘤机制未明。用途与本页甲地孕酮相似,尚可治前列腺癌及肾癌。<br>【不良反应】 乳房胀痛、乳溢、闭经、子宫颈糜烂或宫颈分泌改变、阴道出血、过敏反应、胃肠道反应、体重增加等,尚有手颤、出汗、夜间小腿痉挛,偶致阻塞性黄疸。<br>【注意点】 ① 有高钙血症倾向者忌用;肝肾功能不全者慎用。② 注射剂不得与其他药品混合使用,用前应摇匀。 |
| 【作用及用途】<br>【不良反应】 见 667 页丙酸睾酮项下。<br>【注意点】 |

| 药品名称 | 剂型规格 | 用法 | 成人剂量 | 小儿剂量 |
|---|---|---|---|---|
| **己烯雌酚**<br>(乙底酚)<br>Diethylstilbetrol<br>(Stilbestrol) | 片剂<br>0.5 mg<br>1 mg<br>3 mg | 口服 | 绝经后乳腺癌:<br>每日 15 mg<br>分 3 次<br>连用 7～10 d<br>维持量<br>每日 1～3 mg<br>前列腺癌:<br>开始每日 1～3 mg<br>分次服<br>以后根据病情递增,而后递减<br>维持量<br>每日或每 2 日 1 mg<br>连用 2～3 个月 | |
| **醋酸泼尼松**<br>(强的松)<br>Prednisone<br>Acetate | 片剂<br>5 mg | 口服 | 每日 60～80 mg<br>分 3 次<br>显效后渐减量 | 每日 1.5～2 mg/kg<br>分 3 次 |
| **门冬酰胺酶**<br>(左旋门冬酰胺酶,天门冬胺酶)<br>Asparaginase<br>(Colaspase,<br>Leunase,<br>L-ASP) | 注射剂<br>1 000 U<br>2 000 U<br>5 000 U<br>10 000 U | 肌内 | 每次 6 000 U/m²<br>隔日 1 次 | 每次<br>0.5 万～1 万 U/m²<br>隔日 1 次 |
| | | 静注或静滴 | 剂量用法同上<br>溶解后由正常畅滴的输液器侧管注入,静注>30 min,或以 5% GS 或 NS 稀释后滴注<br>1 疗程 8～10 次<br>剂量、总剂量及配制方法、给药途径应根据不同产品生物活性及特性、不同病种及不同治疗方案而定 | 剂量用法同上<br>余同成人 |

| 作用及用途、不良反应、注意点 |
| --- |
| 【不良反应】<br>【注意点】 见 849 页己烯雌酚。<br>【注意点】 ① 用于前列腺癌早期与前列腺切除术并用，晚期与睾丸切除术合用。② 注射剂每支 1 ml(1 mg、2 mg)，肌内注射，用于前列腺癌时，剂量同口服。③ 用药 6 周内无效则停药。④ 余见己烯雌酚注意点。 |
| 【作用及用途】 可抑制肿瘤细胞增殖，主要作用于 S 期及 $G_2$ 期，并对 $G_1$- S 边界有延缓作用，肿瘤性淋巴细胞对其尤为敏感。用于急性淋巴细胞白血病、淋巴瘤；对急性非淋巴细胞白血病、多发性骨髓瘤、晚期乳腺癌、前列腺癌也有一定作用。<br>【不良反应】<br>【注意点】 见 663 页泼尼松项下。 |
| 【作用及用途】 为取自大肠埃希菌或欧文菌族之酶制剂。能分解血清中门冬酰胺，使某些缺乏门冬酰胺合成酶的肿瘤细胞不能合成门冬酰胺，因缺乏外源性门冬酰胺而致蛋白质合成受阻、增殖受抑。用于急性白血病、淋巴瘤及慢粒急淋变等。<br>【不良反应】 发热、过敏反应(甚至休克)、消化道反应、骨髓抑制、头痛、嗜睡、精神错乱、血浆蛋白降低、凝血酶原、纤维蛋白原减少、血氨过高、血钙降低、肝功能损害、氮质血症、蛋白尿、脱发等，偶致胰腺炎、糖尿病等。<br>【注意点】 ① 肌注后来源于大肠埃希菌及欧文菌的 $t_{max}$ 分别为 24～48 h 及＜24 h，$t_{1/2}$ 分别为 24～36 h 及 10～45 h。② 孕妇，乳母，糖尿病、肝肾功能不全者忌用；胰腺炎及有胰腺炎病史、疱疹病毒等严重感染者慎用。③ 首次给药、更换批号前及间隔 1 周均应先用本品 0.1 ml(10～50 U)作皮内试验，0.5～2 h 后观察结果，出现红斑、风团为阳性，应做脱敏处理或停用。④ 首剂宜减半，用药前加滴肾上腺皮质激素可减轻反应。⑤ 不同药厂、不同批号产品，其纯度和毒性反应均有差异，使用时必须慎重。⑥ 定期查血细胞、血小板计数，血淀粉酶，血钙，血糖，肝功能，并注意出血倾向。⑦ 使用期宜进低脂饮食，避免暴饮暴食。⑧ 溶解后应在 8 h 内用完。⑨ 本药单用缓解期短，易产生耐药性，故常与长春新碱、糖皮质激素、阿糖胞苷等联合用药。⑩ 与肾上腺皮质激素或长春新碱合用时宜先用此二药，以减轻不良反应。⑪ 与环磷酰胺、巯嘌呤合用时可提高疗效，故应考虑减少剂量。⑫ 与甲氨蝶呤合用时，应在其前 9～10 d 或后 24 h 内应用。⑬ 可能有潜在的致突变、致畸及致癌作用。 |

| 药品名称 | 剂型规格 | 用法 | 成人剂量 | 小儿剂量 |
|---|---|---|---|---|
| **维A酸**<br>(全反式维A酸)<br>Tretinoin<br>(All-trans Retinoic Acid, ATRA) | 片剂<br>5 mg<br>10 mg<br>20 mg | 口服 | 急性早幼粒细胞白血病:<br>每日30 mg<br>分2～3次 | 每日20 $mg/m^2$<br>分3次 |
| **三氧化二砷**<br>(癌灵I号)<br>Arsenic Trioxide | 注射剂<br>10 ml<br>10 mg | 静滴 | 每次10 mg<br>每日1次<br>以5% GS<br>250～500 ml稀释后<br>静滴3～4 h<br>1疗程28 d<br>休1～2周可重复 | |
| **硼替佐米**<br>(万珂)<br>Bortezomib<br>(Velcade) | 注射剂<br>3.5 g | 静注 | 每次1.3 $mg/m^2$<br>于第1、4、8、11 d注射,再停药10 d<br>1疗程3周 | |

| 作用及用途、不良反应、注意点 |
| --- |
| 【作用及用途】 为维生素 A 的衍生物。抑制某些肿瘤和白血病细胞增殖，并可诱导白细胞分化成熟。用于急性早幼粒细胞白血病、骨髓增生异常综合征、皮肤 T 细胞淋巴瘤。<br>【不良反应】 口干、唇裂、皮肤过度角化、口腔溃疡、恶心、呕吐、腹痛、头痛、头晕、骨疼痛等，长期使用可致肝损害等。<br>【注意点】 ① 孕妇、乳母及急性或亚急性皮炎患者忌用；肝肾功能不全者慎用。② 密切观察，及时发现与治疗相关的严重综合征，如高氨血症、维 A 酸综合征、高白细胞综合征及颅高压综合征等，并即刻进行处理。③ 定期检查肝肾功能，密切随访血象。④ 加服谷维素、维生素 $B_1$、$B_6$ 可减轻不良反应。⑤ 缓解后可与化疗药物交替使用，或单用化疗药物间歇治疗。⑥ 与三氧化二砷无交叉耐药性。 |
| 【作用及用途】 为剧毒的砷剂。可致细胞凋亡，又能诱导早幼粒细胞成熟分化。用于急性早幼粒细胞白血病，对 $M_{3a}$ 型较 $M_{3b}$ 型疗效更佳。<br>【不良反应】 白细胞升高、恶心、呕吐、腹痛、腹泻、厌食、手足麻木、颜面及下肢浮肿、皮肤色素沉着、肝肾功能损害、胸水、腹水及轻度 EKG 异常。<br>【注意点】 ① $t_{max}$ 4 h，$t_{1/2}$ 12～13 h，易在头发、指甲及骨髓中蓄积。② 孕妇、乳母及长期接触砷者忌用；儿童及肝肾功能不全者慎用。③ 达完全缓解时间平均 50 d，少数需 3 个疗程。④ 密切随访血象，注意出血及凝血机制紊乱，定期随访肝肾功能。⑤ 与反式维 A 酸无交叉耐药性。⑥ 用药期间避免使用含硒药物或食用含硒食品。⑦ 不宜与导致电解质异常药物或能延长 Q－T 间期的药物合用。⑧ 静滴时不宜与其他药物混合。⑨ 开封后应立即使用。 |
| 【作用及用途】 为哺乳类动物细胞中 26S 蛋白酶体糜蛋白酶样活性的可逆抑制剂。防止特异蛋白的水解，使多发性骨髓瘤在内的肿瘤生长受抑制。用于复发或难治的多发性骨髓瘤。<br>【不良反应】 虚弱、消化道反应、周围神经病、中性粒细胞或血小板减少、发热和贫血等。<br>【注意点】 ① $t_{1/2}$ 9～15 h。② 对本品、甘露醇或硼过敏者，孕妇及乳母忌用；肝肾功能不全、低血压、脱水、骨髓抑制者慎用。③ 本品须用 3.5 ml NS 完全溶解后于 3～5 s 内通过导管静注。④ 两次给药至少间隔 72 h。⑤ 血小板＜$25\times10^9$/L 时应停药。⑥ 慎与抗糖尿病及可能引起周围神经病变药物合用。 |

| 药品名称 | 剂型规格 | 用法 | 成人剂量 | 小儿剂量 |
|---|---|---|---|---|
| **甲磺酸伊马替尼**<br>(格列卫)<br>Imatinib Mesylate<br>(Glivec) | 胶囊<br>0.1 g | 口服 | 慢粒慢性期:<br>每日 0.4 g<br>慢粒加速期和急变期:<br>每日 0.6 g<br>均每日 1 次 | >3 岁<br>慢粒慢性期:<br>每日 0.26 $g/m^2$<br>最大剂量<br>1 d 0.4 g<br>慢粒加速期和急变期:<br>每日 0.34 $g/m^2$<br>最大剂量<br>1 d 0.6 g<br>均每日 1 次 |
| **吉非替尼**<br>(易瑞沙)<br>Gefitinib<br>(Iressa) | 片剂<br>0.25 g | 口服 | 每次 0.25 g<br>每日 1 次<br>空腹或餐时服 | |
| **重组人血管内皮抑素**<br>(恩度)<br>Recombinant Human Endostatin<br>(Endostar) | 注射剂<br>3 ml<br>15 mg | 静滴 | 每次 7.5 $mg/m^2$<br>每日 1 次<br>加 NS 500 ml<br>滴注 3～4 h<br>连用 2 周<br>每 3 周重复 1 次 | |
| **沙利度胺**<br>(反应停)<br>Thalidomide<br>(Distaval) | 片剂<br>25 mg<br>50 mg | 口服 | 多发性骨髓瘤:<br>开始每日 0.2 g<br>最大剂量<br>1 d 0.8 g<br>分次服 | |

| 作用及用途、不良反应、注意点 |
| --- |
| 【作用及用途】 为新型蛋白酪氨酸激酶抑制剂。可作为慢性粒细胞白血病、胃肠道间质肿瘤(GIST)和 Bcr-abl 融合基因阳性的急性淋巴细胞白血病的首选药物。<br>【不良反应】 胃肠道反应、水潴留、乏力、肌痛、红斑、中性粒细胞或血小板减少和贫血等。<br>【注意点】 ① $t_{max}$ 2～4 h,原型药及代谢产物的 $t_{1/2}$ 分别为 18 h 和 40 h。② 孕妇和乳母忌用;严重心衰、肝功能不全者慎用。③ 进餐时服,并同时饮一大杯水。④ 需定时监察体重、肝功能和血常规。⑤ 与酮康唑、伊曲康唑、红霉素、克拉霉素、苯妥英、苯巴比妥、地塞米松、利福平、环孢素合用时需谨慎。⑥ 避免与乙酰对氨基酚同用。 |
| 【作用及用途】 为强有力的表皮生长因子受体(EGFR),属酪氨酸激酶抑制剂。能阻断癌细胞的增殖、生长、存活的信息通路,促其凋亡,抗血管生成、抗分化增殖及抗细胞迁移,从而发挥抗癌效果。用于局部晚期或转移性非小细胞肺癌,用铂类无效时的治疗。<br>【不良反应】 常见轻度皮疹、痤疮、皮肤干燥、瘙痒;腹泻、恶心、呕吐、厌食、口腔炎等;肝转氨酶轻中度升高,中性粒细胞和血小板减少。偶见急性间质性肺病。<br>【注意点】 ① $t_{max}$ 3～7 h,$t_{1/2}$ 30.1 ±4.6 h。② 对本品的任一剂型有超敏反应者、孕妇及乳母忌用。③ 不宜与化疗药物同用。④ 用药过程中如见气短、咳嗽和发热者,应立即停用,并作相应治疗。⑤ 用药期间应定期查肝功能及血常规。⑥ 由于亚裔患者、腺癌、女性及无抽烟史者中,EGFR 基因突变较多,较易有效。⑦ 升高胃 pH 值的药物、利福平、苯妥英等能降低本品血药浓度,伊曲康唑可升高本品血药浓度。⑧ 与华法林合用可增加出血危险。 |
| 【作用及用途】 为血管上皮细胞生长因子受体阻滞剂。对毛细血管内皮细胞、主动脉内皮细胞有特殊抑制增殖作用,肿瘤对其无抗药性,故能阻滞肿瘤细胞生长、增殖。用于不能手术的非小细胞肺癌。<br>【不良反应】 轻度乏力、胸闷、心悸、轻度 ST－T 波改变、房室传导阻滞、房性早搏等,另可引起高血压者血压升高;皮疹,偶有腹泻及肝功能异常。<br>【注意点】 ① 心、肾功能不全者慎用。② 本品对肿瘤细胞无直接杀伤作用,无法清除所有的肿瘤细胞,单用本品效果欠佳,常与 NP 方案合用,既能起到协同作用,又不增加 NP 的不良反应。③ 2～8℃避光冷贮。 |
| 【作用及用途】 具有抑制血管新生作用。用于多发性骨髓瘤,可与美法仑和泼尼松构成 MPT 方案。治疗骨髓纤维化时,可与泼尼松一起持续使用。<br>【不良反应】 胃肠道反应、四肢水肿、闭经、性欲减退、头晕、嗜睡、心率减慢、皮疹、多发性神经炎等。<br>【注意点】 ① 孕妇忌用。② 孕龄妇女在用药期间必须避孕。 |

| 药品名称 | 剂型规格 | 用法 | 成人剂量 | 小儿剂量 |
|---|---|---|---|---|
| **利妥昔单抗**<br>(美罗华)<br>Rituximab<br>(Mabthera) | 注射剂<br>10 ml<br>0.1 g<br>50 ml<br>0.5 g | 静滴 | 每次 0.375 g/m²<br>每周 1 次<br>共 4～8 次<br>以 5% GS 或 NS<br>稀释成1 mg/ml | |
| **曲妥珠单抗**<br>(赫赛丁,群司珠单抗)<br>Trastuzumab<br>(Herceptin) | 注射剂<br>0.44 g | 静滴 | 首次 4 mg/kg<br>滴注 90 min<br>以后 2 mg/kg<br>滴注 30 min<br>每周 1 次<br>连用 4～8 周<br>均需按要求溶解后再以 NS 250 ml 稀释 | |
| **西妥昔单抗**<br>(爱必妥)<br>Cetuximab<br>(Erbitux) | 注射液<br>50 ml<br>0.1 g | 静滴 | 首次 0.4 g/m²<br>持续缓滴约 2 h<br>滴速 5 ml/min<br>以后<br>每次 0.25 g/m²<br>滴注 1 h<br>每周 1 次 | |

| 作用及用途、不良反应、注意点 |
| --- |
| 【作用及用途】 为鼠抗$CD_{20}$的人鼠嵌合型单抗。用于治疗$CD_{20}$阳性的淋巴细胞疾病,如各种$CD_{20}$阳性的淋巴瘤(如滤泡性或低度恶性淋巴瘤)、慢性淋巴细胞白血病以及自身免疫性疾病;治疗非霍奇金淋巴瘤时可与各治疗方案联合使用,如 R-CHOP、R-ESHAP 等。<br>【不良反应】 常见发热、寒战,可见头痛、头晕、恶心、呕吐、白细胞减少、转氨酶升高、脱发、过敏反应、呼吸急促、口干、心动过速、注射部位反应等。<br>【注意点】 ① 第1、4次静滴后$t_{1/2}$分别为68.1 h和189.9 h。② 孕妇、乳母及儿童忌用;肺功能不全、高肿瘤负荷、血小板和白细胞计数减少者、有心脏病史者慎用。③ 每次滴注前应使用抗组胺药及皮质激素。④ 滴速:初次滴注,先50 mg/h,60 min后,每30 min增加50 mg/h,直至最大滴速0.4 g/h;以后再滴注,可先0.1 g/h,每30 min增加0.1 g/h,直至最大滴速0.4 g/h。⑤ 滴注前12 h及滴注期间应停用抗高血压药。⑥ 不宜与其他药物混用。 |
| 【作用及用途】 为重组DNA衍生的人源化单抗,能选择性阻断人表皮生长因子受体2(HER-2),从而抑制HER-2过度表达之肿瘤细胞的增殖。用于有HER-2过度表达的晚期乳腺癌,常与紫杉醇及多西他赛合用于未接受化疗的转移性乳腺癌。<br>【不良反应】 易致发热、寒战、头痛、皮疹、肌痛、关节痛、胃肠道反应;少见心脏毒性;偶有贫血、白细胞与血小板减少。<br>【注意点】 ① $t_{1/2}$ 5.8 d。② 乳母在停药后6个月内不宜哺乳,孕妇慎用。③ 静滴时应每15 min测TPR,直至给药结束后1 h。④ 与蒽环类药物合用,应密切观察心脏情况。⑤ 本品每支用所附含防腐剂的注射用水20 ml溶解。在2~8℃下可保存28 d,并可多次抽取。 |
| 【作用及用途】 为重组的人鼠嵌合单克隆抗体。与人的正常细胞及肿瘤细胞的表皮生长因子受体(EGFR)的胞外激酶特异性结合,从而阻断受体相关激酶的磷酸化作用,诱导细胞凋亡。已证明其与依立替康和氟尿嘧啶有协同作用,使耐药者恢复敏感。用于复发的大肠癌。<br>【不良反应】 常见痤疮样皮疹、超敏反应(轻者发热、恶心、皮疹、呼吸困难,严重者出现急性气道阻塞、间质性肺病、低血压,多发生于初次滴注过程中或滴后1 h内)、结膜炎。<br>【注意点】 ① $t_{1/2}$ 3~7 d。② 对本品严重过敏者、孕妇及乳母忌用;对鼠源性或人源性单抗过敏、高血压、冠心病、以往用过蒽环类药、胸部照射及有肺部疾患者慎用。③ 肝肾功能不全、年老患者应用时剂量应作适当调整,并加强观察。④ 本品禁止静注、禁止稀释、禁止震荡;宜2~8℃保存。⑤ 将BAXTER袋500 ml NS放空,利用其袋(不可用瓶)。每抽1支本品,应换1副注射器,通过0.22 μm滤过器滴注。⑥ 给药前肌注异丙嗪25 mg及地塞米松5 mg。⑦ 发现轻度超敏反应时,应减慢滴速和减量,严重反应时应立即并永久停药。⑧ 用药时宜予心电图监护,如出现轻度反应,应将滴速减慢50%。⑨ 定期检查电解质、肝肾功能及血常规。 |

| 药品名称 | 剂型规格 | 用法 | 成人剂量 | 小儿剂量 |
|---|---|---|---|---|
| **贝伐单抗**<br>Bevacizumab<br>(Avastin) | 注射剂<br>4 ml<br>0.1 g<br>16 ml<br>0.4 g | 静滴 | 每次 10 mg/kg<br>溶于 100 ml NS 内 | |
| **吉妥单抗**<br>Gemtuzumab<br>Ozogamicin<br>(Mylotarg) | 注射剂<br>5 mg | 静滴 | 每次 9 $mg/m^2$<br>共 2 次<br>间隔时间为 2 周<br>先以注射用水 5 ml 溶解,再以 NS 100 ml 稀释,滴注 2 h | |
| **重组人干扰素 α－2a**<br>(罗荛愫)<br>Recombinant<br>Human<br>Interferon α－2a<br>(r－IFN α－2a,<br>Roferon A) | 注射剂<br>100 万 IU<br>300 万 IU<br>450 万 IU<br>500 万 IU | 深部肌内 | 毛细胞白血病、慢性粒细胞白血病:<br>每日 300 万 IU<br>连用 4～10 周<br>维持量<br>每次 300 万 IU<br>每周 3 次<br>连用 1～3 个月 | |

| 作用及用途、不良反应、注意点 |
|---|
| 【作用及用途】 为重组的人源化 $IgG_1$ 单克隆抗体。与血管内皮生长因子(VEGF)结合,阻断后者与其受体在内皮细胞表面相互作用,从而阻滞肿瘤细胞的增殖。用于大肠癌、非小细胞肺癌和乳腺癌等。<br>【不良反应】 高血压、出血、血栓形成、呼吸困难、胃肠道穿孔、肾病综合征、蛋白尿、肌痛、白细胞及血小板减少等。<br>【注意点】 ① $t_{1/2}$约 20 d(11～50 d)。② 孕妇及乳母忌用;出血倾向、动脉血栓、栓塞史、单抗过敏史、严重高血压、心血管疾患及老人慎用。③ 由于能影响手术切口的愈合,故术后至少 28 d 才能用本品治疗。④ 用药前可给苯海拉明以预防过敏反应。⑤ 为预防高血压,服抗高血压的患者应在用药前 12 h 调整抗血压药物剂量。⑥ 首次静滴应按 50 mg/h 的滴速,如无反应可以加快,但勿超过每分钟 0.4 g。⑦ 勿与其他药物混用。⑧ 停药后 6 个月内应避孕,亦不可进行手术。⑨ 2～8℃避光保存;不能冷冻、不能振摇。 |
| 【作用及用途】 为一与具抗肿瘤细胞毒性的抗生素(Calicheamicin)结合的重组人 $IgG_4$ k 抗体。该抗体能特异性地与粒单系统幼稚白血病细胞及该系幼稚正常细胞表面的 CD33 抗原结合,进入细胞后,DNA 的双链遭该抗生素破坏断裂,从而细胞死亡。用于初次复发的 CD33 阳性的急性粒细胞白血病。<br>【不良反应】 过敏反应、输注反应,如高热、寒战、高血压、低血压、高血糖等;肺水肿、呼吸窘迫综合征、严重骨髓抑制、肝脏损害(包括肝静脉阻塞症及肿瘤溶解综合征)、口腔炎、精子减少及异常。<br>【注意点】 ① 滴注首次及第 2 次后总 Calicheamicin 的 $t_{1/2}$分别为 41 h 及 64 h,首次结合 Calicheamicin 为 143 h,第 2 次 AUC 较首次增加 30%。② 对本品及其成分过敏者、孕妇及乳母忌用;肝肾疾病、进行血干细胞移植及衰弱者慎用。③ 配制及输注时须避光。④ 配制及输注要求见说明书。⑤ 使用前应用羟基尿或进行白细胞分离法将外周血白细胞计数降低至$<30\times10^9$/L,以减少不良反应。⑥ 输注前 1 h 口服苯海拉明 50 mg、对乙酰氨基酚 0.65～1.0 g,必要时后者可每 4 h 1 次,共 2 次。⑦ 输注时及输注后 24 h 应密切观察反应。⑧ 监测血象、肝肾功能及电解质等。⑨ 不得与其他药物混合。⑩ 室温下溶解后稳定≤2 h,稀释后≤16 h,滴注 2 h。 |
| 【作用及用途】 能与细胞表面的特异性膜受体结合,激活免疫活性细胞的抗肿瘤活性,抑制细胞增生。用于与艾滋病有关的卡波西肉瘤、毛细胞白血病、慢性粒细胞白血病、非霍奇金淋巴瘤、多发性骨髓瘤等。<br>【不良反应】 流感样症状、食欲减退、恶心、嗜睡、虚弱、疲劳、头晕、抑郁、精神错乱、暂时性低血压或高血压、水肿、发绀、心律失常及心悸、白细胞及血小板减少、脱发及皮肤干燥等。<br>【注意点】 ① $t_{max}$ 3.8 h,$t_{1/2}$3.7～8.5 h。② 对本品或其他干扰素过敏者,严重心、肝、肾疾病患者,中枢神经系统损伤或骨髓抑制者,孕妇及乳母忌用;儿童慎用。③ 溶解后贮于冰箱中冷贮,24 h 内使用。 |

| 药品名称 | 剂型规格 | 用法 | 成人剂量 | 小儿剂量 |
|---|---|---|---|---|
| **重组人干扰素 α－2b**<br>(干扰能)<br>Recombinant Human Interferon α－2b<br>(r－IFN α－2b, Intron A) | 注射剂<br>100 万 IU<br>300 万 IU<br>500 万 IU<br>1 000 万 IU<br>3 000 万 IU | 皮下 | 毛细胞白血病：<br>每日 200 万 IU/$m^2$<br>每周 3 次<br>如有效，应用药至病情达最大改善、实验室指标稳定 3 个月<br>慢性粒细胞白血病：<br>每日 400 万～500 万 IU/$m^2$<br>白细胞控制后<br>给予最大耐受量<br>每日 400 万～1 000 万 IU/$m^2$<br>非霍奇金淋巴瘤：<br>每日 500 万 IU/$m^2$<br>每周 3 次<br>1 疗程>1 年 | |
| **重组人干扰素 γ－1b**<br>Recombinant Human Interferon γ－1b<br>(r－IFN γ－1b) | 注射剂<br>3 000 万 U | 皮下 | 每次 150 万 U /$m^2$<br>每周 3 次 | 体表面积≤0.5 $m^2$<br>每次 4 万～5 万 U/kg<br>每周 3 次<br>体表面积>0.5 $m^2$<br>剂量同左 |
| **重组人干扰素 α－1b**<br>(赛若金)<br>Recombinant Human Interferon α－1b(Sinogen) | 注射剂<br>1 ml<br>100 万 U<br>1 ml<br>300 万 U | 皮下<br>肌内<br>或<br>局部 | 慢性白血病：<br>每次 100 万 U<br>每日 1 次<br>1 周后改为<br>每日 300 万 U<br>1 疗程 3～6 个月<br>其他肿瘤：<br>每次 300 万 U<br>每日或隔日 1 次<br>尖锐湿疣：<br>每次 100 万 U<br>用注射用水或 NS 0.5～1 ml 稀释，均匀注射于患处基底部，隔日 1 次连用 3 周 | |

| 作用及用途、不良反应、注意点 |
| --- |
| 【作用及用途】 能与细胞表面的特异性膜受体结合，激活免疫活性细胞的抗肿瘤活性，抑制细胞增生。用途与重组干扰素 α－2a 大致相同。<br>【不良反应】 参见 605 页重组干扰素 α－2a。<br>【注意点】 ① $t_{max}$ 4～8 h，$t_{1/2}$ 16 h。② 忌用慎用情况同重组干扰素 α－2a。③ 与催眠药或镇静剂合用，可加重中枢神经系统不良反应。④ 尖锐湿疣剂量，每日 100 万～300 万 IU，每周 3 次，皮下注射，1 疗程 1～2 个月。⑤ 卡波西肉瘤：每日 3 000 万 $IU/m^2$，也可用较低剂量 1 000 万～1 200 万 $IU/m^2$，每周 3～5 次，皮下注射。 |
| 【作用及用途】 又名免疫干扰素。主要与免疫反应有关，能阻滞肿瘤细胞的增殖活性。用于治疗转移性肾细胞癌、皮肤淋巴细胞淋巴瘤等。<br>【不良反应】 同 605 页重组干扰素 α－2a。<br>【注意点】 ① 忌用、慎用情况同重组干扰素 α－2a。② 1 mg≈3 000 万 U。 |
| 【作用及用途】 作用同 605 页重组干扰素 α－2a。用于慢性白血病、尖锐湿疣、毛细胞白血病及其他肿瘤。<br>【不良反应】 同重组干扰素 α－2a。<br>【注意点】 ① 凡有明显过敏体质，尤对抗生素过敏者慎用，用前可将 1∶100 稀释的本品皮内注射，阴性者方可使用。② 忌用、慎用情况同重组干扰素 α－2a。③ 应避免与安眠药、镇静剂合用。 |

| 药品名称 | 剂型规格 | 用法 | 成人剂量 | 小儿剂量 |
|---|---|---|---|---|
| **重组人白介素-2**<br>(英特康欣)<br>Recombinant Human Interleukin-2<br>(r-IL-2, Interking) | 注射剂<br>10万IU<br>20万IU<br>50万IU<br>100万IU<br>200万IU | 皮下 | 肿瘤:<br>每次 50万～100万 IU/$m^2$<br>每日1次<br>每周连用5 d<br>1疗程4周 | |
| | | 静滴 | 肿瘤:<br>每次 20万～40万 IU/$m^2$<br>用法同皮下 | |
| | | 瘤内或瘤周 | 每次<br>10万～30万 IU/$m^2$<br>每日1次<br>多点注射<br>每周3次<br>1疗程2～4周 | |
| | | 腔内 | 每次20万～50万IU<br>溶于NS 20 ml内<br>于抽尽胸腹水后注入<br>每周1～2次<br>1疗程2～4周<br>或至积液消失 | |
| **培美曲塞二钠**<br>(力比泰)<br>Pemetrexed Disodium<br>(Alimta) | 注射剂<br>0.5 g | 静滴 | 恶性胸膜间皮瘤:<br>每次0.5 g/$m^2$<br>每日1次<br>静注>10 min<br>30 min后静滴<br>顺铂75 mg/$m^2$<br>静滴2 h<br>每21 d重复1次<br>非小细胞肺癌:<br>每次0.5 g/$m^2$<br>用法同上<br>每21 d重复1次 | |

| 作用及用途、不良反应、注意点 |
| --- |
| 【作用及用途】 有多种生物学作用及免疫活性，诱导及增强依赖于 IL－II 而获得对自身肿瘤的具有细胞毒样作用的杀伤细胞，诱导及增强自然杀伤细胞、T 淋巴细胞、单核-巨噬细胞活力，增强 B 淋巴细胞的增殖及抗体分泌。结合其他治疗手段，用于白血病、非霍奇金淋巴瘤、精原细胞瘤、肾癌、黑色素瘤、结肠癌等及癌性胸、腹水的治疗，也用于免疫缺陷病及慢性活动性乙型肝炎等。<br>【不良反应】 剂量相关性、一过性发热、寒战、流感样症状、皮肤损害、胃肠道反应、神经精神症状、贫血、淋巴细胞和血小板减少。较大剂量时可出现低血压、末梢水肿及肾功能异常等，注射处可出现红肿、硬结。<br>【注意点】 ① $t_{1/2}$ 85 min。② 严重低血压，严重心、肺、肾功能不全，高热患者及孕妇忌用；乳母慎用。③ 皮下注射以 2 ml NS 溶解，静滴时以 500 ml NS 溶解，滴注 2～4 h；瘤内或瘤周注射以 NS 3～10 ml 溶解。④ 用药前后给予肾上腺皮质激素、异丙嗪、对乙酰氨基酚等可减轻或控制不良反应。⑤ 与 LAK 细胞或肿瘤浸润淋巴细胞(TIL)合用能增强抗瘤效应。 |
| 【作用及用途】 为多靶点抗叶酸药。可通过破坏细胞内叶酸依赖性的正常代谢过程，抑制细胞复制，从而抑制肿瘤生长。用于非小细胞肺癌与顺铂联合用于无法手术的恶性胸膜间皮瘤。<br>【不良反应】 骨髓抑制、乏力、发热、胃肠道反应、皮疹、脱发、肝功能异常、肾毒性等。<br>【注意点】 ① $t_{1/2}$3.5 h。② 对本品过敏者、孕妇、乳母及儿童忌用；肝肾功能不全及骨髓抑制者慎用。③ 本品每 0.5 mg 以 NS 20 ml 慢慢旋转至完全溶解，再将总剂量以 NS 稀释至 100 ml。④ 每 9 周肌注维生素 $B_{12}$ 1 mg 可减少血液学和胃肠道不良反应。⑤ 在给药前 1 d、给药当日及给药后 1 d 连服地塞米松或相应药物可减少皮疹反应。⑥ 合用顺铂时，按顺铂应用要求进行水化。⑦ 每周查血常规及肝肾功能，并根据结果调整剂量。⑧ 肌酐清除率为 49～79 ml/min 者在本品治前 5 d 至治后 2 d 不可应用非类固醇类消炎药。 |

| 药品名称 | 剂型规格 | 用法 | 成人剂量 | 小儿剂量 |
|---|---|---|---|---|
| **伊班膦酸钠**<br>Ibandronate<br>Monosodium | 片剂<br>70 mg | 口服 | 每次1片<br>每周1次<br>清晨空腹用温开水吞服,维持坐位,以免药物反流 | |
| | 注射剂<br>1 ml<br>1 mg<br>2 ml<br>2 mg<br>6 ml<br>6 mg | 静滴 | 高钙血症:<br>每次2～4 mg<br>注入NS或5% GS 750 ml中,滴注>2 h<br>每4周1次 | |
| **唑来膦酸**<br>(择泰)<br>Zoledronic<br>Acid<br>(Zometa) | 注射剂<br>4 mg | 静滴 | 每次4 mg | |
| **美司钠**<br>(巯乙磺酸钠)<br>Sodium<br>Mercaptoethane<br>Sulfonate<br>(Mesna) | 片剂<br>0.2 mg | 口服 | 每次CTX、IFO量的40%在CTX、IFO用前2 h开始<br>每4 h 1次<br>共3次 | 同成人 |
| | 注射剂<br>0.2 g<br>0.4 g | 静注或静滴 | 每次CTX、IFO量的20%<br>于注射CTX、IFO的0、4、8 h注入<br>注射15～30 min<br>尿路毒性高危者:<br>每次剂量加倍<br>每3 h 1次<br>共4次 | 同成人 |

| 作用及用途、不良反应、注意点 |
| --- |
| 【作用及用途】 抑制破骨细胞,从而产生明显抗骨吸收作用。用于伴有或不伴有骨转移的恶性肿瘤引起的高钙血症及恶性肿瘤溶骨性骨转移引起的骨痛。<br>【不良反应】 发热、寒战、骨痛、肌痛、瘙痒等,偶见胃肠道不适及血钙降低。<br>【注意点】 ① $t_{1/2}$ 1.56 h。大部分药物以原型自尿中排泄。② 儿童、孕妇、乳母及严重肾功能不全(血清肌酐>5 mg/dl)者忌用;肝肾功能不全及低镁血症者慎用。③ 高钙血症复发或第 1 次疗效不佳时,可于 3～4 周后重复给药。④ 本品不得与二膦酸盐类药物合用。⑤ 用药期间应监测血清钙、磷、镁水平及肝肾功能;有心力衰竭者,应避免补液过多。⑥ 慎与氨基糖苷类药物同用。⑦ 不能与含钙溶液混合输注。 |
| 【作用及用途】 抑制破骨细胞所致的骨吸收。用于恶性肿瘤引起的高钙血症,以降低血清钙,减少尿中钙排泄量。<br>【不良反应】 骨痛、发热、乏力、寒战、关节痛与肌痛、头痛、恶心、呕吐等。<br>【注意点】 ① 对双膦酸盐和本品过敏、甲状腺手术后、严重肾功能不全者,孕妇,乳母及儿童忌用。② 本品 4 mg 先以 5 ml 注射用水溶解后再以 100 ml NS 稀释,静滴>15 min。③ 治疗中患者的尿排量,每日应>2 L。④ 治疗前后应测肌酐、血清钙、磷酸盐和镁的含量。⑤ 再次治疗至少间隔 10 d。⑥ 慎与肾毒性药物合用。 |
| 【作用及用途】 在肾脏中本品的代谢物可与环磷酰胺(CTX)及异环磷酰胺(IFO)的代谢产物起作用,从而防止两药引起的出血性膀胱炎的发生。用于含 IFO 及高剂量 CTX 方案的患者。<br>【不良反应】 口服后有胃肠道反应、头痛、乏力、四肢痛、忧郁、皮疹等。<br>【注意点】 ① 静注后很快自尿中排除,口服后较之延缓 2 h,口服或静注后本品及其代谢产物的 $t_{1/2}$ 分别为 20 min 及 70 min。② 如 CTX、IFO 为持续 24 h 滴注时,本品应于 CTX、IFO 开始时先静注该药量的 20%,继以 100%量滴注 12 h,再继以 60%量滴注 12 h 或静注 20%量,每 4 h 1 次,共 3 次,或每次 40%量,共 3 次,分别于滴注 24 h 停止时及后 2 h、6 h 给予。③ 应记录 24 h 尿量,尿常规检查至少每日 1 次。④ 用药时应避免频繁排尿。 |

# 十三、免疫调节药物

## (一) 免疫抑制药

| 药品名称 | 剂型规格 | 用法 | 成人剂量 | 小儿剂量 |
|---|---|---|---|---|
| **醋酸泼尼松**<br>(去氢可的松,强的松)<br>Prednisone Acetate | 片剂<br>5 mg | 口服 | 每日 0.02～0.1 g<br>渐减至<br>每日 10～20 mg<br>长期维持<br>器官移植:<br>每日 5 mg/kg<br>渐减至<br>每日 5～15 mg | 每日 1.5～2 mg/kg |
| **甲泼尼龙**<br>(甲基强的松龙)<br>Methylprednisolone (Medrone) | 注射剂<br>1 ml<br>40 mg | 静滴 | 肾移植急性排斥反应:<br>每日 1～2 g<br>共 4～5 d<br>大剂量冲击疗法:<br>3 d 用量分别为<br>3 g、2 g 和 1 g | |
| **环磷酰胺**<br>(癌得星,安道生)<br>Cyclophosphamide (Endoxan, Cytoxan) | 片剂<br>0.05 g<br>0.1 g | 口服 | 免疫抑制:<br>每次 0.05～0.15 g<br>每日 2～3 次<br>连用 4～6 周 | 免疫抑制:<br>每次 1～3 mg/kg<br>每日 2～3 次<br>连用 4～6 周 |
| | 注射剂<br>0.1 g<br>0.2 g | 静注 | 免疫抑制:<br>每日 0.1～0.2 g<br>每日或隔日 1 次<br>连用 4～6 周<br>或每次 0.8～1.0 g<br>每周 1 次<br>冲击疗法<br>每次 0.5～1 g/$m^2$<br>每日 1 次 | 免疫抑制:<br>每日 1～3 mg/kg<br>每日或隔日 1 次<br>连用 4～6 周 |

| 作用及用途、不良反应、注意点 |
|---|
| 【作用及用途】 使外周血淋巴细胞减少，抑制免疫应答、移植物抗宿主反应及免疫性炎症。用于各种自身免疫性疾病、严重支气管哮喘及防止器官移植后的排斥反应。<br>【不良反应】 见663页泼尼松项下。<br>【注意点】 ① 用作免疫抑制剂，剂量较大，疗程较长，且更易产生严重的不良反应和并发症。② 余参见泼尼松项下。 |
| 【作用及用途】 见663页甲泼尼龙项下。用于肾移植的急性排斥反应，逆转率可达72%～94%。在急性排斥危象时，采用大剂量冲击疗法，必要时加用环磷酰胺和抗淋巴细胞球蛋白等，常可迅速见效。<br>【不良反应】<br>【注意点】 } 见甲泼尼龙项下。 |
| 【作用及用途】 为作用强而持久的免疫抑制剂。通过杀伤多种免疫细胞(对B淋巴细胞作用尤为显著)而抑制抗体形成、排斥反应、移植的抗宿主反应和迟发型超敏反应。用于各种自身免疫性疾病，亦用于抑制骨髓或脏器移植时的排斥反应、寻常银屑病及结节性动脉炎。<br>【不良反应】<br>【注意点】 } ① 目前静注时主张用间歇疗法。② 见559页环磷酰胺项下。 |

| 药品名称 | 剂型规格 | 用法 | 成人剂量 | 小儿剂量 |
|---|---|---|---|---|
| **苯丁酸氮芥**<br>(瘤可宁)<br>Chlorambucil<br>(Leukeran,<br>CB-1348) | 片剂<br>2 mg<br>2.5 mg | 口服 | 免疫抑制:<br>每日 3～6 mg<br>早餐前 1 h 或晚餐后 2 h 服,连服数周<br>总剂量 0.3～0.5 g | |
| **甲氨蝶呤**<br>(氨甲蝶呤)<br>Methotrexate<br>(Amethopterin,<br>MTX) | 片剂<br>2.5 mg<br>5 mg | 口服 | 类风湿关节炎:<br>开始<br>每次 5～7.5 mg<br>每周 1 次<br>如疗效不佳,可每隔 1 个月后每周增加 2.5～5 mg<br>一般服药 6 个月 | 类风湿关节炎:<br>开始<br>每次<br>0.1～0.15 mg/kg<br>每周 1 次<br>以后服药参见成人服法 |
| | 注射剂<br>5 mg<br>10 mg<br>50 mg<br>0.1 g | 静注 | 移植物抗宿主病预防:<br>移植后 1 d 10 mg<br>移植后 3、6、10 d<br>每日各 5 mg | |
| **巯嘌呤**<br>(6-巯基嘌呤,<br>乐疾宁)<br>6 - Mercaptopurine (6-MP,<br>Purinethol) | 片剂<br>25 mg<br>50 mg<br>0.1 g | 口服 | 克罗恩病:<br>开始<br>每日 1.5 mg/kg<br>以后根据血常规调整剂量,每日 1 次或分次服<br>溃疡性结肠炎:<br>开始每日 50 mg<br>以后根据病情及耐受情况调整 | 克罗恩病:<br>每日 1 次或分次服<br>最大剂量<br>1 d 75 mg<br>溃疡性结肠炎:<br>同成人 |

| 作用及用途、不良反应、注意点 |
|---|
| 【作用及用途】 作用与环磷酰胺相似。用于系统性红斑狼疮、肾病综合征、硬皮病、类风湿关节炎、多发性肉芽肿等。<br>【不良反应】【注意点】 ① 口服后吸收良好，一般于2～3周出现疗效。② 见559页苯丁酸氮芥项下。 |
| 【作用及用途】 能阻止免疫母细胞分裂增殖，抑制体液免疫，且具很强的抗炎作用。用于多发性肌炎、皮肌炎、类风湿关节炎等自身免疫性疾病的治疗。<br>【不良反应】 见567页甲氨蝶呤项下。<br>【注意点】 ① 若治疗3个月无效而增大剂量未增加疗效时应停药。② 服药后6个月疗效达顶峰。③ 1疗程3～6个月至1～1.5年以上。④ 余见甲氨蝶呤项下。 |
| 【作用及用途】 为抗嘌呤类药物。能阻止免疫活性细胞在抗原刺激后的转化、增殖，从而产生免疫抑制作用。较小剂量能抑制细胞免疫，如迟发型变态反应等，大剂量长疗程抑制抗体产生。用于器官移植、溃疡性结肠炎、多发性硬化症等。<br>【不良反应】【注意点】 见569页巯嘌呤项下。 |

| 药品名称 | 剂型规格 | 用法 | 成人剂量 | 小儿剂量 |
| --- | --- | --- | --- | --- |
| **硫唑嘌呤**<br>(杂氮硫代嘌呤)<br>Azathioprine<br>(Imuran) | 片剂<br>25 mg<br>50 mg<br>0.1 g | 口服 | 每日0.05～0.1 g<br>餐后即服<br>1疗程3～12月或更长<br>器官移植：<br>移植前2～5 d<br>每日2～5 mg/kg<br>移植日6 mg/kg<br>分2～3次<br>渐减至维持量<br>每日1～2 mg/kg | 每日1.5～3 mg/kg<br>分2次 |
| **环孢素**<br>(环孢菌素A,山地明)<br>Ciclosporin<br>(Cyclosporin A,Sandimmun) | 溶液<br>50 ml<br>5 g<br>胶囊<br>25 mg<br>0.1 g | 口服 | 移植物抗宿主病防治：<br>每日10～15 mg/kg<br>1次或分2次<br>于手术前1 d开始<br>50 d后,以每周5%速度减量<br>持续用药6个月<br>自身免疫病：<br>开始每日5 mg/kg<br>可增至每日10 mg/kg | 同成人 |
| | 注射剂<br>1 ml<br>50 mg<br>5 ml<br>0.25 g | 肌内或静滴 | 为口服量的1/3<br>肌注以NS或<br>5% GS稀释至<br>1∶20～1∶100<br>2～4 h内滴完 | 同成人 |
| **他克莫司**<br>(大环哌南,普乐可复)<br>Tacrolimus<br>(Prograf,FK506) | 胶囊<br>1 mg<br>5 mg | 口服 | 肝移植后6 h：<br>开始每日<br>0.1～0.2 mg/kg<br>肾移植后24 h内：<br>开始每日<br>0.15～0.3 mg/kg<br>均分2次<br>空腹或进食前1 h或进食后2～3 h服<br>以后剂量根据血药浓度调整 | 肝、肾移植：<br>开始每日<br>0.3 mg/kg<br>分2次<br>用法及以后剂量调整同成人 |

| 作用及用途、不良反应、注意点 |
| --- |
| 【作用及用途】 在肝脏分解成巯嘌呤而发挥作用，尚有其他代谢途径和不同作用环节抑制免疫。比巯嘌呤更有效，且毒性更小。多与糖皮质激素联合用于防止器官移植后排斥反应，亦用于系统性红斑狼疮、类风湿关节炎、皮肌炎、银屑病等自身免疫性疾病。<br>【不良反应】<br>【注意点】 }见 569 页巯嘌呤项下。 |
| 【作用及用途】 为强烈的免疫抑制剂。对细胞免疫和体液免疫都有抑制作用，对骨髓毒性很小。用于器官移植，防止排斥反应；亦试用于自身免疫性疾病如红斑狼疮、胆汁性肝硬化、眼色素层炎、银屑病、类风湿关节炎等；对再生障碍性贫血和特发性皮炎也有一定疗效。<br>【不良反应】 食欲减退、恶心、呕吐、体毛增多、齿龈增生和震颤等。剂量过大或用药时间较长者，可出现肝肾功能损害。<br>【注意点】 ① 口服后 $t_{max}$ 1～8 h，$t_{1/2}$平均 19 h。② 病毒感染、免疫缺陷、肝肾功能不全者，孕妇及乳母忌用；感染者、高钾血症患者及老人慎用。③ 注射剂适用于不能口服患者，器官移植时首剂宜注射。④ 应用时应定期监测肝肾功能，并监测血药浓度，依此调整剂量。⑤ 除皮质激素外，一般不宜与其他免疫抑制剂合用。⑥ 避免高钾饮食、含钾药物及引起钾潴留利尿药。⑦ 慎与肾毒性药合用。⑧ 酮康唑、红霉素、交沙霉素、某些口服避孕药、钙离子拮抗剂及大剂量甲泼尼龙可提高本品血药浓度。⑨ 苯妥英、苯巴比妥、卡马西平、利福平与异烟肼可降低本品血药浓度。 |
| 【作用及用途】 抑制 T 细胞增殖与活化，抑制肥大细胞、嗜碱粒细胞的活化，逆转正在进行或已经形成的排斥反应。用于肝、肾、心、肺、骨髓移植及自身免疫病。<br>【不良反应】 胃肠反应、震颤、头痛、失眠、知觉失常、高血压、高血钙、低血磷、肾功能异常、白细胞增生等。<br>【注意点】 ① 口服 0.15 mg/kg，$t_{max}$1～3 h，健康人 $t_{1/2}$ 43 h，儿童 12.4 h，成年人肝及肾移植者分别为 11.7 h 及 15.6 h。② 孕妇及乳母忌用。③ 服药期间不能驾驶车辆或操作危险机器。④ 移植后早期以维持血药浓度在 15～20 ng/ml 为佳。⑤ 同时使用大环内酯类抗生素或吡咯类抗真菌药物可增加本品血药浓度。⑥ 忌与环孢素合用。⑦ 慎与或忌与具肾毒性或中枢神经系统毒性药物合用。⑧ 避免大量摄取钾离子或服用保钾利尿药。⑨ 避免与其他药物尤其明显碱性药物混合输注。 |

| 药品名称 | 剂型规格 | 用法 | 成人剂量 | 小儿剂量 |
|---|---|---|---|---|
| | 注射剂<br>1 ml<br>5 mg | 静滴 | 肝移植后 6 h：<br>每日<br>0.01～0.05 mg/kg<br>肾移植后 24 h 内：<br>每日<br>0.05～0.1 mg/kg<br>以 5% GS 或 NS 稀释，浓度均<br>0.004～0.1 mg/ml<br>均维持 24 h<br>输入量<br>20～250 ml<br>尽早改口服<br>最多连用 7 d | 肝移植后 6 h：<br>每日 0.05 mg/kg<br>肾移植后 24 h 内：<br>每日 0.1 mg/kg<br>用法同成人 |
| **西罗莫司**<br>(雷帕霉素，雷帕鸣)<br>Sirolimus<br>(Rapamycin，Rapamune) | 片剂<br>1 mg<br>口服液<br>60 ml<br>60 mg | 口服 | 肾移植：<br>在移植后尽早应用<br>负荷量每次 6 mg<br>维持量每次 2 mg<br>均每日 1 次<br>可根据病情适当调整 | 肾移植：<br>＞13 岁<br>在移植后尽早应用<br>＜40 kg<br>负荷量<br>每次 3 $mg/m^2$<br>维持量<br>每次 1 $mg/m^2$<br>均每日 1 次<br>＞40 kg<br>用法同成人 |

| 作用及用途、不良反应、注意点 |
| --- |
| |
| 【作用及用途】 进入细胞与免疫抑制结合蛋白结合形成复合体，通过抑制丝氨酸/苏氨酸蛋白激酶活性，抑制蛋白质合成，通过阻止细胞因子介导的T、B细胞活化和增殖，发挥免疫抑制作用。对急、慢性排斥反应均有效。用于预防器官移植抗排斥反应(主要用于肾移植)及自身免疫病的治疗。<br>【不良反应】 发热、衰弱、疼痛；高血压；恶心、呕吐、便秘、腹痛、腹泻、消化不良；肌酐升高、浮肿、高脂血症、高钾血症、低钾血症、低磷酸盐血症、体重增加；贫血、白细胞和血小板减少；关节痛；头痛、失眠、震颤；胸痛、呼吸困难、咽炎；痤疮、皮疹；泌尿道感染等。<br>【注意点】 ① $t_{1/2}$ 57～63 h。② 对本品过敏者、孕妇和乳母忌用；＜13岁儿童及高脂血症患者慎用。③ 不推荐本品用于肝移植和肺移植。④ 器官移植后接受本品治疗时，应预防性治疗卡氏肺孢子虫病和巨细胞病毒感染。⑤ 肝功能不全者，负荷剂量不变，维持量应减少1/3。⑥ 服用本品溶液时，将口服溶液稀释于60 ml清水或橙汁中，充分搅拌后立即服用，另用清水或橙汁120 ml冲洗饮用杯后立即服用，不得使用葡萄柚汁稀释本品。⑦ 高脂饮食可影响本品吸收，避免于进食时服用本品。⑧ 不得与伏立康唑合用。⑨ 与卡马西平、苯妥英钠、苯巴比妥、利福平等合用时，可降低本品疗效，合用时应监测血药浓度。⑩ 与溴隐亭、西咪替丁、克拉霉素、环孢素、达那唑、地尔硫䓬、红霉素、氟康唑、尼卡地平、茚地那韦和维拉帕米等合用可加重本品不良反应。⑪ 本品可降低活疫苗接种的效果。⑫ 皮肤和黏膜不慎接触本品时，应用肥皂和水彻底清洗；药液溅入眼内，应用清洁水清洗。 |

| 药品名称 | 剂型规格 | 用法 | 成人剂量 | 小儿剂量 |
|---|---|---|---|---|
| **麦考酚吗乙酯**<br>(骁悉)<br>Mycophenolate Mofetil<br>(Cellcept) | 片剂<br>0.5 g<br>胶囊<br>0.25 g | 口服 | 预防排异：<br>于移植前 72 h 内开始<br>肾移植：<br>每次 0.75～1 g<br>每日 2 次<br>难治性排异治疗：<br>每次 1.5 g<br>每日 2 次 | 肾移植：<br>开始<br>每次 0.6 g/m²<br>每日 2 次<br>肾小球疾病：<br>每日 20～30 mg/kg<br>联合小剂量泼尼松治疗 |
| **来氟米特**<br>(爱诺华)<br>Leflunomide<br>(Arava) | 片剂<br>10 mg<br>20 mg<br>0.1 g | 口服 | 治疗初 3 d<br>每次 50 mg<br>维持量<br>每次 20 mg<br>均每日 1 次 | |
| **咪唑立宾**<br>(布累迪宁)<br>Mizoribine<br>(Bredinin) | 片剂<br>25 mg<br>50 mg | 口服 | 开始<br>每日 2～3 mg/kg<br>维持量<br>每日 1～2 mg/kg<br>单次或分 3 次服 | |

| 作用及用途、不良反应、注意点 |
|---|
| 【作用及用途】 为麦考酚酸(MPA)的衍生物。MPA为高效、选择性、非竞争性、可逆性次黄嘌呤单核苷酸脱氢酶的抑制剂,可抑制鸟嘌呤核苷酸的合成途径。对淋巴细胞具有高度选择性。用于预防肾移植后的排斥反应、移植后发生的急性排斥和难治性排斥反应,亦可用于对激素耐药、依赖或频繁复发的系膜增生性肾小球肾炎,以及各型狼疮性肾炎、大血管炎、其他自身免疫病及器官移植。<br>【不良反应】 腹泻、恶心、白细胞减少、高血压、头痛、头晕、失眠、高胆固醇血症、高糖血症、高钾血症、低钾血症、低磷酸盐血症、咳嗽、呼吸困难、骨髓抑制和其他感染等。<br>【注意点】 ① $t_{max}$ 1 h,代谢产物MPA的 $t_{1/2}$ 16～18 h。② 对本品和MPA过敏者忌用。③ 本品不宜与抗酸药、硫唑嘌呤合用。④ 考来烯胺可降低本品药效。 |
| 【作用及用途】 为抗增殖活性的异噁唑类免疫抑制剂。主要抑制二氢乳清酸脱氢酶的活性,从而影响活化淋巴细胞的嘧啶合成。用于成人类风湿关节炎。<br>【不良反应】 腹泻、恶心、消化不良、腹痛、皮疹、瘙痒、可逆性AST和ALT升高、脱发等。<br>【注意点】 ① 口服后吸收迅速,在胃肠黏膜和肝内迅速代谢,其活性代谢物 $M_1$ 的 $t_{max}$ 5～10 h,$t_{1/2}$ 10 d。② 对本品及代谢物过敏、严重肝脏损害者,孕妇,未采取可靠避孕措施的育龄妇女及乳母忌用;明确的乙肝或丙肝血清学指标阳性、免疫缺陷、未控制的感染、活动期胃肠道疾病、肾功能不全、骨髓增生不良、<18岁患者慎用。③ 用药前及用药后每月应检查ALT水平,若升高至正常值的2～3倍时,需减半量服用,如仍继续升高或不下降,应停药观察,恢复正常可继续用药。④ 若服药期间白细胞计数 $<3.0\times10^9/L$,需减半量服药或停药。⑤ 准备生育的男性应考虑停药,并服用考来烯胺。⑥ 服药期间不得使用免疫活疫苗。⑦ 服药过量可予考来烯胺每次8 g,每日3次,连服11 d,或活性炭胃管或口服给药,每6 h给予50 g。⑧ 利福平可升高 $M_1$ 血药浓度,不宜合用。⑨ 服用本品或中断本品治疗,但未采取药物消除措施者和其他肝毒性药物合用时均有可能增加不良反应。 |
| 【作用及用途】 为能抑制核酸嘌呤合成的新型咪唑核苷类抗代谢药。具有免疫抑制活性,且几乎没有硫唑嘌呤的骨髓抑制作用和肝脏毒性。用于抑制肾移植的排异反应,效果与硫唑嘌呤相当。<br>【不良反应】 白细胞减少,偶见血小板减少、红细胞减少、消化道反应及出血、肝功能异常、发热、脱毛、肺炎、口炎、γ-球蛋白减少、尿酸值上升。<br>【注意点】 ① $t_{max}$ 3～4 h(2～12 h),$t_{1/2}$ 2～5 h。② 有严重过敏史、白细胞数 $<3\times10^9/L$ 者,孕妇及乳母忌用;骨髓抑制,伴有细菌、病毒等感染,有出血倾向,肝肾功能不全者慎用。③ 应定期作血常规及肝肾功能检查。④ 育龄患者及儿童有必要用药时应考虑对性腺的影响。⑤ 肾移植患者接受免疫抑制剂治疗者,肿瘤(特别是皮肤癌、淋巴瘤)发生率较高。 |

| 药品名称 | 剂型规格 | 用法 | 成人剂量 | 小儿剂量 |
|---|---|---|---|---|
| **抗淋巴细胞球蛋白**<br>Antilymphocyte Globulin<br>(ALG) | 注射剂<br>5 ml<br>0.1 g<br>(兔)<br>0.175 g<br>0.275 g<br>(猪) | 静滴 | 预防移植排斥反应：<br>每日 2～5 mg/kg<br>手术当天起连用 10～14 d<br>治疗移植排斥反应及急性抗宿主病：<br>每日 3～5 mg/kg<br>至临床症状和生物学指标改善<br>再生障碍性贫血：<br>每日 2.5～5 mg/kg<br>连用 5 d，输入大静脉内<br>(以上为兔 ALG 剂量) | 同成人 |
| **抗胸腺细胞球蛋白**<br>(即复宁)<br>Anti-thymocyte Globulin<br>(ATG) | 注射剂<br>25 mg<br>(兔) | 静滴 | 器官移植的排斥反应：<br>预防<br>每日 1.5～2.5 mg/kg<br>连用 1～3 周<br>治疗<br>每日 2.5～5 mg/kg<br>直至临床症状及生物学指标改善<br>再生障碍性贫血：<br>每日 2.5～5 mg/kg<br>连用 5 d | |
| **青霉胺**<br>(D-青霉胺)<br>Penicillamine<br>(D-Penicillamine, Depen) | 片剂<br>0.1 g<br>0.125 g | 口服 | 每日 0.5～1.8 g<br>分 3～4 次<br>空腹服<br>4～8 周见效后<br>可减量<br>至少连服 6 个月 | 每日 6～9 mg/kg<br>分 3 次空腹服<br>最大剂量 1 d 0.3 g<br>4～8 周见效后<br>可减量<br>至少连服 6 个月 |

| 作用及用途、不良反应、注意点 |
|---|
| 【作用及用途】 为强免疫抑制剂。在补体参与下溶解淋巴细胞。用于抑制器官移植时的免疫排斥、骨髓移植后抗宿主反应及再生障碍性贫血，亦用于自身免疫病。有兔 ALG 及马 ALG 两种。<br>【不良反应】 可有短暂高热、寒战、关节痛、低血压、心率增快、血小板及中性粒细胞减少，用药 1 周时可见血清病。兔 ALG 不良反应较轻较少。<br>【注意点】 ① 过敏体质者、孕妇及乳母忌用；急性感染者慎用。② 用药前或已停用 1～2 周，均应作皮试，皮试液浓度为 1∶1 000(马或兔)，1∶100(猪)，取 0.1 ml，皮内，观察 15～20 min，红晕＞10 mm 为阳性，阳性则不能使用本品。③ 静滴时以 NS 250～500 ml 稀释，开始滴速每分钟 5～10 滴，如 10 min 后无不良反应，再逐渐加速，滴注时间＞4 h。④ 为预防血清病及过敏反应，应同时加用肾上腺皮质激素，直至停用本品后 2～3 周，再逐渐减量。⑤ 避免同时滴注血液或血制品。⑥ 定期作血常规至停药 2 周后，用后 1～2 周查肾功能。⑦ 马与猪的制品剂量不同。⑧ 若不耐受本品，可采用抗胸腺细胞球蛋白继续治疗。 |
| 【不良反应】<br>【注意点】 见 623 页抗淋巴细胞球蛋白项下。<br>【注意点】 ① 若不耐受本品，可采用抗淋巴细胞球蛋白继续治疗。② 本品可以 NS 或 5% GS 稀释。③ 配好后即用。④ 余见抗淋巴细胞球蛋白注意点①③④⑥。 |
| 【作用及用途】 能中度抑制丝裂原诱导的淋巴细胞转化，抑制 IgG、IgM 产生，减少血清中抗原抗体复合物，减少类风湿因子等。用于类风湿关节炎、慢性活动性肝炎、硬皮病。<br>【不良反应】 皮肤瘙痒、皮疹、胃肠道反应、味觉减退、白细胞及血小板减少、蛋白尿、肌无力，偶见 AST、ALT 增高，长期服用可引起视神经炎。<br>【注意点】 ① 粒细胞缺乏、再生障碍性贫血、肾脏病患者及孕妇忌用；老人慎用。② 用前需作青霉素过敏试验。③ 应每日连续服用，即使暂时停药数日，再次用药时可能发生过敏反应，因此又应从小剂量开始。④ 定期检查肝功能，每周 2 次检查血及尿常规。⑤ 长期服用者，应加维生素 $B_6$，每日 25 mg。⑥ 有致畸作用。 |

| 药品名称 | 剂型规格 | 用法 | 成人剂量 | 小儿剂量 |
|---|---|---|---|---|
| **雷公藤多苷**<br>Tripterygium Glycosides | 片剂<br>10 mg | 口服 | 每日 1～1.5 mg/kg<br>分 3 次<br>餐后服<br>病情控制后可减量或用间歇疗法<br>1疗程 1 个月 | 同成人 |

## (二) 免疫增强剂

| 药品名称 | 剂型规格 | 用法 | 成人剂量 | 小儿剂量 |
|---|---|---|---|---|
| **短棒状杆菌**<br>Corynebacterium Parvum<br>(Coparvax) | 注射剂<br>1 ml<br>5 mg<br>7 mg<br>35 mg | 胸腔内瘤周或瘤内 | 每次 0.5～4 mg | |
| | | 皮下或肌内 | 每次 1～4 mg<br>巩固治疗 1～2 年<br>开始每周 1 次<br>以后每 2 周 1 次 | |
| | | 静滴 | 每次 4～10 mg<br>每周 5 次 | |
| **细菌溶解产物**<br>(泛福舒)<br>Bacterial Lysates<br>(Broncho-Vexom) | 胶囊<br>3.5 mg<br>7 mg | 口服 | 见 152 页 | 见 152 页 |
| **人胎盘脂蛋白**<br>Human Placental Lipo-protein | 注射剂<br>1 ml<br>0.5 mg | 肌内或皮下 | 每次 1 mg<br>隔日 1 次<br>连用 5 次<br>以后每次 1 mg<br>每日 1 次<br>连用 10 次 | |

| 作用及用途、不良反应、注意点 |
| --- |
| 【作用及用途】 具有较强的抗炎及免疫抑制作用。拮抗和抑制炎症介质的释放，抑制T细胞功能及丝裂原和抗原刺激的T细胞分裂与增殖，抑制迟发性变态反应。用于类风湿关节炎、红斑狼疮、皮肌炎、贝赫切特综合征、肾小球肾炎等。<br>【不良反应】 主要为胃肠反应，可有白细胞及血小板减少、月经紊乱、精子减少等。<br>【注意点】 孕妇及乳母忌用；严重心血管病、肝肾及造血功能障碍者，老人及小儿慎用。 |

| 作用及用途、不良反应、注意点 |
| --- |
| 【作用及用途】 为非特异性免疫增强剂。能增强巨噬细胞对癌细胞的吞噬作用，增强对化疗的敏感性，亦能活化骨髓干细胞，减轻化疗所致骨髓抑制。用于癌性胸、腹水、结合手术、放疗、化疗，亦用于鼻咽癌、乳腺癌、肺癌、淋巴癌及黑色素瘤等。<br>【不良反应】 注射局部肿痛、硬结，胸腔注射时有胸痛、胸闷、咳嗽、发热，腹腔注射有腹痛，偶有肝肾损害、恶心、呕吐等。<br>【注意点】 ① 孕妇忌用；发热＞38℃、严重心血管疾病、肝脏疾病患者慎用。② 使用前摇匀，有摇不散的凝块勿用。③ 皮下或肌内注射，可加等量利多卡因以减轻局部疼痛。④ 静滴4～10 mg加5% GS 250～500 ml稀释，滴注1～4 h，滴注前给氢化可的松以减少不良反应。⑤ 本品每毫升含5 mg、7 mg及35 mg死菌。⑥ 保存于2～4℃阴凉处。 |
| 【作用及用途】<br>【不良反应】<br>【注意点】<br>见153页细菌溶解产物项下。 |
| 【作用及用途】 能刺激和提高机体 $IgG_2$ 类抗体水平。用于 $IgG_2$ 类免疫球蛋白发育迟缓或低下者，亦用于哮喘及反复呼吸道感染。<br>【不良反应】 偶见皮疹，可诱发心动过速。<br>【注意点】 ① 心动过速者慎用。② 见效后可重复治疗2～3疗程。③ 贮存暗处，溶液混浊不可使用。 |

| 药品名称 | 剂型规格 | 用法 | 成人剂量 | 小儿剂量 |
|---|---|---|---|---|
| **胸腺素**<br>(胸腺肽,胸腺多肽)<br>Thymosin | 注射剂<br>2 mg<br>4 mg<br>2 ml<br>2 mg<br>5 mg<br>20 mg | 肌内 | 每次 2～10 mg<br>每日或隔日 1 次 | 每次 3～5 mg<br>每日 1 次<br>连用 5～7 d<br>渐减到每周 1～2 次,维持数月<br>胸腺发育不良症:<br>每日 1 mg/kg<br>维持量<br>每次 1 mg/kg<br>每周 1 次<br>长期应用 |
| **胸腺喷丁**<br>(胸腺五肽)<br>Thymopentin<br>(Pentapeptide) | 粉针剂<br>1 mg<br>2 mg<br>4 mg<br>5 mg<br>10 mg | 肌内 | 每次 1 mg<br>每日 1～2 次<br>1 疗程 15～30 d 或遵医嘱<br>用注射用水 1 ml 稀释 | 遵医嘱 |
| **胸腺肽 $\alpha_1$**<br>(日达仙)<br>Thymosin $\alpha_1$<br>(Zadaxin) | 注射剂<br>1. 6 mg | 皮下 | 每次 1. 6 mg<br>每周 2 次<br>作为疫苗增强剂第一次应在接种疫苗后马上给予,1 疗程 4 周<br>慢性乙型肝炎:<br>1 疗程 6 个月 | 遵医嘱 |
| **匹多莫德**<br>(普利莫)<br>Pidotimod | 溶液<br>10 ml<br>0. 2 g<br>0. 4 g | 口服 | 急性感染期:<br>治疗每次 0. 8 g<br>每日 2 次<br>2 周后改为每日 1 次<br>预防每次 0. 8 g<br>每日 1 次<br>均连用 2 个月 | 急性感染期:<br>治疗每次 0. 4 g<br>每日 2 次<br>连用 2 周后改为每日 1 次<br>预防每次 0. 4 g<br>每日 1 次<br>均连用 2 个月 |

| 作用及用途、不良反应、注意点 |
| --- |
| 【作用及用途】 诱导各个阶段T细胞分化发育,调节机体免疫平衡,增强成熟T细胞对抗原或其他刺激的反应。用于胸腺发育不良症、共济失调、毛细血管扩张症、慢性皮肤黏膜真菌病等免疫缺陷病。亦可用于肿瘤患者、自身免疫病、麻风、重症感染、重症肝炎、慢性肾炎等伴有细胞免疫紊乱、低下的患者。<br>【不良反应】 皮疹、发热,个别出现头昏等。<br>【注意点】 ① 治疗前或停药后再用时须作皮试。② 剂量视各种疾病而异,原发性细胞免疫缺陷者,需长期应用。③ 可由小牛或猪胸腺提取,无明显的种属特异性。④ 各批量产品活性可有差异。 |
| 【作用及用途】 为免疫双向调节药。具有诱导和促进T淋巴及其亚群分化、成熟和活化的功能,调节T淋巴细胞的比例等。因此本品具有调节和增强人体细胞免疫功能的作用。用于各种原发性或继发性T细胞缺陷病(如儿童先天性免疫缺陷病),某些自身免疫病(如类风湿关节炎、系统性红斑狼疮),各种细胞免疫功能低下的疾病,亦用于肿瘤的辅助治疗。<br>【不良反应】 耐受性良好,个别可见恶心、发热、头晕、胸闷、无力等,少数患者偶有嗜睡感;慢性乙型肝炎患者使用时可能ALT水平短暂上升,如无肝衰竭预兆出现,仍可继续使用本品。<br>【注意点】 ① 对本品有过敏反应者或器官移植初期需用免疫抑制者忌用;$<$18岁患者慎用。② 本品通过增强患者的免疫功能而发挥治疗作用,故而对正在接受免疫抑制治疗的患者(例如器官移植者)应慎用本品,除非治疗带来的益处明显大于危险性。③ 慢性乙型肝炎患者治疗期间应定期检查肝功能。 |
| 【作用及用途】 能促使激活后外周T细胞的成熟,增加成熟T淋巴细胞对抗原或其他刺激产生各种淋巴因子的分泌,提高淋巴因子受体的水平。用于慢性乙型肝炎,并可作为免疫损害患者的疫苗免疫应答增强剂。<br>【不良反应】 耐受性良好。慢性乙型肝炎接受本品治疗时,ALT可能短暂上升。<br>【注意点】 ① $t_{max}$ 1.67 h,$t_{1/2}$ 1.65 h。② 有过敏反应者、器官移植初期需免疫抑制者、孕妇、乳母及$<$18岁者忌用。③ 慢性乙型肝炎患者治疗期间应定期检查肝功能。 |
| 【作用及用途】 为人工合成的二肽分子。具有免疫调节作用,刺激固有免疫和适应性免疫。用于反复感染者,也可用于急性感染减轻疾病程度。<br>【不良反应】 尚无不良反应报道。<br>【注意点】 ① $t_{max}$ 2 h,$t_{1/2}$ 4 h。② 妊娠初3个月忌用;过敏体质者及$<$2岁儿童慎用。③ 食物会影响吸收,宜餐前或餐后2 h服。 |

| 药品名称 | 剂型规格 | 用法 | 成人剂量 | 小儿剂量 |
|---|---|---|---|---|
| **金诺芬**<br>(瑞德)<br>Auranofin<br>(Ridaura) | 薄膜片<br>3 mg | 口服 | 每日 6 mg<br>分 1～2 次<br>餐后服<br>显效后可减至半量，如 6 个月疗效不理想,可增至最大剂量<br>1 d 9 mg<br>分 3 次<br>再 3 个月疗效不显著应停药 | 每日 0.1 mg/kg<br>显效后可减至半量，3～6 个月后疗效不理想，可增至每日<br>0.15 mg/kg<br>均每日 1 次或<br>分 2～3 次<br>最大剂量<br>1 d 0.2 mg/kg |
| **重组人干扰素 α－2a**<br>(罗荛愫)<br>Recombinant Interferon α－2a<br>(r－IFN α－2a, Roferon A) | 注射剂<br>100 万 IU<br>300 万 IU<br>450 万 IU | 深部肌内 | 见 604 页 | |
| **重组人干扰素 α－2b**<br>(干扰能)<br>Recombinant Human Interferon α－2b<br>(Intron A) | 注射剂<br>100 万 IU<br>300 万 IU<br>450 万 IU<br>500 万 IU<br>1 000 万 IU<br>3 000 万 IU | 静滴 | 见 606 页 | |
| | | 皮下 | 见 606 页 | |
| **重组人干扰素 γ－1b**<br>Recombinant Human Interferon γ－1b<br>(r－IFN－γ－1b) | 注射剂<br>3 000 万 IU | 皮下 | 见 606 页 | |

| 作用及用途、不良反应、注意点 |
|---|
| 【作用及用途】 为抑制性免疫调节剂。抑制 $CD4^+$ T 细胞增殖、分化及单核巨噬细胞、中性粒细胞、成纤维细胞活性,使多种细胞因子减少,抑制组胺等炎性介质合成。用于活动性进行性类风湿关节炎及幼年型类风湿关节炎。<br>【不良反应】 胃肠道反应、皮疹、瘙痒、口腔炎、胸膜炎、结膜炎、蛋白尿、血尿、白细胞及血小板减少。<br>【注意点】 ① 口服吸收不完全,12 周血金浓度达峰值并保持稳定状态,$t_{1/2}$ 26 d。② 坏死性小肠结肠炎、肺纤维化、剥脱性皮炎、严重肝病、进行性肾病、系统性红斑狼疮患者,孕妇,乳母,对金过敏及血液病患者忌用。③ 每月检查血、尿常规,定期检查肝肾功能。④ 每片含金量 0.87 mg。 |
| 【作用及用途】<br>【不良反应】<br>【注意点】 见 605 页重组干扰素 α－2a 项下。 |
| 【作用及用途】<br>【不良反应】<br>【注意点】 见 607 页重组人干扰素 α－2b 项下。 |
| 【作用及用途】<br>【不良反应】<br>【注意点】 见 607 页重组人干扰素 γ－1b 项下。 |

| 药品名称 | 剂型规格 | 用法 | 成人剂量 | 小儿剂量 |
|---|---|---|---|---|
| **重组人干扰素γ**<br>(上生雷泰)<br>Recombinant Human Interferon γ | 注射剂<br>50 万 IU<br>100 万 IU | 皮下或肌内 | 见 522 页 | |
| **重组人白介素-2**<br>Recombinant Human Interleukin-2<br>(r-IL-2) | 注射剂<br>10 万 IU<br>20 万 IU<br>50 万 IU<br>100 万 IU<br>200 万 IU | 静滴 | 乙、丙型肝炎:<br>每次 2.5 万～5 万 IU<br>以 100～250 ml NS 溶解<br>每日 1 次<br>每周连用 5 d<br>1 疗程 3 周 | |
| **人血丙种球蛋白**<br>(伽玛莱士)<br>Human r-Globulin | 注射剂<br>3 ml<br>0.3 g | 肌内 | 见 754 页 | 见 754 页 |
| | 注射剂<br>2.5 g<br>5 g | 静滴 | 见 754 页 | 见 754 页 |
| **转移因子**<br>Transfer Factor<br>(TF) | 干冻粉剂<br>1 U<br>2 U<br>4 U<br>注射剂<br>2 ml<br>1 U<br>3 U | 皮下或肌内 | 见 766 页 | 见 766 页 |
| **免疫核糖核酸**<br>Immune RNA | 注射剂<br>3 mg | 皮下 | 见 768 页 | |
| **盐酸左旋咪唑**<br>(左旋四咪唑)<br>Levamisole Hydrochloride | 片剂<br>25 mg<br>50 mg | 口服 | 提高免疫力:<br>每次 50～75 mg<br>每日 3 次<br>连服 3 d 停 11 d | 每次 2～4 mg/kg<br>每日 1 次<br>服 3 d 停 11 d |

| 作用及用途、不良反应、注意点 |
| --- |
| 【作用及用途】<br>【不良反应】<br>【注意点】 见523页重组人干扰素γ项下。 |
| 【作用及用途】<br>【不良反应】<br>【注意点】 见609页重组人白介素-2项下。 |
| 【作用及用途】<br>【不良反应】<br>【注意点】 见755页人血丙种球蛋白项下。 |
| 【作用及用途】<br>【不良反应】<br>【注意点】 见767页转移因子项下。 |
| 【作用及用途】<br>【不良反应】<br>【注意点】 见769页免疫核糖核酸项下。 |
| 【作用及用途】 能使受抑制的T淋巴细胞和巨噬细胞的功能恢复正常。用于反复感染和慢性感染、严重病毒感染后的恢复期、类风湿关节炎、系统性红斑狼疮及提高某些肿瘤患者的细胞免疫功能,亦可用于因T辅助细胞低下引起的常见变异型免疫缺陷病、伴血小板减少和湿疹的免疫缺陷病、共济失调及毛 |

| 药品名称 | 剂型规格 | 用法 | 成人剂量 | 小儿剂量 |
|---|---|---|---|---|
| | | | 1疗程6个月<br>自身免疫病:<br>每次30～50 mg<br>每日2～3次 | |
| **核酸酪素**<br>Nucleic Acid and Casein Hydrolysate | 溶液<br>10 ml | 口服 | 每次10 ml<br>每日2～3次 | 每次5～10 ml<br>每日2～3次 |
| | 注射剂<br>2 ml | 肌内或皮下 | 每次2～4 ml<br>每周2次<br>1～3周后每周1次 | 每次2 ml<br>每周2次<br>1～3周后每周1次 |
| **维生素A**<br>(维生素甲)<br>Vitamin A<br>(Vit A) | 胶丸<br>5 000 U<br>2.5万U | 口服 | 见636页 | 见636页 |
| **云芝多糖K**<br>Polysaccharoide K (PS-K, Krestin) | 片剂<br>0.5 g<br>1 g | 口服 | 每日3～6 g<br>每日1次或分3次<br>连服数月 | |
| **香菇多糖**<br>Lentinan | 片剂<br>2.5 mg | 口服 | 每次12.5 mg<br>每日2次<br>1疗程3个月 | 每次5～7.5 mg<br>每日2次<br>1疗程3个月 |
| | 注射剂<br>2 ml<br>2 mg | 肌内 | 每次2～4 mg<br>每日1次 | |
| | 注射剂<br>1 mg | 静注或静滴 | 每次1 mg<br>每周2次<br>1疗程3个月 | |
| **银耳多糖**<br>Tremella Polysaccharide | 胶囊<br>0.25 g<br>0.5 g | 口服 | 每次1 g<br>每日2～3次 | |
| | 糖浆<br>100 ml<br>500 ml | 口服 | 每次10 ml<br>每日3次 | |

| 作用及用途、不良反应、注意点 |
| --- |
| 细血管扩张症等原发性免疫缺陷病。<br>【不良反应】 见437页左旋咪唑项下。<br>【注意点】 ① 低剂量时有免疫促进作用,高剂量时则出现免疫抑制作用。② 余见左旋咪唑项下。 |
| 【作用及用途】 能增强抗体非特异性免疫功能,从而提高人体的抗病能力。用于反复呼吸道感染、哮喘性支气管炎、慢性支气管炎。<br>【注意点】 ① 糖浆中主要成分浓度为注射液的100倍。② 在发病季节前提早应用效果更佳。③ 对患有免疫缺陷、先天畸形等基础疾病者疗效不佳。④ 本品内含核酸和酪蛋白的水解物及多种氨基酸。 |
| 【作用及用途】 可刺激细胞免疫,增强抗肿瘤免疫,亦能使上皮组织结构完整、功能正常,有利于提高局部免疫水平。用于肿瘤术后或化疗患者,以及反复呼吸道感染缓解期。<br>【不良反应】<br>【注意点】 } 见637页维生素A项下。 |
| 【作用及用途】 能增强细胞免疫,对迟发型变态反应、周围血淋巴细胞转化试验均有促进作用。用于迁延性、慢性肝炎和消化道(胃、食管、结肠)肉瘤、肺癌、乳腺癌等的辅助治疗。 |
| 【作用及用途】 可促进淋巴细胞转化、增殖,刺激抗体形成与迟发型变态反应,能激活巨噬细胞,提高自然杀伤细胞(NK细胞)活性,活化补体,从而增强抗肿瘤作用。用于胃癌、肺癌、结核病等辅助治疗。<br>【不良反应】 偶见皮疹、恶心、呕吐、头痛、头晕、血细胞减少、出汗、发热。<br>【注意点】 ① 小儿慎用。② 以NS或5% GS稀释后缓慢注入或滴入。③ 若出现口内异常感、畏寒、心律异常、血压下降、呼吸困难或皮疹、发红,应停药并予适当处理。 |
| 【作用及用途】 能提高单核巨噬细胞系统功能,增强抗体免疫能力,对γ射线或环磷酰胺所致骨髓抑制有一定的保护作用。用于肿瘤放疗、化疗和其他原因引起的白细胞减少症,慢性支气管炎。<br>【不良反应】 个别出现口干、便秘。<br>【注意点】 每毫升含银耳多糖不少于4 mg,含葡萄糖醛酸不少于0.5 mg。 |

## (三) 单克隆抗体

| 药品名称 | 剂型规格 | 用法 | 成人剂量 | 小儿剂量 |
| --- | --- | --- | --- | --- |
| **鼠抗人 T 淋巴细胞 CD3 抗原单抗**<br>Mouse Monoclonal Antibody Against Human CD3 Antigen of T Lymphocyte | 注射剂<br>5 mg | 静滴 | 肾移植急性排斥反应:<br>每日 5～10 mg<br>每日 1 次<br>连用 5～14 d | |
| **巴利昔单抗**<br>(舒莱)<br>Basiliximab<br>(Simulect) | 注射剂<br>10 mg<br>20 mg | 静滴 | 移植手术前 2 h 给 20 mg<br>术后第 4 d 重复给药 1 次<br>每次以 NS 或 5% GS 稀释后滴注 20～30 min | <35 kg<br>每次 10 mg<br>于移植手术前 2 h 和移植后第 4 d 各 1 次<br>>35 kg<br>用法同成人 |
| **达利珠单抗**<br>(赛尼哌)<br>Daclizumab<br>(Zenapax) | 注射剂<br>5 ml<br>25 mg | 静滴 | 每次 1 mg/kg<br>每 14 d 给药 1 次<br>首次于移植前 24 h 内给予<br>1 疗程 5 次 | |

| 作用及用途、不良反应、注意点 |
| --- |
| 【作用及用途】 具有免疫抑制作用,可阻滞急性同种异体排异反应中起主要作用的 T 细胞功能,可逆转对移植器官的排异反应。用于肾移植、器官移植急性排异反应的治疗与预防。<br>【不良反应】 发热、皮疹、肺部感染、白细胞计数下降、单纯疱疹、恶心、呕吐、胃部痉挛、腹泻等,首次注射后偶见致命性肺水肿。<br>【注意点】 ① 对本品或其他鼠源制品过敏、在应用本品前 1 周内体重增加>3%、经胸部透视证实液体超负荷者忌用;有变态反应史、过敏体质者,孕妇及小儿慎用。② 应用时应通过一蛋白结合力低的 0.2 或 0.22 μm 滤器抽入针筒。③ 注射前患者体温不得>37.8℃,否则应先使用解热镇痛药使体温降低。④ 本品注射第 1、2 剂时,应密切监测 48 h,为减少第 1 次给药的注射反应,可于给药前静注甲泼尼龙 1 mg/kg 或地塞米松 5～10 mg。⑤ 开始本品时应将常规免疫抑制剂减量,并停用环孢素,在停用本品前 3 d 恢复免疫抑制剂的维持疗法。⑥ 用药期间应定期检查白细胞及其分类,检测循环 T 细胞上 CD3 抗原表达情况,以及患者血清本品浓度及鼠抗体产生。⑦ 本品先以 1 ml NS 溶解,再稀释于 NS 100 ml,立即静滴,于 30～60 min 内滴完。 |
| 【作用及用途】 可阻滞静息状态下 T 淋巴细胞的白介素-2 受体,使其不能转化为活性的 T 淋巴细胞,从而抑制免疫反应,保护移植器官免受排异。用于预防肾移植后的排异反应。<br>【不良反应】 与安慰剂相比,本品无过多不良反应。<br>【注意点】 ① 对本品过敏者忌用;孕妇慎用,乳母接受本品治疗后 2 个月内应停止哺乳。② 本品与环孢素的作用互补,联合应用可减少排异风险。③ 环孢素、泼尼松;环孢素、泼尼松、吗考酚酸酯;环孢素、泼尼松、硫唑嘌呤等免疫抑制方案可降低急性排异风险。 |
| 【作用及用途】 为重组人源化的 $IgG_1$ 抗 TAC 抗体,可与高亲和力的 IL-2 受体复合物 α-亚单位或 TAC 亚单位高特异性结合,从而抑制 IL-2 受体的结合和生物活性;可抑制 IL-2 介导的淋巴细胞激活。用于预防肾移植后的急性排异反应。<br>【不良反应】 胃肠道功能紊乱。<br>【注意点】 ① 对本品或其任何成分具有高敏感性者、孕妇及乳母忌用;老人慎用。② 本品应以 50 ml NS 稀释,溶液混合时应轻轻翻转,以防止起泡。③ 配制好的溶液应在 4 h 内输注,每次滴注 15 min。 |

| 药品名称 | 剂型规格 | 用法 | 成人剂量 | 小儿剂量 |
|---|---|---|---|---|
| **英利西单抗**<br>Infliximab | 注射剂<br>0.1 g | 静滴 | 强直性脊髓炎：<br>开始<br>每次 5 mg/kg<br>第 2、6 周重复给药 1 次<br>维持量<br>每次 5 mg/kg<br>每 6 周 1 次<br>中、重度活动性克罗恩病，瘘管性克罗恩病：<br>开始<br>每次 5 mg/kg<br>第 2、6 周重复给药 1 次<br>维持量<br>每次 5 mg/kg<br>每 8 周 1 次<br>类风湿关节炎：<br>开始<br>每次 3 mg/kg<br>第 2、6 周重复给药 1 次<br>维持量<br>每次 3 mg/kg<br>每 8 周 1 次<br>疗效不佳剂量可增至 10 mg/kg<br>或给药间隔调整为每 4 周 1 次 | 中重度克罗恩病：<br>用法同成人 |

# 十四、维生素、微量元素及其他药物

| 药品名称 | 剂型规格 | 用法 | 成人剂量 | 小儿剂量 |
|---|---|---|---|---|
| **维生素 A**<br>（维生素甲，视黄醇）<br>Vitamin A<br>(Retinol) | 胶丸<br>2.5 万 U<br>溶液<br>1 ml<br>5 万 U | 口服 | 预防<br>每日 4 000～5 000 U<br>治疗<br>每次 2.5 万 U<br>每日 3 次 | 预防<br>每日 400～500 U<br>治疗<br>每日 2.5 万～5 万 U |

| 作用及用途、不良反应、注意点 |
| --- |
| 【作用及用途】 为抗 TNF-α的人鼠嵌合单克隆抗体,能与 TNF-α的可溶形式及跨膜形式高度结合,使 TNF-α失去活性。同时可减少炎症细胞向关节炎部位的浸润,减少介导细胞黏附的分子表达,减少化学诱导作用及组织降解作用。用于活动性强直性脊髓炎,常规治疗效果不佳的中、重度克罗恩病,瘘管性克罗恩病,中、重度活动性类风湿关节炎等。<br>【不良反应】 面部潮红、血肿、高血压、心动过缓;发热、乏力、寒战;呼吸困难、鼻窦炎、肺水肿、上下呼吸道感染;肌肉痛、关节痛;泌尿道感染;自身抗体产生;头痛、眩晕、胸痛、癫痫发作;失眠、嗜睡;肝功能异常、肝细胞损害、黄疸、自身免疫性肝炎;消化不良、恶心、呕吐、腹痛、腹泻;贫血、败血症、血清病;瘀斑、瘙痒、脱发;结膜炎;过敏性休克;肿瘤、脓肿、结核病、蜂窝织炎等。<br>【注意点】 ① $t_{1/2}$ 8～9.5 d。② 对本药或鼠源蛋白质过敏,严重临床活动性感染,中、重度充血性心力衰竭患者忌用;有慢性或复发性感染史、癫痫史、血清样反应史、以往或新近有中枢神经系统脱髓鞘、轻度充血性心力衰竭患者,孕妇,乳母及老人慎用。③ 治疗前应接受结核菌素皮试,如有潜伏期结核,应先进行抗结核治疗。④ 出现狼疮综合征征兆应立即停药。⑤ 肝功能不全者,如黄疸指数、ALT 升高至正常范围上限 5 倍以上,应停药。⑥ 轻度充血性心力衰竭患者,用药期间应密切监测心脏状态,若出现新的心力衰竭指标或原症状加重,应立即停药。⑦ 本品过敏反应多发生在输液过程中或输液后 2 h 内,预防性使用抗组胺药可减少过敏的发生。⑧ 本品 0.1 g 应以 10 ml 注射用水沿瓶壁注入并轻柔旋转,如溶解过程中出现泡沫,应静置 5 min,再以 NS 稀释至 250 ml,终浓度为 0.4～4 mg/ml,配制的溶液应在 3 h 内使用。⑨ 对本品有超敏反应的克罗恩病患者,可选用脱敏法给药,每 15 min 1 次。⑩ 2～8℃避光保存。 |

| 作用及用途、不良反应、注意点 |
| --- |
| 【作用及用途】 能维持上皮细胞如皮肤、角膜的正常功能和结构的完整;参与视紫红质的合成,增加视网膜的感光性;还参与体内许多氧化过程,特别是不饱和脂肪酸的氧化。用于维生素 A 缺乏症如皮肤粗糙、干燥、角膜软化症、眼干燥症、夜盲症等的防治。<br>【不良反应】 每日 10 万 U 以上,连服数月,或 1 次大量服用,可引起中毒。<br>【注意点】 ① 慢性肾功能衰竭者慎用。② 孕妇每日不宜超过 5 000 U。 |

| 药品名称 | 剂型规格 | 用法 | 成人剂量 | 小儿剂量 |
|---|---|---|---|---|
| | 注射剂<br>1 ml<br>5 万 U | 肌内 | 每日 5 万 U<br>用 14 d | >1 岁<br>每日<br>0.5 万～3.5 万 U<br>用 10 d |
| **维生素 $B_1$**<br>(维生素乙$_1$，盐酸硫胺)<br>Vitamin $B_1$<br>(Thiamine Hydrochloride) | 片剂<br>5 mg<br>10 mg | 口服 | 每次 10～30 mg<br>每日 3 次 | 预防<br>每日 5 mg<br>轻症治疗<br>每次 5～10 mg<br>每日 2～3 次 |
| | 注射剂<br>1 ml<br>25 mg<br>0.05 g<br>2 ml<br>0.05 g<br>0.1 g | 肌内 | 每次 0.05～0.1 g<br>每日 1 次<br>或视病情而定 | 每次 10～25 mg<br>每日 1 次<br>或视病情而定 |
| **呋喃硫胺**<br>Fursultiamine<br>(Thiamine Tetrahydrofuryl Disulfide, TTFD) | 片剂<br>25 mg | 口服 | 每次 25～50 mg<br>每日 3 次<br>宜餐后服 | 每次 12.5～25 mg<br>每日 3 次<br>宜餐后服 |
| | 注射剂<br>2 ml<br>20 mg | 肌内 | 每日 20～40 mg | |
| **维生素 $B_2$**<br>(维生素乙$_2$，核黄素)<br>Vitamin $B_2$<br>(Lactoflavin, Riboflavin) | 片剂<br>5 mg<br>10 mg | 口服 | 预防<br>每日 2～3 mg<br>治疗<br>每次 5～10 mg<br>每日 3 次 | 预防<br>每日 1～2 mg<br>治疗<br>每次 2.5～5 mg<br>每日 2～3 次 |
| | 注射剂<br>2 ml<br>1 mg<br>5 mg<br>10 mg | 皮下或肌内 | 每次 5～10 mg<br>每日 1 次 | 每次 2.5～5 mg<br>每日 1 次 |

| 作用及用途、不良反应、注意点 |
|---|
| ③ 脂肪吸收障碍和肝脏疾病患者吸收受影响，可服用水溶性口服液。④ 新霉素、考来烯胺、液状石蜡等矿物油、硫糖铝等可减少本品吸收。⑤ 本品 1 U≈0.3 μg。 |
| 【作用及用途】 参与体内糖代谢过程，同时还能抑制胆碱酯酶的活性，减少乙酰胆碱的水解，维持神经、心脏及消化系统的正常功能。用于脚气病的防治及神经炎、心肌炎、营养和消化不良的辅助治疗。<br>【不良反应】 偶有头痛、疲倦、烦躁、食欲减退、浮肿和心律失常；大剂量肌内注射可引起过敏反应，严重的可出现过敏性休克。<br>【注意点】 ① 孕妇慎用。② 肌注前宜用 10 倍稀释液 0.1 ml 作皮试。③ 忌与碳酸氢钠、氨茶碱、水杨酸钠、巴比妥类、枸橼酸钠、依地酸钙等碱性药物合用。④ 与阿司匹林合用时应间隔 2～3 h。⑤ 不可与乙醇或含乙醇的饮料、药物或食物同服。 |
| 【作用及用途】 为维生素 $B_1$ 的衍生物。作用与维生素 $B_1$ 相似，但持续时间较长，尤对神经系统疾病疗效显著。用于神经痛、神经炎、脊髓灰质炎后遗症、小儿遗尿症和食欲减退等。<br>【不良反应】 偶有头晕、恶心、呕吐、注射部位有硬块。<br>【注意点】 注射剂为盐酸盐。 |
| 【作用及用途】 参与体内糖、蛋白质及脂肪的代谢，维持正常视觉功能。用于角膜炎、结膜炎、口角炎、舌炎、脂溢性皮炎、阴囊炎及营养不良、视觉障碍等维生素 $B_2$ 缺乏症。<br>【不良反应】 尿液呈黄绿色；大剂量使用可引起类似甲状腺功能亢进症状。<br>【注意点】 ① 宜进餐时或进餐后立即服用。② 不宜与甲氧氯普胺等合用。③ 可使链霉素、红霉素等抗生素抗菌活性下降。④ 注射液不可与碱性溶液配伍。⑤ 宜避光保存。⑥ 另有月桂酸核黄素(Riboflavin Laurate)，每支 0.15 g (1 ml)，为维生素 $B_2$ 的长效制剂，一般用于病后恢复期的维生素 $B_2$ 缺乏症，肌内注射，每次 0.15 g，可维持有效血药浓度 2～3 个月。 |

| 药品名称 | 剂型规格 | 用法 | 成人剂量 | 小儿剂量 |
|---|---|---|---|---|
| **维生素 $B_6$**<br>(维生素乙$_6$,吡多辛)<br>Vitamin $B_6$<br>(Pyridoxin) | 片剂<br>10 mg | 口服 | 每次 10～20 mg<br>每日 3 次 | 预防<br>每次 1～2 mg<br>每日 3 次<br>治疗<br>每次 5～10 mg<br>每日 3 次 |
| | 缓释片<br>50 mg | 口服 | 每次 50 mg<br>每日 1～2 次 | |
| | 注射剂<br>1 ml<br>25 mg<br>50 mg<br>2 ml<br>0.1 g | 皮下<br>肌内<br>或<br>静注 | 每次 0.05～0.1 g<br>每日 1 次 | 每次 25 mg<br>每日 1 次 |
| **烟酰胺**<br>(维生素 PP)<br>Nicotinamide<br>(NAA) | 片剂<br>0.05 g<br>0.1 g | 口服 | 每次 0.05～0.2 g<br>每日 3 次<br>餐后服 | 预防<br>每日 15 mg<br>分 3 次<br>治疗<br>每次 25～50 mg<br>每日 3 次<br>餐后服 |
| | 注射剂<br>1 ml<br>0.05 g<br>0.1 g | 静滴 | 每次 0.05～0.2 g<br>每日 1 次<br>防治心脏传导阻滞:<br>每次 0.3～0.4 g<br>加入 10% GS 250 ml<br>中缓慢滴注<br>每日 1 次<br>1 疗程 30 d | 每次 25～100 mg<br>每日 1 次 |
| **烟酸**<br>(尼古丁酸,菸酸)<br>Nicotinic Acid<br>(Niacin, NA) | 片剂<br>0.05 g<br>0.1 g | 口服 | 糙皮症:<br>每次 0.05～0.1 g<br>高脂血症:<br>开始每次 0.1 g<br>1 周后<br>每次 1～2 g<br>均每日 3 次 | 糙皮症:<br>预防<br>每日 6～20 mg<br>治疗<br>每次 25～50 mg<br>每日 2～3 次 |

| 作用及用途、不良反应、注意点 |
| --- |
| 【作用及用途】 参与许多代谢过程,促进氨基酸的吸收和蛋白质的合成,亦能影响脂肪的代谢。用于大量或长期应用异烟肼、肼屈嗪、青霉胺等药物引起的中枢兴奋症状和周围神经炎,孕妇、放疗、化疗及其他药物引起的呕吐,低色素小细胞性贫血、白细胞减少症、婴儿惊厥的防治等;与烟酰胺合用治疗糙皮症。<br>【不良反应】 肾功能正常时,几乎无毒性反应。大剂量长期服用可引发维生素 $B_6$ 依赖综合征,严重的可出现神经感觉异常、进行性步态不稳、手足麻木、手不灵活等;注射给药可产生剧烈头痛。<br>【注意点】 ① 治疗维生素 $B_6$ 缺乏症,首剂宜肌注。② 与异烟肼合用时,本品剂量超过 7 mg/kg,可减弱异烟肼的抗结核作用。③ 不宜与左旋多巴、氯霉素、肼肽嗪、环丝氨酸、免疫抑制剂等合用。 |
| 【作用及用途】 为辅酶Ⅰ和辅酶Ⅱ的组成部分。在体内生物氧化中起传递氢作用,维持皮肤、消化道和神经系统的完整性和正常功能,促进组织新陈代谢;防治心脏传导阻滞和提高窦房结功能的作用,可显著改善各度房室传导阻滞。用于糙皮症的防治及冠心病、病毒性心肌炎、风湿性心脏病、舌炎、皮肤病、血管硬化及肝脏疾病等。<br>【不良反应】 头晕、恶心、上腹不适、食欲减退等。<br>【注意点】 ① 孕妇忌用。② 异烟肼与本品有拮抗作用,长期服用异烟肼患者应补充本品。③ 与氯丙嗪合用治疗精神分裂症,可增强氯丙嗪的疗效。④ 肌注可引起疼痛,现已少用。 |
| 【作用及用途】 同 641 页烟酰胺,尚有扩张血管和降低血中胆固醇的作用。用于防治糙皮病等烟酸缺乏症、冠状动脉供血不足、血栓闭塞性脉管炎、脑血管痉挛引起的头痛和内耳眩晕症、高脂血症等。<br>【不良反应】 皮肤潮红、发热、瘙痒、荨麻疹等;大剂量可致头晕、乏力、恶心、呕吐、腹泻、心悸、高血糖、高尿酸、心律失常和肝功能异常等。<br>【注意点】 ① 口服后 $t_{max}$ 30～60 min,$t_{1/2}$ 约 45 min。② 消化性溃疡、动脉出血、糖尿病、青光眼、高尿酸血症、肝病、痛风、低血压等患者慎用。③ 与胍乙 |

| 药品名称 | 剂型规格 | 用法 | 成人剂量 | 小儿剂量 |
|---|---|---|---|---|
| | 注射剂<br>1 ml<br>10 mg<br>0.05 g<br>0.1 g<br>2 ml<br>20 mg<br>0.1 g<br>5 ml<br>0.05 g | 肌内 | 糖皮病：<br>每次 0.05～0.1 g<br>每日 5 次 | |
| | | 静注 | 糖皮病：<br>每次 0.025～0.1 g<br>每日 2 次或多次缓注 | 糖皮病：<br>每次 0.025～0.1 g<br>每日 2 次缓注 |
| | | 静滴 | 脑血管病：<br>每次 0.05～0.2 g<br>加 5% ～ 10% GS 100～200 ml 滴注<br>每日 1 次 | |
| **复合维生素 B**<br>Vitamin B Co<br>(Beplex) | 片剂 | 口服 | 每次 1～3 片<br>每日 3 次 | 每次 1～2 片<br>每日 2～3 次 |
| | 溶液 | 口服 | 每次 5 ml<br>每日 3 次 | 每次 2.5 ml<br>每日 3 次 |
| | 注射剂<br>2 ml | 肌内 | 每次 2 ml<br>每日 1～3 次 | 视需要而定 |
| **维生素 C**<br>(维生素丙，抗坏血酸)<br>Vitamin C<br>(Ascorbic Acid) | 片剂<br>0.1 g<br>0.25 g<br>0.5 g<br>1 g | 口服 | 每次 0.1～0.3 g<br>每日 3 次<br>或视病情而定 | 预防<br>每日 50 mg<br>治疗<br>每日 0.2～0.4 g<br>分 2～3 次 |
| | 注射剂<br>2 ml<br>0.25 g<br>0.5 g<br>5 ml<br>0.5 g<br>1 g<br>20 ml<br>2.5 g | 静注或静滴 | 每次 0.5～1 g<br>或视病情而定 | 每日 0.25～0.5 g |

| 作用及用途、不良反应、注意点 |
| --- |
| 啶等肾上腺素受体阻滞药合用，可增强扩血管作用，可引起直立性低血压。④ 不宜与异烟肼、他汀类药物合用。⑤ 宜与牛奶同服或餐时服。⑥ 用药期间应避免同时摄入热饮料。 |
| 【作用及用途】 为一含有多种 B 族水溶性维生素的复合制剂。用于营养不良、厌食、脚气病、糙皮病及维生素 B 族缺乏所致各种疾病的辅助治疗。<br>【注意点】 ① 片剂含维生素 $B_1$、$B_2$、$B_6$、NAA 及泛酸钙；口服液每 1 ml 含维生素 $B_1$ 0.8 mg、$B_2$ 0.13 mg、$B_6$ 0.16 mg、$D_2$ 0.72 μg、NAA 0.48 mg、牛磺酸 2 mg；注射液 2 ml 含维生素 $B_1$ 20 mg、$B_2$ 2mg、$B_6$ 2mg、NAA 50 mg、右旋泛酸钠 1 mg。② 余参阅维生素 $B_1$、$B_2$、$B_6$、D 及 NAA 项下。 |
| 【作用及用途】 参与体内氧化还原和糖代谢过程，增加毛细血管致密性，减少通透性和脆性，刺激造血功能，加速血液凝固；还参与叶酸合成，促进铁在肠道内的吸收；并能增加机体对感染的抵抗力和解毒及抑制致癌物质作用。用于防治坏血病、各种急慢性传染病、紫癜、高铁血红蛋白症、肝胆等疾病及各种变应性疾病。<br>【不良反应】 大剂量口服可能有恶心、呕吐、消化不良、肠蠕动亢进、腹泻及高尿酸血症；过多应用咀嚼片可损坏牙釉质；长期大剂量使用突然停药，可引起停药后坏血病。<br>【注意点】 ① 痛风、尿酸盐性肾结石、高草酸盐尿症、糖尿病、G－6PD 缺乏症、铁粒幼细胞性贫血、珠蛋白生成障碍性贫血、镰形细胞贫血患者及孕妇慎用。② 长期服用应加用维生素 $B_1$ 和 $B_{12}$，以防引起维生素 $B_1$ 和 $B_{12}$ 缺乏症。③ 忌与氨茶碱、碳酸氢钠、谷氨酸钠、氢氧化铝等碱性药物及铜、铁、锌离子等合用。④ 片剂色泽变黄后不可使用。⑤ 泡腾片(力度伸 Redoxon)每片含本品 1 g，成人每日 1 片，儿童每日半片。 |

| 药品名称 | 剂型规格 | 用法 | 成人剂量 | 小儿剂量 |
|---|---|---|---|---|
| **维生素 $D_2$**<br>(骨化醇)<br>Vitamin $D_2$<br>(Calciferol) | 片剂<br>5 000 U<br>胶囊<br>1万U | 口服 | 每次1万U<br>每日3次 | 预防<br>每日400～800 U<br>治疗<br>每日0.5万～1万U |
| | 注射剂<br>1 ml<br>40万U | 肌内 | 视病情而定 | 每次40万U<br>必要时可隔2～4周后重复注射 |
| **维生素 $D_3$**<br>(胆骨化醇)<br>Vitamin $D_3$<br>(Colecalciferol, Vigantol) | 注射剂<br>1 ml<br>30 U<br>60 U | 肌内 | | 每次30万U<br>或每次60万U<br>必要时可于2～4周后重复注射 |
| **阿法骨化醇**<br>(1α-羟基维生素$D_3$,萌格旺)<br>Alfacalcidol<br>(1α-Hydroxy-vitamin $D_3$, Alpha-$D_3$, Bon-One) | 片剂<br>胶囊<br>0.25 μg<br>0.5 μg<br>1 μg | 口服 | 慢性肾衰和骨质疏松症:<br>每次0.5～1 μg<br>每日1次<br>视血钙值而调整<br>甲状旁腺功能低下及抗维生素D佝偻病:<br>每次1～4 μg<br>每日1次 | 骨质疏松症:<br>每次<br>0.01～0.03 μg/kg<br>每日1次<br>其他疾病:<br>每次<br>0.05～0.1 μg/kg<br>每日1次<br>视血钙值而调整 |
| **骨化三醇**<br>(1, 25-二羟基骨化醇,钙三醇,罗盖全)<br>Calcitriol<br>(1, 25-Dihydroxycholecalciferol, Rocaltrol) | 胶囊<br>0.25 μg<br>0.5 μg | 口服 | 每日0.25 μg<br>每日1次<br>维持量<br>每隔1日<br>0.25 μg<br>或视血钙值调整剂量 | 甲状旁腺功能低下:<br>每日0.01～0.05 μg/kg<br>肾性骨营养不良(慢性肾衰):<br>开始0.01 μg/kg<br>每日1次<br>以后每月增加<br>0.005 μg/kg<br>视血钙值随时调整剂量<br>一般每日<br>0.01～0.04 μg/kg |

| 作用及用途、不良反应、注意点 |
| --- |
| 【作用及用途】 能促进钙和磷的吸收，提高血钙、磷浓度，维持血钙、磷的平衡，促使钙在骨中沉积。用于防治佝偻病、婴儿手足搐搦症、骨软化症、老年性骨质疏松症等。<br>【不良反应】 长期大剂量应用可引起高钙血症、软组织异位钙化、食欲减退、呕吐、腹泻、多尿等。<br>【注意点】 ① $t_{1/2}$ 19～48 h，作用开始时间为 12～24 h，治疗效应需 10～14 d。② 高钙血症、高钙尿症、高磷血症伴肾性佝偻病者忌用；心、肾功能不全患者慎用。③ 用于佝偻病性手足搐搦症时，应先补钙。④ 忌与镁制剂、噻嗪类利尿剂等合用，与洋地黄类药物合用时应谨慎。⑤ 巴比妥类、苯妥英钠等抗惊厥药可降低本品疗效。⑥ 久置空气中遇光或热后即被分解破坏。⑦ 本品 1 mg≈4 万 U。 |
| 【作用及用途】<br>【不良反应】<br>【注意点】 参见本页同维生素 $D_2$ 项下。 |
| 【作用及用途】 在体内经肝微粒体酶作用，迅速转化为维生素 $D_3$ 的活性代谢物 1,25 -二羟维生素 $D_3$，促进小肠和肾小管对钙、磷的吸收和骨的形成，减少甲状旁腺素的合成和释放。用于骨质疏松、肾性骨病、甲状旁腺功能低下及抗维生素 D 的佝偻病等。<br>【不良反应】 长期大剂量应用，可引起高钙血症、软组织异位钙化。少数有胃肠道反应。<br>【注意点】 ① $t_{max}$ 8～24 h，$t_{1/2}$ 2～4 d。② 高钙血症、高磷酸血症伴肾性佝偻病患者及老人慎用。③ 应监测血钙和血浆碱性磷酸酶，血钙过高时应停药，严重时可加用呋塞米等利尿剂及静脉输液或使用糖皮质激素。④ 高磷酸血症患者在服用本品时可同时使用氢氧化铝凝胶等控制血磷酸盐浓度。⑤ 巴比妥类、苯妥英及抗惊厥药可降低本品的效应。⑥ 忌与镁制剂合用。⑦ 与洋地黄苷类合用可出现心律不齐。 |
| 【作用及用途】 为维生素 $D_3$ 的一种最重要的活性代谢物，正常时在肾脏由其前体 25 -羟基胆骨化醇形成。促进小肠和肾小管对钙、磷的吸收，减少甲状旁腺素的合成和释放，降低血甲状旁腺素水平，纠正低血钙；并调节骨的无机盐代谢，防止骨质疏松。用于肾性骨营养不良、低血钙、甲状腺功能减退、佝偻病及骨软化症、骨质疏松症等。<br>【不良反应】<br>【注意点】 参见本页阿法骨化醇项下。 |

| 药品名称 | 剂型规格 | 用法 | 成人剂量 | 小儿剂量 |
|---|---|---|---|---|
| **维生素 E**<br>(醋酸生育酚)<br>Vitamin E<br>(Tocopherol) | 胶丸<br>5 mg<br>10 mg<br>0.1 g | 口服 | 每次 0.01～0.1 g<br>每日 3 次 | 每日 1 mg/kg<br>分次服 |
| **葡萄糖酸锌**<br>Zinc Gluconate | 胶丸<br>5 mg<br>10 mg<br>0.1 g<br>胶囊<br>0.175 g<br>糖浆<br>10 ml<br>70 mg | 口服 | 每次 0.07～0.14 g<br>每日 2 次<br>餐后服 | 每日 3.5～7 mg/kg<br>分 2～3 次<br>餐后服 |
| **甘草锌**<br>Licorzinc | 胶囊<br>0.25 g | 口服 | 每次 0.25～0.5 g<br>每日 3 次<br>餐后服 | 每次 5～10 mg/kg<br>每日 3 次<br>餐后服<br>1 疗程 4～8 周 |
| **安达美**<br>Addamel | 注射剂<br>10 ml | 静滴 | 每日 10 ml 加入5%～10% GS 或复方氨基酸注射液 500～1 000 ml 中滴注 6～8 h | >15 kg<br>每日 0.1 ml/kg |
| **脂溶性维生素**<br>(维他利匹特)<br>Fat-soluble Vimamin<br>(Vitalipid N) | 注射剂<br>10 ml | 静滴 | 每日 10 ml<br>加入脂肪乳剂 500 ml 注射液中，轻轻摇匀后于24 h内输注 | <11 岁<br>用儿童注射液<br><10 kg 每日按 1 ml/kg 给予<br>>10 kg 每日按 10 ml 给予 |

| 作用及用途、不良反应、注意点 |
| --- |
| 【作用及用途】 为基本营养素,属抗氧化剂。能保护红细胞免于溶血,保护神经与肌肉组织及其他细胞结构的不饱和脂肪酸,免受自由基损伤;尚能促进新陈代谢,增强体质,促进周围循环,减缓组织衰退。用于脂肪吸收不良、胆管阻塞性疾病及胰腺功能低下影响本品吸收者。<br>【不良反应】 长期大剂量(每日量超过 0.4 g)使用,可引起头晕、头痛、恶心、腹泻、疲劳、视力模糊及流感样综合征。<br>【注意点】 ① 氢氧化铝、矿物油及硫糖铝可影响本品吸收。② 不可与香豆素及其衍生物合用。③ 本品 1 U≈1 mg dl-α 生育酚。 |
| 【作用及用途】 参与多种重要酶及核酸和蛋白质的合成;并可防止颊黏膜上皮细胞角化不全,维持正常味觉;亦可增强吞噬细胞吞噬功能。用于因缺乏锌引起的厌食、异食癖、口腔溃疡、皮肤痤疮、营养不良、生长发育迟缓、免疫功能低下等,亦用于肝豆状核变性。<br>【不良反应】 恶心、呕吐等胃肠道反应;大剂量应用可引起铁粒幼红细胞性贫血、严重淋巴细胞和多形核白细胞功能损害。<br>【注意点】 ① 血锌 $t_{max}$约 1 h。② 应确诊缺锌后才使用本品。③ 治疗肝豆状核变性,应在餐前 1 h 或餐后 2～3 h 服用,服锌前 1 周停用青霉胺。④ 忌与四环素、多价磷酸盐同服,不可与铝、钙、锶、碳酸盐及氢氧化物配伍。⑤ 本品 70 mg 内含锌 10 mg。 |
| 【作用及用途】 为甘草中有效成分。能促进胃黏膜的糖胺成分,促进黏膜上皮细胞增生,加速溃疡愈合;也可加速创伤组织和溃疡愈合。用于口腔、胃、十二指肠及其他部位的溃疡,促进伤口愈合;也用于缺锌患者。<br>【不良反应】 大量长期应用可引起排钾、潴钠和轻度浮肿。<br>【注意点】 ① 血锌 $t_{max}$ 2～4 h。② 心、肾功能不全和重度高血压患者慎用。③ 本品 0.25 g 含锌 12.5 mg。 |
| 【作用及用途】 为电解质和微量元素的浓溶液,内含铬、硒、铁、锌、锰、铜、氟、碘、钼及山梨醇,其渗透压为 1 900 mmol/L,pH 2.2。用于成人和 15 kg 以上儿童长期肠外全营养时电解质和微量元素的补充。<br>【注意点】 ① 肾功能不全和不耐受果糖者忌用;孕妇、乳母及有胆管疾患者慎用。② 本品未稀释不可使用,稀释后应立即输注,于 24 h 内用完。③ 不可与其他药物混合使用,以免发生沉淀。④ 本品不含钠和钾。 |
| 【作用及用途】 为脂溶性维生素 A、D、E、K 的混合溶液。另含注射用大豆油、卵磷脂及无水甘油。用于补充脂溶性维生素。<br>【注意点】 ① 用前 1 h 配制,稀释后静滴。② 不宜与双香豆素类抗凝血药合用。③ 有成人用注射液及儿童用注射液两种规格。 |

| 药品名称 | 剂型规格 | 用法 | 成人剂量 | 小儿剂量 |
|---|---|---|---|---|
| | | | | 加入脂肪乳剂注射液中，轻轻摇匀后于24 h内输注<br>>11岁<br>用成人注射液<br>用法用量均同成人 |
| **水溶性维生素**<br>(水乐维他)<br>Water-soluble Vitamin<br>(Soluvit N) | 注射剂<br>冻干粉剂 | 静滴 | 每日1瓶<br>用注射水、脂肪乳剂或无电解质的GS 10 ml溶解后再稀释于同一类型药液中静滴 | <10 kg者<br>每日1/10瓶/kg给予<br>>10 kg<br>每日1瓶<br>用法同成人 |
| **阿仑膦酸钠**<br>(福善美，固邦，天可)<br>Alendronate Sodium<br>(Fosamax, Marvil) | 片剂<br>10 mg<br>70 mg | 口服 | 每次10 mg<br>每日1次<br>或每次70 mg<br>每周1次<br>于每日早晨第一次进食、喝饮料或应用其他药物治疗之前至少30 min，用一满杯白开水整片吞服，不可嚼碎或吮吸 | |
| **帕米膦酸二钠**<br>(阿可达，博宁)<br>Pamidronate Disodium<br>(Aredia, Bonin) | 注射剂<br>30 mg | 静滴 | 高钙血症：<br>1疗程治疗总剂量90 mg<br>按治前血钙水平(mmol/L)而定<br><3.0 15～30 mg<br>～3.5 30～60 mg<br>～4.0 60～90 mg<br>> 4.0 90 mg<br>1次或分2～4 d滴注<br>加入NS或5% GS 250～500 ml中<br>浓度<15 mg/125 ml<br>滴速<15～30 mg/2 h<br>最大剂量1次90 mg | |

| 作用及用途、不良反应、注意点 |
|---|
| |
| 【作用及用途】 为多种水溶性维生素的冻干制剂。每瓶含甘氨酸,维生素 $B_1$、$B_2$、$B_6$、$B_{12}$、C,NAA,泛酸,生物素,叶酸。用于补充水溶性维生素。<br>【不良反应】 偶可发生过敏反应。<br>【注意点】 ① 对本品过敏者忌用。② 本品溶解后应在无菌条件下立即加入输液中,于 24 h 内滴完。③ 忌与含电解质输液混合使用或与左旋多巴、羟钴胺、苯妥英钠等合用。④ 本品及稀释液均应避光保存。 |
| 【作用及用途】 为氨基膦酸盐。可特异性抑制破骨细胞介导的骨质再吸收。用于绝经后妇女及男性的骨质疏松症,应用肾上腺皮质激素所致的骨折疏松症。<br>【不良反应】 轻度腹痛、消化不良、吞咽困难、消化道溃疡、腹胀等;偶有头痛、骨骼肌疼痛;较少发生皮疹等过敏反应;罕见低钙血症、血管性水肿等。<br>【注意点】 ① 骨中达峰时间约 2 h,骨内半衰期可达 10 年以上。② 对本品过敏者、低钙血症者、孕妇、乳母、婴幼儿、青少年、骨软化者、中、重度肾功能不全及食管排空延迟者忌用;胃炎、十二指肠炎及溃疡病患者慎用。③ 与静脉雷尼替丁合用,本品生物利用度可增加 2 倍。④ 服后半小时内必须直立或直坐。⑤ 服药期间应补充钙剂。 |
| 【作用及用途】 为破骨细胞性骨溶解抑制剂。用于恶性肿瘤及其骨转移引起的高钙血症和骨质破坏溶解,消除疼痛,改善运动能力,减少病理性骨折等;亦可用于治疗多发性骨髓瘤及各种原因引起的骨质疏松症。<br>【不良反应】 恶心、厌食、腹痛、便秘或腹泻、发热、寒战、头痛、骨骼肌疼痛、乏力等;较少发生皮疹、瘙痒等过敏反应;罕见低钙、低镁、低钾血症及血小板减少等。<br>【注意点】 ① 静滴后 2~3 h 可达血药稳态浓度,平均血浆 $t_{1/2}$ 约 37 min,起效时间 2~7 d,作用持续时间 10 d 至 1 年,骨中 $t_{1/2}$ 约为 300 d。② 对本品过敏者,青少年,中、重度肾功能不全者忌用;低钙血症、心血管疾病患者,操作机器者,孕妇及乳母慎用。③ 用后一般 3~7 d 血钙降至正常,如未正常或复发,可重复治疗直至血钙正常,疗程间隔至少 7 d,但随着疗程数的增加,疗效会降低。④ 应同时注意补充 NS 以保持每日尿量>2 L。⑤ 定期监测血电解质,尤其钙、磷、血小板及肾功能。⑥ 不可与氨基糖苷类药物合用。⑦ 不可将本品加入含钙的液体中滴注。⑧ 不能与其他二膦酸类药物合用。 |

| 药品名称 | 剂型规格 | 用法 | 成人剂量 | 小儿剂量 |
| --- | --- | --- | --- | --- |
| **氯膦酸二钠**<br>(固令,洛屈,氯甲双磷酸二钠)<br>Clodronate Disodium<br>(Bonefos, Ostac) | 片剂<br>0.4 g<br>0.8 g<br>胶囊<br>0.4 g | 口服 | 高钙血症:<br>初始<br>每日 2.4～3.2 g<br>维持量<br>每日 1.6 g<br>1 次或分几次<br>吞服<br>骨质溶解:<br>初始<br>每日 1.6 g 顿服<br>可根据情况增加剂量<br>最大剂量 1 d<3.2 g | |
| **鲑鱼降钙素**<br>(密盖息)<br>Elcatonin Calcitonin<br>(Miacalcic) | 注射剂<br>1 ml<br>50 IU<br>100 IU<br>200 IU | 皮下或肌内 | 骨质疏松症、绝经后或伴有骨痛:<br>每次 50～100 IU<br>每日或隔日 1 次<br>伴骨痛或骨质溶解者:<br>每日 100～200 IU<br>分 1～2 次<br>慢性高钙血症:<br>每日 5～10 IU/kg<br>分 1～2 次<br>变形性骨炎:<br>每次 50～100 IU<br>每日或隔日 1 次 | |
| | | 静注或静滴 | 高钙血症危象:<br>每日 5～10 U/kg<br>静滴 6 h 或分 2～4 次缓注 | |
| | 喷鼻剂<br>每喷<br>50 IU<br>100 IU<br>200 IU<br>均各 14 揿 | 喷鼻 | 见注意点⑪ | |

| 作用及用途、不良反应、注意点 |
| --- |
| 【作用及用途】 主要作用于骨组织，直接抑制破骨细胞的活性，抑制肿瘤患者异常增强的骨吸收。静脉给药主要用于恶性肿瘤及其骨转移引起的高钙血症和骨质破坏溶解；口服给药用于治疗乳腺癌或多发性骨髓瘤患者与骨转移有关的溶骨性损害、高钙血症和骨痛。<br>【不良反应】 轻度恶心、呕吐、腹泻及食管反流等；偶有眩晕和乏力等；静脉给药可见无症状低钙血症；也可发生可逆性蛋白尿、血清肌酐、血清转氨酶、甲状旁腺素水平升高和肾功能不全等。<br>【注意点】 ① 血浆 $t_{1/2}$为 2 h。② 对本品过敏者、孕妇、乳母、严重肾功能不全患者忌用；儿童慎用。③ 口服应于晨间空腹时以 1 杯水送服，服药后 2 h 内不可进食或白开水以外的饮料和食物，1 d 分次服用时，应于进食前后 2 h 服用。④ 必须保持足量的液体摄入。⑤ 定期监测血常规、血钙、肝肾功能。⑥ 不可与非类固醇类解热镇痛消炎药、抗酸药、食物、牛奶、含钙和及其他二价阳离子药物、双磷酸盐等合用。⑦ 与氨基糖苷类药合用应谨慎。⑧ 另有注射剂，每支 0.3 g(5 ml)，可用于恶性肿瘤高钙血症，每日 0.3 g，用 NS 或 5% GS 500 ml 稀释，缓慢滴注 3～4 h，连用数日，直至血钙正常，一般不超过 5 d，最多不超过7 d 或第 1 d 1.5 g，稀释同上，缓滴＞4 h，停药 4 d 以上。两种方案均自第 6 d～19 d 每日口服片剂或胶囊 1.6～2.4 g。 |
| 【作用及用途】 为降钙素的一种。抑制破骨细胞活性，同时刺激成骨细胞形成，激发其活性，骨的吸收和自溶减少，骨骼释放钙降低，并促骨骼不断摄取血浆中的钙，增加尿钙、磷的排泄，使血钙、磷降低。用于骨痛、绝经后骨质疏松、高钙血症、恶性肿瘤性骨质溶解、变形性骨炎、痛性神经营养不良等。<br>【不良反应】 恶心、呕吐、头晕、头痛、味觉障碍、关节痛、乏力等；罕见局部或全身性过敏反应；喷鼻剂尚有轻度局部反应。<br>【注意点】 ① 肌内、皮下注射 $t_{max}$约 1 h，$t_{1/2}$70～90 min。② 用药前先作皮试(本品 10 IU 以 NS 稀释至 1 ml，取 0.1 ml)。③ 对本品和蛋白质过敏、肝肾功能不全、骨髓功能低下、造血系统及感染性疾病患者、口腔和胃肠道溃疡者、近期手术或外伤者、孕妇及乳母忌用；儿童及支气管哮喘患者慎用。④ 治疗高钙血症时，应限制使用钙剂、维生素 D 及其代谢物。⑤ 治疗骨质疏松时，应补充钙剂，以防继发性甲状旁腺功能亢进，但应须与本品间隔 4 h。⑥ 肌内注射时每个部位不超过 2 ml。⑦ 变形性骨炎等慢性疾病治疗应维持数月或数年，根据血 AKP 及尿羟脯氨酸排出量决定。⑧ 不可与含钙、镁、抗酸药及氨基糖苷类药物等合用。⑨ 与锂合用时可能导致血锂浓度下降。⑩ 卧床者长期用药须每月检查 1 次尿沉渣。⑪ 喷鼻剂骨质疏松症：每日或隔日 100～200 IU，单次或分次给药；伴骨痛者：每日 200 IU，每日 1 次或每日 400 IU，分次；变形性骨炎：每日 200 IU，每日 1 次或分次；慢性高钙血症：每日 200 IU，每日 1 次或每日 400 IU，分次。⑫ 另有依降钙素 Elcatonin(益钙宁，Elcitonin)，注射液每 1 ml 10IU，20IU；骨质疏松症：20IU 每周 1 次或 10IU 每周 2 次，肌内；高钙血症：40IU 每日 2 次，肌内；变形性骨炎：40IU 每日 1 次，肌内。 |

| 药品名称 | 剂型规格 | 用法 | 成人剂量 | 小儿剂量 |
|---|---|---|---|---|
| | 喷鼻剂<br>每喷<br>50 U<br>100 U | 喷鼻 | 变形性骨炎:<br>每次 100～200 U<br>每日 2 次<br>或每次 50 U<br>每日 4 次<br>痛性神经营养不良:<br>每日 200 U<br>分 2～4 次<br>维持 2～4 周后<br>每次 200 U<br>每周 3 次<br>维持 6 周以上 | |

# 十五、内分泌系统药物

## (一) 下丘脑-垂体激素及有关药物

| 药品名称 | 剂型规格 | 用法 | 成人剂量 | 小儿剂量 |
|---|---|---|---|---|
| **促皮质素**<br>(促肾上腺皮质激素)<br>Adrenocotico-tropine<br>(Corticotropin, ACTH) | 注射剂<br>10 U<br>25 U | 肌内 | 每次 12.5～25 U<br>每日 2 次 | 每日 0.5～1 U/kg<br>分 2 次 |
| | | 静滴 | 每次 12.5～25 U<br>于 8 h 内滴入<br>每日 1 次 | 每次 5～10 U<br>于 8 h 内滴入<br>(0.01～0.04 U/ml)<br>每日 1 次 |
| **长效促皮质激素**<br>Cortrophin Zinc<br>(ACTH - Zn) | 注射剂<br>1 ml<br>20 U<br>40 U<br>60 U | 肌内 | 根据病情与治疗反应而定<br>每次 30～60 U<br>每 24～72 h 1 次<br>尽早逐步减至最小有效量 | 视病情而定<br>每次 10～20 U<br>用法同成人 |

| 作用及用途、不良反应、注意点 |
| --- |
| |

| 作用及用途、不良反应、注意点 |
| --- |
| 【作用及用途】 能刺激肾上腺皮质释放皮质激素,作用及用途与可的松相似,但在急性及慢性肾上腺皮质功能减退时不宜用。<br>【不良反应】 同 661 页氢化可的松,偶有过敏反应。<br>【注意点】 ① 肌注后 4 h 作用达高峰,8～12 h 后作用消失,血浆 $t_{1/2}$ 仅 15 min。② 活动性结核、高血压、糖尿病、血管硬化症、溃疡病患者及孕妇忌用。③ 用前必要时作过敏试验,步骤如下:ACTH 0.1 U/0.1 ml 作皮内注射,20 min 后观察,如有红肿、水泡、硬结则为阳性。④ 静滴时宜用 5% GS 溶解,若纯度较高,可用 NS 溶解。⑤ 水溶液 pH 3～6,忌与中性和偏碱性药物如氯化钾、氨茶碱、谷氨酸钠等混合静滴。⑥ 溶解后冷藏可保持药效 2～3 d。⑦ 老人参考剂量:每次 12.5～18 U,肌注每日 2 次,静滴每日 1 次。⑧ 余参见氢化可的松。⑨ 1 mg≈1 U。 |
| 【作用及用途】 同促皮质素。<br>【不良反应】 同 661 页氢化可的松。<br>【注意点】 ① 注射后 6 h 开始起作用,$t_{max}$ 12～18 h,42 h 后作用消失。② 不宜长期使用,亦不可突然停药。③ 肌注时不能和其他药物混合使用。④ 老人参考剂量:每次 20～40 U。⑤ 余参见氢化可的松。 |

| 药品名称 | 剂型规格 | 用法 | 成人剂量 | 小儿剂量 |
|---|---|---|---|---|
| **醋酸戈那瑞林**<br>(促性腺激素释放素,促黄体生成素释放素)<br>Gonadorelin Acetate<br>( Gonadotropin Releasing Hormone,GnRH,Luteinizing Releasing Hormone,LHRH) | 注射剂<br>0.05 mg<br>0.1 mg<br>0.2 mg<br>0.5 mg | 皮下<br>或<br>静注 | 下丘脑-垂体-性腺轴功能试验:<br>0.1 mg<br>即刻注射 | 下丘脑-垂体-性腺轴功能试验:<br>2.5 μg/kg<br>最大剂量<br>≤0.1 mg |
| **醋酸曲普瑞林**<br>(达必佳,达菲林)<br>Triptorelin Acetate<br>(Decapeptyl,Diphereline) | 控释<br>注射剂<br>3.75 mg | 肌内 | 激素依赖性前列腺癌:<br>每次 3.75 mg<br>每 4 周 1 次<br>1 疗程 4～6 周 | 性早熟:首次剂量<br>80～100 μg/kg<br>此后每 4 周注射 1 次<br>每次 60～80 μg/kg<br>或按以下剂量<br><20 kg<br>每次 1/2 支<br>20～30 kg<br>每次 2/3 支<br>>30 kg<br>每次 1 支 |
| **醋酸亮丙瑞林**<br>(抑那通)<br>Leuprorelin<br>(Enantone) | 注射剂<br>3.75 mg | 皮下 | 见 592 页 | 中枢性性早熟治疗同盐酸曲普瑞林 |
| **重组人生长激素**<br>(健高宁,思真,赛增,珍怡,安苏萌,海之原)<br>Recombinant Human Somatropin<br>(Genotropin,Humatrope,Saizen) | 注射剂<br>2.5 IU<br>3.0 IU<br>4.0 IU<br>8.0 IU<br>10 IU<br>16 IU<br>1 ml<br>4 IU<br>16 IU<br>10 ml<br>400 IU | 皮下 | 特纳综合征:<br>每次 0.15 IU/kg<br>每日睡前注射 1 次 | 生长激素缺乏症:<br>每周<br>0.5～0.9 IU/kg<br>分 6～7 次<br>每日 1 次<br>睡前注射<br>直至达成人身高水平或至骨骺闭合 |

| 作用及用途、不良反应、注意点 |
|---|
| 【作用及用途】 可刺激垂体前叶合成和释放黄体生成素(LH)和卵泡刺激素(FSH),据此可探测垂体促性腺激素储备功能,亦可用于性早熟的鉴别诊断。<br>【不良反应】 见 861 页戈那瑞林项下。<br>【注意点】 ① 下丘脑-垂体-性腺轴功能试验,应在 0,15,30,60,120 min 时各检测 LH 值和 FSH 值。② 正常人皮下注射后 30～60 min LH 值可升至基础值 3 倍以上,静注后 15～30 min LH 出现高峰,如 LH 不升高,说明垂体功能不良。③ FSH 峰值出现较迟,为基础值 2 倍以上。④ 有垂体疾病时,反应减低,下丘脑疾病时反应正常或高亢。⑤ 本试验还可用于性早熟的鉴别诊断,如女孩 LH 峰值＞12.0 IU/L、男孩 LH 峰值＞25.0 IU/L、LH 峰值/FSH 峰值＞0.6～1.0 时,可诊断为中枢性性早熟(CPP)。 |
| 【作用及用途】 见 861 页曲普瑞林,亦用于激素依赖性前列腺癌及儿童真性性早熟。<br>【不良反应】 潮红、发热、头痛、疲乏、肝酶升高;男性常见阳痿、性欲下降及血栓性静脉炎等,治疗中罕见过敏反应、恶心、呕吐、发热、体重增加及高血压。<br>【注意点】 ① 非激素依赖性前列腺癌、前列腺切除后患者忌用。② 少数男性在治疗开始时血清睾酮水平可有短期增加,引起暂时性尿道梗阻及骨骼疼痛等,因此在治疗开始时可使用抗雄激素药物。③ 女孩性早熟者第 1 次注射可出现少量阴道出血,以后继续应用不再有阴道出血。④ 长期应用可致骨质疏松,需及时补充钙剂。⑤ 余参见曲普瑞林项下。 |
| 【作用及用途】<br>【不良反应】 见 593 页亮丙瑞林项下。<br>【注意点】 |
| 【作用及用途】 为经重组 DNA 技术从大肠埃希菌中合成。用于各种原因引起的生长激素缺乏症,包括垂体及下丘脑病变所致生长激素缺乏症。<br>【不良反应】 鼻炎、发热、头痛、咳嗽、注射部位肿痛,偶有皮肤反应;亦可引起甲状腺功能低下。<br>【注意点】 ① $t_{max}$ 5 h,$t_{1/2}$ 2～4 h。② 颅内进行性病变、恶性肿瘤患者、孕妇及乳母忌用;糖尿病患者慎用。③ 用缓慢旋转动作协助溶解,不可振摇,因可致活性减低。④ 治疗 6 个月后身高增长未超过 2.5 cm 者,应查找原因。⑤ 用于继发于抗肿瘤治疗后的生长激素缺乏患者,应注意肿瘤复发征象。⑥ 定期监测血糖、尿糖、糖耐受试验、甲状腺功能、肝功能等。⑦ 糖皮质激素可抑制本品促生长效能。⑧ 蛋白同化类固醇、雄激素、雌激素、甲状腺素与本品同用时,均有加速骨骺提前闭合的危险。⑨ 置冰箱 4～8℃避光保存。 |

| 药品名称 | 剂型规格 | 用法 | 成人剂量 | 小儿剂量 |
|---|---|---|---|---|
| **生长抑素**<br>(生长激素释放抑制素,施他宁)<br>Somatostatin<br>(GHRIH, GH-RIF, Stilamin) | 注射剂<br>0.25 mg<br>3 mg | 静滴 | 每小时 0.25 mg<br>均速滴入<br>治疗时间<br>严重出血: 5 d<br>急性胰腺炎: 5～7 d<br>胰、胆、肠瘘:<br>瘘管闭合后 1～3 d<br>而后缓慢停药 | |
| **醋酸奥曲肽**<br>(善得定,善宁)<br>Octreotide Acetate<br>(Sandostatin) | 注射剂<br>1 ml<br>0.05 mg<br>0.1 mg<br>0.5 mg<br>5 ml<br>1 mg | 皮下 | 肢端肥大症:<br>开始每次 0.05～0.1 mg<br>每 8～12 h 1 次<br>逐渐调整至<br>每日 0.2～0.3 mg<br>最大剂量 1 d<1.5 mg<br>胃、肠、胰内分泌肿瘤:<br>开始<br>每次 0.05 mg<br>每日 1～2 次<br>逐渐调整剂量至<br>每次 0.2 mg<br>每日 3 次 | |
| **甲磺酸溴隐亭**<br>(佰莫亭)<br>Bromocriptine Mesylate<br>(Parlodel, Bomoting) | 片剂<br>2.5 mg | 口服 | 垂体泌乳素瘤:<br>开始每次 1.25 mg<br>每日 1 次,逐渐提增至每日 2～3 次,如效果不显著,可提高剂量至每次 2.5 mg,每日 2～3 次<br>连服 14 d 后逐渐减量<br>最大剂量<br>1 d 15 mg<br>肢端肥大症:<br>开始剂量及递增方法同上<br>一般剂量<br>每日 10～20 mg<br>分 3～4 次 | |

| 作用及用途、不良反应、注意点 |
|---|
| 【作用及用途】 能抑制胃酸、胃泌素和胃蛋白酶的分泌，减少内脏血流，抑制胰、胆和小肠的分泌，对胰、肝、胃的细胞有保护作用。用于严重急性食管静脉出血、严重急性胃或十二指肠溃疡出血、急性糜烂性或出血性胃炎、急性胰腺炎的治疗及术后并发症的防治及胰、胆和肠瘘的辅助治疗。<br>【不良反应】 有短暂的恶心、面红、腹痛、腹泻及血糖轻微降低。<br>【注意点】 ① $t_{1/2}$ 1.1～3 min。② 孕妇、乳母及产褥期忌用。③ 严重上消化道出血时，先静脉缓注(3～5 min)0.25 mg，而后立即进行静滴。④ 应连续给药，如因换药间断超过 1 min，需重新给予 0.25 mg 的冲击剂量，再继续以每小时 0.25 mg 滴入。⑤ 不适用于动脉出血。⑥ 2～8℃贮存。 |
| 【作用及用途】 为人工合成的人体生长抑素的八肽衍生物。除抑制生长激素外，还具有广泛的抑制内分泌和外分泌作用，能抑制各种胃、肠、胰激素的分泌。用于肢端肥大症，胃、肠、胰内分泌肿瘤，生长激素释放因子瘤，食管胃底静脉曲张破裂出血，急性胰腺炎。<br>【不良反应】 注射部位疼痛、红肿、针刺或烧灼感；恶心、呕吐、腹痛、腹胀、腹泻等；少数长期应用患者出现高血糖症，个别有肝功能异常及胆石症。<br>【注意点】 ① $t_{max}$ 30 min，$t_{1/2}$ 100 min。② 对本品过敏者忌用；糖尿病患者、孕妇及乳母慎用。③ 两餐间注射可减少胃肠道反应，药液达室温后应用可减少局部刺激。④ 治前及治后每 6～12 个月作胆道超声波检查。⑤ 可降低肠道对环孢素的吸收，也可使西咪替丁的吸收减慢。⑥ 可增加溴隐亭的生物利用度。⑦ 慎与奎尼丁和特非那定合用。⑧ 老人不需改变剂量。⑨ 另有醋酸奥曲肽(微球)(Octreotide LAR)(善龙)每支 10 mg，在使用善宁标准剂量皮下注射已完全控制的患者，本品开始剂量 20 mg，深部肌内，每 4 周 1 次，共 3 个月，于最后 1 次善宁皮下注射后 1 个月开始。以后再根据情况调整剂量。 |
| 【作用及用途】 为多巴胺受体激动剂。能促进下丘脑泌乳素抑制激素(PIH)释放而使血浆泌乳素下降；另可直接作用于垂体，抑制泌乳素分泌，从而使乳溢停止，乳房胀痛减轻，尚可使下丘脑促肾上腺皮质激素释放因子分泌减少。用于泌乳素瘤、库欣综合征，对震颤麻痹、肢端肥大症等亦有疗效。<br>【不良反应】 头痛、晕眩、疲乏、恶心、呕吐、肠绞痛、便秘、口干、胃肠道出血、指(趾)血管痉挛、心悸、心律失常、行为改变、幻觉、精神运动性兴奋、运动障碍、低血压等。<br>【注意点】 ① $t_{max}$ 2～3 h，$t_{1/2}$ 40～50 h。② 有精神病史、严重心血管疾病、对其他麦角碱衍生物过敏者，孕妇及乳母忌用；老人、肝功能不全及消化道溃疡者慎用。③ 初用时应从 1.25 mg 开始，在用餐时或睡前服用，可减轻胃肠道症状。④ 停药后乳溢症易复发。⑤ 与避孕药、甲基多巴、单胺氧化酶抑制剂、吩噻嗪类或 $H_2$ 受体阻滞剂同时应用，能明显提高泌乳素血浓度，降低疗效。⑥ 与左旋多巴合用治疗震颤麻痹时，能增强后者药效。⑦ 与红霉素或交沙霉素合用可增加本品血药浓度。⑧ 老人参考剂量：震颤麻痹，开始每日 0.6 mg，以后逐渐加至 5～20 mg 之最适剂量，其他有关剂量比成人略小。 |

| 药品名称 | 剂型规格 | 用法 | 成人剂量 | 小儿剂量 |
|---|---|---|---|---|
| **绒促性素**<br>(绒毛膜促性腺激素,普罗兰)<br>Chorionic Gonadotropin<br>(Pregnyl, HCG) | 注射剂<br>500 U<br>1 000 U<br>2 000 U<br>5 000 U | 肌内 | 垂体性睾丸发育不良:<br>每次 1 000～5 000 U<br>每周 2 次 | 隐睾症:<br>每次 1 000～1 500 U<br>每周 2 次<br>1 疗程 10 次 |
| **尿促性素**<br>(绝经促性素)<br>Menotrophin<br>(Pergonal, HMG) | 注射剂<br>75 U<br>150 U | 肌内 | 精子缺乏症:<br>每次 75～150 U<br>每周 3 次<br>总剂量 3 200 ～ 6 400 U | |
| **促甲状腺激素**<br>Thyrotropin<br>(Thyroid Stimulating Hormone, TSH, Thyrotrophin) | 注射剂<br>6 ml<br>10 μg | 肌内 | TSH 试验:<br>每次 10 μg<br>每日 2 次<br>连用 3 d<br>提高甲状腺癌转移灶的吸碘率:<br>每日 10 μg<br>每日 1 次<br>连用 7 d | |
| **促甲状腺素释放素**<br>Thyrotropin Releasing Hormone<br>(TRH) | 注射剂<br>1 ml<br>0. 2 mg<br>0. 3 mg<br>0. 5 mg | 静注 | 甲亢及甲减的诊断:<br>0. 2～0. 5 mg<br>于 0、15、30 及 60 min 采血,查 TSH,<br>垂体瘤的诊断: 剂量方法同上<br>用 TSH 后, 测血清 PRL、GH 及 ACTH | >6 岁 7 μg/kg<br>最大剂量<0. 5 mg |

| 作用及用途、不良反应、注意点 |
| --- |
| 【作用及用途】<br>【不良反应】 } 见859页绒促性素项下。<br>【注意点】 ① 小儿隐睾症,1岁左右即可采用本品治疗,2岁以上可进行手术治疗,如连用8周无效或出现性早熟时应停药。② 余见绒促性素项下。 |
| 【作用及用途】 同859页尿促性素。对男性能促进睾丸曲细精管发育,造精细胞分裂和精子成熟。用于男性精子缺乏症。<br>【不良反应】<br>【注意点】 } 见尿促性素。 |
| 【作用及用途】 促进甲状腺合成和分泌甲状腺激素,但如甲状腺本身已被破坏,则不产生作用。用于TSH试验,可区别原发性或继发性甲状腺功能减退症。注射前后24 h测定甲状腺吸碘率和(或)血清$T_3$、$T_4$,如注射后数值增高,说明病变在垂体(属继发性);不增高者,病变在甲状腺(属原发性)。另可用于提高甲状腺癌转移病灶的吸碘率,在患者甲状腺全切除术后,肌注TSH,使转移病灶的吸碘率提高后,再给予治疗量的$^{131}I$。<br>【不良反应】 恶心、呕吐、荨麻疹、低血压、甲状腺痛、注射部位疼痛。<br>【注意点】 ① $t_{1/2}$ 60 min。② 冠心病患者忌用;过敏体质者慎用。③ 老人参考剂量视病情而定。 |
| 【作用及用途】 为三肽激素。促进垂体前叶合成TSH(促甲状腺素),后者刺激甲状腺素的分泌。缺乏甲状腺素时,TSH对TRH的反应增强,甲状腺素增多则抑制TSH的反应。故TRH兴奋试验可用来诊断甲状腺功能亢进(甲亢)和功能减退(甲减)症,亦用于垂体瘤的辅助治疗。<br>【不良反应】 50%患者注射后1～2 min出现尿急、血压升高、口内金属味、恶心、胃部不适、头痛、心悸和全身不适等,1～2 min内消失。<br>【注意点】 ① $t_{1/2}$ 4～5 min。② 有心肌损害及高血压者慎用。③ 正常人TSH峰值出现于15～30 min,TSH升高5～25 mU/L。患甲亢者,TSH对TRH无反应,甲状腺功能正常的Graves病突眼半数无反应,原发性甲减呈过度反应,垂体性甲减反应低于正常,下丘脑性甲减呈延迟反应。④ 垂体瘤的诊断:正常人PRL(泌乳素)升高,GH(生长激素)及ACTH不升高;GH瘤的GH及ACTH瘤的ACTH对TRH有反应,PRL瘤的PRL则无反应。⑤ 本品仅用于诊断试验。 |

## (二) 肾上腺皮质激素

| 药品名称 | 剂型规格 | 用法 | 成人剂量 | 小儿剂量 |
|---|---|---|---|---|
| **氢化可的松**<br>(皮质醇)<br>Hydrocortisone<br>(Cortisol) | 片剂<br>20 mg | 口服 | 替代治疗:<br>每日 20～30 mg<br>分 2 次<br>一般治疗:<br>每次 20～30 mg<br>每日 3～4 次 | 每日 0.5～2 mg/kg<br>分 3～4 次<br>先天性肾上腺皮质增生症:<br>婴儿每日 6～8 mg<br>儿童每日 10～15 $mg/m^2$<br>均分 3 次 |
| | 注射剂<br>2 ml<br>10 mg<br>5 ml<br>25 mg<br>10 ml<br>0.05 g<br>20 ml<br>0.1 g | 静滴 | 每次 0.1～0.2 g<br>(0.2 mg/ml)<br>抢救开始时可达<br>1 g 以上 | 每日 4～8 mg/kg<br>于 8 h 内滴入或分3～4 次滴入 |
| **醋酸可的松**<br>(皮质素)<br>Cortisone<br>Acetate | 片剂<br>5 mg<br>25 mg | 口服 | 每日 0.075～0.3 g<br>分 3～4 次<br>替代治疗:<br>上午 8 时前<br>12.5～25 mg,下午 2 时前 12.5 mg | 每日 5～10 mg/kg<br>分 3～4 次 |

| 作用及用途、不良反应、注意点 |
|---|
| 【作用及用途】 为一种糖皮质激素。具消炎、免疫抑制、抗毒、抗休克作用；尚能抑制葡萄糖的利用，使血糖、肝糖原增加，促进蛋白分解，改变脂肪的分布，使血细胞及血红蛋白上升；大剂量可增加血小板，提高纤维蛋白原，降低嗜酸粒细胞及淋巴细胞，还能减轻病理性纤维组织增生，兴奋中枢神经系统，增加胃酸及胃蛋白酶的分泌。尚具有 定盐皮质激素活性，能使水钠潴留并排钾。用于急、慢性肾上腺皮质功能减退症，脓毒败血症，结缔组织病，哮喘，过敏性休克，急性淋巴细胞白血病，淋巴瘤，自身免疫性溶血症，原发性血小板减少性紫癜，病毒性脑炎及肾病综合征等。<br>【不良反应】 大剂量或长期应用可引起库欣综合征、出血倾向、血糖升高、高血压、水肿、低血钾、精神兴奋、胃及十二指肠溃疡甚至穿孔、青光眼、白内障、骨质疏松、病理性骨折、伤口愈合不良、免疫力低下、肾上腺皮质功能减退等；小儿尚可影响生长发育。<br>【注意点】 ① 口服后 $t_{max}$ 1 h，血浆 $t_{1/2}$ 100 min，生物学作用 $t_{1/2}$ 8～12 h。② 麻疹、水痘、肾上腺皮质功能亢进、手术后、消化道溃疡、慢性营养不良患者，妊娠早期及乳母忌用；活动性肺结核、严重真菌感染、高血压、心力衰竭、精神病、糖尿病、肾功能不全及癫痫患者慎用。③ 应限制水钠摄入量并补充钾盐。④ 长期应用时应加服钙剂、维生素 D、抗酸药，并给高蛋白质饮食。⑤ 定期监测血 $K^+$、$Na^+$、$Cl^-$ 及 $Ca^{2+}$。⑥ 经常测血压。⑦ 应用 7～10 d 以上停药时应逐渐减量。⑧ 注射液含稀乙醇，如有结晶析出，可加温溶解后使用。⑨ 另有注射用氢化可的松琥珀酸钠，每支 0.135 g，相当于本品 0.1 g，临用时配制成 5% 溶液供静脉或肌注；该制剂不含乙醇，适用于肝脏疾病，鞘内注射或大剂量应用。⑩ 关节腔内、滑膜腔内或局部注射可用醋酸氢化可的松混悬液，每瓶 0.125 g (5 ml)。⑪ 苯妥英钠可使糖皮质激素作用减弱，维生素 A 可抑制本品抗炎效果。⑫ 与噻嗪类、依他尼酸及呋塞米并用可致低血钾。⑬ 与口服降糖药合用可减弱降糖药作用。⑭ 与口服避孕药及卵泡激素合用能使糖皮质激素作用增强。⑮ 与水杨酸衍生物合用能使消化道溃疡发生率增加。⑯ 与强心苷合用可增加其毒性及心律紊乱的发生。⑰ 与 25 mg 可的松抗炎等效剂量为 20 mg。⑱ 老人参考剂量：替代治疗：每日 10～20 mg，分 2 次服；一般治疗：每次 10～30 mg，每日 3 次，静滴每次 0.05～0.15 g。 |
| 【作用及用途】<br>【不良反应】 同本页氢化可的松。<br>【注意点】 ① 口服吸收快，$t_{1/2}$ 约 30 min。② 余同氢化可的松注意点②③④⑤⑥⑦⑪。③ 老人参考剂量：每日 37.5～225 mg，分 3～4 次；替代治疗，每日 12.5～37.5 mg，用法同成人；肌内每日 0.05～0.2 g，分 2 次。 |

| 药品名称 | 剂型规格 | 用法 | 成人剂量 | 小儿剂量 |
|---|---|---|---|---|
| | 注射剂<br>5 ml<br>0.125 g<br>10 ml<br>0.25 g | 肌内 | 每日 0.05～0.3 g<br>分 2～4 次 | 每日 5～10 mg/kg<br>分 2 次 |
| **醋酸泼尼松**<br>(强的松)<br>Prednisone<br>Acetate | 片剂<br>5 mg | 口服 | 一般剂量<br>每日 10～60 mg<br>分 3～4 次<br>维持量<br>每次 2.5～10 mg<br>隔日 1 次 | 每日 1～2 mg/kg<br>分 3～4 次 |
| **醋酸泼尼松龙**<br>(氢化泼尼松，强的松龙)<br>Prednisolone<br>Acetate<br>( Hydroprednisone) | 片剂<br>5 mg | 口服 | 每日 15～40 mg<br>分 3～4 次 | 每日 1～2 mg/kg<br>分 3～4 次 |
| | 注射液<br>2 ml<br>10 mg | 静滴 | 每次 10～20 mg | |
| **甲泼尼龙**<br>(甲基强的松龙)<br>Methylprednisolone | 片剂<br>2 mg<br>4 mg | 口服 | 每日 16～40 mg<br>分 2 次<br>维持量<br>每日 4～8 mg | 每日 0.8～1.6 mg/kg<br>分 3～4 次 |
| | 注射剂<br>40 mg | 肌内<br>静注<br>或<br>静滴 | 每次 20～40 mg<br>每 6～24 h 1 次<br>冲击疗法：<br>每次 15～30 mg/kg<br>休克时可 4 h 后重复，滴注时间<br>>30 min | 每日 2 mg/kg<br>冲击疗法：<br>每次 15～30 mg/kg<br>每日 1 次，静滴时间<br>>1 h，连用 3 d |
| | | 关节腔内 | 每次 10～40 mg | |

| 作用及用途、不良反应、注意点 |
| --- |
| |
| 【作用及用途】 同 661 页氢化可的松，但水钠潴留及促使钾排泄的作用较小，而对糖代谢及抗炎作用则显著增加。<br>【不良反应】 同氢化可的松，但较小。<br>【注意点】 ① 成人服后生物 $t_{1/2}$ 约 1 h，疗效可维持 18～36 h。② 剂量亦可视病情需要而定。③ 因本品需经肝脏代谢活化才有效，故肝功能不全者疗效差，也不适于原发性肾上腺皮质功能不全者。④ 老人参考剂量：每次 2.5～7.5 mg，每日 3～4 次，维持量同成人。⑤ 与 25 mg 可的松的抗炎等效剂量为 5 mg。⑥ 余参见氢化可的松。 |
| 【作用及用途】<br>【不良反应】 }同本页泼尼松。<br>【注意点】 ① $t_{1/2}$＞3 h，不经肝脏活化。② 长期大量使用可产生水肿，应定期检查血象。③ 另有注射用氢化泼尼松琥珀酸钠每支 33.45 mg，相当于泼尼松龙 25 mg，临用时以所附的溶媒溶解后，供静脉或肌注，静滴时再以 GS 稀释后滴入。④ 关节腔、滑膜腔内或局部注射可用醋酸氢化泼尼松混悬液，每瓶 0.125 g(5 ml)。⑤ 与 25 mg 可的松的抗炎等效剂量为 5 mg。⑥ 老人参考剂量：每次 2.5～7.5 mg，每日 3～4 次，静滴每次 5～15 mg。⑦ 余参见 661 页氢化可的松。 |
| 【作用及用途】 同本页泼尼松，其抗炎作用稍强于泼尼松和氢化可的松，而水钠潴留作用稍弱，无排钾不良反应。<br>【不良反应】 同泼尼松龙。<br>【注意点】 ① 生物 $t_{1/2}$ 约 30 min，维持疗效时间与泼尼松相似。② 甲泼尼龙琥珀酸钠注射剂，每支 53 mg 相当于甲泼尼龙 40 mg(1 ml)，以所附的缓冲液溶解后，供肌注或静注，于 1 min 内注完，亦可静滴，应避光。③ 关节腔内或局部注射可用甲泼尼龙醋酸酯每瓶 40 mg(1 ml)。④ 与 25 mg 可的松的抗炎等效剂量为 4 mg。⑤ 静注时宜缓慢，持续时间＞30 min。⑥ 老人参考剂量：每日 8～30 mg，分 4 次口服，维持量每日 2～6 mg，分 3 次口服，注射每次 10～30 mg，每 6～24 h 1 次。⑦ 余参见 661 页氢化可的松。 |

| 药品名称 | 剂型规格 | 用法 | 成人剂量 | 小儿剂量 |
|---|---|---|---|---|
| **地塞米松**<br>(氟美松)<br>Dexamethasone | 片剂<br>0.75 mg | 口服 | 每日 1.5～12 mg<br>分 3～4 次<br>维持量<br>每日 0.5～0.75 mg | 每日<br>0.1～0.25 mg/kg<br>分 3～4 次 |
| | 注射剂<br>1 ml<br>2 mg<br>5 mg | 肌内<br>静注<br>或<br>静滴 | 每次 5～10 mg<br>每日 1～2 次 | 每次 0.3～0.5 mg/kg<br>每日 1～2 次 |
| | | 鞘内 | | 每次 2～4 mg |
| **二丙酸倍他米松**<br>(倍他米松)<br>Betamethasone Dipropionate<br>(Betamethasone) | 片剂<br>0.25 mg<br>0.5 mg | 口服 | 每日 1～4 mg<br>分 3～4 次<br>维持量<br>每日 0.5～1 mg<br>分次服 | 每日<br>0.04～0.16 mg/kg<br>分 3～4 次 |
| | 注射剂<br>1 ml<br>4 mg | 肌内<br>或<br>静注 | 每日 2～20 mg | |
| **曲安西龙**<br>(氟羟氢泼尼松,去炎松,氟羟强的松龙)<br>Triamcinolone<br>(Triamcortisone,<br>Fluoxyprednisolone) | 片剂<br>2 mg<br>4 mg<br>8 mg | 口服 | 每日 8～16 mg<br>分 2～4 次<br>维持量<br>每次 1～4 mg<br>每日 1～2 次 | 每日 0.2～0.5 mg/kg<br>分 2～4 次 |
| | 注射剂<br>1 ml<br>40 mg<br>5 ml<br>0.125 g | 肌内 | 每次 40～80 mg<br>每 1～4 周 1 次 | 每次 1 mg/kg |
| | | 关节<br>腔内 | 每次 10～25 mg<br>每 1～7 周 1 次 | |
| **曲安奈德**<br>(去炎舒松)<br>Triamcinolone Acetonide | 注射剂<br>1 ml<br>5 mg<br>10 mg<br>40 mg | 深部<br>肌内 | 每次 20～80 mg<br>每周 1 次 | 6～12 岁成人用量的 1/2<br>>12 岁同成人 |
| | | 皮下<br>或<br>关节<br>腔内 | 每次 2.5～5 mg | |

| 作用及用途、不良反应、注意点 |
| --- |
| 【作用及用途】 同661页氢化可的松,但对糖代谢的作用强,对电解质的作用弱,故水肿、高血压及肌无力等不良反应轻。<br>【不良反应】 较大剂量易引起糖尿病及库欣综合征。<br>【注意点】 ① 肌注后成人 $t_{max}$ 1 h,生物 $t_{1/2}$ 约3.5 h,维持疗效时间可达48～72 h。② 注射用其磷酸盐。③ 与25 mg可的松的等效抗炎剂量为0.75 mg。④ 老人参考剂量:口服每日1.5～9 mg,分2～4次,维持量:每日0.25～0.5 mg;注射剂量比成人略小。⑤ 余参见氢化可的松。 |
| 【作用及用途】 为地塞米松的同分异构体,作用及用途同本页地塞米松。<br>【不良反应】 同地塞米松;极少引起水钠潴留及排钾过多,可有轻度厌食及体重减轻。<br>【注意点】 ① 孕妇、乳母及肾上腺皮质功能不全者忌用。② 急救时肌注及静注用其磷酸盐,磷酸盐1.3 mg相当于倍他米松1 mg;表中剂量按倍他米松计;关节腔内注射也可用磷酸盐,每次0.2～1 ml。③ 倍他米松水混悬注射液每支5 ml,含倍他米松磷酸钠和醋酸倍他米松各15 mg,肌注每次1 ml,每3～7 d 1次,关节腔注射,每次0.25～2 ml。④ 与25 mg可的松的抗炎等效剂量为0.5 mg。⑤ 老人参考剂量:参照成人剂量。⑥ 余参见661页氢化可的松。 |
| 【作用及用途】 抗炎作用为氢化可的松的5～6倍,不引起水钠潴留和排钾过多。用于类风湿、风湿性或创伤性关节炎,急性滑囊炎,肌腱炎,腱鞘炎,肩关节周围炎,湿疹,银屑病及神经性皮炎等。<br>【不良反应】 食欲减退、肌无力、嗜睡、体重减轻等。<br>【注意点】 ① $t_{1/2}$ 5 h。② 关节腔内或局部有感染性炎症时忌用。③ 注射剂为双醋酸酯。④ 本品4 mg与泼尼松龙5 mg抗炎作用等效。⑤ 余参见661页氢化可的松。 |
| 【作用及用途】 同665页曲安西龙。<br>【不良反应】 荨麻疹、支气管痉挛、月经紊乱、视力障碍、双颊潮红等。<br>【注意点】 ① 全身或局部病毒性、结核性或急性化脓性疾病患者忌用。② 关节腔内注射可能引起关节损害。③ 孕妇不宜长期使用。④ 余参见661页氢化可的松。⑤ 与25 mg可的松的等效抗炎剂量为4 mg。 |

| 药品名称 | 剂型规格 | 用法 | 成人剂量 | 小儿剂量 |
|---|---|---|---|---|
| **醋酸氟氢可的松**<br>Fludrocortisone Acetate | 片剂<br>0.1 mg | 口服 | 每日 0.1～0.3 mg<br>分 2 次 | 先天性肾上腺皮质增生症：<br>每日 0.05～0.2 mg<br>分 2 次 |
| **醋酸去氧皮质酮**<br>Desoxycortone Acetate<br>(DOCA) | 注射剂<br>1 ml<br>5 mg<br>10 mg | 肌内 | 每日 2.5～5 mg<br>分 1～2 次<br>维持量<br>每日 1～2 mg | 每日 1～5 mg<br>分 1～2 次 |
| | 植入片<br>0.1 g | 植入疗法 | 视病情而定 | 视病情而定 |

## (三) 雄激素及同化激素

| 药品名称 | 剂型规格 | 用法 | 成人剂量 | 小儿剂量 |
|---|---|---|---|---|
| **丙酸睾酮**<br>Testosterone Propionate | 注射剂<br>1 ml<br>25 mg<br>50 mg<br>0.1 g | 深部肌内 | 男性性功能不全：<br>每次 25～50 mg<br>每周 2～3 次 | 男性青春发育延迟：<br>每次 12.5～25 mg<br>每周 2～3 次<br>1 疗程＜4～6 个月 |

| 作用及用途、不良反应、注意点 |
| --- |
| 【作用及用途】 为氢化可的松的含氟衍生物。但对电解质代谢影响较氢化可的松强 300 倍,而对糖代谢影响仅强 10 倍,故主要用于调节肾上腺皮质功能减退时的钠、钾平衡。用于慢性肾上腺皮质功能减退症、先天性肾上腺皮质增生症。<br>【不良反应】 钠潴留作用强,内服易出现水肿,大剂量应用可能出现糖尿病及肌肉麻痹。余参见 661 页氢化可的松。<br>【注意点】 ① 孕妇、肝病及黏液性水肿时,$t_{1/2}$及作用时间延长,故剂量应减小。② 余参见氢化可的松。 |
| 【作用及用途】 能促进肾小管对钠的再吸收,增加钾的排泄,因而可致水钠潴留、钾的缺乏及血压升高。用于慢性肾上腺皮质功能减退症。<br>【注意点】 ① 妊娠、肝病、黏液性水肿患者剂量适当减少。② 用药期间摄入氯化钠量应限制,成人一般应在<6～8 g,同时应给高钾饮食。③ 植入于肩胛下方皮下,每片 0.1 g,每日可释放 0.3～0.45 mg,作用可维持 1 年,于改用维持量后按需要植入适当片数。④ 另有去氧皮质酮微结晶混悬剂,每支 5 ml (0.25 g),肌内注射 1 次 0.025～0.1 g,每 3～4 周 1 次。⑤ 老人参考剂量:每日 2.5～3 mg,分 1～2 次。 |

| 作用及用途、不良反应、注意点 |
| --- |
| 【作用及用途】 促进男性性器官及副性征的发育成熟,对抗雌激素,促进蛋白质合成;大剂量抑制垂体前叶分泌促性腺激素,较大剂量可刺激骨髓造血功能,促进红细胞生成,尚能增加远曲小管水、钠再吸收和保留钙。用于男性性功能不全、再生障碍性贫血、功能性子宫出血、无睾症及隐睾症、转移性乳腺癌。<br>【不良反应】 长期大量应用有男性化作用、肝脏损害、血脂改变、水钠潴留、精神状态改变、老年人前列腺增生、儿童身材矮小,个别可发生前列腺癌,注射部位疼痛、硬结。<br>【注意点】 ① 为油剂,吸收缓慢,作用持续数日。② 前列腺增生、前列腺癌、乳腺癌患者及孕妇忌用;肝肾及心功能不全者慎用。③ 定期查肝肾功能、血糖、电解质及血钙浓度。④ 发生高钙血症时应停用。⑤ 能加强降血糖药及口服抗凝药的作用。⑥ 苯妥英钠、苯巴比妥及抗组胺药能减弱本品疗效。⑦ 老年性骨质疏松症:肌注每次 25 mg,每周 2～3 次。 |

| 药品名称 | 剂型规格 | 用法 | 成人剂量 | 小儿剂量 |
|---|---|---|---|---|
| **苯乙酸睾丸酮**<br>Testosterone<br>Phenylacetate | 注射剂<br>1 ml<br>10 mg<br>2 ml<br>20 mg | 肌内 | 每次 10～20 mg<br>每周 1～3 次 | |
| **十一酸睾酮**<br>(安特尔)<br>Testosterone<br>Undecanoate<br>(Andriol) | 胶囊<br>40 mg | 口服 | 开始<br>每日 0.12～0.16 g<br>等分 2 次<br>早晚各 1 次或早晨服<br>较多一份<br>餐后吞服<br>连用 2～3 周<br>维持量<br>每日 0.04～0.12 g<br>分 2 次 | |
| | 注射剂<br>0.25 g | 肌内 | 每次 0.25 g<br>每月 1 次<br>1 疗程 4～6 个月 | |
| **复合睾酮酯**<br>(超能特灵，巧理宝)<br>Triolandren | 注射剂<br>1 ml<br>0.25 g | 深部肌内 | 睾丸切除后及男性更年期：<br>每次 0.05～0.1 g<br>每 2～4 周 1 次<br>连用 6～8 周，再停药 4 周以便观察<br>精子过少不育症：<br>每次 0.05 g<br>每 2 周 1 次<br>连用 3 个月<br>性功能低下：<br>首剂 0.1 g，1 周后 0.05 g，以后每 2～4 周 0.05 g<br>乳腺癌：每次 0.25 g<br>每 1～2 周 1 次 | 男童发育迅速：<br>每次 0.5 g<br>每 2～3 周 1 次 |

| 作用及用途、不良反应、注意点 |
| --- |
| 【作用及用途】<br>【不良反应】 } 同 667 页丙酸睾酮,作用较强而持久,亦称长效睾酮。<br>【注意点】 ① 同丙酸睾酮。② 老人参考剂量:每次 10～20 mg,每周 1～3 次。 |
| 【作用及用途】 男性性腺功能减退、睾酮替代疗法及男性体质性青春期延迟。<br>【不良反应】 性刺激过度症状,男童有性早熟和骨骺早闭,精子减少,水钠潴留,肝脏损害,老年男性出现排尿问题。<br>【注意点】 ① 前列腺癌、乳腺癌患者,孕妇及乳母忌用;心脏病、肾病、高血压、癫痫、前列腺增生、三叉神经痛患者及男童慎用。② 定期复查肝功能。 |
| 【作用及用途】 由三种睾酮酯组成。作用迅速而持久。用于睾丸切除后性激素缺乏、男性更年期、精子过少不育症、性功能低下、乳腺癌、男童发育过速及再生障碍性贫血等。<br>【不良反应】 大剂量可引起高钙血症及水钠潴留、女性男性化,偶见肝炎及肝脏肿瘤,对男性可抑制精子生成及出现女性型乳房。<br>【注意点】 ① 前列腺癌、严重肝功能不全、肾病、高钙血症患者,孕妇及乳母忌用。② 本品含丙酸睾酮 20 mg、戊酸睾酮 80 mg 及十一烯酸睾酮 150 mg。 |

| 药品名称 | 剂型规格 | 用法 | 成人剂量 | 小儿剂量 |
|---|---|---|---|---|
| **苯丙酸诺龙**<br>(多乐宝灵)<br>Nandrolone Phenylpropionate<br>(Durabolin) | 注射剂<br>1 ml<br>10 mg<br>25 mg<br>50 mg | 深部肌内 | 每次 25 mg<br>每 1～2 周 1 次 | 每次 5～25 mg<br>每 1～2 周 1 次 |
| **癸酸南诺龙**<br>(长效多乐宝灵)<br>Nandrolone Decanoate | 注射剂<br>1 ml<br>25 mg<br>50 mg | 深部肌内 | 每次 25～50 mg<br>每 3 周 1 次 | 婴儿<br>每次 5～10 mg<br>儿童<br>每次 10～25 mg<br>均每 3 周 1 次 |
| **美雄酮**<br>(去氢甲睾酮，大力补)<br>Metandienone<br>(Methandrostenolone,<br>Dianabol) | 片剂<br>1 mg<br>2.5 mg<br>5 mg | 口服 | 每日 10～30 mg<br>分 2～3 次<br>维持量<br>每日 5～10 mg<br>分 1～2 次<br>1 疗程 4～8 周<br>疗程间隔 4～8 周 | 再生障碍性贫血：<br>每日<br>0.25～0.5 mg/kg<br>分次服 |
| **司坦唑醇**<br>(康力龙)<br>Stanozolol<br>(Methylstanazole) | 片剂<br>2 mg | 口服 | 每日 4～6 mg<br>分 2～3 次 | 每日 2～4 mg<br>分 1～3 次 |

| 作用及用途、不良反应、注意点 |
|---|
| 【作用及用途】 促进蛋白质合成,使钙、磷沉积和促进骨组织生长。用于蛋白质缺乏症、营养不良、手术后及慢性、消耗性疾病复原的强壮剂等,亦用于不宜手术的乳腺癌及功能性子宫出血、子宫肌瘤、肾功能衰竭。长期应用肾上腺皮质激素时,为了减少骨质疏松,可酌用本品。<br>【不良反应】 长期应用可引起水钠潴留、肝脏损害,亦可致月经周期紊乱及女性轻微男性化等。<br>【注意点】 ① 高血压、男性乳腺癌、前列腺癌患者及孕妇忌用;肝肾功能不全、心肌梗死、有冠状动脉硬化史、充血性心力衰竭、前列腺增生等患者慎用。② 用药期宜高蛋白饮食。③ 老人参考剂量:每次 12.5～25 mg,每 1～2 周 1 次;晚期乳腺癌及难治性贫血:每周 25～75 mg。 |
| 【作用及用途】<br>【不良反应】 同本页苯丙酸诺龙,但作用持久。<br>【注意点】 ① 同苯丙酸诺龙。② 老人参考剂量:每次 25 mg,每 3 周 1 次。 |
| 【作用及用途】 蛋白质合成作用类似苯丙酸诺龙,但男性化作用较轻,能使氮、钙、磷、钾、钠、氯潴留,体重增加,促进骨的生成。用于骨质疏松症、慢性消耗性疾病的恢复期、严重烧伤、促进早产儿及未成熟儿生长,亦用于发育迟缓、侏儒症及再生障碍性贫血等。<br>【不良反应】 同本页苯丙酸诺龙。<br>【注意点】 ① 老人参考剂量:每次 5～7.5 mg,每日 2～3 次。② 同苯丙酸诺龙。 |
| 【作用及用途】 能促进机体蛋白质合成及抑制组织蛋白质的分解,减低胆固醇及减低钙、磷的排泄,并有抗骨髓抑制作用,其雄性化作用甚弱。用于重病、久病、手术后体弱、高脂血症、动脉硬化、小儿发育延迟、再生障碍性贫血、白细胞及血小板减少等。<br>【不良反应】 服药初期下肢、颜面出现浮肿;对胃、肝、心等疾病患者可出现胃痛、肝功能损害;长期应用可造成黄疸、儿童出现性早熟;个别有月经推迟;长期或大量服用可能导致肝癌。<br>【注意点】 ① 肝肾功能不全者、前列腺增生、前列腺癌患者及孕妇忌用;胃、十二指肠溃疡及糖尿病患者慎用。② 出现痤疮或月经推迟现象应停药。③ 老人参考剂量:每日 4 mg,分 1～3 次。 |

| 药品名称 | 剂型规格 | 用法 | 成人剂量 | 小儿剂量 |
|---|---|---|---|---|
| **羟甲烯龙**<br>(康复龙)<br>Oxymetholone<br>(Anapolon, Anadrol) | 片剂<br>2.5 mg<br>5 mg | 口服 | 每日 5～10 mg<br>分 1～3 次 | 每日 1.25～5 mg<br>分 1～3 次 |

## (四) 甲状腺激素、抗甲状腺药及有关药物

| 药品名称 | 剂型规格 | 用法 | 成人剂量 | 小儿剂量 |
|---|---|---|---|---|
| **甲状腺片**<br>Thyroid Tablet | 片剂<br>10 mg<br>40 mg<br>60 mg | 口服 | 黏液性水肿:<br>开始<br>每日 10～20 mg<br>渐增至<br>每日 0.06～0.16 g<br>2～3 周后症状减轻,减至维持量<br>每日 40～80 mg<br>均分 2～3 次。 | 呆小病:<br>婴儿每日 5～10 mg<br>1～3 岁<br>每日 10～20 mg<br>以后每隔 1～2 周每日增加 5～10 mg,至症状好转又无甲亢表现时所用剂量即作维持量<br>均分 2～3 次 |
| **碘塞罗宁钠**<br>(三碘甲状腺氨酸钠)<br>Liothyronine Sodium<br>(Triiodothyronine Sodium, $T_3$) | 片剂<br>20 μg | 口服 | 开始<br>每日 10～20 μg<br>以后每 1～2 周递增日量 10～25 μg 至甲状腺功能恢复正常<br>维持量<br>每日 25～50 μg<br>均分 2～3 次 | 呆小症:<br>开始<br><7 kg<br>每日 2.5 μg<br>>7 kg<br>每日 5 μg<br>以后每隔 1 周可每日增加 5 μg<br>维持量<br>每日 15～20 μg<br>均分 2～3 次 |

| 作用及用途、不良反应、注意点 |
| --- |
| 【作用及用途】 为甲睾酮的衍生物。作用与司坦唑醇基本相同。用于各种原因引起的身体衰弱或消瘦、白细胞减少等。<br>【不良反应】 同 671 页司坦唑醇。<br>【注意点】 ① 肝肾功能不全者、孕妇及前列腺癌患者忌用。② 老人参考剂量：每次 1.5～2 mg，每日 2～3 次；骨质疏松症：每次 2.5 mg，每日 3 次，每日可达 20 mg。③ 余同司坦唑醇。 |

| 作用及用途、不良反应、注意点 |
| --- |
| 【作用及用途】 为动物甲状腺干粉制剂。能促进新陈代谢，提高机体对交感神经介质的感受性；促进机体生长发育，参与体温调节，降低血中胆固醇含量。用于呆小病、黏液性水肿及其他甲状腺功能减退症和基础代谢率过低的肥胖症、水钠潴留性肥胖症及习惯性流产等。<br>【不良反应】 大剂量时可发生心悸、手指震颤、出汗过多、体重减轻、神经兴奋性增高、失眠，重者有呕吐、腹泻、发热、脉搏增快而不规则、肌肉颤动甚至痉挛等。<br>【注意点】 ① 心血管疾病患者及老人慎用。② 注意肝肾功能，以免积蓄中毒。③ 与升压药合用时，易诱发心律失常。④ 能增强香豆素类的抗凝作用。⑤ 苯妥英钠、乙酰水杨酸、米帕明可增加甲状腺制剂疗效，同用时应注意。⑥ 与胰岛素及降糖药合用时应增加二者剂量。⑦ 与雌激素或避孕药合用时应适当增加本品剂量。⑧ 含化合碘量为 0.255%～0.345%。⑨ 甲状腺片作用慢，各批号激素的含量不完全相同，制剂中含 $T_3$ 量多，可能导致 $T_3$ 水平升高而产生毒性反应。⑩ 老人参考剂量：每次 10～30 mg，每日 2～3 次，最大剂量，1 d 0.12 g。 |
| 【作用及用途】 为人工合成制剂。作用与甲状腺片相似，而疗效为其 3～5 倍。用于黏液性水肿及其他严重甲状腺功能减退症，亦用于诊断甲亢时的 $T_3$ 抑制试验。<br>【不良反应】 大剂量可引起体温及基础代谢率升高，出现兴奋、多汗、失眠、肌颤、痉挛、心悸、心绞痛。<br>【注意点】 ① 作用快，口服后数小时即发挥效应，24～72 h 作用达高峰，停药后作用持续 24～72 h，甲状腺功能正常时，$t_{1/2}$ 1～2 d，减退时略延长，亢进时为 0.6 h。② 冠心病、高血压、糖尿病患者忌用。③ 本品用于治疗需要迅速见效患者，一般替代治疗应首选 $T_4$。④ 出现心绞痛，应停药或减量。⑤ 老人参考剂量：开始，每日 10～15 μg，以后渐增至每日 40～75 μg，均分 2～3 次。⑥ 余同甲状腺片。 |

| 药品名称 | 剂型规格 | 用法 | 成人剂量 | 小儿剂量 |
|---|---|---|---|---|
| | 注射剂<br>20 μg | 静注 | 黏液性水肿伴昏迷：<br>首剂 40～120 μg<br>以后每次 5～15 μg<br>每 6 h 1 次<br>直至患者清醒后改为口服 | |
| **左旋甲状腺素钠**<br>(优甲乐)<br>L-thyroxine Sodium<br>($T_4$, Euthyrox) | 片剂<br>25 μg<br>50 μg<br>0.1 mg | 口服 | 开始每日 25～50 μg<br>每 2 周增加 25 μg<br>直到完全替代剂量<br>一般为 0.1～0.15 mg<br>维持量<br>每日<br>0.075～0.125 mg<br>均每日 1 次<br>早餐前服 | 完全替代剂量：<br>每日<br>新生儿 10～15 μg/kg<br><6 个月 6～8 μg/kg<br>6～12 个月 6 μg/kg<br>1～5 岁 5 μg/kg<br>6～12 岁 4 μg/kg<br>开始时应用完全替代量的 1/3～1/2<br>以后每 2 周递增<br>服法同成人 |
| | 注射剂<br>1 ml<br>0.1 mg<br>2 ml<br>0.2 mg<br>5 ml<br>0.5 mg | 静注 | 黏液性水肿昏迷：<br>首剂 0.2～0.4 mg<br>以后每日<br>0.05～0.1 mg，直到清醒后改为口服 | |
| **丙硫氧嘧啶**<br>Propylthiouracil | 片剂<br>0.05 g<br>0.1 g | 口服 | 甲亢：<br>开始<br>每日 0.3～0.45 g<br>至症状缓解甲状腺激素水平接近正常后的 2～4 周减量 0.05～0.1 g，减至最小维持量 0.05～0.1 g<br>1 疗程 1.5～2 年<br>极量 1 次 0.2 g<br>1 d 0.6 g<br>均分 3 次 | 甲亢：<br>开始每日 4 mg/kg，分 3 次，症状、体征控制后逐渐减至维持量<br>每日 0.025～0.05 g<br>分 3 次<br>疗程同成人 |

| 作用及用途、不良反应、注意点 |
| --- |
| |
| 【作用及用途】 作用同673页甲状腺片。用于各种原因引起的甲状腺功能减退症。<br>【不良反应】 同甲状腺片。<br>【注意点】 ① $t_{1/2}$ 8 d,口服后1～2周才能达最高疗效,停药后作用可持续1～3周。② 老人、心功能不全及严重黏液性水肿患者:开始12.5～25 μg,以后每2～4周递增日剂量25 μg,不必达到完全替代剂量,一般每日0.075～0.1 mg。③ 6个月以内婴儿每2～4周复查甲状腺功能,调整本品剂量。6个月至1岁,每1～2个月复查1次;1～3岁,每3个月复查1次;3岁以后每半年复查1次。④ 余同甲状腺片。 |
| 【作用及用途】 有抑制甲状腺激素合成作用,但作用缓慢。用于甲亢及甲状腺次全切除术前准备及必要时术后治疗。<br>【不良反应】 主要有白细胞减少,严重时可致粒细胞缺乏症。药疹较常见,其他有关节酸痛、淋巴结肿大、黄疸、中毒性肝炎等。<br>【注意点】 ① $t_{max}$ 1 h,$t_{1/2}$ 1～2 h,生物作用时间较长。② 乳母忌用;白细胞计数偏低、对硫脲类药物过敏、肝功能不全、甲状腺癌伴有甲亢患者及孕妇慎用。③ 剂量应个体化。④ 服药前避免服用碘剂。⑤ 每周检查白细胞计数及分类1～2次,如中性粒细胞低于$1.5\times10^9$/L时,应即停药。⑥ 严重皮疹、淋巴结肿大、肝炎时立即停药。⑦ 见效需3～4周。⑧ 可增强抗凝药抗凝作用。⑨ 高碘食物或药物可使甲亢病情加重。⑩ 老人甲亢参考剂量:轻度:每日0.2～0.25 mg,分3～4次;中、重度:每日0.25～0.4 mg,分3～4次;维持量:每日50～75 mg,分3次。 |

| 药品名称 | 剂型规格 | 用法 | 成人剂量 | 小儿剂量 |
|---|---|---|---|---|
| **甲巯咪唑**<br>(甲硫咪唑,他巴唑,赛治)<br>Methimazole<br>(Thiamazole,<br>Tapazole,<br>Thyrozol) | 片剂<br>5 mg<br>10 mg | 口服 | 开始<br>每日 30 mg<br>可调整至每日<br>15～40 mg<br>最大剂量 1 d 60 mg<br>均分 1～2 次<br>维持量<br>每日 5～15 mg<br>每日 1 次,早餐后服<br>1 疗程 1～1.5 年 | 每日<br>0.3～0.5 mg/kg<br>分 2～3 次<br>维持量<br>每日 0.2 mg/kg<br>分 1～2 次 |
| **卡比马唑**<br>(甲亢平)<br>Carbimazole<br>(Neo-Mercazole) | 片剂<br>5 mg<br>20 mg | 口服 | 开始<br>每日 30 mg<br>按病情轻重调节为<br>15～40 mg<br>最大剂量<br>1 d 60 mg<br>分 3 次<br>维持量<br>每日 5～15 mg<br>分 1～3 次<br>1 疗程 1.5～2 年 | 每日 0.4 mg/kg<br>分 3 次<br>维持量减半或根据病情决定 |
| **复方碘溶液**<br>Lugol's<br>Solution | 溶液 | 口服 | 单纯性甲状腺肿:<br>每次 0.1～0.5 ml<br>每日 1 次<br>1 疗程 14 d<br>共 2 个疗程<br>间隔 30～40 d<br>甲亢术前准备:<br>每次 0.1～0.3 ml<br>每日 3 次<br>术前 10～14 d<br>开始服用<br>甲状腺危象抢救:<br>首剂 3.6 ml 以后<br>每次 1.8～2.7 ml<br>每 6 h 1 次 | 地方性甲状腺肿:<br>每次 2～3 滴<br>每日 1 次<br>连用 2～4 周<br>停 4 周<br>再用 2～4 周<br>1 疗程 6～12 个月<br>甲亢术前准备:<br>每次 2 滴<br>每日 3 次<br>术前 10～14 d 开始服<br>甲状腺危象抢救:<br>每次 10～20 滴<br>每 6 h 1 次 |

| 作用及用途、不良反应、注意点 |
| --- |
| 【作用及用途】 同 675 页丙硫氧嘧啶,但作用较其强 10 倍。<br>【不良反应】 同丙硫氧嘧啶,粒细胞缺乏症发生率为甲亢药中最低者(0.1%)。<br>【注意点】 ① 肾功能不全者,用药间隔时间须延长到 12～24 h。② 在餐后用适量液体(如半杯水)送服。③ 老人参考剂量:开始量每日 15～30 mg,维持量每日 5～7.5 mg,均分 1～2 次。④ 余参见丙硫氧嘧啶。 |
| 【作用及用途】 为甲巯咪唑的衍生物。在体内水解后逐渐游离出甲巯咪唑,故作用与甲巯咪唑相似,但显效慢,维持时间较长。用于甲亢及甲状腺病的术前准备。<br>【不良反应】 白细胞减少,过量时可致甲状腺功能低下,偶有鼻炎、喉炎、发热、皮疹、血小板减少等。<br>【注意点】 ① 地方性甲状腺肿、甲亢危象患者及乳母忌用;孕妇忌大剂量使用。② 用药初期,每周检查白细胞计数及分类 1 次,1 个月后每 2～4 周检查 1 次,如白细胞低于 $4\times10^9$/L,中性粒细胞低于 40%,应立即停药。③ 用于甲亢手术治疗前准备时,应于术前 10～12 d 内停用本品,而以碘剂代之。④ 老人参考剂量:开始每日 15～30 mg,分 3 次服,维持量每日 5～7.5 mg,分 1～2 次。⑤ 药物相互作用见 675 页丙硫氧嘧啶。 |
| 【作用及用途】 小剂量是合成甲状腺素的原料,超过生理量的碘有间接阻止体内甲状腺激素合成和释放的作用。用于单纯性甲状腺肿的防治、甲状腺肿伴功能亢进症术前准备、甲状腺危象时抢救、碘制剂造影前作碘过敏试验及小儿用放射性碘同位素扫描前封闭甲状腺用。<br>【不良反应】 少数有皮疹、呼吸道黏膜充血水肿,甚至喉水肿而引起窒息;长期服用可出现口腔、咽喉部烧灼感、流涎、金属味等碘中毒症状,也可出现高钾血症。<br>【注意点】 ① 对碘过敏者忌用。② 对黏膜有刺激,故宜用冷开水稀释后服用。③ 术前准备,剂量逐渐由小增大,术后再由大减小,直至停服。④ 危象抢救时,应在服抗甲状腺药后 1 h 服用,紧急时可同服,危象缓解后即停用。⑤ 小儿用放射性碘作同位素扫描检查前须用复方碘溶液封闭甲状腺,剂量<1 岁每次 1 滴,1～4 岁每次 2 滴,4 岁以上每次 3 滴,均每日 3 次,服用 1 d。⑥ 大量饮水和增加食盐可加快碘的排泄,缓解因过量而产生的中毒症状。⑦ 老人参考剂量:参照成人。⑧ 本品 10 ml 内含碘 0.5 g、碘化钾 1 g。 |

## (五) 降血糖药物

| 药品名称 | 剂型规格 | 用法 | 成人剂量 | 小儿剂量 |
|---|---|---|---|---|
| **胰岛素**<br>(正规胰岛素,普通胰岛素,短效胰岛素)<br>Insulin<br>(Crystalline Insulin, Regular Insulin, Soluble Insulin) | 注射剂<br>1 ml<br>100 IU<br>500 IU<br>10 ml<br>400 IU<br>800 IU<br>笔芯<br>3 ml<br>300 IU | 皮下或肌内 | 轻、中度糖尿病:<br>每次 4～10 IU<br>重度糖尿病:<br>每次 10～20 IU<br>每日 2～4 次,餐前 30 min应用,以后视病情决定 | 糖尿病:<br>每日 0.5～1.5 IU/kg 分 3～4 次<br>餐前 30 min 皮下注射 |
| | | 静注或静滴 | 糖尿病酮症酸中毒及昏迷:<br>每小时 3～6 IU,稀释于 NS 中静脉滴注 | 糖尿病酮症酸中毒:<br>负荷量<br>0.1 IU/kg 静注<br>维持量<br>每小时 0.1 IU/kg 加于 NS 中静滴 |
| **低精蛋白锌胰岛素**<br>(中性鱼精蛋白锌胰岛素,中效胰岛素)<br>Isophane Insulin<br>(NPH Insulin) | 注射剂<br>10 ml<br>400 IU<br>800 IU | 皮下或肌内 | 视病情而定<br>于早餐前 0.5～1 h 注射 1 次或早餐前注射每日剂量的 2/3,晚餐前注射 1/3 | 视病情而定 |
| **精蛋白锌胰岛素**<br>(长效胰岛素)<br>Protamine Zinc Insulin<br>(PZI) | 注射剂<br>10 ml<br>400 IU<br>800 IU | 皮下或肌内 | 视病情而定<br>于早餐前 1 h 注射 | 视病情而定 |

| 作用及用途、不良反应、注意点 |
| --- |
| 【作用及用途】 由家畜胰脏提出，能调节糖代谢，促进组织对糖的利用及肝糖原形成，抑制糖原异生，降低血糖。用于糖尿病。大剂量可诱发低血糖。用于治疗精神分裂症；与葡萄糖、氯化钾静滴，可纠正细胞内缺钾，防治心肌梗死时的心律失常，供应能量以利心脏功能恢复。<br>【不良反应】 剂量过大可致血糖过低，注射局部硬块，偶有荨麻疹等。<br>【注意点】 ① 为短效胰岛素，皮下注射后 0.5～1 h 起效，作用于 2～4 h 达高峰，持续 6～8 h；静注 10～30 min 起效并达高峰，持续 0.5～1 h。② 低血糖患者忌用；急性肝炎、肝硬化、溶血性黄疸、胰腺炎、肾炎等患者慎用。③ 剂量注意个体化，根据血糖、尿糖调整，一般由小剂量开始，逐渐加量，病情稳定后，减至最小维持量。④ 应严格控制饮食。⑤ 皮下注射部位需轮流交替，两次相隔至少 1 cm，注射部位每月不得重复。⑥ 注射后如出现低血糖，可给予糖类口服或静注葡萄糖。⑦ 勿用碱性物质消毒注射器具。⑧ 定期监测血糖、尿糖、血常规、尿常规、肾功能、静滴时需 1 h 监测血糖 1 次。⑨ 药物相互作用多，详阅说明书。⑩ 与精蛋白锌胰岛素混合注射时，应先抽本品，后抽精蛋白锌胰岛素，混合后于 15 min 内注入，避免局部按摩。⑪ 另有人胰岛素，皮下注射后一般 0.5 h 起效，1～3 小时达高峰，作用维持 8 h，但个体差异大。⑫ 除有过敏反应外，长期应用可产生耐药性，人胰岛素及单组分纯胰岛素或单峰纯胰岛素可减少此类现象。⑬ 老人参考剂量：中度糖尿病，每次 4～8 IU；重度糖尿病，每次 8～16 IU，均每日 3～4 次，皮下注射，餐前 30 min 应用。 |
| 【作用及用途】<br>【不良反应】 同本页胰岛素。<br>【注意点】 ① 皮下注射后 2～4 h 起效，作用于 6～12 h 达高峰，持续 16～24 h。② 不适用于糖尿病昏迷患者。③ 老人参考剂量：参照成人酌减，宜从小剂量开始。④ 余参见胰岛素。 |
| 【作用及用途】<br>【不良反应】 同本页胰岛素。<br>【注意点】 ① 注射后 6 h 起效，作用于 12～24 h 达高峰，持续 24～36 h。② 静置后分为两层，使用前必须滚动药瓶，使之混匀。③ 使用剂量必须个体化，一般每次 10～20 IU，每日 1 次。④ 不适用于糖尿病昏迷患者。⑤ 血糖难以维持正常水平者应慎用。⑥ 老人参考剂量：参照成人酌减，宜从小剂量开始。⑦ 余参见胰岛素。 |

| 药品名称 | 剂型规格 | 用法 | 成人剂量 | 小儿剂量 |
| --- | --- | --- | --- | --- |
| **中性可溶性短效人胰岛素**<br>Regular Human Insulin | 注射剂<br>10 ml<br>400 IU<br>笔芯<br>3 ml<br>300 IU | 皮下或静注 | 视病情而定 | 视病情而定 |
| **中性低精蛋白锌人胰岛素**<br>(中效胰岛素)<br>Human Insulin Isophane (NPH) | 注射剂<br>10 ml<br>400 IU<br>笔芯<br>3 ml<br>300 IU | 皮下 | 视病情而定 | 视病情而定 |
| **诺和灵 30R**<br>Novolin 30R | 注射剂<br>10 ml<br>400 IU<br>笔芯<br>3 ml<br>300 IU | 皮下 | 视病情而定 | 视病情而定 |
| **诺和灵 50R 笔芯**<br>Novolin 50R Penfill | 注射剂<br>笔芯<br>3 ml<br>300 IU | 皮下 | 视病情而定 | |
| **甘精胰岛素**<br>(来得时)<br>Insulin Glargine (Lantus) | 注射剂<br>3 ml<br>300 IU<br>10 ml<br>1 000 IU | 皮下 | 视病情而定<br>每日睡前注射 1 次 | 视病情而定 |

| 作用及用途、不良反应、注意点 |
| --- |
| 【作用及用途】 由基因重组技术合成。作用与用途同679页胰岛素。<br>【不良反应】 同679页胰岛素,但较轻。<br>【注意点】 ① 皮下注射后<30 min起效,最大作用时间1～3 h,持续8 h。② 由动物胰岛素转换成人胰岛素时可能需要减少剂量,转换成笔芯注射时,需减少10%～15%量。③ 制品有常规优泌林(Humulin R)、常规优泌林笔芯(Humulin R Cartridge)、诺和灵R(Novolin R)、诺和灵R笔芯(Novolin R Penfill)。④ 余参阅胰岛素。 |
| 【作用及用途】 由基因重组技术合成。作用与用途同679页低精蛋白锌胰岛素。<br>【不良反应】 同低精蛋白锌胰岛素。<br>【注意点】 ① 皮下注射后起效时间<90 min,最大作用时间4～12 h,持续时间最多24 h。② 制品有中效优泌林(Humulin NPH)、中效优泌林笔芯(Humulin NPH Cartridge)、诺和灵N(Novolin N)、诺和灵N笔芯(Novolin N Penfill)。③ 余参见低精蛋白锌胰岛素。 |
| 【作用及用途】 由基因重组技术合成,含中性可溶性短效人胰岛素30%及中性低精蛋白锌人胰岛素70%。<br>【不良反应】 同679页相关胰岛素。<br>【注意点】 ① 注射后30 min起效,2～8 h达最大效应,作用维持24 h。② 另有优泌林70/30(Humulin 70/30)、优泌林70/30笔芯(Humulin 70/30 Cartridge),成分及含量与本品同。③ 儿童糖尿病尽量不用。④ 余参见胰岛素。 |
| 【作用及用途】 由基因重组技术合成,含中性可溶性人胰岛素及中性低精蛋白锌人胰岛素各50%。<br>【不良反应】<br>【注意点】 }同679页胰岛素。 |
| 【作用及用途】 为溶解度低的人胰岛素类似物。注入皮下组织后形成的微细沉积物可持续释放少量甘精胰岛素,从而产生超长效作用、平稳、无峰值血药浓度的特点。<br>【不良反应】 同679页胰岛素。<br>【注意点】 ① 第1次注射后2～4 d血药浓度达到稳态。② 糖尿病的酮症酸中毒忌用;儿童、严重肝肾功能不全者、老人减量慎用。③ 剂量因人而异,非胰岛素依赖型糖尿病可和口服降糖药同用。④ 由其他方案改用本品时请详阅说明书用法及注意点。⑤ 不能与任何别的胰岛素或稀释液在同一注射器内混合使用,确保注射器内不含任何其他物质。⑥ 余参见胰岛素。 |

| 药品名称 | 剂型规格 | 用法 | 成人剂量 | 小儿剂量 |
|---|---|---|---|---|
| **门冬胰岛素**<br>(诺和锐)<br>Insulin Aspart<br>(Novorapid) | 注射剂<br>3 ml<br>300 U | 皮下 | 视病情而定 | 视病情而定 |
| **赖脯胰岛素**<br>(优泌乐)<br>Lispro Insulin | 注射剂<br>(笔芯)<br>3 ml<br>300 IU | 皮下 | 视病情而定 | 视病情而定 |
| **盐酸二甲双胍**<br>(甲福明,降糖片,美迪康,格华止)<br>Metformin Hydrochloride<br>(Dimethyl Biguanide, Glucophage, DMBG) | 片剂<br>0.25 g<br>0.5 g<br>0.85 g | 口服 | 视病情而定<br>每日 0.5～1.5 g<br>分 2～3 次<br>餐间或餐后服<br>以后根据病情增减<br>最大剂量 1 d<3 g | |
| **甲苯磺丁脲**<br>(甲糖宁)<br>Tolbutamide<br>(D860) | 片剂<br>0.5 g | 口服 | 第 1～2 d<br>每日 1 g<br>分 2 次<br>第 3 d 开始<br>每次 0.5 g<br>每日 3 次<br>最大剂量 1 d<3 g<br>病情好转后,在 1～2 周内逐渐减至维持量<br>每次 0.5 g<br>每日 1～2 次<br>均餐前或餐时服 | |

| 作用及用途、不良反应、注意点 |
| --- |
| 【作用及用途】 为人胰岛素类似物，具有超短效作用。<br>【不良反应】 同 679 页胰岛素。<br>【注意点】 ① 皮下注射后 15 min 起效，最大作用时间 1～3 h，作用维持 3～5 h。② 餐前 5～10 min 皮下注射。③ 注射后立即进餐以防低血糖。④ 可与中效胰岛素混合在同一注射器中使用，但必须混合后立即注射。⑤ 混合使用时，应先吸入门冬胰岛素，再吸入中效胰岛素。⑥ 与其他胰岛素相互换用时，必须严密观察数月。⑦ 余参见胰岛素。 |
| 【作用及用途】 为人胰岛素类似物，具有超短效作用。<br>【不良反应】 同 679 页胰岛素。餐后低血糖发生率较其他胰岛素少。<br>【注意点】 ① 15 min 起效，达峰时间 1 h，作用时间持续 3.5～4 h。② $<$12 岁儿童仅在较常规胰岛素有特殊优越性时方能选用本品。③ 餐前 15 min 内注射。④ 从以前的胰岛素种类转换为本品时应调节剂量。⑤ 另有优泌乐 25 注射液，为 25％赖脯胰岛素及 75％精蛋白锌赖脯胰岛素(中效胰岛素)的混悬液，每支笔芯含 300 IU(3 ml)，其起效时间及达峰时间与优泌乐同，作用持续时间为 18～24 h。⑥ 余参见胰岛素。 |
| 【作用及用途】 能减少对葡萄糖的吸收，促进组织对葡萄糖的利用，从而使血糖降低，同时抑制肝糖异生。用于轻、中度非胰岛素依赖型糖尿病。<br>【不良反应】 胃肠道反应、皮疹及乳酸性酸中毒等。<br>【注意点】 ① $t_{max}$ 2 h，$t_{1/2}$ 1.7～4.5 h。② 糖尿病昏迷、急性热症、缺氧、心衰、外科手术、肝肾功能不全、心力衰竭者忌用；孕妇慎用。③ 按血糖、尿糖等情况严格控制使用量，以免血糖过低。④ 与氯磺丙脲合用有协同作用。⑤ 老人参考剂量：每次 0.25～0.375 g，每日 3 次，根据病情调整剂量，常用量每日 0.25～1.5 g，分 2～3 次，均餐后服。 |
| 【作用及用途】 刺激胰岛 β 细胞释放胰岛素，尚能加强胰岛素受体的作用。用于饮食控制疗效不满意的轻、中度非胰岛素依赖型糖尿病，对胰岛素依赖型糖尿病及糖尿病酮症酸中毒无效。<br>【不良反应】 恶心、头昏、发热、腹泻、上腹部不适、低血糖；少见黄疸、血小板和粒细胞减少、低血糖，偶可引起荨麻疹。<br>【注意点】 ① $t_{max}$ 3～4 h，$t_{1/2}$ 4.5～6.5 h。② 在胰岛 β 细胞功能尚未完全丧失时，才能发挥作用。③ 糖尿病并发酸中毒及急性感染，肝肾功能严重不全、白细胞减少、磺胺类药过敏、外科手术、严重烧伤、创伤患者，孕妇及乳母忌用；体质虚弱、甲亢患者及老人慎用。④ 与水杨酸盐、保泰松、氯霉素和磺胺类等合用，能增强本品降血糖作用。⑤ 与乙醇同用因乙醇诱导药物代谢酶，故降低本品作用。⑥ 与噻嗪类利尿药、糖皮质激素等并用，有减弱本品的降血糖作用。⑦ 与抗凝药如双香豆素合用，可增强抗凝及降血糖作用。 |

| 药品名称 | 剂型规格 | 用法 | 成人剂量 | 小儿剂量 |
|---|---|---|---|---|
| **格列波脲**<br>(甲磺冰脲,克糖利)<br>Glibornuride<br>(Glutril) | 片剂<br>12.5 mg<br>25 mg | 口服 | 每日 12.5～50 mg<br>分 1～2 次<br>于早餐或早、午餐前服<br>最大剂量 1 d 75 mg | |
| **格列齐特**<br>(甲磺双环脲)<br>Gliclazide | 片剂<br>40 mg<br>80 mg | 口服 | 开始<br>每日 0.08～0.16 g<br>以后根据病情可渐增至每日<br>0.16～0.24 g<br>最大剂量 1 d 0.32 g<br>均分 2～3 次,于早、午餐或三餐前服 | |
| **格列本脲**<br>(优降糖)<br>Glibenclamide<br>(Glyburide) | 片剂<br>2.5 mg<br>5 mg | 口服 | 开始每次 2.5 mg<br>每日 1 次<br>早餐前服<br>7 d 后按病情递增,<br>最大剂量 1 d 15 mg<br>于早或早、晚或三餐前服<br>直至出现疗效时逐渐减至维持量<br>每日 2.5～5 mg | |
| **格列吡嗪**<br>(美吡达)<br>Glipizide<br>(Minidiab) | 片剂<br>2.5 mg<br>5 mg | 口服 | 开始每次 2.5 mg<br>早餐或早、午餐前 30 min各 1 次,必要时 7 d后每日递增日剂量 2.5 mg<br>一般剂量<br>每日 5～15 mg<br>最大剂量<br>1 d＜20～30 mg | |

| 作用及用途、不良反应、注意点 |
| --- |
| 【作用及用途】 作用同683页甲苯磺丁脲,但容易从胃肠道吸收,疗效较甲苯磺丁脲强。用于40岁以上非胰岛素依赖型糖尿病。<br>【不良反应】 与甲苯磺丁脲相似。<br>【注意点】 ① $t_{max}$ 2～4 h,$t_{1/2}$ 8 h。② 自小剂量开始,超过25 mg时分2次服。③ 余见甲苯磺丁脲注意点②③④。 |
| 【作用及用途】 为第二代磺酰脲类药物。疗效较好,作用温和。用于各型糖尿病。因有减低血小板黏附、聚集,减少心血管并发症的作用,尤适用于老年性糖尿病及有血管并发症的糖尿病者。<br>【不良反应】 与683页甲苯磺丁脲相似,但较轻。<br>【注意点】 ① $t_{max}$ 2～6 h,$t_{1/2}$ 10～12 h,作用持续可达24 h。② 可与胰岛素或双胍类药并用。③ 另有缓释片(达美康,Diamicron),$t_{max}$ 11～14 h,$t_{1/2}$ 12～20 h,每片30 mg,每日1～4片,每日1次,早餐时服,从小剂量开始,每隔2～4周根据血糖水平可增加1片。④ 余同683页甲苯磺丁脲注意点②③④。 |
| 【作用及用途】 为第二代磺酰脲类药物。作用机制同683页甲苯磺丁脲,对无胰腺功能者无效,作用比甲苯磺丁脲强200倍且快。用于轻、中度非胰岛素依赖型糖尿病患者,可与胰岛素或双胍类药合用。<br>【不良反应】 同甲苯磺丁脲,低血糖症较多见,且严重。<br>【注意点】 ① $t_{max}$ 2～5 h,$t_{1/2}$ 10 h,作用持续24 h。② 有心血管病高危因素或既往心肌梗死病史者,宜选择格列吡嗪、格列齐特或格列美脲。③ 每日剂量超过10 mg时,应早晚2次分服。④ 老人慎用。⑤ 余同甲苯磺丁脲注意点②③④。 |
| 【作用及用途】 为第二代磺酰脲类药物。有刺激胰岛β细胞释放胰岛素的作用。作用比甲苯磺丁脲强,毒性小,对非胰岛素依赖型糖尿病疗效高。服后30 min血糖已下降,并迅速自尿中排出。<br>【不良反应】 同683页甲苯磺丁脲,但较少。<br>【注意点】 ① $t_{max}$ 1～2 h,$t_{1/2}$ 2.5～4 h,作用持续可达24 h。② 胰岛素依赖型糖尿病、糖尿病并发酮症酸中毒、糖尿病昏迷、严重肝肾功能不全、肾上腺皮质功能不全,对本品过敏者及孕妇忌用。③ 虚弱者,老人,肝肾功能不全、饮食不规则及有饮酒嗜好患者,在使用本品过程中,警惕产生低血糖。④ 缓释片规格同片剂。$t_{1/2}$ 9.67±3.6 h。开始每次5 mg,每日1次,早餐前30 min服,以后根据血糖控制情况调节剂量。⑤ 控释片(瑞易宁,Glipizide XL,Glipizide Sustained Release Tablets),每片5 mg,开始每次5 mg,每日1次,早餐时吞服,以后根据血糖控制情况调整剂量。⑥ 余同甲苯磺丁脲注意点③④。 |

| 药品名称 | 剂型规格 | 用法 | 成人剂量 | 小儿剂量 |
|---|---|---|---|---|
| **格列喹酮**<br>(糖适平)<br>Gliquidone<br>(Glurenorm) | 片剂<br>30 mg | 口服 | 每日 45～60 mg<br>从小剂量开始餐前服用,必要时 7 d 以后每日递增日剂量 30 mg<br>一般量<br>每日 0.09～0.12 g<br>最大剂量<br>1 d<0.18 g<br>均分 2～3 次 | |
| **格列美脲**<br>(亚莫利)<br>Glimepiride<br>(Amaryl) | 片剂<br>1 mg<br>2 mg<br>3 mg | 口服 | 开始<br>每次 1 mg<br>每日 1 次<br>视病情需要逐渐增加剂量,每 1～2 周增加<2 mg<br>维持量<br>每日 1～4 mg<br>最大剂量 1 d 6 mg<br>每日 1 次 | |
| **妥拉磺脲**<br>Tolazamide | 片剂<br>0.1 g<br>0.25 g<br>0.5 g | 口服 | 开始<br>每日 0.1～0.25 g<br>早餐时服,根据病情可每 4～6 d 调整剂量 1 次,如每日剂量>0.5 g时应分 2 次服 | |
| **阿卡波糖**<br>(拜糖平,卡博平)<br>Acarbose<br>(Glucobay) | 片剂<br>0.05 g<br>0.1 g | 口服 | 开始<br>每次 0.025～0.05 g<br>逐渐增加至<br>每次 0.05～0.2 g<br>均每日 3 次<br>进餐开始时嚼服<br>最大剂量 1 d 0.3 g | |

| 作用及用途、不良反应、注意点 |
| --- |
| 【作用及用途】 为第二代磺酰脲类药物。作用同 683 页甲苯磺丁脲。用于糖尿病合并轻至中度肾功能不全者。<br>【不良反应】 同甲苯磺丁脲。<br>【注意点】 ① $t_{max}$ 2～3 h，$t_{1/2}$ 1～2 h，作用持续可达 8 h。② 本品 95%经肝脏代谢，只有 5%自肾排出。③ 当糖尿病合并轻至中度肾功能不全者用本品较其他磺酰脲类优越。④ 余同甲苯磺丁脲。 |
| 【作用及用途】【不良反应】 同 685 页格列本脲。<br>【注意点】 ① 本品为缓释剂型，宜餐时整片吞服。② 肝肾功能严重不全，糖尿病酮症酸中毒，大手术，严重感染，应激状态或创伤，对磺胺、本品及其他磺脲类药物过敏，以及孕妇及乳母忌用。③ 余同 683 页甲苯磺丁脲注意点②③④。 |
| 【作用及用途】 同 683 页甲苯磺丁脲，尚有轻度利尿作用。<br>【不良反应】 呕吐，偶有胃出血、胆汁淤积性黄疸、皮疹、光过敏反应、白细胞及血小板减少、溶血性贫血等；少数有潮红、心悸等。<br>【注意点】 ① 服后 4～6 h 发挥作用，$t_{1/2}$ 7 h，持续 10～24 h。② 由胰岛素改用本品时，如胰岛素剂量较大，第 1 d 胰岛素剂量应减半，加服本品后，逐渐撤除胰岛素。③ 糖尿病酮症酸中毒患者、孕妇及乳母忌用；肝肾功能不全、发热感染、手术、创伤患者及老人慎用。④ 药物相互作用同甲苯磺丁脲。⑤ 老人参考剂量：开始每日 0.05～0.1 g，剂量每次仅能增加 0.05 g。 |
| 【作用及用途】 在肠道内能竞争性抑制葡萄糖苷酶水解，可降低多糖及蔗糖分解成葡萄糖，减少并延缓其吸收，因此具有降低餐后高血糖和血浆胰岛素浓度的作用。用于各型糖尿病，单用或与磺酰脲类降糖药或胰岛素合用。<br>【不良反应】 腹胀、排气增加、腹痛、腹泻等。个别可出现低血糖、肝功能损害。<br>【注意点】 ① $t_{1/2}$ 2.8 h。② 孕妇，乳母，儿童，肠道炎症、溃疡、消化不良、疝或腹部手术史、合并感染、创伤患者及酮症酸中毒时忌用。③ 剂量需个体化，由小剂量开始。④ 出现低血糖时应用葡萄糖纠正。⑤ 考来烯胺、抗酸药、肠道吸附剂、消化酶能降低本品作用。⑥ 个别情况下，本品可影响地高辛生物利用度。 |

| 药品名称 | 剂型规格 | 用法 | 成人剂量 | 小儿剂量 |
|---|---|---|---|---|
| **优格列波糖**<br>(倍欣)<br>Voglibose<br>(Basen) | 片剂<br>0.2 mg | 口服 | 每次 0.2 mg<br>每日 3 次<br>餐前服<br>最大剂量<br>1 次 0.3 mg | |
| **瑞格列奈**<br>(诺和龙)<br>Repaglinide<br>(Novonorm) | 片剂<br>0.5 mg<br>1.0 mg<br>2.0 mg | 口服 | 未用过口服降血糖药者:<br>每次 0.5 mg<br>使用口服降血糖药转用本品者:<br>每次 1～2 mg<br>最大剂量<br>1 次 4 mg<br>1 d 16 mg<br>均每日 4 次<br>均餐前 0～30 min 服 | |
| **马来酸罗格列酮**<br>(文迪雅)<br>Rosiglitazone Maleate<br>(Avandia) | 片剂<br>2 mg<br>4 mg<br>8 mg | 口服 | 单药治疗:<br>开始每日 4 mg,<br>单次或分 2 次服,12 周后,若空腹血糖控制不理想,剂量增至每日 8 mg<br>与磺酰脲类药物合用:<br>开始每日 4 mg,<br>单次或分 2 次服,如患者出现低血糖,需减少磺酰脲类药物用量<br>与二甲双胍合用:<br>开始每日 4 mg | |

| 作用及用途、不良反应、注意点 |
| --- |
| 【作用及用途】 在肠道内可抑制分解双糖的双糖类水解酶,因而延迟了糖的消化和吸收,导致餐后高血糖的改善。用于糖尿病患者在饮食疗法、运动疗法或降糖药物应用下餐后高血糖未明显改善时。<br>【不良反应】 同687页阿卡波糖。<br>【注意点】 ① 口服吸收甚微。② 严重酮症、糖尿病昏迷或昏迷前、严重感染、严重创伤、手术前后及对本品过敏患者忌用;应用降糖药物、肠消化吸收障碍、肠梗阻史、腹部手术史、重度疝、溃疡病、严重肝功能不全者,孕妇,乳母及老人慎用。③ 仅用于进行饮食及运动疗法者餐后2 h血糖>11.2 mmol/L及应用降糖药物空腹血糖>7.54 mmol/L者。④ 服用2～3个月未见满意疗效或血糖得到充分控制时,宜停药。⑤ 定期测血糖。⑥ 余见阿卡波糖项下。 |
| 【作用及用途】 为新型短效口服促胰岛素分泌降糖药。用于饮食治疗和运动作为单一疗法时的辅助用药,以降低非胰岛素依赖型糖尿病患者与饮食有关的血糖浓度。<br>【不良反应】 少见过敏反应、低血糖、头痛、胃肠道反应,极少有暂时性肝酶升高和视力障碍。<br>【注意点】 ① $t_{max}$ 0.8 h,$t_{1/2}$ 0.87 h。② 胰岛素依赖型糖尿病、糖尿病酮症酸中毒、严重肝肾功能不全者,孕妇,乳母及<12岁儿童忌用;老人及驾驶员慎用。③ 酮康唑或咪康唑和红霉素等可抑制本品代谢,利福平、苯巴比妥类、卡马西平等加速本品代谢。④ 非类固醇类消炎药、氯霉素、磺胺类药物、单胺氧化酶抑制剂、肾上腺素β受体阻滞剂、血管紧张素转换酶抑制剂及乙醇等可加强本品降血糖作用。⑤ 利尿剂、皮质激素、治甲状腺疾病药物、雌激素、苯妥英、拟交感神经药可减弱本品降血糖作用。 |
| 【作用及用途】 属噻唑烷二酮类口服抗糖尿病药。为过氧化物酶体增殖激活受体r(PPAR－r)的高选择性强效激动剂。通过提高胰岛素敏感性而控制血糖水平。用于非胰岛素依赖型糖尿病的治疗。<br>【不良反应】 较轻微,少数可出现轻、中度贫血和水肿,头痛,背痛,高血压,疲劳,鼻窦炎,腹泻及低血糖等。<br>【注意点】 ① $t_{max}$ 1 h,$t_{1/2}$ 3～4 h。② 对本品过敏、胰岛素依赖型糖尿病或糖尿病酮症酸中毒、严重心功能不全、低血糖及ALT>正常上限2.5倍患者,孕妇及乳母忌用;水肿者及老人慎用。③ 对伴有胰岛素抵抗的绝经前和无排卵型妇女,可随着胰岛素敏感性的改善而恢复排卵,应注意避孕。④ 用药期间定期检测肝功能,若ALT>正常值3倍或出现肝功能异常症状或黄疸时均应停药。⑤ 另有盐酸罗格列酮(Rosiglitazone Hydrochloride)(维戈洛)为国产,每片2 mg或4 mg。 |

| 药品名称 | 剂型规格 | 用法 | 成人剂量 | 小儿剂量 |
| --- | --- | --- | --- | --- |
| | | | 单次或分 2 次服，12 周后，若空腹血糖控制不理想，剂量增至每日 8 mg<br>最大剂量 1 d 8 mg<br>单次或分 2 次服<br>均空腹或进餐时服 | |

## (六) 治尿崩症药

| 药品名称 | 剂型规格 | 用法 | 成人剂量 | 小儿剂量 |
| --- | --- | --- | --- | --- |
| **加压素**<br>(必压生)<br>Vasopressin<br>(Pitressin) | 注射剂<br>1 ml<br>6 mg<br>12 mg | 皮下或肌内 | 中枢性尿崩症：<br>每次 3 mg<br>每日 2～3 次 | 中枢性尿崩症：<br>每次 1～1.5 mg<br>每日 2～3 次 |
| **鞣酸加压素**<br>(长效尿崩停)<br>Vasopressin Tannate | 注射剂<br>5 ml<br>0.1 g<br>(100 U) | 深部肌内 | 开始每次 0.2 ml<br>以后渐增至每次 0.5～0.7 ml，隔 1～5 d 注射 1 次或根据治疗效应决定 | 每次 0.1～0.3 ml<br>隔 3～6 d 注射 1 次或根据疗效决定 |
| **醋酸去氨加压素**<br>(弥凝)<br>Desmopressin Acetate<br>(Minirin) | 片剂<br>0.1 mg<br>0.2 mg | 口服 | 中枢性尿崩症：<br>每次 0.1～0.2 mg<br>每日 3 次<br>遗尿症：<br>0.2～0.4 mg，1 疗程 3 个月，睡前服 | 中枢性尿崩症：<br>每次 0.01～0.1 mg<br>每日 3 次 |
| | 注射剂<br>1 ml<br>4 μg<br>15 μg | 静注 | 中枢性尿崩症：<br>每次 1～4 μg<br>每日 1～2 次 | 中枢性尿崩症：<br><1 岁<br>每次 0.2～0.4 μg<br>>1 岁<br>每次 0.4～1 μg<br>均每日 1～2 次 |

| 作用及用途、不良反应、注意点 |
| --- |
| |

| 作用及用途、不良反应、注意点 |
| --- |
| 【作用及用途】 可增加肾小管对水分再吸收而产生利尿作用。用于尿崩症。<br>【不良反应】 面色苍白、恶心、呕吐、腹痛、便意、高血压及过敏性休克等。<br>【注意点】 ① $t_{1/2}$ 10～20 min，作用持续 2～8 h。② 冠状动脉疾病、慢性肾炎伴尿潴留患者及孕妇忌用；癫痫、气喘、浮肿、过敏体质及心力衰竭者慎用。 |
| 【作用及用途】 含抗利尿素，增加肾小管对水分重吸收，使尿量明显减少，且作用时间长，注射 0.1～0.3 ml 一般可维持 3～6 d。用于中枢性尿崩症。<br>【不良反应】 可有苍白、胸闷、腹泻、肠绞痛、高钠血症、水潴留等。<br>【注意点】 ① 高血压、肺源性心脏病、冠状动脉病、动脉硬化、心力衰竭患者及孕妇忌用。② 注射前须将安瓿握于手中片刻传温，并充分摇匀。③ 剂量应随患者耐受量高低酌情给予，不可多用。④ 切勿过量，以免引起水中毒。⑤ 本品为油剂。⑥ 老人参考剂量：首次 0.2 ml，以后渐增至每次 0.3～0.7 ml，隔 1～5 d 注射 1 次。⑦ 避光保存于阴凉处。 |
| 【作用及用途】 为天然精氨酸加压素的类似物。其抗利尿作用比天然精氨酸加压素活性强而持久，但加压作用轻微，可增加血浆内因子Ⅷ的活性及血管性血友病抗原因子，与此同时释出纤维蛋白溶酶激活物质。用于尿崩症的诊断与治疗，也用于治疗遗尿症、Ⅰ型血管性血友病、轻型血友病 A 及其他出血性疾病。<br>【不良反应】 短暂的头痛、恶心、呕吐、胃痛、过敏反应、水潴留及低钠血症，高剂量时可见疲劳、短暂的血压降低、反射性心跳加快及面红、眩晕。<br>【注意点】 ① 注射后 $t_{max}$ 1 h，$t_{1/2}$ 3～4 h。② 习惯性及精神性烦渴症、心功能不全或其他需服利尿剂、对防腐剂过敏、不稳定心绞痛及Ⅱβ型血管性血友病患者忌用；肾功能不全者、婴儿、老人及易产生颅高压患者慎用。③ 用滴鼻剂时先清洗鼻腔。④ 口服治疗垂体性尿崩症每日总量成人最大 1.2 mg。⑤ 治疗遗尿症，给药前 1 h 及后 8 h 限制饮水量。⑥ 吲哚美辛可加强本品的不良反应。⑦ 三环类抗抑郁药、氯丙嗪、卡马西平等可释放抗利尿激素的药物，有引起体液潴留的危险。 |

| 药品名称 | 剂型规格 | 用法 | 成人剂量 | 小儿剂量 |
|---|---|---|---|---|
| | 滴鼻剂<br>喷鼻剂<br>2.5 ml<br>0.25 mg | | 中枢性尿崩症：<br>每日 20～40 μg<br>每日 1 次或<br>分 2～3 次<br>遗尿症：10～40 μg<br>睡前给药 | 中枢性尿崩症：<br>每日 10～20 μg<br>每日 1 次或<br>分 2～3 次<br>遗尿症：<br>同成人 |
| **氯磺丙脲**<br>Chlorpropamide<br>(Diabinses, P607) | 片剂<br>0.1 g<br>0.25 g | 口服 | 每次 0.1～0.2 g<br>每日 1 次<br>每 2～3 d 按需递增<br>0.05 g<br>最大剂量<br>1 d 0.5 g | |
| **氢氯噻嗪**<br>(双氢克尿塞)<br>Hydrochlorothiazide<br>(Dihydrochlorothiazide) | 片剂<br>25 mg | 口服 | 每次 25 mg<br>每日 3 次或<br>每次 50 mg<br>每日 2 次 | 每日 1～2 mg/kg<br>分 1～2 次 |

# 十六、纠正水、电解质、酸碱平衡及血容量扩张药物

| 药品名称 | 剂型规格 | 用法 | 成人剂量 | 小儿剂量 |
|---|---|---|---|---|
| **葡萄糖**<br>(右旋糖)<br>Glucose<br>(Dextrose) | 注射剂<br>5%<br>10%<br>250 ml<br>500 ml<br>1 000 ml | 静滴 | 视病情而定 | 视病情而定 |
| | 25%<br>20 ml<br>50%<br>20 ml | 静注 | 视病情而定<br>注速宜缓慢 | 视病情而定<br>注速宜缓慢 |

| 作用及用途、不良反应、注意点 |
| --- |
| |
| 【作用及用途】 能刺激胰腺β细胞分泌胰岛素。用于降血糖，可促进抗利尿激素的分泌或加强肾小管对抗利尿激素的效应。用于轻型垂体性尿崩症，但对肾源性尿崩症无效。<br>【不良反应】 腹泻、头痛、恶心、呕吐、胃痛、皮疹、肝功能损害、骨髓抑制、低血糖等。<br>【注意点】 ① 孕妇，乳母，肝肾功能不全、对磺胺类药过敏、粒细胞及血小板减少、胰岛素依赖型糖尿病患者忌用；老人及甲亢者慎用。② 定期测尿糖、血糖、尿蛋白、肝肾功能及眼科检查。③ 忌与乙醇同用。④ 与其他药合用时，注意药物相互作用。 |
| 【作用及用途】<br>【不良反应】<br>【注意点】 ① 见381页氢氯噻嗪项下。② 老人参考剂量：每次12.5～25 mg，每日2次 |

| 作用及用途、不良反应、注意点 |
| --- |
| 【作用及用途】 是机体各种活动及体内一切合成所需能量的主要来源，能促进肝脏的解毒功能，增加心肌力量，高渗溶液注射可使组织内液体进入循环，而由肾脏排出。用于各种重病和衰弱患者补充营养，各种化学药品或细菌毒素中毒、传染性肝炎、肝昏迷及妊娠中毒症之解毒，血糖过低或胰岛素过量及酸中毒时应用，其高渗溶液用于脑水肿、肺水肿等；另可用于糖耐量试验。<br>【注意点】 ① 糖尿病及心、肾功能不全者慎用。② 因极易霉变，故用注射液前应仔细检查。③ 严寒季节应将高渗GS安瓿温热至与体温相等温度后注射，以免引起血管痉挛。④ 药液勿漏出血管壁外，以免刺激组织。⑤ 葡萄糖注入体内后，在合成糖原过程中需$K^+$，故低钾患者注射葡萄糖液后，注意可能产生低钾血症甚至低钾危象。⑥ 本品偏酸，与碱性药物混合时可能出现沉淀。 |

| 药品名称 | 剂型规格 | 用法 | 成人剂量 | 小儿剂量 |
|---|---|---|---|---|
| | 粉剂 | 口服 | 营养:<br>每次 50 g<br>每日 3 次<br>糖耐量试验:<br>每次 75 g<br>清晨空腹 1 次服下,于空腹及服糖后 0.5 h、1 h、2 h、3 h 抽血测血糖值共 5 次 | 营养:<br>视病情而定<br>糖耐量试验:<br>1.5～2 岁 2 g/kg<br>年长儿 1.7 g/kg,最大剂量<75 g |
| **等渗氯化钠注射液**<br>(生理盐水)<br>Isotonic Sodium Chloride Injection<br>(Normal Saline) | 注射剂<br>0.9%<br>10 ml<br>100 ml<br>250 ml<br>500 ml<br>1 000 ml | 静滴 | 视病情及体重而定<br>一般<br>每日<br>500～1 000 ml | 视病情及体重而定 |
| **葡萄糖氯化钠**<br>Glucose and Sodium Chloride | 注射剂<br>250 ml<br>500 ml<br>1 000 ml | 静滴 | 视病情及体重而定<br>一般<br>每日<br>500～1 000 ml | 视病情及体重而定 |
| **复方氯化钠**<br>(林格液)<br>Sodium Chloride Co<br>(Ringer's Solution) | 注射剂<br>250 ml<br>500 ml<br>1 000 ml | 静滴 | 视病情及体重而定<br>一般<br>每日<br>500～1 000 ml | 视病情及体重而定 |
| **氯化钾**<br>Potassium Chloride | 片剂<br>0.25 g | 口服 | 每次 1～2 g<br>每日 3 次 | 低钾血症:<br>每次 0.5～1 g<br>每日 3 次 |
| | 控释片<br>0.5 g | 口服 | 每次 2 片<br>每日 2 次 | |

| 作用及用途、不良反应、注意点 |
| --- |
| |
| 【作用及用途】 补充体液及 $Na^+$、$Cl^-$。另用于轻、中度代谢性碱中毒，尤其是低氯性碱中毒。<br>【注意点】 ① 心、肾功能不全，高血压，肺水肿，腹水，颅内压增高和低钾血症者慎用。② 本品含 $Na^+$ 和 $Cl^-$ 的量均为 154 mmol/L，含 $Cl^-$ 量比血浆高，因而大量应用可引起或加重酸中毒。③ 10% NaCl 即浓氯化钠注射液(Concentrated Sodium Chloride Injection)，用 10%葡萄糖液稀释成 3%后静滴，可用于治疗低盐综合征，按 3%NaCl 12 ml/kg 计算，在 2～3 h 内静脉滴完，此量约提高血钠 10 mmol/L。 |
| 【作用及用途】 补充体液、$Na^+$、$Cl^-$ 及热量。<br>【注意点】 ① 慎用情况同等渗氯化钠注射液。② 本品含葡萄糖 5%、氯化钠 0.9%。 |
| 【作用及用途】 补充体液、$Na^+$、$Cl^-$ 及少量 $K^+$、$Ca^{2+}$。<br>【注意点】 ① 慎用情况同等渗氯化钠注射液。② 本品含氯化钠 0.85%、氯化钾 0.03%、氯化钙 0.033%。 |
| 【作用及用途】 为电解质补充药和渗透性利尿药。能降低心肌的应激性和传导性。用于低钾血症、洋地黄毒性作用引起的阵发性心动过速或频发室性早搏。<br>【不良反应】 超剂量时出现恶心、呕吐、疲乏、软弱、肌张力减低、反射消失、心律紊乱、心搏停止、周围循环衰竭等，可用钙盐、葡萄糖、胰岛素、碱性溶液等解之。 |

| 药品名称 | 剂型规格 | 用法 | 成人剂量 | 小儿剂量 |
|---|---|---|---|---|
| | 注射剂<br>10 ml<br>1 g | 静滴 | 每次 0.25～3 g<br>或视病情而定<br>一般<br>浓度<0.3%<br>于 6～8 h 内滴入 | 低钾血症：<br>0.15～0.3 g/kg<br>或视病情而定<br>一般浓度不超过 0.3%，于 6～8 h 内滴入 |
| **乳酸钠**<br>Sodium Lactate | 注射剂<br>20 ml<br>2.24 g | 静滴 | 首次 40～60 ml<br>以后酌情给药，严重高钾血症时应在 EKG 监护下静滴 | 同成人 |
| **碳酸氢钠**<br>(小苏打，重曹，重碳酸钠)<br>Sodium Bicarbonate | 片剂<br>0.5 g | 口服 | 每次 0.3～2 g<br>每日 3 次 | 每次 0.1～1 g<br>每日 3 次 |
| | 注射剂<br>20 ml<br>1 g<br>100 ml<br>5 g | 静滴 | 每次<br>100～200 ml<br>随访 BE 后酌情追加剂量或按公式计算补碱量(mmol)：<br>(−2.3−实测 BE 值)×0.25×体重 | 0.5 ml/kg<br>可使血 $CO_2$ 结合力提高<br>0.45 mmol/L<br>(1vol%) |

| 作用及用途、不良反应、注意点 |
| --- |
| 【注意点】 ① 无尿或血钾过高、明显传导阻滞者忌用;严重肾功能不全者、尿少者慎用。② 静滴应稀释后方可使用,治疗心律失常可用 0.6%～0.7%,滴注速度可加快,较高浓度及加快滴入时应以 EKG 监护。③ 吞服片剂能造成胃肠的刺激,形成溃疡或坏死等,宜制成溶液并稀释后于餐后服用。④ 另有葡萄糖胰岛素氯化钾注射液(GIK Inj)每 100 ml 中含葡萄糖 10 g、胰岛素 2 U、氯化钾 0.2 g,可供烧伤、休克或手术后不能进食、缺钾的患者作输液用,有提供能量、解毒、保护肝脏等作用。⑤ 老人参考剂量:口服,每次 0.5～0.75 g,每日 3 次;静滴,每次 0.75～2 g,浓度为 0.2%,滴速较成人慢 1/3。⑥ 控释片名补达秀。 |
| 【作用及用途】 在体内被氧化后,其 $Na^+$ 与 $HCO_3^-$ 生成碳酸氢钠。用于高钾血症伴代谢性酸中毒。<br>【不良反应】 过量可致代谢性碱中毒。<br>【注意点】 心力衰竭、急性肺水肿、脑水肿、显著乳酸性酸中毒、严重肝肾功能不全者及新生儿忌用;有水钠潴留倾向、高血压、缺氧、休克、酗酒、糖尿病、糖尿病酮症酸中毒患者及老人慎用。 |
| 【作用及用途】 本品为一弱碱,可与酸中和,增加碱储备。用于碱化尿液,治疗胃酸过多、代谢性酸中毒及高钾血症。<br>【不良反应】 口服后可引起呃逆、嗳气、胃胀等,并易产生 $CO_2$ 及引起继发性胃酸过多,用量过大可致碱中毒和水肿。并可出现心律失常、肌肉痉挛性疼痛和低钾血症等。<br>【注意点】 ① 即将穿孔的溃疡病患者忌用;少尿、无尿、水钠潴留、高血压、阑尾炎等患者慎用。② 代谢性或呼吸性碱中毒、低钙血症及大量氯丢失者忌静脉用药。③ 治胃酸过多须与其他抗酸药同用,治疗溃疡病须与解痉药合用。④ 静滴时儿童应稀释 3 倍左右(1.5%左右),病情急重者及成人亦可不经稀释应用,但新生儿仍要求适当稀释。⑤ 无化验条件者儿童可按每次 3～5 ml/kg 给予,必要时 2～4 h 后可重复;已知血 $CO_2$ 结合力者按一般常用公式计算;测知碱剩余者可按公式(BE−3)×0.3×体重(kg)＝计算所需补充碱性溶液的毫摩尔数(1 mmol≈本品 1.7 ml)。⑥ 除非体内丢失碳酸氢钠,一般先予计算量的 1/3～1/2。⑦ 忌与酸性药物配伍。⑧ 与苯丙胺、奎尼丁、抗凝药、$H_2$ 受体拮抗剂、左旋多巴、铁剂、水杨酸制剂合用有药物相互作用。⑨ 老人参考剂量与成人同。 |

| 药品名称 | 剂型规格 | 用法 | 成人剂量 | 小儿剂量 |
|---|---|---|---|---|
| **谷氨酸钠**<br>Sodium Glutamate | 注射剂<br>20 ml<br>5.75 g | 静滴 | 肝昏迷：<br>每次 11.5 g 置 5%～10% GS 中静滴<br>最大剂量<br>1 d＜23 g<br>酸中毒：<br>50 mg/kg<br>可使血 $CO_2$ 结合力提高 0.45 mmol/L(1vol%) | 视病情而定<br>酸中毒剂量同成人 |
| **谷氨酸钾**<br>Potassium Glutamate | 注射剂<br>20 ml<br>6.3 g | 静滴 | 视病情而定 | 视病情而定 |
| **口服补液盐**<br>(葡-电口服粉剂)<br>Oral Rehydration Salts (ORS) | 袋装散剂 | 口服 | 视病情而定 | 视病情及体重而定 |
| **腹膜透析液**<br>Peritoneal Dialysis Solution | 灭菌溶液<br>1 000 ml<br>2 000 ml<br>5 000 ml | 腹腔内注入 | 急、慢性肾功能衰竭伴水潴留，用间歇性透析每次 2 L，留置 1～2 h，每日交换 4～6 次。无水潴留者，用连续性不卧床透析(CAPD)，一般每日 4 次，每次 2 L，日间每次间隔 4～5 h，夜间一次留置 9～12 h，以增加中分子尿毒症毒素清除。一般每日透析液量为 8 L。<br>治疗急性左心衰竭，酌情用 2.5% 或 4.25% GS 透析液 2 L；后者留置 0.5 h，可脱水 300～500 ml；前者留置 1 h，可脱水 100～300 ml。 | 每次交换量一般为 30～50 ml/kg |

| 作用及用途、不良反应、注意点 |
| --- |
| 【作用及用途】 用于治疗肝昏迷及纠正代谢性酸中毒。<br>【不良反应】 静滴过快可引起皮肤潮红、流涎与呕吐，小儿可引起肌肉震颤，合并焦虑状态者可有心动过速、流泪、晕厥，大剂量可引起碱血症及低钾血症。<br>【注意点】 ① 少尿、尿闭或严重肾功能不全者忌用；大量腹水者慎用。② 20 ml 内含钠 34 mmol。③ 每 20 ml 加 5% GS 250 ml 稀释后缓慢静滴 1～4 h。④ 使用应注意电解质平衡，必要时作血气分析或 $CO_2$ 结合力及钾、钠、氯含量。⑤ 治肝昏迷须与谷氨酸钾合用，二者比例为 3∶1 或 2∶1，血钾低时 1∶1。 |
| 【作用及用途】<br>【不良反应】 } 见本页谷氨酸钠。<br>【注意点】 ① 应与谷氨酸钠混合应用，以保持电解质平衡。② 20 ml 内含钾 34 mmol，剂量大时，警惕避免引起高钾血症可能。③ 余同谷氨酸钠。 |
| 【作用及用途】 纠正因腹泻等原因所致的脱水、电解质紊乱。用于轻、中度腹泻患者。<br>【注意点】 ① 低钠型口服补液，每袋内含氯化钠 1.75 g、氯化钾 0.75 g、碳酸氢钠 1.25 g、葡萄糖 10 g。临用时用 500 ml 温开水冲服，忌用沸水溶解。两袋溶成 1 000 ml 后电解质与葡萄糖含量为 $Na^+$ 81 mmol、$K^+$ 18 mmol、$Cl^-$ 71 mmol、$HCO_3^-$ 28 mmol、葡萄糖 140 mmol。② 为防止霉菌生长，临用时冲服。 |
| 【作用及用途】 腹膜透析是以腹膜为半透膜，腹膜毛细血管与透析液之间进行水和溶质的交换，电解质及小分子物质从浓度高的一侧向低的一侧移动(弥散作用)，水分子则从渗透浓度低的一侧向渗透浓度高的一侧移动(渗透作用)。提高透析液浓度可达到清除体内水的目的。通过溶质浓度梯度差可使血液中有毒物质从透析液中清除，并维持电解质及酸碱平衡，代替了肾脏的部分功能。用于急、慢性肾功能衰竭所引起的电解质紊乱和尿毒症，亦用于肝功能衰竭、药物中毒(如巴比妥类)等。<br>【不良反应】 水肿、脱水、血容量过多或过少、高血压、低血压、低钾血症、高糖血症、低钠血症、低氯血症、代谢性碱中毒、肌肉痉挛及化学性腹膜炎。<br>【注意点】 ① 肠粘连、腹壁或腹腔感染者及孕妇忌用；严重肠胀气、循环衰竭及严重脱水者慎用。② 每日多次灌入或放出腹膜透析液，应严格按腹膜透析常规进行无菌操作。③ 使用前应加热至 37℃左右；并应检查透析液是否有颗粒物质、絮状物、变色、混浊及渗漏等。④ 腹膜透析时以含 1.5%～2.5% GS 的透析液为主，超滤脱水欠佳者只能间歇用 4.25%；糖尿病患者应严密观察血糖。⑤ 若肝功能不全时，不宜使用含乳酸盐的腹膜透析液。⑥ 尽可能不用高渗透析液，以免高糖血症及蛋白质丢失过多。⑦ 应 1 次用完，剩余药液不得再用。⑧ 注意水、电解质、酸碱平衡。⑨ 若较长时间使用本品，应避免引起腹膜失超滤，并应遵医嘱补钾。⑩ 一般不得随意向腹膜透析液内加药；特殊情况可根据病情变化做加药处理，但应注意避免刺激腹膜。 |

| 药品名称 | 剂型规格 | 用法 | 成人剂量 | 小儿剂量 |
|---|---|---|---|---|
| **直肠透析液**<br>Rectal Dialysate | 溶液 | 直肠内滴入 | 一般<br>每次 1 000 ml<br>滴速每分钟<br>15～20 滴 | 按成人剂量酌减 |
| **葡萄糖酸钙**<br>Calcium Gluconate | 片剂<br>0.5 g | 口服 | 见 414 页 | 见 414 页 |
| | 注射剂<br>10%<br>10 ml | 静注 | | |
| **氯化钙**<br>Calcium Chloride | 注射剂<br>5%<br>20 ml | 静注 | 见 414 页 | 见 414 页 |
| **乳酸钙**<br>Calcium Lactate | 片剂<br>0.3 g | 口服 | 见 414 页 | 见 414 页 |
| **果糖二磷酸钠**<br>Fructose Diphosphate Sodium<br>(FDP, Esafosfina) | 注射剂<br>5 g | 静滴 | 接受胃肠外营养者：<br>每日 10～20 g<br>连用 3～7 d<br>用注射用水配制成 10%溶液，静滴速度为每分钟 0.5～1 g | |
| **聚苯乙烯磺酸钠**<br>(降血钾树脂)<br>Sodium Polystyrene Sulfonate<br>(Kayexalate, Resonium－A) | 粉剂<br>15 g | 口服 | 每次 15～30 g<br>每日 1～2 次<br>连用 2～3 d<br>(用温开水 100 ml 调匀) | 每日 1 g/kg<br>分 1～2 次<br>用温开水调匀<br>连用 2～3 d |
| | | 直肠给药 | 每次 30 g<br>每日 1～2 次<br>用水或 20%甘露醇 100～200 ml 混匀，作高位保留灌肠<br>连用 3～7 d | 每日 1 g/kg 用法同成人 |

| 作用及用途、不良反应、注意点 |
| --- |
| 【作用及用途】 用于急、慢性肾功能衰竭所引起的电解质紊乱和尿毒症。<br>【注意点】 ① 100 ml 内含氯化钠 0.6 g、碳酸氢钠 0.2 g、氯化钾 0.048 g、硫酸镁 0.031 g、乳酸钠 0.077 g、葡萄糖 1.5 g。② 去钾直肠透析液处方中不含氯化钾,其余同上。③ 天冷时,可将溶液微温后应用。 |
| 【作用及用途】<br>【不良反应】<br>【注意点】 见 415 页有关药物项下。 |
| 【作用及用途】<br>【不良反应】<br>【注意点】 见 321 页果糖二磷酸钠项下。 |
| 【作用及用途】 降血钾药。为药用钠型阳离子交换树脂,口服或灌肠后可在肠内产生离子交换作用而吸收钾离子,随粪便排出体外。还可夺取尿毒症患者肠道内的大量 $NH_4^+$,从而减少尿素合成。用于急、慢性肾功能不全的轻度高钾血症。<br>【不良反应】 恶心、呕吐、胃痛、食欲减退、便秘、心律不齐、肌无力和应激性精神紊乱。<br>【注意点】 ① 严重高血压、浮肿和心力衰竭患者慎用。② 血清钾浓度降到 4.5 mmol/L 时,应暂停用药。③ 用药期间应进行水、电解质平衡的检测。④ 1 g 干树脂可交换 1 mmol/L $K^+$。 |

| 药品名称 | 剂型规格 | 用法 | 成人剂量 | 小儿剂量 |
|---|---|---|---|---|
| **右旋糖酐 40**<br>(低分子右旋糖酐)<br>Dextran 40 | 注射剂<br>6%<br>10%<br>100 ml<br>250 ml<br>500 ml | 静注或静滴 | 血栓性疾病：<br>每次 250～500 ml<br>每日或隔日 1 次<br>1 疗程 7～14 d<br>滴速宜慢<br>休克：<br><20 ml/kg<br>注速每分钟<br>20～40 ml<br>于 15～30 min 内注入<br>500 ml<br>最大剂量<br>24 h 内<br><1 000～1 500 ml | 每次<br>5～10 ml/kg<br>或视病情而定<br>1 d<20 ml/kg |
| **右旋糖酐 10**<br>(小分子右旋糖酐)<br>Dextran 10 | 注射剂<br>12%<br>500 ml | 静注或静滴 | 每次 500～1 000 ml<br>滴速每分钟 5～15 ml，血压上升后可减慢 | 视病情而定 |
| **冻干人血浆**<br>Human Plasma Dried | 冻干注射剂 | 静注或静滴 | 视病情而定 | 视病情而定 |

| 作用及用途、不良反应、注意点 |
|---|
| 【作用及用途】 能提高胶体渗透压,增加血容量,维持血压,使已聚集的红细胞和血小板解聚,降低血液黏滞性,改善微循环和组织灌流,抑制凝血因子Ⅱ的激活,防止血栓形成,另尚具渗透性利尿作用。用于抢救各种原因引起的休克,早期预防休克引起的DIC,治疗各种血栓性疾病,预防手术后静脉血栓形成,提高再植成功率,防治急性肾衰竭和治疗肾病综合征的浮肿。<br>【不良反应】 面色苍白、胸闷、皮肤瘙痒、荨麻疹、红色丘疹;哮喘、血压下降、发热、寒战;长期用药停药后,可有周期性高热或持续性低热,少数尚可见淋巴结肿大、关节痛;用量过大可致皮肤黏膜出血、血尿等。<br>【注意点】 ① $t_{1/2}$ 3 h,血容量增加仅维持 1.5 h。② 充血性心力衰竭、血容量过高、肾功能衰竭和有出血性疾病者忌用;肝肾功能不全及过敏体质慎用。③ 首次应用时滴速应慢,并严密观察过敏反应 5～10 min。④ 脱水者应用时应先纠正水、电解质紊乱。⑤ 重度休克者,如大量给予本品,应同时给予一定量的全血。⑥ 与双嘧达莫和维生素 $B_{12}$混合可发生变化。⑦ 与卡那霉素、庆大霉素和巴龙霉素合用,可增加其肾毒性。⑧ 含盐右旋糖酐不能与促肾上腺皮质激素及氢化可的松混合使用。⑨ 本品可干扰血型鉴定。⑩ 平均分子量为 4 万左右。⑪ 有含糖(5%GS)及含盐 (NS)两种,10%低分子右旋糖酐氯化钠注射液又名通脉液。⑫ 老人参考剂量: 血栓性疾病,剂量比成人小,滴速宜慢;休克时＜10～15 ml/kg,滴速每分钟 20 ml。 |
| 【作用及用途】 作用与本页右旋糖酐 40 相似,但改善微循环及防止 DIC 作用较其强,维持血容量和升压作用较其短,约 3 h 左右。用于急性失血性休克、创伤及烧伤性休克、急性心肌梗死、心绞痛、脑血栓形成、脑供血不全、血栓闭塞性脉管炎、雷诺病等。此外,术前有低血容量以及硬膜外麻醉后所致低血压者均可使用本品升压。<br>【不良反应】 荨麻疹、胸闷、血尿,大量应用可产生贫血及血浆蛋白低下。<br>【注意点】 ① 严重肾功能不全、充血性心力衰竭及有出血倾向者忌用。② 平均分子量为 1 万左右。③ 本品有两种规格: 右旋糖酐 10(小分子右旋糖酐)葡萄糖注射液;每瓶 30 g(500 ml),50 g(500 ml),均含葡萄糖 5%;右旋糖酐 10(小分子右旋糖酐)氯化钠注射液: 每瓶 30 g(500 ml),50 g(500 ml),均含氯化钠 0.9%。④ 老人参考剂量: 每次 500～750 ml,滴速每分钟 5～10 ml 或视病情调节。 |
| 【作用及用途】 提高血浆胶体渗透压,增加血容量,补充蛋白质及抗体。<br>【注意点】 ① 每瓶相当于液体血浆 200 ml。② 用前先使本品和溶解液的温度上升至 20～30℃,然后以注射用水、5%GS 溶解稀释至 200 ml,用带滤网装置的输血器过滤后静滴,溶解时不能剧烈振摇。③ 溶解后 3 h 内用完。④ 于 10℃以下保存。 |

| 药品名称 | 剂型规格 | 用法 | 成人剂量 | 小儿剂量 |
|---|---|---|---|---|
| **人血白蛋白**<br>Human Serum Albumin | 注射剂<br>10%<br>50 ml<br>100 ml<br>25%<br>20 ml | 静注或静滴 | 休克：<br>每次 5～10 g<br>每 4～6 h 1 次<br>共 2～3 次<br>低血浆蛋白血症：<br>每次 5～10 g<br>每周 2～3 次 | 视病情及年龄而酌减<br>休克：<br>每次 2.5～5 g<br>每 4～6 h 1 次<br>共 2～3 次<br>低血浆蛋白血症：<br>每次 2.5～5 g<br>每周 2～3 次 |
| **琥珀酰明胶**<br>(血定安，佳乐施)<br>Succinylated Gelatin (Gelofusine) | 注射剂<br>500 ml | 静注或静滴 | 严重急性失血：<br>于 5～10 min 内输入 500 ml，直至低血容量症状有所缓解 | 视病情而定 |
| **聚明胶肽**<br>(血脉素，海脉素，血代)<br>Polygeline (Hemaccel) | 注射剂<br>500 ml | 静注或静滴 | 低血容量性休克：<br>预防<br>500～1 500 ml<br>治疗<br>最大剂量<br>1 次 2 000 ml<br>以血压作参考决定所需补充量<br>滴速每分钟 125 ml，急救时 5～15 min 内输入 500 ml | 每次 10～20 ml/kg |

| 作用及用途、不良反应、注意点 |
| --- |
| 【作用及用途】 有增加循环血容量和维持血浆渗透压作用。用于治疗因失血、创伤及烧伤等引起的休克,脑水肿及大脑损伤所致颅内压增高、低蛋白血症,以及肝硬化、肾病引起的水肿和腹水。<br>【不良反应】 静注偶有发热、寒战、荨麻疹等。<br>【注意点】 ① 严重贫血或心力衰竭者忌用。② 为防止大量注射时组织脱水,可以5%GS或NS稀释成5%～10%浓度静注或静滴,速度每分钟<2 ml,初15 min内速度要慢。③ 肾脏病患者不宜用NS稀释。④ 如有混浊或沉淀,不可使用。⑤ 遇发热、寒战、荨麻疹、恶心等不良反应应立即停止注射。⑥ 不得分次或给第二人输注。⑦ 不得与蛋白水解酶或含乙醇的注射液混合使用。⑧ 不能与缩血管药合用。⑨ 另有人胎盘白蛋白(Human Placental Serum Albumin),每支25%,20 ml,用法及剂量与本品同。⑩ 老人参考剂量:每次5 g,滴速比成人慢。 |
| 【作用及用途】 为血浆代用品,可明显改善心排血量、血压、尿量及氧的运输。用于各种原因导致的低血容量性休克的早期治疗。<br>【不良反应】 偶有轻微荨麻疹。<br>【注意点】 ① $t_{1/2}$ 4 h。② 严重心力衰竭、伴少尿或无尿的肾衰患者,有出血倾向、低钠及低钾血症者,孕妇及乳母慎用。③ 剂量及滴速根据病情而定。④ 大出血者本品可与输血同时使用,可经同一输液器输入。⑤ 大剂量输入后如血细胞比容<25%(老人<30%),应输浓缩红细胞或全血,尚应注意稀释后引起的血凝异常及低蛋白血症。⑥ 开启后4 h内应用完。⑦ 每升含琥珀酰明胶40 g、$Na^+$ 154 mmol、$Cl^-$ 125 mmol,平均分子量为3万。 |
| 【作用及用途】 为胶体溶液,有效成分为血脉素,可扩充血容量。用于预防及纠正低血容量性休克、血浆或全血丢失,填充心、肺循环机。<br>【不良反应】 偶有荨麻疹、低血压、心动过速或过缓、恶心、呕吐、呼吸困难、体温升高或寒战;罕见严重过敏性休克。<br>【注意点】 ① 心力衰竭、高血压、食管静脉曲张、肺水肿、有出血倾向、肾性及肾后性无尿、肝肾功能严重不全者忌用;老人、孕妇及乳母慎用。② 过敏体质或7 d内用过促组胺释放药物的患者应予抗组胺药物后应用。③ 当血细胞比容<25%时,必须立即输注浓缩红细胞或全血。④ 使用后短期内可有轻度血钙上升。⑤ 在体外循环或人工肾使用过程中,本品只能与加有肝素的血液混合使用,不得直接与库血混合使用。⑥ 不可与含枸橼酸盐的血液混合使用,但该血液可在输入本品之前或之后输注,或分通道同时输注。⑦ 麻醉药、肌松药、镇痛药、神经节阻滞药、抗胆碱能药物能诱导过敏反应的发生。⑧ 本品每升含降解明胶多肽35 g、$Na^+$ 145 mmol、$K^+$ 5.1 mmol、$Ca^{2+}$ 6.25 mmol、$Cl^-$ 145 mmol,pH为7.3±0.3。 |

| 药品名称 | 剂型规格 | 用法 | 成人剂量 | 小儿剂量 |
|---|---|---|---|---|
| **考尼伐坦**<br>Conivaptan | 片剂<br>20 mg | 口服 | 低钠血症：<br>每次 20 mg<br>每日 2 次 | |
| **低分子羟乙基淀粉**<br>(706 代血浆)<br>Hydroxyethyl Starch of Low Molecular Weight | 注射剂<br>250 ml<br>500 ml | 静滴 | 低血容量性休克：<br>一般<br>1 d 500～1 000 ml<br>用量及滴速视失血情况及血容量而定<br>最大剂量<br>1 d 20 ml/kg<br>改善微循环：<br>每日 250～500 ml<br>连用 10～14 d | |
| **中分子羟乙基淀粉 200/0.5**<br>(贺斯)<br>Hydroxyethyl Starch of 200/0.5<br>(Haes, Haes-Steril) | 注射剂<br>6%<br>250 ml<br>500 ml<br>10%<br>250 ml<br>500 ml | 静滴 | 低血容量性休克的治疗和预防：<br>一般<br>每日 500～1 000 ml<br>最大剂量 1 d<br>6% 33 ml/kg<br>10% 20 ml/kg<br>最大滴速<br>每小时 20 ml/kg | 低血容量性休克的治疗和预防：<br>剂量和滴速应根据失血量和血液浓缩程度而定<br>最大剂量及滴速同成人 |

| 作用及用途、不良反应、注意点 |
|---|
| 【作用及用途】 为精氨酸加压素拮抗药。通过抑制血管升压素,减少肾脏水蓄积,提高体内钠浓度,并可使排尿过程中不伴随钠的排出,从而改善低钠血症。用于低钠血症。<br>【不良反应】 有低血压、眩晕、口渴及便秘等。<br>【注意点】 ① $t_{max}$ 1.11 h,$t_{1/2}$ 3.1～7.8 h。② 本品的作用呈剂量依赖性。③ 对本品过敏者忌用;儿童、孕妇及乳母慎用。④ 用药前后及用药期间应检查或监测血钠、血钾、血压及心率。 |
| 【作用及用途】 为血容量扩充剂。能提高血浆渗透压,使组织内血流增多,迅速增加血容量,稀释血液,降低全身血黏度,并增加细胞膜负电荷,解聚已聚集的细胞,改善微循环。用于补充血容量,改善微循环障碍,用作血栓闭塞性脉管炎、冠状动脉功能不全、脑血栓形成及体外循环的补充液。<br>【不良反应】 一过性凝血酶原时间、激活的部分凝血活酶时间、凝血时间及出血时间延长,间接胆红素升高,眼睑及下肢水肿,荨麻疹,瘙痒,哮喘,发热,寒战,流感样症状,呕吐及腮腺肿大等。<br>【注意点】 ① 对淀粉过敏、严重凝血功能障碍者,孕妇及乳母忌用;有出血倾向或有出血性疾病史、心力衰竭、肾清除下降、肝病、肺水肿及需预防颅内出血者慎用。② 使用时保持溶液温度在 37℃左右。③ 用药前后及用药期间应注意监测肝功能。④ 大量输入可致排钾增多。⑤ 不能与双嘧达莫和维生素 $B_{12}$混合用。⑥ 应一次性用完,余药弃去。⑦ 本品有两种制剂:羟乙基淀粉 20 氯化钠注射液,250 ml,内含 15 g 羟乙基淀粉 20 与氯化钠 2.25 g;羟乙基淀粉 40 氯化钠注射液,250 ml,内含 15 g 羟乙基淀粉 40 及氯化钠 2.25 g。 |
| 【作用及用途】 为第三代血浆代用品。符合生理的人造胶体,人体相容性好,扩容性强,且保证充分的血管存留时间;能有效改善血液流变学,提高灌注压;降低血液黏滞度,恢复正常的血流分布和微循环,改善血液氧合、氧释放和氧消耗,防止组织缺氧和器官衰竭,有效维持胶体渗透压。用于低血容量性休克的预防和治疗,术前、术中、术后血容量补充,减少术中用血量、体外循环预充液。<br>【不良反应】 凝血障碍、发热、寒战,偶有过敏反应,大剂量可出现出血时间延长,长期中、大剂量应用时可出现难治性皮肤瘙痒等。<br>【注意点】 ① 有效改善循环及微循环 4～8 h,$t_{1/2}$ 12 h。② 严重充血性心力衰竭、肾功能不全、严重凝血障碍、严重脱水、脑出血、对本品过敏者及妊娠早期忌用;肺水肿及慢性肝病患者慎用。③ 快速输注 6%本品时,其增加的血容量相当于输注量的 100%,输注 10%本品时,相当于输注量的 145%。④ 无心、肺功能不全使用本品时,血细胞比容不应＜ 30%。⑤ 用药剂量及滴速应根据失血量和血液浓缩程度而定。⑥ 开始 10～20 ml 输注宜缓慢,以观察有无过敏反应,以后失血性休克宜快,烧伤、感染性休克宜慢。⑦ 输注期间应保持液体平 |

| 药品名称 | 剂型规格 | 用法 | 成人剂量 | 小儿剂量 |
| --- | --- | --- | --- | --- |
| | | | | |
| **中分子羟乙基淀粉 130/0.4**<br>(万汶)<br>Hydroxyethyl Starch of 130/0.4<br>(Voluven) | 注射剂<br>6%<br>250 ml<br>500 ml | 静滴 | 每日 500～1 000 ml<br>开始 10～20 ml<br>缓慢滴注<br>观察反应<br>最大剂量<br>1 d 33 ml/kg | |

# 十七、静脉营养及能量补充药物

| 药品名称 | 剂型规格 | 用法 | 成人剂量 | 小儿剂量 |
| --- | --- | --- | --- | --- |
| **复方氨基酸 (14AA)**<br>Amino Acid Co (14AA) | 注射剂<br>250 ml<br>500 ml | 静滴 | 每日 250～500 ml<br>严重消耗性疾病可增至<br>每日 1 000 ml | 婴幼儿：<br>每日 50～100 ml<br>每分钟 10～12 滴 |

| 作用及用途、不良反应、注意点 |
|---|
| 衡。⑧ 血清淀粉酶浓度可能增高。⑨ 用药前、后及期间,应定期监测肝肾功能和电解质。⑩ 大剂量使用时,应监测血细胞比容和血浆蛋白浓度。⑪ 若出现肾区疼痛或皮肤瘙痒,应即时停药。⑫ 与卡那霉素、庆大霉素及巴龙霉素等合用,可增加肾毒性。⑬ 本品每升含羟乙基淀粉 60 g(6%)、100 g(10%),氯化钠 9 g($Na^+$ 154 mmol、$Cl^-$ 154 mmol),pH 为 3.5～6。 |
| 【作用及用途】 作用与中分子羟乙基淀粉 200/0.5 相似,但本品的分子量比 200/0.5 适当减少;并降低取代度和改变了取代方式,使分子量分布更加集中,也减少了分子量低于肾阈值而快速排出小分子的比例,从而使本品的安全性、耐受性、提高胶体渗透压的作用均有所增加。用于防治血容量不足、急性等容血液稀释。<br>【不良反应】 参见中分子羟乙基淀粉 200/0.5 项下。<br>【注意点】 ① 30 min 内输注本品 500 ml 后,容量扩充效应为输注量的 100%,且该效应可稳定维持 4～6 h,$t_{1/2}$ 12.1 h。② 体液负荷过多(包括肺水肿)、少尿或无尿的肾衰、接受透析、颅内出血、严重高钠或高氯血症、对羟乙基淀粉和(或)本品中其他成分过敏者及孕妇忌用;严重肝病及严重凝血功能紊乱者慎用。③ 严重脱水者应先给予晶体溶液。④ 本品每升含羟乙基淀粉 60 g,氯化钠 9 g($Na^+$ 154 mmol、$Cl^-$ 154 mmol)。⑤ 余同中分子羟乙基淀粉 200/0.5 注意点④～⑫。 |

| 作用及用途、不良反应、注意点 |
|---|
| 【作用及用途】 由 8 种人体必需氨基酸和 6 种非必需氨基酸组成。可为蛋白质合成提供生物可利用的各种氨基酸,防止氮丢失,纠正负氮平衡,减少蛋白质的消耗。用于烧伤、外伤及手术后等高代谢状态,蛋白质消化和吸收障碍,营养不良及慢性消耗性疾病。<br>【不良反应】 滴速过快可引起恶心、呕吐、发热、头痛、心悸、胸闷,偶有皮疹。<br>【注意点】 ① 尿毒症、肝昏迷和氨基酸代谢障碍者忌用;严重酸中毒和充血性心力衰竭患者慎用。② 大剂量使用或与电解质合用时应注意电解质和酸碱平衡。③ 用前详加检查,药液澄明者方可使用。④ 出现皮疹时应立即停药。⑤ 遇冷可出现结晶,加热至 60℃轻摇可溶解,药液降温至 37℃左右再用。⑥ 应一次用完,不能贮藏再用。⑦ 本品含氨基酸总量 8.5%、含氮总量 1.3%。 |

| 药品名称 | 剂型规格 | 用法 | 成人剂量 | 小儿剂量 |
|---|---|---|---|---|
| **复方氨基酸(18－F)**<br>Amino Acid Co<br>(18－F) | 注射剂<br>250 ml | 静滴 | 经外周静脉<br>首次每日 250 ml<br>以后逐渐递增<br>最大剂量<br>1 d 750 ml<br>每分钟 25 滴<br>经中心静脉<br>每日<br>750～1 000 ml<br>连续输注 24 h | 根据病情、体重及年龄决定 |
| **复方氨基酸(18AA－Ⅰ)**<br>(凡命)<br>Amino Acid Co<br>(18AA－Ⅰ)<br>(Vamin) | 注射剂<br>250 ml<br>500 ml | 静滴 | 经周围静脉<br>每日 250～750 ml<br>滴速每分钟 25 滴<br>或每小时 100 ml<br>经中心静脉<br>每日 500～750 ml | 根据病情、年龄和体重而定 |
| **复方氨基酸(18AA－Ⅱ)**<br>(乐凡命)<br>Amino Acid Co<br>(18AA－Ⅱ)<br>(Novamin) | 注射剂<br>5%<br>250 ml<br>500 ml<br>8.5%<br>250 ml<br>500 ml<br>11.4%<br>250 ml<br>500 ml | 静滴 | 每日 500～2 000 ml<br>最大剂量 1 d<br>5% 50 ml/kg<br>8.5% 29 ml/kg<br>11.4% 23 ml/kg | |
| **复方氨基酸(18－B)**<br>(绿支安)<br>Amino Acid Co<br>(18－B)<br>(Aminic) | 注射剂<br>200 ml | 静滴 | 经周围静脉<br>每次 200～400 ml<br>滴速<br>每分钟 25 滴<br>滴注时间＞2 h<br>经中心静脉<br>每日 400～800 ml<br>持续滴注 24 h | |

| 作用及用途、不良反应、注意点 |
| --- |
| 【作用及用途】 由人体 8 种必需氨基酸和 10 种非必需氨基酸组成。参与蛋白质合成代谢,纠正负氮平衡,并生成酶类、激素、抗体、结构蛋白,促进组织愈合、恢复生理功能。用于手术前后营养状态的改善。<br>【不良反应】 同 709 页复方氨基酸(14AA)。<br>【注意点】 ① 尽可能单一使用。② 本品含氨基酸总量 10.36%,含氮总量 1.52%。③ 余见复方氨基酸(14AA)注意点①②③④⑤⑥。 |
| 【作用及用途】 参见 709 页复方氨基酸(14AA)。本品由 18 种氨基酸及钾、钠、钙、镁等无机盐组成。<br>【不良反应】 参见复方氨基酸(14AA),可能发生血栓性静脉炎。<br>【注意点】 ① 肝肾功能严重不全者、氨基酸代谢障碍者忌用。② 可与葡萄糖、脂肪乳剂及其他营养要素混合后经中心静脉或周围静脉连续滴注 16～24 h。③ 长期使用本品应补充微量元素。④ 本品含氨基酸总量 7%;含氮总量 0.94%。⑤ 余参见复方氨基酸(14AA)注意点②③⑤⑥。 |
| 【作用及用途】 可提供完全、平衡的 18 种必需和非必需氨基酸,包括酪氨酸和胱氨酸,用以满足机体蛋白质的需要,纠正负氮平衡。用于不能口服或需经肠道补给营养,以及营养不能满足需要的患者。<br>【不良反应】 个别可出现恶心、面部潮红、多汗、过敏反应,输注过快或肝肾功能不全者使用时,可能导致高氮血症和血尿素氮升高,经外周静脉输注时可有血栓性静脉炎。<br>【注意点】 ① 肝昏迷和无条件透析的尿毒症患者忌用;肝肾功能不全者慎用。② 11.4%单独使用时必须经中心静脉输注,与其他营养剂混合使用时可经周围静脉输注。③ 滴注时间: 5% 1 000 ml 5～7 h,35～50 滴/min,8.5%或 11.4% 1 000 ml＞8 h,30～40 滴/min。 |
| 【作用及用途】 含 18 种氨基酸,其内支链氨基酸 35.7%,必需氨基酸与非必需氨基酸之比为 1.7。作用及用途同 709 页复方氨基酸(14AA)。<br>【不良反应】 同复方氨基酸(14AA)。<br>【注意点】 ① 忌用慎用情况见同复方氨基酸(14AA),高氨血症者忌用;低钠血症慎用。② 宜与糖类同用,以提高氨基酸的利用率。③ 老人、儿童、危重患者减慢滴速。④ 余同复方氨基酸(14AA)注意点③④⑤⑥。⑤ 本品含氨基酸总量 10.3%;含氮量 1.52%,$Na^+$＜2.9 mmol/L。 |

| 药品名称 | 剂型规格 | 用法 | 成人剂量 | 小儿剂量 |
|---|---|---|---|---|
| **复方氨基酸(3AA)**<br>(支链氨基酸3H,肝脑清)<br>Amino Acid Co (3AA)<br>( Amino Acid Branch 3H) | 注射剂<br>250 ml | 静滴 | 每日 250～500 ml | 视病情、年龄和体重而定 |
| **复方氨基酸(17AA-H)**<br>(绿甘安)<br>Amino Acid Co (17AA-H)<br>(Morihepa-min) | 注射剂<br>500 ml | 静滴 | 每次 500 ml<br>每日 1 次<br>每分钟 45～55 滴<br>滴注＞3 h | |
| **复方氨基酸(18AA-N)**<br>(绿参安)<br>Amino Acid Co (18AA-N) | 注射液<br>200 ml | 静滴 | 慢性肾功能不全:<br>经周围静脉<br>每次 200 ml<br>每日 1 次<br>滴速每分钟<br>15～25 滴<br>滴注 2～3 h<br>经中心静脉<br>每日 400 ml<br>急性肾功能不全:<br>同中心静脉给药 | |
| **复方氨基酸 9R**<br>(肾必安)<br>Amino Acid Co 9R | 注射剂<br>250 ml | 静滴 | 每日 250～500 ml<br>滴速<br>每分钟 15 滴<br>急、慢性肾衰透析者: | 视病情、年龄和体重而定 |

| 作用及用途、不良反应、注意点 |
| --- |
| 【作用及用途】 由 3 种在肝外组织代谢的必需支链氨基酸组成。其作用是代谢生成丙氨酸和酮体,为机体提供能量,促进胰岛素的分泌和蛋白质合成,通过补充支链氨基酸,可改变肝性脑病的支链氨基酸和芳香氨基酸的低比值而改善肝性脑病症状。用于急、慢性重症肝炎引起的肝性脑病、肝硬化及肝功能不全患者的营养补充,对肝腹水具利尿作用。<br>【不良反应】 参见 709 页复方氨基酸(14AA)。<br>【注意点】 ① 单用或用 5%～10%GS 等量稀释后缓滴(成人＜40 滴/min),肝性脑病者应先滴 10% GS 再滴本品。② 高度食管静脉曲张时,应注意输注速度和用量。③ 高度腹水、胸水时应注意水的平衡。④ 不宜与磺胺类碱性较强的注射液配伍。⑤ 遇冷会析出结晶,可温热溶解后再用。⑥ 本品含氨基酸总量 4.26%,含氮总量 0.47%。⑦ 余参见复方氨基酸(14AA)。 |
| 【作用及用途】 由 17 种氨基酸组成,支链氨基酸浓度为 2.755 g/ml。用于亚临床、Ⅰ、Ⅱ级肝性脑病及高氨血症。<br>【不良反应】 同 709 页复方氨基酸(14AA),可引起血氨浓度升高。<br>【注意点】 ① 严重肾功能不全者忌用;重度酸中毒、充血性心力衰竭者慎用。② 老人应减量减速应用。③ 本品含氨基酸总量 7.6%,含氮总量 1.3%,$Na^+$ 3 mmol/L。④ 另有安平(Aminoplasmal Hepa),每瓶 500 ml,含氨基酸总量为 10%,含氮总量 1.53%,供热量 167.2 kJ/100 ml(40 kcal/100 ml)。⑤ 余同复方氨基酸(14AA)注意点②③④⑤⑥。 |
| 【作用及用途】 能通过改善肾功能不全时的氨基酸代谢和蛋白质代谢而产生营养效果。用于急、慢性肾功能不全时低蛋白质血症,低营养状态及手术前后的氨基酸补充。<br>【不良反应】 同 709 页复方氨基酸(14AA),非透析患者可能出现 BUN 升高和 $HCO_3^-$ 减少。<br>【注意点】 ① 肝性脑病或有其倾向者、高氨血症者、孕妇及乳母忌用;心脏及其他循环功能障碍、消化道出血、电解质严重失调或酸碱平衡失调者慎用。② 老人减量减速使用。③ 慢性肾功能不全非透析患者,每给予本品 200 ml,在给药前应减少饮食蛋白质量 5～10 g。④ 透析时,则在透析结束前 1～1.5 h 由透析回路的静脉一端滴入。⑤ 如采用周围静脉给药,1 d 应给予热量＞6 270 kJ(1 500 kcal),采用中心静脉给药,每 200 ml 应给予非蛋白质热量＞2 090 kJ(500 kcal)。⑥ 余见复方氨基酸(14AA)注意点②③④⑤⑥。 |
| 【作用及用途】 由 8 种必需氨基酸和组氨酸组成。其特点为蛋白质摄入量低、能量摄入足。可补充急、慢性肾功能衰竭的必需氨基酸缺乏,调整体内必需氨基酸与非必需氨基酸比例,增加蛋白质合成,并使血磷下降,改善患者的蛋白质、氨基酸、钙、磷代谢失调。用于非终末期慢性肾衰,尤其适用于呈负氮平衡 |

| 药品名称 | 剂型规格 | 用法 | 成人剂量 | 小儿剂量 |
|---|---|---|---|---|
| | | | 每日 1 000 ml<br>最大剂量<br>1 d<1 500 ml | |
| **复方α-酮酸**<br>(开同,肾灵)<br>α - Keto Acid Co<br>(Ketosteril) | 片剂 | 口服 | 每次 4～8 片<br>每日 3 次<br>用餐期间吞服(以上剂量按 70 kg 体重计算) | 酌减 |
| **复方氨基酸**<br>Amino Acid Co | 胶囊 | 口服 | 每日 3～6 粒<br>分 2～3 次<br>餐中或餐后服 | 每日 1～3 粒<br>分 2～3 次<br>餐中或餐后服 |
| **脂肪乳剂**<br>(英脱利匹特)<br>Fat Emulsion<br>(Intralipid) | 注射剂<br>10%<br>100 ml<br>250 ml<br>500 ml<br>20%<br>250 ml<br>500 ml<br>30%<br>100 ml | 静滴 | 每日 0.5～2 g/kg<br>最大剂量<br>1 d 3 g/kg<br>滴速<br>第 1 d 10%、20% 每 500 ml 不得少于 5 h,最初 15～30 min 宜每分钟 0.5 ml,<br>以后可按每分钟 40～60 滴速度滴注,但不 | 首日 1 g/kg<br>以后每日增加 0.5 g/kg,滴速每小时<170 mg/kg<br>最大剂量<br>1 d<4 g/kg |

| 作用及用途、不良反应、注意点 |
| --- |
| 而低蛋白质饮食不能纠正者及各种透析后营养不良者。急性肾衰非高分解状态者也可试用。<br>【不良反应】 恶心、呕吐、心悸、发热等;可发生高氯血症和代谢性酸中毒。<br>【注意点】 ① 肝功能不全、高氯血症、心功能不全、水肿、低血钾及低血钠者忌用;糖尿病患者须将血糖控制在适合水平后再用。② 用药期间应给低蛋白质饮食,保证足够热量,否则给予葡萄糖等补充。③ 用药期间应监测血糖、血清蛋白、肝肾功能、血磷、血钙、血镁,注意电解质及酸解平衡。④ 每 250 ml 含氨基酸 13.83 g,含氮 1.624 g。⑤ 余见 709 页复方氨基酸(14AA)注意点③⑤⑥。 |
| 【作用及用途】 含有 5 种必需氨基酸,以及与其他几种必需氨基酸相对应的 α-酮酸或 α-羟酸,它们以钙盐形式存在。与低蛋白质饮食一起服用,能提供“不含氮的必需氨基酸”,再利用含氮代谢产物合成蛋白质,同时降低血中尿素,改善负氮平衡及血中氨基酸的失衡,降低血中 $PO_4^{3-}$ 浓度,改善尿毒症症状和体征。配合低蛋白质高热量饮食。用于治疗代偿及失代偿期的慢性肾功能不全。<br>【不良反应】 长期服用可导致高钙血症。<br>【注意点】 ① 高钙血症忌用。② 必须保证足够热量摄入。③ 可降血磷,故在治疗中应减少 $Al(OH)_3$的剂量。④ 定期测血钙。⑤ 为保证该药的吸收,凡与钙络合的药物如四环素、环丙沙星等,不应与其同服。⑥ 每片含钙 50 mg,含氮总量 36 mg。 |
| 【作用及用途】 由 8 种人体必需氨基酸和 11 种适量维生素组成。具有很好的生物效应,可促进蛋白质的合成并提供多种维生素,辅助各种酶类。用于各种疾病所导致的蛋白质缺乏症、重症疾病引起的机体衰弱,或肝肾功能不全引起的新陈代谢障碍,也可作为外伤、烧伤及严重感染引起的低蛋白质血症、佝偻病、营养不良患者的辅助治疗。<br>【不良反应】 少见。<br>【注意点】 ① 因采用微囊技术,故口服无异味。② 小儿服用时,可取出胶囊内容物,伴随奶或饮料送服。 |
| 【作用及用途】 为静脉用长链脂肪制剂。含 10%、20%或 30%乳化大豆油、卵磷脂和甘油,其中含必需脂肪酸较高。用于手术前后、肿瘤及大面积烧伤需要大量热量而进食有困难者,肾功能不全需要限制蛋白质的摄入但又必须供给足够热量者。10%乳剂含热量为 4 602.4 kJ/L (1 100 kcal/L),20%含热量为 8 360 kJ/L(2 000 kcal/L),30%含热量为 12 540 kJ/L(3 000 kcal/L)。脂肪乳剂是静脉营养的主要能源之一,常与高渗葡萄糖合用,不宜单独输注。<br>【不良反应】 发热、恶心、呕吐、腹痛、呼吸急促、肝功能损害、溶血、凝血障碍、血小板减少等。<br>【注意点】 ① 输注本品后,多数患者在 5~6 h 即可将其完全清除。② 严重肝功能不全、急性心肌梗死、脑卒中、休克及有严重代谢紊乱,尤其脂肪代谢障 |

| 药品名称 | 剂型规格 | 用法 | 成人剂量 | 小儿剂量 |
|---|---|---|---|---|
| | 250 ml | | 少于 3 h<br>30%每 250 ml<br>滴注不少于 3 h | |
| **中链/长链脂肪乳剂**<br>(力保肪宁)<br>MCT/LCT Fat Emulsion<br>(Lipofundin) | 注射剂<br>10%<br>100 ml<br>250 ml<br>500 ml<br>20%<br>100 ml<br>250 ml | 静滴 | 每日 1～2 g/kg<br>滴速<br>最初 15 min 为每小时 0.5 ～ 1 ml /kg (10%),无不良反应时可增至 2 ml/kg<br>0.25 ～ 0.5 ml /kg (20%),无不良反应时增至 1 ml/kg | 每日 1～3 g/kg<br>滴速略慢于成人 |
| **安素**<br>(Ensure) | 粉剂<br>400 g | 口服或管饲 | 营养补充:<br>每次 250 ml<br>每日 2～3 次<br>唯一营养来源:<br>剂量根据个体热量需要而定 | >4 岁<br>根据病情及体重而定 |
| **能全素**<br>Nutrison | 粉剂<br>320 g | 口服或管饲 | 同本页安素 | 同本页安素 |

| 作用及用途、不良反应、注意点 |
| --- |
| 碍(如类脂性肾病、严重高脂血症)者及孕妇忌用;肾功能不全、脓毒症、未控制的糖尿病、胰腺炎、严重感染、血小板减少、肺部疾患、对大豆过敏者及新生儿黄疸明显者慎用。③ 第 1 d 尽量按计算量的 1/2 供给,如无不良反应,次日可按计算剂量供给。④ 输注后抽血时若出现血浆混浊,提示脂肪尚未廓清,应推迟或停用。⑤ 长期应用需经常测定患者的脂肪代谢状况、肝功能及血象,若有高脂血症及肝功能损害出现,应即停用。⑥ 可直接加入脂溶性维生素,水溶性维生素需先溶解于 10 ml 注射用水或 5%GS 中,然后加入本品内。可与氨基酸同用,不得与电解质、其他药物及营养素混合。⑦ 如发现有油滴漂浮,不应使用。⑧ 保存于 4～8℃之间,一经打开,立即用完。 |
| 【作用及用途】 本品由 10%、20%大豆油、中链甘油三酯、卵磷脂和甘油组成。含长链及中链脂肪酸各 50%,长链甘油三酯能提供必需脂肪酸,中链甘油三酯能更快从血中消除及氧化供能,因此本品能提供热量和必需脂肪酸,纠正后者缺乏所出现的症状。特别适用于肝功能不全、肝移植、肉毒碱转运酶缺乏或活性降低或分解代谢旺盛的严重患者,亦可用于营养不良、严重消耗、短肠综合征、晚期恶性肿瘤、消化道手术者等。可通过静脉滴注补充热量。10%本品能提供热量 4 433 kJ/L(1 058 kcal/L),20%提供热量 7 973 kJ/L(1 908 kcal/L)。<br>【不良反应】 同 715 页脂肪乳剂。<br>【注意点】 ① 脂肪代谢异常、酮症酸中毒、缺氧、血栓栓塞和急性休克者忌用;代谢性酸中毒、严重肝功能不全、肺部疾病、脓毒症及血小板减少者慎用。② 余同脂肪乳剂。 |
| 【作用及用途】 为整蛋白型肠内高能营养剂。不含乳糖。用于无法进固体饮食或厌食引起的营养不良、危重患者、手术前、老年体弱者等的营养补充。<br>【不良反应】 少数有轻度腹胀、恶心、腹泻、腹部痉挛。<br>【注意点】 ① 肠梗阻、严重短肠综合征、高排泄量的瘘、半乳糖血症患者及<4 岁儿童忌用。② 口味较好。③ 口服或鼻饲时取本品约 55 g,加入 250 ml 温开水中溶解后使用。④ 出现不耐受症状时,应增加稀释度或减慢管饲滴速。⑤ 管饲时应注意管道通畅及胃内残留物。⑥ 开启后 3 周内用完,溶解后需冷藏,并于 24 h 内用完。⑦ 本品 100 g 含蛋白质 15. 9 g,碳水化合物 60. 7 g,脂肪 15. 9 g,多种维生素和矿物质,微量元素铬、硒、钼,每毫升提供热量 4. 18 kJ (1 kcal)。 |
| 【作用及用途】<br>【不良反应】 } 同本页安素。<br>【注意点】 ① 本品每 100 g 含蛋白质 18. 5 g,脂肪 18. 2 g,碳水化合物 56. 4 g,另含矿物质及维生素各 15 种;每毫升提供热量 4. 18 kJ(1 kcal)。② 余同安素注意点①③④⑤⑥。 |

| 药品名称 | 剂型规格 | 用法 | 成人剂量 | 小儿剂量 |
|---|---|---|---|---|
| **瑞素**<br>(Fresubin) | 乳剂<br>500 ml | 口服<br>或<br>管饲 | 唯一营养来源者:<br>每日 30 ml/kg<br>平均剂量<br>每日 2 000 ml<br>补充营养者:<br>每日<br>500～1 000 ml | |
| **瑞高**<br>Fresubin<br>750 MCT | 乳剂<br>500 ml | 口服<br>或<br>管饲 | 唯一营养来源者:<br>每日 20～30 ml/kg<br>补充营养者:<br>每日 500 ml | |
| **能全力**<br>Nutrison<br>Multifibre | 溶液<br>每瓶<br>500 ml<br>(0.75<br>kcal/ml)<br>500 ml<br>(1 kcal/ml)<br>500 ml<br>(1.5 kcal/<br>ml) | 管饲 | 一般患者:<br>每日 2 000 kcal<br>高代谢（烧伤、创伤）<br>患者:<br>每日<br>3 000～4 000 kcal<br>开始滴速宜慢<br>以后每小时<br>100～125 ml<br>(1 kcal=4.18 kJ) | |

| 作用及用途、不良反应、注意点 |
| --- |
| 【作用及用途】 为整蛋白型、低渣、不含膳食纤维的肠内营养剂。可提供人体必需的营养物质和能量,满足患者对必需氨基酸、必需脂肪酸、维生素、矿物质及微量元素的需要。含中链甘油三酯,能快速供能,不需肉毒碱参与。其营养成分来源于天然食品,口感较好。用于有消化功能的营养不良或摄入障碍者、厌食症、严重胃肠道狭窄、肠瘘、术后需营养补充者及术前或诊断前肠道准备。<br>【不良反应】 过量时可发生恶心、呕吐或腹泻。<br>【注意点】 ① 急腹症、胃肠张力下降、肠梗阻、消化道梗阻、消化道出血、严重肝肾功能不全及急性胰腺炎者忌用。② 使用前摇匀。③ 管饲给药时,应逐渐增加剂量,第 1 d 的速度约为 20 ml/h,以后逐日增加 20 ml/h,最大滴速 125 ml/h。通过重力或泵调整滴注速度。④ 以本品提供全部营养者,应监测液体平衡。⑤ 本品含钠略少(75 mg/100 ml),应根据个体代谢状况,决定是否需要额外补充钠。⑥ 以本品提供长期营养时,只适用于禁用膳食纤维的患者。⑦ 本品含维生素 K,对使用香豆素类抗凝剂的患者应注意药物的相互作用。⑧ 本品能量构成:蛋白质 15%,脂肪 30%,碳水化合物 55%,热量每毫升 4.18 kJ(1 kcal)。⑨ 本品含维生素 A 10 000 IU。 |
| 【作用及用途】 作用同本页瑞素。用于需高蛋白质、高能量、易于消化、限制入液量的患者。<br>【不良反应】 同瑞素。<br>【注意点】 ① 蛋白质耐量下降者慎用。② 热量构成比:蛋白质 20%,脂肪 35%,碳水化合物 45%;热量每毫升 6.27 kJ(1.5 kcal)。③ 余同瑞素注意点①②③④⑤⑥⑦⑨。 |
| 【作用及用途】 为整蛋白型含纤维型肠内混悬液营养制剂。用于有胃肠道功能而无法正常进食患者的营养支持。<br>【不良反应】 可能有腹泻、腹痛等胃肠道不适。<br>【注意点】 ① 肠道功能衰竭、完全性肠道梗阻、严重腹腔内感染、对本品任何一成分过敏或有代谢障碍、顽固性腹泻者忌用。② 不宜用于<1 岁婴儿,不宜作为<5 岁儿童的单一营养来源。③ 开始选用低浓度产品以逐步适应,不愿意或不能摄入过多液体者可选用 1.5 kcal/ml 的产品。④ 不宜稀释。⑤ 开盖前先摇匀,与配套的滴注管联接,滴注管再与喂养管连接后使用。⑥ 使用过程中需注意液体平衡。⑦ 不宜与其他药物混合。⑧ 本品的热量构成比为蛋白质 16%,脂肪 35%,碳水化合物 49%;每 500 kcal 溶液内尚含纤维素 7.5 g,矿物质及维生素等。⑨ 开启后<4℃保存<24 h。⑩ 余同 721 页百普素。 |

| 药品名称 | 剂型规格 | 用法 | 成人剂量 | 小儿剂量 |
|---|---|---|---|---|
| **瑞先**<br>Fresubin<br>Energy Fibre | 溶液<br>500 ml | 口服<br>或<br>管饲 | 唯一营养来源者：<br>一般能量需求：<br>每日 20 ml/kg<br>高能量需求：<br>每日 30 ml/kg<br>补充营养者：<br>根据需要<br>每日约 500 ml | |
| **百普素**<br>Pepti-2000<br>Variant | 粉剂<br>每袋<br>126 g | 口服<br>或<br>管饲 | 每日用 4 袋<br>高代谢者：<br>每日 8 袋<br>滴速每小时 100～125 ml | |
| **高能要素合剂**<br>(爱伦多)<br>Elental | 粉剂<br>80 g | 鼻饲<br>胃管饲<br>肠管饲 | 开始<br>每日 60～80 g<br>逐渐增加剂量及浓度<br>4～10 d 后<br>每日 480～640 g<br>24 h 连续滴入<br>滴速每小时<br>75～100 ml | 视病情及年龄而定 |

| 作用及用途、不良反应、注意点 |
| --- |
| 【作用及用途】 为整蛋白型含纤维型高能量肠内营养剂。用于进食困难，尤其液体入量受限、高分解代谢状况，需要高能量的患者。含丰富膳食纤维，有利于维持患者肠道结构和功能，适于长期应用。<br>【不良反应】 过量时可能出现恶心、呕吐或腹泻等。<br>【注意点】 ① 对本品任何成分过敏、严重消化不良或吸收不良、肠梗阻、急性胰腺炎、腹膜炎及严重肝肾功能不全等患者忌用。② 本品为浅黄色至淡棕色的含有固体混悬物的乳剂，使用前摇匀。③ 管饲给药时，应逐渐增加剂量，第 1 d 的速度约为 20 ml/h，以后逐日增加 20 ml/h，直至达到患者所需的每日剂量，最大滴速 125 ml/h，通过重力或泵调整滴注速度。④ 本品是高浓度营养液，使用过程中必须监测液体平衡。⑤ 本品含维生素 K，忌与香豆素类抗凝剂合用。⑥ 本品供热量每毫升 6.27 kJ(1.5 kcal)；热量构成：蛋白质 20%，脂肪 35%，碳水化合物 45%；尚含膳食纤维、电解质、微量元素及维生素。 |
| 【作用及用途】 为短肽型肠内营养剂，内含麦芽糊精、乳清蛋白水解物、植物油、中链三酰甘油、矿物质、维生素和微量元素。易消化吸收，生物利用度高。用于胃肠道功能损害患者的营养支持，如代谢性肠道功能紊乱、危重疾病、营养不良患者的手术前喂养、净化肠道、短肠综合征等；亦可用于糖尿病患者。<br>【不良反应】 少见。<br>【注意点】 ① 肠道功能衰竭、完全性肠梗阻、严重腹腔内感染等患者忌用；严重代谢异常及肝肾功能严重不全者慎用。② 不能作为 1～5 岁儿童单一营养。③ 初次使用时，最好自每日 2 袋开始，2～3 d 内逐渐增加至需要量。④ 调配方法：用 50 ml 冷开水加入本品 1 袋，搅拌溶解后，再加水至 500 ml，调匀。⑤ 配制好的溶液应置于冰箱冷藏，4℃以下不超过 24 h，用时将溶液加温。⑥ 供热量每毫升 4.18 kJ(1 kcal)，热量构成：蛋白质 14.4%，脂肪 15.2%，碳水化合物 70.4%。 |
| 【作用及用途】 为氨基酸单体肠内营养剂，氮源主要来源于 15 种 L 型结晶氨基酸。主要特点是无需消化即可直接吸收，成分明确，无残渣。糊精提供热量，含有 13 种维生素、10 种电解质及微量元素，并可补给必需脂肪酸所需最少限量的脂质，同时它含有 2.4%谷氨酰胺，能促进肠黏膜再生，阻止细菌和毒素移位，且可改善结肠 DNA 水平。主要用于不能摄入蛋白质营养者、不能耐受整蛋白质和短肽类肠内营养剂者，亦可用于术后、伤口愈合不全、短肠综合征、克罗恩病、消化不良综合征、大面积烫伤等营养补充。<br>【不良反应】 口感较差，恶心、腹胀、腹痛、腹泻，可能与剂量、浓度、滴速有关；极少有 AST、ALT、ALP、BUN 及血糖上升。<br>【注意点】 ① 80 g 溶于 300 ml 温开水中，开始按规定浓度一半滴注。② 儿童初次从低浓度低速度开始。③ 长期应用时应适当补充脂肪、电解质、维生素。④ 溶液配制后应 12 h 内用完。⑤ 本品 100 g 含氨基酸 12.82 g、糊精 79.37 g、大豆油 636 mg。 |

| 药品名称 | 剂型规格 | 用法 | 成人剂量 | 小儿剂量 |
|---|---|---|---|---|
| **卡文**<br>Kabiven PI | 注射剂<br>1 440 ml<br>内含脂肪乳(20%)255 ml、17种氨基酸300 ml、11% GS 885 ml<br>1 920 ml<br>内含脂肪乳(20%)340 ml、17种氨基酸400 ml、11% GS 1 180 ml<br>2 400 ml<br>内含脂肪乳(20%)425 ml、17种氨基酸500 ml、11% GS 1 475 ml | 静注 | 用量遵医嘱<br>一般每日热量 20～30 kcal/kg | |
| **甘油磷酸钠**<br>(格利福斯)<br>Sodium Glycerophosphate<br>(Glycophos) | 注射剂<br>10 ml | 静滴 | 每日 10 ml<br>或根据实际需要酌情增减 | |

| 作用及用途、不良反应、注意点 |
| --- |
| 【作用及用途】 为预灌注标准全合一营养液，内含 20%脂肪乳、17 种氨基酸、11%葡萄糖及多种电解质。低氮、低热量。用于不能或功能不全被禁忌经口/肠道摄取营养或消化的成人患者。<br>【不良反应】 发热、寒战、恶心、呕吐、过敏反应、呼吸急促、高血压或低血压、头痛、疲倦及腹痛等，如采用周围静脉输注可能发生静脉炎。<br>【注意点】 ① 对鸡蛋或大豆蛋白或溶液中任何成分过敏、重度高脂血症、严重肝肾功能不全、凝血机制障碍、急性休克、高电解质血症、严重创伤、严重糖尿病及急性心梗等患者忌用；脂代谢受损、甲状腺功能低下伴高脂血症及败血症等患者慎用。② 使用前纠正水、电解质紊乱。③ 本品在氨基酸溶液与葡萄糖溶液澄清呈无色或微黄、脂肪乳溶液呈白色均质状态方可使用。④ 输注速度每小时＜3.7 ml/kg，输注时间 12～24 h。⑤ 使用期间应监测血糖，水、电解质及酸碱平衡，血浆渗透压，脂肪廓清率，肝功能。⑥ 长期使用应检查血常规及凝血状况，注意微量元素补充。⑦ 忌与血液及血制品同用一输注用具。⑧ 本品 2 400 ml 供热量 7 106 kJ(1 700 kcal)，1 920 ml 供热量 5 852 kJ(1 400 kcal)，1 440 ml 供热量 4 180 kJ(1 000 kcal)。⑨ 使用方法详参阅说明书。 |
| 【作用及用途】 为α-甘油磷酸钠和β-甘油磷酸钠的混合灭菌溶液。静脉营养时用以满足人体每日对磷的需要。用于磷缺乏症。<br>【不良反应】 少见，长期用药可引起血磷增高、血钙降低。<br>【注意点】 ① 严重肾功能不全、休克、脱水、对本品过敏者忌用。② 本品系高渗溶液，10 ml 应加入复方氨基酸注射液或 5%～10%GS 500 ml 中，在 4～6 h 内缓慢滴入，未经稀释不能注射；稀释后应于 24 h 内用完。③ 每毫升含无水甘油磷酸钠 0.216 g，相当于磷 1 mmol、钠 2 mmol。 |

# 十八、酶制剂及生物制品

| 药品名称 | 剂型规格 | 用法 | 成人剂量 | 小儿剂量 |
|---|---|---|---|---|
| **糜蛋白酶**<br>(胰凝乳蛋白酶)<br>Chymotrypsin<br>(Chymar) | 注射剂<br>1 mg<br>5 mg | 肌内 | 每次 5 mg<br>每日 1～2 次 | 每次 0.1 mg/kg<br>每日 1 次 |
| | | 喷雾 | 每次 5 mg<br>(1～5 mg/ml) | 每次 0.1 mg/kg<br>(0.1～0.15 mg/ml)<br>每日 1 次 |
| | | 湿敷 | 每次 5 mg<br>(0.5 mg/ml) | |
| | | 气管滴入 | 配成 0.5 mg/ml<br>适量滴入 | |
| **溶菌酶**<br>(球蛋白 G)<br>Lysozyme<br>(Globulin G) | 肠溶片<br>10 mg | 口服 | 每次 50～100 mg<br>每日 3 次 | 每次 10～30 mg<br>每日 3 次<br>水痘:<br>每日 10 mg/kg<br>分 3～4 次 |
| | 含片<br>20 mg | 口含 | 每次 1 片<br>每日 4～6 次 | 同成人 |
| **玻璃酸酶**<br>(透明质酸酶,玻糖酸酶)<br>Hyaluronidase<br>(Ronidase,<br>Wydase,<br>Atidase,<br>Spactor) | 注射剂<br>150 U<br>500 U<br>1 500 U | 皮下或肌内 | 每次 150～1 500 U<br>每 1～2 d 1 次 | 同成人 |
| | | 局部 | 水肿或血肿处或药液扩散:<br>剂量根据需要而定<br>最大剂量<br>1 次 1 500 U | 同成人 |
| | | 关节腔内 | 每次 300 U<br>每周 1 次<br>1 疗程 3～5 周 | 同成人 |
| | | 结膜下或球后 | 每次 150 U<br>每日 1 次 | 同成人 |

| 作用及用途、不良反应、注意点 |
| --- |
| 【作用及用途】 为肽链内切酶,有分解肽链的作用。能消除化脓创面,溶解脓液和坏死组织,助长肉芽生长,促进愈合;亦能松解睫状韧带,可使抗菌药物向病灶内渗透。与抗菌药合用于各种炎症、溃疡、血肿、脓胸、纤维素粘连、使呼吸道分泌物变稀等。<br>【不良反应】 注射部位偶有疼痛、红斑和肿胀,可引起恶心、呕吐、腹泻、皮疹、凝血酶原时间延长和纤维蛋白减少,偶有严重过敏性反应。<br>【注意点】 ① 急性炎症、严重肝肾疾患、出血性溃疡、凝血功能异常及应用抗凝治疗患者,20 岁以下眼科手术患者,先天性白内障、眼压过高伴有眼科手术伤口尚未愈合的患者忌用。② 遇血液迅速失活,因此用药部位不得有新鲜血液。③ 能被氯霉素、肾上腺素抑制或破坏。④ 喷雾以 NS 5～10 ml 溶解。⑤ 水溶液极不稳定,宜新鲜配制。⑥ 能引起皮疹等变态反应性疾病,可用抗组胺药治疗。⑦ 老人参考剂量:肌内注射,每次 5～7.5 mg,每日 1 次;喷雾吸入:每次 2.5～3.75 mg,加 NS 5～10 ml,每日 1 次。⑧ 1 mg＝800 U。 |
| 【作用及用途】 为促进细菌细胞壁黏多糖水解的酶。具有抗菌、抗病毒、清除局部坏死组织、消炎、促进凝血及加强抗生素及其他药物的作用。用于革兰阳性菌所致慢性鼻炎,急、慢性咽炎,口腔炎,口腔溃疡,亦用于水痘、带状疱疹、扁平疣等病毒性疾病。<br>【不良反应】 头痛、恶心、瘙痒感、眩晕、关节痛、腹泻和皮疹,罕见过敏性休克。<br>【注意点】 ① 对鸡蛋过敏者忌用。② 老人剂量与成人同。 |
| 【作用及用途】 为黏多糖分解酶,能分解透明质酸。用于促进皮下、肌内注射药物的扩散、手术后组织肿胀和外伤性血肿的吸收,亦用于肌肉(关节)风湿病及纤维组织炎、眼前房积水、玻璃体混浊、角膜混浊、眼部水肿等。<br>【不良反应】 有时出现过敏反应。<br>【注意点】 ① 对本品过敏、心力衰竭、急性感染、休克及肿瘤部位患者忌用;注射部位以外存在感染者及孕妇、乳母慎用。② 本品禁止注射于感染炎症区及周围组织。③ 取 0.02 ml(150 U/ml)皮内注射,如 5 min 内出疹伴伪足,维持 20～30 min 为阳性,阳性者不能使用本品。④ 水溶液不稳定,需新鲜配制。⑤ 注射时,将本品溶于 1 ml NS 或注射用水中,再与其他注射剂混合使用。⑥ 水杨酸盐类能抑制本品的扩散作用。⑦ 药物过量可应用肾上腺素、肾上腺皮质激素和抗组胺药物解救。⑧ 老人参考剂量:术后肿胀局部注射,每次 100～150 U,每日 2 次;血肿局部注射,每次 500～1 000 U;皮下或肌内,每次 150～1 000 U,均每 1～2 d 1 次。 |

| 药品名称 | 剂型规格 | 用法 | 成人剂量 | 小儿剂量 |
|---|---|---|---|---|
| **菠萝蛋白酶**<br>(菠萝酶)<br>Bromelains<br>(Ananase,<br>Bromelin) | 片剂<br>3万U<br>5万U | 口服 | 每次10万U<br>每日4次<br>餐前30 min<br>整片吞服 | |
| | 肠溶片<br>3万U | 口服 | 每次3万~9万U<br>每日3次 | |
| **沙雷肽酶**<br>(达先,舍雷肽酶,中性蛋白酶,释炎达)<br>Serrapeptase<br>(Dasen,<br>Seradase) | 肠衣片<br>5 mg<br>10 mg | 口服 | 每次5~10 mg<br>每日3次<br>餐后整片吞服 | 按成人剂量酌减 |
| **胰酶**<br>(得每通)<br>Pancreatin<br>(Creon) | 胶囊<br>0.15 g<br>0.3 g<br>0.5 g | 口服 | 每次0.3~1 g<br>每日3次<br>餐时服 | >5岁<br>每次0.3 g<br>每日3次<br>餐时服 |
| **辅酶A**<br>Coenzyme A | 注射剂<br>50 U<br>100 U | 肌内或静滴 | 每次50~100 U<br>每日1~2次或隔日1次 | 每次50 U<br>每日1次 |

| 作用及用途、不良反应、注意点 |
|---|
| 【作用及用途】 为植物蛋白水解酶。能加强纤维蛋白的水解,使纤维蛋白和血凝块溶解,改善体液循环,消除炎症和水肿。与抗菌药配合用能促进药物向病灶渗透。用于外科各种炎症、水肿、血肿、各种血栓症、支气管炎、支气管哮喘、急性肺炎、产后乳房充血、乳腺炎及血栓性静脉炎;与抗菌药合用治疗关节炎、关节周围炎、蜂窝织炎、小腿溃疡等。<br>【不良反应】 少数可有胃肠道反应、头晕、皮疹等,偶可引起出血。<br>【注意点】 ① 消化道溃疡、严重肝肾疾病或凝血功能不全、透析患者及对本品过敏者忌用;心悸或心动过速者慎用。② 老人参考剂量:每次 5 万～7.5 万 U,每日 3 次。 |
| 【作用及用途】 有很强的抗炎、消肿、缓激肽分解和纤维蛋白溶解功能,有利于抗生素渗入病灶,促进炎症的消散。用于手术或外伤后消炎,产后乳腺淤积、膀胱炎、附睾炎、智齿周围炎、齿槽脓肿、鼻窦炎、呼吸道炎症等黏性渗出物的溶解和排出。<br>【不良反应】 很少,有食欲减退、腹胀、呕吐、面部潮红、皮疹,偶见鼻出血、血痰等出血倾向。<br>【注意点】 ① 有血液凝固异常、严重肝肾功能不全者慎用。② 细菌感染者应与抗生素合用。③ 避免长疗程用药。④ 有增强抗凝血药作用,10 mg≈2 万 U。 |
| 【作用及用途】 为胰酶替代用品。对脂肪、碳水化合物和蛋白质有水解作用。胶囊口服后,释放出数百颗超微微粒,微粒经肠溶包衣,不被胃酸灭活,与食糜充分混合后进入十二指肠,迅速崩解发挥消化作用。用于胰腺囊性纤维化、慢性胰腺炎、胰腺切除术后、胃切除术后、肿瘤引起的胰腺管或胆管阻塞等胰腺外分泌不足。<br>【不良反应】 偶有腹泻、便秘、胃部不适、恶心及皮疹。<br>【注意点】 ① 急性胰腺炎早期及已知对猪胰蛋白过敏者忌用;孕妇及乳母慎用。② 宜整粒吞服,也可打开胶囊与水和流质同服,切忌嚼碎后服用。③ 不宜与酸性药物、阿卡波糖合用。④ 与西咪替丁类药物合用时,应减少本品剂量。⑤ 本品 150 mg 相当于脂肪酶 10 000、淀粉酶 8 000、蛋白酶 600(均为欧洲药典单位)。 |
| 【作用及用途】 为体内乙酰化反应的辅酶。对糖、脂肪、蛋白质代谢起非常重要影响。用于白细胞减少、特发性血小板减少性紫癜、功能性低热等,亦用于脂肪肝、肝昏迷、各种肝炎、冠状动脉硬化、心肌梗死、肾病综合征、尿毒症及新生儿缺氧等的辅助治疗。<br>【注意点】 ① 急性心肌梗死者忌用。② 肌注溶于 NS 2 ml 中,静滴溶于 5%～10% GS 500 ml 中,小儿可以 50 U 加入 5%～10% GS 250 ml 静滴。③ 老人剂量与成人同。 |

| 药品名称 | 剂型规格 | 用法 | 成人剂量 | 小儿剂量 |
| --- | --- | --- | --- | --- |
| **三磷腺苷**<br>Adenosine Triphosphate (ATP) | 注射剂<br>20 mg<br>1 ml<br>10 mg<br>2 ml<br>20 mg | 肌内 | 每次 20 mg<br>每日 1～3 次 | <5 岁<br>每次 10 mg<br>>5 岁<br>每次 20 mg<br>均每日 1～2 次<br>稀释方法参见成人 |
| | | 静注 | 每次 20 mg<br>每日 3～4 次<br>以 5%～10% GS 稀释缓注 | |
| **细胞色素 C**<br>(细胞色素丙)<br>Cytochrome C | 注射剂<br>15 mg<br>2 ml<br>15 mg | 静注或静滴 | 每次 15～30 mg<br>每日 1～2 次<br>以 25% GS 20 ml 稀释后，于 1～5 min 内缓慢注入<br>静滴用 5% GS 或 NS 稀释 | <8 岁<br>每次 7.5～15 mg<br>>9 岁<br>每次 15～30 mg<br>均每日 1 次 |
| **泛癸利酮**<br>(辅酶 $Q_{10}$，泛醌)<br>Ubidecarenone (Coenzyme $Q_{10}$, Co $Q_{10}$) | 片剂<br>5 mg<br>10 mg | 口服 | 每次 10～15 mg<br>每日 3 次<br>餐后服<br>1 疗程 2～4 周 | 每次 5～10 mg<br>每日 2～3 次<br>餐后服<br>1 疗程 2～4 周 |
| | 注射剂<br>10 mg<br>2 ml<br>5 mg | 肌内或静注 | 每次 5～10 mg<br>每日 1 次<br>1 疗程 2～4 周 | 每次 5～10 mg<br>每日 1 次<br>1 疗程 2～4 周 |

| 作用及用途、不良反应、注意点 |
| --- |
| 【作用及用途】 为一种参与体内脂肪、蛋白质、糖、核酸及核苷酸代谢的辅酶。在体内放出能量供细胞利用，还可扩张血管，改善冠状血管和外周血管的血液循环。用于冠状及周围血管痉挛、心绞痛、心力衰竭、偏头痛、肌营养不良、肝炎及各种急救病人的辅助治疗；快速推注可用于终止阵发性室上性心动过速而转复为窦性心律。<br>【不良反应】 偶见过敏反应。<br>【注意点】 ① 脑出血初期，Ⅱ、Ⅲ度房室传导阻滞，急性心肌梗死，阻塞性肺病如支气管炎和肺气肿及哮喘患者忌用；窦性心动过缓者慎用。② 静注过快可引起低血压及眩晕。③ 不宜与氯丙嗪、异丙嗪、万古霉素、毒毛花苷 K、ACTH、硫喷妥钠和氨茶碱等合用。④ 老人参考剂量：同成人，以静滴或肌注为宜，静滴可以 5%～10% GS 250 ml 稀释。 |
| 【作用及用途】 为细胞呼吸激活剂。在生物氧化体系中及酶存在的情况下，在组织细胞呼吸中起传递电子作用。用于组织缺氧所引起的疾患，如一氧化碳中毒、催眠药中毒、新生儿窒息、严重休克、脑外伤、心肌炎和肺部疾患引起的缺氧；尚能促进肝细胞再生和骨髓造血功能的修复等。<br>【不良反应】 皮疹、发热、口渴、变态反应和休克等。<br>【注意点】 ① 用药前或治疗一经终止再用本品时，需做过敏试验，取本品 3 mg/ml 1 滴，滴于前臂内侧皮肤，单刺至少量出血，15～20 min 后观察，发红＞10 mm，丘疹＞7 mm 为阳性，阳性时不可使用。② 若休克，可用升压药、强心药、激素等抢救。 |
| 【作用及用途】 能促进氧化磷酸化反应，是细胞代谢和细胞呼吸的激活剂。具有抗氧化作用，能保护和恢复生物膜结构的完整性，并有免疫增强作用。拮抗醛固酮对水、钠的潴留。用于急、慢性肝炎，亚急性肝坏死，乙型肝炎抗原血症，缺血性心脏病，心肌炎，心绞痛，高血压，原发性醛固酮增多症，脑血管障碍等。<br>【不良反应】 恶心、胃部不适、手足冷及一过性心悸等。<br>【注意点】 ① 口服后 $t_{max}$ 2 h。② 延长疗程或加大剂量可能提高疗效。③ 有黄色沉淀物析出，可加温振摇溶解，恢复澄清后使用。④ 避光保存。⑤ 老人参考剂量同成人。 |

| 药品名称 | 剂型规格 | 用法 | 成人剂量 | 小儿剂量 |
|---|---|---|---|---|
| **链激酶**<br>(溶栓酶)<br>Streptokinase<br>(Streptase,<br>SK) | 注射剂<br>10万U<br>15万U<br>20万U<br>30万U<br>50万U<br>75万U<br>150万U | 静滴 | 开始50万U,于30～45 min滴注<br>维持量<br>每小时10万U<br>肺栓塞:<br>维持24～48 h<br>深静脉栓塞:<br>维持48～72 h<br>周围动静脉血栓:<br>维持3 d,至多5～6 d<br>慢性动脉血栓:<br>维持<6～7 d<br>急性心肌梗死:<br>开始150万U,于30～60 min滴注,继以每分钟3 000 U,持续15～150 min | 开始剂量:<br>根据抗链激酶值而定<br>维持量<br>根据血容量换算,每毫升血容量每小时给药20 U |
| **重组链激酶**<br>(海贝克栓)<br>Recombinant<br>Streptokinase | 注射剂<br>10万U<br>20万U<br>50万U | 静滴 | 急性心肌梗死静脉溶栓治疗:<br>150万U溶解于5%葡萄糖100 ml<br>滴注1 h | |

| 作用及用途、不良反应、注意点 |
|---|
| 【作用及用途】 为β溶血性链球菌产生的一种激酶。可使血管内形成的血栓或栓塞溶解，使血循环中纤维蛋白溶酶原活化素增高，从而使纤维蛋白溶酶原大量转变为纤维蛋白溶酶，使纤维蛋白溶解。大剂量时可渗透至血块中，使血块从内部崩解，对短小新近的栓塞作用较好。小剂量时，血液中纤维蛋白溶酶活力极高，容易出血。用量过大，反可使血中游离纤维蛋白溶酶减少，溶栓作用降低，故多采用稍大剂量治疗。用于治疗血栓栓塞性疾病，如急性肺栓塞，深静脉、周围动脉血栓形成，如闭塞性脉管炎、血管外科术后的血栓形成、视网膜血管闭塞性疾病、急性心肌梗死及DIC。<br>【不良反应】 注射部位出血或伤口溃疡处渗血等。另有发热、寒战、头痛不适等感冒样症状及过敏反应。<br>【注意点】 ① 对本品过敏、出血性疾病、消化道溃疡、严重高血压（收缩压＞26.3 kPa）、严重糖尿病、视网膜疾病、外科手术、产前2周至分娩后5 d内、妊娠6周内、链球菌感染、感染性心内膜炎及最近用过抗凝剂者忌用；有严重变态反应史、最近1～2年用过本品者慎用。② 初次应用本品，可于用药前30 min先静注地塞米松2.5～5 mg或氢化可的松50 mg，疗程结束后，应过渡到抗凝治疗，以防血栓再形成。③ 有条件时可作凝血酶原时间、纤维蛋白原测定，以指导治疗。④ 半衰期短，故需连续点滴。⑤ 严重出血，可用氨基己酸对抗。⑥ 久用后疗效降低，出血危险增加。⑦ 忌与化学药物、蛋白沉淀剂、生物碱、消毒杀菌剂等配伍。⑧ 水溶液极不稳定，溶解后冷藏可保存12 h。⑨ 水溶液勿激烈振摇以免影响活力。⑩ 新生儿血容量为体重10%，儿童为体重8%，成人为体重6%。⑪ 老人参考剂量：初次25万～35万U。 |
| 【作用及用途】 重组链激酶与纤溶酶原以1∶1摩尔比结合成复合物，然后将纤溶酶原转变为纤溶酶，纤溶酶催化血栓主要基质，纤维蛋白水解，从而使血栓溶解，能有效特异地溶解血栓或血块。用于急性心肌梗死等血栓性疾病。<br>【不良反应】 发热、寒战、恶心、呕吐、肩背痛、过敏性皮疹；低血压；穿刺部位出血，皮肤瘀斑，胃肠道、泌尿道或呼吸道出血，脑出血等；再灌注心率失常，偶见缓慢心率失常、加速性室性自搏性心率、室性早搏或室颤等；偶可引起溶血性贫血、黄疸及ACT升高；溶栓后可发生继发性栓塞，如肺栓塞、脑栓塞或胆固醇栓塞等。<br>【注意点】 ① 有出血、手术、外伤史，心肺复苏或不能实施压迫止血的血管穿刺，有溃疡出血病史，食管静脉曲张，溃疡性结肠炎，出血性视网膜病变，未控制的高血压，不能排除主动脉夹层动脉瘤，凝血障碍及出血性疾病，严重肝肾功能不全，二尖瓣狭窄合并心房颤动伴左房血栓，感染性心内膜炎，对本品过敏者及孕妇忌用。② 急性心肌梗死溶栓，争取发病12 h内开始治疗。③ 用链激酶后5 d至12个月内不能再用本品。④ 用本品治疗血管再通后，发生再梗死，可用其他溶栓药。⑤ 静滴时可发生低血压，如血压下降应减慢滴速。⑥ 重度过敏反应需立即停用或用抗组胺药物及激素处理。⑦ 如使用药物过量，易发生出血，如出血量过大，可用氨基己酸止血，输新鲜血浆或全血。⑧ 溶解后应在4～6 h内用完。⑨ 2～8℃保存。 |

| 药品名称 | 剂型规格 | 用法 | 成人剂量 | 小儿剂量 |
|---|---|---|---|---|
| **双链酶**<br>Streptokinase-Streptodornase<br>(SK－SD) | 注射剂<br>SK、SD<br>各0.25万U<br>或<br>0.5万U | 局部注射 | 眼前房出血及玻璃体积血：<br>每次1 000～2 000 U<br>每周2～3次<br>(结膜下，球后注射) | |
| | 含片<br>SK<br>1万U<br>SD<br>0.5万U | 口含 | 每次1片<br>每日4次 | |
| **尿激酶**<br>Urokinase<br>(Uronase,<br>UK) | 注射剂<br>1万U<br>2万U<br>5万U<br>10万U<br>25万U<br>50万U<br>150万U | 静注或静滴 | 急性脑血栓、外周动静脉血栓：<br>(6 h至6 d内)<br>每日2万～4万U<br>每日1次或分2～3次，1疗程7～10 d<br>急性心肌梗死：<br>50万～150万U<br>溶于NS或5% GS 50～100 ml中于30～60 min内滴入<br>肺动脉栓塞：<br>首剂4 000 U/kg，于10 min内滴入，继以每小时2 200 U/kg维持12 h<br>急性静脉血栓：<br>首剂4 000 U/kg，于30～45 min内滴入，继以每小时4 000 U/kg维持24～36 h<br>必要时滴注5～7 d | |

| 作用及用途、不良反应、注意点 |
| --- |
| 【作用及用途】 为β溶血性链球菌产生的两种激酶——链激酶和脱氧核糖核酸酶。前者提高纤维蛋白溶解活性,后者分解脓痰中的脱氧核糖核酸和核蛋白,治疗上二酶起协同作用。用于溶解血栓、血块及各种化脓性炎症等。<br>【不良反应】 同731页链激酶。<br>【注意点】 ① 忌用、慎用情况同链激酶。② 不能作静脉注射或抗凝剂使用。③ 化脓性炎症与抗菌药同时使用,可提高疗效。④ 使用时若大量出血,应暂时停用或给予凝血、止血药。⑤ 若发生不良反应,可适当给泼尼松、异丙嗪等。⑥ 呋喃西林、红汞等杀菌剂及重金属对酶有破坏作用,不宜同时应用。⑦ 保存于阴暗处,溶解后,需置冰箱,可保存12 h。 |
| 【作用及用途】 为高效血栓溶解酶。能使无活性的纤溶酶原变为有活性的纤溶酶,使新鲜形成的血栓溶解。用于急性脑血栓形成的脑栓塞、肺栓塞、冠状动脉栓塞、末梢动静脉血栓、视网膜静脉血栓等各种血栓及栓塞症,亦可用于溶解眼科前房纤维蛋白和血块,还能加强抗癌药(如丝裂霉素)的疗效。溶栓作用与链激酶相仿,但无抗原性为其优点。<br>【不良反应】 主要有出血,偶有头痛、食欲减退、恶心、呕吐及皮疹等。<br>【注意点】 ① $t_{1/2}$ 15 min。② 血凝异常、严重肝病、严重高血压、2周内有活动性出血、穿刺或创伤、细菌性心内膜炎、糖尿病合并视网膜病变、意识障碍者及孕妇忌用;老人慎用。③ 剂量小者,可以NS 20～40 ml溶解后静注,溶解时应将药瓶轻轻转动,切勿用力振摇以便产生不溶物。④ 不得用酸性溶液稀释,以免效价减低。⑤ 用药期间不得作穿刺等操作,并应作凝血功能监护观察。⑥ 有过敏症状如皮疹应立即停用。⑦ 氨基已酸和凝血酶可对抗本品的作用。⑧ 与抗癌药物合用时,先给本品1万～2万U,再给抗癌药。⑨ 干燥粉末储藏于4℃较稳定,而水溶液在4℃稳定期为3 d,未用完药液不得保留再用。⑩ 老人剂量略减。⑪ 静脉导管阻塞时,可以本品5 000 U/ml注入并充满导管,每隔5 min以5 ml空针轻轻吸取1次,共6次,如仍不通,可于30～60 min后重复上述措施1次,恢复通畅后,应自导管抽出4～5 ml血并弃去,部分通畅者,宜以每小时150 U/kg之滴速滴入本品24～48 h,每8～12 h应检测通畅情况1次。 |

| 药品名称 | 剂型规格 | 用法 | 成人剂量 | 小儿剂量 |
|---|---|---|---|---|
| **重组组织型纤溶酶原激活剂**<br>(阿普替酶,爱通立)<br>Recombinant Human Tissuetype Plasminogen Activator (Alteplase, Actilyse, rt-PA) | 注射剂<br>20 mg<br>50 mg | 静注<br>或<br>静滴 | 急性心肌梗死<br>(发病 6 h 内):<br>15 mg 静注 1～2 min,继 50 mg 于 30 min 内静滴,<br>再 35 mg 于 60 min 内静滴<br>(发病 6～12 h):<br>10 mg 静注 1～2 min,其后 1 h 内 50 mg 静滴,再后每 30 min 静滴 10 mg 至最大总剂量 0.1 g<br><65 kg 者总剂量 <1.5 mg/kg<br>肺栓塞、深静脉栓塞:<br>10 mg 静注 1～2 min,<br>90 mg 静滴 2 h<br><65 kg 者总剂量 <1.5 mg/kg | 急性缺血性脑卒中:<br>0.9 mg/kg,其中 10% 静注,余于 1 h 内静滴,最大剂量 90 mg (发病后 3 h 内尽快给予) |
| **蝮蛇抗栓酶**<br>Ahylysantin-farctase | 注射剂<br>0.25 U | 静滴 | 常规治疗:<br>每次 0.5～1 U<br>每日 1 次<br>溶于 250 ml NS 或 5% GS 中,<br>滴速每分钟约 40 滴 | |

| 作用及用途、不良反应、注意点 |
|---|
| 【作用及用途】 能选择性地激活血栓部位的纤溶酶原，使之转化为纤溶酶。具特异性溶解血栓作用，对全身凝血系统各因子的作用轻微，因而不会引起出血倾向。用于急性心肌梗死、肺栓塞、急性缺血性脑卒中、深静脉血栓和急性冠状动脉栓塞的溶栓治疗。<br>【不良反应】 注射部位出血，因纤溶增加而引起出血。<br>【注意点】 ① $t_{1/2}$ 5 min。② 严重的内出血、脑出血或近 2 个月内行过颅内或脊柱内手术、严重外伤或大手术、未控制的严重高血压、细菌性心内膜炎、急性胰腺炎、肝功能不全及凝血功能明显下降者忌用；＞70 岁老人、孕妇及产后 2 周内慎用。③ 近期对不可压迫的大血管作穿刺者，应密切注意穿刺部位出血的危险性。④ 以前使用过抗凝药者，出血的危险性增加。⑤ 使用时先以注射用水稀释成 1 mg/ml，再以 NS 稀释至 0.2 mg/ml。⑥ 严重出血时可输新鲜血浆或全血，必要时用抗纤溶药物。⑦ 已配制溶液冰箱内存放＜24 h，30℃以下可存放 8 h。⑧ 不应与其他药物混合或共用一静脉通道。 |
| 【作用及用途】 为蛋白酶制剂。用于治疗脑血栓栓塞急性期及恢复期、血栓闭塞性脉管炎、深部静脉炎、雷诺病、大动脉炎及断肢(指)再植中抗凝。<br>【不良反应】 患肢无力、多眠、头痛、恶心、瘙痒感、眩晕、关节痛、腹泻和皮疹，罕见过敏性休克。<br>【注意点】 ① 凝血功能障碍、低纤维蛋白症、脑出血 2 周内、活动期肺结核和溃疡病、重症高血压、感染性心内膜炎和严重肝肾功能不全者忌用。② 用药前需作过敏试验，用 NS 将本品稀释成每毫升 0.001 U 浓度，取 0.1 ml 作皮试，15 min 后观察，红晕直径不超过 1 cm，或伪足不超过 3 者判为阴性方可使用。③ 用药过程中有过敏反应时，应立即停药。④ 有出血倾向可用抗蝮蛇血清中和。⑤ 每周检查血小板计数及纤维蛋白原。⑥ 用药 2～3 周为 1 疗程，如需继续用药，应间隔 1 周 3～7 d，如 2 疗程无效，可考虑停用，重症可用 3 疗程。 |

| 药品名称 | 剂型规格 | 用法 | 成人剂量 | 小儿剂量 |
| --- | --- | --- | --- | --- |
| **血管舒缓素**<br>(胰激肽释放素,舒血管素原酶)<br>Kallidinogenase<br>(Kallikrein) | 片剂<br>10 U | 口服 | 每次 10 U<br>每日 3 次<br>空腹或饭前服 | |
| | 注射剂<br>10 U | 皮下<br>或<br>肌内 | 每次 10～20 U<br>每日 1～2 次<br>1 疗程 3 周 | |
| **巴曲酶**<br>(东菱迪芙,东菱精纯克栓酶)<br>Batroxobin<br>(DF－521) | 注射剂<br>0.5 ml<br>5 BU<br>1 ml<br>10 BU | 静滴 | 急性缺血性脑血管病:<br>首剂 10 BU<br>维持量 5 BU<br>隔日 1 次,溶于 NS 100 ～ 150 ml, 1 ～ 1.5 h静脉滴入<br>突发性耳聋(重型):<br>首剂 20 BU,以后 5～10 Bu,隔日 1 次,<br>1 疗程 1 周,必要时用 3 周;慢性期治疗,每次 5 BU,隔日 1 次可延至 6 周<br>慢性动脉闭塞症、振动病、末梢循环障碍:疗程可延至 3～6 周,延长期间,隔日 5 BU | |
| **麻疹活疫苗**<br>Measles<br>Vaccine Live | 注射剂<br>0.6 ml<br>1.0 ml | 皮下 | 每次 0.2 ml | 每次 0.2 ml |

| 作用及用途、不良反应、注意点 |
| --- |
| 【作用及用途】 为蛋白水解酶类。扩张血管,改善血液循环,降低血压,并能激活纤溶酶原成为纤溶酶,防止血栓形成。用于脑动脉硬化症、闭塞性动脉内膜炎、闭塞性血管炎、四肢慢性溃疡、肢端动脉痉挛症、手足发绀、老年性四肢冷感、中央视网膜炎、眼底出血等。<br>【不良反应】 偶有头昏、乏力、出血倾向。<br>【注意点】 ① $t_{max}$ 4 h,$t_{1/2}$ 7 h。② 肿瘤、新鲜眼底出血、脑血管意外、颅内压增高及心力衰竭者忌用。③ 用药后注意脑出血或其他出血倾向。④ 口服作用时间短,效力不及注射剂。⑤ 临用前每支溶解为 1.5 ml。 |
| 【作用及用途】 为新型强力溶血栓改善微循环制剂。能分解纤维蛋白原,抑制血栓形成,诱发 t-PA 释放,增强 t-PA 作用,促进纤维蛋白溶酶合成,起溶解血栓作用,还具有降低血黏度,抑制红细胞聚集、沉降,增加红细胞的变形能力,降低血管阻力及改善微循环的作用。用于急性缺血性脑血管病、突发性耳聋、慢性动脉闭塞症和振动病。<br>【不良反应】 较少见,可有注射部位或其他部位出血、发热、胸痛、头痛、头重、耳鸣、恶心、呕吐、皮疹和 AST 增高等。<br>【注意点】 ① 静滴 10 BU,隔日 1 次共 3 次,$t_{1/2}$:首次给药为 5.9 h,第 2 次 3 h,第 3 次 2.8 h。② 有出血史、手术不久、用其他抗凝剂或抑制血小板功能药或抗纤溶药物、严重肝肾功能不全、心源性休克、多脏器功能衰竭患者,乳母及对本品过敏者忌用;有消化性溃疡、脑出血疾病后遗症、药物过敏史者,孕妇及>70 岁老人慎用。③ 给药前血清纤维蛋白原>4 g/L 者首剂给 20 BU。④ 治疗后一旦出现出血,应即停药,并采取必要措施。⑤ 给药前及给药期间应随访血纤维蛋白原和血小板聚集检查。⑥ 治疗期间应避免星状神经节封闭、动脉或深静脉等穿刺检查或治疗。⑦ 与抗凝剂或血小板抑制剂合用,可能会增加出血倾向或使出血时间延长。 |
| 【作用及用途】 由减毒的麻疹病毒制成。能刺激易感者产生特异性免疫以预防麻疹。用于年龄在 8 个月以上的麻疹易感者。<br>【不良反应】 少数注射后 5~14 d 可有发热及皮疹。<br>【注意点】 ① 发热、急性传染病、急性中耳炎、活动性肺结核、有严重过敏史、1 个月内注射过丙种球蛋白或输全血者忌用。② 药液变为橘红色、混浊及有摇不散的絮状物不可再使用。③ 打开后,应于 1 h 内用完。④ 保存于 2~10℃。 |

| 药品名称 | 剂型规格 | 用法 | 成人剂量 | 小儿剂量 |
|---|---|---|---|---|
| **风疹减毒活疫苗**<br>(护贝法)<br>Rubella Vaccine Live<br>(Rudivax) | 注射剂<br>1 000 $TICD_{50}$<br>10 000 $TICD_{50}$ | 皮下或肌内 | 每次 1 000 $TICD_{50}$ | <12 个月<br>每次 1 000 $TICD_{50}$<br>1 岁后加强 1 次<br>>12 个月<br>每次 1 000 $TICD_{50}$ |
| **麻疹、腮腺炎、风疹三联减毒活疫苗**<br>(默尔康，普祥立适)<br>Measles, Mumps & Rubella Virus Vaccine Live<br>(MMR Ⅱ, Priorix) | 注射液<br>0.5 ml | 皮下(上臂外上部) | 每次 0.5 ml | ≥12 个月<br>每次 0.5 ml<br>4～6 岁或 11～12 岁再 1 次 |
| **灰髓炎活疫苗**<br>Poliomyelitis Vaccine Live<br>(Orimune, OPV) | 糖丸 | 口服 | 每次 1 丸<br>共 2 次<br>间隔 2 个月<br>6～12 个月后<br>服第 3 次 | 每次 1 丸<br>共 3 次<br>间隔 1 个月<br>1.5～2 岁<br>加强 1 次<br>4 岁再加强 1 次 |
| **灭活灰髓炎疫苗**<br>Inactivated Poliomyelitis Vaccine<br>(Imovax Polio, IPV) | 注射剂<br>0.5 ml | 皮下或肌内 | 每次 0.5 ml<br>间隔 1～2 个月后重复 1 次<br>6～12 个月后<br>注射第 3 次 | 从 2 个月开始<br>每次 0.5 ml<br>共 3 次<br>间隔 1～2 个月<br>1 年后加强 1 次，以后每 5～10 年加强 1 次 |

| 作用及用途、不良反应、注意点 |
| --- |
| 【作用及用途】 为风疹 WistarRA27/3 M 株减毒活疫苗。用于风疹预防。<br>【不良反应】 偶有体温升高、注射部位红斑或硬结、局部淋巴结肿大。<br>【注意点】 ① 急性感染性疾病、先天性或获得性免疫功能缺陷、活动性疾病患者忌用;HIV 感染及对新霉素超敏者慎用。② 接受免疫球蛋白或输血治疗患者,接种本品应间隔 3 个月以上;接种本品后 2 周内,不宜使用免疫球蛋白。③ 本品为冻干制剂,溶解后的疫苗应立即使用。④ 保存于 2～8℃。 |
| 【作用及用途】 为麻疹病毒、腮腺炎病毒、风疹病毒减毒株混合疫苗。可用于＞12 个月易感人群对麻疹、腮腺炎和风疹的预防。<br>【不良反应】 注射局部短暂刺痛感和烧灼感,罕见触痛和局部淋巴结肿大,可有咽痛、咳嗽、鼻炎、头痛、头晕、恶心、呕吐、腹泻、皮疹、腮腺炎、中耳炎、结膜炎、神经性耳聋、睾丸炎、血小板减少和紫癜,神经系统反应可有惊厥、视神经炎、脑炎、共济失调。<br>【注意点】 ① ＞15 个月人群、疫苗诱导的抗体可持续 11 年。② 对本品任一成分(新霉素、山梨醇及明胶)或鸡蛋过敏、发热性疾病、活动性肺结核、影响骨髓或淋巴系统的恶性肿瘤、免疫缺陷者及孕妇忌用;乳母、有个人或家庭惊厥史及脑外伤者慎用。③ 输血或血浆、注射人体免疫球蛋白 3 个月后才能接种。④ 自然麻疹感染高发人群,应在＜12 个月时注射 0.5 ml,并于 15 个月及 4～6 岁或 11～12 岁时各注射 1 次。⑤ 接种前准备好过敏反应的急救措施。⑥ 本疫苗应与其他活疫苗间隔 1 个月以上接种,与破伤风和灰髓炎同时接种时,应用不同注射器接种于不同部位。⑦ 妇女接种后 3 个月内避免妊娠。⑧ 本疫苗可能抑制结核菌素试验。⑨ 液体呈透明黄色,使用专用稀释液配制,配制后应在 8 h 内使用完。⑩ 避光保存于 2～8℃。 |
| 【作用及用途】 为减毒的Ⅰ、Ⅱ、Ⅲ型灰髓炎活疫苗。可刺激机体产生相应抗体。用于 2～3 个月、幼儿至 18 岁儿童灰髓炎的主动免疫。<br>【不良反应】 偶有发生接种后瘫痪,但十分罕见,也有伴急性感染性多发性神经根炎的报告。<br>【注意点】 ① 发热、感染、持续呕吐、腹泻或消化道感染者,应延迟接种。② 有免疫缺陷、接受免疫抑制剂或放射治疗者忌用。③ 糖丸应以冷开水溶解,空腹时喂服,1 h 后才能进食。④ 2～8℃保存 5 个月。 |
| 【作用及用途】 为Ⅰ、Ⅱ、Ⅲ型灰髓炎灭活疫苗。可作为婴儿和未经免疫的儿童的主动免疫,同时用于口服灰髓炎疫苗禁忌的免疫缺陷患者需要灰髓炎免疫者。<br>【不良反应】 注射局部红、肿、疼痛和硬结、发热、肌痛、头痛和淋巴结肿大,皮疹和荨麻疹罕见。<br>【注意点】 ① 对本品任何成分或链霉素过敏者忌用。② 婴儿作股中外侧肌内注射,年长儿作上臂三角肌肌内注射,亦可作皮下注射。③ 本品无发生接种后灰髓炎的危险。④ 第 1、2 次可与白百破联合疫苗同时接种(用不同注射器,注射于不同部位)。⑤ 第 2 针后可产生免疫力,第 1 次加强后免疫力可持续 5 年以上。 |

| 药品名称 | 剂型规格 | 用法 | 成人剂量 | 小儿剂量 |
|---|---|---|---|---|
| **水痘减毒活疫苗**<br>(威可檬)<br>Live Attenuated Vaccine Varicella<br>(Varilrix) | 注射剂<br>$10^{3.3}$ PFu | 皮下 | 首剂 $10^{3.3}$ PFu<br>6～10 周后<br>加强 1 次 | 1～12 岁<br>每次 $10^{3.3}$ PFu<br>>13 岁<br>首剂 $10^{3.3}$ PFu<br>6～10 周后<br>加强 1 次 |
| **流行性感冒流行毒株亚单位灭活疫苗**<br>(爱力保 S1)<br>Agrippal S1 | 注射剂<br>0.5 ml | 肌内 | 首次 0.5 ml<br>必要时每年注射 1 次 | 6 月～3 岁<br>首剂 0.25 ml<br>隔 4 周 0.25 ml<br>>3 岁<br>0.5 ml<br>以后均每年注射 1 次 |
| **流行性感冒病毒裂解疫苗**<br>(福禄立适，凡尔灵)<br>Inactivated Split Influenza Vaccine<br>(Fluarix, Vaxigrip) | 注射剂<br>0.25 ml<br>0.5 ml | 皮下<br>或<br>肌内 | 每次 0.5 ml | 6～35 个月<br>0.25 ml<br>首次接种者<br>隔 4 周后再接种 1 次<br>>36 个月<br>0.5 ml |

| 作用及用途、不良反应、注意点 |
| --- |
| 【作用及用途】 为减毒的水痘-带状疱疹活病毒的冻干制品。用于＞1 岁的健康个体、易感高危者及他们的易感健康密切接触者的水痘的预防。<br>【不良反应】 发热，注射部位可能发生丘疹水疱样皮疹。<br>【注意点】 ① 外周淋巴细胞计数＜1.2×$10^9$/L 或有细胞免疫缺陷者、孕妇及对新霉素有全身超敏史者忌用。② 有急性严重发热性疾病，应延迟给予，而健康个体有轻微感染非免疫禁忌。③ 免疫后 3 个月内应避孕，在近期接受过免疫球蛋白或输血者应推迟 3 个月给予。④ 复溶后立即使用，注射前应待乙醇(酒精)或其他消毒剂完全挥发，以免病毒灭活。⑤ 注射后宜观察 30 min。⑥ 健康个体本品可与其他灭活疫苗同用，用不同注射器注射于不同部位。但与麻疹活疫苗接种至少要间隔 1 个月，高危患者在无禁忌证的情况下，可与其他灭活疫苗同用，不应与其他减毒疫苗同用。⑦ 本品呈微粉红色，必须以所附灭菌注射液溶解，复溶液呈粉红或红色。⑧ 每一剂复溶后疫苗不少于 $10^{3.3}$蚀斑形成单位(PFu)的减毒水痘-带状疱疹病毒。⑨ 避光保存于 2～8℃。 |
| 【作用及用途】 为含高纯度的甲型和乙型流感病毒具有免疫活性的抗原成分(血凝素和神经氨酸酶)。注射后 10～15 d 产生免疫力，1 年后保护率降低。用于甲型和乙型流感的预防。推荐应用于 6 个月以上小儿、老人(65 岁以上)，或原有某些疾病，如肺部和心脏疾病、糖尿病、肾功能不全、血红蛋白病、免疫功能低下或受抑制、在流感期间有发生并发症的危险者、6 个月至 18 岁患者长期应用阿司匹林治疗、公共服务及高危行业人员及其家庭成员。<br>【不良反应】 注射部位轻微的红、肿、硬结，亦有发热、全身不适、肌痛和神经系统反应，偶可出现荨麻疹、血管性水肿、哮喘或全身性过敏反应。<br>【注意点】 ① 对鸡蛋蛋白或疫苗的其他成分过敏、急性热病、曾有注射流感疫苗后出现神经系统反应者忌用；有血小板减少和出血性疾病者慎用。② 一般在秋季接种。③ 用前充分摇匀，注射时勿穿入血管。④ ＜12 岁注射于股前外侧肌内，＞12 岁注射于臂三角肌内。⑤ 须备肾上腺素或其他对抗即刻过敏反应的药物。⑥ 保存于 2～8℃，不可冻结。⑦ 另有国产流行性感冒亚单位疫苗，用法：＞3 岁，每次 0.5 ml，余同进口疫苗。 |
| 【作用及用途】 为鸡胚中培养的流感病毒(世界卫生组织推荐的北半球 2007～2008 流感季节疫苗株)，经裂解、灭活、纯化制得，含有抗原及血凝素。用于流行性感冒的预防。推荐应用于体弱多病及免疫缺陷的儿童和老人。<br>【不良反应】 注射部位红、肿、硬结；发热、肌痛、乏力；速发性过敏反应罕见。<br>【注意点】 ① 对卵蛋白或疫苗的其他成分过敏者忌用；免疫功能低下者慎用。② 发热或急性感染期患者宜推迟接种。③ 免疫抑制剂可降低本品接种后的免疫应答。④ 温带地区应于秋季开始时接种，热带地区在流行高峰到来前或开始时接种。⑤ 每年应按年龄注射适合剂量及该年推荐的抗原组分。⑥ 用前置室温充分摇匀，如安瓿断裂或液体变色，不得使用。⑦ 可与其他疫苗联合应用，但不可混合于同一注射器内或于同一部位注射。⑧ 每 0.5 ml 疫苗包含各推荐病毒株 15 μg 血凝素。⑨ 保存于 2～8℃，不可冻结。⑩ 另有国产流行性感冒病毒裂解疫苗，但疫苗株较少，剂量及用法同进口疫苗，但＞3 岁儿童仅种 1 次。 |

| 药品名称 | 剂型规格 | 用法 | 成人剂量 | 小儿剂量 |
|---|---|---|---|---|
| **乙型脑炎灭活疫苗**<br>Inactivated Japanese Encephalitis Vaccine | 注射剂<br>0.5 ml<br>2.5 ml<br>5 ml<br>10 ml | 皮下 | 每次 0.5 ml | >1 岁<br>首剂 0.5 ml<br>1 周后再用 0.5 ml<br>另于 2、7 岁各加强 1 次 |
| **灭活甲型肝炎病毒(HM 175 病毒株)疫苗**<br>(贺福立适)<br>Hepatitis A Viral Protein (HM 175 Strain)<br>(Havrix) | 注射剂<br>0.5 ml<br>1 ml | 肌内(于臂三角肌内) | >16 岁及成人<br>0、1、6 个月程序：<br>首剂 1 ml<br>1 个月后 1 ml<br>其后 6～12 个月 1 ml<br>0、6 个月程序：<br>首剂 2 ml<br>其后 6～12 个月 2 ml | 1～16 岁<br>0、1、6 个月程序：<br>首剂 0.5 ml<br>1 个月后 0.5 ml<br>其后 6～12 个月 0.5 ml<br>0、6 个月程序：<br>首剂 1 ml<br>其后 6～12 个月 1 ml |
| **甲肝减毒活疫苗**<br>Live Attenuated HAV | 注射剂<br>1 ml | 皮下 | 每次 1 ml | >1 岁<br>每次 1 ml<br>必要时可加强 1 次 |
| **灭活甲型肝炎病毒疫苗**<br>(巴维信)<br>Inactivated Hepatitis A Vaccine<br>(Avaxim) | 注射剂<br>0.5 ml<br>(160 抗原单位) | 肌内 | 每次 0.5 ml<br>6 个月后加强 1 次 | >2 岁<br>每次 0.5 ml<br>6 个月后加强 1 次 |

| 作用及用途、不良反应、注意点 |
| --- |
| 【作用及用途】 为将流行性乙型脑炎 SA14－14－2 减毒株病毒，经培育收获病毒液，加保护剂冻干制成。用于乙型脑炎的预防。<br>【不良反应】 偶有发热和过敏性皮疹。<br>【注意点】 ① 发热，急性传染病，中耳炎，活动性结核病，心、肝、肾疾病，体质衰弱，有过敏史或抽风，近期或正在进行免疫抑制治疗者及孕妇忌用。② 启开安瓿和注射时切勿使消毒液接触本品。③ 如安瓿断裂或液体变色，不得使用。④ 本品溶解后应在 1 h 内用完。⑤ 另有流行性乙型脑炎减毒活疫苗(Live Attenuated Japanese Encephalitis Vaccine)，剂量及用法同本品。 |
| 【作用及用途】 为甲型肝炎 HM 175 病毒株经甲醛灭活制成，可诱导人体产生甲型肝炎抗体。用于有感染甲型肝炎病毒危险的对象的主动免疫。<br>【不良反应】 发热、头痛、乏力、恶心和食欲减退。注射局部可有疼痛、硬结、红肿。<br>【注意点】 ① 对疫苗成分过敏者忌用；血小板减少症、出血性疾病患者，孕妇及乳母慎用。② 发热和急性感染者应推迟应用。③ 血液透析或免疫功能受损者，应追加一剂疫苗，以免甲型肝炎抗体产生不足。④ 疫苗接种后应观察 30 min。⑤ 与免疫球蛋白合用不影响甲型肝炎抗体的阳转率。⑥ 联合应用其他灭活疫苗，必须用不同的注射器，注射于不同的部位。⑦ 疫苗 0.5 ml(一个儿童剂量)含病毒抗原不低于 360 ELISA U，1 ml(一个成人剂量)不低于 720 ELISA U。⑧ 2～8℃保存，上液无色澄清，可有微细沉淀。 |
| 【作用及用途】 为甲肝病毒减毒株接种人二倍体细胞，经培养、收获病毒液而制成。用于甲型肝炎的预防。<br>【不良反应】 注射部位疼痛、红肿，偶有皮疹。<br>【注意点】 ① 肝炎，发热或其他急性传染病，急、慢性严重疾病，免疫缺陷症或免疫抑制剂使用者及过敏体质者忌用。② 注射丙种球蛋白者，应间隔 1 个月以上再接种本疫苗。 |
| 【作用及用途】 本品使用的病毒系 GBM 株，接种本品可刺激人体产生抗甲肝病毒的主动免疫。用于＞2 岁儿童和成人的甲型肝炎的预防。<br>【不良反应】 注射部位疼痛、红斑及轻度发热、乏力、头痛、肌痛、关节痛、胃肠道反应等。<br>【注意点】 ① 对本品中任何成分过敏者忌用；孕妇和乳母慎用。② 发热、急性病、进行性慢性病患者应推迟接种。③ 免疫抑制治疗或免疫缺陷状态可降低本品免疫应答。④ 应注射于上臂三角肌内，不应注射于臀部；血小板减少或有出血倾向患者，可经皮下注射。⑤ 可与免疫球蛋白合用，但应使用不同注射器，并注射于不同部位。⑥ 可与其他灭活疫苗在同一注射部位合用。⑦ 保存于 2～8℃，不可冻结。 |

| 药品名称 | 剂型规格 | 用法 | 成人剂量 | 小儿剂量 |
|---|---|---|---|---|
| **甲型肝炎纯化灭活疫苗**<br>(维康特)<br>Inactivated Hepatitis A Vaccine Purified<br>(Vaqta) | 注射剂<br>0.5 ml<br>25 U<br>1 ml<br>50 U | 肌内 | 每次 1 ml<br>6 个月后加强 1 次<br>1 ml | 2～17 岁<br>每次 0.5 ml<br>6～18 个月后<br>加强 1 次 0.5 ml<br>首次接种应在预计接触前至少 2 周进行 |
| **重组酵母乙肝疫苗**<br>(维康基因工程乙肝疫苗)<br>DNA Hepatitis B Vaccine<br>(Vecon) | 注射剂<br>0.5 ml<br>5 μg | 肌内 | 一般易感者及高危人群:<br>每次 5 μg<br>于 0、1、6 个月<br>各 1 次 | 预防垂直传播:<br>每次 5 μg<br>出生 24 h、1 个月及 6 个月各 1 次<br>新生儿及儿童:<br>每次 5 μg<br>于 0、1、6 个月<br>各 1 次 |
| **灭活狂犬病疫苗**<br>(维尔博)<br>Inactivated Rabies Vaccine<br>(Verorab) | 注射剂<br>2.5 IU | 皮下或肌内 | 暴露前免疫:<br>每次 0.5 ml<br>于当日、第 7 d、28 d (或 21 d)各接种 1 次<br>1 年后加强 1 次<br>以后每 5 年注射 1 次<br>暴露后免疫:<br>从未接种狂犬病疫苗或接种已超过 5 年者:<br>每次 0.5 ml<br>于当日、第 3 d、7 d、14 d、28 d 各注射 1 次<br>接种狂犬病疫苗在 5 年内者:<br>每次 0.5 ml<br>于当日、第 3 d<br>各加强注射 1 次 | 同成人 |

| 作用及用途、不良反应、注意点 |
| --- |
| 【作用及用途】 为高度提纯和灭活的全病毒疫苗。能诱导机体产生对甲肝病毒的抗体,具有高度的免疫原性。用于接触前的主动免疫,以预防甲型肝炎。<br>【不良反应】 注射部位疼痛、红斑、肿胀、发热;腹痛、咽炎、头痛及瘙痒、皮疹和荨麻疹等;罕见肝功能异常、嗜酸粒细胞减少及尿蛋白增高。<br>【注意点】 ① 对本疫苗任何成分过敏者忌用;孕妇、乳母、有出血倾向者慎用。② 发热、急性病、进行性慢性病患者应推迟接种。③ 免疫抑制治疗或免疫缺陷状态可降低本品免疫应答。④ 可与免疫球蛋白合用,但使用不同注射器,并应注射于不同部位。⑤ 可与黄热病、伤寒疫苗联合接种,但在不同部位用不同注射器注射。⑥ 应注射于上臂三角肌内。⑦ 2～8℃下保存。 |
| 【作用及用途】 利用基因工程技术将乙肝病毒表面抗原基因克隆进入酵母菌中制成。用于预防所有已知亚型的乙肝病毒感染,此疫苗适用于乙肝易感者、乙肝病毒表面抗原阴性和转氨酶正常可能感染乙肝的任何人。<br>【不良反应】 偶见注射部位红肿或疼痛、发热和头痛。<br>【注意点】 ① 注射于上臂三角肌内。② 应备有肾上腺素,在过敏反应时使用。③ 用前摇匀,有摇不散的块状物不得使用。④ 另有乙肝基因工程疫苗,为中国仓鼠卵巢细胞分泌的乙肝表面抗原加佐剂氢氧化铝制成,每支 1 ml 含 10 μg,每次剂量为 10 μg,用法同本品。 |
| 【作用及用途】 为 VERO 传代细胞培养的狂犬病毒(Wistar Rabies PM/W 138－1503－3 M 株),经β-丙内酯灭活制成。用于狂犬病的预防。<br>【不良反应】 注射局部发红或轻度硬结。<br>【注意点】 ① 对链霉素或新霉素过敏者慎用。② 孕妇、急性发热性疾病患者,宜推迟预防或加强接种;对暴露后免疫,孕妇非忌用。③ 对于Ⅲ度咬伤者,应同时使用抗狂犬病血清、马抗狂犬病免疫球蛋白(40 IU/kg)、人狂犬病免疫球蛋白(20 IU/kg)。④ 类固醇和免疫抑制剂可导致本品接种失败,对此类接种者应进行中和抗体测定。⑤ 使用前,应将所附稀释剂(0.4％NaCl)0.5 ml,溶解本品,溶解后疫苗应为均匀、清亮液体,并且应立即使用。⑥ 2～8℃保存。 |

| 药品名称 | 剂型规格 | 用法 | 成人剂量 | 小儿剂量 |
|---|---|---|---|---|
| **人用浓缩狂犬病疫苗**<br>Concentrated Antirabic Vaccine | 注射剂<br>1 ml<br>2.5 IU | 肌内 | 被可疑狂犬咬伤者：每次 2 ml，每日 1 次，于咬伤当日及第 3、7、14、30 d 及第 90 d 注射，严重咬伤者，于当日、第 3 d 用量加倍<br>疫区工作人员预防：每次 2 ml，进入疫区当日及第 7、21 d 各 1 次，以后每年加强 1 次 | 同成人 |
| **23 价肺炎球菌多糖疫苗**<br>(纽莫法 23)<br>Pneumococcal Vaccine Polyvalent (Pneumovax23) | 注射剂<br>0.5 ml | 皮下或肌内 | 每次 0.5 ml<br>免疫低下高危者<br>5 年后再 1 次接种 | >2 岁<br>每次 0.5 ml<br><10 岁免疫低下高危者，间隔 3～5 年再接种 1 次 |
| **A 群脑膜炎球菌多糖疫苗**<br>Group A Meningococcal Polysaccharide Vaccine | 注射剂<br>0.3 mg | 皮下 | 每次 30 μg | 6 个月至 3 岁<br>每次 30 μg<br>3 个月后加强 1 次<br>>3 岁<br>每次 30 μg |

| 作用及用途、不良反应、注意点 |
|---|
| 【作用及用途】 为地鼠肾疫苗。用于被可疑狂犬或被患狂犬病的其他动物咬伤、抓伤或其口涎污染的患者及疫区工作人员有感染狂犬病危险者的预防。<br>【不良反应】 注射局部可能有疼痛、红晕或淋巴结肿大、轻度发热及变应性皮疹，偶有变态反应性脑脊髓膜炎等。<br>【注意点】 ① 尽早应用。② 注射于上臂三角肌或臀部。③ 对严重咬伤者(指头面、颈、手指及多部位咬伤)或深度咬伤者(大量出血、肌肉皮肤被咬掉)，最好在注射疫苗当日或前 1 日，配合使用干燥精制抗狂犬病血清，并在全程注射后的第 10、20 和 90 d 再各注射本品 1 ml。④ 注射后忌饮酒、浓茶等刺激性饮食，并避免激烈性运动。⑤ 用前应充分摇匀，若发现有摇不散的凝块，或变色、安瓿有裂纹时不得使用。⑥ 2～10℃阴暗处保存。 |
| 【作用及用途】 为高度提纯的 23 种肺炎链球菌的荚膜多糖，可有效预防上述 23 种类型肺炎链球菌引起的感染。接种后 3 周，保护性特异抗体水平升高，约可持续 5 年之久。应用范围如下：① 脾切除或脾功能障碍、淋巴瘤、器官移植者，心脏、呼吸系统及肝肾功能不全者，＞50 岁成人，嗜酒或免疫抑制患者。② 流行时，集体机构住宿者。再接种用于距上次接种已超过 4 年的肺炎链球菌感染的高危者。<br>【不良反应】 常见注射局部疼痛、红肿及硬结。另有低热、不适、乏力、血清病、关节痛、肌痛、关节炎、皮疹、荨麻疹。<br>【注意点】 ① 对本品任何成分过敏者、妊娠初 3 个月忌用；＜2 岁小儿不用；妊娠后 6 个月，乳母，特发性血小板减少性紫癜及严重心、肺功能不全者慎用。② 发热或急性高热时要推迟使用。③ 应在放疗或化疗开始或脾切除前 14 d 给予。④ 可与流感病毒疫苗同时应用。⑤ 应备有肾上腺素等对付超敏反应。⑥ 0.5 ml 疫苗中含有每种分型的脂多糖 25 μg。⑦ 本品为澄清无色液体，2～8℃储存。⑧ 另有纯化肺炎链球菌荚膜多糖(23 种血清型)(优博 23，Pneumo 23)，其规格、剂量与本品同。 |
| 【作用及用途】 为用 A 群脑膜炎奈瑟菌培养液，经提纯获得多糖抗原。用于预防 A 群脑膜炎奈瑟菌引起的流行性脑脊髓膜炎。<br>【不良反应】 偶有短暂发热，局部稍有压痛感。<br>【注意点】 ① 癫痫、脑部疾患、有过敏史、肾脏病、心脏病、活动性结核、急性传染病及发热患者忌用。② 接种应于流脑流行季节前完成，可根据需要 3 年复种 1 次。③ 皮下注射应于上臂外侧三角肌附着处。④ 溶化摇匀后立即使用。⑤ 本品遇热易降解，注射现场应避开热源。 |

| 药品名称 | 剂型规格 | 用法 | 成人剂量 | 小儿剂量 |
|---|---|---|---|---|
| **A+C 群脑膜炎球菌多糖疫苗**<br>(梦灵康)<br>Group A & C Meningococcal Polysaccharide Vaccine | 注射剂<br>0.5 ml<br>0.1 mg | 皮下 | 每次 0.5 ml | >2 岁<br>每次 0.5 ml |
| **双价肾综合征出血热纯化疫苗**<br>Inactivated Haemorrhagic Fever with Renal Syndrome Vaccine Purified Bivalent | 注射剂<br>1 ml | 肌内 | 每次 1.0 ml<br>于当日、第 14 d 各注射 1 次<br>1 年后再加强 1 次 | |
| **重组 B 亚单位/菌体霍乱菌苗**<br>(可唯适)<br>Oravacs | 肠溶胶囊 | 口服 | 每次 1 粒<br>于当日、第 7 d 和 28 d 各服 1 次 | >2 岁<br>同成人 |
| **福氏、宋内痢疾双价活疫苗**<br>(FSM - 2117 株)<br>Bivalent Live Vaccine of S. Flexneri and S. Sonnei (FSM - 2117) | 溶液<br>2 ml | 口服 | 首剂 1 ml<br>第 2、3 次各 2 ml<br>每次间隔 5～7 d | <5 岁<br>剂量为成人 1/3<br>～13 岁<br>剂量为成人 1/2<br>用法同成人 |

| 作用及用途、不良反应、注意点 |
| --- |
| 【作用及用途】 用A群及C群脑膜炎奈瑟菌培养液，经提纯获得A群及C群多糖抗原。用于预防A群及C群脑膜炎奈瑟菌引起的流行性脑脊髓膜炎。<br>【不良反应】 偶有短暂发热，局部稍有压痛感。<br>【注意点】 ① 癫痫、脑部疾患、有过敏史、肾脏病、心脏病、活动性结核、急性传染病、发热及2岁以下婴幼儿忌用。② 接种应于流脑流行季节前完成，3年内避免重复接种。③ 皮下注射应于上臂外侧三角肌附着处。④ 本品含A群及C群多糖各50 μg。⑤ 开启配制摇匀后立即使用。⑥ 在2～8℃避光保存。 |
| 【作用及用途】 为用Ⅰ型和Ⅱ型肾综合征出血热病毒分别感染原代地鼠肾细胞，经培养、灭活、纯化制成。用于预防肾综合征出血热，主要对象为16～60岁的高危人群。<br>【不良反应】 发热、头晕、皮疹等，注射部位硬结和轻度肿胀。<br>【注意点】 ① 发热、急性疾病、严重慢性病、神经系统疾病、过敏性疾病及既往对抗生素和生物制品有过敏史者，孕妇及乳母忌用。② 另有双价肾综合征出血热纯化疫苗(Vero细胞)，用法同本品。③ 另有双价肾综合征出血热灭活疫苗，每支1 ml，于上臂外侧三角肌肌内注射，每次1.0 ml，于当日及第14、28 d各1次，1年后再加强1次，余同本品。④ 2～8℃避光保存。 |
| 【作用及用途】 用于预防霍乱。建议在2岁或2岁以上的儿童、青少年和有接触或传播危险的成人中使用。<br>【不良反应】 轻度腹痛、荨麻疹、恶心、腹泻等。<br>【注意点】 ① 发热，严重高血压，心、肝、肾脏病，艾滋病及活动性结核患者及孕妇和2岁以下婴幼儿忌用。② 应于餐后2 h服用，服后1 h勿进食，服后2 d内忌食生冷、油腻、酸辣食品。③ 每粒胶囊含灭活霍乱弧菌菌体$5.0\times10^{10}$，重组霍乱毒素B亚单位1 mg。④ 保存于2～8℃，不可冻结。 |
| 【作用及用途】 为用可表达福氏2a和宋内痢疾双价菌体抗原的减毒痢疾菌株(FSM-2117)，经培养、冻干制得。用于预防细菌性痢疾。<br>【不良反应】 偶有恶心、腹部不适等。<br>【注意点】 ① 免疫缺陷或免疫功能不全，胃肠道及心、肝、肾疾患，急性传染病和发热者忌用。② 本品应在空腹或半空腹时服用。③ 启开安瓿和服用时，切勿使消毒剂接触疫苗。④ 本品含菌2 000亿($2\times10^{11}$) CFU，含活菌不低于$4\times10^{10}$ CFU。⑤ 保存于2～8℃。 |

| 药品名称 | 剂型规格 | 用法 | 成人剂量 | 小儿剂量 |
|---|---|---|---|---|
| **伤寒 Vi 多糖疫苗**<br>(达恩 Vi)<br>Polysaccharide Typhoid Vi Vaccine | 注射剂<br>0.5 ml<br>25 μg<br>10 ml<br>0.5 g | 皮下或肌内 | 每次 0.5 ml<br>3 年后可再接种 | >2 岁<br>每次 0.5 ml<br>3 年后可再接种 |
| **精制白喉抗毒素**<br>Purified Diphtheria Antitoxin<br>(DAT) | 注射剂<br>3 000 U<br>10 000 U<br>1 ml<br>10 000 U | 肌注或静注 | 预防:<br>1 000～2 000 U<br>治疗:<br>单纯鼻或扁桃体白喉:<br>2 万～3 万 U<br>单纯喉白喉:<br>3 万～4 万 U<br>咽、喉白喉:<br>4 万～6 万 U<br>咽、喉、气管白喉:<br>6 万～8 万 U<br>鼻、口腔、咽、喉、气管白喉:<br>8 万～12 万 U<br>均 1 次足量注射 | 同成人 |
| **精制破伤风抗毒素**<br>Purified Tetanus Antitoxin<br>(TAT) | 注射剂<br>1 ml<br>1 500 U<br>3 000 U | 皮下或肌内 | 预防<br>1 500～3 000 U | 预防<br>1 500～3 000 U |
| | 注射剂<br>1 万 U<br>3 万 U | 静注或静滴 | 治疗<br>每日 10 万 U<br>其中肌内及静注或静滴各 5 万 U,连用 2 d | 治疗<br>每日 3 万～10 万 U<br>其中肌内及静注或静滴各 1.5 万～5 万 U,连用 2 d |

| 作用及用途、不良反应、注意点 |
| --- |
| 【作用及用途】 为纯化伤寒沙门菌 Vi 荚膜多糖制得。用于成人及 2 岁以上儿童伤寒的预防。<br>【不良反应】 注射局部轻微疼痛、硬结，皮疹，轻微体温升高。<br>【注意点】 ① 对本品任何成分过敏、发热、严重心脏病、高血压、肝肾疾病、活动性结核及有过敏反应史者忌用；<2 岁儿童由于抗体反应可能不充分，不宜使用本品。② 发热或急性感染患者，应推迟接种。③ 另有国产伤寒 Vi 多糖菌苗，每支 0.5 ml(30 μg)，上臂三角肌肌内注射，每次 0.5 ml。④ 保存于 2～8℃，不可冻结。 |
| 【作用及用途】 能中和白喉毒素，用于预防或治疗白喉。<br>【不良反应】 可引起过敏反应，如过敏性休克及血清病。<br>【注意点】 ① 对白喉患者及 4 年内没有接受白喉类毒素全程免疫而又与白喉患者密切接触者，应及早、足量注射，但对带菌者的治疗意义不大。② 注射前须详细询问既往过敏史。凡本人及直系亲属曾有支气管哮喘、枯草热、湿疹或血管神经性水肿等病史，或对某种物质过敏，或本人过去注射过马血清制剂者，均须特别提防过敏反应的发生。③ 用前应做过敏试验，阳性反应者应用脱敏法注射。过敏试验法：将本品 0.1 ml 用 NS 稀释 10 倍，于前臂内侧皮内注射 0.05～0.1 ml，观察 30 min，注射部位有红晕或皮丘超过 1 cm 者为阳性。脱敏法：本品用 NS 稀释 10 倍，皮下注射 0.2 ml。10 min 后观察有无全身反应如气喘、发绀及显著呼吸短促、脉搏加速等，如无反应，可再注射 0.4 ml，如其注射量达 0.8 ml，仍无反应时，即认为已脱敏；可将余量 1 次注射。④ 足量注射后 12 h 如症状无改善，可再用原量注射。⑤ 冻干剂型加入规定量注射用水轻轻摇动，应在 15 min 完全溶解。⑥ 2～10℃暗处保存。 |
| 【作用及用途】 为抗毒素球蛋白制剂，能中和破伤风毒素。用于破伤风的治疗及 5 年内未接受类毒素全程免疫者破伤风的预防。<br>【不良反应】 易引起过敏反应。<br>【注意点】 ① 应早期、足量使用。② 用前必须做皮试，用本品 0.1 ml，以 NS 稀释 10 倍，取 0.05 ml 于前臂内侧皮内注射，30 min 后如局部皮丘增大、红肿，特别形似伪足或有痒感者为阳性反应，阳性者应用脱敏法注射(参见本页精制白喉抗毒素)，皮下注射应在上臂三角肌附着处。③ 静滴时以适量 NS 稀释后缓慢滴入，静注时将本品在 37℃ 水浴中加温数分钟缓慢注射，速度开始为 1 ml/min，以后不得超过 4 ml/min。④ 2～8℃阴凉处保存。 |

| 药品名称 | 剂型规格 | 用法 | 成人剂量 | 小儿剂量 |
|---|---|---|---|---|
| **精制肉毒抗毒素**<br>Purified Botulism Antitoxin (BAT) | 注射剂<br>1 万 U | 肌内<br>静注<br>或<br>静滴 | 预防<br>1 000～2 000 U<br>(单型)(肌内)<br>治疗<br>1 万～2 万 U<br>(单型)<br>必要时每 4～6 h 后可重复 1 次 | 同成人 |
| **干燥精制抗狂犬病血清**<br>Dried Purified Anti-Rabies Serum | 注射剂<br>1 000 U<br>10 ml<br>1 000 U | | 40 U/kg<br>一半剂量注射于局部伤口周围，另一半肌内注射<br>重症：<br>80～100 U/kg<br>用法同上 | 40 U/kg<br>方法同成人 |
| **多价精制气性坏疽抗毒素**<br>Mixed Purified Gas-Gangrene Antitoxin (GGAT) | 注射剂<br>1 万 U | 皮下<br>或<br>肌内 | 预防：<br>每次 1 万 U<br>必要时每 5～10 d 反复注射<br>治疗：<br>每日 3 万～5 万 U 必要时每隔 6～8 h 按前剂量或适当减量反复注射，直至病情好转 | 同成人 |
| **抗炭疽血清**<br>Anthrax Antisera | 注射剂<br>20 ml | 皮下<br>肌内<br>或<br>静滴 | 预防：<br>1 次 20 ml<br>治疗：<br>第 1 d 注射 20～30 ml，待体温恢复正常，水肿消退后，可根据病情给予维持量。 | 同成人 |

| 作用及用途、不良反应、注意点 |
|---|
| 【作用及用途】 能中和肉毒杆菌外毒素。用于肉毒中毒。<br>【注意点】 ① 注射前必须先做过敏试验，有过敏反应者，应作脱敏处理后使用，方法同751页精制白喉抗毒素。② 必须早期使用，在起病后24 h内或在发生肌肉瘫痪以前注入最有效。③ 单价A、B、E型肉毒抗毒素每支含相应型抗毒素1万U。④ 另有多价肉毒素抗毒素每支含A、B、E型抗毒素各1万U。⑤ 根据中毒菌型，可选用相应抗毒素，如菌型不明时，应选用注射多价肉毒素抗毒素。⑥ 静注初速<1 ml/min，以后速度<4 ml/min。⑦ 保存于2～4℃阴凉处。 |
| 【作用及用途】 用于被狂犬(或狂犬病其他动物)咬伤的患者。<br>【不良反应】 同751页精制白喉抗毒素。<br>【注意点】 ① 尽早、足量注射。② 用前应做过敏试验，有过敏反应者，应作脱敏处理后使用。③ 过敏及脱敏试验见751页精制白喉抗毒素项下。④ 受伤部位应进行局部周围浸润注射。⑤ 应同时联用抗狂犬病疫苗。⑥ 冻干制剂每支以注射用水5 ml溶解后使用。 |
| 【作用及用途】 能中和气性坏疽病原菌的外毒素。用作气性坏疽的预防和辅助治疗。<br>【不良反应】 同751页精制白喉抗毒素。<br>【注意点】 ① 本品只能作辅助治疗，必须彻底手术清创，并与抗菌药合用。② 注射前必须先做过敏试验，有过敏反应者，应作脱敏处理后使用，方法同751页白喉抗毒素。③ 在紧急情况下，可采用静脉注射，初速<1 ml/min，以后速度<4 ml/min。④ 每毫升中含多价(包括威氏、水肿、脓毒、溶组织)气性坏疽抗毒素不少于1 000 U。⑤ 保存于2～4℃ 阴凉处。 |
| 【作用及用途】 为炭疽杆菌抗原免疫的马血浆制成的炭疽杆菌免疫球蛋白。用于炭疽病的治疗和预防。<br>【不良反应】 同751页精制白喉抗毒素。<br>【注意点】 ① 注射前必须先做过敏试验，有过敏反应者，应作脱敏处理后使用，方法同751页精制白喉抗毒素。② 使用前尚须详细询问既往过敏史；凡本人及其直系亲属曾有支气管哮喘、枯草热、湿疹或血管神经性水肿等病史，或对某种物质过敏，或本人过去曾注射马血清制剂者，均须特别提防过敏反应的发生。③ 2～8℃避光干燥处保存。 |

| 药品名称 | 剂型规格 | 用法 | 成人剂量 | 小儿剂量 |
|---|---|---|---|---|
| **精制抗蝮蛇毒血清**<br>Purified Crotalus Antivenin | 注射剂<br>约 10 ml<br>6 000 U | 静注或静滴 | 6 000 U 加 NS 或 25% GS 20～40 ml 滴入或缓慢静注<br>重者酌情增加 6 000 U | 同成人 |
| **精制抗五步蛇毒血清**<br>Purified Agkistrodon Antivenin | 注射剂<br>约 10 ml<br>2 000 U | 静注或静滴 | 4 000 U 加 NS 或 5%～10% GS 250 ml 静滴，重者 6 000 U | 同成人 |
| **精制抗眼镜蛇毒血清**<br>Purified Naja naja atra Antivenin | 注射剂<br>约 13 ml<br>5 000 U | 静滴 | 0.5 万～1 万 U 加 NS 或 5% ～ 10% GS 250～500 ml 静滴 | 同成人 |
| **精制抗银环蛇毒血清**<br>Purified Bungurus Antivenin | 注射剂<br>约 8 ml<br>8 000 U | 静注 | 8 000 U<br>可酌情增减 | 同成人 |
| **人血丙种球蛋白**<br>Human γ-Globulin (Normal Immunoglobulin Human) | 注射剂<br>3 ml<br>0.3 g | 肌内 | 预防麻疹：<br>6 ml<br>预防甲型肝炎：<br>3～6 ml<br>预防孕妇风疹：<br>0.2～0.4 mg/kg | 预防麻疹：<br>0.1～0.15 ml/kg<br>(减轻症状)<br>0.2～0.6 ml/kg<br>(制止发病)<br>预防甲型肝炎：<br>0.05～0.1 ml/kg<br>预防灰髓炎：<br>0.3～0.5 ml/kg<br>低丙种球蛋白血症：<br>每次 0.1～0.3 g/kg<br>每月 1 次<br>首剂加倍 |

| 作用及用途、不良反应、注意点 |
| --- |
| 【作用及用途】 用于治疗蝮蛇、竹叶青蛇、龟壳花蛇等相应蛇种咬伤者。<br>【不良反应】 血清病及过敏性休克。<br>【注意点】 ① 尽早、足量应用。② 用前做过敏试验,过敏者,应在脱敏处理后使用。③ 过敏试验:将本品 0.1 ml 加 NS 1.9 ml,皮内注射 0.1 ml,观察 20～30 min,注射部位红肿<1 cm 和无蜘蛛样伪足者为阴性。④ 皮肤可疑阳性者可在用药前先肌内注射氯苯那敏 10 mg,或用地塞米松 5 mg 静注后 15 min 再用本品。⑤ 皮试阳性者可用脱敏法:取本品稀释 20 倍,分数次皮下注射,第 1 次 0.4 ml,观察 15～20 min,若无反应,可酌情增量注射,连续 3 次无异常,可给足量静注,肌内或皮下注射。⑥ 静注前本品应在 37℃水浴中加温数分钟,注射速度开始不超过 1 ml/min,以后不超过 4 ml/min。⑦ 保存于 2～10℃阴凉处。 |
| 【作用及用途】 含有健康人群血清中所见的各种抗体,能增强机体对细菌、病毒的抵抗力,且可封闭单核巨噬细胞表面的 Fc 受体,减少该系统细胞对带有自身抗体血细胞的破坏,还含有抗自身抗体的独特型抗体,可结合自身抗体;参与免疫调节。静脉注射免疫球蛋白主要成分为无抗体补体活性的 IgG 及其亚类,可用于静脉大剂量注射。用于麻疹、甲型肝炎、灰髓炎等的预防及先天性或获得性低丙种球蛋白血症、大面积烧伤、骨髓移植、早产儿和新生儿严重感染的治疗及特发性血小板减少症等。<br>【不良反应】 肌内注射部位疼痛、硬结,罕见暂时性红斑、呼吸困难、咳嗽、发绀、休克等。<br>【注意点】 ① 静脉注射后 $t_{max}$ 15 min,$t_{1/2}$ 3～4 周。② 对人免疫球蛋白过敏或有其他严重过敏史者、选择性 IgA 缺乏而 IgA 抗体阳性者忌用。③ 静脉制剂加注射用水溶解至 2%～3%的浓度,用输血器静滴,滴速初为 10～20 滴/min, 15 min 后可增加滴速,溶解后尽快应用,不得超过 3～4 h。④ 如发生面色潮红、胸闷、呼吸困难等应立即停止输注。⑤ 小儿在接受麻疹疫苗、灰髓炎等 |

| 药品名称 | 剂型规格 | 用法 | 成人剂量 | 小儿剂量 |
|---|---|---|---|---|
| | 注射剂<br>1 g<br>2.5 g<br>5.0 g | 静滴 | 特发性血小板减少性紫癜：<br>每日 0.4 g/kg<br>连用 5 d<br>重症感染：<br>每日 0.2～0.3 g/kg<br>连续 2～3 d | 低丙种球蛋白血症：<br>每次 0.2 g/kg<br>每周 1～3 次<br>使血中 IgG 达 0.5 g/dl，以后每 2～4 周 1 次，维持终身<br>抗感染：<br>每次 0.05～0.3 g/kg<br>每日 1 次<br>共 1～4 次<br>特发性血小板减少性紫癜、皮肤黏膜淋巴结综合征：<br>每日 0.4 g/kg<br>连用 5 d |
| **人胎盘血丙种球蛋白**<br>Human Placental r-Globulin (Normal Immunoglobulin Human Placenta) | 注射剂<br>3 ml<br>0.15 g | 肌内 | 预防甲型肝炎：<br>6～9 ml | 预防麻疹：<br>每次 0.2～0.3 ml/kg<br>(减轻症状)<br>预防甲型肝炎：<br>每次 0.1～0.2 ml/kg |
| **人狂犬病免疫球蛋白**<br>Human Rabies Immunoglobulin | 注射剂<br>100 U<br>200 U<br>500 U | 肌内 | 20 U/kg | 同成人 |

| 作用及用途、不良反应、注意点 |
|---|
| 疫苗期间,若给丙种球蛋白,会影响免疫抗体产生。⑥ 忌与引起蛋白质变性的药物同时静滴。⑦ 发现絮状颗粒沉淀不得输入,溶解时轻轻搓摇,不得用力振摇。⑧ 静脉制剂主要含 IgG(95%以上)及少量 IgA 和 IgM,肌内注射制剂含丙种球蛋白 IgG 浓度为 10%。⑨ 2～6℃避光保存。 |
| 【作用及用途】 同 755 页人血丙种球蛋白,但所含抗体较少。<br>【不良反应】 同人血丙种球蛋白。<br>【注意点】 同人血丙种球蛋白,每毫升含丙种球蛋白 45 mg 以上。 |
| 【作用及用途】 为高效价的狂犬病抗体,能特异性地中和狂犬病病毒,起到被动免疫作用。用于被狂犬或其他疯动物咬伤、抓伤患者的被动免疫。<br>【不良反应】 较少,偶有注射局部红肿、疼痛感。<br>【注意点】 ① 对人免疫球蛋白过敏或有其他严重过敏史者忌用。② 及时彻底清创后,于受伤部位用本品总剂量的 1/2 作皮下浸润注射,余下 1/2 进行肌内注射(头部咬伤者可注射于背部肌肉),随后即可进行狂犬病疫苗注射,但两种制品的注射部位和器具要严格分开。③ 所需总剂量如大于 10 ml,可在 1～2 d 内分次注射。④ 冻干制剂可加注射用水 1 ml 轻摇溶解,一次注射。⑤ 本品肌内注射不需做过敏试验。⑥ 如有异物或摇不散的沉淀,安瓿出现裂纹,不得使用。⑦ 2～8℃避光保存。 |

| 药品名称 | 剂型规格 | 用法 | 成人剂量 | 小儿剂量 |
| --- | --- | --- | --- | --- |
| **马抗狂犬病免疫球蛋白**<br>(法瑞博)<br>Equine Antirabies Immunoglobulin (Favirab) | 注射剂<br>5 ml<br>1 000～2 000 IU | 肌内 | 40 IU/kg | 同成人 |
| **人破伤风免疫球蛋白**<br>Human Tetanus Immunoglobulin | 注射剂<br>100 U<br>200 U<br>250 U | 肌内 | 预防：<br>250 U<br>创面严重或污染严重者 500 U<br>治疗：<br>3 000～6 000 U | 同成人 |
| **组胺免疫球蛋白**<br>Histaglobulin | 注射剂<br>2 ml | 皮下 | 每次 2 ml<br>每隔 4～7 d 1 次<br>1 疗程 3～5 次<br>维持量<br>每次 2 ml<br>每 3～4 个月 1 次 | 每次 2 ml<br>每隔 6～10 d 1 次<br>1 疗程 3～5 次 |

| 作用及用途、不良反应、注意点 |
| --- |
| 【作用及用途】 为马抗狂犬病免疫球蛋白 $F(ab')_2$ 片段。用于被患狂犬病或可疑狂犬病的动物咬伤(尤其是严重的咬伤)患者狂犬病的预防。<br>【不良反应】 血压过低、呼吸困难、荨麻疹;罕见面部和颈部突发性过敏性水肿,可能发生休克。6 d 后可出现发热、瘙痒、淋巴结肿大。<br>【注意点】 ① 对本品过敏及马血清过敏者忌用。② 应尽早应用。③ 对马蛋白过敏者,应优先使用人抗狂犬病免疫球蛋白,如果没有人抗狂犬病免疫球蛋白,则必须在加强监控条件下注射本品。④ 本品必须和狂犬病疫苗联合使用;狂犬病疫苗应注射于注射本品的身体另一侧,并使用不同的注射器。⑤ 用前需作皮试:使用 1∶10 稀释的本品在小臂前内侧皮内注射 0.1 ml,用等量 NS 皮内注射作对照,观察 15 min,注射部位红斑＞6 mm,或局部水肿、全身反应(非特异性),而对照无此反应,为阳性。但阴性结果不能保证可以完全避免严重的速发或迟发性过敏反应。⑥ 及时彻底清创后,大部分剂量应浸润注射于伤口周围,剩余剂量应在远离疫苗注射部位一次性肌内注射(臀部)。⑦ 任何情况下不得超剂量使用。 |
| 【作用及用途】 为精制破伤风类毒素对健康献血员进行超免后获得的免疫血浆,经提纯后制成。含特异性高效价破伤风抗体。用于破伤风的预防和治疗,尤其适用于对破伤风抗毒素(TAT)有过敏反应者。<br>【不良反应】 偶有注射部位轻微疼痛、低热、不适等。<br>【注意点】 ① 对人免疫球蛋白类制品有过敏史者忌用。② 应用本品作被动免疫的同时,可使用吸附破伤风疫苗进行自动免疫,但注射部位和器具应分开。③ 不需作皮试,供臀部肌内注射。④ 开瓶后,制品应一次注射完毕,不得分次使用。⑤ 本品宜单独使用。⑥ 液体制品应为澄清或可带乳光液体,可能出现微量沉淀,但一经摇动应立即消散。⑦ 若有摇不散的沉淀或异物,或安瓿有裂纹,则不得使用。⑧ 另有冻干制剂,剂量和用法同液体制剂,可用注射用水溶解。⑨ 2～8℃避光保存。 |
| 【作用及用途】 为经病毒灭活处理的人免疫球蛋白。用于预防和治疗支气管哮喘、变应性鼻炎、荨麻疹、异位性皮炎、湿疹、痒疹、皮肤划痕症、神经性皮炎等变应性疾病。<br>【不良反应】 极少数过敏体质患者可出现哮喘加重或荨麻疹、变应性鼻炎。<br>【注意点】 ① IgA 缺乏、使用激素类药物者,哮喘剧烈发作期,月经期,孕妇及极度衰弱者忌用。② 过敏体质患者首次用量应酌减。③ 疗效不显时,可重复 1～2 个疗程。 |

| 药品名称 | 剂型规格 | 用法 | 成人剂量 | 小儿剂量 |
|---|---|---|---|---|
| **人抗乙型肝炎免疫球蛋白**<br>Human Hepatitis B Immunoglobulin | 注射剂<br>100 U<br>200 U<br>400 U | 肌内 | 200～400 U | 母婴传播阻断：<br>100～200 U<br>(新生儿生后 24 h 内)<br>可在生后 1 个月再用同量注射 1 次<br>乙肝暴露后预防：<br>100 U |
| **冻干铜绿假单胞菌免疫人血浆**<br>Pseudomonas Immunized Human Plasma Dried | 冻干注射剂 | 静滴 | 每次 200 ml<br>间隔 1～3 d 1 次<br>1 疗程 6 次 | 每次 100 ml<br>用法同成人 |
| **人血白蛋白**<br>Human Serum Albumin | 注射剂<br>10%<br>50 ml<br>100 ml<br>25%<br>20 ml | 静注或静滴 | 见 704 页 | 见 704 页 |
| **人纤维蛋白原**<br>Human Fibrinogen (Parenogen) | 注射剂<br>1.5 g | 静滴 | 每次 1～6 g | |

| 作用及用途、不良反应、注意点 |
| --- |
| 【作用及用途】 为乙型肝炎特异的被动免疫制剂，含高效的乙型肝炎表面抗体。用于已知或可能被乙型肝炎感染人群的预防及阻断乙型肝炎的母婴传播。<br>【不良反应】 注射部位疼痛或触痛，可有荨麻疹和血管性水肿，罕见过敏反应，反复多次应用可能发生过敏性休克。<br>【注意点】 ① $t_{1/2}$ 17.5～25 d。② 对人免疫球蛋白过敏或有其他严重过敏史者，以及有 IgA 抗体的选择性 IgA 缺乏者忌用；老人、孕妇及乳母慎用。③ 因肌注有出血的危险，患严重血小板减少性紫癜及凝血因子缺乏的患者应权衡利弊是否使用。④ 以往未接受过乙型肝炎疫苗注射者及阻断母婴传播者，应在受感染后或生后 24 h 内尽快注射本品，并于 7 d 内及此后 1 个月及 6 个月接种乙型肝炎疫苗。⑤ 以往曾接受过乙型肝炎疫苗注射者，应在受感染后尽快检测血清乙型肝炎表面抗体（抗 Hbs），对抗 Hbs＜10 mIU/ml 或无法测知者，应尽快注射本品，同时注射乙型肝炎疫苗（分别注射于不同部位）。⑥ 凡已注射本品者，麻疹、水痘、腮腺炎、风疹疫苗必须在注射本品 3 个月后接种，对已接种上述疫苗后短期内注射本品者，上述疫苗应予复种。⑦ 注射时勿入血管，以免发生严重反应。⑧ 2～8℃贮存。 |
| 【作用及用途】 为乙型肝炎疫苗免疫后再经多价铜绿假单胞菌免疫献血员采集的、用枸橼酸钠抗凝的 2～3 份不同血型血浆混合后冻干制成，含有高效价特异抗体。用于铜绿假单胞菌易感者的预防和铜绿假单胞菌感染的治疗，如烧伤、创伤、手术后以及呼吸道、尿路等铜绿假单胞菌感染的预防及治疗，亦可作冻干健康人血浆使用。<br>【注意点】 ① 按瓶签规定的容量以 30～37℃的 0.1%枸橼酸钠溶液溶解，并以带滤网的无菌、无热原的输液器静脉输注。② 溶解温度为 10～30℃，温度不可过低。③ 应在 3 h 内输注完毕，剩余者不得再用。④ 容器有破损或异常时不可用。⑤ 特殊情况下也可用注射用水或 5%葡萄糖液溶解，但其 pH 在 9 左右，大量输注易引起碱中毒，必须慎重。⑥ 本品不得用含钙盐的溶液溶解。 |
| 【作用及用途】<br>【不良反应】 见 705 页人血白蛋白项下。<br>【注意点】 |
| 【作用及用途】<br>【不良反应】 见 357 页人纤维蛋白原项下。<br>【注意点】 |

| 药品名称 | 剂型规格 | 用法 | 成人剂量 | 小儿剂量 |
| --- | --- | --- | --- | --- |
| **重组人干扰素 α-2a**<br>(罗荛愫)<br>Recombinant Human Interferon α-2a<br>(rIFN α-2a) | 注射剂<br>100 万 U<br>300 万 U<br>450 万 U | 肌内<br>静滴<br>或<br>雾化<br>吸入 | 见 518 页及 604 页 | |
| **重组人干扰素 α-2b**<br>(干扰能)<br>Recombinant Human Interferon α-2b<br>(Intron A) | 注射剂<br>100 万 U<br>300 万 U<br>500 万 U<br>1 000 万 U<br>3 000 万 U | 静滴 | 见 606 页 | |
| | | 皮下 | 见 520 页及 606 页 | |
| **重组人干扰素 α-1b**<br>(赛若金,干扰灵)<br>Recombinant Human Interferon α-1b<br>(Sinogen) | 注射剂<br>10 μg<br>20 μg<br>30 μg<br>50 μg | 皮下<br>或<br>肌内 | 见 606 页 | |
| **重组人干扰素 γ**<br>(上生雷泰)<br>Recombinant Human Interferon γ | 注射剂<br>50 万 IU<br>100 万 IU | 皮下<br>或<br>肌内 | 每日 50 万 IU<br>3～4 d 后如无不良反应,将剂量增至每日 100 万 IU,第 2 个月后可改为隔日 150 万～200 万 IU,总疗程2～6 个月 | |

| 作用及用途、不良反应、注意点 |
| --- |
| 【作用及用途】<br>【不良反应】<br>【注意点】 } 见 519 页及 605 页重组干扰素 α－2a 项下。 |
| 【作用及用途】<br>【不良反应】<br>【注意点】 } 见 521 页及 607 页重组人干扰素 α－2b 项下。 |
| 【作用及用途】<br>【不良反应】<br>【注意点】 } 见 607 页重组人干扰素 α－1b 项下。 |
| 【作用及用途】 较强免疫调节功能,并能抑制胶原合成,促进胶原降解。用于类风湿关节炎、骨髓增生异常综合征、异位性皮炎和尖锐湿疣、肾细胞癌、蕈样真菌病和肉芽肿。<br>【不良反应】<br>【注意点】 } 见 519 页重组人干扰素 α－2a 及 523 页重组人干扰素 γ 项下。 |

| 药品名称 | 剂型规格 | 用法 | 成人剂量 | 小儿剂量 |
|---|---|---|---|---|
| **重组人干扰素γ-1b**<br>Recombinant Human Interferon γ-1b<br>(r-IFN-γ-1b) | 注射剂<br>3 000 万 U | 皮下 | 见 606 页 | |
| **重组人白细胞介素-2**<br>Recombinant Human Interleukin-2 | 注射剂<br>10 万 U<br>20 万 U<br>50 万 U<br>100 万 U<br>200 万 U | 皮下 | 见 609 页及 631 页 | |
| **卡介菌多糖核酸**<br>(斯奇康,卡舒宁)<br>Bacillus Calmette Guerin Polysaccharide and Nucleic Acid<br>(BCG-PSN) | 注射剂<br>1 ml<br>0.5 mg | 肌内 | 见 152 页 | 见 152 页 |
| **兰菌净**<br>Lantigen B | 滴剂<br>18 ml | 舌下 | 见 152 页 | 见 152 页 |
| **细菌溶解产物**<br>(泛福舒)<br>Bacterial Lysates<br>(Broncho-Vaxom) | 片剂<br>7 mg<br>胶囊<br>3.5 mg | 口服 | 见 152 页 | 见 152 页 |

| 作用及用途、不良反应、注意点 |
| --- |
| 【作用及用途】<br>【不良反应】 见 607 页重组人干扰素 α－1b 项下。<br>【注意点】 |
| 【作用及用途】<br>【不良反应】 见 609 页重组人白细胞介素-2 项下。<br>【注意点】 |
| 【作用及用途】<br>【不良反应】 见 153 页卡介菌多糖核酸项下。<br>【注意点】 |
| 【作用及用途】<br>【不良反应】 见 153 页兰菌净项下。<br>【注意点】 |
| 【作用及用途】<br>【不良反应】 见 153 页细菌溶解产物项下。<br>【注意点】 |

| 药品名称 | 剂型规格 | 用法 | 成人剂量 | 小儿剂量 |
|---|---|---|---|---|
| **胸腺素**<br>(胸腺肽)<br>Thymosin | 注射剂<br>2 ml<br>2 mg<br>5 mg<br>20 mg | 肌内<br>或<br>静滴 | 肌内<br>每次 5～10 mg<br>每日或隔日 1 次<br>或每次 5～20 mg<br>每周 2～3 次<br>静滴<br>每次 20～80 mg<br>每日 1 次 | 肌内<br>胸腺发育不良：<br>每次 1 mg/kg<br>每日 1 次<br>支气管哮喘：<br>0.05～0.1 mg/kg<br>每周 2 次<br>重症感染、肾病综合征、癫痫：<br>每次 2.5～5 mg<br>每日 1 次 |
| **胸腺肽 $\alpha_1$**<br>(日达仙)<br>Thymosin $\alpha_1$<br>(Zadaxin) | 注射剂<br>1.6 mg | 皮下 | 慢性乙型肝炎：<br>每次 1.6 mg<br>每周 2 次<br>1 疗程 6 个月<br>免疫损害者的疫苗免疫应答增强：<br>每次 1.6 mg<br>每周 2 次<br>1 疗程 4 周 | |
| **胸腺五肽**<br>Thymopentin | 注射剂<br>1 mg | 肌内 | 每次 1 mg<br>每日或隔日 1 次<br>1 疗程 15～30 d | |
| **转移因子**<br>Transfer Factor<br>(TF) | 注射剂<br>2 ml<br>1 U<br>3 U<br>干冻粉剂<br>1 U<br>2 U<br>4 U | 皮下<br>或<br>瘤内<br>注射 | 急性病毒或真菌感染：<br>每次 1～2 U<br>每周 1～2 次<br>迁延性乙型肝炎、自身免疫病、恶性肿瘤：<br>每次 1～2 U<br>1～2 周 1 次 | 急性病毒或真菌感染：<br>每次 1 U<br>每周 1～2 次<br>迁延性乙型肝炎、自身免疫病、恶性肿瘤：<br>每次 1 U<br>1～2 周 1 次 |

| 作用及用途、不良反应、注意点 |
| --- |
| 【作用及用途】 为由小牛胸腺分离精制的激素。具增强细胞免疫、调节免疫失衡作用。用于各种原发或继发 T 细胞缺陷,自身免疫性疾病如红斑狼疮、类风湿关节炎及各型肝炎、心肌炎、脑炎、哮喘等,对神经母细胞瘤等恶性肿瘤也有一定疗效。<br>【不良反应】 头昏、胸闷、发热、皮疹和荨麻疹等过敏反应。<br>【注意点】 ① 用前或停药再用须做皮试,取 0.01 mg/ml 溶液 0.1 ml 注入皮内,15 min 内若红晕风团>10 mm 为阳性,不可使用。② 忌与其他易致敏的药物合用。③ 胸腺发育不良和支气管哮喘患儿当病情稳定后应改为 1 周 1 次长期替代或维持。 |
| 【作用及用途】 具增强细胞免疫功能。用于慢性乙型肝炎治疗,以及增强免疫系统功能抑制者(包括慢性血液透析和老年患者)对病毒性疫苗的免疫应答。<br>【不良反应】 慢性乙型肝炎患者可有短暂性 ALT 升高。<br>【注意点】 ① 对本品过敏及使用免疫抑制者忌用;孕妇和乳母慎用。② 18 岁以下患者安全性和有效性未建立,故不推荐使用。③ 慢性乙型肝炎患者治疗期间及治疗结束后应定期检查肝功能及乙肝病毒各项指标。④ 慎与其他免疫调节药物合用。 |
| 【作用及用途】 由精氨酸、赖氨酸、天冬氨酸、缬氨酸、酪氨酸组成。余同本页胸腺素。用于 18 岁以上慢性乙型肝炎的治疗,亦可用于肿瘤放化疗后、细胞免疫缺陷疾病、胸腺发育不全、IgA 缺乏等引起的免疫功能低下,单纯疱疹感染、慢性肾炎等伴有细胞免疫功能低下的疾病。<br>【不良反应】 注射部位疼痛、头痛、睡眠障碍、乏力、白细胞计数下降等。<br>【注意点】 ① 对本品有过敏或器官移植初期需免疫抑制者忌用;孕妇和乳母慎用。② 18 岁以下患者安全性和有效性未建立,故不推荐使用。③ 慢性乙型肝炎患者治疗期间应定期检查肝功能。④ 本品与干扰素合用,对于改善免疫机能有协同作用。 |
| 【作用及用途】 由健康人血或动物脾脏提取,为细胞免疫反应中一个重要因子。通过传递免疫信息给正常淋巴细胞或作为淋巴细胞受体的调节剂而产生作用,能特异性地将供体的某一特定细胞免疫能力转给受体,亦能提高受体非特异性的细胞免疫功能。用于病毒和真菌感染性疾病、自身免疫病和恶性肿瘤的辅助治疗,如重型带状疱疹、迁延性肝炎、乙型脑炎、病毒性心肌炎、白念珠菌感染、类风湿关节炎、全身性红斑狼疮、口腔扁平苔藓等,对伴血小板减少和湿疹的免疫缺陷病(Wiskott-Aldrich 综合征)有一定效果。<br>【不良反应】 注射部位有酸胀感,个别有轻度风疹样皮疹、皮肤瘙痒和短暂 |

| 药品名称 | 剂型规格 | 用法 | 成人剂量 | 小儿剂量 |
|---|---|---|---|---|
| | | | | |
| **结核菌素纯蛋白衍生物**<br>Purified Protein Derivative (PPD) | 针剂<br>1 ml<br>50 U | 皮内 | 0.1 ml<br>48～72 h 观察局部反应 | 同成人 |
| **免疫核糖核酸**<br>Immune Ribonucleic Acid (Immune RNA, iRNA) | 注射剂<br>3 mg | 皮下或静滴 | 肿瘤：<br>每次 1～4 mg<br>每周 1～2 次<br>连用 2～3 个月<br>慢性肝炎：<br>每次 2～3 mg<br>每周 1 次<br>一般 1 疗程 4～6 个月 | |
| **粉尘螨**<br>Dermatophagoide Farina | 注射剂<br>1 ml<br>1∶0.5 万<br>1∶1 万 | 皮下 | 每周 1 次，以 1∶10 万 0.2 ml 开始，依次递增，从 0.4、0.6、0.8、1 ml 后改 1∶1 万，再从 0.2 ml 开始，依次递增，直至 1∶0.5万 1 ml 为止<br>1 疗程 15～20 次<br>哮喘巩固阶段：<br>1∶0.5 万 1 ml<br>每 2 周 1 次 | <6 岁者不用<br>>6 岁同成人 |

| 作用及用途、不良反应、注意点 |
|---|
| 发热。<br>【注意点】 ① 对不满1个月的婴儿不起作用。② 1 U相当于 $1\times10^9$ 白细胞提取物(上海产)至 $(5\sim10)\times10^9$ 白细胞提取物(北京产),各地产品含量不完全一致。③ 本品无抗原性。④ 皮下应于上臂内侧或腹股沟下方淋巴回流较丰富处。⑤ 注射液应储存放于−20℃冰箱内,干冻粉在10℃以下保存。 |
| 【作用及用途】 结核菌素纯蛋白衍生物为1 ml含1 μg结核菌素纯蛋白衍生物的稀释制剂(即每毫升含50 U),专供卡介苗接种对象选择、卡介苗接种后质量监测及临床怀疑结核病患者协助诊断时应用。<br>【不良反应】 反应强烈者,注射局部可起疱、腋下淋巴结炎或发热。<br>【注意点】 ① 患急性传染病(如麻疹、百日咳、流行性感冒、肺炎等)、急性眼结膜炎、急性中耳炎及广泛型皮肤病者暂忌使用。② 一般以原液0.1 ml(5 U)注射于前臂内侧皮内,注射后48及72 h观察局部反应,测量红肿和硬结之范围,以横径及其垂直径的毫米数分别记录之,红肿及硬结≥5 mm为阳性反应(5～9 mm为＋,10～19 mm为＋＋,＞ 20 mm为＋＋＋,有水疱、坏死为＋＋＋＋)。如疑有严重活动性结核时,宜用1∶5稀释液,每0.1 ml含PPD 1 U。③ 注射本品之注射针头,不得作其他注射用。 |
| 【作用及用途】 为免疫增强剂。可使未致敏的淋巴细胞转变为免疫活性细胞,从而使细胞免疫功能低下的患者恢复正常。用于恶性肿瘤的辅助治疗,亦试用于慢性乙型肝炎和流行性乙型脑炎及细胞免疫功能低下的患者。<br>【不良反应】 偶有过敏反应。<br>【注意点】 ① 应从低剂量开始,并注意过敏反应。② 本品3 mg相当于1 g白细胞所含的核糖核酸。 |
| 【作用及用途】 为一强烈的过敏原,能使机体产生免疫耐受性。由于特异性IgG阻断抗体产生,与IgE相竞争,阻断过敏原与IgE相结合,使IgE逐渐减少,致敏细胞膜的稳定性增加。用于吸入型哮喘、变应性鼻炎、异位性皮炎、泛发性湿疹、慢性荨麻疹等。<br>【不良反应】 注射局部红肿痛痒,诱发哮喘,偶有变应性休克。<br>【注意点】 ① 严重心血管疾病及肾功能不全者忌用。② 用药前须做皮试,阳性者才用。皮肤试验:以1∶10万的药液(NS稀释)0.1 ml皮试,观察30 min,如皮丘＞10 mm为阳性。③ 注射后24 h内若局部红肿或诱发哮喘,下一次注射量减少1/2或不增加剂量。④ 发生变应性休克,处理办法同青霉素过敏。⑤ 停药2周以上再次应用,应从小剂量开始。⑥ 哮喘患者若治疗有效,最好巩固2～3年。 |

# 十九、解毒药物

| 药品名称 | 剂型规格 | 用法 | 成人剂量 | 小儿剂量 |
|---|---|---|---|---|
| **硫酸阿托品**<br>Atropine<br>Sulfate | 注射剂<br>1 ml<br>0.5 mg<br>5 mg<br>2 ml<br>1 mg<br>10 mg | 皮下<br>或<br>静注 | 有机磷轻度中毒：<br>每次 0.5～1 mg<br>每 0.5～2 h 1 次(皮下)<br>阿托品化后，剂量减半，每 4～6 h 1 次<br>中度中毒：<br>每次 1～2 mg(皮下)<br>每 15～30 min 1 次<br>阿托品化后，剂量减半，每 4～6 h 1 次<br>重度中毒：<br>首次 2～5 mg(静注)<br>以后 1～2 mg 1 次<br>每 15～30 min 1 次<br>直至“阿托品化”后，可减少剂量或延长间隔期而用维持量，1 d 4～6 次，连用 2～3 d | 有机磷轻度中毒：<br>每次 0.02 mg/kg<br>每 1～2 h 1 次(皮下)<br>阿托品化后剂量减半，每 4～6 h 1 次<br>中度中毒：<br>每次<br>0.02～0.03 mg/kg<br>15～30 min 1 次(皮下)<br>阿托品化后每次<br>0.01～0.02 mg/kg<br>每 4～6 h 1 次<br>重度中毒：<br>0.05～0.1 mg/kg(静注)<br>每 10～30 min 1 次<br>阿托品化后每次<br>0.01～0.02 mg/kg<br>每 1～2 h 1 次(静注)<br>维持量同成人 |
| **氯解磷定**<br>(氯磷定)<br>Pralidoxime<br>Chloride<br>(Pyraloxime<br>Methylchloride,<br>PAM-Cl) | 注射剂<br>2 ml<br>0.25 g<br>0.5 g<br>5 ml<br>0.5 g | 肌内 | 轻度中毒：<br>首次 0.25～0.75 g，若无效可于 1～2 h 后重复，若好转，则可逐渐减量和延长给药间隔时间 | 每次 10～15 mg/kg<br>余参见成人 |
| | | 静注<br>或<br>静滴 | 中度中毒：<br>每次 0.5～0.75 g<br>以注射用水<br>10～20 ml 稀释，每2 h 可重复 1 次，<br>共 2～3 次，以后每小时静滴 0.5 g<br>重度中毒：<br>首次 1～1.5 g 稀释后静注，1 h 左右酌情减量重复，以后改静滴，每小时＜0.5 g | 中度中毒：<br>每次 10～15 mg/kg<br>重度中毒：<br>每次 15～30 mg/kg<br>余参见成人 |

| 作用及用途、不良反应、注意点 |
| --- |
| 【作用及用途】<br>【不良反应】 } 见 173 页阿托品项下。<br>【注意点】 ① 药动学及忌用慎用情况见阿托品注意点①②。② 用于解救有机磷急性中毒时须注意四项原则：早期给药、足量给药、静脉注射、反复应用。③ 解救重度有机磷中毒时，应与氯磷定合用，病情好转后，本品用量减少，间隔延长。④ 不用于有机磷中毒的预防。⑤ 有机磷轻度中毒应与中暑区别，对不肯定者轻易使用本品反而有害。⑥ 阿托品化表现为瞳孔散大、皮肤干燥、颜面潮红、唾液分泌减少、肺部啰音减少或消失、意识障碍减轻。⑦ 忌与碱性药物配伍。 |
| 【作用及用途】 为胆碱酯酶复活剂。毒性较低，疗效好，能恢复胆碱酯酶的活性而达到解毒作用。用于有机磷中毒，对 1605、1059、乙硫磷、特普中毒有良好效果，而对敌敌畏、敌百虫、乐果、马拉硫磷中毒效果较差或无效，对二嗪农、甲氰磷、丙胺氯磷和八甲磷中毒无效。<br>【不良反应】 肌注部位酸痛、头昏、恶心、呕吐，静注过快或剂量过大(0.05～0.1 g/kg)可致抽搐、昏迷和呼吸抑制。<br>【注意点】 ① $t_{1/2}$ 1±0.5 h。② 肌注后 1～2 min 即显效，常为有机磷农药中毒时首选药物。③ 力争早期用药。④ 对体内已蓄积的乙酰胆碱无直接对抗作用，严重中毒时应先静注阿托品抢救。⑤ 除严重病例，一般用量＜10 g。⑥ 对慢性中毒无效。⑦ 忌与碱性药物配伍或同时注射；忌与吗啡、氨茶碱、琥珀酰胆碱及利舍平合用。 |

| 药品名称 | 剂型规格 | 用法 | 成人剂量 | 小儿剂量 |
|---|---|---|---|---|
| **碘解磷定**<br>(派姆,碘磷定)<br>Pralidoxime Iodide<br>(Pyraloxime Methiodide, PAM) | 注射剂<br>10 ml<br>0.4 g | 静注或静滴 | 轻度中毒:<br>每次 0.4 g,必要时 2～4 h 重复 1 次<br>中度中毒:<br>每次 0.8～1.2 g<br>以后每隔 2 h 予 0.4～0.8 g,共 2～3 次,或静滴维持每小时 0.4 g,共 4～6 次<br>重度中毒:<br>每次 1～1.2 g<br>0.5 h 后如无效可再予 0.8～1.2 g,以后每小时 0.4 g 维持 | 轻度中毒:<br>每次 15 mg/kg<br>必要时 2～4 h 重复 1 次<br>中度中毒:<br>每次 20～30 mg/kg<br>每 2 h 重复 1 次<br>重度中毒:<br>每次 30 mg/kg<br>若无效可每小时重复 1 次 |
| **双复磷**<br>Obidoxime<br>(Toxogonin, $DMO_4$) | 注射剂<br>2 ml<br>0.25 g | 肌内或静注 | 轻度中毒:<br>肌注,每次 0.125～0.25 g,必要时 2～3 h 后重复 1 次<br>中度中毒:肌注或静注,每次 0.5 g,2～3 h 后再注射 0.25 g,必要时重复 2～3 次<br>重度中毒:<br>静注,每次 0.5～0.75 g,2～3 h 后再注射 0.5 g,以后可重复使用,并酌情减量 | 轻度中毒:<br>每次 5～10 mg/kg<br>重度中毒:<br>每次 10～20 mg/kg<br>依病情每 0.5～3 h 1 次,肌内、缓慢静注均可 |
| **双解磷**<br>Trimedoxime<br>($TMB_4$) | 注射剂<br>2 ml<br>0.3 g | 肌内静注或静滴 | 轻度中毒:<br>肌注,每次 0.15 g,必要时每 4 h 重复 1 次<br>中度中毒:<br>肌注或静注,每次 0.3～0.45 g,4 h 后再注射 0.15 g,可重复 2～3 次<br>重度中毒:<br>静注,每次 0.3～0.75 g,4 h 后再注射 0.3 g<br>必要时静滴维持 | |

| 作用及用途、不良反应、注意点 |
| --- |
| 【作用及用途】 同771页氯解磷定，具有一定透过血脑屏障能力，但对已老化的、已形成数小时后的胆碱酯酶无效。<br>【不良反应】 恶心、呕吐、腮腺肿大及喉刺激感，剂量过大、注射过快可发生眩晕、视力模糊、抽搐、呼吸抑制等。<br>【注意点】 ① $t_{1/2}<1$ h，作用维持1.5～2 h。② 碘过敏者忌用。③ 中、重度中毒时必须合并应用阿托品。④ 忌与碱性药物配伍。⑤ 应加入5%～10%GS或NS中，缓注10 min或缓滴，药液不可漏至皮下。⑥ 病情好转后延长给药间隔至逐渐停药。 |
| 【作用及用途】 同771页氯解磷定，但作用强而持久，并能通过血脑屏障，对中枢神经系统症状消除作用较强。用于有机磷农药中毒。<br>【不良反应】 注射过快可有全身发热、口干、颜面潮红，少数有头胀、心律失常、口舌发麻及癔症发作，偶可引起中毒性黄疸。<br>【注意点】 ① 注射后5 min内即显效，$t_{1/2}$约83 min。② 中、重度中毒时，必须与阿托品合用。③ 剂量过大可能引起严重心律失常，应用时应高度注意，必要时对症处理。 |
| 【作用及用途】 为含溴双肟类化合物。作用同本页碘解磷定，通过恢复胆碱酯酶活力而起解毒作用，但较弱而持久。本品不透过血脑屏障，对中枢神经系统作用不如碘解磷定和双复磷。用于有机磷农药中毒的急救。<br>【不良反应】 头昏、口干、面红、四肢麻木、乏力、阵发性抽搐、心动过速，并可引起肝损害及阿-斯综合征。<br>【注意点】 心、肝、肾病患者慎用。 |

| 药品名称 | 剂型规格 | 用法 | 成人剂量 | 小儿剂量 |
|---|---|---|---|---|
| **乙酰胺**<br>(解氟灵)<br>Acetamide | 注射剂<br>2 ml<br>2.5 g<br>5 ml<br>2.5 g | 肌内 | 每次 2.5～5 g<br>每日 2～4 次<br>或每日<br>0.1～0.3 g/kg<br>分 2～4 次<br>连用 5～7 d<br>严重中毒:<br>每次 5～10 g | 每日 0.1～0.3 g/kg<br>分 2～4 次<br>首剂为日剂量的一半<br>1 疗程 5～7 d |
| **二巯丙醇**<br>(巴尔)<br>Dimercaprol<br>(BAL) | 注射剂<br>1 ml<br>0.1 g<br>2 ml<br>0.2 g<br>3 ml<br>0.3 g | 深部<br>肌内 | 每次 0.1～0.2 g<br>第 1 d<br>每 4～6 h 1 次<br>第 2、3 d<br>每 8 h 1 次<br>第 4 d<br>每 12 h 1 次<br>以后每日 1～2 次<br>1 疗程 1～2 周 | 每次 2～4 mg/kg<br>余同成人 |
| **二巯丙磺钠**<br>Dimercapto-<br>Sulfonate<br>(Unithiol) | 注射剂<br>5 ml<br>0.25 g | 肌内<br>或<br>静注 | 急性中毒:<br>静注,每次 5 mg/kg<br>第 1 d<br>每 6～8 h 1 次<br>第 2 d<br>每 8～12 h 1 次<br>以后每日 1～2 次<br>1 疗程 5～7 d<br>慢性中毒:<br>肌注,每次 2.5～5 mg/kg<br>每日 1 次<br>连用 3～4 d<br>停 3～4 d 为 1 疗程 | 同成人 |

| 作用及用途、不良反应、注意点 |
| --- |
| 【作用及用途】 化学结构与氟乙酰胺相似,在体内能与其竞争夺取酰胺酶,使氟乙酰胺不能脱胺变成氟乙酸,从而解除其对机体三羧酸循环的毒性作用。用于氟乙酰胺等有机氟农药中毒。<br>【不良反应】 肌注时局部疼痛,毒性小。<br>【注意点】 ① 对氟乙酰胺中毒者(包括可疑中毒者)应早期、足量使用,可制止发病或减轻症状。② 与解痉药、L-半胱氨酸合用疗效较好。③ 本品 2.5 g 加普鲁卡因 20 mg 混合注射,可减轻局部疼痛。 |
| 【作用及用途】 本品分子中的两个活性巯基与金属的亲和力大,能夺取已与组织中酶系统结合的金属,形成不易解离的无毒性络合物从尿中排出,使巯基酶恢复活性而发挥解毒作用。用于砷、汞中毒疗效显著,也可用于锑、铋、金、铬中毒及肝豆状核变性。<br>【不良反应】 多于 15～30 min 内发生,常见中枢兴奋、血压上升、头痛、心悸、恶心、呕吐、咽喉部烧灼感、肢体麻木、视力模糊、流涎,小儿易发生手足抽搐症,多次注射可引起过敏,大剂量损伤毛细血管,而致血压下降。<br>【注意点】 ① $t_{max}$30～60 min。② 严重高血压、心力衰竭者忌用;肝肾功能不全者、老人慎用。③ 应早期、足量和反复给药。④ 碱化尿液可以减少络合物的解离,从而减少对肾脏的损害。⑤ 本品与硒、镉、铁可形成有毒络合物,故忌与上述元素等合用。⑥ 不良反应较重可用麻黄碱、肾上腺素及抗变态反应药等治疗。 |
| 【作用及用途】 同本页二巯丙醇,作用较其强,毒性较其低。对急性及亚急性汞中毒疗效较好,也用于砷、铬、铋等重金属中毒。<br>【不良反应】 偶有恶心、头昏、头晕、心动过速、颜面苍白、皮疹、寒战、发热、过敏性休克及剥脱性皮炎等。<br>【注意点】 ① 肌注后 $t_{max}$约 30 min。② 对本品过敏者忌用。③ 若出现剥脱性皮炎应立即停药。④ 慢性中毒者总疗程数根据病情及汞中毒物排出多少而定。 |

| 药品名称 | 剂型规格 | 用法 | 成人剂量 | 小儿剂量 |
|---|---|---|---|---|
| **二巯丁二钠**<br>(二巯琥钠)<br>Dimercaptosuccinate Sodium<br>(DMS) | 注射剂<br>0.5 g<br>1 g | 肌内 | 每次 0.5 g<br>每日 2 次 | 每次 15 mg/kg<br>每日 2 次 |
| | | 静注 | 急性中毒:<br>首剂 2 g,以后剂量减半,每小时 1 次,共 4～5 次<br>亚急性中毒:<br>每次 1 g<br>每日 2～3 次<br>连用 3～5 d<br>慢性中毒:<br>每次 1 g,每日 1 次,用 3 d,停 4 d 为 1 疗程 | 急性中毒;<br>首剂 30～40 mg/kg<br>用法同成人<br>亚急性中毒:<br>每次 15～20 mg/kg<br>用法同成人<br>慢性中毒:<br>每次 15～20 mg/kg<br>用法同成人 |
| **二巯丁二酸**<br>(琥巯酸)<br>Dimercaptosuccinic Acid<br>(DMSA) | 胶囊剂<br>0.25 g | 口服 | 每次 0.5 g<br>每日 3 次<br>连服 3 d,停药 4 d 为 1 疗程,一般用 3 个疗程,不超过 6 个疗程<br>急性中毒:<br>每次 1 g<br>每日 3～4 次<br>疗程视病情而定 | 每次 10 mg/kg<br>每日 3 次,5 d 后改为每日 2 次<br>服 2 周<br>根据血清水平,间隔 1 周后开始下 1 疗程 |
| **青霉胺**<br>(D-青霉胺)<br>Penicillamine<br>(D-Penicillamine, Depen) | 片剂<br>0.1 g<br>0.125 g<br>0.25 g<br>胶囊<br>0.125 g<br>0.25 g | 口服 | 肝豆状核变性:<br>每日 1～1.5 g<br>分 3～4 次<br>慢性铅、汞中毒:<br>每日 1 g<br>分 4 次<br>1 疗程 5～7 d | 肝豆状核变性:<br>每日 20～25 mg/kg<br>分 3 次<br>铜、铅、汞、砷中毒:<br>每日 10～30 mg/kg<br>分 4 次 |
| **二盐酸曲恩汀**<br>Trientine Dihydrochloride | 胶囊<br>0.25 g | 口服 | 每日 0.75～1.25 g<br>分 2～4 次<br>空腹服用<br>最大剂量 1 d 2 g | 每日 0.5～0.75 g<br>分 2～4 次<br><12 岁<br>最大剂量<br>1 d 1.5 g |

| 作用及用途、不良反应、注意点 |
|---|
| 【作用及用途】 同 775 页二巯丙醇，但对锑的排泄率较高。用于酒石酸锑钾的解毒，对铅、汞、砷中毒亦有效，对肝豆状核变性有驱铜及减轻症状作用。<br>【不良反应】 可出现蛋白尿和管型尿、恶心、乏力、四肢酸痛、口臭、头晕、心悸，多在数小时内消失。个别病例可有肝功能异常，但停药后可恢复。<br>【注意点】 ① 肌注 $t_{max}$ 15 min，静注 $t_{1/2}$ 仅 4 min。② 对本品过敏及严重肾功能不全者慎用。③ 肌内注射时可加 1%～2% 普鲁卡因 2 ml 防止疼痛。④ 静注时配成 5%～10% 溶液，于 10～15 min 内缓慢注入。⑤ 水溶液不稳定，应新鲜配制，为无色或微红色，如呈土黄色或混浊，则不可使用，不可加热。⑥ 慢性中毒时可用 2～3 个疗程。⑦ 本品与铁结合可增加毒性。 |
| 【作用及用途】 同本页二巯丁二钠，也用于非金属中毒。<br>【不良反应】<br>【注意点】 见二巯丁二钠项下。 |
| 【作用及用途】 为含巯基的氨基酸，可与重金属离子络合形成可溶性络合物由尿排出而发挥解毒作用。尚有免疫抑制、非特异性抗炎和抑制胶原纤维合成等作用。用于治疗肝豆状核变性，铅、汞等中毒的解救及某些免疫性疾病。<br>【不良反应】 见 623 页青霉胺项下。<br>【注意点】 ① $t_{max}$ 1～3 h，呈二相消除，初始 $t_{1/2}$ 1～3 h。② 肝豆状核变性患者需长期服用，症状改善后可间隙用药。③ 慢性铅、汞中毒者可用 1～3 个疗程，疗程间隔 2～3 d。④ 余见青霉胺项下。 |
| 【作用及用途】 为铜离子螯合剂。作用类似本页青霉胺，仅用于青霉胺不能耐受或用青霉胺复发的肝豆状核变性患者。<br>【不良反应】 可引起缺铁性贫血，偶见胃灼热、腹部疼痛、急性胃炎、食欲减退、皮疹、肌痛等。<br>【注意点】 ① 对本品过敏者忌用；孕妇及乳母慎用。② 6 岁以下儿童安全性未确立。③ 补充铁剂时，二药须间隔 2 h。④ 服本品至少间隔 1 h 才能服用其他药物、食物或乳制品。⑤ 应监测血清铜浓度。⑥ 与青霉胺不可互相交换使用。 |

| 药品名称 | 剂型规格 | 用法 | 成人剂量 | 小儿剂量 |
| --- | --- | --- | --- | --- |
| **盐酸巯乙胺**<br>(β-巯基乙胺，半胱胺)<br>Mercaptamine Hydrochloride<br>(Becaptan，Cysteamine) | 注射剂<br>2 ml<br>0.2 g | 肌内 | 慢性金属中毒：<br>每次 0.2 g<br>每日 1 次<br>1 疗程 10～20 d | |
| | | 静注或静滴 | 放射病预防：<br>首次照射后<br>10～30 min 静注 0.1～0.2 g，需要时每隔 5～7 d 重复 1 次，1 放射疗程中共注射 4～7 次<br>急性金属中毒：<br>每次 0.2 g<br>每日 1～2 次<br>症状改善后可逐渐减量 | |
| **盐酸 L-半胱氨酸**<br>L-Cysteine Hydrochloride | 注射剂<br>5 ml<br>25 mg<br>粉针剂<br>0.1 g | 肌内 | 重金属中毒：<br>每次 0.1～0.2 g<br>每日 1～2 次 | 重金属中毒：<br>每次 2～5 mg/kg<br>每日 1～2 次 |
| **依地酸钙钠**<br>(解铅乐)<br>Calcium Disodium Edetate | 注射剂<br>2 ml<br>0.2 g<br>5 ml<br>1 g | 深部肌内 | 每次 0.25 g<br>每日 2 次或<br>每次 0.5 g<br>每日 1 次 | 每次 5～10 mg/kg<br>每日 2 次 |
| | | 静滴 | 每次 1 g<br>每日 1 次<br>加 5%GS250～500 ml<br>滴注 4～8 h<br>1 d 用量<1.5 g<br>极量 1 d<3.0 g | 每次 25 mg/kg<br>每日 1 次<br>严重铅中毒脑病：<br>每次 12.5 mg/kg<br>每日 2 次<br>用法同成人 |

| 作用及用途、不良反应、注意点 |
| --- |
| 【作用及用途】 能解除金属离子对机体内细胞酶系统的抑制作用，具有抗氧化性质，可防止 X 线和放射性物质的损害，使细胞对放射性敏感性降低，起到保护作用。用于防治放射病综合征及金属中毒，对急性四乙基铅中毒效果较好。<br>【不良反应】 偶可出现呼吸抑制。<br>【注意点】 ① 严重肝肾功能不全者忌用。② 静注时应取卧位，注射速度应缓慢。③ 溶液忌与金属接触，注射时必须用玻璃注射器和不锈钢针头。④ 另有水杨酸巯乙胺片(Mercaptamine Salicylate)，每片 0.2 g、0.3 g；放射病预防可于照射前 30～60 min 口服，每次 0.2～0.3 g，必要时每隔 5～7 d 可重复 1 次，1 放射疗程中共 4～7 次；治疗时每次 0.2～0.3 g，每日 3 次，1 疗程 5～7 d，必要时可重复，但应用 2～3 d 无效者应停服。 |
| 【作用及用途】 为含巯基氨基酸。能调节肝脏磷酯代谢，预防肝坏死。用于治疗放射性元素及重金属中毒、肝炎、血清病、牛皮癣等。<br>【注意点】 粉针剂临用时，用所附的磷酸氢二钠缓冲液 2 ml 溶解后注射。 |
| 【作用及用途】 能与二价和三价金属离子结合成稳定、可溶、无毒的络合物，从尿中排出达到解毒作用。用于铅、钴、铜、铬、锰、锌等重金属中毒，尤其对无机铅中毒效果好，但对四乙基铅中毒、汞中毒无效。亦可用于铅移动试验。<br>【不良反应】 偶出现全身不适、寒战、发热、肌痛、恶心、腹泻、流涕、喷嚏，可出现直立性低血压，剂量过大、疗程过长可致肾小管坏死，静注过快或药液过浓时，可引起血栓性静脉炎。快速静注时能使血中游离钙浓度迅速下降，严重者致抽搐甚至心脏停搏。<br>【注意点】 ① 肌注后 $t_{1/2}$ 90 min。② 肾功能不全者忌用；老人慎用。③ 肌内注射宜加普鲁卡因减轻疼痛。④ 以静滴效果最好，静滴浓度不超过 0.5%，滴速不超过 15 mg/min。⑤ 严重铅中毒者不能一次用较大剂量。⑥ 对铅中毒脑病伴颅高压者，应避免输液过多，可肌内给药，同时给予脱水剂。⑦ 以短程间隙疗法为原则，慢性中毒者应用药 3～5 d，停药 4～7 d，可用 3～4 个疗程。⑧ 用药期间勤查尿常规。⑨ 铅移动试验：本品 1 g 加 5%GS 500 ml，静滴 4 h，测开始用药后 24 h 尿排铅量，＞0.5 mg(2.42 μmol)为过量铅负荷。 |

| 药品名称 | 剂型规格 | 用法 | 成人剂量 | 小儿剂量 |
|---|---|---|---|---|
| **依地酸二钠**<br>(依地酸钠)<br>Disodium Edetate<br>(EDTA - 2Na) | 注射剂<br>5 ml<br>1 g | 静注或静滴 | 见 442 页 | |
| **谷胱甘肽**<br>Glutathione | 片剂<br>0.05 g<br>0.1 g | 口服 | 每次 0.05～0.1 g<br>每日 1～3 次 | |
| | 注射剂<br>0.1 g | 肌内或静注 | 每次 0.05～0.1 g<br>每日 1～2 次<br>用所附 2 ml 维生素 C 注射液溶解后即刻使用 | |
| **喷替酸钙钠**<br>(促排灵)<br>Calcium Trisodium Pentetate<br>(DTPA - $CaNa_3$) | 注射剂<br>0.25 g<br>0.5 g<br>1 g | 肌内 | 每日 0.5 g<br>每日 1 次<br>连用 2 d 停 4 d 为 1 疗程 | |
| | | 静滴 | 每日 0.5～1 g，溶于 NS 250 ml 中滴注，连用 3 d、停 4 d 为 1 疗程 | 每日 25～50 mg/kg |
| **新促排灵**<br>Zinc Trisodium Pentetate<br>(DTPA - $ZnNa_3$) | 注射剂<br>0.5 g | 肌内 | 受钚污染者：<br>每日 0.25 g<br>用药 3 d、停 3 d<br>为 1 疗程<br>连用 2～3 个疗程<br>总剂量 1.5～3.25 g<br>铅中毒：<br>每日 0.5 g<br>隔日 1 次<br>总剂量 3～5.5 g | |

| 作用及用途、不良反应、注意点 |
| --- |
| 【作用及用途】<br>【不良反应】<br>【注意点】　见 443 页依地酸二钠项下。 |
| 【作用及用途】 为由谷氨酸、胱氨酸及甘氨酸组成的一种三肽,参与体内三羧酸循环和糖代谢,对维持细胞生物功能起重要作用,能对抗多种物质对细胞的毒性,对放射性保护,改善中毒性、感染性肝炎的症状,抑制黑色素沉着也有作用。用于多种药物中毒,防治放射线损害、肝脏疾患、各种原因引起的色素沉着,一氧化碳、重金属及有机溶剂等中毒的辅助治疗。<br>【不良反应】 可出现药疹、腹痛、恶心、呕吐。<br>【注意点】 ① $t_{1/2}$ 24 h。② 对本品过敏者忌用。③ 应避免与维生素 $K_3$、维生素 $B_{12}$、泛酸钙、乳清酸、抗组胺药、磺胺类药物和四环素合用。 |
| 【作用及用途】 作用原理基本同依地酸钙钠,与大多数金属有较强的络合力,且稳定常数大。用于铅、铁、锌、铬、钴等重金属中毒,加速放射性元素铀、钚、锶、钇、钍等的排除。<br>【不良反应】 常见皮肤瘙痒、红斑、丘疹、湿疹,偶见乏力、头晕、恶心、食欲减退、呕吐、腹泻,有致畸报道。<br>【注意点】 ① 孕妇忌用;肾病患者慎用。② 肌内注射时加用 1%～2%普鲁卡因可减轻疼痛。③ 疗程数根据病情及尿内所排金属量而酌定,服用 2～4 个疗程。④ 皮肤反应严重者可停药,多数患者停药 1 周后痊愈。 |
| 【作用及用途】 同本页喷替酸钙钠,结构中用锌盐代替钙盐,以降低毒性。<br>【不良反应】 少数出现乏力、食欲减退、注射局部疼痛。<br>【注意点】 同喷替酸钙钠。 |

| 药品名称 | 剂型规格 | 用法 | 成人剂量 | 小儿剂量 |
|---|---|---|---|---|
| **依地酸钴**<br>Dicobalt Edetate<br>(Co-EDTA) | 注射剂<br>20 ml<br>0.3 g | 静注 | 5～15 mg/kg<br>以 5% GS 稀释至 50 ml，缓慢注射 | 同成人 |
| **亚硝酸异戊酯**<br>Amyl Nitrite | 玻管<br>0.2 ml | 吸入 | 每次 0.2～0.4 ml<br>每分钟吸 30 s，直至开始静注亚硝酸钠为止<br>总剂量<br>每次＜1.0～1.2 ml | 同成人 |
| **亚硝酸钠**<br>Sodium Nitrite | 注射剂<br>10 ml<br>0.3 g | 静注 | 每次 0.3～0.45 g<br>稀释成 1% 后于 5～10 min 内注入<br>需要时在 1 h 后可重复半量或全量 | 每次 6～10 mg/kg |
| **硫代硫酸钠**<br>(次亚硫酸钠，大苏打)<br>Sodium Thiosulfate | 注射剂<br>10 ml<br>0.5 g<br>20 ml<br>1 g<br>5 g<br>10 g<br>粉针剂<br>0.32 g<br>0.64 g | 肌内 | 砷、汞、铅、铋、碘中毒：<br>每次 0.5～1 g<br>每日 1 次<br>1 疗程 10～14 d | 砷、汞、铅、铋、碘中毒：<br>每次 10～20 mg/kg<br>每日 1 次 |
| | | 静注 | 氰化物中毒：<br>每次 12.5～25 g<br>必要时 30～60 min 后可重复半量或全量 | 氰化物中毒：<br>每次 0.25～0.5 g/kg |

| 作用及用途、不良反应、注意点 |
| --- |
| 【作用及用途】 本品与氰基的结合能力大于细胞色素氧化酶与氰基的结合能力,因此,可将氰基从酶系中夺取出来,形成钴氰酸盐,最后转化为氰高钴酸盐,排出体外。用于氰化物中毒。<br>【不良反应】 可有血压下降、心动过速、心绞痛、早搏、房颤或室性心律不齐,另可引起恶心、呕吐、多汗、过敏反应等。<br>【注意点】 ① 用量过大所致的不良反应,可用依地酸钙钠解除。② 在抢救过程中,必须同时给予氧气和其他苏醒剂。 |
| 【作用及用途】 亚硝酸化合物使血红蛋白($Fe^{2+}$)氧化成高铁血红蛋白,后者对氰基有很大的亲和力,结合成氰化高铁血红蛋白,再用硫代硫酸钠使氰基($CN^-$)变为无毒的硫氰酸盐排出体外。用于氰化物中毒。<br>【不良反应】 头胀、头痛、眼内压升高,超剂量可因高铁血红蛋白产生过多而有缺氧症状。<br>【注意点】 ① 吸入后10～30 s后奏效,作用维持3～5 min。② 青光眼、头部外伤、脑出血、急性心肌梗死及休克患者忌用。③ 使用时将盛药的安瓿裹于手帕内折断后移进鼻部吸入,每分钟吸 30 s,弃去剩余部分。④ 应同时静注25%～50%硫代硫酸钠。⑤ 因超剂量所致的缺氧症状,可静注亚甲蓝,不宜用肾上腺素。⑥ 本品易燃,不可近火。 |
| 【作用及用途】 同本页亚硝酸异戊酯,但作用较慢,维持时间较长。亦可用于硫化氢中毒。<br>【不良反应】 同亚硝酸异戊酯。<br>【注意点】 ① 静注过快可致血压下降。② 不能与硫代硫酸钠混合注射,氰化物中毒时,应在应用本品后注射,两者均有降压作用。③ 过量可口服或静注亚甲蓝解救。 |
| 【作用及用途】 能与体内游离的或与高铁血红蛋白结合的氰离子结合,变成低毒的硫氰盐排出体外而解毒,尚可与各种金属离子结合,形成无毒硫化物。用于氰化物、砷、汞、铅、铋等中毒。<br>【不良反应】 偶有头晕、乏力、恶心、呕吐,静注过快可使血压下降。<br>【注意点】 ① 解救氰化物中毒,先用快速解毒剂亚硝酸类或亚甲蓝。② 静注宜缓。③ 口服氰化物中毒用5%～10%溶液50～100 ml洗胃。④ 不能与亚硝酸钠混合使用。 |

| 药品名称 | 剂型规格 | 用法 | 成人剂量 | 小儿剂量 |
|---|---|---|---|---|
| **亚甲蓝**<br>(美蓝)<br>Methylene Blue | 注射剂<br>2 ml<br>20 mg<br>5 ml<br>50 mg<br>10 ml<br>0.1 g | 静注 | 亚硝酸盐或苯胺类中毒：<br>每次 1～2 mg/kg<br>若 1～2 h 后症状不消失或重现可重复 1 次<br>氰化物中毒：<br>每次 5～10 mg/kg<br>最大剂量 1 次<br>20 mg/kg，再注入 25%～50% 硫代硫酸钠 25～50 ml 交替使用<br>30～60 min 1 次 | 亚硝酸盐或苯胺类中毒：<br>每次 1～2 mg/kg<br>若 1～2 h 后症状不消失或重现可重复 1 次<br>氰化物中毒：<br>每次 5～10 mg/kg<br>30～60 min 1 次<br>再注入硫代硫酸钠交替使用 |
| **氢溴酸烯丙吗啡**<br>(纳络芬)<br>Nalorphine Hydrobromide<br>(Anarcon) | 注射剂<br>1 ml<br>5 mg<br>10 mg | 皮下<br>肌内<br>或<br>静注 | 每次 5～10 mg<br>需要时隔<br>10～15 min 后可重复 1 次<br>总剂量 1 d<40 mg | 每次 0.1 mg/kg<br>需要时隔<br>10～15 min 后可重复 1 次<br>总剂量<br>1 d<0.8 mg/kg |
| **盐酸纳洛酮**<br>Naloxone Hydrochloride | 片剂<br>0.4 mg | 含服 | 舌下含服<br>每次 0.4～0.8 mg | |
| | 注射剂<br>1 ml<br>0.4 mg<br>1.0 mg<br>2 ml<br>2.0 mg<br>10 ml<br>4.0 mg | 皮下<br>肌内<br>或<br>静注 | 用吗啡基础麻醉后促自主呼吸恢复：<br>每次 50～150 μg<br>静注<br>阿片类急性中毒或休克：<br>每次 0.4～0.8 mg<br>静注<br>必要时 2～3 min<br>可重复 1 次<br>脱瘾治疗法：<br>美沙酮 1 d 5～10 mg<br>肌内<br>每 30 min 给本品<br>1.2 mg，持续 3～6 h 然后换本品，每周 3 次，即可达到戒除目的 | 用吗啡基础麻醉后促自主呼吸恢复：<br>每次 1.3～3 μg/kg<br>阿片类急性中毒或休克：<br>每次 5～10 μg/kg<br>必要时 2～3 min<br>可重复 1 次<br><12 岁<br>1 次剂量<0.2 mg |

| 作用及用途、不良反应、注意点 |
| --- |
| 【作用及用途】 为氧化还原剂。其作用与体内浓度有关,小剂量使高铁血红蛋白还原成血红蛋白,可解除由于形成高铁血红蛋白而致的中毒。用于亚硝酸盐中毒(肠原性紫癜),苯胺类、醌类和磺胺类等中毒;较大剂量使血红蛋白氧化成为能与氰化物结合的高铁血红蛋白,解除氰化物中毒,机制与亚硝酸异戊酯相同。<br>【不良反应】 注射速度过快或剂量过大可引起恶心、腹痛、头痛、多汗、心前区痛、眩晕、神志不清等。<br>【注意点】 ① G-6PD缺陷者忌用;严重肾功能不全者慎用。② 亚硝酸盐中毒时,切忌剂量过大。③ 静注需经稀释,10～15 min内注入。④ 解救氰化物中毒时应与硫代硫酸钠交替使用。⑤ 本品完全排泄需3～5 d,不宜大量反复应用。⑥ 用药后尿呈蓝色,有时可产生尿路刺激症状。 |
| 【作用及用途】 与阿片受体有较强亲和力,与阿片类药物有竞争拮抗作用,能解除其中枢抑制、呼吸抑制、催吐及胃肠道痉挛作用。用于阿片类及其他镇痛药中毒的解救。对阿片类及其他镇痛药成瘾者,注射后立即出现戒断症状,也用于镇痛药成瘾者的诊断。<br>【不良反应】 头晕、嗜睡、乏力、出汗、感觉异常、幻觉、低血压等。<br>【注意点】 ① 皮下或静注后1～3 min内见效,$t_{1/2}$为2～3 h。② 对巴比妥类及麻醉药所致的呼吸抑制无效。 |
| 【作用及用途】 与阿片受体有较强的亲和力,可阻断外源性阿片受体激动剂和内源性吗啡样物质,应用小剂量能迅速翻转阿片类药物的作用,解除呼吸抑制并使血压上升。尚有对抗内啡肽作用。用于阿片类及其他镇痛药的急性中毒和各种原因所致休克,亦可用于非阿片类药物(乙醇、地西泮)中毒、脑卒中、脊髓损伤、心肺脑复苏等,均有较好的疗效。<br>【不良反应】 恶心、呕吐、血压升高、心动过速等。<br>【注意点】 ① $t_{1/2}$ 1 h,作用时间持续1～4 h。② 成瘾母亲新生儿忌用;心功能障碍和高血压患者慎用。③ 对阿片类药物已耐受者,使用本品立即产生戒断症状。 |

| 药品名称 | 剂型规格 | 用法 | 成人剂量 | 小儿剂量 |
|---|---|---|---|---|
| **贝美格**<br>(美解眠)<br>Bemegride<br>(Megimide) | 注射剂<br>10 ml<br>50 mg<br>20 ml<br>50 mg | 静滴 | 每 3～5 min 滴入 50 mg,直至病情改善或出现中毒症状为止 | 每次 1 mg/kg<br>用法同成人 |
| **甲磺酸去铁胺**<br>(去铁敏,除铁灵)<br>Deferoxamine Mesylate<br>(Desferal) | 片剂<br>0.1 g<br>0.5 g | 口服 | 急性铁中毒:<br>5～10 g 溶于注射用水中服用 | |
| | 注射剂<br>0.5 g | 肌内或静滴 | 急性铁中毒:<br>肌注或静滴,首剂1 g,以后每次 0.5 g,4 h 1次,2 次后改为 4～12 h 1次,24 h内不超过 6 g<br>含铁血黄素沉着症及血色病:<br>每日 20～40 mg/kg 静滴<br>1 周用 3～7 d<br>慢性肾衰、血液透析者、慢性铝负荷过多:<br>每次 5～10 mg/kg<br>每周 1 次 | 急性铁中毒:<br>肌内或静滴<br>首剂 20 mg/kg<br>以后每次 10 mg/kg,4 h 1 次,2 次后改为 4～12 h 1 次,24 h 内不超过 0.12 g/kg<br>重症珠蛋白生成障碍性贫血、慢性铁负荷过多:<br>每日 20～60 mg/kg<br>静滴<br>1 周用 3～7 d |
| **克矽平**<br>(防矽一号)<br>Polyvinyl-pyridine-N-Oxide<br>(PVPNO, P-204) | 注射剂<br>2 ml<br>0.08 g<br>5 ml<br>0.2 g | 肌内 | 每次 0.16 g<br>每日 1 次<br>连用 6 d<br>1 疗程 3 个月<br>连用 2～4 个疗程<br>疗程间隔 1～2 个月 | |
| | 喷雾剂<br>100 ml<br>4 g<br>500 ml<br>20 g | 雾化吸入 | 每次用 4% 水溶液 8 ml用 NS 稀释后加压雾化吸入<br>每日 1 次,连用 6 d<br>停药 1 d<br>1 疗程 3 个月<br>连用 2～4 个疗程<br>疗程间隔 1～2 个月 | |

| 作用及用途、不良反应、注意点 |
| --- |
| 【作用及用途】 对巴比妥类及其他中枢抑制药均有拮抗作用。用于解救巴比妥类、水合氯醛等中毒，亦用于减少硫喷妥钠麻醉的深度。<br>【不良反应】 注射量大或过快可引起恶心、呕吐、反射增强、肌肉震颤、惊厥等；迟发毒性为情绪不安、精神错乱、幻视等。<br>【注意点】 用时须准备短时作用的巴比妥类，以便惊厥时解救。 |
| 【作用及用途】 为铁络合剂。在体内与 $Fc^{3+}$ 形成稳定的无毒络合物，由尿中迅速排出。口服后可阻止铁自胃肠道吸收。0.1 g 可络合 8.5 mg 铁。用于急性铁中毒，慢性铁负荷过重或因铅负荷过重引起的脑病、贫血和骨病。<br>【不良反应】 肌注部位疼痛、恶心、呕吐、腹泻、头痛、视力模糊、全身性荨麻疹等，皮肤反应、视听障碍、肝肾功能受损、血小板减少，偶见低血压、惊厥、休克等。<br>【注意点】 ① 肌注 $t_{max}$ 30 min，$t_{1/2}$ 1 h。② 严重肝肾功能不全、无尿患者及妊娠初 3 个月忌用。③ 急性铁中毒者，口服本品后需继续注射本品。④ 静滴每次 8～12 h，个别可至 24 h。⑤ 含铁血黄色沉着症及血色病治疗前宜从以往输血量及血清铁蛋白测定，估计体内贮存铁量。⑥ 用药期间监测尿铁排出量及血清铁蛋白，定期检查肝肾功能、视力、听力。⑦ 用药 1 周后加服维生素 C，以加速铁的排泄。⑧ 用注射用水配制成 10％溶液，室温保存不超过 24 h，有混浊即弃之。 |
| 【作用及用途】 能明显地促进吸入肺内的硅尘从支气管排出体外，阻止粉尘浸入肺间质和在淋巴结的运行；保护吞噬细胞免受硅尘的毒害，从而阻止了矽肺纤维化的形成。用于治疗各期矽肺病；矽肺合并结核时，应同时使用抗结核药物。<br>【不良反应】 长期使用较安全。偶可出现 ALT 暂时升高、过敏反应、肌注部位痛痒、肌肉跳动、结块、局部或全身性荨麻疹、皮炎等。<br>【注意点】 ① 肝、肾、心脏病及严重高血压患者忌用。② 肌注可加 2％普鲁卡因，以减轻疼痛。③ 每次雾化吸入后用清水漱口，可减少药物进入胃肠道的量。④ 每年可用药 1～2 个疗程，以避免复发。⑤ 主要用药途径为雾化吸入，也可与肌注联合应用，每周各 3 次，疗程长短、疗程数及疗程间隔同雾化吸入。 |

| 药品名称 | 剂型规格 | 用法 | 成人剂量 | 小儿剂量 |
|---|---|---|---|---|
| **磷酸哌喹**<br>(磷酸喹哌,抗矽-14)<br>Piperaquine Phosphate | 片剂<br>0.25 g<br>0.5 g | 口服 | 治疗:<br>每次 0.5～0.75 g<br>每周 1 次顿服,每月总剂量 2 g,1 疗程 6 个月,间隙 1 个月后,进行第 2 个疗程,总疗程 3～5 年<br>预防:<br>每次 0.5 g<br>每 10～15 d 1 次<br>每月 1～1.5 g | |
| **维生素 C**<br>(抗坏血酸)<br>Vitamin C<br>(Ascorbic Acid) | 片剂<br>0.1 g<br>0.5 g<br>1 g<br>咀嚼片<br>0.05 g<br>1.0 g<br>泡腾片<br>0.05 g<br>1.0 g | 口服 | 高铁血红蛋白症:<br>轻症每日 0.4～0.6 g 分次服<br>铅中毒:<br>同上 | |
| | 注射剂<br>5 ml<br>0.5 g<br>1.0 g<br>20 ml<br>2.5 g | 静注或静滴 | 高铁血红蛋白症:<br>重症每次 1～3 g<br>铅中毒:<br>每次 2～5 g | |
| **氟马西尼**<br>(安易醒)<br>Flumazenil<br>(Anexate) | 注射剂<br>5 ml<br>0.5 mg<br>10 ml<br>1 mg | 静注 | 中止麻醉:<br>初次剂量 0.2 mg,于 15 s 内静注,在 60 s 内未达到所需要的清醒程度,可再注射 0.1 mg,必要时每隔 60 s 注射 1 次,直至总剂量达 1 mg,通常为 | |

| 作用及用途、不良反应、注意点 |
|---|
| 【作用及用途】 除用作长效抗疟药外,还可抑制肺泡巨噬细胞的形成及其吞噬能力,稳定巨噬细胞内溶酶体膜,从而减少尘细胞的形成或死亡,并能抑制成纤维细胞形成胶原纤维。用于各期矽肺(包括单纯矽肺、煤矽肺等)及矽肺结核等。<br>【不良反应】 口干、面部及口唇发麻、头晕等,一般在 2 d 内自行消失,另有嗜睡、乏力、心动过缓、视力模糊、血压下降及 ALT 升高等。<br>【注意点】 ① $t_{1/2}$为 4.4 d。② 心、肝、肾功能严重不全者忌用;孕妇慎用。③ 宜睡前服用,以减少不良反应发生。④ 有一定积蓄作用,连续用药 2～3 年后,应间隙半年再进行治疗。 |
| 【作用及用途】 具较强的还原性,可使高铁血红蛋白转为氧合血红蛋白,尚可使氧化型谷胱甘肽还原为谷胱甘肽,与砷、汞、铅及苯等结合形成无毒的络合物而排出体外。用于高铁血红蛋白症及金属和慢性苯中毒的辅助治疗。<br>【不良反应】<br>【注意点】 } 见 643 页维生素 C 项下。 |
| 【作用及用途】 为特异性的苯二氮䓬受体拮抗剂。通过竞争性抑制苯二氮䓬激动剂到达受体而阻断其中枢性作用,迅速逆转其催眠及镇静作用。用于终止以苯二氮䓬类药物诱导及维持的全身麻醉,提供苯二氮䓬类药物中毒或排除其中毒的诊断依据,并可特异性地逆转苯二氮䓬过量时的中枢抑制作用。<br>【不良反应】 面色潮红、恶心、呕吐,快速注射可见焦虑感、心悸、恐惧。<br>【注意点】 ① $t_{1/2}$约 50 min。② 对本品过敏者及妊娠早期忌用;乳母慎用。③ 对手术后患者,在外周肌肉松弛药的作用消失前,不应注射本品。④ 长期、大剂量苯二氮䓬类治疗的患者,不应快速注射本品,以免产生戒断症状,若意外 |

| 药品名称 | 剂型规格 | 用法 | 成人剂量 | 小儿剂量 |
|---|---|---|---|---|
| | | | 0.3～0.6 mg<br>昏迷者急救：<br>初次剂量 0.3 mg<br>如 60 s 内未达到预期的意识程度，<br>可重复注射直至清醒或总剂量达 2 mg，若再度出现嗜睡，可予每小时静滴 0.1～0.4 mg | |
| **亚叶酸钙**<br>(甲酰四氢叶酸钙，法益宁，甲叶钙)<br>Calcium Folinate<br>(Calcium Leucovorin, CF) | 片剂<br>5 mg<br>10 mg<br>15 mg<br>25 mg<br>胶囊<br>15 mg<br>25 mg | 口服 | MTX 的“解救”治疗：<br>一般剂量每次 5～15 mg，每 6～8 h 1 次，连用 2 d，使 MTX 血药浓度在 $5\times10^{-8}$ mol/L 以下<br>乙胺嘧啶或甲氧苄啶等的解毒：<br>每日 5～15 mg，持续用药时间视中毒情况而定 | 参考成人用量 |
| | 注射剂<br>1 ml<br>5 mg<br>0.1 g<br>10 ml<br>0.1 g | 肌内或静滴 | MTX 解救：参见“口服给药”。根据不同治疗方案、MTX 的血药浓度而定 | |
| | 粉针剂<br>5 mg<br>25 mg<br>30 mg<br>50 mg<br>0.1 g<br>0.2 g | 肌内或静滴 | 一般剂量<br>每次 9～15 $mg/m^2$<br>每 6～8 h 1 次肌内<br>共 3 次<br>乙胺嘧啶或甲氧苄啶中毒：<br>每次 9～15 $mg/m^2$肌内<br>持续用药时间视中毒情况而定 | |

| 作用及用途、不良反应、注意点 |
| --- |
| 出现戒断症状,应静注地西泮 5 mg 或咪达唑仑 5 mg。⑤ 用时以 0.45%~0.9%氯化钠或 2.5%~5%GS 稀释。⑥ 若反复注射仍不能显著改善意识及呼吸功能,应考虑非苯二氮䓬类所致。 |
| 【作用及用途】 主要用于叶酸拮抗药的“解救”治疗,临床常用于防治大剂量甲氨蝶呤(MTX)或用药过量所引起的严重毒性作用;与氟尿嘧啶联用,治疗晚期结直肠癌及胃癌、叶酸治疗疗效不佳的口炎性腹泻、营养不良、妊娠期或婴儿期巨幼细胞贫血;亦可用于白细胞减少。<br>【不良反应】 少见,偶有皮疹、荨麻疹、哮喘等过敏反应。<br>【注意点】 ① 血清还原叶酸的达峰时间:口服 1.72±0.8 h,肌内或静脉注射 36~48 min,$t_{1/2}$ 3.5~6.2 h。② 本品用于 MTX 解救时,若有酸性尿、腹水、失水、胃肠道梗阻、胸腔渗液或肾功能障碍,应慎用本品。③ 本品应避免与 5-Fu 混合后给药,因可能产生沉淀。④ 本品禁止鞘内注射。⑤ 因本药含钙,故静脉注射速度不宜超过 160 mg/min。⑥ 本品应避免光线直接照射及与热源接触,使用本药粉针剂应新鲜配置。⑦ 大剂量本品与巴比妥、扑米酮或苯妥英钠合用,可影响抗癫痫作用。 |

# 二十、诊断用药物

## (一) 影像诊断用药

| 药品名称 | 剂型规格 | 用法 | 成人剂量 | 小儿剂量 |
|---|---|---|---|---|
| **硫酸钡**<br>Barium Sulfate | 粉剂<br>(普通钡) | 口服 | 食管：300 g 加水100 ml<br>胃肠：150 g 加水200 ml | 同成人 |
| | | 灌肠 | 200～250 g 加水<br>800～1 000 ml | |
| | 粉剂<br>(干混悬剂) | 口服 | 食管：10～30 ml<br>胃：50～250 ml<br>160%～200%(*W/V*) | |
| | | 灌肠 | 150～350 ml<br>60%～120%(*W/V*) | |
| **碘化油**<br>Iodinated Oil<br>(Lipiodol) | 注射剂<br>40%<br>10 ml<br>30%<br>2 ml | 灌注 | 因造影部位大小而异 | 同成人 |
| | | 肌内 | 每次 1 ml,每 2～3 年注射 1 次 | 学龄前儿童 1 次 0.5 ml,学龄期儿童同成人 |
| **乙碘油**<br>Ethiodized Oil<br>(Iodised Oil Fluid, Lipiodol Ultra Fluid) | 注射剂<br>36%<br>3 ml<br>10 ml | 局部注射 | 淋巴管造影：<br>单侧<15 ml<br>双侧<25 ml<br>输卵管造影：<br>5～10 ml | |
| **泛影葡胺**<br>(泛影酸葡甲胺)<br>Meglumine Diatrizoate<br>(Cardiografin, Urografin) | 注射剂<br>60%<br>20 ml<br>76%<br>20 ml | 静注 | 尿路造影：<br>60% 20～40 ml 或<br>76% 20 ml 推注 1～3 min | 尿路造影：<br>60%<br><5 岁 1 ml/kg<br>>5 岁 20 ml |

| 作用及用途、不良反应、注意点 |
| --- |
| 【作用及用途】 硫酸钡进入体内,吸收 X 线从而显影。用于食管、胃肠造影。<br>【注意点】 ① 硫酸钡干混悬液具有高浓度低黏稠度的特点,可显示微小病变,宜新鲜配制,用于胃肠道双重对比造影。② 疑有食管、消化道穿孔、腐蚀性食管炎、食管气管瘘、肠道完全性梗阻、急性胃肠炎、肠坏死、消化道大量出血期的患者忌用。③ 胃肠道造影检查前准备:检查前 3 日忌用铋剂、钙剂,检查前禁食 6 h 以上,幽门梗阻患者应洗胃、抽净胃内潴留液后方可检查。④ 钡灌肠前准备:检查前 3 日需少渣饮食,前 2 日服番泻叶,检查当日开塞露清除肠内容物。 |
| 【作用及用途】 为淡黄色黏稠液体。用于支气管、子宫、输卵管、鼻旁窦、窦道、腔道造影。<br>【不良反应】 支气管造影时可有轻微呛咳、头痛、发热等,支气管造影因其排泄慢,可导致肺炎、肉芽肿,输卵管造影偶可引起油栓。<br>【注意点】 ① 碘过敏,造影部位炎症或出血,活动期肺结核,高热,甲亢,严重心、肝、肾功能不全者及孕妇忌用;乳母慎用。② 使用前须行碘过敏试验。③ 无磺胺类药物过敏史患者可于造影时加入适量磺胺粉,以提高本品黏稠度,使造影剂均匀涂布于腔壁。④ 遇光和空气分解成棕红色时不宜使用。⑤ 肌注用于预防地方性甲状腺肿,不可误入血管。⑥ 不宜使用塑料注射器。 |
| 【作用及用途】 比重较碘化油小,流动性高。用于淋巴管、输卵管、窦穴造影,亦可用于防治地方性甲状腺肿。<br>【不良反应】 体温升高,胸闷、气急、恶心、呕吐及肺脂滴栓塞等。<br>【注意点】 ① 使用前需行碘过敏试验,碘过敏者忌用。② 淋巴管造影可注入上肢或下肢淋巴管。③ 注入速度每分钟 0.1～0.2 ml。④ 不宜使用塑料注射器。⑤ 不宜用于支气管造影。 |
| 【作用及用途】 为有机碘化合物。用于静脉尿路造影及逆行肾盂造影,心血管、脑血管、周围血管造影,颅脑、全身 CT 增强扫描,数字减影血管造影,亦可用于口服胃肠道造影。<br>【不良反应】 恶心、呕吐、流涎、出汗、皮肤过敏等,偶有喉头水肿、喉痉挛、哮喘、惊厥等。 |

| 药品名称 | 剂型规格 | 用法 | 成人剂量 | 小儿剂量 |
|---|---|---|---|---|
| | | 动脉注射 | 心血管造影：<br>76% 40 ml | 心血管造影：<br>76% 1～2 ml/kg |
| **碘海醇**<br>(碘六醇，欧乃派克)<br>Iohexol<br>(Omnipaque) | 注射剂<br>300 mg I/ml<br>10 ml<br>20 ml<br>50 ml<br>75 ml<br>100 ml<br>350 mg I/ml<br>20 ml<br>50 ml<br>75 ml<br>100 ml<br>200 ml | 静注 | 尿路造影：<br>300 mg I/ml 或 350 mg I/ml 40～80 ml | 尿路造影：<br><7 kg 3 ml/kg<br>>7 kg 2 ml/kg<br>最大剂量 40 ml |
| | | | 数字减影造影：<br>300 mg I/ml 或 350 mg I/ml 20～60 ml 1 次注射 | |
| | | | CT 增强：<br>300 mg I/ml 100～200 ml 或 350 mg I/ml 100～150 ml | CT 增强：<br>300 mg I/ml<br>1.5～2 ml/kg |
| | | 动注 | 左心室和主动脉造影：<br>350 mg I/ml 30～60 ml 1 次注射<br>冠状动脉造影：<br>350 mg I/ml 4～8 ml 1 次注射 | 左心室和主动脉造影：300 mg I/ml 或 350 mg I/ml，取决于年龄、体重、病情<br>一般剂量 1～3 ml/kg<br>最大剂量 8 ml/kg |
| | | 椎管注射 | 300 mg I/ml 7～10 ml | |
| | | 体腔内注射 | 因各部位而异 | |

| 作用及用途、不良反应、注意点 |
|---|
| 【注意点】 ① 使用前需行碘过敏试验。② 碘过敏、急性肾炎、严重心肝肾功能不全、甲亢、哮喘、极度衰弱者及孕妇忌用；婴幼儿、糖尿病患者及老人慎用。③ 60%泛影葡胺注射液内不含钠盐，渗透压低，可用于脑血管造影及 CT 增强扫描。④ 冠状动脉造影宜使用 76%的复方泛影葡胺注射液(内含 60%泛影葡胺和 10%泛影酸钠)。⑤ 周围血管造影可使用 60%或 76%的复方泛影葡胺 10～40 ml 动脉注射。 |
| 【作用及用途】 为第二代非离子型造影剂。用于心血管造影，动脉造影，尿路造影，CT 增强检查，椎管造影，脑池、关节腔、瘘道、胃肠道造影。<br>【不良反应】 发生率低，有轻度的呼吸道和皮肤反应、头痛、发热、高血压等。<br>【注意点】 ① 对本品过敏者、甲亢患者及孕妇忌用；有过敏、哮喘及对含碘造影剂有不良反应者慎用。② 造影剂使用前后应保证被检查者体内足够的水分，对于多发性骨髓瘤、糖尿病、肾功能不全患者及婴幼儿、老年人尤其注意。③ 造影后至少观察 30 min 以上，椎管内注射 24 h 内不应驾驶车辆和操作机器。 |

| 药品名称 | 剂型规格 | 用法 | 成人剂量 | 小儿剂量 |
| --- | --- | --- | --- | --- |
| **碘普罗胺**<br>(碘普胺，优维显)<br>Iopromide<br>(Ultravist) | 注射剂<br>300 mg I/ml<br>20 ml<br>50 ml<br>75 ml<br>100 ml<br>200 ml<br>370 mg I/ml<br>50 ml<br>100 ml | 静注 | 尿路造影：<br>300 mg I/ml 1 ml/kg 或 370 mg I/ml 0.8 ml/kg | 尿路造影：<br>2～11 岁<br>300 mgI/ml<br>1.5 ml/kg 或<br>370 mgI/ml<br>1.4 ml/kg<br>＞12 岁 同成人 |
| | | | CT 增强：300 mg I/ml 1.0～2.0 ml/kg 或 370 mg I/ml 1.0～1.5 ml/kg | CT 增强：300 mg I/ml 1.5～2 ml/kg |
| | | 动脉注射 | 心血管造影：心室 370 mg I/ml 40～60 ml 1 次注射<br>冠状动脉内：370 mg I/ml 5～8 ml | |
| | | 体腔内注射 | 因各部位而异 | |
| **碘曲仑**<br>(依索显)<br>Iotrolan<br>(Isovist) | 注射剂<br>190 mg I/ml<br>10 ml<br>240 mg I/ml<br>10 ml<br>20 ml<br>300 mg I/ml<br>10 ml | 鞘内、脑室内、体腔注射或口服 | 椎管造影：<br>240 或 300 mg I/ml<br>每次 10 ml<br>脑室造影：<br>240 或 300 mg I/ml<br>每次 3～5 ml<br>CT 脑池造影：<br>240 mg I/ml 4～12 ml<br>口服食管、胃肠造影：<br>300 mg I/ml 10～100 ml | |

| 作用及用途、不良反应、注意点 |
| --- |
| 【作用及用途】 为非离子型造影剂。用于心血管造影、动脉造影、尿路造影、CT 增强检查、体腔造影,但不能用于蛛网膜下腔造影。<br>【不良反应】 一般轻至中度且为暂时性,但严重和危及生命的反应和死亡亦曾报道。恶心、呕吐、疼痛、热感、血管神经性水肿、结膜炎、咳嗽、瘙痒、鼻炎、喷嚏、荨麻疹等。<br>【注意点】 ① 对碘过敏、明显的甲状腺功能亢进患者及孕妇忌用;心脏疾病、肝肾功能不全、嗜铬细胞瘤、甲状腺肿患者均需慎用。② 检查前 2 h 内禁食。③ 血管内使用对比剂前后应给予充分水分,尤其是肾功能欠佳者。④ 给药后应观察 30 min。 |
| 【作用及用途】 为二聚体等渗非离子型造影剂。有优良的放射增强效果,神经及局部耐受好。用于椎管、脑室及各种瘘管腔道造影。<br>【不良反应】 轻微,可出现轻度头痛、恶心、呕吐等。<br>【注意点】 ① 甲状腺功能亢进、盆腔炎、对碘过敏者及孕妇忌用;肺气肿、严重肝肾功能不全、晚期动脉硬化、脑性抽搐、多发性骨髓瘤患者慎用。② 抗抑郁药、嗜酒、吸毒患者必须在检查 48 h 前停用,否则禁用。③ 脊髓造影前应给足水分,纠正水、电解质紊乱倾向。 |

| 药品名称 | 剂型规格 | 用法 | 成人剂量 | 小儿剂量 |
|---|---|---|---|---|
| **碘克沙醇**<br>(威氏派克)<br>Iodixanol<br>(Visipaque) | 注射剂<br>270 mg I/ml<br>320 mg I/ml<br>均 20 ml<br>50 ml<br>100 ml | 静注 | 尿路造影:<br>成人 270/320 I mg/ml 40～80 ml | 尿路造影:<br><7 kg<br>270/320 I mg/ml<br>2～4 ml/kg<br>>7 kg<br>270/320 I mg/ml<br>2～3 ml/kg |
| | | 动脉内注射 | 左心室和主动脉造影:<br>320 mg I/ml 30～60 ml 1 次注射<br>冠状动脉造影:<br>320 mg I/ml 4～8 ml 1 次注射 | 左心室和主动脉造影: 270 mg I/ml 或 320 mg I/ml, 取决于年龄、体重、病情<br>最大剂量 10 ml/kg |
| | | CT 增强 | 头部 CT:<br>270/320 I mg/ml<br>50～150 ml<br>体部 CT:<br>270/320 I mg/ml<br>75～150 ml | 头、体部 CT:<br>270/320 I mg/ml 按体重 2～3 ml/kg 可至 50 ml |
| **钆喷酸葡胺**<br>(马根维显)<br>Dimeglumine<br>Gadopentetate<br>(Magnevist) | 注射剂<br>10 ml<br>15 ml<br>20 ml<br>内含钆喷酸二葡甲胺<br>469.01 mg/ml<br>(0.5 mmol/ml) | 静注 | 每次 0.2 ml/kg<br>最大剂量<br>1 次 0.6 ml/kg | >2 岁<br>每次 0.2 ml/kg<br>最大剂量<br>1 次 0.4 ml/kg |
| **钆双胺**<br>(欧乃影)<br>Gadodiamide<br>(Omniscan) | 注射剂<br>10 ml<br>15 ml<br>20 ml<br>内含钆双胺<br>287 mg/ml<br>(相当于<br>0.5 mmol/ml) | 静注 | 每次 0.2 ml/kg<br>(通常 20 ml 足以诊断) | >6 个月以上儿童<br>每次 0.2 ml/kg |

| 作用及用途、不良反应、注意点 |
| --- |
| 【作用及用途】 为非离子型 X 线造影剂。可用于心血管造影、尿路造影及 CT 增强检查。<br>【不良反应】 热感和冷感、头痛、恶心、呕吐、皮疹、荨麻疹等。<br>【注意点】 参见 795 页碘海醇项下。 |
| 【作用及用途】 为强顺磁性造影剂。钆离子使相应氢质子的自旋晶格弛豫时间缩短,使得相应组织信号强度增强,并因此获得特定组织的图像对比。用于颅脑和脊髓、全身的 MRI 检查。<br>【不良反应】 轻至中度且为一过性的,恶心、呕吐、头痛、头晕、注射部位的疼痛和热或冷。<br>【注意点】 ① 过敏体质、重度肾功能不全的患者,孕妇及乳母慎用。② 检查前 2 h 须禁食。③ 注射时尽量采取卧位,注射结束后需观察至少 30 min。④ 静注后立即进行 MRI 检查,有效增强时间为 45 min。 |
| 【作用及用途】 为强顺磁性造影剂。用于颅脑和脊髓及全身的 MRI 检查。<br>【不良反应】 轻微、短暂,有局部热感、痛感,头痛较常见。<br>【注意点】 参见本页钆喷酸葡胺项下。 |

| 药品名称 | 剂型规格 | 用法 | 成人剂量 | 小儿剂量 |
|---|---|---|---|---|
| **碘番酸**<br>Iopanoic Acid<br>(Cistobil) | 片剂<br>0.5 g | 口服 | 胆囊造影：<br>常用量 3 g，分 6 次服，每 5 min 服 0.5 g<br>造影前 10～15 h 服用<br>极量 24 h 内 6 g<br>胆道造影：<br>每次 1 g，每日 3 次，餐前服，连服 4 d | 胆囊造影：<br>常用量<br><13 kg 150 mg/kg<br>13～23 kg 2 g<br>≥23 kg 3 g<br>分服方法及服用时间同成人 |
| **胆影葡胺**<br>(胆影酸葡甲胺)<br>Meglumine Adipiodone<br>(Cholografin) | 注射剂<br>30%<br>50%<br>20 ml | 静注 | 胆系造影：<br>30% 20 ml<br>肥胖者或胆囊功能较差者：<br>50% 20 ml 缓慢推注 10 min 以上 | 胆系造影：<br>30% 0.4～0.6 ml/kg (<33 ml)，以等量的 5%GS 稀释后推注可减少反应 |

## (二) 核医学诊断、治疗用药

| 药品名称 | 剂型规格 | 用法 | 成人剂量 | 小儿剂量 |
|---|---|---|---|---|
| **放射性邻碘马尿酸钠**<br>Sodium Ortho-Iodo-131 Hippurate<br>($^{131}$I - OIH) | 注射剂<br>放射性浓度>74 MBq/ml<br>游离$^{131}$I <5% | 静注 | 肾图：<br>每次 7.4 kBq/kg<br>有效肾血浆流量：<br>每次 1.11～2.22 MBq | 肾图：<br>每次 7.4 kBq/kg<br>有效肾血浆流量：<br>每次 1.11 MBq |

| 作用及用途、不良反应、注意点 |
| --- |
| 【作用及用途】 为X线诊断用阳性造影剂。服后经肝分泌，随胆汁排泄，流入具有浓缩功能的胆囊，经过浓缩后在X线下显示胆囊形态和功能。用于胆囊及胆管造影。<br>【不良反应】 恶心、呕吐、胃部烧灼感、腹痛、腹泻等症状；少数患者出现瘙痒、皮疹、荨麻疹、皮肤水肿以及其他碘过敏反应。<br>【注意点】 ① 过敏体质或过敏病史、肝肾功能不全、妨碍药物吸收的胃肠道疾病、胆囊炎急性发作、胆囊胆道术后及严重甲亢患者忌用；孕妇慎用。② 老人、肝肾疾病患者应用本品可增加发生急性肾功能衰竭的危险，应特别注意补充水分。③ 胆囊造影者服药前一日中午进食高脂肪餐，晚餐进无脂或少脂饮食，服药时多饮水，服药后禁食。④ 胆囊显影后给患者高脂肪餐，餐后30～60 min再摄片，以观察胆囊收缩情况。如胆囊不显影，可在造影日晚再服3 g，服法同前，24 h内最大剂量6 g。⑤ 胆道结石造影时第5 d晨空腹摄片。⑥ 摄X线片前宜清洁灌肠排除肠道内存留的粪便和造影剂，禁用泻剂清洁肠道。 |
| 【作用及用途】 为X线诊断用阳性造影剂，属有机碘化合物。进入体内后能比周围软组织结构吸收更多X线，在X线照射下形成密度对比而显影，经静脉注射后进入肝胆系统，使胆汁内含碘，使得胆管和胆囊显影，用于胆系造影。<br>【不良反应】 高浓度造影剂和注射速度过快均可增加不良反应，如不安、上腹发闷、恶心、呕吐。<br>【注意点】 ① 碘过敏、肝肾功能不全、甲状腺功能亢进者忌用；有过敏体质或过敏性疾病病史者，婴幼儿，老人，高血压、心脏疾病、心功能不全者慎用。② 本品具有渗透性利尿作用，对已有脱水、多尿、少尿或糖尿病患者，老人，虚弱患者宜在注射前补充足量水分。③ 造影当日晨禁食，造影前一日用缓泻剂排除肠内积气。④ 可能干扰酚磺酞排泄试验，影响尿液分析结果，尿液检查应在血管内应用本品后间隔2 d以上进行。⑤ 静注必须缓慢，注射时间＞5 min。24 h内不宜重复使用。 |

| 作用、用途及注意点 |
| --- |
| 【作用及用途】 能通过肾小管分泌并迅速排出。用于肾图和肾有效血浆流量测定，主要评价肾功能，尿路通畅情况和移植肾的监护。<br>【注意点】 ① $^{131}$I半衰期8 d。② 孕妇和乳母忌用。③ 用肾图仪作肾图时，影响因素较多，必须注意对位、尿流量、仪器匹配性等因素。④ 目前多在肾动态显像中完成肾图检查。⑤ 已作静脉肾盂造影或服磺胺药者，应延迟7 d后再作本检查。 |

| 药品名称 | 剂型规格 | 用法 | 成人剂量 | 小儿剂量 |
|---|---|---|---|---|
| **放射性锝二乙三胺五醋酸** Technetium-99m Diethylene Triamine Pentacetic Acid ($^{99m}$Tc-DTPA) | 注射剂 放射性浓度＞37 MBq/ml | 静注 | 肾显像：每次 370～740 MBq | 肾显像：每次 7.4 MBq/kg 最小剂量 每次 37～74 MBq |
| | | 锥管注射 | 脑脊液显像：每次 370 MBq | 脑脊液显像：每次 11.1～37 MBq |
| | | 口服 | 胃食管显像：每次 37～74 MBq | 胃食管显像：每次 7.4 MBq 最大剂量 每次 37 MBq |
| **放射性锝二巯基丁二酸** Technetium-99m Dimercaptosuccinic Acid ($^{99m}$Tc-DMSA) | 注射剂 放射性浓度＞37 MBq/ml | 静注 | 每次 74～185 MBq | 每次 1.85 MBq/kg 最小剂量为 22.2 MBq |
| **放射性锝巯基乙酰基三甘氨酸** Technetium-99m Mercaptoacetyl-triglycine ($^{99m}$Tc-$MAG_3$) | 注射剂 放射性浓度应＞37 MBq/ml | 静注 | 每次 296～370 MBq | 每次 3.7 MBq/kg 最小剂量 每次 37 MBq 最大剂量 每次 185 MBq |
| **放射性锝-乙撑-双半胱氨酸** Technetium-99m 1,1-Ethylene Dicysteine ($^{99m}$Tc-EC) | 注射剂 放射性浓度应＞37 MBq/ml | 静注 | 每次 370～740 MBq | 根据年龄，按成人剂量计算(见 814 页注) |

| 作用、用途及注意点 |
| --- |
| 【作用及用途】 该药经肾小球滤过,并迅速排出。作肾动态显像可综合了解肾血流灌注、肾实质功能和上尿路通畅情况,配合利尿性肾显像可对梗阻程度作出评价;也可用于脑脊液显像(包括脑池、脑室显像和脊髓蛛网膜下腔显像)和胃肠道显像。<br>【注意点】 ① $^{99m}$Tc半衰期为6 h,应用$^{99m}$Tc发生器药盒制备各种脏器显像药物,实验室应建立药物中亚锡离子还原能力及放化纯度测定方法;标记后药物若发现色泽澄明度有异或亚锡已被氧化、放化纯度下降,应停止使用。② 孕妇和乳母忌用。③ 肾动态显像时必须快速静脉推注药物。④ 脑室显像需行侧脑室穿刺,药物剂量减半;脑池与蛛网膜下腔显像需行常规腰椎穿刺。 |
| 【作用及用途】 能被有功能肾小管上皮细胞特定摄取,用于肾静态显像,判断肾的位置、形态、大小和肾内占位性病变。对急性肾盂肾炎和肾瘢痕形成及肾发育异常诊断有重要价值,并可检测分肾功能。<br>【注意点】 ① 同$^{99m}$Tc-DTPA注意点①。② 孕妇和乳母忌用。③ 检查前注意排空小便。④ 标记后应30 min内应用,一般宜标记后即用。 |
| 【作用及用途】 为肾小管分泌型显像剂,性能类似$^{131}$I-OIH。用于肾动态显像,同时可作肾图检查和肾有效血浆流量测定。<br>【注意点】 ① 同$^{99m}$Tc-DTPA注意点①。② 孕妇和母乳忌用。 |
| 【作用及用途】 为肾小管分泌型显像剂,性能类似$^{131}$I-OIH。用于肾动态显像,同时可作肾血流、肾图、肾功能测定及了解尿路通畅情况。<br>【注意点】 ① 同$^{99m}$Tc-DTPA注意点①。② 孕妇和母乳忌用。③ 肾动态显像时,必须快速静脉推注药物,检查过程中患者需保持体位不变。 |

| 药品名称 | 剂型规格 | 用法 | 成人剂量 | 小儿剂量 |
|---|---|---|---|---|
| **放射性锝亚甲基二膦酸盐**<br>Technetium-99m Methylene Diphosphonate<br>($^{99m}Tc$-MDP) | 注射剂<br>放射性浓度应>37 MBq/ml | 静注 | 每次 740～1 110 MBq | 每次 7.4 MBq/kg<br>最小剂量<br>每次 18.5 MBq |
| **放射性钐乙二胺四甲基膦酸**<br>Samarium-153m Ethylenediamine Tetramethylene Phosphonate<br>($^{153}Sm$-EDTMP) | 注射剂<br>放射性浓度 1.0～3.7 GBq/ml | 静注 | 每次 7.4～37 MBq/kg | 每次<br>7.4～37 MBq/kg |
| **放射性锶**<br>(氯化锶)<br>Strontium-89 Chloride<br>($^{89}Sr$) | 注射剂<br>放射性浓度应>37 MBq/ml | 静注 | 成人用量<br>每次 110～185 MBq | 根据年龄,按成人量折算(见 814 页注) |
| **放射性锝二乙基亚氨二醋酸**<br>Technetium-99m Diethylimino-diacetic Acid<br>($^{99m}Tc$-EIDA) | 注射剂<br>放射性浓度应>37 MBq/ml | 静注 | 每次 185～370 MBq | 每次<br>3.7～7.4 MBq/kg<br>最小剂量<br>每次 37 MBq |
| **放射性锝吡哆醛-5-甲基色氨酸**<br>Technetium-99m Pyridoxyl-5-methyltrypophan<br>($^{99m}Tc$-PMT) | 注射剂<br>放射性浓度应>37 MBq/ml | 静注 | 每次 370～555 MBq | 每次<br>3.7～7.4 MBq/kg<br>最小剂量<br>每次 37 MBq |

| 作用、用途及注意点 |
|---|
| 【作用及用途】 主要与骨组织中无机成分进行离子交换或化学吸附。用于骨动态、静态显像。对诊断肿瘤骨转移有重要价值,还可评价骨良性疾病。<br>【注意点】 ① 同$^{99m}$Tc-DTPA注意点①。② 孕妇和母乳忌用。③ 注射骨显像剂后,应鼓励患者饮水,检查前应排清尿液。④ 动态显像可分三时或四时相摄片,静态显像一般于注入标记化合物3～4 h检查。 |
| 【作用及用途】 本品静注后主要浓聚在骨小梁,$^{153}$Sm发射的β射线(能量为810、710、640 kev,射程3 mm),可对肿瘤进行内照射。用于治疗转移性骨癌骨痛,并可控制肿瘤发展,提高和改善癌肿患者生活质量。对乳腺癌和前列腺癌效果较好,肺癌和鼻咽癌次之。<br>【注意点】 ① $^{153}$Sm半衰期为46.3 h。② 对骨髓功能严重障碍、肝肾功能不全、骨显像仅为溶骨性冷区者,孕妇及乳母忌用。③ 治疗前停用化疗或放疗至少2～4周。④ 本品可引起骨髓抑制,应定期检查血常规。 |
| 【作用及用途】 静注后行为类似钙,选择性作用于骨,生物学分布与$Ca^{2+}$相似。用于治疗转移性骨癌骨痛,并可控制肿瘤发展,提高和改善癌肿患者生活质量。对前列腺癌、乳腺癌、肺癌效果较好。<br>【注意点】 ① 半衰期为50.5 d。② 对骨髓功能有严重障碍、肝肾功能不全、骨显像仅为溶骨性冷区者,孕妇及乳母忌用。③ 治疗前停用化疗或放疗至少2～4周。④ 本品可引起骨髓抑制,应定期检查血常规。 |
| 【作用及用途】 由肝实质细胞摄取,经胆管系统排入肠道。用于肝胆显像,主要用于评价胆道系统疾病如急性胆囊炎、肝胆手术后和胆瘘。在儿童主要用于鉴别胆道闭锁和婴儿肝炎综合征。<br>【注意点】 ① 同$^{99m}$Tc-DTPA注意点①。② 孕妇和乳母应尽量减少使用剂量。③ 检查前至少禁食4 h。④ 各种IDA衍生物与胆红素竞争力不同,临床应用时需根据血清胆红素水平,选择合适显像剂。⑤ 鉴别新生儿黄疸性质,宜用DISIDA、Trimethylbromo-IDA。 |
| 【作用及用途】 作用同IDA衍生物,但对肝胆特异性强。用于肝胆显像,主要用于肝细胞癌阳性显像。<br>【注意点】 ① 同$^{99m}$Tc-DTPA注意点①。② 孕妇和乳母应尽量减少使用剂量。③ 标记化合物需经沸水处理方能应用。④ 为减少胆囊影响,检查前和检查过程中嘱患者进食。 |

| 药品名称 | 剂型规格 | 用法 | 成人剂量 | 小儿剂量 |
| --- | --- | --- | --- | --- |
| **放射性锝植酸钠**<br>Sodium Technetium-99m Phytate<br>($^{99m}$Tc-PHY) | 注射剂<br>放射性浓度应>37 MBq/ml | 静注 | 每次 111 MBq<br>平面 71～148 MBq<br>断层 296～444 MBq | 每次 1.85 MBq/kg<br>最小剂量<br>每次 3.7 MBq<br>最大剂量<br>每次 111 MBq |
| **放射性锝红细胞**<br>Technetium-99m Red Blood Cells<br>($^{99m}$Tc-RBC) | 注射剂<br>放射性浓度应>37 MBq/ml | 静注 | 每次 740 MBq | 根据年龄，按成人剂量计算(见 814 页注)<br>最小剂量<br>每次 111 MBq |
| **放射性高锝酸钠**<br>Sodium Pertechnetate Technetium-99m<br>($Na^{99m}TcO_4^-$) | 注射剂<br>放射性浓度不低于 37 MBq/ml | 静注 | 甲状腺显像：<br>每次<br>74～185 MBq | 甲状腺显像：<br>185 MBq/1.7 $m^2$<br>最小剂量<br>每次 37 MBq |
| | | | 美克憩室显像：<br>每次<br>370 MBq | 美克憩室显像：<br>每次 3.7 MBq/kg |
| | | | 核素心血管造影：<br>每次<br>740～925 MBq | 核素心血管造影：<br>每次 7.4 MBq/kg<br>最小剂量<br>每次 74～105 MBq |
| | | | 阴囊显像：<br>每次<br>550～740 MBq | 阴囊显像：<br>每次 7.4 MBq/kg<br>最小剂量<br>每次 74 MBq |
| | | | 脑显像：<br>每次<br>550～740 MBq | 脑显像：<br>每次 7.4 MBq/kg<br>最小剂量<br>每次 74 MBq |

| 作用、用途及注意点 |
| --- |
| 【作用及用途】 本品主要被肝、脾及骨髓等网状内皮系统摄取。用于肝静态显像、活动性下消化道出血腹部显像和骨髓显像。<br>【注意点】 ① 同$^{99m}$Tc－DTPA注意点①。② 孕妇及乳母忌用。③ 一般于注射药后15至20 min开始检查。④ 显像前24 h内不能作钡剂检查。 |
| 【作用及用途】 用于平衡法核素心室造影，主要评价心室功能及心室壁运动；亦用于活动间发性胃肠道出血定位和作肝血池显像。<br>【注意点】 ① 同$^{99m}$Tc－DTPA注意点①。② 孕妇及乳母忌用。③ 一般应用红细胞体内标记法。所用亚锡焦磷酸盐的质量需有一定保证，以获得较高的标记率。 |
| 【作用及用途】 用于甲状腺显像、美克憩室腹部显像、首次通过法放射性核素心血管造影、阴囊显像和核素脑血管造影、静态脑显像。<br>【注意点】 ① $Na^{99m}TcO_4^-$为钼锝发生器的淋洗液，半衰期为6 h。② 孕妇及乳母忌用。③ 检查前停服含碘食物、抗甲状腺药物和甲状腺激素制剂。④ 甲状腺显像前一般先作甲状腺摄碘率，据摄碘率再计算显像所用$Na^{99m}TcO_4^-$量。⑤ 核素心血管造影必须有良好的放射性药物静脉“弹丸”注射，显像剂体积小(0.5～1 ml)，检查前宜服用过氯酸钾6 mg/kg。⑥ 美克憩室显像前应严格禁食，停用干扰、阻断胃黏膜摄取及促蠕动、分泌药物。⑦ 阴囊显像检查前服过氯酸钾6 mg/kg封闭甲状腺。 |

| 药品名称 | 剂型规格 | 用法 | 成人剂量 | 小儿剂量 |
|---|---|---|---|---|
| **放射性铊**<br>Thallium - 201<br>($^{201}Tl$) | 注射剂<br>放射性<br>浓度应<br>>37<br>MBq/ml | 静注 | 每次 74～111 MBq | 最小剂量<br>每次 5.55 MBq<br>最大剂量<br>每次 74 MBq |
| **放射性镓枸橼酸盐**<br>Gallium - 67<br>Citrate<br>(67Ga) | 注射剂<br>放射性<br>浓度应<br>>18.5<br>MBq/ml | 静注 | 每次 185～370 MBq | 每次 2.8 MBq/kg |
| **放射性氟脱氧葡萄糖**<br>Fluorine - 18<br>Fluorodeoxy-<br>glucose<br>($^{18}F$ - FDG) | 注射剂<br>放射性<br>浓度应<br>>37<br>MBq/ml | 静注 | 每次 350～750 MBq | 每次 5～10 MBq/kg<br>最小剂量<br>37 MBq |
| **放射性锝甲氧基异丁基异腈**<br>Technetium -<br>99m<br>Methoxyisobutyl<br>Isonitrile<br>($^{99m}Tc$ - MIBI) | 注射剂<br>放射性<br>浓度应<br>>37<br>MBq/ml | 静注 | 每次 555～740 MBq | 据年龄，按成人剂量折算（见 814 页注），或每次<br>1.11 MBq/kg |
| **放射性锝 1,2 - 双[双(2 - 乙氧乙基)膦]乙烷**<br>Technetium -<br>99m<br>Tetrofosmin<br>($^{99m}Tc$ - P53) | 注射剂<br>放射性<br>浓度应<br>>37<br>MBq/ml | 静注 | 运动负荷显像：<br>每次 222～370 MBq<br>静息显像：<br>每次 740～1110 MBq | 据年龄，按成人剂量折算(见 814 页注) |

| 作用、用途及注意点 |
|---|
| 【作用及用途】 ① 有功能的心肌细胞对本品能选择性摄取,摄取量与局部心肌血流灌注量成正比。用于心肌灌注显像。对冠心病、某些心肌病诊断有重要价值,配合负荷试验可提高诊断敏感性,并可评价心肌活力。② 肿瘤细胞可浓聚$^{201}$Tl,可用于肿瘤显像。<br>【注意点】 ① $^{201}$Tl 半衰期为 73 h。② 孕妇及乳母忌用。③ 作心肌显像患者应空腹;注药后让患者坐起,可减少腹腔内脏及肺中因$^{201}$Tl 浓聚增加而干扰心肌影像。 |
| 【作用及用途】 能被有活性的肿瘤细胞摄取和浓聚。用于恶性肿瘤诊断、分期、疗效和预后评价,其中对淋巴瘤治疗后的评价尤有价值。还可浓聚于炎症部位,故可用于炎症病灶的定位。<br>【注意点】 ① $^{67}$Ga 半衰期为 78 h,加速器生产。② 孕妇及乳母忌用。③ 检查前应停用化疗、放疗 4 周,停用铁制剂 1 周。 |
| 【作用及用途】 $^{18}$F 可发射正电子,用于正电子发射断层扫描(PET)显像,$^{18}$F-FDG 为葡萄糖模拟物,$^{18}$F-FDG 进行 PET 显像可得出可靠葡萄糖代谢影像。恶性肿瘤细胞葡萄糖代谢旺盛,故可异常浓聚$^{18}$F-FDG。$^{18}$F-FDG PET 显像主要用于肿瘤的诊断、良恶性鉴别并对肿瘤分期、复发、疗效监测和预后判断有重要价值;还可用于心肌和脑显像,对冠心病心肌活力评价和癫痫诊断有重要意义。<br>【注意点】 ① $^{18}$F 半衰期 110 min。② 孕妇及乳母忌用。③ 为避免假阳性或假阴性结果,检查前应清洁肠道、排尿及停用化疗、放疗。④ 检查前应控制血糖水平。⑤ 除 PET、PET/CT 外,带有符合电路的双探头 SPECT 也可作$^{18}$F-FDG 显像。 |
| 【作用及用途】 作用原理同$^{201}$Tl。用于心肌灌注显像,主要评价冠心病心肌缺血和心肌梗死,同时可判断心肌活力、室壁运动和心功能。还可用于肿瘤显像和甲状旁腺显象。<br>【注意点】 ① 同$^{99m}$Tc-DTPA 注意点。② 孕妇及乳母忌用。③ 注射后口内有一过性异味。 |
| 【作用及用途】 静注后迅速被心肌吸收,且肝胆排泄快,心/肝、心/肺值高,为一新型心肌灌注显像剂。用于运动负荷和静息心肌灌注显像,还可用于肿瘤显像。<br>【注意点】 ① 同$^{99m}$Tc-DTPA 注意点①。② 孕妇及乳母忌用。 |

| 药品名称 | 剂型规格 | 用法 | 成人剂量 | 小儿剂量 |
|---|---|---|---|---|
| **放射性锝六甲基丙叉二胺肟**<br>Technetium - 99m Hexamethyl Propyleneamineoxime<br>($^{99m}Tc$ - HMPAO) | 注射剂<br>放射性浓度应＞37 MBq/ml | 静注 | 每次 370～925 MBq | 据年龄，按成人剂量折算（见 814 页注） |
| **放射性锝-双半胱乙酯**<br>Technetium - 99m Ethylcysteinate Dimer<br>($^{99m}Tc$ - ECD) | 注射剂<br>放射性浓度应＞37 MBq/ml | 静注 | 每次<br>740～1110 MBq | 每次<br>7.4～11.1 MBq/kg<br>最小剂量<br>每次 37 MBq<br>最大剂量<br>每次 370～740 MBq |
| **放射性碘化钠 ($^{131}I$)**<br>Sodium Iodide - 131<br>($Na^{131}I$) | 溶液<br>放射性浓度应＞1.85 kBq/ml<br>$Na_2SO_3$ ≤1.5 mg/ml<br>无载体 | 口服 | 甲状腺摄碘率：<br>每次 74～111 kBq | 甲状腺摄碘率：<br>每次 74～111 kBq |
| | | | 甲亢治疗：<br>每克甲状腺组织<br>2.59～3.7 MBq | 甲亢治疗：<br>每克甲状腺组织<br>1.48～1.85 MBq |
| **放射性碘化钠 ($^{123}I$)**<br>Sodium Iodine - 123<br>($Na^{123}I$) | 注射剂<br>放射性浓度应＞37 MBq/ml | 口服 | 全身甲状腺转移癌显像：<br>每次 37～74 MBq | |
| | | | 甲状腺显像：<br>每次<br>7.5～25 MBq | 甲状腺显像：<br>每次<br>0.1～0.3 MBq/kg |
| | | | 甲状腺摄碘率：<br>3.7～7.4 MBq | 甲状腺摄碘率：<br>每次<br>3.7～7.4 MBq |

| 作用、用途及注意点 |
|---|
| 【作用及用途】 本品为脂溶性，能透过血脑屏障，在脑组织聚集量与血流成正比，进入脑组织后迅速转变成水溶性而不再透过血脑屏障，使之固定分布于脑组织中。用于脑灌注断层显像。<br>【注意点】 ① 同$^{99m}Tc$－DTPA 注意点①。② 孕妇及乳母忌用。③ 标记 HMPAO 的淋洗液($^{99m}TcO_4^-$)需新鲜，标记后应 15 min 内注射，注射前 1 h 口服过氯酸钾 0.4 g，以封闭甲状腺、脉络丛和鼻黏膜，减少$^{99m}TcO_4^-$吸收和分泌。 |
| 【作用及用途】 性能类似$^{99m}Tc$－HMPAO，特点为脑摄取率高、放化稳定性极好。为脑血流灌注显像剂。用于脑血管性疾病诊断及癫痫灶的定位诊断等。<br>【注意点】 ① 同$^{99m}Tc$－DTPA 注意点①。② 孕妇及乳母忌用。③ 为防止头部移动，对小儿或不合作者预先应给予镇静剂。④ 注射前 1 h 口服过氯酸钾以封闭甲状腺、脉络丛等，防止干扰图像。 |
| 【作用及用途】 甲状腺有摄取和浓聚$^{131}I$的功能。用于甲状腺放射性碘摄取率(RAIU)测定、过氯酸钾排泌试验及甲状腺显像；大剂量$^{131}I$能破坏甲状腺滤泡细胞，因此本品也可用于甲状腺功能亢进和甲状腺癌和转移灶的治疗。<br>【注意点】 ① $^{131}I$半衰期为 8 d。② 孕妇而不愿终止妊娠患者、乳母、婴儿及甲状腺极度肿大并有压迫症状者忌用$^{131}I$治疗。③ 甲状腺功能亢进治疗所用 $Na^{131}I$量，应根据最高 RAIU 值计算。④ $Na^{131}I$治疗甲亢前，应做好各种有关检查及准备。服完药后 2 h 后方能进食，并嘱患者注意休息。⑤ 治疗后早期，个别患者有诱发甲亢危象可能，晚期可能发生永久性甲减，均应及时进行处理。⑥ 检查前应停用含碘食物和抗甲状腺药物。 |
| 【作用及用途】 进入体内后主要被甲状腺摄取浓聚，参与甲状腺激素有机合成。用于甲状腺显像和寻找全身甲状腺转移癌，还可制备$^{123}I$标记药物。$^{123}I$半衰期短，发射 γ 射线能量低，用于扫描时患者所受辐射量仅为$^{131}I$的 1%，故更适用于儿童。<br>【注意点】 ① $^{123}I$半衰期为 13.3 h。② 孕妇及乳母忌用。③ 检查前应停用含碘食物和抗甲状腺药物。 |

| 药品名称 | 剂型规格 | 用法 | 成人剂量 | 小儿剂量 |
|---|---|---|---|---|
| **放射性碘化间位碘代苄胍**<br>Iodine－123 (131) Metaiodo-benzyl-guanidine ($^{123(131)}I$－MIBG) | 注射剂<br>放射性浓度应>37 MBq/ml | 静注 | 显像：<br>$^{131}I$－MIBG<br>每次 18.5～37 MBq/1.7 $m^2$<br>$^{123}I$－MIBG<br>每次 185～370 MBq/1.7 $m^2$ | 显像：<br>$^{131}I$－MIBG<br>每次 18.5 MBq/1.7 $m^2$<br>$^{123}I$－MIBG<br>每次 2.6 MBq/kg<br>5.2 MBq/kg (晚期肿瘤) |
| | | | 治疗：<br>每次$^{131}I$－MIBG<br>3 700～7 400 MBq | 治疗：<br>据年龄，按成人剂量折算(见 814 页注) |
| **放射性锝大颗粒聚合人血清白蛋白**<br>Technetium－99m Macroaggregated Albumin ($^{99m}Tc$－MAA) | 注射剂<br>放射性浓度应>11.1 GBq/ml | 静注 | 每次 37～148 MBq | 每次 1.85 MBq/kg |
| **放射性锝二乙三胺五醋酸气溶胶**<br>Technetium－99m Diethylenetriamine Pentacetic Acid Aerosol ($^{99m}Tc$－DTPA Aerosol) | 雾化剂<br>雾粒直径应<10um | 吸入 | 雾化器含$^{99m}Tc$－DTPA 溶液 3 ml，活度为 1 110～1 480 MBq | 雾化器含$^{99m}Tc$－DTPA 溶液 2 ml，活度为 740～1 110 MBq |

| 作用、用途及注意点 |
| --- |
| 【作用及用途】 为去甲肾上腺素和胍乙啶的类似物。用于良性、恶性嗜铬细胞瘤及其转移灶、神经母细胞瘤等的诊断;治疗恶性嗜铬细胞瘤及神经母细胞瘤。对小儿神经母细胞瘤诊断、分期、评价预后和监视疗效尤有价值。<br>【注意点】 ① $^{123}I$半衰期为13.3 h,$^{131}I$半衰期为8 d。② 孕妇及乳母忌用。③ 检查或治疗前,需停用影响MIBG摄取的药包括利舍平、生物碱、可卡因、安非他明、6-羟基多巴胺、胰岛素、去麻黄碱和钙拮抗剂。④ 检查摄片前应排空小便。⑤ 治疗时有胃肠道反应;有些患者可有骨髓抑制,尤其是儿童。故应定期检测血常规。 |
| 【作用及用途】 能均匀分布于肺动脉末端及前毛细血管,造成这些血管暂时阻塞,从而使肺显像。主要用于肺灌注显像,评价肺栓塞。<br>【注意点】 ① 同$^{99m}Tc$-DTPA注意点①。② 不良反应:皮肤发绀、肺部紧缩感、喘息或呼吸困难、面部潮红、过敏反应、出汗增多及恶心。③ 有严重过敏史者和孕妇、乳母忌用;心内有右至左分流者、严重肺血管床受损者慎用。④ 静注药物前需吸氧10 min;注射速度要慢,避免抽回血。⑤ 该检查需考虑注入体内颗粒数量与白蛋白量,一般成人投给颗粒数为20万～70万;小儿可根据年龄按成人量折算,一般投给颗粒数为2万～5万。⑥ 标记后药物需在4 h内应用。 |
| 【作用及用途】 吸入后可沉积于呼吸道相应部位和肺泡,反映两肺通气状况,放射性的分布取决于局部呼吸道通畅程度。用于肺通气显像。临床常联合进行肺通气和灌注显像,称V/P显像,对肺栓塞诊断有重要价值。<br>【注意点】 ① 同$^{99m}Tc$-DTPA注意点①。② 孕妇及乳母忌用。③ 进行本检查需应用超声雾化器,并有雾化室和一定的排废装置。 |

| 药品名称 | 剂型规格 | 用法 | 成人剂量 | 小儿剂量 |
|---|---|---|---|---|
| **碳-13(14)尿素**<br>Carbon-13(14) Urea<br>($^{13(14)}C$-Urea) | 粉剂 | 口服 | $^{13}C$-尿素<br>每次 70～100 mg<br>$^{14}C$-尿素<br>每次<br>111～370 kBq | $^{13}C$-尿素<br>每次 50～100 mg |
| **放射性锝右旋糖酐**<br>Technetium-99m Dextran<br>($^{99m}Tc$-DX) | 注射剂<br>放射性浓度应>37 MBq/ml | 皮下<br>静注 | 每注射点为<br>37～148 MBq | 根据年龄,按成人剂量折算(见本页注) |
| **放射性锝热变性红细胞**<br>Technetium-99m Heat-Denatured Red Blood Cell<br>($^{99m}Tc$-HDRBC) | 注射剂 | 静注 | 每次 111～185 MBq | 每次 3.7～18.5 MBq/kg |
| **放射性铬酸钠**<br>Sodium Chromate [$^{51}Cr$]<br>($^{51}Cr$) | 注射剂<br>放射性比度>3.7 MBq/ug<br>放射性浓度应>37 MBq/ml | 静注 | 血容量测定:<br>每次 74 kBq/kg<br>红细胞寿命及脾功能测定:<br>每次 222 kBq/kg | 同成人 |

注:小儿放射性核素所用剂量可按下列公式计算:
小儿剂量=($x$+1/$x$+7)×成人剂量。$x$为年龄(岁)

| 作用、用途及注意点 |
|---|
| 【作用及用途】 正常人胃黏膜没有尿素酶，口服$^{13}C$-尿素或$^{14}C$-尿素后，均由肾脏排出。幽门螺杆菌(HP)能产生大量活性很强的尿素酶，如有 HP 感染，口服本品后，水解产生的$^{13}CO_2$或$^{14}CO_2$由肺排出，采集呼出气体测定$^{13}C$或$^{14}C$含量，可作为 HP 感染指标。此法称为$^{13}C$、$^{14}C$呼气试验。用于诊断 HP 感染及随访、疗效观察。$^{13}C$为稳定性同位素，无辐射，故$^{13}C$-尿素更适用于儿童。<br>【注意点】 ① 孕妇及乳母忌用。② 检查前至少禁食 4 h，用 0.1 mol/L 枸橼酸漱口以防污染；③ 试验前须连续 4 周停服抗微生物药物、质子泵抑制剂和铋制剂。④ 服药后应采取不同体位翻动，以增加药物与胃黏膜的接触。 |
| 【作用及用途】 为大分子化合物，能直接进入淋巴管，进而达各级淋巴结。标记物通过淋巴结时可部分滞留，而使淋巴系统显像。用于判断淋巴系统通畅情况和评价前哨淋巴结。<br>【注意点】 ① 同$^{99m}Tc$-DTPA 注意点①。② 孕妇及乳母忌用。③ 根据所观察淋巴结的不同，采用不同注射部位，不同部位注射点皮下深度不一，每点注射体积为 0.1～0.4 ml。④ 因注射部位特殊，应在检查前向患者解释清楚以求其密切配合。 |
| 【作用及用途】 为标记的变性红细胞，进入血循环后即被脾吞噬到脾血窦中，用于脾脏显像。<br>【注意点】 ① 同$^{99m}Tc$-DTPA 注意点①。② 孕妇及乳母忌用。③ 需将自身红细胞体外标记后静注，应严格按操作规程无菌操作。 |
| 【作用及用途】 为标记的受检者红细胞，静注后根据该红细胞分布及其放射性下降速率，通过一定公式换算或测定放射性分布，可进行血容量、红细胞寿命及脾功能测定。<br>【注意点】 ① 半衰期为 27 d。② 孕妇及乳母忌用。③ 需在外标记自身红细胞后静注，应严格按操作规程无菌操作。④ 检测前 3 周内避免输血。⑤ 检测前 1 周停服维生素 C。⑥ 所用$^{51}Cr$化学量应少于 10 mg/ml 红细胞。 |

# 外科外用药

# 一、创面及局部用药物

| 药品名称 | 剂型规格 | 作用、用途及注意点 |
|---|---|---|
| **硼酸**<br>Boric Acid | 溶液<br>3%<br>4%<br>软膏<br>5%<br>10% | 【作用及用途】 有弱的抑菌作用,无刺激性。溶液用于洗涤创面及黏膜面;软膏用于擦伤、皮肤溃疡及褥疮等。<br>【注意点】 ① 毒性很低,但因其吸收较快,易产生蓄积性中毒,故应用于大面积创面或持续性灌洗时要严加注意。② 乳母不可用本品洗乳头。 |
| **呋喃西林**<br>Nitrofural<br>(Furacilin) | 溶液<br>0.02%<br>软膏<br>0.2% | 【作用及用途】 有抑菌作用。溶液用于小面积烧伤、溃疡、化脓性皮炎等表面消毒;软膏涂敷皮肤黏膜感染处。<br>【注意点】 偶可出现变态反应。 |
| **硝酸银**<br>Silver Nitrate | 溶液<br>0.5%<br>1%<br>5%<br>20% | 【作用及用途】 有抑菌作用。0.5%～1%水溶液用于黏膜收敛及灼伤创面;5%～20%水溶液用于烧灼黏膜溃疡;硝酸银棒用于腐蚀过度生长的肉芽组织。<br>【注意点】 用浓溶液或硝酸银棒后,应立即用生理盐水冲洗。 |
| **可吸收性止血纱**<br>(速即纱)<br>Absorbable Hemostatic Gauze | 1.25 cm×5 cm<br>5 cm×7 cm<br>10 cm×20 cm<br>5 cm×35 cm | 【作用及用途】 为以植物为原料的再生氧化纤维(ORC),有抑菌作用,能快速有效地制止创面弥漫性渗血和小静脉出血,2～8 min内即能达到,7～14 d可被吸收,并适合腹腔镜手术。<br>【注意点】 低温贮存。 |
| **纤维蛋白封闭剂**<br>(医用生物蛋白胶)<br>Fibrin Glue | 1.5 ml<br>2.5 ml<br>5.0 ml | 【作用及用途】 由适当比例的纤维蛋白原、凝血酶、第ⅩⅢ因子、钙离子等组成。各组成分均匀混合后形成的凝胶能有效地制止组织创面渗血和小静脉出血,封闭缺损组织,促进创面愈合,防止组织粘连。在2周左右可被组织吸收。<br>【注意点】 ① 主体胶及催化剂先用各自溶解液溶解后分别抽入不同色泽的注射器(允 |

| 药品名称 | 剂型规格 | 作用、用途及注意点 |
| --- | --- | --- |
| | | 许少许凝胶存在)。② 将两种注射器内溶液分别注入推液器的注射器内,并根据需要将无尖针头或喷嘴安装到连接针座的锥头上。③ 配制后应在 4 h 内用完。④ 避光,2～8℃保存。 |
| **氧化锌明胶**<br>(小腿溃疡糊剂)<br>Zinc Oxide Gelatin | 明胶 | 【作用及用途】 有弱的收敛及抗菌作用。用于经久不愈的腿部慢性溃疡,局部包扎。<br>【注意点】 100 g 中含氧化锌 15 g、明胶 15 g、苯酚 1 g。 |
| **鞣酸**<br>Tannic Acid | 软膏<br>5%<br>20% | 【作用及用途】 用于肠瘘、皮肤糜烂、红臀、褥疮、湿疹等。 |
| **高锰酸钾**<br>Potassium Permanganate | 溶液<br>0.01%<br>0.1% | 【作用及用途】 为强氧化剂。有杀菌、除臭、破坏毒物等作用。用于冲洗创面和坐浴。0.1%溶液用于感染创面的洗涤和水果等食物的消毒;0.02%～0.05%溶液用于某些有机药物中毒时洗胃。<br>【注意点】 ① 应新鲜配制,时间过久即还原失效。② 浓度过高对皮肤有刺激和腐蚀作用。 |
| **过氧化氢溶液**<br>(双氧水)<br>Hydrogen Peroxide Solution | 溶液<br>3% | 【作用及用途】 有抗菌和除臭作用。用于清洗创面、溃疡面、脓窦、烧伤创面等。<br>【注意点】 避光密封,凉处保存。久存失效。 |
| **异烟肼溶液**<br>Isoniazid Solution (Rimifon Solution) | 溶液<br>2.5%<br>5% | 【作用及用途】 对结核杆菌有杀灭作用。用于颈淋巴结结核、胸壁结核等结核性溃疡创面的清洗、药条引流或湿敷。 |
| **硫酸镁溶液**<br>Magnesium Sulfate Solution | 溶液<br>50% | 【作用及用途】 外敷有消肿作用。用于挫伤、蜂窝织炎、丹毒等,温热后局部湿敷。 |

| 药品名称 | 剂型规格 | 作用、用途及注意点 |
| --- | --- | --- |
| **氯化钠溶液**<br>Sodium Chloride Solution | 溶液<br>0.9% | 【作用及用途】 灭菌后用于创面的洗涤、湿敷、手术时冲洗等。 |
| **硫酸新霉素溶液,软膏**<br>Neomycin Sulfate Solution, Ointment | 溶液<br>1%<br>软膏<br>0.5% | 【作用及用途】 用于溃疡、脓疱等皮肤黏膜感染。溶液亦用于膀胱冲洗。 |
| **磺胺米隆**<br>(甲磺灭脓)<br>Mafenide<br>(Sulfamylon, SML) | 灭菌粉剂<br>冷霜<br>10% | 【作用及用途】 抗菌谱广,对铜绿假单胞菌有较强作用,局部应用能迅速渗入创面小焦痂中。用于烧伤感染及化脓创面,灭菌粉剂直接置于创面,一次用量不宜超过 5 g,5%～10%溶液湿敷局部创面;10%冷霜涂敷创面,每次换药范围宜小于 5%体表面积。<br>【注意点】 ① 对磺胺类药物过敏者忌用。② 应用时局部可有疼痛和烧灼感,也可出现过敏反应。③ 本品有醋酸盐和盐酸盐两种制剂。④ 较大面积或大剂量应用时,宜采用醋酸盐制剂,以防酸中毒。⑤ 大剂量使用不宜超过 3 d。 |
| **磺胺嘧啶银**<br>(烧伤宁)<br>Sulfadiazine Silver<br>(SD-Ag) | 灭菌粉剂<br>软膏,冷霜或乳膏<br>1%<br>2% | 【作用及用途】 有收敛作用,对铜绿假单胞菌和大肠埃希菌的抗菌效能比磺胺米隆强。用于烧伤创面,一度至二度烧伤用乳膏,三度烧伤用软膏涂敷,1～2 d 换药 1 次。<br>【注意点】 ① 磺胺类药物过敏者忌用。② 局部应用后有一过性疼痛感。③ 1 d 量不超过 30 g。 |
| **磺胺嘧啶锌**<br>Sulfadiazine Zinc | 灭菌粉剂<br>软膏,霜剂<br>均 5% | 【作用及用途】 同本页磺胺嘧啶银。<br>【注意点】 ① 每次用量不超过 50 g。② 余同磺胺嘧啶银。 |
| **依沙吖啶**<br>(利凡诺)<br>Ethacridine<br>(Rivanol) | 溶液<br>0.1%<br>0.2% | 【作用及用途】 对革兰阳性菌有抑制作用。用于外科创伤、皮肤黏膜的洗涤及湿敷。 |

| 药品名称 | 剂型规格 | 作用、用途及注意点 |
|---|---|---|
| **鱼肝油**<br>Cod Liver Oil | | 【作用及用途】 用于烧伤、外伤的创面及溃疡等局部涂搽,能促进上皮的形成。 |
| **氧化锌鱼肝油**<br>Zinc Oxide and Cod Liver Oil | 油剂 | 【作用及用途】 用于皮肤溃疡及婴儿红臀等,局部涂擦。<br>【注意点】 本品 100 g 内含氧化锌及鱼肝油各半。 |
| **硫酸庆大霉素溶液**<br>Gentamycin Sulfate Solution | 溶液<br>0.2%<br>0.5% | 【作用及用途】 用于铜绿假单胞菌,葡萄球菌感染创面的冲洗或湿敷。 |
| **蓝油烃软膏**<br>Azulen Guaiac Ointment | 软膏 | 【作用及用途】 能促进组织再生,加速创口愈合。用于烫伤、冻伤等。涂敷创面或油膏纱布,供大面积灼伤应用。<br>【注意点】 本品含有愈创-蓝油烃、水杨酸苯酯等成分。 |
| **磷霉素软膏**<br>Fosfomycin Ointment | 软膏<br>2% | 【作用及用途】 有抑菌作用,抗菌活性强,毒性低,与其他抗菌药无交叉耐药性。用于毛囊炎、疖肿、脓皮病及其他化脓性感染。 |
| **鱼石脂软膏**<br>(依克度)<br>Ichthammol (Ichthyol) Ointment | 软膏<br>15%<br>30% | 【作用及用途】 有消炎、消肿作用。敷于软组织急性炎症处。 |
| **双氯芬酸钠(扶他林)乳胶**<br>Diclofenac (Voltaren) Emulgel | 乳胶<br>1% | 【作用及用途】 消炎镇痛药。局部应用可使双氯芬酸钠穿透皮肤,聚集于皮下组织,抗御急、慢性炎症反应。用于外伤或风湿病引起的炎性肿胀。每日 3～4 次。<br>【不良反应】 偶尔可发生皮肤瘙痒、发红、刺痛、骤发皮疹。个别病例可见光过敏反应。<br>【注意点】 ① 仅用于无破损的皮肤表面。② 禁止接触眼和黏膜。 |

## 二、灌肠及灌洗用药物

| 药品名称 | 剂型规格 | 作用、用途及注意点 |
| --- | --- | --- |
| **复方硫酸镁灌肠液**<br>(1,2,3,4 灌肠剂)<br>Magnesium Sulfate Enema Co (1,2,3,4 Enema) | 灌肠液 | 【作用及用途】 用于手术后肠胀气,成人每次 1/2 份或全份灌肠。<br>【注意点】 本品内含硫酸镁、松节油、甘油。 |
| **膀胱灌洗液**<br>Vesical Irrigation | 灌洗液 | 【作用及用途】 用于膀胱炎、尿道炎等的冲洗。<br>【注意点】 本品内含无水碳酸钠、枸橼酸及氧化镁等。 |

## 三、表皮消毒药物

| 药品名称 | 剂型规格 | 作用、用途及注意点 |
| --- | --- | --- |
| **乙醇**<br>(酒精)<br>Alcohol | 50%<br>70% | 【作用及用途】 有杀菌作用。50%用于涂擦长期卧床患者的皮肤,可防止褥疮;70%用于皮肤及器械消毒。 |
| **碘酊**<br>Iodine Tincture | 酊剂<br>2% | 【作用及用途】 有较强的杀细菌和杀真菌作用。用于手术前皮肤消毒。 |
| **安尔碘**<br>An Er Iodine | 酊剂<br>0.2% | 【作用及用途】 消毒、防腐。对细菌、真菌、乙肝病毒等具有广谱、速效、特效杀菌作用。肌内、静脉注射等皮肤穿刺前消毒,用原液涂擦 1 次;手术部位、外科换药、口腔黏膜、腰穿及采血等特殊部位消毒,用原液涂擦 2 次。术前洗手,先用肥皂清洗一遍,擦干,然后用本品均匀涂擦 1～2 min,自然干燥后戴无菌手套。<br>【注意点】 ① 对碘严重过敏者忌用。② 存放时需密闭、阴凉、避明火。③ 待安尔碘消毒处干燥后,方能使用电刀。 |

| 药品名称 | 剂型规格 | 作用、用途及注意点 |
| --- | --- | --- |
| **聚维酮碘溶液**<br>(无痛碘)<br>Povidone Iodine | 液体<br>含碘量0.5% | 【作用及用途】 消毒,可杀灭肠道致病菌、化脓性球菌、致病性酵母菌和医院感染常见菌。用于手、皮肤、黏膜等创面消毒及环境和物品消毒。手术及注射部位消毒用原液,黏膜消毒稀释20倍,创面消毒稀释10倍。<br>【注意点】 ① 同安尔碘注意点①②③。② 慎用于金属物品消毒。 |

# 四、消毒药物

| 药品名称 | 剂型规格 | 作用、用途及注意点 |
| --- | --- | --- |
| **乳酸**<br>Lactic Acid | | 【作用及用途】 具强大杀菌、杀病毒作用。用于空气消毒。每100 $m^3$ 用12 ml加水20 ml加热蒸发,消毒30 min。 |
| **二氯异氰尿酸钠**<br>(优氯净)<br>Sodium Dichlorciso-cynurate | 粉剂 | 【作用及用途】 为有机氯类消毒剂。对细菌繁殖体、病毒、真菌孢子及细菌芽胞等均有较强的杀灭作用。0.5%～1%溶液用于消毒非金属类器械(1～2 h)、食具(10 min)、环境地面(擦洗),1%溶液用于消毒体温表(30 min)。<br>【注意点】 ① 要求消毒物品有机污染少,以保证消毒效果。② 消毒稀释液视消毒物品状况,定期经常更换。③ 包装拆封后,注意密闭防潮,以免有效氯降低。 |
| **甲酚磺酸**<br>Cresol Sulfonic Acid | 溶液<br>0.1% | 【作用及用途】 甲酚磺化后毒性降低,水溶性提高,杀菌力较煤酚皂溶液强,本品0.1%溶液的消毒作用与70%乙醇、0.1%过氧乙酸、3%煤酚皂溶液相当。用于环境消毒、洗手、洗涤和消毒器械及用具等。 |
| **苯扎溴铵**<br>(新洁尔灭)<br>Benzalkonium Bromide<br>(G-12) | 溶液<br>0.01%<br>0.1% | 【作用及用途】 为阳离子表面活性剂,无刺激性。用于皮肤、黏膜表面及外科器械的消毒。手术前洗手用0.05%～0.1%溶液浸泡5 min;消毒皮肤及治疗真菌感染用1%溶液;消毒黏膜及防止创口、擦伤面等感染用0.1%溶液。 |

| 药品名称 | 剂型规格 | 作用、用途及注意点 |
| --- | --- | --- |
| | | 【注意点】 ① 忌与肥皂、合成洗涤剂及盐类相遇，以免杀菌力减弱。② 不适用于膀胱镜、眼科器械、合成橡胶及铝制品的消毒。 |
| **氯胺-T**<br>Chloramine-T | 溶液<br>0.5%<br>1%<br>0.000 4% | 【作用及用途】 0.5%～1%用于各种器械消毒；0.000 4%用于饮水消毒。 |
| **甲醛溶液**<br>(福马林)<br>Formaldehyde<br>(Formalin)<br>Solution | 溶液<br>含 36% 甲醛 (W/W) | 【作用及用途】 有强大杀菌及杀病毒作用。用于空气消毒，15 $ml/m^3$ 加等量水，加热蒸发，消毒 4 h。<br>【注意点】 对呼吸道及眼刺激性强。 |
| **戊二醛**<br>Glutaral<br>(Glutaraldehyde) | 溶液<br>2%<br>(内加 0.3% $NaHCO_3$) | 【作用及用途】 为广谱、强效、高效、速效、低毒灭菌剂。用于医疗器械的消毒，一般用本品浸泡 15～20 min 即可；用于肝炎病毒污染物时需浸泡 1～2 h，杀灭芽胞需浸泡 3 h。<br>【注意点】 ① 浸泡手术刀等碳钢用具时，应加 0.5%亚硝酸钠以防生锈。② 水溶液 pH7.5～8.5 时效力最大。 |
| **醋酸氯己定**<br>(洗必泰)<br>Chlorhexidine Acetate<br>(Hibitane) | 粉剂<br>外用片剂<br>5 mg<br>霜剂<br>0.1%<br>0.5% | 【作用及用途】 外用广谱杀菌药。0.02%水溶液用于手术前泡手，泡 3 min；本品 0.5%醇溶液用于手术野皮肤消毒；0.05%水溶液用于创面冲洗；0.5%霜剂或气雾剂用于烧伤创面，0.1%霜剂用于分娩消毒及阴道镜检时的润滑剂；0.1%水溶液加入 0.5%亚硝酸钠用于浸泡器械；0.5%水溶液喷雾或搽拭，用于病房或手术室消毒。<br>【注意点】 ① 不耐热，<0.1%溶液灭菌温度应<115℃，>1%不宜高压灭菌。② 忌与肥皂、碘化钾、合成洗涤剂、碱等同用。③ 不可与碘酊、高锰酸钾、氯化物、硼酸盐等配伍。 |

| 药品名称 | 剂型规格 | 作用、用途及注意点 |
| --- | --- | --- |
| **消毒净**<br>Myristylpicoline Bromide | 散剂 | 【作用及用途】 阳离子表面活性剂,刺激性小。0.1%水溶液用于术前泡手,泡5～10 min;0.1%醇(70%)溶液用于手术区的皮肤消毒;0.02%以下浓度的水溶液用于冲洗创面及黏膜;0.05%～0.1%水溶液用于浸泡金属器械,加0.5%亚硝酸钠,至少浸泡30 min。<br>【注意点】 同823页苯扎溴铵。 |
| **聚维酮碘**<br>(强力碘)<br>Povidone Iodine<br>(Iodophor) | 液体 | 【作用及用途】 为碘与表面活性剂的不定型结合物。杀菌谱广,毒性低,无刺激和几无腐蚀性,且具有清洁剂之作用。皮肤消毒用0.5%溶液洗刷5 min;玻璃器皿用2%～3%溶液浸泡消毒。<br>【注意点】 ① 对碘过敏者忌用。② 对手术刀等碳钢类器械有腐蚀性。 |
| **美逸柔溶液**<br>Microshield Solution | 液体<br>125 ml<br>500 ml | 【作用及用途】 为含70%乙醇和0.5%葡萄糖酸盐氯己定溶液,具有快速、持续广谱杀菌作用。用于快速皮肤和手消毒。<br>【注意点】 使用时不用稀释。 |

# 五、局部保护用药物

| 药品名称 | 剂型规格 | 作用、用途及注意点 |
| --- | --- | --- |
| **重组牛碱性成纤维细胞生长因子**<br>(贝复济)<br>Recombinant Bovine Basic Fibroblast Growth Factor<br>(rh-bFGF) | 喷雾剂<br>15 ml<br>36 000 AU | 【作用及用途】 为多功能细胞生长因子,对来源于中胚层和外胚层的细胞(如上皮细胞、真皮细胞、成纤维细胞、血管内皮细胞等)具有促进修复和再生的作用。能促进毛细血管再生,改善局部血液循环,促进创面修复,全面提高愈合质量。用于各种急、慢性体表溃疡,新鲜创面及烧烫伤创面等。将药液直接喷于清创后的伤患处,或用药液均匀喷湿纱布,适当包扎即可。<br>【注意点】 ① 为无菌包装,用后立即盖上喷头盖。② 高浓度的碘酊、乙醇、过氧化氢、重金属等蛋白质变性剂可能会影响本品的活性,因此宜用NS冲洗再使用本品。③ 对感染性创面,可酌情联合局部或全身使用抗菌药物。④ 2～8℃避光保存。 |

| 药品名称 | 剂型规格 | 作用、用途及注意点 |
| --- | --- | --- |
| **滑润冻膏**<br>Gelatin Lubricant (Surgical Lubricant) | 润滑剂 | 【作用及用途】 用于直肠等检查时的润滑剂。局部涂用。<br>【注意点】 本品内含硼酸、苯酚及甘油等。 |
| **冻疮涂膜** | 膜剂 | 【作用及用途】 用于未溃破冻疮,涂擦患处,每日1～2次。<br>【注意点】 本品内含樟脑、辣椒提取液、烟酸乙酯等。 |
| **多磺酸基黏多糖**<br>(喜辽妥)<br>Mucopolysaccharide Polysulfate (Hirudoid) | 软膏 | 【作用及用途】 有抑制血液凝固、阻止血栓形成、加速血栓溶解作用,能阻碍蛋白质分解,增加局部血流量,因而具抗水肿、加快渗出物及血肿吸收的作用。用于血栓性静脉炎、静脉曲张综合征(包括痔疮)、疖、淋巴腺炎、浅表烧伤、肥厚性瘢痕、外伤、血肿、腱鞘炎、关节痛等。<br>【不良反应】 偶有皮肤过敏。<br>【注意点】 ① 出血性疾病及对本药过敏者、孕妇及乳母忌用。② 不宜涂在流血的伤口、黏膜或眼睛上,有创面时宜涂在其周围。③ 涂上药膏,小心按摩,必要时加纱布或胶纸包封,1 d 1至数次。 |
| **爱必肤**<br>Methylmethacrylate (Epiglu) | 液体<br>0.3 ml<br>0.5 ml | 【作用及用途】 α-乙基氰丙烯酸酯单体遇人体组织变成了多聚体,并形成薄膜使伤口黏合在一起。用于新鲜、边缘光整无张力的皮肤伤口的闭合。在伤口边缘对齐后,拧开药瓶,滴上药液,用背面薄片刮成薄层,约2 min后,还需再涂1～2层。<br>【注意点】 ① 伤口的皮下组织要缝合紧密,黏合的伤口缘应对合良好。② 防止“爱必肤”流入伤口内,影响伤口愈合。③ 复诊过程中,如发现黏合剂量不够或已从周围剥脱,可再涂一层。④ 需冷冻存放。 |

# 麻醉科用药

# 一、吸入全麻药

| 药品名称 | 剂型规格 | 用法 | 成人剂量 | 小儿剂量 |
|---|---|---|---|---|
| **氟烷**<br>(三氟氯溴乙烷)<br>Halothane<br>(Fluothane) | 液体<br>20 ml<br>50 ml | 吸入 | 试手术需要而定 | 同成人 |
| **恩氟烷**<br>(安氟醚)<br>Enflurane<br>(Ethrane) | 液体<br>25 ml<br>250 ml | 吸入 | 试手术需要而定 | 同成人 |
| **异氟烷**<br>(异氟醚)<br>Isoflurane<br>(Forane) | 液体<br>100 ml | 吸入 | 试手术需要而定 | 同成人 |
| **七氟烷**<br>(七氟醚)<br>Sevoflurane | 液体<br>250 ml | 吸入 | 试手术需要而定 | 同成人 |
| **地氟醚**<br>(脱氟醚)<br>Desflurane | 液体<br>240 ml | 吸入 | 试手术需要而定 | 同成人 |

| 作用及用途、不良反应、注意点 |
| --- |
| 【作用及用途】 为较强的全身麻醉药。起效快，诱导迅速、平稳，苏醒快，对呼吸道无刺激性，血/气分布系数 2.3，沸点 50℃。用于全身麻醉或用作控制性降压。<br>【不良反应】 中等度全麻即抑制呼吸中枢和心肌功能，引起通气量下降、心率减慢、心律不齐。<br>【注意点】 ① 常用禁闭法或半禁闭法，诱导时浓度可增至 3%，维持中常用 0.5%～1%。② 心功能不全、休克及中毒性心肌损害、肝肾功能不全及剖宫产者忌用。③ 忌与肾上腺素、去甲肾上腺素合用。④ 前后两次用药间隔>3 个月。 |
| 【作用及用途】 全麻效能高，诱导、苏醒快，对呼吸道刺激小，与常用量肾上腺素并用时不出现心律失常，血/气分布系数为 1.91。<br>【不良反应】 深麻醉对呼吸、循环抑制较强。<br>【注意点】 ① 常用禁闭法，吸入浓度为 1.5%～3%。② 能增强非去极化肌松剂的作用。③ 心肺功能及肝肾功能不全、癫痫、颅内压增高者慎用或忌用。 |
| 【作用及用途】 为恩氟烷的同分异构体，对循环系统影响小，血/气分布系数 1.43。<br>【不良反应】 麻醉较深时对循环呼吸有抑制作用。<br>【注意点】 ① 诱导浓度 1.5%～3%，维持浓度 1.0%～1.5%。② 产妇分娩时慎用。③ 对周围血管有明显扩张作用。④ 对去极化和非去极化肌松剂均有一定增强作用。⑤ 以原型从呼吸道排出，对肝肾功能无不利影响。 |
| 【作用及用途】 抑制中脑网状结构多神经元活动，麻醉诱导及苏醒均快速平稳，其麻醉强度均低于氟烷，血/气分布系数 0.63。多用于小儿麻醉及成人门诊小手术的麻醉。<br>【不良反应】 能增强颅内压，降低脑灌注，深麻醉时对循环、呼吸有抑制作用。<br>【注意点】 ① 诱导浓度不超过 4.0%，维持浓度 1.5%～2.0%。② 肌强直或家属中有恶性高热史者忌用；高龄产妇及肝肾功能不全、高热、冠心病患者慎用。③ 与钠石灰接触后可产生有毒的分解产物。 |
| 【作用及用途】 诱导快，苏醒迅速，对大脑皮质的抑制作用与本页异氟烷相似，是体内生物转化最小的吸入麻醉药，血/气分布系数 0.42。<br>【不良反应】 咳嗽、屏气、分泌物增多、呼吸暂停或喉痉挛、恶心、呕吐等，大剂量时可引起脑血管扩张，深麻醉时抑制呼吸，减少每分钟通气量。<br>【注意点】 ① 乳母、神经外科、产科手术、低血容量及低血压者忌用。② 沸点低，不能使用标准化蒸发器，需用电子控制温度的蒸发器。③ 有刺激气味。 |

| 药品名称 | 剂型规格 | 用法 | 成人剂量 | 小儿剂量 |
|---|---|---|---|---|
| **氧化亚氮**<br>(笑气)<br>Nitrous Oxide (Laughing Gas) | 气体 | 吸入 | 试手术需要而定 | 同成人 |

## 二、静脉全麻药

| 药品名称 | 剂型规格 | 用法 | 成人剂量 | 小儿剂量 |
|---|---|---|---|---|
| **硫喷妥钠**<br>(戊硫巴比妥钠)<br>Sodium Thiopental (Pentothal) | 注射剂<br>0.5 g<br>1 g | 静注或肌内 | 临用前配成 2.5% 溶液,1 次量不超过 0.5 g,1 次手术静注总量不超过 1 g | 临用前配成 1.25%～2.5%溶液<br>静注 5～10 mg/kg<br>肌内 10～15 mg/kg<br>极量 20 mg/kg |
| **羟丁酸钠**<br>(γ-羟基丁酸钠)<br>Sodium Hydroxybutyrate (γ-OH) | 注射剂<br>10 ml<br>2.5 g | 静注 | 0.08～0.1 g/kg<br>缓慢静注,速度不超过 1 g/min | 0.08～0.125 g/kg<br>缓慢静注 |
| **盐酸氯胺酮**<br>(开他敏)<br>Ketamine Hydrochloride (Ketalar) | 注射剂<br>1 ml<br>10 mg<br>50 mg<br>2 ml<br>0.1 g | 肌内 | 4～6 mg/kg | 5～10 mg/kg |
| | | 静注 | 1～2 mg/kg | 1～3 mg/kg<br>约 1 min 内注入 |

| 作用及用途、不良反应、注意点 |
|---|
| 【作用及用途】 为气体麻醉剂,全麻效能低,单独应用时麻醉效果不佳,但诱导、苏醒迅速,在正常供氧下对呼吸和循环系统影响小,血/气分布系数 0.46。<br>【不良反应】 长时间吸入 50%本品可引起骨髓抑制。<br>【注意点】 ① 吸入气体中氧浓度不应低于 20%(诱导时)和 35%(维持时)。② 肠梗阻、气胸、气脑等体内有闭合腔存在时忌用。③ 停止吸入后,应继续吸氧 5~10 min,以防止发生“弥漫性缺氧”。 |

| 作用及用途、不良反应、注意点 |
|---|
| 【作用及用途】 小剂量镇静、催眠,大剂量麻醉,镇痛效能差。用于静脉麻醉、全麻诱导及小儿基础麻醉。<br>【不良反应】 对呼吸中枢有明显抑制作用,其程度与剂量成正比,静注后可引起心排血量减少。对交感神经抑制较强,易致喉痉挛和支气管痉挛。少数可出现神志不清、乱动、呼吸不规则或困难及心律失常等。<br>【注意点】 ① 静注后作用维持 10~30 min,$t_{1/2}$ 11.4±6 h。② 严重酸中毒、低血压、心脏病、贫血、支气管哮喘、肝肾功能不全、妊娠中毒症和重症肌无力患者忌用或慎用;新生儿及老人慎用。③ 静注应缓慢。④ 本品为强碱性,药液外漏易引起局部组织坏死。⑤ 部分患者注射后可致过敏性休克,表现为血压下降、支气管哮喘。 |
| 【作用及用途】 可干扰突触部位冲动的传递,能直接抑制中枢神经活动引起的生理样睡眠。用于全麻诱导、基础麻醉及其他麻醉的辅助药。<br>【不良反应】 唾液和呼吸道分泌物增加、恶心、呕吐、低血钾。<br>【注意点】 ① 高血压、低血钾、有癫痫史及严重心功能不全者忌用。② 注射过快可出现心率减慢、呼吸减慢甚至暂停。③ 全麻诱导期长,无镇痛作用,术中强刺激可出现谵妄、肌肉抽动。 |
| 【作用及用途】 选择性抑制丘脑向大脑皮质的投射系统,兴奋边缘系统,对体表有较强的镇痛作用,故称“分离麻醉”。用于全麻诱导、小儿基础麻醉及各种体表小手术。<br>【不良反应】 高血压、脉搏增快、唾液分泌过多、恶梦、错觉、幻觉、躁动、谵妄。<br>【注意点】 ① $t_{1/2}$ 2~4 h。② 高血压、颅内压高、青光眼、严重心功能不全及癫痫患者忌用。③ 静注过快或过量可引起呼吸抑制。④ 必要时可追加首剂量的 1/2 或全量。 |

| 药品名称 | 剂型规格 | 用法 | 成人剂量 | 小儿剂量 |
|---|---|---|---|---|
| **硫酸依托咪酯**<br>(乙醚酯)<br>Etomidate<br>Sulfate | 注射剂<br>10 ml<br>20 mg | 静注 | 0.3 mg/kg,诱导时增至0.5～0.6 mg/kg,30～60 s内缓注,如手术时间较长,可每隔10 min给0.1～0.15 mg/kg,极量1 d 0.1 g | 每次0.2～0.3 mg/kg |
| **丙泊酚**<br>(二异丙酚,得普利麻)<br>Disoprofol<br>(Propofol,<br>Diprivan) | 注射剂<br>20 ml<br>0.2 g | 静注<br>或<br>静滴 | 麻醉诱导:<br>1.5～2 mg/kg<br>30 s内注毕<br>麻醉维持:<br>每分钟50 μg/kg<br>以5%GS 1∶5稀释 | |
| **咪达唑仑**<br>(咪唑二氮䓬,速眠安,咪唑安定,多美康)<br>Midazolam<br>Hydrochloride<br>(Dormicum) | 注射剂<br>1 ml<br>5 mg<br>3 ml<br>15 mg | 肌内 | 麻醉前给药:<br>0.1～0.15 mg/kg | 同成人 |
| | | 静注 | 麻醉诱导:<br>0.15～0.3 mg/kg | 同成人 |
| **枸橼酸芬太尼**<br>Fentanyl<br>Citrate<br>(Sublimaze) | 注射剂<br>1 ml<br>0.1 mg<br>2 ml<br>0.1 mg | 肌内 | 每次0.05～0.1 mg | 每次2～3 μg/kg |
| | | 静注 | 每次0.05～0.1 mg<br>间隔2～3 min可重复,直至达到手术要求 | 同肌内 |
| **盐酸阿芬太尼**<br>Alfentanil<br>Hydrochloride<br>(Alfenta) | 注射剂<br>2 ml<br>1 mg<br>10 ml<br>5 mg | 静注<br>或<br>静滴 | 短程手术:<br>7～15 μg/kg<br>中程手术:<br>20～80 μg/kg<br>长程手术:<br>80～150 μg/kg | |

| 作用及用途、不良反应、注意点 |
| --- |
| 【作用及用途】 为短效催眠性全麻药。起效迅速，苏醒快，无镇痛作用。用于麻醉诱导或其他药物配合作静脉麻醉。<br>【不良反应】 可出现肌痉挛、肌张力增强及注射部位疼痛。<br>【注意点】 ① 静注后 11 min 脑内浓度达峰值，$t_{1/2}$ 3.9±1.1 h。作用维持 3～5 min 后即迅速消失。② 重症糖尿病、高钾血症患者忌用。③ 须用有机助溶剂，可减少注射部位疼痛和防止静脉炎。④ 对呼吸、循环影响小，大剂量快速注射可引起呼吸抑制。⑤ 本品不宜稀释后使用。 |
| 【作用及用途】 为快速、短效静脉全麻药。有轻微镇痛作用，可与地西泮、芬太尼及吸入全麻药复合应用作全麻诱导或持续静脉点滴维持全麻。<br>【不良反应】 注射部位疼痛，偶有癫痫样抽动。<br>【注意点】 ① $t_{1/2}$ 0.9 h，维持 10 min。② 低血压、休克者及＜3 岁小儿忌用或慎用，老人、体弱及心功能不全者减量并缓注。③ 对呼吸及循环有明显抑制作用，但心排血量变化不大。④ 安瓿打开后不能贮存再用，稀释后 6 h 内用完。 |
| 【作用及用途】 有抗焦虑、催眠、抗惊厥、肌松等作用，可增强其他麻醉药的镇痛作用。用于麻醉前给药或全麻诱导。<br>【不良反应】 抑制呼吸，其程度与剂量成正比，可使心率增快，周围血管阻力下降，长期大量用药可致成瘾性。<br>【注意点】 ① $t_{1/2}$ 2.7 h。② 老人、呼吸功能不全者及临产妇女慎用。③ 肌注后易吸收，静注对局部刺激作用较轻。④ 与硫喷妥钠混合，易致沉淀。 |
| 【作用及用途】 为强效麻醉性镇痛药。作用于丘脑、丘脑下部、网状结构，药理作用与吗啡相似，但比后者强，作用快，维持短。用作静脉麻醉的主药和各种麻醉的辅助药，也可用于短暂手术或全身情况较差者的手术。<br>【不良反应】 有成瘾性，但较轻；个别有恶心、呕吐、视力模糊、发痒。<br>【注意点】 ① $t_{1/2}$ 3.1～6 h。② 支气管哮喘、重症肌无力、脑肿瘤、颅脑损伤昏迷者及＜2 岁小儿忌用。③ 快速静注可引起胸壁、腹壁肌肉僵硬而影响通气。④ 小儿应用时对呼吸抑制较明显，应在气管插管下使用。⑤ 大剂量芬太尼麻醉可用于心血管手术。 |
| 【作用及用途】 起效迅速，1 min 内即达峰值，时效短，苏醒快，对心血管系统影响小，镇痛作用为芬太尼的 1/4。<br>【不良反应】 对呼吸有抑制作用，亦可引起恶心、呕吐。<br>【注意点】 ① $t_{1/2}$ 1.4～1.5 h。② 有成瘾性，但较轻。③ 可引起胸壁、腹壁肌肉僵硬而影响通气。 |

| 药品名称 | 剂型规格 | 用法 | 成人剂量 | 小儿剂量 |
|---|---|---|---|---|
| **枸橼酸舒芬太尼**<br>(枸橼酸新芬太尼)<br>Sufentanil Citrate<br>(Sufenta) | 1 ml<br>50 μg<br>2 ml<br>0.1 mg<br>5 ml<br>0.25 mg | 静注<br>或<br>静滴 | 手术时间 2 h 以内<br>1～2 μg/kg<br>手术时间 2～8 h<br>2～8 μg/kg<br>维持量分别为<br>10～25 μg<br>10～50 μg | |
| **盐酸瑞芬太尼**<br>(瑞米芬太尼，瑞捷)<br>Remifentanil Hydrochloride<br>(Ultiva) | 冻干粉<br>1 mg<br>2 mg<br>5 mg | 静注<br>或<br>静滴 | 稀释成 25 μg/ml、50 μg/ml 或 250 μg/ml<br>每分钟<br>0.1～0.2 μg/kg<br>麻醉过浅时每隔 2～5 min给予<br>0.5～1 μg/kg 静注，以加深麻醉 | 2～12 岁用药量同成人 |

# 三、肌肉松弛剂

| 药品名称 | 剂型规格 | 用法 | 成人剂量 | 小儿剂量 |
|---|---|---|---|---|
| **氯琥珀胆碱**<br>(司可林)<br>Suxamethonium Chloride<br>(Scoline) | 注射剂<br>1 ml<br>0.05 g<br>2 ml<br>0.1 g | 肌内 | 每次 0.05～0.1 g | 每次 1～2 mg/kg |
| | | 静注 | 剂量同肌内，浓度 1%～5% | 每次 1～2 mg/kg |
| | | 静滴 | 剂量同肌内，用 5% GS 稀释至 0.1%～0.2%，每分钟 20～40 μg/kg | 同成人 |
| **氯化筒箭毒碱**<br>Tubocurarine Chloride | 注射剂<br>1 ml<br>10 mg<br>1.5 ml<br>15 mg | 静注 | 每次 6～9 mg<br>缓注<br>极量 1 次 15 mg<br>追加量为首次量 1/3～1/2 | 每次 0.2～0.3 mg/kg |

| 作用及用途、不良反应、注意点 |
| --- |
| 【作用及用途】 起效迅速，作用时间短，对心血管系统无不良影响，镇痛作用较芬太尼强 5～10 倍。多用于心血管手术的麻醉。<br>【不良反应】 有呼吸抑制作用。<br>【注意点】 ① $t_{1/2}$ 2.2～4.6。② 对本品过敏者及在分娩过程中忌用；有呼吸系统疾患和肝肾功能不全者慎用。③ 有成瘾性，但较轻。 |
| 【作用及用途】 为芬太尼类 $\mu$ 型阿片受体激动剂，起效快，维持时间短。主要用于气管内插管患者的麻醉维持，特别适用于心脏外科手术。<br>【不良反应】 可引起呼吸抑制、骨骼肌强直、恶心、呕吐、低血压和心动过缓。<br>【注意点】 ① 作用维持 5～10 min。② $t_{1/2}$ 3～10 min。③ 忌与单胺氧化酶抑制剂合用。④ 支气管哮喘、重症肌无力患者忌用；心律失常、慢性梗阻性肺疾患、颅内压增高患者，孕妇，乳母及<2 岁儿童慎用。 |

| 作用及用途、不良反应、注意点 |
| --- |
| 【作用及用途】 为去极化型肌肉松弛剂。显效快，易于控制。用于气管内插管，解除喉痉挛。<br>【不良反应】 静注后 15～20 s 呈现肌肉震颤，偶可引起恶性高热，大剂量可引起呼吸肌麻痹。<br>【注意点】 ① 作用维持 4～10 min，$t_{1/2}$ 2～8 h。② 严重烧伤、破伤风、广泛软组织损伤、尿毒症等高血钾患者和青光眼、视网膜剥离、眼穿透伤及白内障手术者忌用。③ 忌与硫喷妥钠混合注射。 |
| 【作用及用途】 为非极化型肌松剂。肌松作用良好，为气管插管和全身麻醉的辅助药。<br>【不良反应】 有组胺释放作用，可因交感神经节阻滞而引起血压下降。<br>【注意点】 ① 显效 2～5 min，作用维持 25～35 min，成人 $t_{1/2}$ 90～350 min，儿童 $t_{1/2}$ 170～300 min。② 严重休克、重症肌无力或有哮喘史及过敏体质者，孕妇，新生儿忌用；老人慎用。③ 儿童对本品个体差异大，高敏反应者多。④ 与恩氟烷有协同作用，合用时剂量酌减。 |

| 药品名称 | 剂型规格 | 用法 | 成人剂量 | 小儿剂量 |
|---|---|---|---|---|
| **潘库溴铵**<br>(潘夫龙,本可松)<br>Pancuronium Bromide<br>(Pavulin) | 注射剂<br>2 ml<br>4 mg | 静注 | 0.06~0.1 mg/kg<br>必须时 45~60 min 后给初量的 1/5 | 0.08~0.1 mg/kg |
| **维库溴铵**<br>(去甲本可松,万可松)<br>Vecuronium Bromide | 注射剂<br>2 ml<br>4 mg | 静注 | 气管插管:<br>0.08~0.1 mg/kg<br>可用至<br>0.1~0.15 mg/kg | 0.08~0.1 mg/kg |
| **阿曲库铵**<br>(阿屈可林,卡肌宁)<br>Atracurium<br>(Tracrium) | 注射剂<br>2.5 ml<br>25 mg<br>5 ml<br>50 mg | 静注 | 气管插管:<br>0.5~0.6 mg/kg<br>维持量<br>0.1~0.2 mg/kg | 同成人 |
| **罗库溴铵**<br>Rocuronium Bromide | 注射剂<br>5 ml<br>50 mg<br>10 ml<br>0.1 g | 静注 | 0.6 mg/kg,剂量增至 1.0 mg/kg 时可快速气管插管<br>维持量 0.15 mg/kg | 同成人 |
| **哌库溴铵**<br>(阿端)<br>Pipecuronium<br>(Arduan) | 注射剂<br>4 mg | 静注 | 气管插管:<br>0.1 mg/kg<br>维持量 0.04 mg/kg | 同成人 |
| **阿库氯铵**<br>(爱肌松,亚松安)<br>Alcuronium Chloride<br>(Alloferin) | 注射剂<br>2 ml<br>10 mg | 静注 | 气管插管:<br>0.2~0.3 mg/kg<br>维持量<br>0.06~0.08 mg/kg | 同成人 |

| 作用及用途、不良反应、注意点 |
|---|
| 【作用及用途】 为非去极化型肌肉松弛剂，作用较氯化筒箭毒强 5 倍。用于气管内插管及全麻时的肌肉松弛。<br>【不良反应】 心动过速、血压升高。<br>【注意点】 ① 显效 3～4 min，作用维持 45 min，$t_{1/2}$ 100～130 min。② 重症肌无力、心动过速者忌用；严重肝肾功能不全、梗阻性黄疸、高血压患者，孕妇及小儿慎用。③ 可被新斯的明拮抗。 |
| 【作用及用途】 为非去极化型肌肉松弛剂。肌松作用较氯化筒箭毒强 3 倍。用于气管内插管及全麻时的肌肉松弛。<br>【不良反应】 无明显不良反应。<br>【注意点】 ① 显效 2～3 min，作用维持 20～65 min，$t_{1/2}$ 110 min。② 重症肌无力患者忌用；孕妇慎用。③ 肝硬化、梗阻性黄疸时消除减慢，时效延长。④ 小儿使用后肌张力恢复时间较成人长，应从小剂量开始。⑤ 采取预注方法可使显效更快。⑥ 可被新斯的明拮抗。 |
| 【作用及用途】 为非去极化型肌肉松弛剂。用于诱导时气管内插管和全麻时的肌肉松弛。<br>【不良反应】 大剂量有轻度的组胺释放作用，偶可发生支气管痉挛。<br>【注意点】 ① 显效 1～2 min，作用维持 20～30 min，$t_{1/2}$ 20 min。② 重症肌无力者忌用；孕妇慎用。③ 不宜与硫喷妥钠等碱性药物混合注射。 |
| 【作用及用途】 为中效非去极化型肌肉松弛剂，为非去极化型肌松剂中显效最快的一种。用于气管内插管和全麻时肌肉松弛。<br>【不良反应】 无心率和血压变化。<br>【注意点】 ① 显效 3～4 min，作用维持 10～15 min，$t_{1/2}$ 130 min。② 主要在肝脏内清除，肝功能障碍时时效延长。③ 尤其适用于琥珀胆碱忌用时气管内插管。 |
| 【作用及用途】 为长效非去极化型肌肉松弛药。用于全麻时肌肉松弛，尤其适用于心肌缺血性疾病者和长时间手术。<br>【不良反应】 偶有组胺释放作用。<br>【注意点】 ① 起效慢，显效 2.5～5 min，作用维持 40～60 min，$t_{1/2}$ 100 min。② 重症肌无力患者、孕妇忌用；肥胖、肝肾功能不全者慎用。 |
| 【作用及用途】 为中长效非去极化型肌松药。用于气管插管及全麻时肌肉松弛。<br>【不良反应】 对心血管系统的影响比氯化筒箭毒碱小，偶有血压降低、心率增快及过敏反应。<br>【注意点】 ① 显效 2～3 min，作用维持 25～90 min，$t_{1/2}$约 3 h。② 重症肌无力患者忌用；肾功能不全者慎用。③ 反复多次应用可在体内蓄积。 |

# 四、平滑肌、骨骼肌兴奋药

| 药品名称 | 剂型规格 | 用法 | 成人剂量 | 小儿剂量 |
|---|---|---|---|---|
| **新斯的明**<br>(普鲁斯的明)<br>Neostigmine<br>(Prostigmine) | 片剂<br>15 mg | 口服 | 每次 15 mg<br>每日 3 次<br>极量<br>1 次 30 mg<br>1 d 0.1 g | 每次<br>0.2～0.4 mg/kg<br>每日 3 次 |
| | 注射剂<br>1 ml<br>0.5 mg<br>2 ml<br>1 mg | 皮下或肌内 | 每次 0.25～1 mg<br>每日 1～2 次<br>极量 1 次 1 mg | 每次<br>0.03～0.04 mg/kg<br>每日 1～2 次 |
| | | 静注 | 拮抗残留肌松作用:<br>每次 0.5～1 mg,5～15 min 可重复应用,事先静注阿托品,与本品比例为 1∶(1～2) | 拮抗残留肌松作用:<br>本品 0.02 mg/kg<br>与等量阿托品同时静注,5～15 min 可追加 1 次 |
| **溴吡斯的明**<br>(美斯地浓)<br>Pyridostigmine Bromide<br>(Mestinon) | 片剂<br>60 mg | 口服 | 重症肌无力:<br>每次 60 mg<br>每日 3 次<br>极量 1 次 0.12 g | 重症肌无力:<br>每日 7 mg/kg<br>分 3 次 |
| | 注射剂<br>2 ml<br>10 mg | 肌内或静注 | 拮抗残留肌松作用:<br>每次 0.2 mg/kg | 每次<br>0.05～0.15 mg/kg<br>每 4～6 h 1 次 |
| **氢溴酸加兰他敏**<br>(尼凡林)<br>Galanthamine Hydrobromide<br>(Nivalin) | 片剂<br>5 mg | 口服 | 每次 10 mg<br>每日 3 次 | 每日 0.5～1 mg/kg<br>分 3 次 |
| | 注射剂<br>1 ml<br>1 mg<br>2.5 mg<br>5 mg | 肌内或皮下 | 每次 2.5～10 mg<br>每日 1 次<br>极量 1 d 20 mg | 每次<br>0.05～0.1 mg/kg<br>每日 1 次 |

| 作用及用途、不良反应、注意点 |
| --- |
| 【作用及用途】 为合成的抗胆碱酯酶药。能直接作用于骨骼肌细胞的胆碱能受体，对骨骼肌的兴奋作用较高，对多种平滑肌有兴奋作用，使胃肠、输尿管和胆道蠕动增强，膀胱、肠道排空加速。用于重症肌无力、青光眼、腹气胀、尿潴留和拮抗非极化型肌松药的残留肌松作用。<br>【不良反应】 明显毒蕈样作用，尤其是心动过缓，严重时可发生心搏骤停。过量可致恶心、呕吐、腹痛、流泪、肌肉震颤等。<br>【注意点】 ① 机械性肠梗阻、尿路梗阻、心绞痛、溴化物过敏者忌用；支气管哮喘患者慎用。② 过量时出现的不良反应可用阿托品拮抗。③ 片剂为溴化物，注射剂为甲基硫酸盐。 |
| 【作用及用途】 为抗胆碱酯酶药。药理作用与新斯的明相似，作用较弱，持续时间较新斯的明长。用于重症肌无力、手术后腹胀气和尿潴留，也可用于拮抗非去极化肌松剂的残留作用。<br>【不良反应】 同新斯的明，心动过缓发生率和唾液分泌等不良反应较少。<br>【注意点】 ① 本品 1 mg 相当于新斯的明 2.5 mg。② 应避光保存。③ 余同新斯的明①②。 |
| 【作用及用途】 为作用短暂的胆碱酯酶抑制剂。可逆性抗胆碱酯酶作用较弱。用于重症肌无力、进行性肌营养不良、脊髓灰质炎后遗症、儿童脑性麻痹、多发性神经炎。<br>【不良反应】 偶可出现流涎、心动过缓、眩晕，严重时可用阿托品对抗。<br>【注意点】 ① 癫痫、运动功能亢进、支气管哮喘、心绞痛、心动过缓者忌用。② 应从小剂量开始，逐渐增大。③ 拮抗肌松剂残留作用时，初量 5～10 mg，5～10 min 后按需要可逐渐增加至 10～20 mg，肌内注射。 |

| 药品名称 | 剂型规格 | 用法 | 成人剂量 | 小儿剂量 |
|---|---|---|---|---|
| **依酚氯铵**<br>(腾喜龙,艾宙酚)<br>Edrophonium Chloride<br>(Tensilon) | 注射剂<br>1 ml<br>10 mg<br>2 ml<br>20 mg | 肌内 | 拮抗非去极化肌松药过量:<br>每次 10 mg | |
| **安贝氯铵**<br>(氯化阿伯农,酶抑宁,酶斯的明)<br>Ambenonium Chloride<br>(Ambestigmine, Mytelase) | 片剂<br>5 mg<br>25 mg | 口服 | 每次 5～25 mg<br>每日 3～4 次 | 每日 0.3～1.5 mg/kg<br>分 3～4 次 |

# 五、局部麻醉药

| 药品名称 | 剂型规格 | 用法 | 成人剂量 | 小儿剂量 |
|---|---|---|---|---|
| **盐酸普鲁卡因**<br>(奴佛卡因)<br>Procaine Hydrochloride<br>(Novocaine) | 注射剂<br>0.25%<br>20 ml<br>0.5%<br>0.1%<br>10 ml<br>2%<br>2 ml<br>粉针剂<br>0.15 g<br>1 g | 局部浸润或相应部位注射 | 局部浸润及封闭:<br>0.25%～1%<br>神经阻滞:<br>1.5%～2%<br>蛛网膜下腔阻滞:1次量不超过 0.1～0.15 g | 1 次不超过<br>20 mg/kg |
| **盐酸丁卡因**<br>(地卡因,潘托卡因)<br>Tetracaine Hydrochloride<br>(Dicaine, Pantocaine) | 注射剂<br>3 ml<br>30 mg<br>4 ml<br>40 mg<br>5 ml<br>50 mg | 表面麻醉或相应部位注射 | 表面麻醉:<br>0.5%～1%<br>神经阻滞:<br>0.2%～0.3%<br>硬膜外腔阻滞:<br>0.2%～0.3%<br>蛛网膜下腔阻滞:<br>0.3%～0.5% | |

| 作用及用途、不良反应、注意点 |
| --- |
| 【作用及用途】 作用同溴吡斯的明(838 页)。用于拮抗非去极化型肌松药过量及重症肌无力的诊断。<br>【不良反应】 唾液及支气管分泌液增加、支气管痉挛、心动过缓、心律不齐、短暂性低血压等。<br>【注意点】 支气管哮喘、机械性肠梗阻、尿路梗阻、心绞痛者忌用;心脏病患者及孕妇慎用。 |
| 【作用及用途】 为抗胆碱酯酶药。作用较新斯的明强而持久。用于重症肌无力、腹气胀。<br>【不良反应】 过量可致恶心、呕吐、腹痛、腹泻、流涎、心动过缓、出汗等。<br>【注意点】 ① 支气管哮喘、机械性肠梗阻者忌用。② 剂量应个体化,由小量开始。③ 与阿托品并用时,可抑制本品过量的 M 样作用。 |

| 作用及用途、不良反应、注意点 |
| --- |
| 【作用及用途】 为酯类局麻药。对皮肤黏膜穿透力较弱。用于局部浸润、神经阻滞和蛛网膜下腔阻滞等。<br>【不良反应】 用量大或快速静注浓溶液可出现谵妄、兴奋和惊厥等。<br>【注意点】 ① 注射后显效 1～5 min,作用维持 45～90 min。② 肝、肾、心血管功能不全及恶性高热患者慎用。③ 有时可出现过敏性休克,使用前须做皮试。④ 用作成人浸润麻醉及封闭 1 次量不超过 1 g,神经阻滞不超过 0.6～0.8 g。 |
| 【作用及用途】 为酯类长效局麻药。表面麻醉穿透力强,局部作用为普鲁卡因 10 倍。用于黏膜表面麻醉、椎管内和神经阻滞。<br>【不良反应】 大剂量或误入血液可引起急性死亡。<br>【注意点】 ① 表面麻醉时显效 1～3 min,作用维持 60 min,硬膜外腔阻滞时显效 15～20 min,作用维持 90～180 min。② 对酯类局部麻醉药、丁氨基苯甲酸及其衍生物过敏者忌用。③ 毒性比普鲁卡因大,发生率高,应严格限制用量。④ 不能与碱性药物混合。⑤ 与利多卡因合用可增强麻醉效应。⑥ 表面麻醉一次量不超过 40～60 mg,神经阻滞不超过 50～75 mg,硬膜外腔阻滞不超过 75～100 mg,蛛网膜下腔阻滞不超过 10～15 mg。 |

| 药品名称 | 剂型规格 | 用法 | 成人剂量 | 小儿剂量 |
|---|---|---|---|---|
| **盐酸利多卡因**<br>(赛罗卡因)<br>Lidocaine Hydrochloride<br>(Xylocaine) | 注射剂<br>2%<br>5 ml<br>20 ml | 局部浸润或相应部位注射 | 局部浸润：<br>0.25%～0.5%<br>神经阻滞：<br>1.0%～2.0%<br>硬膜外腔阻滞：<br>1.5%～2.0%<br>表面麻醉：<br>2.0%～4.0% | 局部浸润：<br>0.25%～0.5%<br>神经阻滞：<br>0.8%～1.5%<br>硬膜外腔阻滞：<br>0.8%～1.5%<br>6～8 mg/kg |
| **盐酸布比卡因**<br>(麦卡因)<br>Bupivacaine Hydrochloride<br>(Marcaine) | 注射剂<br>5 ml<br>12.5 mg<br>25 mg<br>37.5 mg | 相应部位注射 | 神经阻滞：<br>0.25%～0.5%<br>硬膜外腔阻滞：<br>0.25%～0.75%<br>蛛网膜下腔阻滞：<br>0.5% | 神经阻滞及硬膜外腔阻滞：<br>0.25%～0.3%<br>2～2.5 mg/kg |
| **盐酸甲哌卡因**<br>(卡波卡因)<br>Mepivacaine Hydrochloride<br>(Carbocaine) | 注射剂<br>20 ml<br>0.2 g<br>0.4 g | 局部浸润或相应部位注射 | 局部浸润：<br>0.5%～1%<br>神经阻滞：<br>1% 5～40 ml<br>2% 10～20 ml<br>硬膜外腔阻滞：<br>1.5%～2.0% | |
| **盐酸丙胺卡因**<br>Prilocaine Hydrochloride<br>(Citanest) | 注射剂<br>20 ml<br>0.4 g | 局部浸润或相应部位注射 | 局部浸润：<br>0.5%～1.0%<br>神经阻滞：<br>2.0%～3.0%<br>硬膜外腔阻滞：<br>2.0%～3.0% | |

| 作用及用途、不良反应、注意点 |
| --- |
| 【作用及用途】 为酰胺类局麻药。具有较强的穿透力,扩散力和局部麻醉作用比普鲁卡因强 2 倍,毒性比后者大。用于局部浸润麻醉、表面麻醉、神经阻滞等。<br>【不良反应】 用量过大可出现中枢神经系统兴奋现象。<br>【注意点】 ① 硬膜外腔阻滞显效 8～12 min,作用维持 60～120 min。② 严重肝病、充血性心力衰竭或心源性休克、Ⅱ或Ⅲ度房室传导阻滞及癫痫患者忌用。③ 局麻时如误入静脉有引起惊厥和心脏停搏的危险。④ 可产生快速耐药性。⑤ 具有抗室性心律失常作用。⑥ 用作局部浸润一次量不超过 0.5 g,神经阻滞及硬膜外阻滞不超过 0.4 g(小儿不超过 0.1～0.3 g),表面麻醉不超过 0.2 g。⑦ 避免过量及误入血液。⑧ 碳酸利多卡因,起效较盐酸利多卡因快,毒性及药动学参数与后者无显著差别,规格 5 ml：86.5 mg,10 ml：173 mg(均按利多卡因计算)。 |
| 【作用及用途】 为酰胺类长效局部麻醉药。局麻作用为普鲁卡因的 10 倍,但骨骼肌松弛作用较差。用于外周神经阻滞、硬膜外腔阻滞及蛛网膜下腔阻滞。<br>【不良反应】 血压下降、心率减慢、肌颤、恶心、呕吐等,偶有过敏反应,过量和误入血管可致虚脱、惊厥、严重心律失常甚至心搏骤停。<br>【注意点】 ① 硬膜外腔阻滞时显效 16～18 min,作用维持 120～140 min。② 严重房室传导阻滞及恶性高热者忌用;孕妇、新生儿、严重肝肾功能不全者慎用。③ 低浓度时无肌松作用。④ 成人用作神经阻滞一次量不超过 0.1 g,硬膜外腔阻滞不超过 0.15 g,蛛网膜下腔阻滞不超过 5～15 mg。 |
| 【作用及用途】 作用及用途与利多卡因基本相似。<br>【不良反应】 个别有肌肉抽搐、轻度恶心、呕吐等。过量有中毒反应。<br>【注意点】 ① 硬膜外腔阻滞时显效 5～7 min,作用维持 90～120 min。② 能迅速透过胎盘屏障,不宜用于产科麻醉。③ 可不加用肾上腺素,但效能差,作用维持短。④ 用作局部浸润,成人一次量不超过 0.4 g,神经阻滞及硬膜外腔阻滞不超过 0.3～0.4 g。⑤ 避免逾量及误入血管。 |
| 【作用及用途】 为利多卡因同类型化合物。作用强度、快慢与利多卡因相仿,但毒性较小。<br>【不良反应】 用量过大可产生高铁血红蛋白血症。<br>【注意点】 ① 硬膜外腔阻滞时显效 5 min,作用维持 90～120 min。② 贫血和变性血红蛋白症患者忌用;孕妇及心肺功能不全者慎用。③ 应用时可不加肾上腺素。④ 成人安全剂量为 0.6 g。 |

| 药品名称 | 剂型规格 | 用法 | 成人剂量 | 小儿剂量 |
| --- | --- | --- | --- | --- |
| **盐酸依替卡因**<br>Etidocaine Hydrochloride<br>(Duranest) | 注射剂<br>10 ml<br>0.05 g<br>0.1 g | 局部浸润或相应部位注射 | 浸润麻醉：<br>0.5%<br>神经阻滞：<br>0.5%<br>硬膜外腔阻滞：<br>0.5%～1.0% | |
| **盐酸罗哌卡因**<br>(耐乐品)<br>Ropivacaine Hydrochloride | 注射剂<br>10 ml<br>75 mg | 局部浸润或相应部位注射 | 神经阻滞：<br>硬膜外腔阻滞：<br>0.5%～1.0%<br>硬膜外镇痛：<br>0.1%～0.2% | |

| 作用及用途、不良反应、注意点 |
| --- |
| 【作用及用途】 为酰胺类长效局麻药。对感觉和运动神经均有较好的阻滞作用。用于神经阻滞和硬膜外腔阻滞。<br>【不良反应】 毒性比布比卡因小。<br>【注意点】 ① 硬膜外腔阻滞时显效 10～18 min,作用维持 170 min。② 注射初期,少数患者有短暂的不适和疼痛感。③ 可用于产科麻醉。④ 成人一次用量不超过 0.3 g。⑤ 避免逾量及误入血管。 |
| 【作用及用途】 为酰胺类长效局麻药。化学结构与布比卡因相似,产生运动阻滞与感觉阻滞分离程度大于布比卡因。主要用于神经阻滞、硬膜外阻滞和硬膜外镇痛。<br>【不良反应】 中枢神经毒性较布比卡因低,致惊厥阈值较高。<br>【注意点】 ① 起效慢,硬膜外阻滞时作用维持 2～6 h。② 有血管收缩作用,不常规加用肾上腺素。③ 心脏毒性比布比卡因低。④ 成人硬膜外阻滞一次量不超过 0.2 g。⑤ 对子宫胎盘血流无影响。 |

# 妇 产 科 用 药

# 一、内分泌治疗药物

## (一) 雌激素

| 药品名称 | 剂型规格 | 用法 | 剂量 |
| --- | --- | --- | --- |
| **己烯雌酚**<br>(乙底酚,乙烯雌酚)<br>Diethylstilbestrol<br>(Stilbestrol) | 片剂<br>0.5 mg<br>1 mg<br>2 mg | 口服 | 子宫发育不全伴有继发性闭经或痛经及功能性子宫出血等:<br>每次 0.25～0.5 mg<br>每晚 1 次,连用 20 d<br>替代疗法:<br>每次 1 mg,用法同上,第 16 d 开始加黄体酮注射剂,每日 10 mg,连用 5 d,第 2 疗程自月经第 5 d 起用,用法同上,连用 3 个疗程<br>绝经期综合征:<br>每次 0.25～0.5 mg<br>每晚 1 次,连用 5～7 d<br>后逐渐减量 |
| | 栓剂<br>0.1 mg<br>0.2 mg<br>0.5 mg | 阴道塞入 | 老年性阴道炎:<br>每次 0.1～0.5 mg<br>每晚 1 次 |
| **结合雌激素**<br>(倍美力,共轭雌激素,妊马雌酮)<br>Conjugated Estrogens<br>(Premarin) | 片剂<br>0.3 mg<br>0.625 mg | 口服 | 卵巢功能不全、子宫发育不良、绝经期综合征:<br>每次 0.3～0.625 mg<br>每日 1 次<br>前列腺癌:<br>每日 3.75～7.5 mg,分 3 次 |
| | 注射剂<br>1 ml<br>25 mg | 肌内或静注 | 功能性子宫出血:<br>每次 25 mg,必要时 6～12 h 重复 1 次,生效后改为口服,每日 2.5～7.5 mg,分 3 次连服 20 d,最后 5 d 加孕激素,撤药性出血后,再口服 3 周期,自月经第 5 d 开始用 |

| 作用及用途、不良反应、注意点 |
| --- |
| 【作用及用途】 促进女性性器官及副性征正常发育,促进子宫内膜增生并刺激子宫收缩;于妊娠时对垂体后叶素的敏感性增加,促使阴道上皮细胞增生,小剂量刺激,大剂量抑制垂体前叶的促性腺激素和催乳素的分泌,并有抗雄激素的作用。用于子宫及副性征发育不全、闭经、功能性子宫出血、更年期综合征、老年性阴道炎、回奶及前列腺癌等。<br>【不良反应】 大剂量易引起恶心、呕吐、厌食、头昏、头痛、轻度腹泻等。长期使用可使子宫肥大或出血等。<br>【注意点】 ① 孕妇、癌症患者(前列腺癌及晚期转移性乳腺癌除外)、乳母、肝肾功能不全者忌用;子宫肥大或有小肌瘤者慎用。② 用药期间应尽量配合月经周期,应用不当可产生不规则子宫出血和月经紊乱。③ 应用最低有效量,并缩短治疗时间。长期大剂量用药者停药或减量宜逐渐进行。④ 氨苄西林可影响本品吸收。⑤ 与抗凝药同用可降低后者效应。⑥ 与卡马西平、苯巴比妥、苯妥英钠、扑米酮、利福平同用可降低后者效应。⑦ 雌激素可减低抗高血压药、哌替啶及他莫昔芬的作用和效果。⑧ 注射剂为丙酸己烯雌酚油剂。⑨ 回奶每次 5～10 mg,每日 3 次,连服 3～5 d 后逐渐减量,1 疗程约 2 周;也可用注射剂(1 ml∶1 mg,2 mg)肌内,每次 2～4 mg,每日 1 次,连用 5 d。 |
| 【作用及用途】 为一种水溶性天然结合型雌激素,为雌酮硫酸钠及孕烯雌酮硫酸钠的混合剂。作用与雌酮、雌二醇相同,尚有较好止血作用。用于卵巢功能不全、子宫发育不良、功能性子宫出血、绝经期综合征、老年性阴道炎及前列腺癌等。<br>【不良反应】 恶心、呕吐、乳房肿胀和触痛、突破性出血、子宫良性肿瘤增大、水肿、头痛、头晕及皮肤出现暗黑斑等。<br>【注意点】 ① 孕妇,严重心脏或循环系统疾病、有明显异常血凝倾向、乳腺癌、子宫癌等患者忌用;肝肾功能不全、高血压、糖尿病、哮喘、高血钙相关代谢的骨病及家族性高脂血症患者慎用。② 长期大剂量使用,可增加患子宫癌的危险及乳腺癌发生率,还可增加血栓性疾病的危险。③ 静注液用 5 ml 注射用水缓慢稀释后缓慢静注。④ 与利福平合用可降低本品的药效。⑤ 另有倍美力阴道软膏,每支 42.4 g,每克含本品 0.625 mg,适用于因雌激素不足引起的阴道和泌尿系统内膜干燥、瘙痒及疼痛,每日 0.5～2 g,阴道内给药,不宜与乳胶阴茎套同用。 |

| 药品名称 | 剂型规格 | 用法 | 剂　　量 |
|---|---|---|---|
| **尼尔雌醇**<br>(戊炔雌醇,维尼安)<br>Nylestriol<br>(Nilestriol) | 片剂<br>1 mg<br>2 mg<br>5 mg | 口服 | 每次 5 mg,每月 1 次,症状改善后用维持量<br>每次 1～2 mg,每月 2 次,服药 3 个月后加安宫黄体酮,每日 10 mg,连用 5 d |
| **戊酸雌二醇**<br>(补佳乐)<br>Estradiol Valerate<br>(Progynova) | 注射剂<br>1 ml<br>5 mg<br>10 mg | 肌内 | 每次 5～10 mg<br>每 1～2 周 1 次<br>替代疗法:<br>每 2 周 5～20 mg<br>卵巢功能不全:<br>每次 5～20 mg<br>每月 1 次 |
| **苯甲酸雌二醇**<br>(苯甲酸求偶二醇)<br>Estradiol Benzoate<br>(Benztrone) | 注射剂<br>1 ml<br>1 mg<br>2 mg | 肌内 | 绝经期综合征和子宫发育不全:<br>每次 1～2 mg,每周 2～3 次<br>子宫出血:<br>每次 1 mg,每日 1 次<br>1 周后继用黄体酮<br>回奶:<br>每次 2 mg,每日 1 次<br>连用 3 d |
| **炔雌醇**<br>(乙炔雌二醇)<br>Ethinylestradiol<br>(Estinyl) | 片剂<br>5 μg<br>12.5 μg<br>50 μg<br>0.5 mg | 口服 | 闭经:<br>每次 12.5～50 μg,<br>每晚 1 次,连用 3 周<br>第 3 周合用孕激素 |
| **三合激素注射剂**<br>Tristerone Co Injection | 注射剂<br>1 ml | 肌内 | 每次 1 ml,每日 1 次,连用 3～5 次,于月经周期第 21 d 开始 |

| 作用及用途、不良反应、注意点 |
| --- |
| 【作用及用途】 为雌三醇衍生物。作用与雌三醇相似，对阴道及子宫颈管具有选择性作用，能促进阴道黏膜血管新生和阴道上皮损伤愈合，同时能增强子宫颈细胞功能，使子宫肌纤维增生，从而增强子宫颈弹性和柔软性，对子宫内膜的增生作用较弱，对稳定神经血管舒缩活动有明显疗效。用于雌激素缺乏引起的绝经期综合征及老年性阴道炎。<br>【不良反应】 偶有恶心、呕吐、头晕、小腹及乳房胀痛、白带多、高血压、肝功能损害等。<br>【注意点】 ① $t_{1/2}$约 20 h。② 除突破性出血时停药外，一般不需停药。 |
| 【作用及用途】 为雌二醇的酯，作用与用途同 849 页己烯雌酚，但作用强而持久。<br>【不良反应】 同己烯雌酚，但较轻。<br>【注意点】 ① 同己烯雌酚注意点①②③④⑤⑥⑦。② 另有戊酸雌二醇片，用于绝经后更年期综合征、皮肤黏膜退化表现及预防骨质疏松症，每片 1 mg，每次 1～2 mg，每日 1 次，餐后服，用 21 d 后至少停药 1 周，然后开始下 1 疗程。 |
| 【作用及用途】 同 849 页己烯雌酚，但效能比其强 2～3 倍。<br>【不良反应】 同己烯雌酚。<br>【注意点】 ① $t_{max}$ 1～2 h，$t_{1/2}$ 6～14 h。② 肝肾功能不全者忌用。③ 维生素 C 可提高本品的生物利用度。 |
| 【作用及用途】 与 853 页复方黄体酮相似，但撤药性出血量较少。用于月经失调。<br>【注意点】 本品每 1 ml 内含丙酸睾酮 25 mg，黄体酮及苯甲酸雌二醇各 12.5 mg。 |

## (二) 孕激素

| 药品名称 | 剂型规格 | 用法 | 剂　　量 |
|---|---|---|---|
| **黄体酮**<br>(孕酮,助孕素)<br>Progesterone<br>(Progestin,<br>Proluton) | 胶囊<br>0.1 g | 口服 | 每次 0.1 g,早晚各 1 次,晚上 1 次于睡前 2 h 服,每周期连服 10 d<br>一般在周期 17～26 d 开始 |
| | 注射剂<br>1 ml<br>10 mg<br>20 mg | 肌内 | 闭经:<br>每次 10 mg,每日 1 次<br>1 疗程 6～8 d<br>功能性子宫出血:<br>每日 10 mg,连用 5～7 d<br>月经来潮后,立即停药<br>先兆性流产:<br>每次 20 mg,每日 1 次,待疼痛或出血停止后改为每次 10 mg,每日 1 次<br>习惯性流产:<br>自妊娠开始,每次 10～20 mg,每周 2～3 次或每日 1 次至孕期第 4 个月止 |
| **复方黄体酮注射液**<br>Progesterone Co Injection | 注射剂<br>1 ml | 肌内 | 每次 1 ml<br>每日 1 次<br>连用 3～5 d |
| **醋酸甲羟孕酮**<br>(甲孕酮,安宫黄体酮,普维拉)<br>Medroxyprogesterone Acetate<br>(Provera) | 片剂<br>2 mg<br>4 mg<br>10 mg | 口服 | 功能性闭经:<br>每日 6～10 mg<br>连服 5～10 d<br>痛经:<br>每次 2～4 mg,每日 3 次,连服 3 d |
| | 注射剂<br>0.1 g<br>0.15 g | 肌内 | 子宫内膜癌或肾癌:<br>开始 0.4～1 g,1 周后可重复 1 次,病情改善后每次 0.4 g,每月 1 次 |

| 作用及用途、不良反应、注意点 |
|---|
| 【作用及用途】 使已受雌激素作用的子宫内膜由增殖期转为分泌期，为孕卵着床做好准备并维持妊娠，减低子宫肌的兴奋性，抑制其活动以利胎儿的安全生长。尚能使宫颈闭合，黏液变稠，精子不易穿透，大剂量有抑制排卵作用。用于月经失调、功能性子宫出血、闭经及因黄体功能不全而引起的先兆性和习惯性流产等。<br>【不良反应】 偶有恶心、呕吐、头晕、头痛、抑郁、月经紊乱、不规则出血或闭经、乳房肿胀、腹胀等。<br>【注意点】 ① 口服 $t_{max}$ 1～3 h，肌注 $t_{max}$ 6～8 h。② 口服迅速代谢失活，故常采用肌注。③ 肝病患者不能口服，注射剂亦慎用于肝功能不全、肾病和心脏病患者。④ 除保胎外，用药配合月经周期，停药后会发生撤药性出血。⑤ 长期应用可引起子宫内膜萎缩并易发生阴道真菌感染。⑥ 注射剂为油剂，如有结晶析出，可加温溶解后使用。⑦ 苯巴比妥、苯妥英钠及卡马西平与黄体酮类药物合用，可使后者作用降低，与含后者的避孕药合用可导致避孕失败。 |
| 【作用及用途】 同本页黄体酮和 851 页苯甲酸雌二醇，但疗效较好。<br>【注意点】 本品 1 ml 内含黄体酮 20 mg、苯甲酸雌二醇 20 mg。 |
| 【作用及用途】 与本页黄体酮相似，但作用较强。用于功能性闭经、痛经、功能性子宫出血、子宫内膜异位和避孕，亦可用于子宫内膜癌及肾癌。<br>【不良反应】 食欲减退、痤疮、阴道点滴出血、脱发、皮疹、瘙痒、乳房增大等。<br>【注意点】 ① 肌注后 $t_{max}$ 2～3 d，肌注 0.15 g 后，可维持作用 3 个月。② 肝肾功能不全者忌用。③ 肌内作用较口服强 4 倍。 |

| 药品名称 | 剂型规格 | 用法 | 剂　量 |
|---|---|---|---|
| **醋酸甲地孕酮**<br>(去氢甲孕酮，美可治)<br>Megestrol Acetate<br>(Megestin,<br>Megace) | 片剂<br>膜剂<br>纸片<br>1 mg<br>4 mg | 口服 | 痛经和子宫内膜增长过度：<br>每次 2～4 mg，每日 1 次，月经第 5～7 d 开始，连服 20 d，再重复 2 疗程<br>子宫内膜异位：<br>每次 4 mg，每日 2 次<br>连服 7 d，然后每日 3 次，连服 7 d，再改为每日 2 次，每次 8 mg，连服 7 d，最后增至每日 20 mg，分次服，连服 6 周<br>闭经：<br>每次 4 mg，每日 2～3 次，连服 2～3 d，停药 2～7 d，即有撤药性出血 |
| **地屈孕酮**<br>(达芙通)<br>Dydrogesterone<br>(Duphaston) | 片剂<br>10 mg | 口服 | 痛经：<br>自月经周期第 5 d 至 25 d，每次 1 片，每日 2 次<br>子宫内膜异位症：<br>时间及每次剂量同上，每日 2～3 次<br>功能性子宫出血：<br>止血：<br>每次 1 片<br>每日 2 次<br>连用 5～7 d<br>预防用法同止血，于月经周期第 11～25 d 服用<br>经前期综合征、月经不规则：<br>自月经周期第 11 d 至 25 d，每次 1 片，每日 2 次 |
| **炔诺酮**<br>Norethisterone<br>(Norethindrone,<br>Norlutin) | 片剂<br>膜剂<br>纸片<br>0.625 mg<br>2.5 mg<br>5 mg | 口服 | 功能性子宫出血：<br>每次 5 mg，每 8 h1 次<br>连服 3 d，血止后，改为 12 h 1 次，再 3 d后改为每次 3.75 mg，12 h 1 次，再 3 d 后改为每次 5 mg，每晚 1 次，再连服 2 周<br>痛经、子宫内膜增长过度：<br>每次 1.25～5 mg，每日 1 次，月经第 5 d 开始，连服 20 d，可与雌激素同用 |

| 作用及用途、不良反应、注意点 |
| --- |
| 【作用及用途】 为高效孕激素。余与 853 页甲羟孕酮相似。<br>【不良反应】 恶心、呕吐、胃部不适等，少数有 ALT 升高。<br>【注意点】 ① 乳母、肝肾疾病患者忌用；子宫肌瘤、血栓病史及高血压患者慎用。② 服药期如发现突破性出血，可加服炔雌醇每次 5～25 μg，每晚 1 次。③ 本品无男性化不良反应。④ 本品为口服避孕片 2 号成分之一。⑤ 片剂又称妇宁片。 |
| 【作用及用途】 可使子宫内膜进入完全的分泌相。用于痛经、子宫内膜异位症、继发性闭经、月经周期不规则、功能性子宫出血、经前期综合征、孕激素不足所致先兆流产或习惯性流产和黄体不足所致不孕症。<br>【不良反应】 同其他孕激素。<br>【注意点】 ① 本品及其主要代谢产物之 $t_{max}$分别为 0.5 h 及 2.5 h，$t_{1/2}$分别为 5～7 h 及 14～17 h。② 对本品过敏、不明原因阴道出血、严重肝功能不全、有肝脏肿瘤史或肝脏肿瘤患者，妊娠期或用性激素时产生或加重的症状如严重抓痒症、阻塞性黄疸、疱疹等忌用。③ 长期采用孕激素和雌激素联合治疗时应每年做全面体检。④ 用于流产时应注意胎儿是否成活。⑤ 可能会加重抑郁症症状。⑥ 与雌激素联合应用时如发生血栓栓塞、血压大幅度上升、肝功能异常时应停药。⑦ 不孕症：月经周期第 14～25 d，每次 1 片，每日 1 次，连续至少 6 个周期，建议在怀孕后按习惯性流产继续进行治疗。 |
| 【作用及用途】 为 19 -去甲基睾酮衍生物，作用与甲地孕酮相似，但止血效果较好。用于功能性子宫出血、痛经及子宫内膜异位症等；与雌激素类配伍用于避孕。<br>【不良反应】 恶心、呕吐、食欲减退、头昏、乏力、嗜睡、闭经、乳房胀、皮疹及突破性出血等，少数有 ALT 升高。<br>【注意点】 ① $t_{max}$ 0.5～4 h，$t_{1/2}$ 5～14 h，作用可维持 24 h 以上。② 忌用慎用情况同本页甲地孕酮。③ 长期大剂量服用有轻度男性化作用。④ 孕期服用有比较明确的增加女性后代男性化的作用。⑤ 片剂又称妇康片。 |

| 药品名称 | 剂型规格 | 用法 | 剂　量 |
|---|---|---|---|
| **孕三烯酮**<br>(内美通)<br>Gestrinone<br>(Nemestran) | 胶囊<br>2.5 mg | 口服 | 在月经周期第1 d开始服2.5 mg,第4 d再2.5 mg,1周中服药时间一旦固定下来,在整个治疗过程应保持不变,若发现点滴出血,可在短期内将剂量增加到每周7.5 mg |

## (三)雄激素

| 药品名称 | 剂型规格 | 用法 | 剂　量 |
|---|---|---|---|
| **丙酸睾酮**<br>(丙酸睾丸素,丙酸睾丸酮)<br>Testosterone Propionate<br>(Andronate) | 注射剂<br>1 ml<br>10 mg<br>25 mg<br>50 mg | 深部肌内 | 月经过多:<br>月经时每次25 mg,每日1次,连用3 d,以后每次25 mg,每周2次,连用2周<br>功能性子宫出血:<br>配合黄体酮使用,以减少撤药性出血,注射黄体酮时,每次加注本品10～25 mg<br>子宫肌瘤:<br>每次25～50 mg<br>每周2次 |
| **甲睾酮**<br>(甲基睾丸素)<br>Methyltestosterone | 片剂<br>5 mg<br>10 mg | 舌下含服 | 月经过多、子宫肌瘤:<br>每次5～10 mg,每日2次,<br>自月经开始第16 d起服用,连服10 d<br>子宫内膜异位症:<br>每次5～10 mg,每日2次 |

| 作用及用途、不良反应、注意点 |
| --- |
| 【作用及用途】 为合成的类固醇激素，为中等强度孕激素。具有抗孕激素和抗雌激素作用，并有很弱的雄激素样活性。用于子宫内膜异位症。<br>【不良反应】 治疗初几周偶见点滴出血、体重增加、痤疮，常见脂溢性皮炎，另有潮热、乳房缩小、头痛、消化不良、多毛、声音改变等。<br>【注意点】 ① 服后吸收完全，$t_{max}$ 2.8～3.1 h，$t_{1/2}$约 24 h。② 忌用慎用情况同 855 页甲地孕酮。③ 治疗应持续 6 个月以上，如果漏服 1 次，应立即补服 2.5 mg，并继续按原法及固定时间服用，漏服超过 1 次，则应停止治疗，经检查确定没有怀孕后，在新的月经周期的第 1 d，再重新开始治疗。④ 在整个治疗期间应采取可靠的避孕措施。⑤ 抗癫痫药或利福平可加速本品的代谢。 |

| 作用及用途、不良反应、注意点 |
| --- |
| 【作用及用途】<br>【不良反应】 见 667 页丙酸睾酮项下。<br>【注意点】 |
| 【作用及用途】 有抑制子宫内膜生长及卵巢、垂体功能作用。用于月经过多、子宫肌瘤及子宫内膜异位症。<br>【不良反应】 每月 0.3 g 以上可致女性男性化、浮肿、肝损害、黄疸、头晕、痤疮等；舌下给药可致口腔炎。<br>【注意点】 ① 口服 $t_{max}$ 1～2 h，$t_{1/2}$ 2.7 h。② 口服经肝脏代谢失活，故以舌下含服为宜。③ 忌用慎用情况同本页丙酸睾酮。④ 巴比妥类药可降低本品作用。⑤ 本品可增强甲状腺素作用。 |

## (四) 促性腺激素

| 药品名称 | 剂型规格 | 用法 | 剂　　量 |
|---|---|---|---|
| **绒促性素**<br>(绒毛膜促性腺激素,绒膜激素,普罗兰)<br>Chorionic Gonadotropin<br>(Chorionic Gonadotrophin, HCG, Pregnyl, Prolan) | 注射剂<br>500 U<br>1 000 U<br>5 000 U | 肌内 | 黄体功能不足:<br>月经15～17 d开始,<br>每次500 U～1 000 U,隔日1次,连用5次,妊娠后用至7～10孕周<br>功能性子宫出血:<br>每次300～1 500 U,每日1次,连用3～5 d<br>先兆或习惯性流产:<br>每次3 000～5 000 U<br>每日或隔日1次<br>共5～10次 |
| **尿促性素**<br>(绝经后促性腺激素,喜美康)<br>Menotrophin<br>(Human Menopausal Gonadotrophin, Humegon, HMG) | 注射剂<br>FSH 75 U+<br>LH 75 U | 肌内 | 开始每日2支,连用7～12 d,至24 h尿雌激素水平增高达100～200 μg后,于末次注射后1 d 1次注射绒促性素3 000～5 000 U,未妊娠者可重复治疗2个周期<br>精子缺乏症:<br>每次1支,每周3次<br>共4个月 |
| **尿促卵泡素**<br>(丽申宝)<br>Urofollitropin<br>(Lishenbao) | 注射剂<br>75 IU | 肌内 | 不排卵且对氯米芬治疗无效者:<br>月经的头7 d内开始,每日75～150 IU,必要时间隔7 d或14 d可增加或减少75 IU,以获得适度反应。如4周后反应仍不佳,则终止本周期治疗;如反应适度,在最后一次注射本品后24～48 h肌注10 000 IU绒促性素;如反应过度则应中止治疗。下一周期应用较低剂量 |

| 作用及用途、不良反应、注意点 |
| --- |
| 【作用及用途】 能刺激性腺活动,使有一定发育程度的卵泡成熟而排卵。对男性可促进睾丸曲精细管功能及间质细胞的活动,增加雄激素的产生,促使睾丸下降并促进精子生成。用于垂体功能低下所致男性不育及女性无排卵不育症、黄体功能不全、功能性子宫出血、先兆性及习惯性流产、隐睾症等。<br>【不良反应】 大剂量使用可导致卵巢过度增大,偶可发生过敏反应。<br>【注意点】 ① $t_{1/2}$为双相,分别为 11 h、23 h。② 诊断未明的阴道出血、子宫肌瘤、卵巢肿大或囊肿及性早熟等患者忌用;哮喘、高血压、心脏病、癫痫、偏头痛及肾功能不全者慎用。③ 长期使用,应随访卵巢增大情况,以免过度增大,导致卵巢破裂并产生抗体和抑制垂体促性腺功能。④ 出现性早熟或性欲亢进应停药。⑤ 经诱导排卵后的妊娠、流产和多胎率可增高。 |
| 【作用及用途】 具有促卵泡成熟素(FSH)的作用,而对促黄体生成素(LH)作用甚微,从而促进卵泡的发育和成熟,促使卵泡分泌雌激素,使子宫内膜增生,随后加用绒促性素,能增强促排卵作用。对男性能促进精子生成。主要与绒促性素或氯米芬配合用于治疗垂体促性腺激素分泌不足或下丘脑促性腺激素释放激素分泌不足的无排卵性不孕症,以及男性由原发性或继发性促性腺激素水平低下所致的精子过少或活力不足。<br>【不良反应】 过量使用可致卵巢过度刺激综合征、卵巢增大、卵巢囊肿破裂、多胎妊娠及流产等;个别有腹水、胸水、动脉血栓栓塞、发热及皮疹等。<br>【注意点】 ① 妊娠、卵巢功能不全、多囊性卵巢、卵巢及垂体肿瘤、甲状腺或肾上腺皮质功能减退等患者忌用;哮喘、心脏病、癫痫、偏头痛、肾功能不全等患者慎用。② 若出现卵巢过度刺激症状,腹痛、腹胀、恶心、呕吐及腹泻等,应立即停药。③ 注射时以 NS 1～2 ml 溶解。 |
| 【作用及用途】 能刺激非原发性卵巢功能衰竭妇女的卵巢卵泡发育,当监测结果显示卵泡已充分发育时,注射本品后应注射绒促性素,以促进卵泡充分发育成熟和排卵。用于不排卵且对氯米芬治疗无效者及辅助生殖技术前的促排卵。<br>【不良反应】 注射处局部反应、发热、关节疼痛,出现卵巢刺激症状如胃胀、胃肠道症状、骨盆疼痛、乳房疼痛、轻至中度卵巢增大,有时可见卵巢囊肿,罕见动脉血栓栓塞。少数出现多胎儿,大部分为双胎。<br>【注意点】 ① 对本品过敏,卵巢、子宫、乳腺、下丘脑或垂体肿瘤,不明原因阴道出血,原发性卵巢功能衰竭,性器官畸形或子宫肌纤维瘤不宜妊娠者及孕妇、乳母忌用。② 建议在应用绒促激素当日或第 2 d 过性生活。③ 过度刺激时应避免性生活。④ 如出现浆膜腔积液、血液浓缩或高凝状态,应采取适当措施,避免不必要盆腔检查,如不发生妊娠,月经来后症状能自行消失。⑤ 与氯米芬合用可增加卵巢反应。 |

| 药品名称 | 剂型规格 | 用法 | 剂　　量 |
| --- | --- | --- | --- |
| **枸橼酸氯米芬**<br>(氯底酚胺,克罗米芬)<br>Clomifene Citrate<br>(Clomiphene, Clomid) | 片剂<br>胶囊<br>50 mg | 口服 | 月经周期第 5 d 起服,无经者可于任何一天开始,第 1 个月经周期每日 50 mg,连服 5 d,第 2 个月经周期每日 0.1 g,连服 5 d,连服 6 个月经周期无效者应停药 |
| **戈那瑞林**<br>(促性腺激素释放素,促黄体生成素释放素)<br>Gonadorelin<br>(Luteinizing Releasing Hormone, LRH) | 注射剂<br>1 ml<br>0.1 mg<br>0.2 mg<br>0.5 mg | 静滴 | 月经周期第 12～14 d,用注射泵每 90 min静滴 10～20 μg,在 1 min 内滴入,如无排卵(测基础体温),可重复给药。排卵后肌注绒促性素,每次 1 500 U,隔 3 d,再肌注 1 500 U |
| **醋酸曲普瑞林**<br>(色氨瑞林,达必佳)<br>Triptorelin Acetate<br>(Decapeptyl) | 控释注射剂<br>3.75 mg | 肌内 | 子宫内膜异位症、子宫肌瘤:<br>每次 3.75 mg,每 4 周 1 次,连续使用不超过 6 个月 |
|  | 注射剂<br>0.1 mg | 皮下 | 妇女不育症:<br>每次 0.5 mg,月经周期第 2 d 开始,连用 7 d,以后每次 0.1 mg,每日 1 次,连用 10～12 d |
| **醋酸戈舍瑞林**<br>(诺雷德)<br>Goserelin Acetate<br>(Zoladex) | 缓释植入剂<br>3.6 mg | 皮下 | 每次 3.6 mg<br>腹前壁皮下注入,每 28 d 1 次,如必要可使用局部麻醉药,子宫内膜异位症疗程不超过 6 个月 |

| 作用及用途、不良反应、注意点 |
| --- |
| 【作用及用途】 低剂量能促进脑垂体前叶分泌促性腺激素，诱发排卵。用于无排卵型不育症、避孕药引起闭经及月经紊乱等。<br>【不良反应】 常见痛经、下腹及乳房胀痛，少见潮红、恶心、头晕、头痛、乏力、脱发、皮疹及视力模糊等，偶见卵巢囊肿。<br>【注意点】 ① $t_{1/2}$ 5～7 d。② 孕妇、卵巢囊肿及其他妇科肿瘤、子宫内膜异位、不规则阴道出血、肝肾功能不全者等忌用。③ 每月服药前应作妇科检查，了解卵巢有无增大。④ 服药期间一旦发现卵巢囊肿或视力障碍应立即停药。 |
| 【作用及用途】 在体内由下丘脑分泌，能刺激垂体前叶分泌卵泡刺激素(FSH)和黄体生成素(LH)，故具有双重作用，可促进女性卵巢合成和分泌雌激素。用于促排卵药治疗下丘脑性闭经所致不育、原发性卵巢功能不足。<br>【不良反应】 可有多胎妊娠、呼吸困难、荨麻疹、注射部位发硬或有皮疹、疼痛、腹部或胃部不适、一过性潮红、头晕、头痛及恶心等。<br>【注意点】 ① 妊娠时必须停药。② 忌与其他促性腺激素释放素、脑垂体激素或性激素制剂同时使用。③ 口服避孕药、地高辛可抑制促性腺激素的分泌和释放。 |
| 【作用及用途】 为促性腺激素释放激素(GnRH)类似物。注射后最初会刺激垂体释放黄体生成素及促卵泡刺激素，长期刺激后可抑制两激素释放，使雌激素长期处于低水平状态，但为可逆性。用于子宫内膜异位症或子宫肌瘤。<br>【不良反应】 阴道分泌物减少、潮红、头痛、疲倦、睡眠障碍、出血及过敏反应等。<br>【注意点】 ① 皮下注射迅速吸收，$t_{max}$ 15 min，1 h 达最大效应，$t_{1/2}$ 12 h；控释制剂可维持疗效 4 周。② 孕妇、骨质疏松症及对本品过敏者忌用。③ 治疗期间应密切监测血清性类固醇水平；月经应该停止，若月经正常时，应该适当处理。④ 用药期间要采取非药物性的避孕措施。⑤ 治疗子宫肌瘤时应经常用 B 超测子宫及肿瘤大小，若子宫缩小快于肌瘤，有引起出血及脓毒症危险。⑥ 控释剂每次需在身体不同部位注射。 |
| 【作用及用途】 为一种合成的促黄体生成素释放激素的类似物。用于前列腺癌及绝经前及绝经期的乳腺癌及子宫内膜异位症。<br>【不良反应】 皮疹、注射部位轻度肿胀、乳房肿胀和硬结、潮红、出汗、头痛、抑郁，少数子宫内膜异位症患者用药后可出现不可逆的闭经，男性尚有尿道梗阻。<br>【注意点】 ① $t_{1/2}$ 2～4 h。② 对本品类似物过敏者、孕妇、乳母忌用；有尿道梗阻男性及有代谢性骨骼疾病的妇女慎用。③ 长期使用可引起骨骼矿物质下降。④ 用药期间应采取非激素避孕措施。 |

| 药品名称 | 剂型规格 | 用法 | 剂　　量 |
|---|---|---|---|
| **醋酸亮丙瑞林**<br>(抑那通)<br>Leuprorelin Acetate<br>(Enantone) | 注射剂<br>1.88 mg<br>3.75 mg | 皮下 | 子宫内膜异位症:<br>每次 3.75 mg,每 4 周 1 次<br>初次给药于经期 1～5 d 内<br>子宫肌瘤:<br>每次 1.88～3.75 mg<br>每 4 周 1 次<br>初次给药于经期 1～5 d 内<br>中枢性早熟症:<br>每次 30 μg/kg<br>每 4 周 1 次 |
| **阿拉瑞林**<br>(丙氨瑞林,丙乐肽)<br>Alarelin<br>(LHRH－A) | 注射剂<br>25 μg<br>0.1 mg<br>0.15 mg | 皮下<br>或<br>肌内 | 子宫内膜异位症、子宫肌瘤:<br>每次 0.1～0.15 mg,每日 1 次,从月经周期第 1 d 开始,1 疗程 3 个月 |

# 二、避孕药

## (一) 短效及速效避孕药

| 药品名称 | 剂型规格 | 用法 | 剂　　量 |
|---|---|---|---|
| **复方去氧孕烯片**<br>(妈富隆)<br>Desogestrel Co Tablet<br>(Marvelon) | 片剂 | 口服 | 于月经第 1 d 开始服药,以后在每日同一时间服 1 片,共 21 d,然后停药 7 d,再开始服第 2 周期<br>分娩后可在月经来潮的第 1 d 开始服,如有需要也可在分娩后即开始服用,但在服药初 14 d 应采取其他避孕措施<br>流产后应立即开始服 |

| 作用及用途、不良反应、注意点 |
| --- |
| 【作用及用途】<br>【不良反应】<br>【注意点】 见 593 页醋酸亮丙瑞林。用前用附加的 2 ml 悬浮液,充分混悬后使用,切勿起泡。 |
| 【作用及用途】 与 861 页曲普瑞林相似。用于子宫内膜异位症及子宫肌瘤。<br>【不良反应】 同曲普瑞林。<br>【注意点】 ① 肌注后吸收迅速,$t_{max}$ 20 min,$t_{1/2}$ 20 min。② 同 861 页曲普瑞林注意点②③④。 |

| 作用及用途、不良反应、注意点 |
| --- |
| 【作用及用途】 同 855 页炔诺酮及 851 页炔雌醇。避孕可靠。<br>【不良反应】 同炔诺酮及炔雌醇,均不多见,且几个月后消失。<br>【注意点】 ① 现在或以往有血栓性疾病、心肌梗死先兆、中风先兆、乳腺癌或生殖器官肿瘤、肝脏肿瘤、严重高血压、糖尿病、肝病:原因不明阴道出血、高脂蛋白血症患者及 35 岁以上吸烟妇女忌用。② 服含雌激素药物者,在大手术或长期固定时发生深静脉血栓栓塞形成的危险可增加。③ 服药 4 h 内发生腹泻和(或)发生呕吐者、同时服用轻泻剂者,避孕的可靠性将降低,应在此期间及病愈后 7 d 内加用非激素类避孕措施。④ 漏服 1 片:a. 在 36 h 以内者,立即补服 1 片并继续按以往一样服药;b. 在 36 h 以上,如发生在服药第 1 周者,接下 7 d 另需加用其他避孕措施(如避孕套),余同 a;在第 2 周者,同 a;在第 3 周者,另需加用其他避孕措施至服到下一盒药的第 8 片,余同 a;漏服 1 片以上者避孕可靠性将降低。⑤ 与药酶诱导剂如利福平、氯霉素、氨苄西林、苯巴比妥、苯妥英钠、扑米酮、氯氮䓬及对乙酰氨基酚同服可加速本品代谢,导致避孕失败。⑥ 可降低降压药、抗凝药、降血糖药的作用。⑦ 每片含去氧孕烯 150 μg、炔雌醇 30 μg。 |

| 药品名称 | 剂型规格 | 用法 | 剂　　量 |
|---|---|---|---|
| **复方孕二烯酮片**<br>(敏定偶)<br>Ethinylestradiol Co Tablet<br>(Minulet) | 片剂 | 口服 | 自月经周期第1 d起在每日同一时间服白色药片1片,连用21 d,随后在每日同一时间服红色药品1片,接着再开始服用下一盒 |
| **左炔诺孕酮炔雌醇(三相)片**<br>(特居乐)<br>Levonorgestrel and Ethinylestradiol (three phase) Tablet<br>(Triquilar, Triphasil) | 片剂 | 口服 | 1个月内未服激素类避孕药者:<br>自月经第1 d(也可在第2～5 d)开始,每晚1片,连续21 d,先服棕色片6 d,继服白色片5 d,最后服黄色片10 d,停药7 d后于第8 d开始下一周期 |
| **炔雌醇环丙孕酮**<br>(达因-35)<br>Ethinylestradiol and Cyproterone Acetate<br>(Diane-35) | 片剂 | 口服 | 1个月内未服激素类避孕药者:自月经第1 d开始在每日同一时间服,每日1片,连服21 d,停药7 d后开始下一个周期<br>由其他复方口服避孕药或单纯孕激素避孕措施改服本品者:应在口服完最后1片后或避孕措施疗效结束后即开始服<br>早期妊娠流产后:立即开始服药<br>分娩或中期妊娠流产后:自21～28 d开始服 |
| **复方双炔失碳酯片**<br>(探亲避孕片53号,53号避孕片)<br>Anorethidrane Dipropionate Co Tablet | 片剂 | 口服 | 每次房事后服1片,但第1次房事后次晨须再服1片,以后每日最多服1片,每月不少于12片,如果探亲结束还未服完12片,则需每日服1片,直至服满12片 |

| 作用及用途、不良反应、注意点 |
| --- |
| 【作用及用途】 同 855 页炔诺酮及 851 页炔雌醇,避孕效果可靠。<br>【不良反应】 同炔诺酮及炔雌醇,但较轻。<br>【注意点】 ① 忌用慎用情况同 863 页复方去氧孕烯片。② 腹泻及呕吐时应在此期间及病愈后 7 d 内加用非激素类避孕措施。③ 阿伐他汀、维生素 C 可升高本品的血药浓度。④ 本品可使三环类抗抑郁药疗效增强。⑤ 余同复方去氧孕烯片注意点①②③④⑤。⑥ 白色药片每片含炔雌醇 30 μg、孕二烯酮 75 μg 及辅料,红色药片仅含辅料和色素。 |
| 【作用及用途】 作用同本页炔雌醇环丙孕酮。用于避孕。<br>【不良反应】 同炔雌醇环丙孕酮。<br>【注意点】 ① 同炔雌醇环丙孕酮注意点①②③④⑤⑥。② 由其他避孕措施改服本品、早期妊娠、流产后、分娩或中期妊娠流产后服用方法参见本页炔雌醇环丙孕酮。③ 本品棕色片、白色片、黄色片分别含左炔诺孕酮 50 μg、75 μg、125 μg,炔雌醇 30 μg、40 μg、30 μg。 |
| 【作用及用途】 同炔雌醇及孕酮,主要通过抑制排卵和增加宫颈黏液稠度而起避孕效果。用于避孕及妇女雌性激素依赖性疾病(如各种类型明显痤疮)、妇女雄激素脱发、多囊卵巢综合征的高雄性化表现。<br>【不良反应】 恶心、腹痛、体重增加、头痛、情绪抑郁、乳房疼痛或触痛常见;呕吐、腹泻、体液潴留、性欲降低、乳腺增生、皮疹少见。<br>【注意点】 ① 同 863 页复方去氧孕烯片注意点①②。② 除早期妊娠流产后用本品者外,其他情况服用本品时,均应在初服 7 d 开始采用屏障避孕法。③ 通常在该周期最后 1 片药物服完后 2～3 d 开始撤退性出血,而在开始下一盒药物时出血尚未结束。④ 腹泻者或服用轻泻剂者亦应用屏障避孕法。⑤ 漏服药片会降低避孕效果,使用本品前应先仔细阅读说明书以便及时采取措施。⑥ 苯巴比妥、卡马西平、扑米酮及利福平可降低本品作用;本品可影响环孢素代谢。⑦ 本品每片含炔雌醇 0.035 mg 及环丙孕酮 2 mg。 |
| 【作用及用途】 为一抗着床避孕药,排卵前服用有明显抗排卵作用。用于探亲或新婚夫妇作避孕药。<br>【不良反应】 开始服药常有恶心、呕吐、乏力、眩晕、嗜睡等,偶有阴道出血、经量增多或减少、白带增多、乳胀、腹胀等。<br>【注意点】 ① 服药后月经周期延长或闭经者,可加服甲地孕酮 25 mg 和炔雌醇 0.015 mg 催经。② 严重肝肾功能不全、人工流产不到 6 个月、乳母及腹泻患者忌用。③ 不良反应严重者,每日可加服维生素 $B_6$ 20 mg 或维生素 C 0.1 g。④ 1 年内最多服 2 个周期。⑤ 本品每片含双炔失碳酯 7.5 mg、咖啡因 20 mg、维生素 $B_6$ 30 mg。 |

| 药品名称 | 剂型规格 | 用法 | 剂　　量 |
|---|---|---|---|
| **左炔诺孕酮**<br>(毓婷)<br>Levonorgestrel | 片剂<br>0.75 mg | 口服 | 房事后72 h内口服第1片,隔12 h后服第2片 |

## (二) 长效避孕药

| 药品名称 | 剂型规格 | 用法 | 剂　　量 |
|---|---|---|---|
| **复方炔诺孕酮二号片**<br>(复甲二号,长效避孕片)<br>Norgestrel Co Tablet No.2<br>( Methylnorethisterone Tablet) | 片剂 | 口服 | 月经第5 d服1片,第25 d服第2片,以后每隔28 d服1片 |
| **复方炔雌醇片**<br>(长效避孕片一号)<br>Quinestrol Co Tablets<br>(Long Contraceptive Tablet No.1) | 片剂 | 口服 | 于月经周期第5 d服1片,以后每隔25 d服1片 |
| **复方己酸羟孕酮注射剂**<br>(避孕针一号)<br>Hydroxyprogesterone Caproate Co Injection | 注射剂<br>1 ml | 深部肌内 | 第1次于月经第5 d注射2 ml,或分别于月经来潮第5 d和第15 d各注射1 ml,以后每隔28 d或每次月经周期第10～12 d各注射1 ml |

| 作用及用途、不良反应、注意点 |
| --- |
| 【作用及用途】 为孕激素类药物，作用同 855 页炔诺酮。用于无防护性同房或避孕方法失败同房的紧急事后避孕。<br>【不良反应】 轻度恶心、呕吐，下次月经提前或推迟。<br>【注意点】 ① 严重心脑血管疾病、急性局灶性偏头痛、肝肾功能不全者慎用。② 服药后 2 h 内发生呕吐者应立即补服 1 片。③ 服药后至下次月经前避免同房或务必使用可靠避孕方法如避孕套。④ 可影响下次月经来潮，故不宜作为常规避孕方法。 |

| 作用及用途、不良反应、注意点 |
| --- |
| 【作用及用途】 炔雌醚为长效雌激素，可抑制卵巢排卵，达到长效避孕作用。炔诺孕酮能使子宫内膜转化，引起有规则撤退性出血，在本品中起辅助作用。<br>【不良反应】 类早孕反应，白带增多，少数有月经过多或闭经、胃痛等。<br>【注意点】 ① 每片含炔诺孕酮 12(10)mg 和炔雌醚 3(2)mg。② 忌用慎用情况同炔诺酮及炔雌醇。③ 为了保证避孕效果，服药开始 3 个月，每次服药时加服炔雌醚 0.3 mg。④ 服药第 6～12 d 有撤退性出血。 |
| 【作用及用途】 氯地孕酮为口服强效孕激素，作用同 855 页甲地孕酮，其抗排卵作用为炔诺酮的 18.4 倍，与长效雌激素炔雌醚配伍组成本品，服药 1 次可避孕 25 d。<br>【不良反应】 同本页复方炔诺孕酮二号片，随服药时间延长可减轻或消失；长期服用者，少数有血压升高，糖代谢轻度变化。<br>【注意点】 ① 忌用慎用情况同炔诺酮及炔雌醇，高血压及糖尿病患者慎用。② 如服药 2 个周期，月经均未来潮应停药，并排除妊娠可能性。③ 本品每片含氯地孕酮 12 mg、炔雌醚 3 mg。 |
| 【作用及用途】 己酸羟孕酮为长效孕激素，其活性为黄体酮的 7 倍，并无雌激素活性。与戊酸雌二醇配伍作长效避孕药。<br>【不良反应】 同 853 页黄体酮和 851 页戊酸雌二醇。<br>【注意点】 ① 肝炎、肾炎、乳房肿块及子宫肌瘤患者忌用。② 若月经周期短，宜在月经来潮的第 10 d 注射，即在排卵前 2～3 d 内注射。③ 注射时必须将安瓿内药液抽净，以免影响效果。④ 本品为油剂，冬天可将安瓿置于热水内加温后再注射。⑤ 每 1 ml 内含己酸羟孕酮(长效黄体酮)0.25 g、戊酸雌二醇 5 mg。 |

### (三) 外用避孕药

| 药品名称 | 剂型规格 | 用法 | 剂量 |
|---|---|---|---|
| **壬苯醇醚**<br>(乐乐迷)<br>Nonoxinol-9<br>(Nonoxynol,<br>Lelemi) | 膜剂<br>0.05 g<br>0.1 g | 放于<br>阴道<br>深处 | 房事前将一张药膜折叠或揉成松软小团后,用示指和中指(或以中指)推入阴道深处,5 min 后方可行房事 |

## 三、作用于子宫的药物

### (一) 子宫收缩药

| 药品名称 | 剂型规格 | 用法 | 剂量 |
|---|---|---|---|
| **缩宫素**<br>(催产素)<br>Oxytocin<br>(Pitocin,<br>Syntocinon) | 注射剂<br>1 ml<br>5 U<br>10 U | 肌内 | 防止产后出血:<br>每次 5～10 U<br>胎盘排出后注射 |
| | | 静滴 | 引产或催产:<br>每次 2.5～5 U,以 5% GS<br>500 ml 稀释 |
| **卡前列腺素氨丁三醇**<br>(欣母沛)<br>Carboprost<br>Tromethamine<br>(Hemabate) | 注射剂<br>1 ml<br>0.25 mg | 深部<br>肌内 | 难治性产后子宫出血:<br>开始剂量 0.25 mg<br>必要时间隔 15～90 min 可多次注射<br>总剂量＜2 mg<br>其他适应证:<br>开始剂量 0.25 mg<br>根据子宫反应情况,间隔 1.5～3.5 h<br>再次注射同量<br>总剂量＜12 mg<br>连续使用＜2 d |

| 作用及用途、不良反应、注意点 |
| --- |
| 【作用及用途】 为非离子型表面活性剂,杀精子有效率高。另可保持妇女阴道清洁,对梅毒螺旋体和淋病奈瑟菌亦有杀灭作用。用于避孕,并有预防性病作用。<br>【不良反应】 用后有轻微刺激感。<br>【注意点】 ① 每次房事仅需使用一张膜,事后不可立即用水冲洗阴道。② 每次房事需另用一张药膜。③ 保存于阴凉干燥处。 |

| 作用及用途、不良反应、注意点 |
| --- |
| 【作用及用途】 为人工合成,对子宫有收缩作用。用于引产、产前子宫无力、减少产后出血及子宫复原等。<br>【不良反应】 偶有恶心、呕吐、心率增快或心律失常。<br>【注意点】 ① 肌内注射 3～5 min 起效,持续 30～60 min;静滴立即起效,15～60 min 内子宫收缩的频率与强度逐渐增加,$t_{1/2}$一般为 1～6 min。② 胎位不正、头盆不称、脐带先露、臀位产、完全性前置胎盘、胎儿窘迫者忌用;有子宫或宫颈手术史者慎用。③ 引产或催产开始每分钟 8～10 滴,视宫缩、胎心及宫颈扩张情况增减,一般不超过每分钟 40 滴。④ 忌与水解蛋白配伍使用。⑤ 肾上腺素、硫喷妥钠、乙醚、氟烷、吗啡等可减弱本品子宫收缩作用。⑥ 麦角制剂、麦角新碱可增强本品子宫收缩作用。 |
| 【作用及用途】 能刺激子宫肌层收缩,产后应用可在胎盘部位发挥止血作用。亦能刺激胃肠道及血管的平滑肌。用于常规处理方法无效的子宫弛缓引起的产后出血,亦可用于 13～20 周的流产及与中期妊娠时用其他方法不能将胎儿排出等情况时。<br>【不良反应】 呕吐、腹泻、恶心、体温上升及潮红很常见,其次为寒战、咳嗽、头痛、子宫内膜炎、呃逆、痛经样疼痛、背痛、肌肉痛、感觉异常、乳房触痛、哮喘、口干、高血压、耳鸣等。<br>【注意点】 ① $t_{max}$ 15～60 min。② 对本品过敏,急性盆腔炎,活动性心、肺、肝、肾疾病患者忌用;子宫中胎儿已有生存能力时不可使用,哮喘、高血压、低血压、心血管病、肝肾疾病、贫血、黄疸、糖尿病、有癫痫病史及瘢痕子宫患者慎用。③ 流产后常见并发症有子宫内膜炎、胎盘部分滞留、子宫大量出血,20%有不完全流产。④ 用本品前需常规应用镇吐及止泻药。⑤ 本品可能会加强其他缩宫药的活性。 |

| 药品名称 | 剂型规格 | 用法 | 剂　量 |
|---|---|---|---|
| **卡贝缩宫素**<br>(巧特欣)<br>Carbetocin<br>(Duratocin) | 注射剂<br>1 ml<br>0.1 mg | 静注 | 0.1 mg 在婴儿娩出后于 1 min 内缓慢一次性静注,可以在胎盘娩出前或娩出后给予 |
| **马来酸麦角新碱**<br>Ergometrine Maleate<br>(Ergonovine) | 片剂<br>0.2 mg<br>0.5 mg | 口服<br>或<br>舌下<br>含服 | 每次 0.2～0.5 mg,每日 2～3 次,直至子宫收缩满意和流血减少<br>极量<br>1 次 1 mg,1 d 2 次 |
| | 注射剂<br>1 ml<br>0.2 mg<br>0.5 mg | 肌内<br>静注<br>或<br>静滴 | 每次 0.2～0.5 mg,必要时 2～4 h 后可重复 1 次,最多不超过 5 次<br>极量<br>1 次 0.5 mg,1 d 1 mg |
| **地诺前列酮**<br>(前列腺素 $E_2$)<br>Dinoprostone<br>(Prostaglandin $E_2$, $PGE_2$, Prostin $E_2$) | 注射剂<br>1 ml<br>2 mg | 宫腔内 | 每次 0.2 mg,每 2 h 1 次 |
| | | 静滴 | 足月妊娠催产:<br>每分钟 1 μg<br>中期妊娠引产:<br>每分钟 4～8 μg |
| | 栓剂<br>3 mg<br>20 mg | 阴道<br>塞入 | 足月催产:<br>首剂 3 mg 放入后穹窿深处,如无效,6～8 h 后再放入 3 mg<br>流产:<br>每次 20 mg<br>每 3～5 h 重复给药,直至流产<br>总剂量＜0.24 g |

| 作用及用途、不良反应、注意点 |
| --- |
| 【作用及用途】 能与子宫平滑肌催产素受体结合，引起子宫节律性收缩，在原有收缩基础上，增加其频率和子宫张力。用于选择性硬膜外或腰麻下剖腹产术后预防子宫张力不足和产后出血。<br>【不良反应】 同869页卡前列腺素氨丁三醇。<br>【注意点】 ① 静注后2 min内明显起效，作用可持续约1 h。② 妊娠期或婴儿娩出前忌用，不能用于心血管疾病，特别是冠状动脉疾病患者，若用则必须非常谨慎。③ 对疗效欠佳者，不能重复注射本品，但可予附加剂量的其他缩宫素如催产素或麦角新碱。④ 与环丙烷麻醉剂同用可致伴有异常房室节律的窦性心动过缓或低血压。⑤ 与催产素可能有相互作用。⑥ 安瓿打开后必须立即使用。⑦ 2～8℃保存。 |
| 【作用及用途】 对子宫平滑肌有高度的选择性直接兴奋作用，可引起子宫强直性收缩，从而压迫血管而止血。用于产后出血及月经过多。<br>【不良反应】 恶心、呕吐、出冷汗、血压升高等，偶可引起过敏反应；静脉给药时尚有头晕、头痛、耳鸣、胸痛、心悸、呼吸困难及心动过缓等。<br>【注意点】 ① 口服后6～15 min，肌注2～3 min宫缩开始生效，作用持续3 h，静注立即见效，作用约45 min，节律性收缩可维持3 h。② 对麦角制剂过敏者、胎儿及胎盘未娩出前的产妇忌用；乳母，高血压、冠状动脉硬化、肝肾功能不全、低血钙及脓毒症患者慎用。③ 静注需用25%GS 20 ml稀释，注射时间>1 min；静滴用5%GS 500 ml稀释后缓滴。④ 不得与血管收缩药、升压药合用，避免与其他麦角碱同用。⑤ 麻醉药可减弱本品子宫收缩作用。⑥ 禁止吸烟过多。 |
| 【作用及用途】 对各期妊娠子宫都有兴奋作用，对妊娠后期子宫更明显，能增加子宫收缩频率和幅度，亦可直接使宫颈变软，有利于子宫颈扩张。用于催产、引产及药物流产。<br>【不良反应】 恶心、呕吐、下腹疼痛、腹泻及发热等，偶有高血压或舒张压降低。阴道给药不良反应很少。<br>【注意点】 ① 妊娠晚期有头盆不称、胎位异常、胎儿窘迫及胎膜已破者忌用；贫血、哮喘、心脏病、高血压、糖尿病、肝肾疾病、青光眼、癫痫病史、子宫坚硬、宫颈炎、阴道炎等患者慎用。② 药栓应放在室温内加温，放入阴道后，10 min开始宫缩，作用持续2～3 h；放药后患者应平卧10 min方可下地活动。③ 用药时应严密观察宫缩情况，随时调节剂量，以防止宫缩过紧而导致子宫穿孔、破裂或大出血。④ 宫腔内(羊膜腔外)给药时，先加等体积0.25%碳酸钠灭菌液，再以NS稀释至0.2 mg/ml使用。⑤ 静滴时将上述2 mg稀释液加于10% GS 500 ml中滴注，必须在严密观察下使用。⑥ 注射剂为无水乙醇灭菌溶液。 |

## (二) 终止妊娠药

| 药品名称 | 剂型规格 | 用法 | 剂　　量 |
|---|---|---|---|
| **米非司酮**<br>(息隐,息百虑,含珠停)<br>Mifepristone<br>(Lunarette,<br>Mifegyne,<br>RU486) | 片剂<br>25 mg<br>0.1 g<br>0.2 g | 口服 | 抗早孕:<br>闭经≤7 周者,每次 25 mg,每日 2 次,连服 3～4 d,服药后禁食 1 h<br>闭经>7 周者,每次 0.1 g,每日 2 次,连服 4 d<br>中、晚期胎死宫内:<br>每次 0.2 g,每日 2 次<br>连服 2 d<br>催经止孕:<br>月经周期第 23～26 d,<br>每日 0.1～0.2 g,连服 4 d |
| **米索前列醇**<br>(喜克溃)<br>Misoprostol<br>(Cytotec) | 片剂<br>0.2 mg | 口服 | 抗早孕:<br>孕妇在服用米非司酮 0.6 g 36～48 h 后,1 次口服本品 0.4 mg |
| **乳酸依沙丫啶**<br>(利凡诺,雷佛奴尔)<br>Ethacridine<br>Lactate<br>(Rivanol) | 注射剂<br>0.1 g | 羊膜腔内 | 妊娠 16～24 周引产:<br>每次 0.1 g |

## (三) 抗早产药

| 药品名称 | 剂型规格 | 用法 | 剂　　量 |
|---|---|---|---|
| **盐酸利托君**<br>(羟苄羟麻黄碱,安宝,柔托扒)<br>Ritodrine<br>Hydrochloride<br>(Yutopar) | 注射剂<br>5 ml<br>0.5 g<br>10 ml<br>0.15 g | 静滴 | 0.15 g 溶于 500 ml 静滴液中(0.3 mg/ml)于 48 h 内使用完毕,开始滴速为 50 μg/min,逐渐增加至有效量通常为 0.15～0.35 mg/min,宫缩停止后至少持续 12 h,静滴结束前 30 min,可开始维持治疗 |

| 作用及用途、不良反应、注意点 |
|---|
| 【作用及用途】 为一新型抗孕激素。能与孕酮受体及糖皮质激素受体结合，对子宫内膜孕酮受体的亲和力比黄体酮强 5 倍，尚有软化和扩张子宫颈作用。用于抗早孕、催经止孕及胎死宫内引产等。<br>【不良反应】 恶心、呕吐、头晕、乏力、腹胀等。个别患者有一过性肝功能异常及皮疹。<br>【注意点】 ① 口服吸收迅速，$t_{max}$ 约 1.5 h，作用可维持 12 h，$t_{1/2}$ 18～20 h。② 心、肝、肾疾病及肾上腺皮质功能不全者忌用；早孕恶心、呕吐反应严重者及＞35 岁孕妇不宜用。③ 抗早孕时于服本品第 4 d 清晨用米索前列醇 0.4～0.6 mg 或卡前列甲酯栓(1 mg 放置于阴道后卧床 1 h)，并在门诊观察 6 h。④ 有致出血危险，故应在专科医师指导下使用。⑤ 不能与利福平、卡马西平、灰黄霉素、巴比妥类、苯妥英钠、非类固醇类消炎药、肾上腺皮质激素等合用。 |
| 【作用及用途】 为前列腺素 $E_1$ 的衍生物。除具有抑制胃分泌作用外，对妊娠子宫有明显的收缩作用。与米非司酮合用，抗早孕效果良好。<br>【不良反应】<br>【注意点】 } 见 163 页米索前列醇项下。 |
| 【作用及用途】 能刺激子宫平滑肌收缩，并被胎儿大量吸收，引起胎儿中毒。用于中期妊娠引产，效果好。<br>【不良反应】 有阵缩疼痛、出血，少见发热。<br>【注意点】 ① 心、肝、肾疾病患者忌用。② 用药后出血较多，故用于 16～24 周引产为宜。③ 引产时应严格掌握剂量，若剂量过大(超过 1 g)，可能引起肾功能衰竭甚至死亡。④ 临用时以注射用水新鲜配制。⑤ 不能与 NS 或含氯化物及碱性的溶液配伍，以免引起沉淀。 |

| 作用及用途、不良反应、注意点 |
|---|
| 【作用及用途】 为 $β_2$ 肾上腺素受体激动剂。能抑制子宫平滑肌的收缩，减少子宫的活动而延长妊娠期。同时尚可使腺苷酸环化酶的活性增强，产生保胎作用。用于延长孕期防止早产、子宫收缩过强或脐带压迫引起的急性胎儿窘迫。<br>【不良反应】 心率增加、心悸、胸闷、胸痛、心律失常，静注时尚可有恶心、呕吐、震颤、神经过敏、心烦意乱、焦虑不适及红斑等；血糖可升高，血钾降低；新生儿亦可出现心率改变。<br>【注意点】 ① 妊娠不足 20 周、分娩进行期(宫颈扩展＞4 cm)的孕妇，严重心 |

| 药品名称 | 剂型规格 | 用法 | 剂　量 |
|---|---|---|---|
| | 片剂<br>10 mg | 口服 | 维持治疗：每次 10 mg，每 2 h 1 次，共 24 h，以后每次 10～20 mg，每 4～6 h 1 次，总剂量 1 d<0.12 g |
| **烯丙雌醇**<br>(多力妈)<br>Allylestrenol<br>(Turinal) | 片剂<br>5 mg | 口服 | 先兆流产：<br>每次 5 mg，每日 3 次<br>连服 5～7 d，直至症状消除<br>习惯性流产：<br>每日 5～10 mg，从怀孕征兆的早期开始连续服用，直至危象期后 1 个月<br>先兆早产：<br>每日 5～20 mg<br>分次服，并按个体差异调整剂量 |
| **硫酸镁**<br>Magnesium<br>Sulfate | 注射剂<br>10 ml<br>1 g<br>2.5 g<br>20 ml<br>2 g | 静注<br>或<br>静滴 | 负荷量：4 g 以 25%GS 20 ml 稀释，注速 5 min，以后用 25 g 加于 5%GS 1 000 ml 中静滴，滴速 2 g/h，直至宫速停止 2 h，以后口服 $\beta_2$ 受体激动剂维持 |

# 四、灭阴道滴虫及阴道真菌用药

| 药品名称 | 剂型规格 | 用法 | 剂　量 |
|---|---|---|---|
| **甲硝唑**<br>(甲硝哒唑，灭滴灵，灭滴唑)<br>Metronidazole<br>(Miediling,<br>Flagyl, Clont) | 栓剂<br>0.2 g<br>0.5 g | 阴道<br>塞入 | 每日 0.2 g，每晚 1 次<br>1 疗程 10 d，必要时，可在首次疗程加口服药 |
| | 泡腾片<br>0.2 g | 阴道<br>塞入 | 每日 0.2～0.4 g，每晚 1 次，<br>1 疗程 7 d |

| 作用及用途、不良反应、注意点 |
| --- |
| 血管疾病、继续妊娠对母体及胎儿有害时忌用;糖尿病及使用排钾利尿药者慎用。② 静滴时应保持左侧姿势,以减少低血压危险。③ 静脉滴注时应密切监测母体及胎儿的心率及血压等情况,视病情随时调整剂量或停用。④ 为抗早孕需要,维持量可继续口服。⑤ 溶液变色、出现沉淀或结晶则不可再用。 |
| 【作用及用途】 可促进胎盘分泌内源性孕酮及其他类固醇类激素,并有孕激素的替代作用,还可升高催产素酶的浓度和活性,抑制前列腺素对子宫的刺激作用。用于习惯性流产、先兆流产及早产。<br>【不良反应】 恶心、头痛、体液潴留等。<br>【注意点】 ① 肝功能不全、Dubin Johnson 和 Rotor 综合征、有妊娠中毒症史及有疱疹史者忌用。② 酶诱导剂,可能会降低本品的药效。 |
| 【作用及用途】 能抑制子宫平滑肌收缩,使收缩频率减少,强度减弱。用于早产治疗;对血管平滑肌亦有舒张作用,亦用于子痫的防治。<br>【不良反应】 见 17 页硫酸镁项下,少数有肺水肿;胎儿可有高镁血症。<br>【注意点】 ① 严重肾功能不全及心传导阻滞者忌用;呼吸系统疾病者慎用。② 参见 16 页硫酸镁注意点②③。③ 保胎时不能与β肾上腺素受体激动剂(如利托君)同时使用,否则容易引起血管不良反应。 |

| 作用及用途、不良反应、注意点 |
| --- |
| 【作用及用途】 有强大的杀灭滴虫作用。用于阴道滴虫病及男子滴虫寄生等。<br>【不良反应】 见 427 页甲硝唑项下。<br>【注意点】 ① 用药期间应注意每日更换内裤,注意洗涤用具的消毒,以免重复感染。② 第 1 疗程结束后,必要时再于月经后重复 1～2 个疗程,以巩固疗效。③ 以夫妻同治为佳。④ 余见 427 页甲硝唑项下。 |

| 药品名称 | 剂型规格 | 用法 | 剂量 |
|---|---|---|---|
| **制霉菌素**<br>Nystatin<br>(Mycostatin) | 栓剂<br>10 万 U | 阴道<br>塞入 | 每次 10 万～20 万 U<br>每晚 1 次,连用 10 d |
| | 泡腾片<br>10 万 U | 同上 | 每次 1 片<br>每日 1～2 片 |
| **曲古霉素**<br>(发霉素,杀滴虫霉素)<br>Hachimycin<br>(Trichomycin) | 泡沫片<br>10 万 U | 阴道<br>塞入 | 每次 10 万 U,每晚 1 次,塞入阴道深处,连用 14 d |
| **咪康唑**<br>(达克宁)<br>Miconazole<br>(Daktarin) | 栓剂<br>0.1 g | 阴道<br>塞入 | 每晚 1 粒,塞入阴道深处,连用 7～10 d |
| **克霉唑**<br>(三苯甲咪唑)<br>Clotrimazole<br>(Canesten) | 栓剂<br>0.15 g | 阴道<br>塞入 | 每次 1 粒,每晚 1 次<br>连用 7 d |
| | 霜剂<br>2% | 外用 | 每日 2～3 次,涂擦外阴部 |
| **氟康唑**<br>Fluconazole | 胶囊<br>0.1 g<br>0.15 g | 口服 | 阴道念珠菌感染:<br>0.15 g 单次口服 |

# 五、其他药物

| 药品名称 | 剂型规格 | 用法 | 剂量 |
|---|---|---|---|
| **甲磺酸溴隐亭**<br>(溴麦角隐亭)<br>Bromocriptine<br>Mesylate<br>(Parlodel,<br>Serocryptine) | 片剂<br>2.5 mg | 口服 | 乳溢症:<br>每次 1.25 mg,每日 2～3 次,如效果不明显可提高剂量至每次 2.5 mg,每日 2～3 次,连服 14 d 后逐渐减量 |

| 作用及用途、不良反应、注意点 |
| --- |
| 【作用及用途】<br>【不良反应】 见 503 页制霉菌素项下。<br>【注意点】 ① 泡腾片，又名米可定阴道泡腾片（Nystatin Effervescent Vaginal Tablet），每片含本品 10 万 U，用后迅速崩解，起效快。1 疗程 2 周，必要时可延长疗程，月经周期治疗不受影响。② 余见制霉菌素项下。 |
| 【作用及用途】 对真菌和滴虫均有杀灭作用。用于阴道真菌病及滴虫病。<br>【不良反应】 偶有阴道烧灼感。<br>【注意点】 ① 另有栓剂，每粒含本品 5 万 U 及 10 万 U，用法用量同本品。② 保存于阴凉干燥处。 |
| 【作用及用途】 为广谱抗真菌药。用于真菌性阴道炎。 |
| 【作用及用途】 为广谱抗真菌药。用于外阴瘙痒症及念珠菌性阴道炎。 |
| 【作用及用途】<br>【不良反应】<br>【注意点】 见 507 页氟康唑项下。 |

| 作用及用途、不良反应、注意点 |
| --- |
| 【作用及用途】 可直接作用于垂体，抑制催乳素分泌，从而使乳溢停止，乳房胀痛减轻。用于乳溢症。余见 657 页溴隐亭项下。<br>【不良反应】 见溴隐亭项下。<br>【注意点】 ① 见溴隐亭项下。② 产后回奶：预防性用药，分娩 4 h 后服 2.5 mg，以后 2.5 mg 1 次，每日 2 次，连用 14 d，如有乳汁分泌，每次 2.5 mg，每日 1 次，2～3 d 后改为每日 2 次，连用 14 d。 |

| 药品名称 | 剂型规格 | 用法 | 剂　量 |
|---|---|---|---|
| **替勃龙**<br>(7-甲异炔诺酮，利维爱)<br>Tibolone<br>(Livial) | 片剂<br>2.5 mg | 口服 | 每次2.5 mg,每日1次，<br>待症状消失后改为每次1.25 mg,每日1次吞服,可连服3个月或更长时间,服用时最好每日固定在同一个时间 |
| **氯霉素鱼肝油**<br>Chloramphenicol and Cod Liver Oil | 油剂<br>0.5%～1% | 涂阴道 | 每日或隔日1次 |
| **醋酸氯己定**<br>(洗必泰)<br>Chlorhexidine<br>(Hibitane) | 栓剂 | 阴道塞入 | 每次1粒<br>每日1～2次 |

| 作用及用途、不良反应、注意点 |
| --- |
| 【作用及用途】 为仿性腺类固醇激素。兼有雌激素、孕激素和轻度雄激素活性，能稳定下丘脑系统，能促进绝经后妇女的雌激素分泌，抑制生育期妇女排卵。尚能抑制绝经后骨丢失。更年期综合征、血管舒缩功能不稳定的症状，如潮热、出汗及头痛等得到明显改善。用于自然绝经和手术绝经所引起的各种症状。<br>【不良反应】 偶有体重增加、胃肠道不适、肝功能损害、阴道出血、头痛、皮脂分泌过多、面部汗毛增生、胫骨前水肿等。<br>【注意点】 ① $t_{max}$ 1.5～4 h，$t_{1/2}$约 45 h。② 孕妇，怀疑有激素依赖性肿瘤、心脑血管疾病及不明原因的阴道出血患者忌用；严重肝肾功能不全、癫痫及偏头痛患者慎用。③ 本品不可作为避孕药使用。④ 酶诱导剂可加速本品的代谢，从而降低其活性。 |
| 【作用及用途】 见 495 页氯霉素项下。用于宫颈炎及阴道炎。<br>【注意点】 ① 月经期忌用。② 涂药期间禁止性交。 |
| 【作用及用途】 见 825 页氯己定项下。<br>【注意点】 每粒含醋酸氯己定 20 mg。 |

# 眼耳鼻咽喉
# 口腔科用药

# 一、眼科用药制剂

| 制剂名称 | 剂型规格 | 作用及用途、用法、注意点 |
|---|---|---|
| **硼酸洗眼液，眼膏**<br>Boric Acid Eye Lotion, Eye Ointment | 洗眼液<br>眼膏<br>均 3% | 【作用及用途】 有微弱消毒、防腐及抗碱作用。灭菌液冲洗碱性化学伤口或湿敷。用于结膜炎等。<br>【用法】 每日 3 次。<br>【注意点】 烧伤不宜用，以免吸收中毒。 |
| **氯霉素滴眼液**<br>Chloramphenicol (Chloromycetin) Eye Drops | 滴眼液<br>0.25%<br>0.5% | 【作用及用途】 抗菌、消炎。用于结膜炎、角膜炎及沙眼等。<br>【用法】 每次 1～2 滴，每日 3～4 次。 |
| **金霉素眼膏**<br>Chlortetracycline (Aureomycin) Eye Ointment | 眼膏<br>0.5% | 【作用及用途】 为广谱抑菌的抗生素。用于结膜炎、角膜炎及急、慢性沙眼。<br>【用法】 涂患处，每日数次。 |
| **盐酸环丙沙星(环丙氟哌酸)滴眼液**<br>Ciprofloxacin Hydrochloride (Ciflox) Eye Drops | 滴眼液<br>0.3% | 【作用及用途】 抗菌、消炎。用于结膜炎、角膜溃疡、眼睑炎、泪囊炎及沙眼等。<br>【用法】 每次 1～2 滴，每日 3～5 次。 |
| **红霉素眼膏**<br>Erythromycin Eye Ointment | 眼膏<br>0.5% | 【作用及用途】 为抗革兰阳性菌作用很强的抗生素。用于结膜炎、角膜炎、眼睑炎、沙眼及眼外部感染等。<br>【用法】 涂患处，每日 3 次或数次。 |
| **硫酸庆大霉素滴眼液**<br>Gentamicin Sulfate Eye Drops | 滴眼液<br>0.3%<br>0.5% | 【作用及用途】 抗菌、消炎。用于铜绿假单胞菌感染引起的角膜溃疡及细菌性结膜炎、巩膜炎等。<br>【用法】 每次 1～2 滴，每日 3～4 次，或每 2 h 1 次。 |

| 制剂名称 | 剂型规格 | 作用及用途、用法、注意点 |
|---|---|---|
| **盐酸林可霉素(洁霉素)滴眼液**<br>Lincomycin Hydrochloride Eye Drops | 滴眼液<br>3% | 【作用及用途】 抗菌、消炎。用于结膜炎、角膜炎及其他眼炎等。<br>【用法】 每次1～2滴，每日3～4次。 |
| **润舒滴眼液**<br>Moisten Eye Drops | 滴眼液 | 【作用及用途】 本品主要成分为氯霉素，辅以增稠及缓冲剂玻璃酸钠，故黏附力强，表面活力增加与眼的接触面积和时间，从而提高了药物的疗效。余同氯霉素滴眼液外，亦用于老年人眼干涩疲劳症。<br>【用法】 滴入眼睑内，每次1～2滴，每日2～3次。<br>【注意点】 启用后应避光、冷藏，否则对眼有刺激。 |
| **硫酸新霉素滴眼液**<br>Neomycin Sulfate Eye Drops | 滴眼液<br>0.5% | 【作用及用途】 抗菌、消炎。用于结膜炎、角膜炎及铜绿假单胞菌感染引起的眼炎等。<br>【用法】 每次1～2滴，每日4次或每1～2 h 1次。 |
| **氧氟沙星(氟嗪酸)滴眼液，眼膏**<br>Ofloxacin (Tarivid) Eye Drops, Eye Ointment | 滴眼液，眼膏<br>均0.3% | 【作用及用途】 抗菌、消炎。用于急、慢性结膜炎，角膜炎，角膜溃疡，眼睑炎，麦粒肿及泪囊炎等。<br>【用法】 滴眼，每次1滴，每日3～5次，眼膏涂眼，每日3次或临睡前涂1次。 |
| **利福平滴眼液**<br>Rifampicin Eye Drops | 滴眼液<br>0.1% | 【作用及用途】 抗菌、抗病毒。用于沙眼、结膜炎、角膜炎及巩膜炎等。<br>【用法】 每次1～2滴，每日3～4次。<br>【注意点】 滴后偶有一过性不适。 |
| **磺胺醋酰钠滴眼液**<br>Sodium Sulfacetamide Eye Drops | 滴眼液<br>15%<br>30% | 【作用及用途】 抗菌、消炎。用于结膜炎、角膜炎及沙眼等。高浓度用于真菌性角膜炎。<br>【用法】 每次1～2滴，每日3～4次。<br>【注意点】 ① 对磺胺类药物过敏者忌用。② 忌与泼尼松混合使用。 |

| 制剂名称 | 剂型规格 | 作用及用途、用法、注意点 |
| --- | --- | --- |
| **硫酸妥布霉素滴眼液，眼膏**<br>Tobramycin Sulfate Eye Drops, Eye Ointment | 滴眼液，眼膏<br>均 0.3% | 【作用及用途】 抗菌、消炎。用于结膜炎、角膜炎及对铜绿假单胞菌感染的眼疾等。<br>【用法】 滴眼，每次 1～2 滴，每 2 h 1 次，眼膏涂结膜囊内，每日 2 次或临睡前 1 次。 |
| **地塞米松滴眼液**<br>Dexamethasone Eye Drops | 滴眼液<br>0.05%<br>0.1% | 【作用与用途】 同 885 页氢化可的松滴眼液。<br>【用法】 滴眼，每次 1～2 滴，每日 3～4 次或 2 h 1 次。<br>【注意点】 同氢化可的松滴眼液。本品为磷酸钠盐。 |
| **复方地塞米松滴眼液**<br>Dexamethasone and Neomycin Eye Drops | 滴眼液 | 【作用与用途】 具有消炎、抗过敏及抗病毒等作用。用于变态反应性眼炎、角膜移植术后排斥反应及内眼手术后创伤反应等。<br>【用法】 滴眼，每次 1～2 滴，每 2 h 1 次或每日 4 次。<br>【注意点】 ① 树枝状角膜炎及化脓性角膜溃疡者忌用。② 长期使用可致皮质类固醇性青光眼、白内障和真菌感染。 |
| **双氯芬酸钠滴眼液**<br>(迪非)<br>Diclofenac Sodium Eye Drops | 滴眼液<br>0.1%<br>5 ml<br>8 ml | 【作用及用途】 非类固醇类消炎药。用于葡萄膜炎、角膜炎、巩膜炎，治疗眼内手术后各种眼部损伤的炎症反应及春季结膜炎、季节变应性结膜炎等。<br>【用法】 每次 1 滴，每日 4～6 次。<br>【注意点】 ① 本品可妨碍血小板凝集，有增加眼手术或术后出血的倾向。② 孕妇慎用。 |
| **氟米龙滴眼液**<br>(艾氟龙，拂炎，氟美瞳)<br>Fluorometholone Eye Drops | 滴眼液<br>0.1%<br>0.02%<br>5 ml<br>10 ml | 【作用及用途】 用于睑结膜、球结膜、角膜及其他眼前段组织的炎症、术后炎症。<br>【用法】 每次 1～2 滴，每日 2～4 次。<br>【注意点】 ① 长期使用皮质类固醇可并发角膜真菌感染。② 治疗期间应常测眼压。③ 有单纯疱疹病毒感染病史者慎用。 |

| 制剂名称 | 剂型规格 | 作用及用途、用法、注意点 |
|---|---|---|
| **氟米龙庆大霉素滴眼液**<br>(易妥芬)<br>Fluorometholone and Gentamicin Eye Drops | 滴眼液<br>氟米龙 0.1%<br>庆大霉素 0.3%<br>5 ml | 【作用及用途】 氟米龙与其他类固醇相比,激素性免疫反应较轻。庆大霉素对于绝大多数眼前段的细菌性感染,如葡萄球菌、铜绿假单胞菌感染都有较好的疗效。复方中两成分可同时治疗及预防细菌感染,并有抗炎作用。<br>【用法】 每次 1 滴,每日 4～5 次。<br>【注意点】 ① 角膜损伤或溃疡、病毒或真菌感染、眼结核、青光眼患者,孕妇及乳母忌用。② 长期使用可引起眼压升高、白内障继发性真菌感染。③ 使用本品勿超过 2 周。 |
| **醋酸氢化可的松滴眼液**<br>Hydrocortisone Acetate Eye Drops | 滴眼液<br>0.5% | 【作用及用途】 抗炎。用于虹膜炎、非溃疡性角膜炎、巩膜炎、变应性结膜炎等。<br>【用法】 滴眼,每次 1～2 滴,每日 3～4 次。<br>【注意点】 ① 树枝状角膜炎患者忌用。② 感染性炎症时与抗生素同用。③ 用时摇匀。 |
| **氢化泼尼松(泼尼松龙,强的松龙)滴眼液**<br>Hydropredinisone (Prednisolone) Eye Drops | 滴眼液<br>1% | 【作用与用途】 具有消炎、抗变态反应等作用。用于结膜炎、角膜炎及葡萄膜炎症等。<br>【用法】 滴眼,每次 1～2 滴,每日 4 次。<br>【注意点】 参见 884 页复方地塞米松滴眼液。 |
| **盐酸倍他洛尔(卡尔仑)滴眼液**<br>Betaxolol Hydrochloride (Kerlone) Eye Drops | 滴眼液<br>0.25%<br>0.5% | 【作用及用途】 与 887 页噻吗洛尔相同。但不良反应较少。用于降低眼压、慢性开角型青光眼,亦可与其他抗青光眼药物合用。<br>【用法】 每次 1 滴,每日 1～2 次。<br>【注意点】 ① 与噻吗洛尔注意点①近似。② 肺功能不全,甲状腺功能失调和糖尿病患者慎用。 |
| **盐酸卡替洛尔(美开朗)滴眼液**<br>Carteolol Hydrochloride (Mikelan) Eye Drops | 滴眼液<br>1%<br>2% | 【作用及用途】 抑制房水产生,降低眼压。用于青光眼及高眼压症。<br>【用法】 每次 1 滴,每日 2 次。<br>【注意点】 ① 与噻吗洛尔注意点①近似。② 戴角膜接触眼镜者忌用。③ 滴眼后偶有刺激感、发热及雾视等。④ 用后压迫泪囊3～5 min。 |

| 制剂名称 | 剂型规格 | 作用及用途、用法、注意点 |
|---|---|---|
| **地匹福林(特戊肾上腺素,普罗品)滴眼液**<br>Dipivefrine (Dipivalyl Epinephrine, Propine) Eye Drops | 滴眼液<br>0.1% | 【作用及用途】 减少房水产生及增加房水排出而降低眼压。用于慢性开角型青光眼及高眼压症。<br>【用法】 每次1滴,每12 h 1次。<br>【注意点】 ① 闭角型青光眼、对本品内任何成分过敏及戴角膜接触镜者忌用。② 长期应用可引起黄斑囊样水肿。 |
| **拉坦前列素(适利达)滴眼液**<br>Latanoprost (Xalatan) Eye Drops | 滴眼液<br>0.005%<br>0.01% | 【作用及用途】 通过增加葡萄膜巩膜房水外流,达到降低眼内压的作用。用于开角型青光眼及高眼压症。<br>【用法】 每次1滴,每日1次,最好于晚间滴入患眼。<br>【注意点】 ① 拟怀孕或已怀孕者及乳母忌用;儿童慎用。② 用药开始2～3 d,眼内会有轻微异物感。③ 偶有皮疹和眼睛轻微发红。④ 佩戴角膜接触镜者应先摘掉镜片,用药后15 min才能戴上。⑤ 开封后在低于25℃室温下避光保存,于4周内用完。 |
| **盐酸左布诺洛尔(左丁萘酮心安,贝他根)滴眼液**<br>Levobunolol Hydrochloride (Vistagan, Betagan) Eye Drops | 滴眼液<br>0.5% | 【作用及用途】 减少房水的产生,从而降低过高的及正常的眼内压,作为辅助性药物和缩瞳药一起用于闭角型青光眼。<br>【用法】 每次1滴,每日2次。<br>【注意点】 ① 与887页噻吗洛尔注意点①相同。② 戴角膜接触镜者不宜用本品。 |
| **硝酸毛果芸香碱(匹鲁卡品)滴眼液,眼膏**<br>Pilocarpine Nitrate Eye Drops, Eye Ointment | 滴眼液<br>眼膏<br>均1%<br>2% | 【作用及用途】 缩瞳、降低眼压。用于原发性及慢性开角型青光眼和散瞳验光后缩瞳。<br>【用法】 每次1滴,每日2～3次。眼膏涂结膜囊内,每日1次,睡前用。<br>【注意点】 ① 毒性大,宜慎用。② 滴药后宜压迫泪囊部1～2 min。 |

| 制剂名称 | 剂型规格 | 作用及用途、用法、注意点 |
|---|---|---|
| **噻吗洛尔(噻吗心安)滴眼液**<br>(青眼露)<br>Timolol<br>(Blocadren)<br>Eye Drops | 滴眼液<br>0.25%<br>0.5% | 【作用及用途】 降低眼压。用于原发性开角型及继发性青光眼。<br>【用法】 每次1～2滴,每日1～2次。<br>【注意点】 ① 对本品过敏、支气管哮喘、严重慢性阻塞性肺病及窦性心动过缓者,孕妇及乳母忌用。② 用时注意脉率。 |
| **曲伏前列素滴眼液**<br>(苏为坦,爱尔康)<br>Travoprost<br>(Travatan,<br>Alcon)<br>Eye Drops | 滴眼液<br>2.5 ml<br>0.1 mg | 【作用及用途】 能增加葡萄膜巩膜通路房水的流出而降低眼压。用于降低开角型青光眼或高眼压患者的眼压。<br>【用法】 滴入患眼,每次1滴,每晚1次。<br>【注意点】 ① 眼充血、眼部不适、异物感、疼痛、瘙痒、视力下降、虹膜及眼眶周围组织色素沉着、角膜炎等应停用。② 急性眼部感染患者忌用;轻度患者慎用。 |
| **硫酸阿托品滴眼液,眼膏**<br>Atropine<br>Sulfate Eye<br>Drops, Eye<br>Ointment | 滴眼液<br>0.5%<br>1%<br>眼膏<br>1%<br>2% | 【作用及用途】 散瞳,麻痹睫状肌。用于虹膜睫状体炎、角膜炎、巩膜炎、儿童白内障,手术前及检影、验光前散瞳等。<br>【用法】 滴眼,眼膏涂结膜囊内,每日3次,或视病情需要而定。<br>【注意点】 ① 滴眼时用手指压迫泪囊部,以免药液流入鼻腔,被鼻黏膜吸收而出现全身反应。② 青光眼或青光眼可疑者、器质性心血管病患者忌用。 |
| **氢溴酸后马托品滴眼液**<br>Homatropine<br>Hydrobromide<br>Eye Drops | 滴眼液<br>2% | 【作用及用途】 同本页阿托品,但作用较快而短暂。用于检查眼底、检影、验光。<br>【用法】 滴眼数次,视病情需要而定。<br>【注意点】 同硫酸阿托品滴眼液。 |
| **盐酸去氧肾上腺素(苯福林)滴眼液**<br>Phenylephrine<br>Hydrochloride<br>(Neophryn)<br>Eye Drops | 滴眼液<br>2.5%<br>5% | 【作用及用途】 散瞳、轻度麻痹睫状肌。用于散瞳,检查眼底、检影、验光。亦用于充血性变应性结膜炎。<br>【用法】 检查前滴眼,每5 min 1次,连用2次。 |

| 制剂名称 | 剂型规格 | 作用及用途、用法、注意点 |
|---|---|---|
| **托吡卡胺（托品酰胺，双星明）滴眼液**<br>Tropicamide (Mydriaticum) Eye Drops | 滴眼液<br>0.25%<br>0.5%<br>1% | 【作用及用途】 散瞳，麻痹调节作用。用于散瞳检查眼底和屈光、验光。防治青少年假性、中间性近视眼和轻度远视。<br>【用法】 散瞳：每次1～2滴(0.5%)，验光：先1滴(1%)，5 min后再滴2滴，防治青少年近视每晚临睡前滴1滴(0.25%)，可连续使用1～3个月，视力恢复后停用，若视力上下波动时，可重复使用。<br>【注意点】 闭角型青光眼忌用 |
| **阿昔洛韦（无环鸟苷）滴眼液，眼膏**<br>Aciclovir (Acyclovir) Eye Drops, Eye Ointement | 滴眼液<br>0.1%<br>眼膏<br>3% | 【作用及用途】 抗病毒药。用于单纯疱疹病毒、带状疱疹病毒所致的眼部感染。<br>【用法】 滴眼，每次1～2滴，每日4～6次或1～2 h 1次，眼膏涂于结膜囊内，每日3～6次。<br>【注意点】 偶尔可引起弥漫性表层角膜炎。 |
| **盐酸安西他滨滴眼液，眼膏**<br>Ancitabine Hydrochloride Eye Drops, Eye Ointment | 滴眼液<br>眼膏<br>均0.05% | 【作用及用途】 见573页安西他滨项下。用于疱疹病毒性结膜炎。<br>【用法】 滴眼，每次1～2滴，每日3～4次；眼膏涂患处，每日3～5次。<br>【注意点】 见安西他滨项下。 |
| **羟苄唑滴眼液**<br>Hydrobenzole (Hydroxybenzylazole) Eye Drops | 滴眼液<br>0.1% | 【作用及用途】 为RNA聚合酶抑制剂。对流行性出血性结膜炎病毒有明显的抑制作用。用于上述病毒引起的结膜炎、角膜炎及细菌性结膜炎等。<br>【用法】 滴眼，每次1～2滴，每小时1～2次，病情严重者每小时3～4次。 |
| **利巴韦林（三氮唑核苷，病毒唑）滴眼液**<br>Ribavirin (Viazole) Eye Drops | 滴眼液<br>0.1%<br>0.5% | 【作用及用途】 抗病毒药。用于单纯疱疹病毒性和牛痘病毒性角膜炎、流行性出血性结膜炎、流行性角膜结膜炎和沙眼等。<br>【用法】 每次1～2滴，每小时1次。病情好转后每2 h 1次，再逐渐递减。<br>【注意点】 妊娠初3个月慎用。 |

| 制剂名称 | 剂型规格 | 作用及用途、用法、注意点 |
| --- | --- | --- |
| **酮替芬(噻哌酮)滴眼液**<br>Ketotifen (Zaditen) Eye Drops | 滴眼液<br>0.05% | 【作用及用途】 具有抗组胺 $H_1$ 受体及抗变态反应作用。用于变态反应性结膜炎、角膜炎及春季结膜炎等。<br>【用法】 滴眼,每次1～2滴,每日4次。 |
| **酮咯酸氨丁三醇滴眼液**<br>(安贺拉)<br>Ketorolac Tromethamine Eye Drops | 滴眼液<br>0.5%<br>5 ml<br>8 ml | 【作用及用途】 用于季节性变应性结膜炎所致的眼部瘙痒,亦可用于治疗白内障摘除术后的炎症。<br>【用法】 每次1滴,每日4次。治疗白内障摘除术后的炎症时,应在术后24 h开始连用2周。<br>【注意点】 对已知有出血倾向的患者或因接受其他药物可致出血时间延长的患者、孕妇及乳母慎用。 |
| **那素达滴眼液**<br>Naphcon A Eye Drops | 滴眼液<br>内含盐酸萘甲唑啉 0.025%,马来酸非尼拉敏 0.3%<br>15 ml | 【作用及用途】 用于各种原因引起的眼痒和结膜充血、眼部变态反应及各种炎症性眼病的治疗。<br>【用法】 每次1～2滴,每日3～4 h或稍长间隔1次,依症状缓解程度而定。<br>【注意点】 ① 闭角型青光眼患者忌用。② 婴儿慎用,儿童应在医师的指导下使用。③ 患有严重心血管疾病的老人、孕妇、乳母及糖尿病患者慎用。④ 服用单胺氧化酶抑制剂的患者可能会出现严重高血压危象。 |
| **吡嘧司特滴眼液**<br>(研立双)<br>Pemirolast Eye Drops | 滴眼液<br>0.1%<br>5 ml<br>10 ml | 【作用及用途】 用于变应性结膜炎、春季性结膜炎。<br>【用法】 每次1滴,每日2次。 |
| **色甘酸钠滴眼液**<br>Cromoglycate Sodium Eye Drops | 滴眼液<br>2% | 【作用及用途】 抗变态反应药。用于过敏引起的眼疾。<br>【用法】 滴眼,每次1～2滴,每日3～4次。 |

| 制剂名称 | 剂型规格 | 作用及用途、用法、注意点 |
|---|---|---|
| **谷胱甘肽滴眼液**<br>Glutathione Eye Drops | 滴眼液 | 【作用及用途】 能控制进行性白内障及控制角膜、视网膜病变的发展。用于角膜炎、结膜炎、角膜疱疹及各种早、中期白内障等。<br>【用法】 滴眼,每次 1～2 滴,每日 3～5 次。<br>【注意点】 ① 本品为 0.1 g 药片,临用前溶于 5 ml 溶酶中,置冰箱内,供 1 个月内使用。② 不能与四环素类抗生素和磺胺类药物合用。 |
| **吡诺克辛(白内停,卡他林)滴眼液**<br>Pirenoxine (Catalin)Eye Drops | 滴眼液<br>0.005% | 【作用及用途】 本品对醌类物质有竞争性的抑制作用,可防治白内障发展。<br>【用法】 滴眼,每次 1～2 滴,每日 5 次。<br>【注意点】 ① 使用时需将药片溶于缓冲液中,振摇溶解后滴眼。② 药片不能污染,配好后 20 d 内用完,置阴暗处。 |
| **人工泪滴眼液**<br>Artificial Tears Eye Drops | 滴眼液 | 【作用及用途】 代替或补充泪液,有湿润作用。用于无泪液者及眼干燥症等。<br>【用法】 每次 1～2 滴,每日 3～4 次。<br>【注意点】 内含甲基纤维素 0.3%、氯化钠 0.45%、碳酸氢钠 0.02%等。 |
| **优乐沛滴眼液**<br>Hypo Tears Eye Drops | 滴眼液<br>每克含维生素 A 棕榈酸酯 10 mg<br>聚丙烯酸 3.5 mg | 【作用及用途】 局部应用后会快速地分布在结膜及角膜上,形成一具湿润和保护作用的薄膜。用于角膜、结膜干燥症。<br>【用法】 每次 1 滴,每日 3～4 次。<br>【注意点】 ① 应用后出现视力模糊者最好避免开车或操作机器。② 孕妇及乳母慎用。 |
| **聚乙烯醇滴眼液**<br>(利奎芬)<br>Polyvinyl Alcohol Eye Drops | 滴眼液<br>1.4%<br>10 ml | 【作用及用途】 类似人体正常泪液,可作为一种润滑剂,预防或治疗眼部刺激症或改善眼部干燥状况。<br>【用法】 需要时每次 1 滴,每日 3～4 次,滴入结膜囊内。<br>【注意点】 配戴软性接触镜时勿用。 |

| 制剂名称 | 剂型规格 | 作用及用途、用法、注意点 |
|---|---|---|
| **泪然滴眼液**<br>(右旋糖酐 70)<br>Tears Naturale Eye Drops | 滴眼液<br>15 ml | 【作用及用途】 具有天然泪液的性质。用于减轻眼部干燥引起的灼感、刺激感等不适症状,保护眼球免受刺激。<br>【用法】 每次 1～2 滴或遵医嘱。<br>【注意点】 ① 内含 0.1%右旋糖酐 70、0.3%羟丙基甲基纤维素。② 使用后如果感到眼部有疼痛、视物模糊、持续性充血及刺激感或病情加重持续>72 h,应停药并请医生诊治。 |
| **依地酸二钠滴眼液**<br>Disodium Edetate Eye Drops | 滴眼液<br>2% | 【作用及用途】 可与多种金属离子络合,有抑制胶原酶作用。用于眼角膜铜或铁质沉着、角膜变性及石灰烧伤。<br>【用法】 每次 1～2 滴,每日 3 次。<br>【注意点】 用后可引起暂时性轻度角膜、结膜水肿及虹膜充血。 |
| **氟康唑滴眼液**<br>Fluconzole Eye Drops | 滴眼液<br>0.5% | 【作用及用途】 为新型三唑类抗真菌药。能特异性地抑制真菌的胞膜上麦角固醇的合成。用于真菌性角膜炎。<br>【用法】 滴眼,每次 1～2 滴,每日 4 次。<br>【注意点】 ① 偶有轻微一过性刺激。② 对本类药物过敏者忌用。③ 严重患者应与全身抗真菌药合并治疗。 |
| **酞丁安(增光素)滴眼液,眼膏**<br>Ftibamzone (Phthiobuzone) Eye Drops, Eye Ointment | 滴眼液,眼膏<br>均 0.1% | 【作用及用途】 抗沙眼衣原体。对某些球菌和病毒也有效。用于各型沙眼、病毒性角膜炎、带状疱疹所致眼部感染等。<br>【用法】 滴眼,每次 1～2 滴,每日 3～6 次,眼膏涂患处。 |
| **重组牛碱性成纤维细胞生长因子滴眼液**<br>(贝复舒)<br>Recombinant Bovine Basic Fibroblast Growth Factor (rh-bFGF) Eye Drops | 滴眼液<br>5 ml<br>(内含 1.2 万 AU) | 【作用及用途】 用于各种原因引起的角膜上皮细胞缺损或点状角膜病变,复发性浅层点状角膜病变,轻、中度干眼症,轻、中度化学烧伤,角膜手术及术后愈合不良,单疱性角膜溃疡等。<br>【用法】 每次 1～2 滴,每日 4～6 次或遵医嘱。<br>【注意点】 对感染性或急性炎症期患者,须同时局部或全身使用抗生素或抗炎药,以控制感染和炎症。 |

| 制剂名称 | 剂型规格 | 作用及用途、用法、注意点 |
| --- | --- | --- |
| **重组人表皮生长因子衍生物滴眼液**<br>(金因舒)<br>Recombinant Human Epidermal Growth Factor Derivative (rhEGF) Eye Drops | 滴眼液<br>3 ml | 【作用及用途】 可促进角膜上皮细胞的再生,加速眼角膜创伤的愈合。用于各种原因引起的角膜上皮缺损、各种角膜手术后、轻度干眼症伴浅层点状角膜病变、轻度化学烧伤等。<br>【用法】 每次 1～2 滴,每日 4 次或遵医嘱。<br>【注意点】 ① 需根据病情,合并使用抗生素或抗病毒药物,针对病因进行治疗。② 应在开启后 1 周内用完。③ 本品每毫升 0.5 万 IU。 |
| **硝酸银滴眼液**<br>Silver Nitrate Eye Drops | 滴眼液<br>0.25%<br>1% | 【作用及用途】 收敛、杀菌。用于急性结膜炎及预防新生儿淋病奈瑟菌眼炎。<br>【用法】 滴时翻转眼睑,将药液滴于结膜上或用棉签蘸药液涂于结膜面。<br>【注意点】 滴后立即用灭菌 NS 冲洗。 |
| **荧光素钠滴眼液**<br>Fluorescein Sodium Eye Drops | 滴眼液<br>2% | 【作用及用途】 诊断用药。使角膜上皮损伤处即显绿色荧光,结膜损伤处染黄色,正常组织则不染色。<br>【用法】 需要时由医师使用。 |
| **盐酸丁卡因(地卡因)滴眼液,眼膏**<br>Tetracaine Hydrochloride (Dicaine) Eye Drops, Eye Ointment | 滴眼液<br>0.5%<br>1%<br>眼膏<br>1% | 【作用及用途】 为局麻药。测量眼压、角膜异物剔除、眼部手术时作表面麻醉。<br>【用法】 滴眼次数酌情而定。<br>【注意点】 ① 麻醉力及毒性均大,应慎用。② 浓度超过 1%者,滴眼后可使角膜发生干燥或水肿,甚至角膜上皮发生损伤脱落。 |
| **硫酸锌滴眼液**<br>Zinc Sulfate Eye Drops | 滴眼液<br>0.25%<br>0.5% | 【作用及用途】 收敛、防腐、抗菌。用于慢性结膜炎、沙眼等。<br>【用法】 每次 1～2 滴,每日 3～4 次。 |

# 二、耳、鼻、咽喉、口腔科用药制剂

| 制剂名称 | 剂型规格 | 作用及用途、用法、注意点 |
|---|---|---|
| **硼酸醇滴耳液**<br>Boric Acid Alcohol Ear Drops | 滴耳液<br>4% | 【作用及用途】 抑菌、消毒、防腐。用于慢性中耳炎。<br>【用法】 滴耳,每次1~2滴,每日3次。 |
| **硼酸甘油滴耳液**<br>Boric Acid Glycerin Ear Drops | 滴耳液<br>4% | 【作用及用途】 抑菌、防腐。用于急、慢性中耳炎。<br>【用法】 滴耳,每次1滴,每日3次。 |
| **氯霉素甘油滴耳液**<br>Chloramphenicol Glycerin Ear Drops | 滴耳液<br>2.5%<br>5% | 【作用及用途】 抗菌、消炎。用于化脓性外耳道炎及急、慢性中耳炎等。<br>【用法】 每次2~3滴,每日3次。 |
| **氯霉素氢化可的松滴耳液**<br>Chloramphenicol and Hydrocortisone Ear Drops | 滴耳液 | 【作用及用途】 抗炎、抗过敏。用于化脓性中耳炎。<br>【用法】 每次1~2滴,每日3次。<br>【注意点】 本品内含氯霉素2.5%醋酸氢化可的松0.5%。 |
| **红霉素滴耳液**<br>Erythromycin Ear Drops | 滴耳液<br>1% | 【作用及用途】 抗菌、消炎。用于化脓性急、慢性中耳炎。<br>【用法】 每次1~2滴,每日3次。 |
| **过氧化氢(双氧水)滴耳液**<br>Hydrogen Peroxide Ear Drops | 滴耳液<br>3%<br>10 ml | 【作用及用途】 抗菌、消毒。用于化脓性中耳炎及外耳道炎。<br>【用法】 洗耳,每次数滴,然后用棉签将耳内液体擦干。 |
| **盐酸林可霉素(洁霉素)滴耳液**<br>Lincomycin Hydrochloride Ear Drops | 滴耳液<br>3% | 【作用及用途】 抗菌、消炎。用于中耳炎。<br>【用法】 每次1~2滴,每日3~4次。 |

| 制剂名称 | 剂型规格 | 作用及用途、用法、注意点 |
| --- | --- | --- |
| **氧氟沙星(泰利必妥)滴耳液**<br>Ofloxacin (Tarivid) Ear Drops | 滴耳液<br>0.3% | 【作用及用途】 抗菌、消炎。用于外耳道炎、中耳炎及鼓膜炎等。<br>【用法】 每次6~10滴,每日2次。<br>【注意点】 ①用前尽可能以近于体温的状态点滴。②偶有耳痛耳瘙痒感。 |
| **苯酚甘油滴耳液**<br>Phenol Glycerin Ear Drops | 滴耳液<br>1%<br>2% | 【作用及用途】 防腐、消炎、止痛。用于外耳道炎,急性中耳炎及无穿孔性鼓膜炎。<br>【用法】 每次1~2滴,每日3次。 |
| **水杨酸醇滴耳液**<br>Salicylic Acid Alcohol Ear Drops | 滴耳液<br>2% | 【作用及用途】 抑制细菌及真菌,止痒。用于外耳道真菌感染。<br>【用法】 每日数次,滴耳或涂搽。<br>【注意点】 使用1周后应暂停。 |
| **碳酸氢钠滴耳液**<br>Sodium Bicarbonate Ear Drops | 滴耳液<br>3%<br>5% | 【作用及用途】 中和耳垢内酸分泌物。用于软化耵聍。<br>【用法】 每次5滴,每日数次。 |
| **麝香草酚甘油滴耳液**<br>Thymol Glycerin Ear Drops | 滴耳液<br>2% | 【作用及用途】 抑制细菌及真菌、防腐。用于外耳道真菌感染。<br>【用法】 每次1~2滴,每日3次。 |
| **色甘酸钠地塞米松滴鼻液**<br>Disodium Cromoglycate and Dexamethasone Nasal Drops | 滴鼻液 | 【作用及用途】 抗过敏。用于变应性鼻炎。<br>【用法】 每次1~2滴,每日3~4次。<br>【注意点】 本品含色甘酸钠0.2%,地塞米松0.025%。 |
| **盐酸麻黄碱滴鼻液**<br>Ephedrine Hydrochloride Nasal Drops | 滴鼻液<br>0.5%<br>1% | 【作用及用途】 收缩局部毛细血管。用于鼻黏膜肿胀,急、慢性鼻炎,鼻旁窦炎及慢性肥大性鼻炎。<br>【用法】 每次1~2滴,每日数次。 |

| 制剂名称 | 剂型规格 | 作用及用途、用法、注意点 |
|---|---|---|
| **麻黄碱地塞米松滴鼻液**<br>Ephedrine and Dexamethasone Nasal Drops | 滴鼻液 | 【作用及用途】 具消炎、抗变态反应及收缩血管作用。用于变应性鼻炎。<br>【用法】 滴鼻,每次1～2滴,每日3次。<br>【注意点】 本品内含地塞米松0.025%、麻黄碱1%。 |
| **麻黄碱苯海拉明滴鼻液**<br>Ephedrine and Diphenhydramine Nasal Drops | 滴鼻液 | 【作用及用途】 抗变态反应、收缩毛细血管。用于变应性鼻炎。<br>【用法】 每次1～2滴,每日3～4次。<br>【注意点】 本品内含麻黄碱1%、盐酸苯海拉明0.25%。 |
| **麻黄碱呋喃西林滴鼻液**<br>Ephedrine and Furacilin Nasal Drops | 滴鼻液 | 【作用及用途】 消炎、收缩毛细血管。用于急、慢性鼻炎,鼻旁窦炎。<br>【用法】 每次1～2滴,每日数次。<br>【注意点】 本品内含麻黄碱1%、呋喃西林0.01%。 |
| **丙酸氟替卡松喷鼻剂**<br>(辅舒良)<br>Fluticasone Propionate<br>(Flixonase) | 喷鼻剂<br>每喷<br>50 μg | 【作用及用途】 为局部应用的糖皮质激素类药物,具有强效抗炎活性。用于预防和治疗季节性变应性鼻炎(包括枯草热)和常年性鼻炎。<br>【用法】 成人和＞12岁儿童,每鼻孔各2喷,4～11岁各1喷,均每日1次。必要时均可每日2次。并以早上用药为好。<br>【注意点】 ① 用前轻轻摇动药瓶。② 可引起鼻、喉部干燥、刺激感,皮疹,有异味和气味。 |
| **酮替芬滴鼻液**<br>Ketotifen Nasal Drops | 滴鼻液<br>0.15% | 【作用及用途】 见153页酮替芬项下。用于变应性鼻炎。<br>【用法】 滴鼻,每次1～2滴,每日3次。<br>【注意点】 见酮替芬项下。 |
| **复方薄荷滴鼻液**<br>Menthol Co Nasal Drops | 滴鼻液 | 【作用及用途】 滋润、保护黏膜。用于干燥性或萎缩性鼻炎。<br>【用法】 滴鼻或喷雾,每日数次。<br>【注意点】 本品含薄荷脑及樟脑各1%。 |

| 制剂名称 | 剂型规格 | 作用及用途、用法、注意点 |
| --- | --- | --- |
| **复方氯己定(口泰)漱口液**<br>Chlorhexidine Co Gargle | 漱口液 | 【作用及用途】 杀菌、消炎。用于口腔溃疡、牙龈出血、牙周肿痛等。<br>【用法】 含漱,每日3～4次。<br>【注意点】 ① 个别患者含漱后口腔有轻微刺激感和热感。② 本品含氯己定0.12%、甲硝唑0.02%。 |
| **西地碘含片**<br>(华素片)<br>Cydiodine Laryngeal Tablets | 片剂<br>1.5 mg | 【作用及用途】 杀灭细菌繁殖体、真菌、芽胞甚至病毒。用于慢性咽喉炎、白念珠菌性口炎、口腔溃疡、牙周炎等。<br>【用法】 每次1片,每日3～5次。<br>【注意点】 ① 对碘过敏者忌用。② 口腔溃疡严重者,含后可有一过性刺激感。③ 正在测试甲状腺功能者,可能受其影响。 |
| **过氧化氢漱口液**<br>(双氧水)<br>Hydrogen Peroxide Gargle | 漱口液<br>1% | 【作用及用途】 消毒、防腐、除臭。用于口腔炎、扁桃体炎、白喉等患者含漱。<br>【用法】 每日数次。 |
| **复方碘甘油**<br>Iodine Glycerin Co | 甘油剂<br>2% | 【作用及用途】 有消毒、防腐和收敛等作用。用于咽部慢性炎症或萎缩性咽炎、牙龈炎及牙周炎等。<br>【用法】 涂搽患处,每日数次。<br>【注意点】 对碘过敏者忌用。 |
| **溶菌酶含片**<br>Lysozyme Laryngeal Tablets | 片剂<br>20 mg | 【作用及用途】 抗菌、抗病毒、消肿等。用于慢性咽喉炎、口腔溃疡。<br>【用法】 每次1片,每日4～6次。 |
| **甲硝唑口腔黏附粉**<br>Metronidazole Co Powder | 粉剂 | 【作用及用途】 抑菌。用于自发性牙龈出血的牙周病。<br>【用法】 供刷牙用,每日2～3次。 |
| **碳酸氢钠漱口液**<br>Sodium Bicarbonate Gargle | 漱口液<br>2%<br>3% | 【作用及用途】 中和口腔异常发酵产生的酸性物质。用于急性口腔炎、真菌性口腔炎和地图样舌等。<br>【用法】 含漱,每日数次。 |

| 制剂名称 | 剂型规格 | 作用及用途、用法、注意点 |
| --- | --- | --- |
| **复方硼砂溶液**<br>(朵贝尔溶液)<br>Sodium Borate Co Solution (Dobell's Solution) | 漱口液 | 【作用及用途】 杀菌、防腐、清洁黏膜。用于急性扁桃体炎、咽喉炎及咽部手术前消毒。<br>【用法】 含漱,每日数次。<br>【注意点】 直接含漱或加 1 倍温水稀释后含漱。 |

# 皮肤科外用制剂

| 制剂名称 | 剂型规格 | 作用及用途、用法、注意点 |
|---|---|---|
| **硫酸新霉素乳膏,软膏**<br>Neomycin Sulfate Cream, Ointment | 乳膏<br>软膏<br>均 0.5% | 【作用及用途】 为氨基糖苷类抗生素。用于细菌性脓皮病、溃疡及继发感染等。<br>【用法】 涂搽患处,每日 2～3 次。 |
| **新霉素糠馏油糊**<br>Neomycin and Pityrol Paste | 糊剂 | 【作用及用途】 消炎、促角质生成、止痒。用于亚急性皮炎、湿疹及虫咬、皮炎等。<br>【用法】 涂搽患处,每日 1～2 次。<br>【注意点】 本品含硫酸新霉素 0.5%、糠馏油 3%、氧化锌 20%、樟脑及苯酚各 1%。 |
| **复方氯霉素搽剂**<br>Compound Chloramphenicol Liniment | 搽剂 | 【作用及用途】 消炎、止痒、收敛。用于寻常痤疮、毛囊炎、皮炎、湿疹等。<br>【用法】 涂搽患处,每日数次。<br>【注意点】 本品含氯霉素 0.6%,氧化锌、碳酸钙各 6%,醋酸铝,樟脑及薄荷脑等。 |
| **磷酸克林霉素软膏,溶液**<br>Clindamycin Phosphate Ointment, Solution | 溶液<br>软膏<br>均 1% | 【作用及用途】 抗菌、消炎、抑制痤疮丙酸杆菌。用于寻常痤疮及毛囊炎。<br>【用法】 涂搽患处,每日 1～3 次。 |
| **红霉素软膏**<br>Erythromycin Ointment | 软膏<br>1% | 【作用及用途】 抗菌、消炎。用于化脓性皮肤感染。<br>【用法】 涂搽患处,每日 2 次。 |
| **莫匹罗星软膏**<br>(百多邦)<br>Mupirocin Ointment (Bactroban) | 软膏<br>2% | 【作用及用途】 对革兰阳性菌活性强,对革兰阴性菌也有作用。用于脓疱疮、毛囊炎、皮肤溃疡病及继发性感染等。<br>【用法】 涂搽患处,每日 2～3 次,连用 5～10 d。<br>【注意点】 ① 对本品及含聚乙二醇过敏者忌用。② 不用于皮肤大面积破溃者。③ 必要时可重复 1 个疗程。 |

| 制剂名称 | 剂型规格 | 作用及用途、用法、注意点 |
|---|---|---|
| **环丙沙星(环丙氟哌酸,力至欣,悉复欢)软膏**<br>Ciprofloxacin (Ciproxin) Ointment | 软膏<br>0.3% | 【作用及用途】 为喹诺酮类广谱抗菌药。用于脓疱疮、毛囊炎、外伤及皮肤软组织感染性疾病等。<br>【用法】 涂搽患处,每日2～3次。<br>【注意点】 ① 对本类药物过敏者忌用。② 用后可能有轻微刺痛感。 |
| **葡萄糖酸氯己定软膏**<br>Chlorhexidine Gluconate Ointment | 软膏<br>0.2% | 【作用及用途】 抗菌谱广,抗菌作用较强。用于疖肿、烧伤、烫伤、外伤感染及脓疱疮等。<br>【用法】 涂搽患处,每日2～3次。<br>【注意点】 ① 对本品过敏者忌用。② 偶有皮疹、瘙痒及灼热感等。③ 不能与碱性物质或肥皂、高锰酸钾等同用。 |
| **硼酸乳膏,软膏,溶液**<br>Boric Acid Cream, Ointment, Solution | 乳膏<br>4%<br>软膏<br>4%<br>10%<br>溶液<br>3% | 【作用及用途】 有保护皮肤及轻度抑菌作用。乳膏和软膏用于皮肤溃疡、褥疮及手足皲裂,溶液用于急性渗出性炎症。<br>【用法】 涂搽患处,每日1次,溶液湿敷或洗涤创面。<br>【注意点】 本品不宜大面积湿敷,以免吸收中毒。 |
| **依沙丫啶(利凡诺)溶液**<br>Ethacidine (Rivanol) Solution | 溶液<br>0.1% | 【作用及用途】 为杀菌、防腐药。用于皮肤、黏膜消毒、急性渗出性及化脓性皮肤病。<br>【用法】 洗涂或湿敷患处,每日3次。 |
| **复方地塞米松乳膏**<br>(氯地乳膏)<br>Chloramphenicol and Dexamethasone Cream | 乳膏 | 【作用及用途】 消炎、止痒及抗过敏。用于神经性皮炎、接触性皮炎、慢性湿疹及局限性瘙痒症等。<br>【用法】 涂于患处,每日2～3次。<br>【注意点】 ① 本品不宜长期大面积应用。② 本品含氯霉素1%、地塞米松0.025%。 |

| 制剂名称 | 剂型规格 | 作用及用途、用法、注意点 |
| --- | --- | --- |
| **氯霉素曲安西龙乳膏,涂剂**<br>Chloramphenicol and Triamcinolone Cream, Paint | 乳膏<br>涂剂 | 【作用及用途】 消炎、止痒、抗过敏。用于皮炎及湿疹。<br>【用法】 涂搽患处,每日2～3次。<br>【注意点】 ① 本品均含氯霉素0.5%、曲安西龙0.05%。② 涂剂又名复方曲安西龙涂剂。 |
| **倍氯米松乳膏,软膏**<br>Beclomethasone Cream, Ointment | 乳膏<br>软膏<br>均0.025% | 【作用及用途】 为局部用强效糖皮质激素。用于湿疹,变应性、接触性、脂溢性皮炎和银屑病等。<br>【用法】 涂搽患处,每日2～3次。 |
| **氯倍他索(恩肤霜)乳膏,软膏**<br>Clobetasol Cream, Ointment | 乳膏<br>软膏<br>均<br>0.025%<br>0.05% | 【作用及用途】 为最强效的外用糖皮质激素,作用为氢化可的松的百倍以上。用于神经性皮炎、脂溢性皮炎、顽固性湿疹、银屑病及盘状红斑狼疮等。<br>【用法】 涂搽患处,每日2～3次,病情好转后,改为每日1次。<br>【注意点】 ① 真菌性、细菌性或病毒性皮肤病患者忌用;孕妇及儿童慎用。② 本品不宜长期或大面积使用,并不可用于面部。③ 涂时不可涂得太厚。④ 涂后局部有灼热、瘙痒及刺激症状,严重时应停用。 |
| **抗银屑涂剂**<br>Antipsoriasis Paint | 涂剂 | 【作用及用途】 有止痒及促角质软化、剥脱作用。用于银屑病、神经性皮炎及皮肤淀粉样变等。<br>【用法】 涂搽患处,每日2次。<br>【注意点】 本品含水杨酸6%及煤焦油10%。 |
| **地塞米松煤焦油涂膜**<br>Dexamethasone and Coal Tar Paint | 涂膜 | 【作用及用途】 止痒、消炎、抗过敏及促角质软化、角质剥脱作用。用于神经性皮炎、银屑病、慢性湿疹、白癜风及各类变应性皮肤损害。<br>【用法】 涂搽患处,每日2次。<br>【注意点】 本品含地塞米松0.025%、煤焦油20%及樟脑1%。 |

| 制剂名称 | 剂型规格 | 作用及用途、用法、注意点 |
| --- | --- | --- |
| **复方地塞米松搽剂**<br>Dexamethasone Co Liniment | 搽剂 | 【作用及用途】 消炎、止痒、抗过敏。用于瘙痒症，神经性、接触性及脂溢性皮炎，湿疹等。对斑秃、白癜风以及各类变应性皮肤损害也有效。<br>【用法】 涂搽患处，每日2～3次。<br>【注意点】 本品含地塞米松0.03%和樟脑1%。 |
| **氟氢可的松乳膏**<br>Fludrocortisone Cream | 乳膏<br>0.025% | 【作用及用途】 为中效糖皮质激素。具消炎、止痒、抗过敏作用。用于变应性、接触性及神经性皮炎和湿疹等。<br>【用法】 涂搽患处，每日2次。<br>【注意点】 结核性、真菌性及病毒性皮肤病等患者忌用。 |
| **醋酸氟轻松乳膏**<br>(肤轻松)<br>Fluocinolone Acetonide Cream | 乳膏<br>0.025% | 【作用及用途】 为强效糖皮质激素。具消炎、止痒、抗过敏作用。用于湿疹，瘙痒症及神经性、接触性、日光性皮炎等。<br>【用法】 涂搽患处，每日1～2次。<br>【注意点】 ① 本品不宜大面积、长期使用。② 结核性、真菌性及病毒性皮肤病患者忌用。 |
| **糠酸莫米松乳膏**<br>(艾洛松，摩弥齐)<br>Mometasone Furoate Cream (Eloson) | 乳膏<br>0.1% | 【作用及用途】 为中强效糖皮质激素。具消炎、止痒及消肿作用。用于湿疹，银屑病和异位性、接触性、神经性皮炎。<br>【用法】 均匀涂搽患处，每日1次。<br>【注意点】 ① 孕妇、乳母慎用。② 对婴儿和儿童应尽可能减少药物用量。③ 本品不宜大面积、长期使用。 |
| **氢化可的松乳膏，涂剂**<br>Hydrocortisone Cream, Paint | 乳膏<br>涂剂<br>均1% | 【作用及用途】 为弱效糖皮质激素。具消炎、止痒、抗过敏作用。用于接触性、神经性皮炎及湿疹等。<br>【用法】 涂搽患处，每日2～3次。<br>【注意点】 本品除含氢化可的松外，另含樟脑、邻苯二甲酸二丁酯等。 |

| 制剂名称 | 剂型规格 | 作用及用途、用法、注意点 |
| --- | --- | --- |
| **丁酸氢化可的松脂霜**<br>(来可得,尤卓尔)<br>Hydrocortisone Butyrate Lipocream<br>(Locoid) | 脂霜<br>0.1% | 【作用及用途】 为中效糖皮质激素。用于湿疹,接触性、神经性、异位性皮炎和银屑病等。<br>【用法】 涂搽患处,每日1～2次。<br>【注意点】 ① 对本类药物过敏者及病毒、真菌、梅毒感染者忌用;孕妇、乳母及儿童慎用。② 若细菌感染者必须使用时应与抗菌药物同时应用。③ 本品不宜长期使用。 |
| **复方卤米松乳膏**<br>(复方适确得)<br>Halomethasone Co Cream<br>(Sicorten Plus) | 乳膏 | 【作用及用途】 为强效含卤基的糖皮质激素。具有消炎、抗变态反应、缩血管和抗增生作用。用于湿疹、皮炎、银屑病、瘙痒症等。<br>【用法】 涂搽患处,每日1～2次。<br>【注意点】 ①,② 同903页糠酸莫米松乳膏。③ 本品含卤米松0.05%及三氯生1%。 |
| **醋酸曲安西龙(去炎松)乳膏,软膏**<br>Triamcinolone Acetonide<br>( Fluroxypredisolone) Cream, Ointment | 乳膏<br>软膏<br>均0.05%～0.1% | 【作用及用途】 消炎、抗过敏。用于神经性、瘙痒性、变应性皮炎及瘙痒症等。<br>【用法】 涂搽患处,每日1～2次。<br>【注意点】 另有复方酯酸曲安西龙涂剂(Triamcinolone Acetate Co Paint),含曲安西龙0.05%和氯霉素0.5%,均具有抗菌作用。 |
| **复方曲安奈德乳膏**<br>(复方康纳乐霜)<br>Triamcinolone Co Cream<br>(Kenacomb Cream) | 乳膏 | 【作用及用途】 本品含多种抗生素和糖皮质激素。具有抗菌、消炎、止痒等作用。用于念珠菌或伴有细菌感染的湿疹、神经性皮炎,以及婴儿湿疹、虫咬皮炎等,肛门及外阴瘙痒也可应用。<br>【用法】 涂搽患处,每日2～3次。<br>【注意点】 ① 孕妇及大面积烧伤或营养性溃疡患者不可长期大剂量使用,以免引起二重感染。② 本品每克含曲安奈德1 mg、制霉菌素10万U、新霉素2.5 mg、短杆菌肽0.25 mg。 |

| 制 剂 名 称 | 剂型规格 | 作用及用途、用法、注意点 |
|---|---|---|
| **复方曲安西龙(肤疾宁)贴膏** Triamcinolone Acetonide Co Patch | 贴膏 | 【作用及用途】 为曲安西龙和新霉素的复方贴片。用于局限性神经皮炎、慢性湿疹、小面积肥厚性银屑病。<br>【用法】 敷贴于患处,每 3 d 调换 1 次。<br>【注意点】 ① 急性、亚急性炎症及继发感染者忌用。② 毛发部位及对橡皮胶布过敏者也不宜用。③ 久用可引起皮肤萎缩。④ 本品每平方厘米含曲安西龙 18 μg,新霉素90 U。 |
| **复方过氧化苯甲酰凝胶** (必麦森) Benzoyl Peroxide Erythromycin Gelatin (Benzamycin) | 凝胶 | 【作用及用途】 抗菌、消炎,可有效地抑制痤疮丙酸杆菌。用于痤疮。<br>【用法】 临用前将红霉素粉末用 3 ml 70% 乙醇溶解并搅拌,混入含过氧化苯甲酰凝胶中,涂搽患处,每日 2 次。<br>【注意点】 ① 孕妇、乳母及小儿慎用。② 尽可能不要与其他治疗痤疮的药物同用。③ 药物混合后有效期为 3 个月。④ 本品含红霉素 3%和过氧化苯甲酰 5%。 |
| **阿达帕林(达芙文)凝胶** Adapalene (Differin) Gelatin | 凝胶 0.1% | 【作用及用途】 有溶解粉刺、抗增殖及抗炎作用。用于寻常痤疮。<br>【用法】 薄薄涂于痤疮表面,每晚 1 次。<br>【注意点】 ① 有皮炎或皮肤损伤者忌用;孕妇及乳母慎用。② 应避免日晒或紫外线照射。③ 用后可有红斑、烧灼感等反应,停药后可消失。④ 忌与维 A 酸类药物同时使用。 |
| **阿昔洛韦乳膏,软膏** Acylovir Cream, Ointment | 乳膏 软膏 均 3% | 【作用及用途】 抗病毒药。用于单纯疱疹、带状疱疹和扁平疣等病毒性皮肤病。<br>【用法】 涂敷患处,每日 3～5 次。<br>【注意点】 可涂敷或刺破疱疹后再用药。 |
| **喷昔洛韦乳膏** Penciclovir Cream | 乳膏 1% | 【作用及用途】 为核苷类抗病毒药。能选择性地抑制单纯疱疹病毒 DNA 的合成和复制。用于口唇、面部单纯疱疹。<br>【用法】 涂患处,每日 4～5 次。<br>【不良反应】 偶见局部灼热感、瘙痒等。<br>【注意点】 ① 应尽早开始治疗。② 对本品过敏者忌用。③ 严重免疫功能缺陷者、孕妇及乳母应在医生指导下应用。④ 对黏膜有刺激作用,不宜用于眼内及眼周。 |

| 制剂名称 | 剂型规格 | 作用及用途、用法、注意点 |
| --- | --- | --- |
| **司他霉素乳膏，软膏，糊剂**<br>Stallimycin Cream, Ointment, Paste | 乳膏<br>软膏<br>糊剂<br>均 1% | 【作用及用途】 有抑制部分 RNA 病毒逆转录酶作用。用于疱疹病毒引起的单纯疱疹、带状疱疹等。<br>【用法】 涂搽患处，每日 3 次，共 5 d。<br>【注意点】 ① 肝肾功能不全者忌用。② 用后可能产生变态反应。 |
| **鬼臼毒素（足叶草毒素，疣敌）软膏，酊剂**<br>Podophyllotoxin Ointment, Tincture (Wartee, Wartosin) | 软膏<br>酊剂<br>均 0.5% | 【作用及用途】 能抑制受病毒感染细胞组织的生长及浸润，阻止细胞有丝分裂。主要用于尖锐湿疣。<br>【用法】 用附有的塑料涂药器，将药液涂搽于疣上，避免药液接触正常皮肤。每日搽 2 次，连续使用 3 d。若患处仍有疣残留，可于 7 d 后，依此法再治疗 1 个疗程。<br>【注意点】 ① 孕妇、乳母、儿童及具有开放性伤口等患者忌用。② 用时切勿触及眼睛。③ 应妥善存放，勿让儿童取用。 |
| **克霉唑乳膏，软膏，酊剂**<br>Clotrimazole Cream, Ointment, Tincture | 乳膏<br>1%<br>3%<br>软膏<br>3%<br>酊剂 | 【作用及用途】 为广谱抗真菌药。对表皮癣菌、毛发癣菌、曲菌、着色真菌、隐球菌和念珠菌等有较好的抗菌作用。用于由真菌所引起的各种皮肤病，如手、足、体、股癣及念珠菌皮炎。<br>【用法】 涂搽患处，每日 2～3 次。<br>【注意点】 酊剂含克霉唑 1%及丙二醇和乙醇。 |
| **制霉菌素乳膏，油剂，软膏**<br>Nystatin Cream, Oil, Ointment | 乳膏<br>油剂<br>均 3.3%<br>软膏<br>1.3% | 【作用及用途】 抑杀真菌。用于口腔黏膜、外阴和阴道真菌性炎症。<br>【用法】 涂搽患处，每日 1～2 次。<br>【注意点】 ① 制霉菌素对光、热、强酸、强碱均不稳定，应注意保存。② 应注意制霉菌素的有效期。③ 软膏另含 2%的苯佐卡因。 |
| **硝酸咪康唑软膏，粉剂**<br>Miconazole Nitrate Ointment, Powder | 软膏<br>粉剂<br>均 2% | 【作用及用途】 具抗表皮真菌、酵母菌及其他真菌的作用，对某些革兰阳性球菌和杆菌也有效。用于手、足、体、股癣等。<br>【用法】 涂搽患处，每日 2 次，1 疗程 2～6 周。<br>【注意点】 ① 对本品过敏者忌用。② 超量使用可能会引起刺激感，停药后可消失。③ 软膏和粉剂可交替使用，每日分别用 1 次。④ 粉剂又名达克宁散。 |

| 制剂名称 | 剂型规格 | 作用及用途、用法、注意点 |
|---|---|---|
| **复方咪康唑乳膏,软膏**<br>Miconazole Nitrate Co Cream,Ointment | 乳膏<br>软膏 | 【作用及用途】 用于伴真菌感染的皮炎、湿疹及手、足、股癣等。<br>【用法】 涂搽患处,每日2～3次。<br>【注意点】 ① 本品含氯培他索0.05%、咪康唑2%。② 连续使用不超过10 d。 |
| **复方达克宁乳膏**<br>Daktarin Co Cream | 乳膏 | 【作用及用途】 有广谱抗真菌、革兰阳性菌作用,也有抗炎、止痒及抗过敏作用。用于真菌或细菌引起的皮肤感染、甲沟炎、念珠菌性口角炎等。<br>【用法】 涂搽患处,每日2次。<br>【注意点】 ① 皮肤结核、梅毒或病毒感染者及孕妇忌用。② 1疗程为3～4周,不宜久用。③ 本品内含益康唑1%及曲安奈德0.1%。 |
| **益康唑软膏,涂剂**<br>Econazole Ointment, Paint | 软膏<br>1%<br>涂剂<br>3% | 【作用及用途】 抗真菌药。用于湿疹、手、足、体癣等。<br>【用法】 涂搽患处,每日2次。<br>【注意点】 另有益康唑克霉唑溶液。用途用法同本品。 |
| **复方益康唑乳膏,软膏**<br>Econazole Co Cream, Ointment | 乳膏<br>软膏 | 【作用及用途】 为抗真菌、抗炎、止痒及抗变态反应制剂。用于浅表皮肤真菌或与细菌混合感染、皮炎及湿疹等。<br>【用法】 涂敷患处,早、晚各1次。<br>【注意点】 ① 严重感染或对本品过敏者忌用。② 用后偶见皮肤灼热感、瘙痒、针刺感。③ 本品每克含益康唑10 mg、曲安奈德1 mg。 |
| **盐酸特比萘芬(兰美舒,丁克)乳膏,搽剂**<br>Terbinafine Hydrochloride (Lamisil) Cream, Liniment | 乳膏<br>搽剂<br>均1% | 【作用及用途】 为丙烯胺类抗真菌药。用于手、足、体、股癣,皮肤念珠菌及花斑癣。<br>【用法】 涂搽患处,每日2次,1疗程1～2周。<br>【注意点】 对本品过敏者忌用;儿童慎用。 |

| 制剂名称 | 剂型规格 | 作用及用途、用法、注意点 |
|---|---|---|
| **硫康唑乳膏，溶液**<br>Sulconazole Cream, Solution | 乳膏<br>溶液<br>均 1% | 【作用及用途】 抗真菌药。用于手、足、体、股癣，花斑癣和皮肤念珠菌病。<br>【用法】 涂搽患处，每日 1～2 次。 |
| **噻康唑乳膏，洗剂**<br>Tioconazole Cream, Lotion | 乳膏<br>洗剂<br>均 1% | 【作用及用途】 作用与硫康唑相似。用于皮肤真菌感染。<br>【用法】 涂搽患处，每日 1～2 次。 |
| **奥昔康唑乳膏，溶液**<br>Oxiconazole Cream, Solution | 乳膏<br>溶液<br>均 1% | 【作用及用途】 抗真菌药。用于皮肤真菌感染。<br>【用法】 涂搽患处，每日 1～2 次。 |
| **联苯苄唑（美克，霉克）凝胶，乳膏，粉剂**<br>Bifonazole Gelation, Cream, Powder (Mycospor) | 凝胶<br>乳膏<br>粉剂<br>均 1% | 【作用及用途】 为广谱抗真菌药。用于皮肤真菌感染，如手、足、体、股癣，花斑癣，表皮念珠菌病，红癣等。<br>【用法】 涂于患处，每日 1～2 次，1 疗程 2～4 周。<br>【注意点】 对本品过敏者忌用。 |
| **环吡酮（巴特芬）指（趾）甲涂剂**<br>Ciclopirox Paint (Batrafen) | 涂剂<br>8% | 【作用及用途】 为非咪唑类抗真菌药。具广谱抗菌活性。对引起甲真菌感染的有关病原真菌有杀灭作用。涂药后 48 h 内，其有效成分环吡酮渗透入甲板开始发挥杀菌作用。<br>【用法】 首次使用之前，尽可能将被感染的指(趾)甲剪掉，并用甲锉将病甲锉粗糙。第 1 个月内，隔日在病甲部上涂药，第 2 个月每周至少 2 次，第 3 个月开始，每周涂药 1 次。在治疗过程中，每周用清洁剂洗去涂药后的薄膜层，并用甲锉锉去病甲，重新涂药。用药时间视感染程度而定，但不应超过 6 个月。<br>【注意点】 ① 孕妇、乳母和儿童慎用。② 对本药或其赋形剂有过敏反应或化学刺激性，应停药。 |

| 制剂名称 | 剂型规格 | 作用及用途、用法、注意点 |
| --- | --- | --- |
| **十一烯酸酊**<br>Undecylenic Acid Tincture | 酊剂<br>5%<br>10% | 【作用及用途】 抑制真菌。用于手、足、体癣,花斑癣等。<br>【用法】 涂搽患处,每日2次。 |
| **冰醋酸溶液**<br>Glacial Acetic Acid Solution | 溶液 | 【作用及用途】 用于鳞屑、角化和水疱型手、足癣及甲癣。<br>【用法】 涂搽患处,每日1～2次。<br>【注意点】 本品含冰醋酸10%～30%。 |
| **复方苯甲酸软膏,涂剂**<br>Benzoic Acid Co Ointment, Paint | 软膏<br>涂剂 | 【作用及用途】 涂剂用于手、足、体癣。软膏用于角质层增厚型手、足癣及手足皲裂。<br>【用法】 涂搽患处,每日2次。<br>【注意点】 ① 涂剂不可用于糜烂型癣病。② 软膏含苯甲酸12%、水杨酸6%,又称癣药膏或灰氏软膏;涂剂又称灰氏癣药水,含苯甲酸6%～12%、水杨酸和乙醇3%～6%。 |
| **水杨酸搽剂**<br>Salicylic Acid Liniment | 搽剂<br>20% | 【作用及用途】 软化角质、抗真菌。用于脱屑、角化型手足癣及体癣。<br>【用法】 涂搽患处,每日2～3次。<br>【注意点】 有渗液,起疱或糜烂时忌用。 |
| **复方鞣酸涂剂**<br>Tannic Acid Co Paint | 涂剂 | 【作用及用途】 用于足、甲、体、股癣及神经性皮炎等。<br>【用法】 涂搽患处,每日数次。<br>【注意点】 本品含鞣酸、间苯二酚、水杨酸、苯甲酸、苯酚等。 |
| **复方苯甲酸苄酯洗剂**<br>Benzyl Benzoate Co Lotion | 洗剂 | 【作用及用途】 杀灭疥虫、灭虱。用于疥疮、头虱等。<br>【用法】 搽患处,每日2次。<br>【注意点】 ① 用前先用热水和肥皂洗清患处。② 本品含苯甲酸苄酯15%和邻苯二甲酸二丁酯5%。 |
| **白色洗剂**<br>White Lotion | 洗剂 | 【作用及用途】 杀灭疥虫,抑制皮脂分泌。用于痤疮、酒渣鼻和脂溢性皮炎。<br>【用法】 涂搽患处,每日2～3次。<br>【注意点】 ① 本品含氢氧化钾、升华硫和硫酸锌等,经反应生成硫化锌、胶体硫及硫酸钾等组成的白色乳浊液。② 本品易氧化变色,如呈灰黑色则不宜再用。 |

| 制剂名称 | 剂型规格 | 作用及用途、用法、注意点 |
| --- | --- | --- |
| **硫黄乳膏,软膏**<br>Sulfur Cream, Ointment | 乳膏<br>5%<br>软膏<br>5%<br>10% | 【作用及用途】 杀灭疥虫、消炎、止痒、脱脂及去屑。用于脂溢性皮炎、头癣、疥疮、痤疮、单纯糠疹等。<br>【用法】 涂搽患处,每日2～3次,连用3～5 d。<br>【注意点】 另有复方硫黄乳膏,含硫黄5%～10%,苯甲酸苄酯10%,作用、用途及用法同本品。 |
| **硫黄煤焦油乳膏,糊剂**<br>Sulfur and Coal Tar Cream, Paste | 乳膏<br>糊剂 | 【作用及用途】 具有角化促成、消炎、止痒作用。用于亚急性、慢性湿疹。<br>【用法】 涂搽患处,每日2次。<br>【注意点】 本品含硫黄和煤焦油各5%,樟脑和苯酚各1%。 |
| **克罗米通乳膏**<br>Cromiton Cream | 乳膏<br>10% | 【作用及用途】 杀疥虫、止痒。用于疥疮。<br>【用法】 患处用温水洗净后拭干涂敷,每日2次,连用5 d。<br>【注意点】 ① 急性炎症或渗出性皮炎忌用。② 若发生过敏反应,应立即停用。 |
| **硫黄水杨酸软膏**<br>Sulfur and Salicylic Acid Ointment | 软膏 | 【作用及用途】 止痒、消炎及软化角质。用于银屑病、慢性湿疹、神经性皮炎、皲裂等。<br>【用法】 涂搽患处,每日1～2次。<br>【注意点】 本品含硫黄10%、水杨酸5%。 |
| **盐酸达克罗宁乳膏**<br>Dylconine Hydrochloride Cream | 乳膏<br>1% | 【作用及用途】 止痒、止痛。用于皮肤瘙痒症、虫咬皮炎等。<br>【用法】 涂搽患处,每日2次。<br>【注意点】 个别患者对本品过敏,不宜使用。 |
| **薄荷脑醋酸铝洗剂**<br>Menthol and Aluminum Acetate Lotion | 洗剂 | 【作用及用途】 消炎、收敛、止痒。用于皮炎、痱子等。<br>【用法】 涂搽患处,每日数次。<br>【注意点】 ① 对薄荷脑过敏及皮肤破损者忌用。② 本品含薄荷脑2%、醋酸铝5%。 |

| 制剂名称 | 剂型规格 | 作用及用途、用法、注意点 |
|---|---|---|
| **氟芬那丁酯软膏**<br>Butyl Flufenamate Ointment | 软膏<br>5% | 【作用及用途】 消炎、镇痛。用于湿疹、皮炎、带状疱疹等。<br>【用法】 涂搽患处,每日数次。 |
| **复方薄荷脑洗剂**<br>Menthol Co Lotion | 洗剂 | 【作用及用途】 杀菌、止痒。用于脂溢性皮炎与皮肤瘙痒症等。<br>【用法】 涂搽患处,每日数次。<br>【注意点】 ① 对薄荷脑过敏及皮肤破损者忌用。② 本品含间苯二酚、水杨酸和薄荷脑各 2%。 |
| **炉甘石洗剂**<br>Calamine Lotion | 洗剂 | 【作用及用途】 保护皮肤并有收敛作用。用于丘疹性荨麻疹、急性皮炎和湿疹。<br>【用法】 用前摇匀,涂搽患处,每日多次。<br>【注意点】 ① 本品含炉甘石 8%～15%、氧化锌及甘油 5%。② 另有复方炉甘石洗剂,除含前述 3 种药物外,尚含苯酚 1%及薄荷脑 0.5%。 |
| **炉甘石硫黄洗剂**<br>Calamine and Sulfur Lotion | 洗剂 | 【作用及用途】 消炎、止痒、收敛。用于急性无渗出性瘙痒性皮肤病。<br>【用法】 涂搽患处,每日数次。<br>【注意点】 本品含炉甘石 10%,硫黄及氧化锌各 5%,樟脑及苯酚各 1%。 |
| **止痒搽剂**<br>Antipruritic Liniment | 搽剂 | 【作用及用途】 用于皮肤瘙痒症。<br>【用法】 涂搽患处,每日数次。<br>【注意点】 本品含苯酚、薄荷脑、乙醇等。 |
| **樟脑乳膏,搽剂,酊剂**<br>Camphor Cream Liniment, Spirit | 乳膏<br>2%<br>搽剂<br>酊剂<br>均 10% | 【作用及用途】 有轻微刺激和清凉感,使血管扩张。主要用于瘙痒症。樟脑酊剂作为局部刺激药。用于未破冻疮,也用于纤维组织炎、神经痛及皮肤皲裂等。<br>【用法】 涂搽患处,每日 2～3 次。<br>【注意点】 搽剂含液化酚。 |

| 制剂名称 | 剂型规格 | 作用及用途、用法、注意点 |
| --- | --- | --- |
| **樟脑苯酚洗剂**<br>Camphor and Phenol Lotion | 洗剂 | 【作用及用途】 消炎、止痒。用于皮肤瘙痒症、痱子等。<br>【用法】 涂搽患处,每日数次。<br>【注意点】 本品含樟脑2%、苯酚1%;为加强止痒作用,可加薄荷脑1%。 |
| **樟脑麝香草酚洗剂**<br>Camphor and Thymol Lotion | 洗剂 | 【作用及用途】 用于瘙痒症。<br>【用法】 涂搽患处,每日2～3次。<br>【注意点】 不可用于肛门、外阴等黏膜部位。 |
| **痱子洗剂,粉**<br>Miliaria Lotion, Powder | 洗剂<br>粉剂 | 【作用及用途】 杀菌、止痒、收敛。洗剂用于皮肤瘙痒症、痱子等,粉剂仅用于痱子。<br>【用法】 涂或扑撒患处,每日数次。<br>【注意点】 本品含氧化锌、樟脑、薄荷脑,粉剂另含滑石粉等。 |
| **鞣酸软膏**<br>Tannic Acid Ointment | 软膏<br>5%<br>10% | 【作用及用途】 收敛、润肤。用于皮肤溃疡、灼伤、褥疮、湿疹、皮炎、痔疮等。<br>【用法】 涂搽患处,每日1次。<br>【注意点】 鞣酸遇铁易氧化变色,故不可使用铁器。 |
| **次碳酸铋油**<br>Bismuth Subcarbonate Oil | 油剂<br>50% | 【作用及用途】 有收敛、防护作用。用于哺乳期乳头破裂及皲裂性湿疹等。<br>【用法】 涂患处,每日2～3次。<br>【注意点】 ① 本品为灭菌制剂,用前注意清洗瓶口。② 次碳酸铋可引起乳儿便秘,故采用蓖麻油为基质。③ 哺乳前须将药搽拭净。 |
| **复方鱼肝油软膏**<br>Cod liver Oil Co Ointment | 软膏 | 【作用及用途】 保护创面、抗菌及促进上皮细胞的形成。用于慢性溃疡、红皮病、射线皮炎。<br>【用法】 涂搽患处,每日1～2次。<br>【注意点】 本品含氯霉素1%、鱼肝油10%。 |
| **尿素乳膏**<br>Urea Cream | 乳膏 | 【作用及用途】 尿素具抗菌,使蛋白质溶解、变性而增加皮肤角质层水合作用。用于皮肤干燥和皲裂。<br>【用法】 涂搽患处,每日2～3次。 |

| 制剂名称 | 剂型规格 | 作用及用途、用法、注意点 |
|---|---|---|
| **硼酸氧化锌粉**<br>(单纯扑粉)<br>Boric Acid and Zinc Oxide Powder (Simple Powder) | 粉剂 | 【作用及用途】 消炎、收敛。用于无渗液的急性、亚急性皮炎及湿疹。<br>【用法】 涂搽患处,每日数次。<br>【注意点】 本品含硼酸 10%、氧化锌 20%、滑石粉 70%。 |
| **苯佐卡因乳膏**<br>Benzocaine Cream | 乳膏<br>5% | 【作用及用途】 有局部麻醉止痛、止痒作用。用于皮肤瘙痒、黏膜和创面疼痛。<br>【用法】 涂搽患处,每日 1～3 次。<br>【注意点】 苯佐卡因能吸收紫外线,可作为遮光剂。 |
| **苯佐卡因氧化锌油**<br>Benzocaine and Zinc Oxide Oil | 油剂 | 【作用及用途】 止痒、收敛。用于亚急性湿疹、皮炎等。<br>【用法】 涂搽患处,每日数次。<br>【注意点】 本品含氧化锌 37%、苯佐卡因 5%。 |
| **氧化锌软膏,糊剂**<br>Zinc Oxide Ointment, Paste | 软膏 | 【作用及用途】 收敛、保护皮肤。用于烧伤、湿疹及亚急性皮炎。<br>【用法】 涂搽患处,软膏每日 1～2 次,糊剂每日 1 次。<br>【注意点】 糊剂另含淀粉 15%。 |
| **复方二氧化钛乳膏**<br>Titanium Dioxide Co Cream | 乳膏<br>5% | 【作用及用途】 有吸收紫外线及止痒作用,保护皮肤。用于光敏性皮炎,防治日晒症。<br>【用法】 涂于皮肤裸露部位。<br>【注意点】 如需要可酌加 1%～3%苯佐卡因,以增强防护和镇痛作用。 |
| **维 A 酸乳膏,凝胶,软膏,溶液**<br>(维特明)<br>Tretinoin Cream, Gelatin, Ointment, Solution | 凝胶<br>0.05%<br>乳膏<br>0.025%<br>0.05%<br>0.1%<br>软膏<br>0.025%<br>0.1% | 【作用及用途】 增加上皮细胞有丝分裂和更新,并水解蛋白质及抑制角蛋白合成。用于痤疮、异常角化性皮肤病、鱼鳞病、银屑病、扁平疣及光对皮肤损害和基底细胞癌。<br>【用法】 洗净患处,拭干,涂搽药量从小剂量开始,每日 1 次。<br>【注意点】 ① 最好在夜间使用,以防日光的刺激,必要时可用遮光剂。② 不要在使用前及使用期间同时用其他治疗痤疮药。③ 涂 |

| 制剂名称 | 剂型规格 | 作用及用途、用法、注意点 |
|---|---|---|
| | 溶液<br>0.05% | 药量过多，不仅不能增加疗效，反而会发生红斑、脱屑或其他不适。④ 不可用于眼、口、鼻等黏膜，以免刺激。 |
| **米诺地尔乳膏，搽剂**<br>Minoxidil Cream Liniment | 乳膏<br>搽剂 | 【作用及用途】 促进毛发生长。用于斑秃、脂溢性秃发。<br>【用法】 涂搽患处，每日 2 次。 |
| **煤焦油（泽它，煤馏油）软膏，洗剂**<br>Coal Tar (Zetar)Ointment, Solution | 软膏<br>1%<br>5%<br>洗剂<br>1% | 【作用及用途】 有杀菌、止痒、镇痛等功效。用于头部银屑病、脂溢性皮炎和头皮屑。<br>【用法】 用前摇匀，每次 5 ml，均匀擦摩并在头发上保留 5 min 后，用水冲洗；银屑病：每周 2～3 次，1 疗程 4～8 周；脂溢性皮炎、头皮屑：每周 1～2 次，1 疗程 2～4 周。<br>【注意点】 ① 本品为洗发、护发制剂。② 软膏涂搽患处，每日 1～3 次。 |
| **发洗剂一号**<br>Hair Lotion No. 1 | 洗剂 | 【作用及用途】 收敛、止痒、生发。用于秃发、皮脂溢出和头部脂溢性皮炎。<br>【用法】 涂搽局部，每日 2～3 次。<br>【注意点】 本品含樟脑、薄荷脑、硫酸锌、硫酸铜、水合氯醛、乙醇等。 |
| **发洗剂二号**<br>Hair Lotion No. 2 | 洗剂 | 【作用及用途】 止痒、生发、促角质软化和角质剥脱作用。用于脂溢性皮炎、头皮瘙痒症及石棉状糠疹等。<br>【用法】 涂搽患处，每日 2～3 次。<br>【注意点】 本品含间苯二酚 2%及水杨酸、樟脑及苯酚各 1%。 |
| **甲癣涂剂**<br>Onychomycosis Paint | 涂剂 | 【作用及用途】 用于甲癣。<br>【用法】 刮薄病甲后，涂搽患处，每日 1～2 次。<br>【注意点】 本品含水杨酸、冰醋酸、碘酊、丙酮等。 |
| **指甲软化乳膏**<br>Unguis Cream | 乳膏 | 【作用及用途】 软化角质。用于甲癣病甲软化。<br>【用法】 涂于患处。<br>【注意点】 本品内含尿素 40%。 |

| 制剂名称 | 剂型规格 | 作用及用途、用法、注意点 |
|---|---|---|
| **氢醌乳膏**<br>Hydroquinone Cream | 乳膏 | 【作用及用途】 氢醌可抑制黑素的合成，消除皮肤色斑。用于黄褐斑、黑变病等色素沉着疾患。<br>【用法】 涂搽患处，每日1～2次。<br>【注意点】 本品内含氢醌及亚硫酸氢钠。 |
| **卡泊三醇(达力士)搽剂，软膏**<br>Calcipotriol (Daivonex) Liniment, Ointment | 搽剂<br>软膏 | 【作用及用途】 具有很强的抑制角质形成细胞增殖并诱导其分化的能力。用于寻常型银屑病。<br>【用法】 涂搽患处，每日2次，每周不超过100 g。<br>【注意点】 ① 对本品内成分过敏者或钙化失调者忌用；孕妇慎用。② 对面部皮肤有刺激，涂药后应洗去手上残药。③ 搽剂、软膏每克均含卡泊三醇50 μg。 |
| **未溃冻疮乳膏**<br>Unulcerous Chilblain Cream | 乳膏 | 【作用及用途】 活血、消炎。用于未溃的冻疮。<br>【用法】 涂搽患处，每日数次。<br>【注意点】 本品含硼酸及冬绿油各5%、烟酸0.5%、水解蛋白0.75%等。 |
| **氟尿嘧啶软膏**<br>Fluorouracil Ointment | 软膏<br>0.5%<br>2.5% | 【作用及用途】 能抑制DNA和RNA合成。用于寻常疣、跖疣、传染性软疣、皮肤淀粉样变、脂溢性角化等。<br>【用法】 先修去上盖厚皮，然后涂药。每日1～2次。 |
| **三氯醋酸涂剂**<br>Trichloroacetic Acid Paint | 涂剂 | 【作用及用途】 有腐蚀作用。用于传染性软疣。<br>【用法】 先用止血钳挤出软疣内含物，再将药液点入疣体内。<br>【注意点】 浓度为33%，有腐蚀性，注意保护周围皮肤。 |
| **二甲硅油乳膏**<br>Dimethicone Cream | 乳膏<br>20% | 【作用及用途】 用于防治手、足皮肤干燥、皲裂及酸性物质引起的皮炎。<br>【用法】 涂搽患处，每日2～4次。 |

| 制剂名称 | 剂型规格 | 作用及用途、用法、注意点 |
| --- | --- | --- |
| **8-甲氧补骨脂素溶液**<br>8-Methoxypsoralen Solution | 溶液 | 【作用及用途】 用于白癜风。<br>【用法】 涂患处后，再经日光晒 5～20 min 或局部紫外线照射，每日 2 次。 |
| **氨薄荷脑酯**<br>(虫咬搽剂)<br>Ammonia and Menthol Spirit | 酯剂 | 【作用及用途】 用于蜂、蜈蚣螫伤，刺毛虫皮炎等。<br>【用法】 涂搽患处，每日数次。<br>【注意点】 本品含浓氨水、薄荷脑、乙醇。 |
| **地蒽酚（蒽酚）软膏，糊剂**<br>Dithranol Ointment, Paste | 软膏<br>糊剂<br>均0.1%<br>0.5%<br>1% | 【作用及用途】 可抑制表皮细胞 DNA 合成及有丝分裂。用于寻常型银屑病、斑秃等。<br>【用法】 涂搽患处，每日 2 次。<br>【注意点】 ① 可使毛发、皮肤和指甲着色。② 对黏膜及眼有刺激，可产生红斑和结膜炎。③ 大面积高浓度使用，可致肝和神经系统毒性。 |
| **乙氧苯柳胺乳膏**<br>(艾迪特)<br>Etofesalaminde Cream<br>(Aidite) | 乳膏<br>0.05% | 【作用及用途】 为非类固醇类消炎抗过敏药。用于慢性湿疹和神经性皮炎。<br>【用法】 涂搽患处，每日 2～3 次。慢性湿疹 1 疗程 4 周，神经性皮炎 1 疗程 2 周。<br>【注意点】 ① 对本品过敏者忌用。② 个别患者可有局部痒、红、灼热、脱屑、接触性皮炎。③ 若发生接触性皮炎，立即停药，严重者应采取相应治疗措施。 |
| **复方苯海拉明搽剂**<br>Diphenhydramine Co. Liniment | 搽剂 | 【作用及用途】 具有抗变态反应、消炎、止痒、止痛作用。用于变应性、神经性皮炎，皮肤瘙痒及虫咬等。<br>【用法】 用前温水洗净患处，搽干后涂药，每日 2～3 次。<br>【注意点】 ① 对本品内任何成分过敏者及皮肤破损处忌用。② 用后偶有局部灼热感、皮疹及瘙痒等。③ 本品 10 ml 含苯海拉明 10 mg、苯佐卡因 20 mg、薄荷脑及樟脑各50 mg。 |

| 制剂名称 | 剂型规格 | 作用及用途、用法、注意点 |
| --- | --- | --- |
| **甘油醇溶液**<br>Glycerol Ethanol Solution | 溶液 | 【作用及用途】 具有湿润和轻度扩张血管作用。用于防止皮肤干燥皲裂。<br>【用法】 洗净患处后涂搽，每日数次。<br>【注意点】 ① 对本品过敏和皮肤破损处忌用。② 本品每毫升含甘油 0.2 g、乙醇0.2 ml。 |

# 附　　录

# 一、急性中毒解救及意外事故处理

## (一) 急性中毒的处理原则

急性中毒的处理原则为立即中断毒物对机体的接触,清除未被吸收的毒物,促进毒物排泄及使用解毒药物,对累及多脏器的损害积极对症处理。

**1. 应急处理** 对中毒所导致的机体功能障碍(呼吸衰竭、休克、肺水肿、肾功能衰竭、脑水肿等)立即进行相应处理。

**2. 清除未被吸收的毒物**

(1) 由呼吸道吸入者,脱离中毒环境后立即给予氧气吸入,必要时进行人工呼吸。

(2) 皮肤或黏膜接触毒物者,脱去污染的衣服,用清水清洗皮肤。接触眼结膜者,用生理盐水或清水冲洗双眼,对腐蚀性毒物必须反复冲洗,时间不短于30 min。

(3) 由消化道摄入毒物者,可采用催吐、洗胃和导泻方法清除毒物。① 催吐:温开水、清水或生理盐水 100～200 ml 口服或灌服,然后用手指、牙刷柄、压舌板、筷子等刺激咽喉部使之呕吐;对昏迷和惊厥患者不宜用此方法,尚需防止呕吐物误吸。② 洗胃:适用于流质食物或水溶性毒物中毒,一般应在服入毒物后 4～6 h 内进行,腐蚀性毒物中毒或中毒后严重昏迷及胃溃疡、出血患者禁止洗胃。常用的洗胃液有温开水、1%～2%氯化钠、0.02%～0.05%高锰酸钾溶液(有机磷农药中毒者忌用)等,应灌洗至洗出液清澈为止。③ 导泻:口服 10%～20%甘露醇 50～100 ml 或用硫酸镁或硫酸钠导泻。腐蚀性药物中毒、体质极度衰弱者、吐泻严重而有明显失水者及孕妇忌用。

**3. 促使毒物排泄**

(1) 利尿:静脉输液,应用呋塞米(速尿)或 20%甘露醇每次 1～2 g/kg 静脉推注,尚可分别使用 5%碳酸氢钠 3～5 ml/kg 使尿呈碱性(水杨酸类中毒),应用氯化铵 75 mg/kg 使尿呈酸性(士的宁、安非他明中毒)以增加解毒效果。

(2) 血液透析:腹膜透析、血液透析或连续血液滤过。对于重症患者,若有条件首选血液透析或连续血液滤过。

**4. 解除毒物的毒性**

(1) 防止毒物进一步吸收:常用中和、氧化、沉淀和吸附的方法,如强碱用弱酸(如食醋)中和,强酸用弱碱(如肥皂水、氢氧化铝)中和,牛奶和蛋清可作为吸附剂,且对金属能起沉淀作用。

(2) 特效解毒剂:有些毒物有特效解毒药,一旦明确诊断,应尽快应用。

## (二) 各种常见中毒的临床表现及治疗

**细菌性食物中毒**

【临床表现】 主要表现为急性胃肠炎症状,如恶心、呕吐、腹痛、腹泻,常伴发热,重者有脱水、酸中毒甚至休克、昏迷等症状。

【治疗】 ① 催吐、洗胃和导泻。② 初期禁食或予清淡流质饮食。③ 根据病情和失水情况给予补液,纠正水、电解质和酸碱失衡。④ 抗感染治疗:在细菌未明前可选用氨苄西林、头孢菌素,静脉给药,细菌明确改用敏感抗生素,大肠埃希菌食物中毒选用第三代头孢菌素,肉毒杆菌中毒应用多价肉毒抗毒素。⑤ 休克、昏迷者对症治疗。

**真菌性食物中毒**

【临床表现】 一般症状为恶心、呕吐、腹胀、腹痛,偶有腹泻等;继之发生肝、肾、神经、血液等系统的损害,出现相应症状,如肝脏肿大、压痛,肝功能异常,黄疸(常见于黄曲霉素中毒),蛋白尿,血尿,尿少,尿闭;头晕,头痛,迟钝,躁动,运动失调,惊厥,昏迷,麻痹,粒细胞减少或缺乏,血小板减少等(见于棒曲霉菌、米曲霉菌)。患者多死于肝肾功能衰竭或中枢神经麻痹。

【治疗】 尚无特效治疗,应对症处理,清除毒物,保护重要脏器功能。

① 尽快尽早洗胃、服泻剂,洗胃可用0.02%～0.05%高锰酸钾溶液(患者已发生呕血、便血,则慎用洗胃)。② 纠正脱水、酸中毒,抗休克,心、脑、肝、肾功能受累及者予及时相应处理。③ 食入未经杀死真菌的食物酌情选用抗真菌药。④ 支持治疗:维持营养,重症者酌情选用抗生素预防感染。

**棉子或棉子油中毒**

【临床表现】 一般于食后2～4 d发病,出现食欲不振、恶心、呕吐、头昏、头痛、腹胀、便秘、腹痛、四肢麻木、嗜睡、烦躁、昏迷、惊厥、肝脏肿大、出现黄疸、胃肠道出血,严重者心动过缓、血压下降,发生呼吸、循环衰竭而死亡。

【治疗】 ① 催吐、洗胃、硫酸钠导泻。② 静脉补液,纠正脱水,维持电解质和酸碱平衡。③ 试用二巯丙磺钠(见775页),用药期间若出现过敏性休克或剥脱性皮炎,即应停药。④ 对症治疗。

**桐子或桐油中毒**

【临床表现】 轻者恶心、呕吐、腹泻、头晕、头痛、脱水、酸中毒、肝大、蛋白尿,重者昏迷、惊厥、呼吸困难甚至死亡。长期少量服后可致亚急性中毒,除有胃肠道症状外,表现为乏力、浮肿、皮肤潮红(可出现紫红色网状斑纹)、下肢麻木、心脏扩大及心衰。

【治疗】 ① 催吐,温开水洗胃,继给蛋白水、牛奶或面粉糊内服。② 补液,纠正脱水、酸中毒。③ 民间用柿饼解桐油中毒(3～4个,水煎服),可试用。④ 对症治疗。

**毒蕈中毒**

【临床表现】 毒蕈所含毒素不一,临床表现各异。胃肠型表现为恶心、呕吐、腹痛、腹泻,重者有剧烈腹痛、腹泻、脱水、酸中毒、休克、昏迷和肝肾功能衰竭,以致死亡。神经精神型除胃肠道症状外,尚有多汗、流涎、脉缓、瞳孔缩小等,重者幻觉、谵妄、昏迷、抽搐,预后不良。溶血型除胃肠道症状外发生急性溶血性贫血,肝、脾肿大,继发性血小板减少,可致全身出血。中毒性肝炎型有严重肝脏损害,初期有胃肠道症状,继之肝大、肝功能异常、黄疸、出血,最后肝坏死、肝昏迷。有的毒蕈含类阿托品毒素,可引起瞳孔散大、心动过速、兴奋、狂躁、昏迷。有些患者的四肢远端发生对称性的感觉和运动障碍、麻木或强直、膝反射消失等。

【治疗】 ① 排除毒物:选用 0.02%高锰酸钾溶液或 0.5%药用炭混悬液洗胃;灌入通用解毒剂(含药用碳 2 份、鞣酸 1 份,氧化镁 1 份)15~20 g;硫酸钠导泻,若中毒超过 8 h,用温盐水高位灌肠。② 有毒蕈碱样症状者,可皮下注射阿托品,每次 0.03~0.05 mg/kg,每 15~30 min 重复 1 次,达阿托品化后,渐减量至病情缓解。③ 有心、脑、肝损害,急性溶血、出血,可用糖皮质激素。④ 对症治疗。

**含氰苷果仁及氰化物中毒**(木薯、杏仁、桃仁、枇杷仁或含氰的照相电镀药品)

【临床表现】 多于食果仁后 2~6 h 内发生症状。出现恶心、呕吐、头痛或头晕、四肢无力、精神不振或烦躁不安等;心跳加快,呼吸深而稍快。严重者昏迷、惊厥、体温降低、血压下降、心跳减慢、呼吸困难或不规则,多不伴青紫,继之瞳孔散大、对光反射消失、阵发性惊厥、腱反射亢进或消失。患者往往死于呼吸麻痹。若为氰化物中毒,症状发生更急更快,重者顿时昏迷、惊厥而死。

【治疗】 ① 催吐:洗胃可用 0.05%高锰酸钾、5%硫代硫酸钠或 1%~3%过氧化氢。② 导泻。③ 特效解毒:一旦确诊,应尽快应用特效解毒药。④ 亚硝酸异戊酯吸入(见 783 页)或先静注亚硝酸钠(见 783 页),若症状未消失或反复,0.5~1 h 后可重复上述药物 1 次,剂量减半,或亚甲蓝(美蓝)(见 785 页)与 25%硫代硫酸钠(见 783 页)交替静脉注入,必要时每 15 min 1 次;亦可用依地酸钴(见 783 页)。⑤ 对症治疗。

**蓖麻子中毒**

【临床表现】 食后 3~24 h 出现症状,咽喉及食管烧灼感,恶心、呕吐、腹痛、腹泻,血性粪便(便中常见蓖麻子外皮碎屑),并伴尿少、无尿、血红蛋白尿,严重者出现黄疸、贫血、剧烈头痛、惊厥、昏迷、休克、呼吸抑制、心力衰竭以致死亡。

【治疗】 ① 催吐、洗胃、硫酸镁导泻,必要时可高位灌肠。② 禁食油类食物,给蛋清或牛奶、米汤等。③ 发生溶血时应用糖皮质激素,重者可输血。④ 对症治疗。

**白果中毒**

【临床表现】 食后 1~12 h 发病,早期有恶心、呕吐、腹痛、腹泻、发热、昏睡,继之出现烦躁不安、惊厥,肢体先强直而后松弛,发绀、昏迷、瞳孔散大及光反应消失,终致循环与呼吸衰竭。可有白细胞总数和中性粒细胞增高,脑脊液细胞数可增多、蛋白质略增多。诊断主要依据进食白果史或检查中发现白果残渣。

【治疗】 ① 催吐、洗胃、导泻。② 静脉补液,纠正水、电解质紊乱。③ 对症治疗,保持生命体征稳定,呼吸支持等。④ 中药治疗:急用白果壳 30 g 煎水服或用甘草 15 g 煎水服。

**亚硝酸盐中毒**(青白菜、腌渍青白菜、红苕、甜菜、灰菜等)

【临床表现】 发病较急,轻症患者主要是皮肤、黏膜青紫,尤以口唇、口角、甲床明显。一般不伴缺氧症状,重则青紫加重、头晕、乏力、嗜睡、呼吸急促,青紫与缺氧不成比例,心率加快、恶心、呕吐。再重则昏迷、惊厥、血压下降、心律不齐、呼吸衰竭死亡。

【治疗】 ① 催吐、洗胃、导泻。② 静注亚甲蓝(美蓝)(见 785 页)。③ 应用大量维生素 C。④ 吸氧,静注细胞色素 C(见 729 页)。⑤ 严重者可输新鲜血或血液净化。⑥ 对症治疗。

**发芽马铃薯中毒**

【临床表现】 食后数十分钟至数小时发病,表现为恶心、呕吐、腹痛、腹泻、剧烈呕吐,可致水、电解质失衡,血压下降,头晕,头痛等。严重者可有体温升高、烦躁、谵妄、昏迷、抽搐、呼吸困难或呼吸衰竭。

【治疗】 ① 洗胃、导泻。洗胃宜用 0.02%高锰酸钾溶液或 0.5%鞣酸。② 适当饮用食醋。③ 口服或静脉补液。④ 如仍有剧烈呕吐、腹痛,可给予阿托品。

**荔枝病**

【临床表现】 进食大量荔枝后可出现低血糖症状,多于清晨突然发病,出现头晕、出汗、面色苍白、乏力、嗜睡、心悸、肢冷,有的患者感到饥饿、口渴、腹痛、腹泻。严重者可突然昏迷、抽搐、瞳孔缩小、呼吸衰竭、血压下降甚至死亡。

【治疗】 ① 轻症患者口服糖水或葡萄糖液即可恢复,严重患者应立即静脉注射 25%~50%葡萄糖溶液 40~60 ml。② 对症治疗。

**菠萝过敏症**

【临床表现】 常于食后 1 h 发病,主要表现为过敏性胃肠炎,有急性阵发性腹痛伴呕吐及腹泻。有些患者有皮肤瘙痒及潮红、荨麻疹,四肢及口舌发麻,多汗等。严重者出现过敏性休克,处理及时可很快恢复。

【治疗】 ① 立即皮下注射 1∶1 000 肾上腺素 0.01~0.02 mg/kg。氢化可的松 0.05~0.1 g 加入 5%葡萄糖液内静滴。② 抗休克治疗。③ 催吐、洗胃及洗肠,清除胃肠道残留毒物。④ 应用抗组胺药物,如异丙嗪、苯海拉明、氯苯那敏等。⑤ 腹痛重者可用阿托品。⑥ 对症治疗。

**变质甘蔗中毒**

【临床表现】 恶心、呕吐、腹痛、腹泻、头痛、头晕、视物不清、复视或幻视、阵发性抽搐、昏迷、狂躁、血尿、柏油样大便，严重者可因呼吸衰竭而死亡。

【治疗】 ① 洗胃，并予药用炭吸附毒物，硫酸镁导泻，予利尿剂促进毒素排泄。② 积极治疗脑水肿，可予甘露醇、肾上腺皮质激素。③ 对症治疗。

**日光性皮炎**(食用某些蔬菜、泥螺后引起的日光性皮炎)

【临床表现】 日晒部位先有麻木感，后出现浮肿(呈向心性发展)、灼痛、表皮发亮、面部肿胀、两眼成缝、口唇厚而外翻、口水外流、咽部水肿、言语不清、呼吸困难，严重者局部出现水疱或血疱、皮下出血甚至组织坏死。

【治疗】 ① 避免日光继续照射。② 导泻。③ 浮肿严重者用利尿剂。④ 给抗组胺药。大剂量维生素 C，必要时给予糖皮质激素。⑤ 局部溃疡者作外科处理。⑥ 对症处理。

注：某些蔬菜，系指青菜、马齿苋、灰菜、苋菜、胜利油菜等；泥螺又名黄泥螺、麦螺。

**有机磷农药中毒**[敌百虫、3911(甲拌磷)、1605(对硫磷)、1059(内吸磷)、乐果、杀螟硫磷(杀螟松)、敌敌畏等]

【临床表现】 轻症者仅有毒蕈碱样症状，如头晕、头痛、恶心、呕吐、腹痛、腹泻、流涎、多汗、视物模糊、乏力等，血胆碱酯酶降至正常的50%～70%。中度者有毒蕈碱样症状外尚有烟碱样症状，以及交感神经症状和中枢神经症状，意识障碍、步态蹒跚、语言不清、瞳孔缩小、肌肉震颤、流泪、支气管分泌物增多，肺部有干、湿啰音和哮鸣音，发热、寒战，心动过缓、血压轻度升高等，血胆碱酯酶降至正常的30%～50%。重症者除上述症状体征外，患者多呈现昏迷，常有心动过速、房室传导阻滞、心房颤动等心律失常，血压升高或下降，发绀、呼吸困难、肺水肿、惊厥、瞳孔极度缩小，大、小便失禁或尿潴留，四肢瘫痪、反射消失等，可因呼吸麻痹或伴循环衰竭而死亡，血胆碱酯酶降至正常的30%以下。

【治疗】 ① 沾染者应立即脱离中毒现场，迅速去除被污染的衣物，用肥皂水或碱水或2%～5%碳酸氢钠溶液彻底清洗皮肤等被污染部位(敌百虫中毒用清水洗)，如眼部被污染，用生理盐水冲洗，至少10 min。② 口服中毒者均应洗胃，一般可用1%碳酸氢钠(敌百虫中毒者忌用)或生理盐水溶液洗胃，药物种类不明者最好用生理盐水或清水，洗胃后注入药用炭混悬液。③ 严重者可保留胃管，间断洗胃。④ 硫酸钠导泻(禁用油脂性泻剂)。⑤ 应用特效解毒剂：早期足量使用阿托品和特殊解毒剂如氯磷定、碘解磷定或双复磷(见773页)。⑥ 保持呼吸道通畅，给氧，必要时气管插管应用人工呼吸机。⑦ 止惊，忌用吗啡、茶碱类和氯丙嗪等药物，防治脑水肿及肺水肿，保护心、肝、肾功能，维持水、电解质平衡。⑧ 重症患者可用血液净化。⑨ 对症治疗。

**强酸中毒**(硫酸、盐酸、硝酸)

【临床表现】 误吸可引起上呼吸道刺激症状，重者出现喉水肿、肺部炎症、肺水肿。误服后口唇、口腔、咽部食管及胃肠等处黏膜发生水泡、溃烂，剧烈的灼热痛，并有恶心、呕吐，呕吐物呈血性或含黏膜碎片，患者出现烦躁不安、吞咽困难、声音嘶哑，重者可致窒息，可并发胃穿孔；大量吸收可致酸中毒、呼吸困难、惊厥、休克和呼吸抑制等，尚可有肝肾功能受损。

【治疗】 ① 迅速脱离现场，立即停止接触毒物。② 禁洗胃、催吐。③ 服用镁乳、氢氧化铝、稀肥皂水作中和剂，给牛奶或蛋清，然后给服植物油保护黏膜。忌用碳酸氢钠。④ 为防消化道狭窄和瘢痕形成，可在误服后 2～3 d 后使用糖皮质激素。⑤ 对症治疗。

**强碱中毒**(氢氧化钠、氢氧化钾、碳酸钠、碳酸钾、氨水)

【临床表现】 误服后口唇、口腔、咽部、食管及胃灼热痛，腹部绞痛，并有恶心、呕吐，呕吐物呈血性，排出血性便，口咽部有糜烂，患者出现烦躁不安、吞咽困难、声音嘶哑，重者喉头痉挛和水肿，可致窒息、肺水肿、休克、食道及胃穿孔，后期可致消化道狭窄。毒物吸收后可发生碱中毒，尚可有肝肾功能受损。

【治疗】 ① 忌洗胃或催吐。② 立即内服食醋、柠檬水、橘子水或 0.5%稀盐酸作中和剂，碳酸盐中毒时用清水。③ 其他处理与强酸中毒同。

**苯中毒**

【临床表现】 眩晕、步态蹒跚、皮肤潮红、恶心、呕吐、胸闷、腹胀、四肢肌肉痉挛、抽搐、苍白、谵妄、瞳孔散大、呼吸困难、血压下降，可有严重心律失常，最后可因呼吸中枢麻痹而死亡。

【治疗】 ① 吸入中毒者应速将患者移至空气新鲜处，给氧，必要时行人工呼吸。② 吞服中毒者应用 5%碳酸氢钠或 3%药用炭混悬液洗胃，硫酸钠导泻。③ 静注高渗葡萄糖及维生素 C，并可加用葡萄糖醛酸内酯，该药可与苯结合而解毒。④ 对症治疗：补液、抗休克、防治脑水肿、呼吸支持。

**砷及其化合物中毒**[五氧化二砷、三氧化二砷(砒霜)、硫化砷(雌黄与雄黄)、砷化氢气体及甲基硫化砷]

【临床表现】 急性中毒：误服后数分钟至 2 h 即可出现急性胃肠炎症状。口有金属味，口咽干痛、有烧灼感；声嘶哑、恶心、呕吐、吞咽困难、腹痛、腹泻，呕吐物有蒜味、米泔水样，继之混有血液、黏液和胆汁；大便为水样、米泔水样，后为血性；有脱水和电解质紊乱以致休克，可伴有中毒性心肌炎、多发性神经根炎；严重患者于 24 h 至数日内发生呼吸、循环、肝肾功能衰竭及中枢神经系统病变。亚急性中毒表现为四肢感觉异常(疼痛、麻木、无力、麻痹)，出现腕、足下垂，腱反射消失，或有吞咽困难、发音及呼吸障碍及多发性神经炎症状。慢性中毒：除神经衰弱症状外，突出表现为多样性皮肤损害，皮肤干燥、丘疹、疱疹、脓疱、散在色素沉着，毛发脱落，手脚掌角化过度或脱皮，典型表现为手掌的尺侧缘、手指的跟部有许多小的谷粒状角化隆起。指甲无光泽、变厚而脆，出现米氏线。鼻炎、鼻出血、鼻中隔穿孔、结膜炎、齿龈炎、口腔炎、结肠炎等。吸入中毒者尚有咳嗽、胸痛、呼吸困难、贫血、酱油色尿、肝脾肿大等。

【治疗】 ① 催吐、温开水或生理盐水洗胃(亦可用0.5%药用炭悬液加牛奶或3%硫代硫酸钠溶液洗胃)。② 服镁乳或新鲜配制的氢氧化铁解毒剂(12%硫酸亚铁溶液与20%氧化镁混悬液,在用前等量混合配置),口服或经胃管注入,每5~10 min 1匙至呕吐,停止给药。③ 勿导泻。④ 特效解毒剂:注射巯基类解毒药或硫代硫酸钠(见783页)或青霉胺(见623页)。⑤ 保肝。⑥ 吸入中毒者立即脱离现场。⑦ 早期、短程、大剂量使用肾上腺皮质激素控制溶血,碱化尿液,维持水、电解质及酸碱平衡,防治急性肾功能衰竭。⑧ 重症患者尽早做血液透析。⑨ 对症治疗。

**氟化物中毒**[氟乙酰胺、氟乙酸钠(1080杀鼠剂)、氟化钠、氟硅酸钠、氟氢酸]

【临床表现】 流泪、流涎、咳嗽、咽部疼痛,皮肤红斑、出现疱疹溃疡,出汗、恶心、呕吐、腹痛、腹泻,头痛、头晕、精神恍惚、烦躁不安、全身强直性或间歇性痉挛、肢体小抽动、视力模糊、乏力、语音困难、吞咽肌麻痹,心率失常、血压下降、脉细而弱、心力衰竭、呼吸浅快、发绀,黄疸、血尿,也可有低血糖、低血钙、抽搐,最后呼吸衰竭。

【治疗】 ① 皮肤污染引起中毒者应立即脱去污染衣服,彻底清洗污染的皮肤。② 催吐,彻底洗胃(可用0.02%高锰酸钾),然后给豆浆、牛奶、蛋白水或氢氧化铝凝胶保护胃黏膜。③ 导泻。④ 特效解毒剂:氟乙酰胺中毒者早期足量使用乙酰胺(见775页)。⑤ 病情严重时应用血液透析。⑥ 对症治疗并给予大剂量的药物及能量合剂。

**毒鼠强中毒**(四二四、四亚甲基二砜四胺、三步倒)

【临床表现】 潜伏期短,多在进食后10~30 min突然发病,头痛、头昏、无力,重者意识模糊、躁动不安、惊厥发作、全身阵发性强直性抽搐,严重时呈癫痫持续状态,可导致呼吸衰竭而死亡。消化系统有恶心、呕吐、上腹部烧灼感、腹胀痛,部分患者于中毒后3~7 d出现肝肿大、肝功能异常,此外尚可有心悸、胸闷、窦性心动过缓和窦性心动过速,少数患者有出血表现或肾损害。

【治疗】 ① 以0.02%高锰酸钾溶液洗胃,并留置胃管24 h,反复洗胃。同时注入药用炭,继之导泻。② 积极止惊,应用苯巴比妥钠和氯硝西泮。③ 防治脑水肿、呼吸支持,剧烈抽搐者及早应用人工呼吸机。④ 重症者尽早应用血液透析。⑤ 有报道应用二巯基丙磺钠有效,但尚需进一步评价。

**无机磷中毒**(火柴、磷化锌)

【临床表现】 一般多在48 h内发病,出现口腔、咽喉糜烂、疼痛、恶心、呕吐、腹痛、腹泻,呼气、呕吐物及大便带蒜味并在暗处可见磷光,严重时呕吐物及大便带血,逐渐出现肺水肿、肝肿大、黄疸、肝区压痛、血压下降、心肌损害、白细胞减少、少尿、血尿、管型尿,最后谵妄、昏迷、抽搐。

【治疗】 ① 0.3%过氧化氢或0.02%~0.05%高锰酸钾溶液洗胃,口服液状石蜡(勿用其他油类及含脂肪物质如牛奶)。② 用硫酸钠导泻,禁用硫酸镁及油类导泻。③ 病情严重时应用血液透析。④ 对症治疗。

**铅中毒**

【临床表现】 急性中毒：口内有金属味、流涎、恶心、呕吐，呕吐物呈白色奶块状，食欲减退、腹痛，重症有阵发性腹部绞痛，并有肝肿大、黄疸、少尿或无尿、循环衰竭等。发生中毒性脑病时突然出现顽固性呕吐，伴有共济失调、斜视、惊厥、昏迷等颅高压表现。患者尚可有贫血、面容呈灰色（铅容）齿龈铅线，指、趾麻木，肢体及肋间肌瘫痪。视网膜点彩为铅中毒早期表现。慢性中毒表现为癫痫样发作，运动过度、攻击性行为，重者可有失明和偏瘫。小儿尚表现语言功能发育迟缓。

【治疗】 ① 误服者立即洗胃（1%硫酸钠或硫酸镁），继之向胃内注入牛奶或生蛋清。② 用盐类泻药导泻。③ 注射依地酸钙钠或喷替酸钙钠（见781页）或二巯丁二钠（见777页）。④ 慢性中毒用依地酸钙钠，剂量用法同上，隔2～4 d可重复1疗程，一般3～4个疗程，视病情而定。⑤ 对症处理：对急性腹痛可用阿托品、654-2或10%葡萄糖酸钙，降低颅内压，控制惊厥。⑥ 静脉补液，纠正电解质失衡。

**铋中毒**（次碳酸铋、次硝酸铋、硅酸铋、次没食子酸铋、枸橼酸铋钾等）

【临床表现】 恶心、呕吐、流涎、舌及咽喉部疼痛，腹痛、腹泻、粪便呈黑色，皮疹、头痛、肝肿大、黄疸、蛋白尿、管型尿，甚至发生肝肾功能衰竭。大剂量应用次硝酸铋，可引起亚硝酸盐中毒症状，如头晕、面红、脉虚、胸部压迫感、呼吸困难、发绀，重症由于心血管麻痹而导致血压降低、休克等。长期服用可致神经和精神障碍，表现为神经错乱、震颤、肌痉挛等，可发生过敏反应，多为肌内注射后出现发热、急性溶血、皮疹甚至剥脱性皮炎。

【治疗】 ① 催吐、洗胃、导泻。② 服牛奶或蛋清。③ 用二巯丙醇（见775页）或二巯丙磺钠（见775页）或静脉注射10%硫代硫酸钠（见783页）解救。④ 如发绀可用亚甲蓝（见785页）和大量维生素C。⑤ 必要时可用抗组胺药及糖皮质激素。⑥ 对症处理，并防治急性肝肾功能衰竭。

**铁中毒**

【临床表现】 误服大量铁剂，发生铁中毒的过程可以分为五期：① 在误服铁剂30 min后到2 h，表现恶心、呕吐、腹痛、腹泻、呕血、血性粪便，严重者低血压、休克和昏迷，此期可维持4～6 h。② 继后2～6 h为无症状期。③ 约12 h后，发生低血糖和代谢性酸中毒、发热、白细胞增多及昏迷等，出现迟发性休克。④ 2～4 d后发生肝肾损害，出现肝大、黄疸、肝功能异常以至肝衰竭，血尿、蛋白尿及管型。⑤ 2～4周可有幽门狭窄表现。若长期内服大量铁剂，可引起肺、肝、肾、心、胰等处的含铁血黄素沉着症，并可导致栓塞性病变和纤维变性。

【治疗】 ① 急救处理：服用大量生蛋清、牛奶，使之形成铁蛋白复合物，随之催吐，再用2%～5%碳酸氢钠溶液洗胃，洗胃后置留部分溶液于胃中，再以口服盐类泻剂导泻。误服时间超过30 min，不宜催吐。② 应用去铁胺（见787页），可酌用依地酸钙钠或喷替酸钙钠(见 781 页)。③ 严重中毒者采用血液或腹膜透析。④ 对症治疗：纠正脱水、酸中毒，抗休克，必要时输血或血浆。

**铊中毒**

【临床表现】 口服大量铊盐后数分钟至 24 h 发生恶心、呕吐、口炎、腹痛、腹泻，重者胃肠出血。3～5 d 后出现多发性脑神经损害和周围神经炎症状，表现为皮肤蚁爬感、针刺感，四肢麻木疼痛，足趾疼痛，下肢无力，行走困难，重者瘫痪、上睑下垂、复视，还可发生球后视神经炎、视神经萎缩。2 周后出现全身大量毛发脱落(此为铊中毒特殊症状)。此外尚可有皮疹、皮肤黏膜出血、贫血、齿龈炎及齿龈蓝线，重症病例发生肝肾损害、心律失常、休克、肺水肿、呼吸衰竭。吸入中毒者，初起时消化道症状较轻，而以神经系统症状为主。

【治疗】 ① 口服中毒者立即催吐、洗胃、导泻，洗胃宜先用 1%碘化钾或碘化钠溶液 100～200 ml 注入胃内，使铊成为不溶性碘盐，然后用 3%硫代硫酸钠溶液和清水洗胃，洗后口服药用碳。② 可服牛奶、蛋清。③ 硫酸镁导泻。④ 皮肤接触者用清水或肥皂水清洗。⑤ 可选用络合剂二巯丙磺钠、二巯丁二钠(见 775 及 777 页)及有离子交换作用的普鲁士蓝，可治急、慢性中毒，每日 0.25 g/kg 溶于 20%甘露醇 2 000 ml 中，分 4 次服用。⑥ 重症者作血液透析。⑦ 静脉补液，维持水、电解质平衡，并给予大剂量维生素 $B_1$ 和 $B_{12}$ 等。

**锌中毒**

【临床表现】 口、咽及消化道糜烂，唇及声门肿胀，腹痛、腹泻、呕吐和电解质紊乱。重者出现血压升高、气促、瞳孔散大、休克、抽搐等危象。

【治疗】 ① 5%药用炭混悬液或 0.05%高锰酸钾洗胃，硫酸钠导泻，口服牛奶。② 可用二巯丁二钠、二巯丙磺钠或二巯丙醇(见 777 及 775 页)。③ 纠正水、电解质紊乱。

**高锰酸钾中毒**

【临床表现】 症状与剂量及浓度相关。误服 1%溶液有恶心、呕吐、胃部烧灼感、口有金属味、口腔黏膜呈棕黑色、腹痛、腹泻等；误服 5%溶液或结晶后可有口、唇、舌、咽喉、食管水肿，导致说话、吞咽及呼吸困难，重者窒息，亦可有消化道出血、坏死、腹痛、血便甚至消化道穿孔，锰吸收后可有咳嗽、声音嘶哑、哮喘、面色苍白、发绀、盗汗、感觉异常、定向力丧失、四肢震颤甚至精神错乱，肾损害可出现蛋白尿和血尿、高钾血症，脉快而弱、血压下降、循环衰竭导致不良后果。

【治疗】 ① 立即服用大量稀释的维生素 C，继之用清水或 0.5%药用炭混悬液洗胃，注入牛奶、蛋清。② 硫酸钠导泻。③ 必要时选用喷替酸钙钠(见 781 页)或依地酸钙钠(见 779 页)。④ 静注 10%葡萄糖酸钙或 5%氯化钙。⑤ 对症治疗。

**阴离子型清洁剂中毒**

【临床表现】 阴离子型清洁剂主要包括肥皂、洗衣粉、洗衣水、厨房洗涤剂等,误服可有恶心、呕吐、腹痛、腹泻、腹胀和黏膜刺激烧灼感,重者致低钙血症,发生手足搐搦症。皮肤黏膜刺激症状与接触时间和清洁剂浓度有关,少数与过敏有关,皮肤发红、疼痛、丘疹,重者皮肤增厚、渗出、破溃、脱屑和水疱等。误入眼中引起流泪、畏光、红肿、疼痛,重者致化学性结膜炎。偶有过敏者诱发哮喘。

【治疗】 ① 误服者口服牛奶或清水使之稀释并易吐出,口服思密达,同时给10%葡萄糖酸钙 5~10 ml 稀释后静滴。② 接触高浓度清洁剂者以水冲洗,误入眼睛者以大量生理盐水或蒸馏水冲洗,并检查角膜有无损伤。③ 对症治疗:维持水和电解质平衡,过敏者应用脱过敏药物。

**阳离子型清洁剂中毒**

【临床表现】 阳离子型清洁剂主要包括护发素、织物柔软剂、苯扎溴铵等,局部刺激症状较阴离子型清洁剂重,0.1%~0.5%即有黏膜刺激症状,10%浓度时对食管和黏膜有腐蚀性,20%浓度即可引起消化道穿孔和腹膜炎。主要症状为呕吐、呕血、消化道烧灼感,重者可昏迷、惊厥、低血压、呼吸麻痹。

【治疗】 ① 给予牛奶、药用碳、思密达等保护胃黏膜,食管有损伤时不能洗胃及催吐。② 用硫酸钠导泻。③ 镇静,维持水和电解质平衡,抗休克。

**硼酸中毒**

【临床表现】 恶心、呕吐、腹痛、腹泻,脱水、酸中毒,吞咽困难、黄疸、皮疹,黏膜出血、蛋白尿、血尿,头痛、视力障碍、烦躁、共济失调、四肢麻木、震颤、角弓反张、谵妄、昏迷,严重时出现体温和血压下降、休克等。

【治疗】 ① 催吐,不论服后多少时间均应洗胃,用生理盐水清洗残留在其他部位的硼酸。② 静脉滴注生理盐水或葡萄糖生理盐水,并纠正水、电解质紊乱。③ 碱化尿液、保暖、止痉、保肝等。④ 必要时作透析疗法。⑤ 对症治疗。

**含氯石灰(漂白粉)中毒**

【临床表现】 呼出气有氯味,恶心、呕吐、腹泻、腹痛、消化道刺痛、烧灼感,重者咽喉水肿、食管狭窄、胃穿孔。

【治疗】 ① 催吐,用清水小心洗胃,服牛奶、蛋清、面糊等保护黏膜,并用盐类泻剂导泻。② 皮肤灼伤,可用4%碳酸氢钠溶液洗涤;眼灼伤用生理盐水或1%碳酸氢钠溶液冲洗,滴抗生素滴眼液。③ 口服硫代硫酸钠,忌用酸性解毒剂。④ 对症治疗。

**刺激性气体中毒**(氯气、光气、二氧化硫等)

【临床表现】 流泪、流涕、喷嚏、咽喉干痒、刺激性咳嗽、痰中带血、窒息感、呼吸困难、胸部刺痛、鼻口痛感、流涎、头痛、上腹痛、恶心、呕吐,出现喉水肿、肺水肿以至窒息,血压下降、四肢湿冷、昏迷、皮肤及角膜溃疡等,严重者可并发气胸及纵隔气肿。

【治疗】 ① 迅速撤离污染区,吸新鲜空气,及早吸氧。② 呼吸支持,治疗肺水肿,肺部有哮鸣音者可使用支气管扩张剂。③ 糖皮质激素静滴或雾化吸入。

④ 用生理盐水或 3%硼酸水冲洗眼睛,涂抗生素眼药膏。⑤ 对症治疗：静脉补液,纠正酸中毒，预防肺炎。

**窒息性气体中毒**(一氧化碳)

【临床表现】 头痛、眩晕、耳鸣、眼花、四肢无力、全身不适,加重时有恶心、呕吐、心中紧迫感、烦闷、精神错乱、震颤、呼吸困难且不规则、脉微弱,唇、颊、指(趾)甲呈樱红色,血压下降、昏睡、昏迷、惊厥、呼吸中枢麻痹、心跳停止。

【治疗】 ① 速将患者移至新鲜空气处,保持呼吸道通畅,予氧气吸入或口对口呼吸。有条件时迅速用高压氧舱治疗。② 防治脑水肿、肺水肿,抗休克、降温、止惊等对症治疗。③ 呼吸支持,应用人工呼吸机。

**汽油及煤油中毒**

【临床表现】 口服中毒：口、咽及胃部有烧灼感,恶心、呕吐(呕吐物可带血)、腹痛、腹泻、大便带血、排尿疼痛,晕厥、嗜睡、发绀或苍白、呼吸浅表、心跳快速、脉搏细弱、血压下降,并可导致中毒性肝炎和肾炎等。吸入中毒：面红、兴奋、恶心、呕吐、头痛、头晕、胸闷、幻视、幻听、耳鸣、神志恍惚、肢体震颤、心悸等,重者可有谵妄或狂躁,阵挛性或强直性抽搐、昏迷,呼吸浅表和频数,脉快而弱,血压下降,体温升高或下降。

【治疗】 ① 一般不催吐、洗胃,如口服量多且时间不久,可注入液状石蜡于胃中,然后将油吸出,再用温水反复洗胃,直至无气味,严防吸入肺内,服 5%～10%药用炭混悬液。② 导泻。③ 吸入中毒者,即将患者移至新鲜空气处,除去污染衣服。④ 对症治疗：氧气吸入,静脉补液。应用糖皮质激素,给升压药(忌用肾上腺素)。

**人造樟脑丸中毒**(萘、臭球、祛蠹丸)

【临床表现】 口及呼气有樟脑味,流涎、恶心、呕吐、腹泻、腹痛、多汗、全身无力、头痛、眩晕、耳鸣、听力障碍、视力模糊、瞳孔扩大、眼球震颤、反射亢进、激动不安、幻觉、共济失调、尿道有刺痛感,可在 3～5 d 内发生溶血性贫血,5～6 d 后出现少尿、无尿、尿毒症,尿呈黑色或青绿色,肝可严重损伤。局部接触可发生皮炎、结膜炎、角膜损伤,迁延性中毒可有白内障、虹膜炎、视神经炎。

【治疗】 ① 催吐,温开水或 0.5%药用炭混悬液洗胃,再给蛋白水、米汤,多饮水,忌食脂肪性食物。② 硫酸钠导泻。③ 静脉补液,利尿,如有血红蛋白尿,可用碳酸氢钠碱化尿液,酌情选用糖皮质激素。④ 对症治疗：吸氧、镇静等。

**水合氯醛中毒**

【临床表现】 昏睡、昏迷、血压和体温下降、心律失常、瞳孔缩小、呼吸困难、发绀;大量口服后有恶心、呕吐(呕出物带血)、腹痛和肠出血、黄疸、肝大、蛋白尿、血尿,少数有谵妄、精神错乱及癫痫样发作,重者可因休克、呼吸衰竭而死亡。

【治疗】 ① 温开水、浓茶或 0.02%高锰酸钾溶液洗胃。② 酌情用硫酸钠导泻。③ 尽快反复交替使用中枢兴奋剂如尼可刹米、山梗菜碱等。④ 对症治疗：静脉补液,纠正水、电解质失衡,给氧、止惊、保肝、抗休克等。

**阿片类中毒**(阿片、吗啡、可待因、罂粟碱等)

【临床表现】 恶心、呕吐,先兴奋后抑制,牙关紧闭、角弓反张、惊厥、嗜睡、昏迷、瞳孔极度缩小、呼吸抑制,继而体温和血压下降、皮肤湿冷,最后因呼吸中枢麻痹引起心血管功能障碍而死亡。

【治疗】 ① 洗胃,先用0.05%高锰酸钾液洗,后用清水洗,给药用炭混悬液。② 硫酸钠导泻。③ 用纳洛酮或烯丙吗啡(见785页)对抗。④ 呼吸支持:给氧,必要时应用人工呼吸机。⑤ 对症治疗:保暖、静脉补液,维持水、电解质平衡。

**苯二氮䓬类中毒**(地西泮、硝西泮、氟西泮、氟硝西泮、劳拉西泮、艾司唑仑等)

【临床表现】 头痛、眩晕、嗜睡、恶心、呕吐、乏力、精神错乱、共济失调、反射消失、支气管分泌物增多、呼吸困难或抑制、心动缓慢或过速、血压下降、肺水肿、尿少、尿闭、粒细胞减少、皮疹、剥脱性皮炎、紫癜、黄疸、肝肿大及压痛、谵妄、惊厥、昏迷等。

【治疗】 ① 催吐,0.02%高锰酸钾溶液洗胃。② 硫酸钠导泻。③ 纳洛酮治疗(见785页)。④ 对症治疗:静脉补液、吸氧、止惊、维持血压、呼吸支持等。

**巴比妥类中毒**

【临床表现】 头痛、眩晕、语言迟钝、神志模糊、瞳孔缩小(晚期放大)、对光反应迟钝、腱反射消失,病理反射阳性,昏迷前可有狂躁、谵妄、幻觉、惊厥等,严重者可发生呼吸浅而不规则,脉弱,血压和体温均下降,休克,呼吸抑制,循环衰竭。部分患者出现肝肾损害、尿少、黄疸、出血、尿毒症。还可有发热和各种皮疹。

【治疗】 ① 催吐、洗胃(0.02%高锰酸钾或生理盐水)。② 硫酸钠(忌用硫酸镁)导泻。③ 维持呼吸道通畅,必要时给氧或机械通气。④ 静脉输液,利尿,碱化尿液,严重者可用血液透析或腹膜透析。⑤ 深度昏迷或呼吸抑制时可予纳洛酮(见785页)和贝美格(见787页)。⑥ 对症治疗:抗休克,保护肝、肾脏器功能等。

**氯丙嗪类中毒**(氯丙嗪、乙酰普马嗪、三氟拉嗪、奋乃静等)

【临床表现】 误服较大剂量时出现头晕、嗜睡、表情淡漠、软弱,有时胡言乱语,还可有流涎、恶心、呕吐、腹痛、腹胀、黄疸、肝肿大等。过大剂量可致心悸、四肢发冷、血压下降甚至休克、呼吸困难、瞳孔缩小、昏迷和反射消失,也可出现房室传导阻滞、早搏、蛋白尿、管型尿等。长期大剂量可致粒细胞、血小板减少,溶血性贫血等。偶有因用治疗量而出现过敏反应或锥体外系症状。

【治疗】 ① 平卧,不可搬动头部以防直立性低血压。② 误服不超过6 h者用0.02%高锰酸钾溶液或温开水洗胃,硫酸钠导泻。③ 维持体液平衡,防止休克(输液量不可过多)。④ 严重中毒者可血液透析治疗。⑤ 对症治疗:血压降低时,可输入血浆或右旋糖酐,必要时辅以间羟胺及去氧肾上腺素(忌用多巴胺及异丙肾上腺素)。⑥ 有锥体外系症状时,选用苯海拉明或苯海索,或东莨菪碱治疗。⑦ 保持呼吸道通畅、抗休克、止惊、保护肝肾功能等。

**卡马西平中毒**

【临床表现】 轻症出现头痛、眩晕、嗜睡、震颤、共济失调、心律失常；重度中毒可有瞳孔散大、眼球震颤、反射异常、呼吸抑制、心脏传导障碍、再生障碍性贫血、大疱表皮松懈性皮炎、肝损伤等。

【治疗】 ① 催吐，洗胃，并给予药用炭和轻泻药。② 必要时机械通气。③ 重者予透析治疗。④ 对症治疗。

**苯妥英钠中毒**

【临床表现】 恶心、呕吐、上腹剧痛、头痛、眩晕、无力、心悸、视力障碍、言语不清、吞咽困难、黄疸、发热、皮疹、共济失调、瞳孔放大、昏迷、血压下降、呼吸衰竭等。

【治疗】 ① 温开水、1%～2%食盐水或1%～4%鞣酸液洗胃，硫酸钠导泻。② 严重中毒时，应用烯丙吗啡(见785页)减轻呼吸抑制，也可用血液透析。③ 对症治疗：抗休克，止惊，保护肝、肾、脑功能。

**水杨酸类中毒**(乙酰水杨酸、水杨酸钠、冬绿油等)

【临床表现】 急性中毒表现为恶心、呕吐、腹痛、腹泻、出血性胃炎、头痛、乏力、多汗、眩晕、视力减退；重症者有惊厥、昏迷、面色苍白、血压下降、精神错乱、谵妄、幻觉、震颤、呼吸增快、发绀、肺水肿、呼吸衰竭、少尿、蛋白尿、酸碱代谢紊乱，偶有过敏反应，过敏者可致哮喘、表皮坏死、紫癜、声门水肿和喉头痉挛。

【治疗】 ① 催吐，1%～2%碳酸氢钠、温水或0.05%高锰酸钾溶液洗胃。② 导泻。③ 静脉补液，纠正水、电解质及酸碱失衡，碱化尿液。④ 必要时应用血液透析。⑤ 对症治疗：用维生素K防治出血、抗感染、抗休克、呼吸支持等。

**异烟肼中毒**

【临床表现】 肝毒性：一过性肝酶升高、黄疸；发热、皮疹，尚可有恶心、呕吐、上腹不适、口干、代谢性酸中毒、高血糖症。神经系统毒性：表现为手足感觉异常、肌力减退、反射减弱，较少见的有失眠、欣快感、精神异常。偶见剥脱性皮炎、粒细胞减少、出血倾向，大量服用可出现抽搐、昏迷。

【治疗】 ① 催吐、洗胃、导泻。② 给大剂量维生素$B_6$。③ 对症治疗：静脉补液，甘露醇等利尿，并纠正酸中毒、止痉等。

**咖啡因与氨茶碱中毒**

【临床表现】 恶心、呕吐、腹痛、呕血、便血；头痛、头晕、耳鸣、谵妄、肌肉震颤、惊厥、昏迷、体温升高、呼吸加快、心动过速及其他心律失常，可见血压降低、尿多、血尿；严重患者可因肺水肿、肺栓塞、脑水肿、呼吸麻痹、心力衰竭等导致不良后果。偶可并发DIC。

【治疗】 ① 若为内服中毒，宜立即催吐，0.02%高锰酸钾或微温1%～2%食盐水洗胃，硫酸镁导泻。② 可用苯巴比妥抗惊厥。③ 纠正水、电解质紊乱及酸中毒，抗休克。④ 防治脑水肿及呼吸衰竭。⑤ 忌用肾上腺素、尼可刹米、麻黄碱、吗啡及哌替啶。

**乙醇中毒**(酒精、酒类)

【临床表现】 兴奋期:呼出气有酒气味、恶心、呕吐、眼结膜充血、面色潮红或苍白、欣快感、口干、多语、啼笑无常、粗暴无礼或安静入睡、共济失调(步态不稳、动作不协调、语无伦次);昏睡期:表现为昏睡、皮肤湿冷、呼吸缓慢、脉细弱、心率加快、血压和体温下降、大小便失禁,严重者瞳孔散大、抽搐、昏迷,可因呼吸循环衰竭而死亡。小儿乙醇中毒常无兴奋期,很快进入昏睡,严重者有高热、颅高压、惊厥、休克。

【治疗】 ① 一般醉酒者无需治疗,多饮浓茶和咖啡,休息、保暖。② 刺激咽部催吐,并用1%碳酸氢钠或微温开水反复洗胃,灌服浓茶,较重者可用0.5%药用炭混悬液。③ 过度兴奋者用地西泮或氯丙嗪,昏迷者用中枢兴奋药,脑水肿时给脱水剂,呼吸抑制者应用呼吸兴奋剂,必要时用机械通气。④ 严重患者可静注10%~20%GS,并按每4 g加1 U普通胰岛素静滴。肌注维生素$B_1$、$B_6$各0.05~0.1 g。⑤ 静滴纳洛酮催醒,使用无效者应予血液透析治疗。⑥ 对症治疗,维持水、电解质平衡。

**阿托品、曼陀罗、颠茄、莨菪碱等中毒**

【临床表现】 口渴、咽喉干燥、皮肤干而发红、鼻出血、呕吐、脉速而细、瞳孔扩大、高热、烦躁不安、共济失调、精神症状、谵妄、神志不清、呼吸困难等。

【治疗】 ① 1%~2%碳酸氢钠或4%鞣酸溶液洗胃,灌入浓茶或0.5%药用炭混悬液。② 导泻。③ 给予足量镇静剂,如水合氯醛等(忌用吗啡和长效巴比妥类)。④ 可予新斯的明(见839页)或依酚氯胺拮抗(见841页)。⑤ 对症治疗。

**克伦特罗**(氨哮素、克喘素)**中毒**

【临床表现】 畜禽饲料中添加大剂量本品可促使动物生长瘦肉比值,若屠宰前未及早停用这种饲料,而食用其带有残留药物的肌肉、肝脏、肺等,可导致中毒,俗称瘦肉精中毒。食用后15 min至6 h发病。主要表现为心悸、心动过速、多汗、肌肉震颤、肌无力、肌痛、头痛、眩晕、恶心、口干、失眠、呼吸困难、神经紧张、皮肤瘙痒等;严重时可发生惊厥、高血压危象、室上性早搏和房颤等;个别可致血钾、镁及磷酸盐降低而心脏猝死。

【治疗】 ① 早期可洗胃、导泻。② 药物如已进入血液中应采取静脉输液和给予利尿药物加速排泄。③ 对症处理,严重者应注意监测血钾等电解质水平并予补充。

**洋地黄类药物或具有洋地黄作用毒物**(包括夹竹桃、万年青、蟾蜍)**中毒**

【临床表现】 恶心、呕吐、流涎、腹胀、腹泻、头痛、眩晕、耳鸣、激动不安、畏光、运动失调、视力减退、黄视或绿视、呼吸困难、心律失常、尿内有糖和丙酮等,严重者可出现各种类型的传导阻滞,如心室纤维颤动或心脏停搏、谵妄、惊厥、昏迷、休克等。

【治疗】 ① 立即停药,内服时间短、中毒重者用温开水或0.02%高锰酸钾溶液洗胃。② 硫酸钠导泻。③ 口服或静滴氯化钾,同时监测心电图及血钾。④ 对症治疗:对心律失常,按不同类型选用药物。

**复方炔诺酮、复方甲地孕酮中毒**

【临床表现】 服一般剂量大多无反应,少数出现恶心、厌食、头晕、乏力、嗜睡,误服量大后可有皮肤潮红、灼热、体温增高、呼吸及心率加快、瞳孔放大、光反射迟钝、烦躁不安;严重者并发中毒性心肌炎、中毒性肝炎、酸中毒、喉头水肿、脑水肿等。

【治疗】 ① 催吐,洗胃,导泻。② 静脉补液,纠正水、电解质失衡。③ 应用细胞色素C及男性激素,如丙酸睾丸酮等。④ 应用大剂量糖皮质激素。⑤ 发生突破性出血,可服炔雌醇。⑥ 对症治疗:发生心力衰竭时用强心苷,保肝,用抗生素防止感染(忌用氨基糖苷类抗生素)。

**河豚毒素中毒**

【临床表现】 起病迅速,食后0.5~1 h发病,首先出现胃部不适、恶心、呕吐、腹痛及腹泻、便血,并伴全身不适,口唇、舌尖及指端发麻,眼睑下垂,四肢无力,以后全身麻木、肌肉麻痹、共济失调、痛觉及腱反射减低或消失,呼吸浅而不规则,随后呼吸困难、面色青紫,血压及体温下降,昏迷,瞳孔先缩小后散大,最后呼吸麻痹或心电图出现房室传导阻滞。

【治疗】 ① 催吐,0.05%高锰酸钾溶液或0.5%药用炭混悬液洗胃。② 硫酸钠或硫酸镁导泻。③ 静脉补液,维持水、电解质平衡,利尿,促进毒物排泄。④ 可用L-半胱氨酸1 d 0.05~0.1 g加入补液中静脉点滴。⑤ 肌肉麻痹者可用士的宁2~3 mg肌内或皮下注射,每日3次。⑥ 重症应用糖皮质激素。⑦ 静脉应用阿托品、东莨菪碱或山莨菪碱。⑧ 对症处理,呼吸支持,抗休克治疗等。

**鱼胆中毒**

【临床表现】 起病较急,一般在服鱼胆后0.5~3 h发病。早期主要为胃肠道症状,病后2~8 d有肝肾损害。上腹阵发性疼痛、肝脏肿大、肝功能损害、黄疸,可持续1~2个月。尿中有蛋白、红细胞及管型,少尿、无尿,血肌酐及尿素氮升高。部分患者出现头晕、头痛、嗜睡,四肢远端及唇、舌麻木,双下肢肌肉弛缓,末梢感觉障碍,尚可有心动过速、心脏扩大、心肌损害、心力衰竭。重症患者有脑水肿、昏迷、惊厥及溶血等表现。

【治疗】 ① 催吐,洗胃,导泻。鱼胆在胃内停留时间较长,洗胃可不限于食后4~6 h。② 及早应用短疗程糖皮质激素,可加用维生素C。③ 应用利尿剂及脱水剂,促进毒物排泄。④ 根据病情及早应用血液透析或连续血液滤过。⑤ 补液,纠正酸中毒,维持电解质平衡。⑥ 抗休克。⑦ 保护肝肾功能。⑧ 预防感染。⑨ 对症治疗。

**蟾蜍毒中毒**(如中成药六神丸、金蟾丸、沙药水等及污染蟾蜍毒的蟾肉)

【临床表现】 食后0.5～2 h出现剧烈的恶心、呕吐、腹痛、腹泻、头痛、头昏、嗜睡、口唇及四肢麻木、出汗、膝反射迟钝或消失；心律紊乱、各种传导阻滞、异位早搏、房颤、S-T段压低和T波改变、血压下降、休克等；少数发生剥脱性皮炎。溅入眼内可引起红肿甚至失明。

【治疗】 ① 类似洋地黄中毒表现时可口服或静滴氯化钾1～2 g。② 房室传导阻滞时，用阿托品0.5～1 mg肌内或皮下注射，严重者可再静滴异丙肾上腺素。③ 纠正水、电解质紊乱，心律紊乱和循环衰竭等。④ 溅入眼内时，立即用3%硼酸溶液彻底冲洗。

## (三) 意外事故处理

**毒蛇咬伤**

【临床表现】 ① 被含神经毒之蛇咬伤：伤口处麻痒、疼痛及轻度肿胀，齿痕小且不渗液，全身症状一般在咬伤后0.5～3 h出现，主要为头痛、眩晕、恶心、呕吐、流涎、胸闷，复视、幻视、眼睑下垂、烦躁或嗜睡，视、听、嗅、味等感觉异常或消失，言语不清、牙关紧闭、吞咽困难、瞳孔放大、共济失调等；危重患者四肢瘫痪、惊厥、昏迷、休克，瞳孔对光反应消失，最后可因心肌及呼吸麻痹而死亡。② 被含血液毒之蛇咬伤：咬伤后3～5 min即出现伤口剧痛、明显红肿，延向同侧肢体近端甚至躯干，有出血、广泛瘀斑、水疱和组织坏死，淋巴结肿痛或淋巴管炎，咬伤后2 h有畏寒、发热、口渴、恶心、呕吐、腹痛、腹泻、头晕、全身酸痛、心悸、胸闷、烦躁不安、谵妄、多处出血、血压下降、休克，有些蛇毒尚有凝血及抗凝血作用，导致凝血和出血，重要脏器梗死及心、肾功能衰竭。

【治疗】 ① 现场自救或互救：保持安静勿走动；用止血带或其他代用物在肢体被咬伤口近心端2～3 cm处缚扎，每15～20 min放松止血带1～2 min，一般不超过2 h；如有毒牙残留，及时挑出后可选用0.1%高锰酸钾、3%过氧化氢溶液、0.02%呋喃西林、5%鞣酸溶液或浓红茶水，必要时用清水冲洗。② 扩创排毒：伤口消毒后作放射形或十字形切口，长约2 cm，深达真皮下2～3 mm(勿伤及肌腱、神经或血管)，抽取毒液，或用火罐、吸乳器或口反复吮吸创伤处(口应无破损及龋齿)，吸吮间隙用2%氯化钠润湿之纱布敷于伤口上。③ 胰蛋白酶2 000～5 000 U加0.5%普鲁卡因20 ml作伤口局部封闭或在缚扎上方作环形封闭。④ 给镇静剂控制恐惧。⑤ 静注糖皮质激素：早期、足量、短疗程。⑥ 应用解毒剂：抗蛇毒血清(见755页)。给上海蛇药或当地蛇药，若病情严重，可将服药时间缩短并加大剂量。⑦ 对症治疗：静脉补液，抗生素防治感染，应用破伤风抗毒素，必要时输血，抗休克，防治肾、呼吸功能衰竭等。

**蜂类螫伤**

【临床表现】 轻者局部出现红肿、烧灼感及刺痛，伴有水疱；重者(被群蜂或黄蜂螫伤者)有发热、头痛、头晕、恶心、呕吐、昏迷、烦躁不安，以至痉挛、休克、肺水肿、心肌及呼吸肌麻痹，可于数小时内死亡。对蜂毒过敏者，虽仅单处螫伤也可发生荨麻疹，眼睑、嘴唇及喉头水肿，腹痛、腹泻，胸闷、血压下降、神志不清等过敏性休克现象。个别可发生溶血性贫血。

【治疗】 ① 立即用镊子取出蜂刺(勿用手挤)并用拔火罐吸出毒液。② 局部用3%氨水、5%碳酸氢钠溶液或肥皂水清洗伤口；如为黄蜂螫伤，可用米醋湿敷。距螫伤周围约1.5 cm处涂2%碘酊，并用1∶1 000肾上腺素0.01 mg/kg于伤口周围皮下注射，若刺伤在口咽部可用该液喷涂。③ 有过敏反应或过敏性休克可选用糖皮质激素，肌肉痉挛可静注10%葡萄糖酸钙。④ 对症治疗：呼吸支持，对急性肾功能衰竭可透析治疗。

**蝎、毒蜘蛛螫伤**

【临床表现】 一般蝎螫伤后局部灼痛、红肿，麻木或感觉过敏，水疱等，被毒蝎螫伤后疼痛可延及整个肢体，并有出血、坏死，被剧毒蝎螫伤1～2 h后，发生头晕、头痛、畏光、流泪、流涕、恶心、呕吐、肺出血或胃肠道出血、出汗、低体温、抽搐、呼吸困难等。严重者有气促、心率失常、高血压和肺水肿、惊厥、昏迷或并发DIC，甚至危及生命。毒蜘蛛螫伤后局部肿胀疼痛、全身乏力、头晕、头痛、恶心、呕吐、发热、谵妄、肌肉痉挛、溶血、黄疸、呼吸困难、瞳孔缩小甚至休克，亦可发生DIC。

【治疗】 毒蝎螫伤治疗：① 立即拔去毒刺，切开皮肤，抽吸毒液，并选用0.05%高锰酸钾、石灰水上清液、3%氨水或5%碳酸氢钠溶液冲洗伤口。② 被刺的上方扎紧，每15 min放松1～2 min。伤处周围局部冰敷。涂溶化的南通蛇药片。③ 静脉补液，维持水、电解质平衡。严重蝎毒中毒者早期应用特效抗蝎毒血清。④ 对症治疗：镇静，止痛，止血，防治肺水肿，呼吸支持。

毒蜘蛛螫伤治疗：被刺上方扎紧，定期放松，伤周冰敷。0.5%普鲁卡因伤口周围环形封闭，抽取毒液；伤口未出现水疱和焦痂前用氨苯砜0.05～0.1 g，每日1次口服(见555页)，有利于伤口愈合；肌肉痉挛者可用10%葡萄糖酸钙静注，亦可用地西泮肌内注射。其他同毒蝎螫伤治疗③④。

**蜈蚣咬伤**

【临床表现】 螫伤局部红肿、灼痛、奇痒，淋巴管炎和组织坏死，轻者有头痛、眩晕、发热、恶心、呕吐等，严重者发生谵妄、全身麻木甚至昏迷，个别患者可发生过敏性休克。

【治疗】 局部处理和全身治疗与本页蜂类螫伤类同。

**犬咬伤**

【临床表现】 狂犬咬伤症状为乏力、头痛、呕吐，1～2 d后出现狂躁、恐惧、吞咽和呼吸困难及恐水症，数日后出现全身瘫痪、瞳孔放大，最后心跳、呼吸停止而死亡。

【治疗】 ① 咬伤部位应彻底清创，并皮下注射精制破伤风抗毒素1500 U(见751页)。② 被狂犬及疑似狂犬咬伤应注射人狂犬病免疫球蛋白(见757页)。

③ 对症处理。

**溺水**

【临床表现】 主要表现为呼吸衰竭、青紫、咳嗽、血性泡沫痰、呕吐、腹胀及心动过速。淡水淹溺者，常有心室纤颤、惊厥、谵妄、头痛，低钠血症、低氯血症、低蛋白血症和血管内溶血；海水淹溺时口渴明显，肺水肿，因高钙、高镁血症而心脏迅速停搏。

【治疗】 ① 迅速打捞上岸，清除口腔、鼻中污泥杂草。② 设法倾出呼吸道及胃内积水。③ 人工呼吸、心脏按摩，心跳未恢复者，可给予大剂量肾上腺素，皮下注射，最大剂量＜1 mg。④ 有心室纤颤者应立即除颤。⑤ 防治脑水肿。⑥ 纠正酸中毒和电解质紊乱，酌情补充含钠液体（海水溺水者只能补充 5％GS）。⑦ 预防感染。⑧ 对症处理。

**触电及雷击**

【临床表现】 心悸、头晕、面色苍白、表情呆愣、局部灼伤甚至骨折、肌麻痹；重者心律不齐、血压下降、昏迷、持续痉挛、心跳、呼吸停止。

【治疗】 ① 迅速脱离电源。② 口对口人工呼吸及胸外心脏按摩。③ 静脉或心内注射肾上腺素。④ 若证实有心室纤维性颤动，迅速予以电除颤或药物除颤，如利多卡因（见 225 页）或普鲁卡因胺（见 223 页）。⑤ 维持血压，防治脑水肿及预防感染。⑥ 对症处理。

# 二、小儿体重及体表面积计算法

**1. 体重计算法**

≤6 个月　体重(kg)=出生体重(kg)+月龄×0.7(kg)

7～12 个月　体重(kg)=出生体重(kg)+6×0.7(kg)+(月龄−6)×0.4(kg)

2～12 岁　体重(kg)=年龄(岁)×2(kg)+8(kg)

**2. 按体表面积计算法**

(1) 按体重计算体表面积

附录表　按体重推算表

| 体重(kg) | 体表面积($m^2$) | 体重(kg) | 体表面积($m^2$) |
|---|---|---|---|
| 2 | 0.15 | 20 | 0.8 |
| 3.3 | 0.2 | 30 | 1.05 |
| 5 | 0.25 | 40 | 1.3 |
| 8 | 0.35 | 50 | 1.5 |
| 10 | 0.45 | 60 | 1.65 |
| 15 | 0.6 | 70 | 1.75 |

(2) 按身高及体重计算体表面积

$$\text{体表面积}(m^2)=\frac{\sqrt{\text{身高}(cm)\times\text{体重}(kg)}}{60}$$

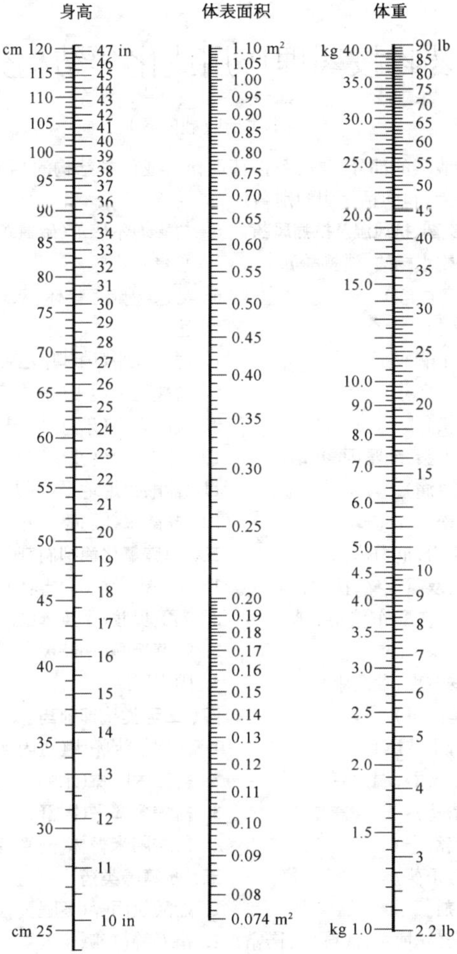


**小儿体表面积测算图**

用直尺将左侧小儿的身高(cm)和右侧体重(kg)的
实测数值连成一线,与中间相交点的数值即
为该小儿的体表面积(m²)

# 三、部分药物按药理作用或化学结构分类目录

（仅限本手册收载内容）

本手册中所收载的部分药物，系按药理作用或化学结构的相关性加以编排，供读者阅读时参考（也包括常用的别名）。

**一、非类固醇消炎药、抗风湿及抗痛风药**

1. 阿司匹林（乙酰水杨酸，醋柳酸）
2. 布洛芬（异丁苯丙酸）
3. 萘普生（消痛灵）
4. 芬布芬（联苯丁酮酸）
5. 酮洛芬（酮基布洛芬）
6. 洛索洛芬（乐松）
7. 奥沙普嗪（噁丙秦，苯噁丙酸，诺松）
8. 吲哚美辛（消炎痛）
9. 阿西美辛（顺松）
10. 舒林酸（奇诺力，枢力达）
11. 双氯芬酸钠（双氯灭痛，扶他林）
12. 噻洛芬酸（异噻酮布洛芬，苯噻丙酸）
13. 吡罗昔康（安尔克，吡西康）
14. 美洛昔康（莫比可）
15. 氯诺昔康（劳诺昔康）
16. 萘丁美酮（萘普酮，瑞力芬）
17. 依托度酸（依特）
18. 尼美舒利（美舒宁）
19. 塞来昔布（西乐葆）

**二、钙离子拮抗剂**

1. 盐酸维拉帕米（异搏定，戊脉安，诺富生）
2. 硝苯地平（硝苯吡啶，心痛定，拜心通）
3. 尼索地平（硝苯异丙啶）
4. 苯磺酸氨氯地平（络活喜）
5. 盐酸地尔硫䓬（硫氮䓬酮，恬尔心，合心爽）
6. 马来酸哌克昔林（双环己哌啶，沛心达）
7. 尼群地平（硝苯甲乙吡啶）
8. 盐酸尼卡地平（硝苯苄胺啶，佩尔）
9. 拉西地平（乐息平，司乐平）
10. 非洛地平（波依定）
11. 盐酸贝尼地平（可力洛）
12. 盐酸氟桂利嗪（西比灵，氟脑嗪）

**三、单胺氧化酶抑制剂**

1. 司来吉兰（司立吉林）
2. 吗氯贝胺（甲氯苯酰胺，朗天）
3. 呋喃唑酮（痢特灵）
4. 丙卡巴肼

**四、三环类抗抑郁药**

1. 盐酸氯米帕明（氯丙咪嗪，安拿芬尼）
2. 盐酸丙咪嗪（米帕明）
3. 盐酸多塞平（凯舒）
4. 盐酸阿米替林（阿密替林）

**五、吩噻嗪类药**

1. 盐酸氯丙嗪（冬眠灵，氯普吗嗪）
2. 奋乃静（羟哌氯丙嗪，过非那嗪）
3. 盐酸氟奋乃静
4. 盐酸三氟拉嗪（三氟吡拉嗪，甲哌氟丙嗪）
5. 盐酸硫利达嗪（甲硫达嗪）
6. 棕榈酸酯哌泊噻嗪（安乐嗪）

7. 盐酸异丙嗪
8. 盐酸硫利达嗪(甲硫达嗪)
9. 美喹他嗪(甲喹吩嗪、加塞吩嗪、玻丽玛朗)

**六、苯二氮䓬类药**

1. 地西泮(安定)
2. 盐酸氟西泮(氟安定,妥眠多)
3. 硝西泮(硝基安定)
4. 氯硝西泮
5. 夸西泮(四氟硫安定)
6. 替马西泮(羟基安定)
7. 奥沙西泮(羟苯二氮䓬,去甲羟安定,舒宁)
8. 劳拉西泮(氯羟安定,罗拉)
9. 艾司唑仑(舒乐安定,优虑定)
10. 阿普唑仑(佳乐定,三唑安定,佳静安定)
11. 三唑仑(三唑林,海尔神)
12. 马来酸咪达唑仑(速眠安,咪唑安定,多美康)
13. 依替唑仑
14. 美沙唑仑(甲氯唑仑)
15. 咪达唑仑(咪唑二氮䓬,速眠安,咪唑安定,多美康)

**七、碳酸酐酶抑制剂**

1. 乙酰唑胺
2. 双氯非那胺(双氯磺酰胺,二氯苯磺胺)

**八、噻嗪类利尿药**

1. 氢氯噻嗪(双氢克尿塞)
2. 苄氟噻嗪(利钠素)
3. 环戊噻嗪(环戊氯噻嗪)
4. 氯噻酮

**九、襻利尿剂**

1. 呋塞米(呋喃苯胺酸,速尿)
2. 托拉塞米
3. 阿佐塞米(阿佐酰胺)
4. 吡咯他尼(吡咯速尿)
5. 布美他尼(丁尿胺,丁苯氧酸)

**十、保钾利尿药**

1. 螺内酯(安体舒通)
2. 盐酸氨苯蝶啶(三氨蝶啶)
3. 盐酸阿米洛利(氨氯吡咪)

**十一、磺酰脲类抗糖尿病药**

1. 甲苯磺丁脲(甲糖宁)
2. 格列齐特(甲磺双环脲)
3. 格列本脲(优降糖)
4. 格列吡嗪(美吡达)
5. 格列喹酮(糖适平)
6. 格列美脲(亚莫利)
7. 妥拉磺脲
8. 格列波脲(甲磺冰脲,克糖利)

**十二、拟胆碱药**

1. 硝酸毛果芸香碱
2. 新斯的明(普鲁斯的明)
3. 溴吡斯的明(美斯地浓)
4. 氢溴酸加兰他敏(尼凡林)
5. 依酚氯铵(腾喜龙,艾宙酚)
6. 安贝氯铵(氯化阿伯农,酶抑宁,酶斯的明)

**十三、抗胆碱药**

1. 硫酸阿托品
2. 丁溴东莨菪碱(解痉灵)
3. 氢溴酸山莨菪碱
4. 地泊溴铵(胃欢)
5. 盐酸异可利定(解痉宁)
6. 氢溴酸后马托品
7. 盐酸苯海索(安坦)
8. 甲磺酸苯扎托品(苄托品)

**十四、肾上腺素受体激动药**

1. 盐酸肾上腺素
2. 硫酸特布他林(博利康尼,喘康速,

特林）
3. 氢溴酸非诺特罗（备劳特，酚丙喘宁）
4. 硫酸沙丁胺醇（柳丁氨醇，舒喘灵）
5. 盐酸丙卡特罗（普鲁卡地鲁，美普清）
6. 富马酸福莫特罗（奥克斯都保，安通克）
7. 盐酸班布特罗（帮备）
8. 盐酸氯丙那林（氯喘通，邻氯喘息定）
9. 复方氯喘片（咳喘平）
10. 昔萘酸沙美特罗（祺泰）
11. 盐酸克仑特罗
12. 盐酸妥洛特罗（洛布特罗，丁氯喘）
13. 盐酸多巴胺（3-羟酪胺）
14. 盐酸多巴酚丁胺（独步催）
15. 普瑞特罗（异丙氧酚，对羟苯心胺）
16. 扎莫特罗
17. 多培沙明
18. 异波帕胺
19. 地诺帕明
20. 盐酸去氧肾上腺素（苯福林，新福林）
21. 重酒石酸去甲肾上腺素
22. 盐酸异丙肾上腺素（喘息定，治喘灵）
23. 盐酸甲氧明（美速克新命，甲氧胺）
24. 重酒石酸间羟胺（阿拉明）

**十五、肾上腺素受体阻滞药**

1. 甲磺酸酚妥拉明（立其丁，苄胺唑啉）
2. 盐酸妥拉唑啉（苄唑啉）
3. 盐酸酚苄明（苯苄胺）
4. 盐酸哌唑嗪（脉宁平）
5. 盐酸特拉唑嗪（四喃唑嗪，降压宁，高特灵）
6. 盐酸阿夫唑嗪（桑塔前列泰）
7. 盐酸布那唑嗪
8. 甲磺酸多沙唑嗪
9. 盐酸阿罗洛尔（阿尔马尔）
10. 盐酸塞利洛尔（得来恩，诺曼迪，西利洛尔）
11. 盐酸普萘洛尔（心得安，萘心安）
12. 吲哚洛尔（心得静，心复宁）
13. 盐酸氧烯洛尔（心得平）
14. 盐酸阿普洛尔（心得舒）
15. 纳多洛尔（纳心安）
16. 盐酸阿替洛尔（氨酰心安）
17. 酒石酸美托洛尔（倍他乐克，甲氧乙心胺）
18. 盐酸拉贝洛尔（柳胺苄心安）
19. 富马酸比索洛尔（康可，康忻）
20. 盐酸索他洛尔
21. 马来酸噻吗洛尔（噻吗洛尔，噻吗心安）
22. 喷布洛尔（环戊丁心安）
23. 盐酸奈必洛尔（奈必洛尔）

**十六、血管紧张素转换酶抑制剂**

1. 卡托普利（开博通）
2. 马来酸依那普利（悦宁定）
3. 西拉普利（一平舒）
4. 盐酸贝那普利（洛汀新）
5. 培哚普利（雅施达）
6. 双氢赖诺普利（利压定）
7. 福辛普利钠（蒙诺）
8. 地拉普利（压得克）
9. 雷米普利（瑞泰）

**十七、甲羟戊二酰辅酶A抑制剂**

1. 洛伐他汀（美降之）
2. 普伐他汀钠（普拉固）
3. 辛伐他汀（舒降之）
4. 氟伐他汀钠（来适可）
5. 瑞舒伐他汀钙（可定）
6. 阿托伐他汀钙（立普妥）

**十八、喹诺酮类抗菌药**

1. 诺氟沙星（氟哌酸）

2. 盐酸环丙沙星(悉复欢)
3. 氧氟沙星(氟嗪酸)
4. 左氧氟沙星(可乐必妥,莱沃幸)
5. 乳酸左氧氟沙星(来立信)
6. 盐酸左氧氟沙星(来弗斯,丽珠强派)
7. 依诺沙星(氟啶酸,久诺)
8. 甲磺酸帕珠沙星(锋珠新,锋珠烨)
9. 盐酸洛美沙星(洛美星)
10. 甲磺酸培氟沙星(利复星)
11. 盐酸莫西沙星(拜复乐)
12. 乳酸司帕沙星(力贝尔,海正立特)
13. 加替沙星(芙蒂星,福奇,来佳)
14. 氟罗沙星(璐星,千乐安)
15. 盐酸芦氟沙星(卡力)

# 四、处方中常用缩写词

| 缩写语 | 意 义 | 缩写语 | 意 义 | 缩写语 | 意 义 |
|---|---|---|---|---|---|
| aa | 各 | liq | 溶液,水剂 | q4 h | 每 4 h 1 次 |
| ac | 饭前 | mg | 毫克 | q6 h | 每 6 h 1 次 |
| ad | 加至 | mixt | 合剂 | q8 h | 每 8 h 1 次 |
| am | 上午 | ml | 毫升 | qid | 每日 4 次 |
| amp | 安瓿 | No, N | 数 | qn | 每晚 |
| bid | 每日 2 次 | O D | 右眼 | qod | 隔日 1 次 |
| caps | 胶囊剂 | O S | 左眼 | qs | 适量 |
| Co | 复方的 | O U | 双眼 | Rp | 请取,处方 |
| enem | 灌肠剂 | past | 糊剂 | s, sig | 标记,用法 |
| emul | 乳剂 | pc | 饭后 | sol | 溶液 |
| garg | 含漱剂 | pd | 1 次使用 | sos | 必要时 |
| gtt | 滴注 | pil | 丸剂 | spt | 醑剂 |
| g | 克 | pm | 下午 | stat, st | 立即 |
| h, hor | 小时 | po | 内服,口服 | supp | 栓剂 |
| hs | 睡时 | prn | 必要时(可重复或按情况给予) | syr | 糖浆 |
| ih(sc) | 皮下注射 | | | tab | 片剂 |
| im | 肌内注射 | | | tid | 每日 3 次 |
| inj | 注射剂 | qd | 每日 | tr | 酊剂 |
| iv | 静脉注射 | qh | 每小时 | ung | 软膏 |
| iv gtt | 静脉滴注 | | | | |

# 主要参考文献


[1] Kliegman RM, Behrman RE, Jenson HB, et al. Nelson Textbook of Pediatrics. 18th Edition. Philadelphia: Saunders, 2007

[2] Rudolph CD, Rudloph AM, et al. Rudolph's Pediatrics. 21th Edition. 北京: 人民卫生出版社, 2003

[3] Sweetman SC, Martindale. The Complete Drug Reference. 35th Edition. London: The Royal Pharmaceutical Society, 2007

[4] Goldman L, Ausiello D. Cecil Medicine. 23th Edition. Boston, Massachusetts: Saunders, 2007

[5] 中华人民共和国卫生部药典委员会. 中华人民共和国药典(二部). 北京: 化学工业出版社,2005

[6] 中华人民共和国卫生部药典委员会. 临床用药须知. 北京: 人民卫生出版社,2005

[7] 陈新谦,金有豫,汤光. 新编药物学. 第16版. 北京: 人民卫生出版社,2007

[8] 张瑶华,李端. 中国常用药品集. 上海: 上海交通大学出版社,2006

[9] 徐叔云. 中华临床药物学(上、下册). 北京: 人民卫生出版社,2003

[10] 陈灏珠. 实用内科学. 第12版. 北京: 人民卫生出版社,2005

[11] 胡亚美,江载芳,诸福棠. 实用儿科学. 第7版. 北京: 人民卫生出版社,2002

[12] 张象麟. 药物临床信息参考. 成都: 四川科技出版社,2007

[13] 梁慧芬. 中国药品手册年刊(MIMS Annual, China) 2003/2004. 香港: Medimedia Pacific Pte Ltd,2004

[14] 梁慧芬. 中国药品手册年刊(MIMS Annual,China)2004/2005. 香港: 美迪医讯亚太有限公司,2005

[15] 梁慧芬. 中国药品手册年刊(MIMS Annual,China)2006/2007. 香港: 美迪医讯亚太有限公司,2007

[16] 梁慧芬. 中国药品手册年刊(MIMS Annual,China)2007/2008. 香港: 美迪医讯亚太有限公司,2008

[17] 梁慧芬. 中国药品手册(MIMS,China). 第18版. 香港: 美迪医讯亚太有限公司,2004

[18] 梁慧芬. 中国药品手册(MIMS,China). 第20版. 香港: 美迪医讯亚太有限公司,2005

[19] 梁慧芬. 中国药品手册(MIMS,China). 第21版. 香港: 美迪医讯亚太有限公司,2005

[20] 梁慧芬. 中国药品手册(MIMS,China). 第 23 版. 香港: 美迪医讯亚太有限公司,2006
[21] 梁慧芬. 中国药品手册(MIMS,China). 第 24 版. 香港: 美迪医讯亚太有限公司,2007
[22] 梁慧芬. 中国药品手册年刊(MIMS, China)中国版 2008/2009. 第 12 版. 香港: 美迪医讯亚太有限公司,2008
[23] 卫生部合理用药专家委员会. 中国医师药师临床用药指南. 重庆: 重庆出版社,2009
[24] 马振友. 皮肤科国家基本药物与新特药手册. 西安: 世界图书出版公司,2000
[25] 韩德民. 耳鼻喉——头颈外科学新进展. 北京: 人民卫生出版社,2002
[26] 张爱知,马伴吟,邬惊雷. 实用儿科药物手册. 第 2 版. 上海: 上海科学技术出版社,2006
[27] 徐济民,汪复,边友珍. 临床实用新药手册. 上海: 上海科学技术出版社,2002
[28] 江开达. 精神药理学. 北京: 人民卫生出版社,2007
[29] 杭燕南,庄心良,蒋豪,等. 当代麻醉学. 上海: 上海科学技术出版社,2002

# 中 文 索 引



## A

## B

## D

## E

## F

## G

## H

## K

## L

## M

## N

## O



## P

## R

## S

## W

**X**

## Y

## Z

# 英 文 索 引



## A

## B

## C

## D

## E

## F

## G

## H

## I

## J



## K



## L

## M

## N

## Q



## R

## S

U



V

## W